**Lehrbuch
Neurologie**

Lehrbuch Neurologie

Ihr roter Faden durchs Studium nach der neuen ÄAppO

Herausgegeben von Prof. Dr. Richard C. Dodel, Marburg
und Prof. Dr. Thomas Klockgether, Bonn

Mit 136 Abbildungen und 63 Tabellen

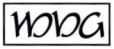 Wissenschaftliche Verlagsgesellschaft Stuttgart

Anschriften der Herausgeber:

Prof. Dr. Richard Dodel
Neurologische Klinik
Universitätsklinikum Giessen und Marburg GmbH
Rudolf-Bultmann-Straße 8
35039 Marburg

Prof. Dr. Thomas Klockgether
Neurologische Klinik
Rheinische Friedrich-Wilhelms-Universität Bonn
Sigmund-Freud-Straße 25
53105 Bonn

Die in diesem Buch aufgeführten Angaben zur Medikation wurden sorgfältig geprüft. Dennoch können Herausgeber, Autoren und Verlag keine Gewähr für die Richtigkeit der Angaben übernehmen.

Bibliografische Information der Deutschen Nationalbibliothek
Die Deutsche Nationalbibliothek verzeichnet diese Publikation in der Deutschen Nationalbibliografie; detaillierte bibliografische Daten sind im Internet über http://dnb.d-nb.de abrufbar.

ISBN: 978-3-8047-2449-5

Ein Markenzeichen kann warenzeichenrechtlich geschützt sein, auch wenn ein Hinweis auf etwa bestehende Schutzrechte fehlt.
Jede Verwertung des Werkes außerhalb der Grenzen des Urheberrechtsgesetzes ist unzulässig und strafbar. Das gilt insbesondere für Übersetzungen, Nachdrucke, Mikroverfilmungen oder vergleichbare Verfahren sowie für die Speicherung in Datenverarbeitungsanlagen.

© 2010 Wissenschaftliche Verlagsgesellschaft,
Birkenwaldstr. 44, 70191 Stuttgart
www.wissenschaftliche-verlagsgesellschaft.de

Printed in Germany
Innentypographie: deblik, Berlin
Satz: primustype Robert Hurler GmbH, Notzingen
Druck: Kohlhammer Druck Stuttgart
Umschlaggestaltung: deblik, Berlin
Umschlagabbildungen: fotolia.com

Vorwort der Herausgeber

Die Neurologie hat sich in den letzten 40 Jahren von einer rein diagnostischen Disziplin zu einem Fach entwickelt, das für immer mehr Erkrankungen wirksame Therapien anbieten kann. Damit haben sich auch der Inhalt und der Umfang dessen, was man als Studierender und Assistent über das Fach der Neurologie wissen muss, grundlegend geändert. Die Autoren dieses Buches waren bestrebt, eine kritische Auswahl zu treffen, was nach ihrer Einschätzung der Studierende am Ende des Medizinstudiums und der junge Assistenzarzt präsent haben sollten. Dabei wurden eher das Grundsätzliche, das Exemplarische und das Häufige betont, als das jeweilige Gebiet vollständig und erschöpfend zu behandeln. Hierfür gibt es eine Reihe sehr guter deutsch- und englischsprachiger Referenzwerke.

Ausgehend vom Gegenstandskatalog für die ärztliche Prüfung, der das für den verantwortungsvollen Umgang mit unseren Patienten notwendige Wissen vorgibt, waren alle Autoren gehalten, den Inhalt ihrer Beiträge an diesem Katalog zu orientieren. Dennoch hatte jeder Autor die Freiheit, Themen zu behandeln, die nach seiner Erfahrung für die tägliche Praxis besonders wichtig sind. Um den Umfang des Buches jedoch in Grenzen zu halten, waren Beschränkungen notwendig und wurden vornehmlich bei den theoretischen Grundlagen vorgenommen, es sei denn, eine ausführliche Darstellung war zum Verständnis einer klinischen Symptomatik notwendig.

Das in diesem Buch umgesetzte Konzept verfolgt den erfolgreichen Ansatz der Reihe der „Rote Faden" der ein einfacheres Lernen auch schwieriger Sachverhalte ermöglichen soll: eine kurze Zusammenfassung wird den Originaltexten vorgestellt, am Seitenrand werden die wichtigsten Begriffe kurz wiederholt, und am Ende jedes Kapitels findet sich eine Fragensammlung, die die wichtigsten Punkte des jeweiligen Kapitels nochmals aufleben lässt. Die Autoren dieses Buches hoffen, mit ihren Beiträgen den Einblick in die Neurologie zu erleichtern und einen Grundstein für das Verständnis neurologischer Erkrankungen zu legen.

Unser besonderer Dank gilt den Autoren, die mit sehr großer Sorgfalt und Engagement die Ihnen aufgetragenen Kapitel bearbeitet haben. Dank sei auch dem Verlag, dem aufmerksamen und konsequenten Lektorat von Frau Elisabeth Dominik und Frau Anne-Kathrin Janetzky sowie last but not least Herrn Dr. Tim Kersebohm, dessen Hartnäckigkeit und Enthusiasmus die Produktion dieses Buchs aus einem losen Manuskriptstapel erst möglich machte.

Marburg und Bonn, im Frühjahr 2010

Richard Dodel
Thomas Klockgether

Abkürzungsverzeichnis

ACA	Arteria cerebri anterior		FSME	Frühsommer-Meningoenzephalitis
ACC	A. carotis communis		FTD	frontotemporale Demenz
ACE	A. carotis externa		GBS	Guillain-Barré-Syndrom
ACI	A. carotis interna		GSS	Gerstmann-Sträussler-Scheinker-Syndrom
AD	Alzheimer-Demenz			
ADEM	akut disseminierte Encephalomyelitis		HMSN	hereditäre motorisch-sensorische Neuropathie
AEP	akustisch evozierte Potenziale			
AI	Antikörperindex		HN	Hirnnerv
AIDS	acquired immunodeficiency syndrome		HSV	Herpes-simplex-Virus
ALS	amyotrophe Lateralsklerose		HSVE	Herpes-simplex-Virus-Enzephalitis
AN	Akustikusneurinom		HWS	Halswirbelsäule
ASR	Achillessehnenreflex		ICB	intrazerebrale Blutung
AST	Aspartat-Aminotransferase, A. supratrochlearis		ICP	intracranieller Druck
			INO	internukleäre Ophthalmoplegie
AT	Ataxie-Teleangiektasie		IPS	idiopathisches Parkinson-Syndrom
AVM	arteriovenöse Malformation		ISB	intermittierende Selbstbeatmung
BB	Blutbild		KHK	koronare Herzkrankheit
BHR	Bauchhautreflex		LBD	Demenz vom Lewy-Körper-Typ
BPPV	benigner peripherer paroxysmaler Lagerungsschwindel		LCMV	lymphozytäre Choriomeningitis
			LDH	Lactatdehydrogenase
BSG	Blutsenkungsgeschwindigkeit		LEMS, LES	Lambert-Eaton-Syndrom
BSR	Bizepssehnenreflex		LKS	leichte kognitive Störung
BSV	Bandscheibenvorfall		LP	Lumbalpunktion
BZ	Blutzucker		M&M	Morbidität und Mortalität
Ca.	Karzinom		MABP	mittlerer arterieller Blutdruck
CBD	kortikobasale Degeneration		MCA	A. cerebri media (angloamer. Sprachgebrauch)
CDT	carbohydrate deficient transferrins			
CIDP	chronische inflammatorische demyelinisierende Polyneuropathie		MCI	mild cognitive impairment
			MCV	mittleres korpuskuläres Volumen
CJD	Creutzfeldt-Jakob-Disease		MELAS	mitochondriale Encephalomyopathie, Laktatazidose und Schlaganfall-ähnliche Episoden
CK	Creatinkinase (Kreatinkinase)			
CMV	Cytomegalievirus			
CPEO	chronisch progressive externe Ophthalmoplegie		MEP	motorisch evozierte Potenziale
			MERRF	Myoklonusepilepsie mit ragged red fibres
CPP	cerebral perfusion pressure			
CRP	C-reaktives Protein		MHC	major histocompatibility complex
CSM	zervikale spondylogene Myelopathie		MPNST	maligner peripherer Nervenscheidentumor
CUP	carcinoma of unknown primary			
CT	Computertomografie		MPTP	Methyl-phenyl-tetrahydro-pyridin
DAT	Demenz vom Alzheimer-Typ		MRT	Magnetresonanztomografie
DD	Differenzialdiagnose		MS	Multiple Sklerose
DGSM	Deutsche Gesellschaft für Schlafforschung und Schlafmedizin		MSA	Multisystematrophie
			MSLT	multiple sleep latency test
DLB	Demenz vom Lewy-Körper(bodies)-Typ		MTHF	Methylentetrahydrofolsäure
DM1, DM2	myotone Dystrophie Typ 1/Typ 2		MTHFR	Methylentetrahydrofolsäure-Reduktase
DSA	digitale Subtraktionsangiografie		MTX	Methotrexat
ED	Encephalomyelitis disseminata		NF-1/NF-2	Neurofibromatose Typ 1 bzw. 2
EBV	Epstein-Barr-Virus		NIV	nicht invasive Beatmung
EEG	Elektroenzephalogramm		NLG	Nervenleitgeschwindigkeit
EDH	epidurales Hämatom		NPH	Normaldruckhydrozephalus
EKG	Elektrokardiogramm		NPP	Nucleus-pulposus-Prolaps
EMD	Emery-Dreifuss-Muskeldystrophie		NSE	neuronenspezifische Enolase
EMG	Elektromyografie		OSAS	obstruktives Schlafapnoe-Syndrom
EP	evozierte Potenziale		PCA	Aa. cerebri posterior
ETDA	Ethylendiamintetraessigsäure		PEO	progressive externe Ophthalmoplegie
ETP	epilepsietypische Potenziale		PET	Positronen-Emissions-Tomografie
fAEP	frühe akustisch evozierte Potenziale		PFO	persistierendes Foramen ovale
FFI	fatale familiäre Insomnie		PKD	paraneoplastische Kleinhirndegeneration
FLE	Frontallappenepilepsie			
FMD	fibromuskuläre Dysplasie		PLMD	periodic limb movement disorder
FRDA	Friedreich-Ataxie		PLM	periodic leg movements
FSHD	facioscapulohumerale Muskeldystrophie		PLMS	periodic leg movements during sleep

PME	progressive Myoklonusepilepsien	SD	semantische Demenz
PML	progressive multifokale Leukoenzephalopathie	SDH	subdurales Hämatom
		SMA	spinale Muskelatrophie
PMLZ	periphere motorische Leitungszeit	SMAP	Summenaktionspotenzial
PNET	primitiv neuroektodermale Tumoren	SPECT	Single-Photon-Emissions-Computertomografie
PNF	propriozeptive neuromuskuläre Faszilitation	SSEP	somato-sensorisch evozierte Potenziale
PNP	Polyneuropathie	TEA	Thrombendarteriektomie
PNS	peripheres Nervensystem	TCD	transcranielle Dopplersonografie
PPA	primär progressive Aphasie	TGA	transiente globale Amnesie
PPRF	paramedian pontine reticular formation	TLE	Temporallappenepilepsie
PRF	Pulsrepetitionsfrequenz	TMS	transcranielle Magnetstimulation
PSP	progressive supranuclear palsy, progressive supranukleäre Parese	TOS	thoracic outlet syndrome
		TSH	Thyreoidea-stimulierendes Hormon
PSR	Patellarsehnenreflex	TSR	Trizepssehnenreflex
RF	Risikofaktoren	TTE	transthorakale Echokardiografie
RLS	Restless-Legs-Syndrom	VD	vaskuläre Demenz
RM	Rückenmark	VEP	visuell evozierte Potenziale
RN	Retrobulbärneuritis	VZV	Varizella-Zoster-Virus
RPR	Radiusperiostreflex	WS	Wirbelsäule
SA	sporadische, im Erwachsenenalter beginnende Ataxie unklarer Genese	ZMLZ	zentralmotorische Leitungszeit
		ZNS	zentrales Nervensystem
SAB	Subarachnoidalblutung	ZSAS	zentrales Schlafapnoe-Syndrom
SCA	spinozerebelläre Ataxie		

Inhaltsverzeichnis

Vorwort		V
Abkürzungsverzeichnis		VII

A	**Klinisch untersuchen**	1
A 1	**Neurologische Untersuchung**	3
A 1.1	Die Anamnese	4
A 1.2	Neurologische Befunderhebung	5
A 1.2.1	Hirnnerven	5
A 1.2.1.1	HN I: N. olfactorius	6
A 1.2.1.2	HN II: N. opticus	6
A 1.2.1.3	HN III, IV, VI: N. oculomotorius, N. trochlearis, N. abducens	14
A 1.2.1.4	HN V: N. trigeminus	17
A 1.2.1.5	HN VII: N. facialis	18
A 1.2.1.6	HN VIII: N. vestibulocochlearis	20
A 1.2.1.7	HN IX, X: N. glossopharyngeus, N. vagus	23
A 1.2.1.8	HN XI: N. accessorius	24
A 1.2.2	Motorisches System	25
A 1.2.3	Reflexe	28
A 1.2.4	Sensibilität	32
A 1.2.5	Koordination	35
A 1.2.6	Extrapyramidal-motorisches System	37
A 1.3	**Der bewusstlose Patient**	42
A 1.4	**Der schriftliche Befund**	47
A 2	**Vom Symptom und Syndrom zur Diagnose**	49
A 2.1	Die klinische Methode der Neurologie (nach Adams und Victor)	50
A 2.2	Störungen des Bewusstseins	52
A 2.2.1	Grundlagen	52
A 2.2.2	Koma mit Fokalneurologie	52
A 2.2.3	Koma ohne Fokalneurologie	53
A 2.2.4	Koma mit meningealem Syndrom	53
A 2.2.5	Apallisches Syndrom	54
A 2.2.6	Akinetisch-mutistisches Syndrom	54
A 2.2.7	Locked-in-Syndrom	55
A 2.2.8	Mittelhirnsyndrom	55
A 2.3	**Motorisches Syndrom**	56
A 2.4	**Extrapyramidal-motorische Syndrome**	58
A 2.4.1	Grundlagen	58
A 2.4.2	Parkinson-Syndrom: Hypokinetisch-rigides Syndrom	58
A 2.4.3	Hyperkinetisches Syndrom	59

A 2.5	**Vaskuläre Syndrome**	59
A 2.5.1	Syndrom der A. cerebri media (Foix-Lévy-Syndrom)	60
A 2.5.2	Syndrom der A. cerebri posterior	60
A 2.5.3	Lakunäre Syndrome	60
A 2.5.4	Hirnstammsyndrome	61
A 2.5.4.1	Wallenberg-Syndrom	62
A 2.5.4.2	Top-of-the-Basilar-Syndrom	62
A 2.5.4.3	Weitere gekreuzte Hirnstammsyndrome	63
A 2.5.5	Horner-Syndrom	63
A 2.6	**Sensibles Syndrom**	64
A 2.7	**Spinale Syndrome**	65
A 2.7.1	Komplettes/inkomplettes Querschnittsyndrom	65
A 2.7.2	Brown-Séquard-Syndrom	66
A 2.7.3	Zentromedulläres Syndrom (Syringomyelie-Syndrom)	66
A 2.7.4	Hinterstrangsyndrom	67
A 2.7.5	Vorderhornsyndrom	67
A 2.8	**Radikuläre Syndrome, Plexussyndrome und periphere Nervenläsionen**	67
A 2.8.1	Radikuläre Syndrome	67
A 2.8.2	Plexussyndrome	68
A 2.8.3	Periphere Läsionen und Engpass-Syndrome	68
A 2.8.3.1	Karpaltunnelsyndrom	68
A 2.8.4	Polyneuropathische Syndrome	69
A 2.8.5	Guillain-Barré-Syndrom (GBS)	69
A 2.9	**Myopathische Syndrome**	70
A 2.10	**Myasthene Syndrome**	71
A 2.10.1	Myasthenia gravis	71
A 2.11	**Epileptische Syndrome**	71
A 2.12	**Anfallsartige, episodische und transiente Syndrome**	72
A 2.12.1	Migräne	72
A 2.12.2	Trigeminusneuralgie	72
A 2.12.3	Cluster Headache	72
A 2.13	**Kleinhirnsyndrom**	73
A 2.14	**Demenzielle Syndrome**	73
A 2.15	**Frontalhirnsyndrom**	74
A 2.16	**Temporalhirnsyndrom**	75
A 2.17	**Parietalhirnsyndrom**	75
A 2.18	**Neuropsychologische Syndrome**	77
A 2.18.1	Lern- und Gedächtnisstörungen/Amnesien	77
A 2.18.2	Aphasien	81
A 2.18.3	Störungen der Exekutivfunktionen und des Stirnhirns	85
A 2.18.4	Aufmerksamkeitsstörungen	87

A 2.18.5	Neglect/Extinktion	89
A 2.18.6	Akalkulien und Zahlenverarbeitungsstörungen	92
A 2.18.7	Agnosien	94
A 2.18.8	Störungen der visuell-räumlichen Verarbeitung	95
A 2.18.9	Apraxien	97
A 2.18.10	Emotionale Störungen und Persönlichkeitsänderungen nach Hirnschädigungen	99
A 3	**Augenbewegungsstörungen**	**105**
B	**Diagnostische Verfahren**	**113**
B 1	**Ultraschalldiagnostik der hirnversorgenden Gefäße**	**115**
B 1.1	**Grundlagen**	**116**
B 1.1.1	Der Doppler-Effekt	116
B 1.1.2	Anatomie der Hirngefäße	116
B 1.1.2.1	Extrakranielle Gefäße	117
B 1.1.2.2	Intrakranielle Gefäße	117
B 1.1.2.3	Kollateralen zwischen ACI und ACE	117
B 1.1.2.4	Intrakranielle Kollateralen	118
B 1.1.3	Hämodynamische Grundlagen	118
B 1.2	**Dopplersonografie**	**120**
B 1.3	**Schnittbildsonografie**	**121**
B 1.4	**Duplexsonografie**	**121**
B 1.4.1	Farbkodierte Duplexsonografie	122
B 1.4.1.1	Velocity-Mode	122
B 1.4.1.2	Power-Mode	122
B 1.4.2	Transkranielle Duplexsonografie	122
B 1.5	**Darstellung von Stenosen**	**123**
B 1.5.1	Direkte Methoden	124
B 1.5.2	Indirekte Methoden	125
B 1.6	**Weitere Anwendungen**	**127**
B 1.6.1	Anwendungen mit Doppler-Kontrastverstärker	127
B 1.6.2	Darstellung der intrazerebralen Venen und Sinus	128
B 1.6.3	Hirntoddiagnostik	128
B 2	**Liquordiagnostik**	**131**
B 2.1	**Lumbalpunktion**	**132**
B 2.2	**Liquoranalyse**	**133**
B 2.3	**Liquorzirkulationsstörungen**	**137**
B 2.3.1	Normaldruckhydrozephalus (NPH)	137
B 2.3.2	Hydrocephalus occlusus, Hydrocephalus malresorptivus	138
B 2.3.3	Pseudotumor cerebri	139
B 2.3.4	Liquorunterdrucksyndrome	140

B 3	**Elektroneurografie, Elektromyografie (EMG)**	143
B 3.1	Elektroneurografie	144
B 3.1.1	Motorische Neurografie	144
B 3.1.2	Sensible Neurografie	145
B 3.2	Elektromyografie	146
B 4	**Elektroenzephalogramm (EEG), evozierte Potenziale (EP)**	149
B 4.1	Elektroenzephalogramm (EEG)	150
B 4.2	Evozierte Potenziale (EP)	153
B 4.2.1	Visuell evozierte Potenziale (VEP)	154
B 4.2.2	Frühe akustisch evozierte Potenziale (fAEP)	155
B 4.2.3	Somatosensibel evozierte Potenziale (SSEP)	156
B 4.2.4	Motorisch evozierte Potenziale (MEP)	158
B 5	**Neuroradiologie**	161
B 5.1	Computertomografie (CT)	162
B 5.2	Angiografie, digitale Subtraktionsangiografie (DSA)	166
B 5.3	Magnetresonanztomografie (MRT)	171
B 5.4	Bildgebung bei verschiedenen Indikationen	175
B 5.4.1	Schädel-Hirn-Trauma	175
B 5.4.2	Hirntumoren	178
B 5.4.3	Erkrankungen der Hirngefäße	181
B 5.4.4	Entzündliche Erkrankungen	184
B 5.4.5	Spinale Erkrankungen	185
B 5.5	PET und SPECT	188
B 5.5.1	Theoretische Grundlagen	188
B 5.5.2	Praktische Aspekte	190
B 5.5.3	Anwendungsbeispiele	190
B 5.5.3.1	Zerebrovaskuläre Erkrankungen/Hirndurchblutung	190
B 5.5.3.2	Basalganglienerkrankungen	190
B 5.5.3.3	Demenzen	191
B 5.5.3.4	Fokale Epilepsien	191
B 5.5.3.5	Hirntumoren	191
c	**Neurologische Erkrankungen**	**193**
C 1	**Infektionen des Nervensystems**	195
C 1.1	Bakterielle Infektionen	196
C 1.1.1	Bakterielle Meningitis	196
C 1.1.2	Hirnabszesse	202
C 1.1.3	Subdurales Empyem	204
C 1.1.4	Epiduraler Abszess	205

C 1.1.5	Septische Sinusvenenthrombose	205
C 1.1.6	Spinaler epiduraler Abszess	206
C 1.1.7	Ventrikulitis/Shunt-Infektionen	207
C 1.1.8	Mykobakterien	208
C 1.1.8.1	Neurotuberkulose	208
C 1.1.8.2	Lepra	210
C 1.1.9	Spirochäten	210
C 1.1.9.1	Neurolues	210
C 1.1.9.2	Neuroborreliose	212
C 1.1.9.3	Leptospirose	213
C 1.1.10	Toxine produzierende Bakterien	214
C 1.1.10.1	Tetanus	214
C 1.1.10.2	Diphtherie	216
C 1.1.10.3	Botulismus	217
C 1.1.11	Rickettsien	217
C 1.1.11.1	Fleckfieber-Enzephalitis	217
C 1.1.11.2	Q-Fieber, Balkangrippe	218
C 1.1.12	Legionella	218
C 1.1.13	Zoonosen: Brucellose	218
C 1.1.14	Septisch embolische Herdenzephalitis	219
C 1.1.15	Aktinomyzeten	220
C 1.1.15.1	Nokardiose und Aktinomykose	220
C 1.1.15.2	Morbus Whipple	220
C 1.2	**Virale Infektionen**	**222**
C 1.2.1	Virale Meningitis und Enzephalitis	222
C 1.2.2	Herpes-simplex-Virus-Enzephalitis (HSVE)	227
C 1.2.3	Herpes-zoster-Enzephalitis	228
C 1.2.4	Epstein-Barr-Virus-Enzephalitis	229
C 1.2.5	Frühsommer-Meningoenzephalitis (FSME)	230
C 1.2.6	Rabies (Tollwut)	231
C 1.2.7	Enterovirus-Typ-71-Enzephalitis	232
C 1.2.8	Progressive multifokale Leukoenzephalopathie (PML)	233
C 1.3	**Pilzinfektionen und Parasitosen des ZNS**	**234**
C 1.3.1	Pilzinfektionen des ZNS	234
C 1.3.1.1	ZNS-Candidiasis	235
C 1.3.1.2	Aspergillose	236
C 1.3.1.3	Kryptokokken-Meningoenzephalitis	237
C 1.3.1.4	Histoplasmose	238
C 1.3.2	ZNS-Parasitosen	239
C 1.3.2.1	ZNS-Malaria	239
C 1.3.2.2	Toxoplasmose	240
C 1.3.2.3	Amöbiasis	242
C 1.3.2.4	Neurozystizerkose	242
C 1.3.2.5	Schistosomiasis	244
C 1.4	**Prion-Erkrankungen**	**245**
C 1.4.1	Grundlagen	245
C 1.4.2	Sporadische und familiäre CJD	246

C 1.4.3	new variant CJD	251
C 1.4.4	Gerstmann-Sträussler-Scheinker-Syndrom (GSS)	252
C 1.4.5	Fatale familiäre Insomnie (FFI)	253
C 1.4.6	Kuru	254
C 2	**Multiple Sklerose und andere demyelinisierende Erkrankungen des ZNS**	**257**
C 2.1	**Multiple Sklerose (MS)**	**258**
C 2.2	**Sonderformen der Multiplen Sklerose**	**266**
C 2.2.1	Neuromyelitis optica (NMO)	266
C 2.2.2	Diffuse Sklerose	266
C 2.3	**Akut disseminierte Enzephalomyelitis (ADEM)**	**267**
C 2.4	**Retrobulbärneuritis**	**268**
C 3	**Gefäßerkrankungen des ZNS**	**271**
C 3.1	**Ischämischer Hirninfarkt**	**272**
C 3.1.1	Territorialinfarkte: Atherothrombotisch und embolisch	272
C 3.1.2	Zerebrale Mikroangiopathie	282
C 3.1.3	Hämodynamischer Infarkt	284
C 3.1.4	Transitorisch ischämische Attacke	287
C 3.1.5	Infarkte durch andere, nicht-atheromatöse Ursachen	288
C 3.1.6	Spinale Infarkte	290
C 3.2	**Sinus- und Hirnvenenthrombosen**	**294**
C 3.2.1	Sinusvenenthrombose	294
C 3.3	**Vaskuläre Sonderfälle**	**299**
C 3.3.1	Basilaristhrombose, Basilariskopfsyndrom	300
C 3.3.2	Maligner Mediainfarkt	302
C 3.3.3	Hypertensive Enzephalopathie (HE)	305
C 3.3.4	Hyperperfusionssyndrom (HS)	306
C 3.4	**Spontane intrakranielle Blutungen**	**308**
C 3.4.1	Intrazerebrale/intrazerebelläre Blutungen (ICB)	308
C 3.4.2	Subarachnoidalblutungen (SAB)	316
C 4	**Anfallserkrankungen**	**323**
C 4.1	**Epilepsie**	**324**
C 4.1.1	Grundlagen	324
C 4.1.1.1	Definition, Klassifikation und Epidemiologie	324
C 4.1.1.2	Diagnose	324
C 4.1.1.3	Therapie	327
C 4.1.2	Fokale Epilepsien	330
C 4.1.2.1	Symptomatische fokale Epilepsien	330
C 4.1.2.2	Idiopathische fokale Epilepsien	332
C 4.1.3	Generalisierte Epilepsien	333

C 4.1.3.1	Idiopathische generalisierte Epilepsien (IGE)	333
C 4.1.3.2	Generalisierte symptomatische Epilepsien	334
C 4.1.4	Reflexepilepsien	334
C 4.1.5	Status epilepticus	334
C 4.2	**Degenerative Erkrankungen mit Epilepsie**	**335**
C 4.2.1	Progressive Myoklonusepilepsien (PME)	335
C 4.2.1.1	Unverricht-Lundborg-Erkrankung	335
C 4.2.1.2	Lafora-Einschlusskörperchen-Erkrankung	336
C 4.2.1.3	Myoklonusepilepsie mit ragged-red fibers (MERRF)	336
C 4.2.2	Epileptische Anfälle bei anderen degenerativen Erkrankungen	336
C 4.2.2.1	Morbus Alzheimer	336
C 4.2.2.2	Down-Syndrom (Trisomie 21)	337
C 4.3	**Nicht-epileptische Anfälle**	**337**
C 4.3.1	Synkopen	337
C 4.3.2	Drop attack	337
C 4.3.3	Tetanie	337
C 4.3.4	Psychogene Anfälle	338
C 4.4	**Schwindelsyndrome**	**339**
C 4.4.1	Peripherer vestibulärer Schwindel	339
C 4.4.1.1	Benigner peripherer paroxysmaler Lagerungsschwindel	340
C 4.4.1.2	Akuter einseitiger partieller Vestibularisausfall: Neuritis vestibularis	342
C 4.4.1.3	Morbus Menière	343
C 4.4.1.4	Vestibularisparoxysmie	345
C 4.4.2	Zentrale vestibuläre Syndrome	345
C 4.4.3	Phobischer Schwankschwindel	346
C 5	**Basalganglienerkrankungen und andere neurodegenerative Erkrankungen**	**349**
C 5.1	**Parkinsonsyndrome**	**350**
C 5.1.1	Idiopathisches Parkinsonsyndrom	350
C 5.1.1.1	Epidemiologie und Genetik	350
C 5.1.1.2	Pathophysiologie und Pathogenese	350
C 5.1.1.3	Klinik und Verlauf	353
C 5.1.1.4	Einteilung	356
C 5.1.1.5	Diagnostik	356
C 5.1.1.6	Differenzialdiagnosen	360
C 5.1.1.7	Therapie	361
C 5.1.2	Multisystemdegenerationen (atypische Parkinsonsyndrome)	368
C 5.1.2.1	Multisystematrophie (MSA)	368
C 5.1.2.2	Progressive supranukleäre Blickparese (PSP)	370
C 5.1.3	Kortikobasale Degeneration (CBD)	372
C 5.2	**Tremorsyndrome**	**373**
C 5.3	**Hyperkinetische Bewegungsstörungen**	**375**
C 5.3.1	Chorea	375

C 5.3.1.1	Chorea Huntington	375
C 5.3.1.2	Symptomatische Chorea	376
C 5.3.2	Dystonien	377
C 5.3.2.1	Torticollis spasmodicus	377
C 5.3.2.2	Blepharospasmus	378
C 5.3.2.3	Generalisierte Dystonien	379
C 5.3.3	Ticstörungen und Tourette-Syndrom	380
C 5.3.4	Andere Bewegungsstörungen	383
C 5.4	**Morbus Wilson**	**384**
C 5.5	**Demenzen**	**386**
C 5.5.1	Allgemeines zu Demenzen	387
C 5.5.2	Leichte kognitive Störung (LKS)	393
C 5.5.3	Alzheimer-Demenz	396
C 5.5.4	Frontotemporale Demenzen	413
C 5.5.5	Demenz vom Lewy-Körper-Typ	418
C 5.6	**Ataxien**	**424**
C 5.6.1	Friedreich-Ataxie (FRDA)	424
C 5.6.2	Ataxie-Teleangiektasie (AT)	426
C 5.6.3	Spinozerebelläre Ataxien (SCA)	427
C 5.6.4	Sporadische, im Erwachsenenalter beginnende Ataxie unklarer Genese (SA)	429
C 5.6.5	Alkoholische Kleinhirndegeneration	430
C 5.6.6	Paraneoplastische Kleinhirndegeneration	431
C 6	**Motoneuronerkrankungen**	**435**
C 6.1	**Amyotrophe Lateralsklerose**	**436**
C 6.2	**Progressive spinale Muskelatrophien (SMA)**	**442**
C 6.2.1	SMA Typ I–III	442
C 6.2.2	SMA Typ IV, Kennedy-Syndrom	442
C 6.3	**Hereditäre spastische Paraparese**	**444**
C 6.4	**Polio-Erkrankung und Post-Polio-Syndrom**	**444**
C 6.5	**Autoimmunologisch verursachte Neuropathien oder Myopathien**	**445**
C 6.5.1	Multifokale motorische Neuropathie	445
C 6.5.2	Einschlusskörperchen-Myositis	445
C 7	**Neoplasien**	**447**
C 7.1	**Tumoren des ZNS**	**448**
C 7.1.1	Allgemeine Neuroonkologie	448
C 7.1.2	Gliome	453
C 7.1.2.1	Astrozytome	454
C 7.1.2.2	Glioblastome WHO-Grad IV – Glioblastoma multiforme	456
C 7.1.2.3	Oligodendrogliome	457
C 7.1.2.4	Oligoastrozytäre Mischgliome – Oligoastrozytome	458

C 7.1.2.5	Ependymome	459
C 7.1.3	Neuronale und gemischt neuronal-gliale Tumoren	460
C 7.1.4	Neuroepitheliale Tumoren unklarer Herkunft	460
C 7.1.4.1	Gliomatosis cerebri	460
C 7.1.4.2	Hämangioblastome	461
C 7.1.5	Embryonale Tumoren: Medulloblastome und primitiv neuroektodermale Tumoren (PNET), Neuroblastome	461
C 7.1.5.1	Medulloblastome	462
C 7.1.5.2	Supratentorielle primitiv neuroektodermale Tumoren – PNET	463
C 7.1.6	Tumoren der Meningen	463
C 7.1.6.1	Meningeome	463
C 7.1.6.2	Hämangioperizytome	464
C 7.1.7	Tumoren der Nervenscheiden	465
C 7.1.7.1	Schwannome	465
C 7.1.7.2	Neurofibrome	466
C 7.1.7.3	Maligner peripherer Nervenscheidentumor	466
C 7.1.7.4	Neurofibromatosen Typ I und II	467
C 7.1.8	Primäre ZNS-Lymphome	467
C 7.1.9	Tumoren der Sellaregion	469
C 7.1.9.1	Hypophysenadenome	470
C 7.1.9.2	Hypophyseninfarkte	472
C 7.1.9.3	Kraniopharyngeome	472
C 7.1.9.4	Paraselläre Meningeome	473
C 7.1.9.5	Seltene Tumoren der Sellaregion	473
C 7.1.10	Metastasen	473
C 7.1.10.1	Primärtumor Bronchialkarzinom	475
C 7.1.10.2	Primärtumor Mammakarzinom	475
C 7.1.10.3	Primärtumor Malignes Melanom	476
C 7.1.10.4	Hirnmetastasen bei unbekanntem Primärtumor (CUP)	476
C 7.1.10.5	Spinale Metastasen	477
C 7.1.10.6	Meningeosis neoplastica	477
C 7.1.11	Supportive Maßnahmen bei Tumoren des ZNS	479
C 7.2	**Paraneoplastische Erkrankungen**	**482**
C 7.2.1	Grundlagen	482
C 7.2.2	Limbische Enzephalitis	484
C 7.2.3	Hirnstammenzephalitis	486
C 7.2.4	Opsoklonus-Myoklonus-Syndrom	487
C 7.2.5	Kleinhirndegeneration	488
C 7.2.6	Paraneoplastische Retinopathie	488
C 7.2.7	Stiff-Person-Syndrom	489
C 7.2.8	Subakute sensorische Neuropathie	489
C 7.2.9	Lambert-Eaton-Syndrom	490
C 7.2.10	Neuromyotonie	492
C 7.3	**Palliativmedizin**	**493**
C 7.3.1	Unruhe	493
C 7.3.2	Verwirrtheit/Delir	494
C 7.3.3	Bewusstseinsstörung	495

C 7.3.4	Terminale Rasselatmung	496
C 7.3.5	Dyspnoe	496
C 7.3.6	Myoklonien	497
C 7.3.7	Hunger und Durst/Appetitlosigkeit	497
C 8	**Erkrankungen des peripheren Nervensystems**	**499**
C 8.1	**Erkrankungen der peripheren Nerven und ihrer Wurzeln**	**500**
C 8.1.1	Grundlagen	500
C 8.1.2	Wurzelsyndrome	501
C 8.1.2.1	Bandscheibenvorfall	502
C 8.1.2.2	Spinale Enge	504
C 8.1.3	Plexusläsionen	505
C 8.1.3.1	Läsionen des Plexus brachialis	505
C 8.1.3.2	Läsionen des Plexus lumbosacralis	509
C 8.1.4	Läsionen peripherer Nerven	509
C 8.1.4.1	Grundlagen	510
C 8.1.4.2	Läsionen des N. medianus	510
C 8.1.4.3	Läsionen des N. ulnaris	513
C 8.1.4.4	Läsionen des N. radialis	515
C 8.1.4.5	Läsionen des N. femoralis	517
C 8.1.4.6	Läsionen des N. ischiadicus	518
C 8.1.4.7	Läsionen des N. peronaeus	518
C 8.1.4.8	Läsionen des N. tibialis	519
C 8.1.4.9	Läsionen des N. cutaneus femoris lateralis	519
C 8.1.4.10	Läsionen des N. iliohypogastricus, ilioinguinalis und genitofemoralis	520
C 8.2	**Polyneuropathien**	**521**
C 8.2.1	Allgemeines und Einteilung	522
C 8.2.2	Guillain-Barré-Syndrom	527
C 8.2.3	Chronisch entzündliche Polyneuropathien	529
C 8.2.4	„Critical illness"-Polyneuropathie	531
C 8.2.5	Hereditäre Polyneuropathien	531
C 8.2.6	Toxische Polyneuropathie	533
C 8.2.7	Diabetes mellitus und Polyneuropathie	533
C 9	**Schmerzsyndrome**	**537**
C 9.1	**Kopfschmerz und andere kraniofaziale Schmerzsyndrome**	**538**
C 9.1.1	Grundlagen	538
C 9.1.2	Migräne	539
C 9.1.3	Spannungskopfschmerz	542
C 9.1.4	Clusterkopfschmerz	544
C 9.1.5	Chronische paroxysmale Hemikranie	545
C 9.1.6	Medikamenteninduzierter Kopfschmerz	546
C 9.1.7	Sehr seltene Kopfschmerzen	547
C 9.1.8	Trigeminusneuralgie	548
C 9.1.9	Andere Gesichtsneuralgien	550
C 9.1.10	Atypischer Gesichtsschmerz	550

C 9.2	**Neuropathische Schmerzsyndrome**	**551**
C 9.2.1	Grundlagen	551
C 9.2.2	Zentraler Schmerz	552
C 9.2.3	Territorialer neuropathischer Schmerz	553
C 9.2.4	Zosterneuralgie	554
C 9.2.5	Komplexes regionales Schmerzsyndrom (CRPS)	555
C 10	**Myopathien und myasthene Syndrome**	**559**
C 10.1	**Myopathien**	**560**
C 10.1.1	Progressive Muskeldystrophien	560
C 10.1.1.1	Dystrophinopathien	560
C 10.1.1.2	Gliedergürteldystrophien	564
C 10.1.1.3	Facioscapulohumerale und scapuloperoneale Muskeldystrophien	564
C 10.1.1.4	Emery-Dreifuss-Muskeldystrophie (EMD)	568
C 10.1.1.5	Weitere progressive Muskeldystrophien	569
C 10.1.2	Myotonien und periodische Lähmungen	570
C 10.1.2.1	Myotone Dystrophien/Dystrophia myotonica	570
C 10.1.2.2	Nichtdystrophische Myotonien und periodische Lähmungen	575
C 10.1.3	Entzündliche Myopathien	575
C 10.1.3.1	Dermatomyositis und Polymyositis	576
C 10.1.3.2	Einschlusskörpermyositis	578
C 10.1.3.3	Andere entzündliche Muskelerkrankungen	582
C 10.1.4	Kongenitale Myopathien	582
C 10.1.5	Metabolische Störungen des Muskels	583
C 10.1.5.1	Störungen des Glykogenstoffwechsels	583
C 10.1.5.2	Störungen des Fettstoffwechsels	587
C 10.1.5.3	Mitochondriale Encephalomyopathien	587
C 10.1.6	Medikamenten-induzierte und toxische Myopathien	588
C 10.1.7	Rhabdomyolyse	591
C 10.2	**Myasthene Syndrome**	**592**
C 10.2.1	Myasthenia gravis	593
C 10.2.2	Lambert-Eaton-Syndrom	600
C 10.2.3	Kongenitale myasthene Syndrome	602
C 10.2.4	Andere Störungen der neuromuskulären Synapse	602
C 10.3	**Benigne Faszikulationen, Crampi und Neuromyotonie**	**603**
C 11	**Störungen des autonomen Nervensystems**	**605**
C 11.1	**Grundlagen**	**606**
C 11.1.1	Anatomie und Physiologie des autonomen Nervensystems	606
C 11.1.2	Klinische Symptomatik	606
C 11.2	**Neurogene kardiovaskuläre Regulationsstörungen**	**607**
C 11.2.1	Orthostatische Hypotonie	609
C 11.2.2	Tachykarde Rhythmusstörungen	610
C 11.2.3	Bradykarde Rhythmusstörungen	610

C 11.3	Neurogene gastrointestinale Motilitätsstörungen	610
C 11.4	Neurogene Blasenstörungen	611
C 11.5	Neurogene Störungen der Sexualfunktionen	612
C 11.6	Störungen der Sudomotorik	612
C 12	**Kraniale und spinale Traumen**	**615**
C 12.1	Schädel-Hirn-Trauma (SHT)	616
C 12.2	Schädelfrakturen	618
C 12.2.1	Schädeldachfraktur	618
C 12.2.2	Schädelbasisfraktur	620
C 12.3	Epidurale Blutungen	622
C 12.4	Subdurale Blutungen	623
C 12.5	Traumatische Subarachnoidalblutungen (tSAB)	625
C 12.6	Traumatische Parenchymläsionen	625
C 12.7	Spinale Traumen: Traumatische Querschnittslähmung	627
C 12.8	Wirbelsäulenverletzungen	632
C 13	**Neuroorthopädische Erkrankungen**	**635**
C 13.1	Degenerative Erkrankungen der LWS	636
C 13.1.1	Lumbale Diskopathien	636
C 13.1.2	Lumbale Spondylopathien	641
C 13.2	Degenerative Erkrankungen der HWS	643
C 13.2.1	Zervikale Diskopathien	643
C 13.2.2	Zervikale Spondylopathien	645
C 14	**Hypo- und Hypervitaminosen**	**649**
C 14.1	Vitamin A (Retinol)	650
C 14.2	B-Vitamine	650
C 14.2.1	Vitamin B_1 (Thiamin)	651
C 14.2.1.1	Vitamin-B_1-Mangel	651
C 14.2.1.2	Vitamin-B_1-Hypervitaminose	653
C 14.2.2	Vitamin B_2 (Riboflavin)	653
C 14.2.3	Vitamin B_3 (Niacin/Niacinamid; Nikotinsäure/Nikotin[säure]amid)	654
C 14.2.4	Vitamin B_5 (Pantothensäure)	655
C 14.2.5	Vitamin B_6 (Pyridoxin, Pyridoxal, Pyridoxamin)	655
C 14.2.6	Vitamin B_7 (Biotin, auch „Vitamin H")	656
C 14.2.7	Vitamin B_9 (Folsäure, Vitamin M)	657
C 14.2.7.1	Folsäuremangel	658
C 14.2.8	Vitamin B_{12} (Cobalamin)	659
C 14.2.8.1	Vitamin-B_{12}-Mangel	660

C 14.3	Vitamin C (L-Ascorbinsäure)	662
C 14.4	Vitamin D (Calciferole)	662
C 14.5	Vitamin E (Tocopherol)	664
C 14.6	Vitamin K (Chinone)	664
C 15	**Störungen des Schlaf-Wach-Zyklus**	**669**
C 15.1	Der normale Schlaf	671
C 15.2	Allgemeines zu Schlafstörungen	672
C 15.3	Insomnien	679
C 15.4	Hypersomnien zentraler Ursache	680
C 15.4.1	Narkolepsie	681
C 15.4.2	Rezidivierende, idiopathische und posttraumatische Hypersomnie	683
C 15.5	Schlafbezogene Atmungsstörungen	683
C 15.6	Schlafbezogene Bewegungsstörungen	685
C 15.6.1	Restless-Legs-Syndrom und periodische Beinbewegungen	685
C 15.6.2	Periodic Limb Movement Disorder (PLMD)	688
C 15.6.3	Schlafbezogene Muskelkrämpfe	688
C 15.6.4	Schlafbezogene rhythmische Bewegungsstörung	688
C 15.7	Parasomnien	688
C 15.7.1	Aufwachstörungen (aus dem NonREM-Schlaf)	689
C 15.7.2	Parasomnien, üblicherweise assoziiert mit REM-Schlaf	689
C 15.7.3	Andere Parasomnien	690
C 15.8	Schlafstörungen bei neurologischen Erkrankungen	691
D	**Rehabilitation, Psychiatrische Syndrome, Psychosomatik**	**695**
D 1	**Neurologische Rehabilitation**	**697**
D 1.1	Phasenmodell	698
D 1.1.1	Phase A: Medizinische Akutbehandlung	698
D 1.1.2	Phase B: Frührehabilitation im engeren Sinne	698
D 1.1.3	Phase C: Weiterführende Frührehabilitation	701
D 1.1.4	Phase D: Anschlussheilbehandlung	702
D 1.1.5	Phase E: Nachsorge und Langzeitbetreuung	702
D 1.1.6	Phase F: Zustandserhaltende Dauerpflege	702
D 1.2	Grundlagen der neurologischen Rehabilitation	703
D 1.3	Neuronale Plastizität und dynamische Reorganisation	703
D 1.4	Bereiche der neurologischen Rehabilitation	704
D 1.4.1	Physiotherapie	704

D 1.4.2	Ergotherapie	705
D 1.4.3	Logopädie	705
D 1.4.4	Neuropsychologie	705
D 1.4.5	Medikamentöse Therapie	706
D 1.4.6	Sozialdienst	706
D 1.5	**Rechtliche Grundlagen**	**707**
D 2	**Psychiatrische Syndrome bei neurologischen Erkrankungen**	**709**
D 2.1	Delir (ohne Alkoholentzugsdelir)	710
D 2.2	Organisch affektive Störung	713
D 2.3	Organische Angststörungen	718
D 2.4	Organische Halluzinose, organisch wahnhafte Störung	720
D 2.5	Organische Persönlichkeitsstörung	722
D 3	**Psychosomatik in der Neurologie**	**725**
D 3.1	Spannungskopfschmerz	726
D 3.2	Phobischer Schwankschwindel	729
D 3.3	Psychogene Lähmung	731
D 3.4	Psychogene Anfälle	733
E	**Anhang: Skalen in der Neurologie**	**735**
	Autorenverzeichnis	**756**
	Sachverzeichnis	**761**

A Klinisch untersuchen

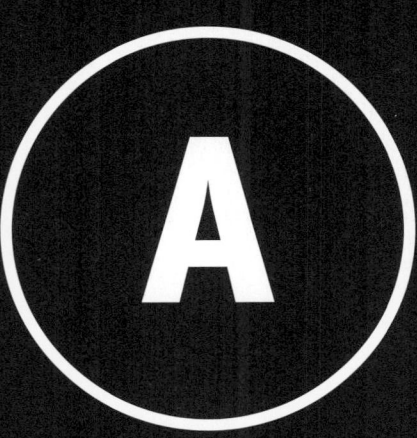

A **Klinisch untersuchen**

B Diagnostische Verfahren

C Neurologische Erkrankungen

D Rehabilitation, Psychiatrische Syndrome, Psychosomatik

E Anhang

A 1 Neurologische Untersuchung

● Richard Dodel

EDITORIAL

Trotz der vielfältig zur Verfügung stehenden Zusatzdiagnostik ist die klinische Untersuchung immer noch die wichtigste Informationsquelle für den Arzt. Sie knüpft den Bogen zwischen dem Patienten und dem Arzt, der diese Beschwerden verstehen, einordnen und letztendlich die richtige Diagnose stellen will. Die detaillierte Kenntnis der neurologischen Untersuchungstechniken ist hierfür Voraussetzung. Die neurologische Untersuchung teilt sich in die Anamnese und die Befunderhebung. Letztere orientiert sich üblicherweise an anatomischen Systemen. Es werden untersucht: die knöchernen Strukturen des Kopfes und der Wirbelsäule, die Hirnnerven, die Motorik, die Reflexe, die Sensibilität, die Koordination und die Extrapyramidalmotorik. Darüber hinaus werden der internistische und der psychische Befund erhoben.

A 1.1 Die Anamnese

Die Anamnese ist der wichtigste Teil der neurologischen Befunderhebung. Die Erhebung der Anamnese ist unabhängig von der vorliegenden Symptomatik immer ähnlich strukturiert und gliedert sich in folgende Themenkomplexe:

Eigenanamnese

1. **Gegenwärtige Beschwerden:** Systematische Analyse der Beschwerden.
2. **Vorerkrankungen.**
3. **Familienanamnese:** Viele neurologische Erkrankungen haben eine genetische Basis, deshalb ist eine detaillierte Befragung zur Familienanamnese für die Diagnosefindung wichtig. Bei der Erhebung der Familienanamnese fragt man insbesondere nach Erbkrankheiten und neurologischen Leiden, die in der Familie aufgetreten sind. Man fragt nach den Geschwistern, Eltern, Großeltern, Kindern und sonstigen Familienangehörigen. Sollten Angehörige schon verstorben sein, erkundigt man sich nach der Todesursache, soweit sie dem Patienten bekannt ist.
4. **Soziale Anamnese:** Die gegenwärtige familiäre und soziale Situation sollte im Detail eruiert werden: Partnerschaft, Umwelt, Beruf sowie eventuelle Probleme und Konflikte. Darüber hinaus sollte kurz der höchste Schulabschluss sowie der gegenwärtige Berufsstatus erhoben werden. Wichtig ist auch zu erfahren, inwieweit der Patient im täglichen Leben und/oder seiner Berufsausübung durch die Erkrankung eingeschränkt ist.
5. **Medikamenten-/Drogenanamnese:** Die Medikamentenanamnese sollte alle derzeit eingenommenen Medikamente mit Name, Dosierung und Dosierungshäufigkeit enthalten. Medikamente, die im Zusammenhang mit den Beschwerden oder dem Krankheitsbild früher eingenommen wurden, sollten ebenfalls aufgeführt werden. Gezielt sollte noch nach zusätzlicher Einnahme von nicht verschreibungspflichtigen Substanzen gefragt werden.
6. **Vegetative Anamnese:** Schlaf, Stuhlgang, Wasserlassen, Sexualität etc.
7. **Bewertung der Systeme:** Es hat sich bewährt, am Schluss der Anamnese nochmals nach Organsystemen getrennt in einer raschen Überschau nach Beschwerden zu fragen.

   Haben oder hatten Sie Beschwerden mit:
   a) Augen
   b) HNO (Schlucken, Sprechen, Riechen etc.)
   c) Herz
   d) Lunge (z. B. Asthma)
   e) Magen-Darm-Trakt (Schmerzen, Übelkeit, Reflux, Stuhlgang)
   f) Nieren, Wasserlassen
   g) Sexualität (Störungen der Potenz bei Männern, Libidostörung, Schmerzen)
   h) Wirbelsäule, Knochensystem
   i) Allergien
   j) Toxinexposition.

● Ein Internist in England hat dies so zusammengefasst: „Wenn Du dreißig Minuten Zeit für den Patienten hast, verwende 15 Minuten für die Anamnese, 10 Minuten für die klinische Untersuchung und 5 Minuten für die Zusatzdiagnostik".

● Die Frage nach Nebenwirkungen der Medikamente darf nicht fehlen, ebenso nicht die Frage nach Alkohol- und Drogenabusus. Die vom Patienten angegebene Menge sollte in den Unterlagen verzeichnet werden.

Fremdanamnese
Es sollte immer, wenn Angehörige/Freunde anwesend sind, eine Fremdanamnese erhoben werden. Dies ist insbesondere bei demenziellen Erkrankungen notwendig.

Am Ende jeder Untersuchung sollte noch die Frage stehen: „Gibt es noch etwas, was Sie mir erzählen möchten und ich Sie noch nicht gefragt habe?"

A 1.2 Neurologische Befunderhebung

Die neurologische körperliche Untersuchung wird üblicherweise entlang der zu bewertenden anatomischen Systeme durchgeführt. Es werden untersucht:
- Knöcherne Strukturen des Kopfes und der Wirbelsäule
- Hirnnerven
- Motorik
- Reflexe
- Sensibilität
- Koordination
- Extrapyramidalmotorik.

Darüber hinaus wird der internistische und der psychische Befund des Patienten erhoben.

Für die Durchführung der neurologischen Untersuchung werden folgende Geräte als Basisutensilien benötigt: Reflexhammer, Augenspiegel, Frenzelbrille, Ohrenspiegel, Stimmgabel (128 Hz), Wattebausch, Wattestäbchen, Stethoskop, RR-Manschette, Stecknadeln mit grobem Kopf (in rot und in weiß), Lampe, Uhr mit Sekundenanzeige, Maßband.

A 1.2.1 Hirnnerven

Beim Menschen werden 12 Hirnnerven unterschieden, wobei der I. und II. Hirnnerv keine eigentlichen Hirnnerven sind, sondern eine Leitungsbahn des zentralen Nervensystems. Die Hirnnerven umfassen im Gegensatz zu den peripheren Nerven, die nur vier Modalitäten (allgemein somatisch efferent, allgemein somatisch afferent, allgemein viszeroafferent, allgemein viszeroefferent) unterscheiden, sechs verschiedene Modalitäten (drei motorische und drei sensorische). Hierzu gehören (s. ◻ Tab. A 1.1):
- Somatisch efferente Nervenfasern: motorische Impulse zur Skelettmuskulatur.
- Branchiogen efferente Nervenfasern: innervieren die von den mesodermalen Kiemenbögen abstammende Muskulatur.
- Viszeral-motorische Nervenfasern: innervieren die glatten Muskeln, die Herzmuskulatur und die Drüsen (sympathisch und parasympathisch).
- Viszeral-sensorische Nervenfasern: Impulse von den Eingeweiden.
- Allgemein sensorische Nervenfasern: Impulse von Rezeptoren in Haut, Gelenken (Berührung, Schmerz, Temperatur, Druck, Vibration, Propriozeption).

☐ **Tab. A 1.1** Die Hirnnerven und ihre Funktion.

	HN	Somatisch-motorisch	Branchiogen motorisch	Viszeral motorisch	Viszeral sensorisch	Allgemein sensorisch	Speziell sensorisch
N. olfactorius	I						+
N. opticus	II						+
N. oculomotorius	III	+		+			
N. trochlearis	IV	+					
N. trigeminus	V		+			+	
N. abducens	VI	+					
N. facialis	VII		+	+		+	+
N. vestibulocochlearis	VIII						+
N. glossopharyngeus	IX		+	+	+	+	+
N. vagus	X		+	+	+	+	
N. accessorius	XI		+				
N. hypoglossus	XII	+					

● Schmecken wird nicht als separate Modalität hier unterschieden (speziell viszeroafferent), sondern wird der Gruppe der speziell sensorischen Nervenfasern zugeordnet.

▶ Speziell sensorische Nervenfasern: Impulse von speziellen Rezeptoren (Geruch, Schmecken, Sehen, Hören, Gleichgewicht).

In der topischen Zuordnung von Hirnstammläsionen ist die klinische Untersuchung den heute verfügbaren Untersuchungsmethoden noch weitgehend überlegen (s. ● Abb. A 1.1). Eine detaillierte Untersuchung aller Hirnnerven ist Teil der neurologischen Untersuchung. Bei der Untersuchung soll herausgefunden werden, welche anatomische Struktur betroffen ist, ob ein pathologischer Befund vorliegt, welches Ausmaß und welche Ursachen er hat und ob assoziierte Symptome vorliegen.

A 1.2.1.1 HN I: N. olfactorius

Die formale Testung des N. olfactorius wird selten im Detail durchgeführt und meist nur, wenn spezifische Beschwerden angegeben werden. Dem Patienten werden verschiedene definierte Substanzen mit unterschiedlichen Gerüchen (z. B. Rosenwasser, Pfefferminz, Ammoniak) angeboten. Hierfür gibt es spezielle Testboxen. Der Patient muss die verschiedenen Geruchsarten erkennen, wobei jedes Nasenloch getrennt getestet wird.

In der Standarduntersuchung sollte eine Frage zu Störungen des Geruchs und Geschmacks nicht fehlen.

● Als Kurztest kann man den Patienten an einem Stück Obst oder Seife riechen lassen.

A 1.2.1.2 HN II: N. opticus

Die Untersuchung des N. opticus kann unterteilt werden in:
▶ Allgemeine Untersuchung
▶ Untersuchung der Pupillen

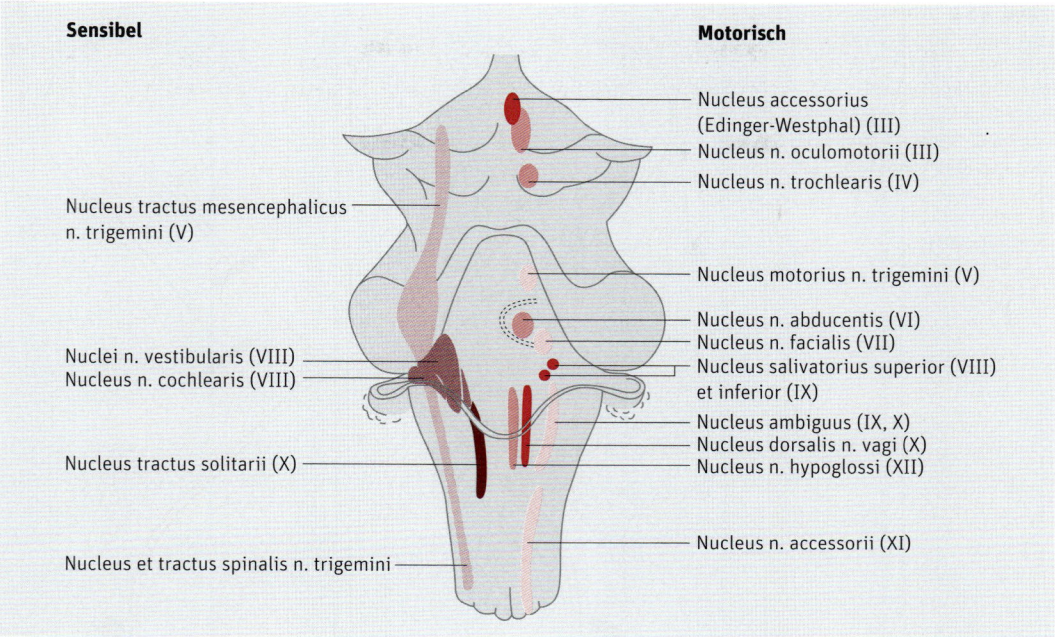

○ **Abb. A 1.1** Hirnnerven: Lokalisation im Hirnstamm von dorsal; links die sensiblen/sensorischen, rechts die motorischen und parasympathischen Kerne.

- Sehschärfe
- Gesichtsfeld
- Augenhintergrund.

Allgemeine Untersuchung

Die allgemeine Untersuchung beinhaltet die Beobachtung der Augenlider (z. B. Asymmetrie, Ptose), die Stellung der Augenbrauen und Stirn (gerunzelte Stirn bei Myasthenia gravis), die Augenstellung (Exophthalmus/Enophthalmus) sowie die Augenachsenstellung.

Pupillen

Lichtreaktion:
- Afferent: N. opticus
- Efferent: parasympathischer Teil des N. oculomotorius.

Akkommodation:
- Afferent: N. opticus
- Efferent: parasympathischer Teil des N. oculomotorius (M. ciliaris bds.).

Praktisches Vorgehen
Untersuchung der Pupillen:
- Wie groß sind die Pupillen? (Durchmesser abschätzen)
- Sind die Pupillen gleich groß?

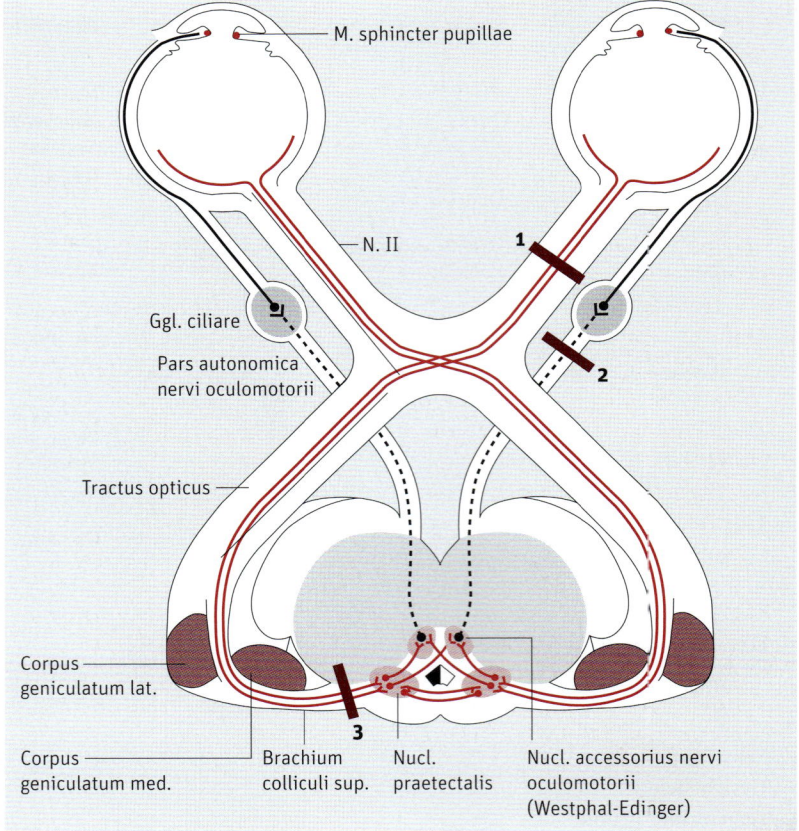

Abb. A 1.2 Schematische Darstellung des Lichtreflexbogens. Läsion bei 1: amaurotische Pupillenstarre (Optikusläsion); Läsion bei 2: absolute Pupillenstarre (Okulomotoriusläsion); Läsion bei 3: reflektorische Pupillenstarre (Argyll-Robertson).

- Sind die Pupillen gleichmäßig rund?
- Lichtreaktion (direkt und konsensuell)
- Reaktion auf Akkommodation und Konvergenz.

Der Untersucher leuchtet dem Patienten seitlich mit einer hellen Lampe in ein Auge. Es wird auf die Lichtreaktion der Pupille (direkte Lichtreaktion) und die Pupillenreaktion des anderen Auges (indirekte Lichtreaktion) geachtet. Die Lichtreaktion wird am anderen Auge wiederholt.

Die Akkommodation wird getestet, indem der Untersucher den Patienten auf seinen vertikal gestreckten Zeigefinger blicken lässt und den Finger langsam zur Nase des Patienten führt (Pupille akkommodiert).

Swinging flashlight test: Der Untersucher leuchtet dem Patienten für ca. 1 Sekunde in ein Auge und dann in das andere Auge. Während der Wiederholung wird die Pupillenreaktion bei jeweils direkter Beleuchtung beobachtet. Die Pupille verengt sich bei direkter Beleuchtung: normal. Die Pupille einer Seite verengt sich bei direkter Beleuchtung, die Pupille der anderen Seite dilatiert, wenn sie danach direkt beleuchtet wird: Es besteht eine relative afferente Pupillenstörung.

Störungen des Lichtreflexbogens sind in **Abb. A 1.2** dargestellt.

> **HINWEIS FÜR DIE PRAXIS**

Horner-Syndrom
Das Horner-Syndrom ist gekennzeichnet durch die Trias Myosis, Ptosis und Enophthalmus. Das Horner-Syndrom ist durch eine Funktionsstörung in der sympathischen Innervation der Pupille und des sympathisch innervierten Lides (M. tarsalis superior) bedingt. Je nach Lokalisation der ursächlichen Läsion kann eine Schweißstörung hinzutreten. Man unterscheidet ein zentrales, ein peripheres präganglionäres und peripheres postganglionäres Horner-Syndrom:
▶ Das zentrale Horner-Syndrom entsteht durch eine Schädigung der zentralen sympathischen Bahnen (vom Hypothalamus nach Kreuzung im Mittelhirn durch Hirnstamm hindurch bis zum Centrum ciliospinale (C8 bis Th2). Ein zentrales Horner-Syndrom ist immer von einer gleichseitigen Schweißstörung an Kopf, Hals und oberem Rumpf begleitet.
▶ Das präganglionäre Horner-Syndrom entsteht bei Läsion der Fasern zwischen Centrum ciliospinale des Rückenmarks und Ganglion cervicale superior des Grenzstranges (Wurzelläsion C8 bis Th2 des Grenzstrangs) ohne Schweißstörung, da die sudorisekretorischen Fasern das Rückenmark erst ab Th3 verlassen.
▶ Das postganglionäre Horner-Syndrom beruht auf einer Läsion des Ganglion cervicale superius oder der postganglionären sympathischen Fasern. Dabei besteht ebenfalls eine ipsilaterale Schweißstörung im Gesicht und am Hals. Die differenzialdiagnostische Untersuchung erfolgt mittels pharmakologischer Prüfung (s. ▫ Tab. A 1.2).

● Trias des Horner-Syndroms: Myosis, Ptosis, Enophthalmus

Sehschärfe

Die Sehschärfe wird in der neurologischen Untersuchung mit Brille untersucht. Einschränkungen der Sehschärfe bedingt durch Erkrankungen des Vorderabschnittes (z. B. Katarakte) können durch eine Untersuchung mit Ophthalmoskop meist leicht geklärt werden. Retraktionsanomalien können durch Brillengläser oder eine „Lochbrille" untersucht werden. Jedes Auge wird durch Abdecken des anderen Auges untersucht. Die Sehschärfe kann auf verschiedene Weise untersucht werden:
   Fernvisus: Der Patient soll in einer definierten Entfernung (z. B. 6 m) vor einer Lesetafel stehen und die Buchstaben oder Zeichen, beginnend bei den größten und dann hin zu den kleinsten Buchstaben lesen. Das Ergebnis wird dann

● Lassen Sie den Patienten durch ein kleines Loch, das Sie in ein Papier gestanzt haben, blicken. Verbessert sich die Sehschärfe, so ist die Sehbeeinträchtigung durch eine Refraktionsanomalie bedingt.

▫ **Tab. A 1.2** Differenzialdiagnostische Untersuchung des Horner-Syndroms.

	Normal	Horner, zentral oder präganglionär	Horner postganglionär
Kokain	Mydriasis	Keine Mydriasis	Keine Mydriasis
Hydroxyamphetamin 1 %ig Thyramin 2 %ig Voletrin 5 %ig	Mydriasis	Mydriasis	Keine Mydriasis

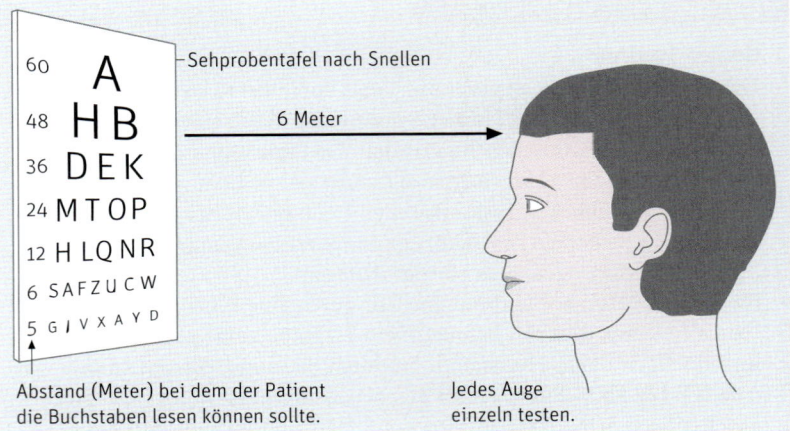

Abb. A 1.3 Visustestung.

folgendermaßen bestimmt: Entfernung des Patienten in Metern von der Tafel und Entfernung in Metern, in denen der Buchstabe gelesen werden sollte (o Abb. A 1.3).

Nahvisus: Der Patient soll in einer Entfernung von ca. 30 cm Buchstaben auf einer Lesetafel lesen. Es wird die kleinste Buchstabengröße dokumentiert, die der Patient noch erkennen kann. Am Krankenbett kann dies z. B. mit einer Zeitung durchgeführt werden. Sollte der Patient hierzu nicht in der Lage sein, lässt der Untersucher den Patienten die von ihm vorgehaltenen Finger der Hand zählen.

Gesichtsfeld

Läsionen im Verlauf der Sehbahn führen zu charakteristischen Gesichtsfeldausfällen, die eine exakte Lokalisation zulassen. Die Sehbahn ist in o Abbildung A 1.4 dargestellt.

Praktisches Vorgehen

Zur Abschätzung grober Gesichtsfelddefekte setzt sich der Untersucher dem Patienten gegenüber und bittet ihn auf seine Augen zu sehen. Der Untersucher hält dabei seine Hände mit ausgestrecktem Zeigefinger ca. 50–60 cm vom Körper entfernt und ca. 30 cm über Augenhöhe. Nun verdeckt er ein Auge des Patienten mit seiner flachen Hand. Der Patient soll dem Untersucher direkt in die Augen sehen. Der Untersucher bewegt dann abwechselnd die Finger (rechts, links, beidseits) und bittet den Patienten anzugeben, welchen Finger er bewegt. Dies wird ca. 30 cm unter der Augenhöhe des Patienten wiederholt.

Zur näheren Charakterisierung des Gesichtsfeldausfalls werden eine Nadel mit rotem Kopf (Durchmesser ca. 0,8 cm) und eine Nadel mit weißem Kopf verwendet. Da das zentrale Gesichtsfeld (Fovea) für das Farbensehen verantwortlich ist, wird hier die Nadel mit dem roten Kopf besser erkannt. In der Peripherie kann nur schwarz-weiß wahrgenommen werden, was besser mit der Nadel mit dem weißen Kopf erkannt wird.

Der Untersucher setzt sich in einer Entfernung von ca. 60–100 cm dem Patienten gegenüber. Ein Auge des Patienten wird verdeckt. Der Patient soll direkt in das Auge des Untersuchers sehen. Nun denkt man sich eine Kugel mit einem

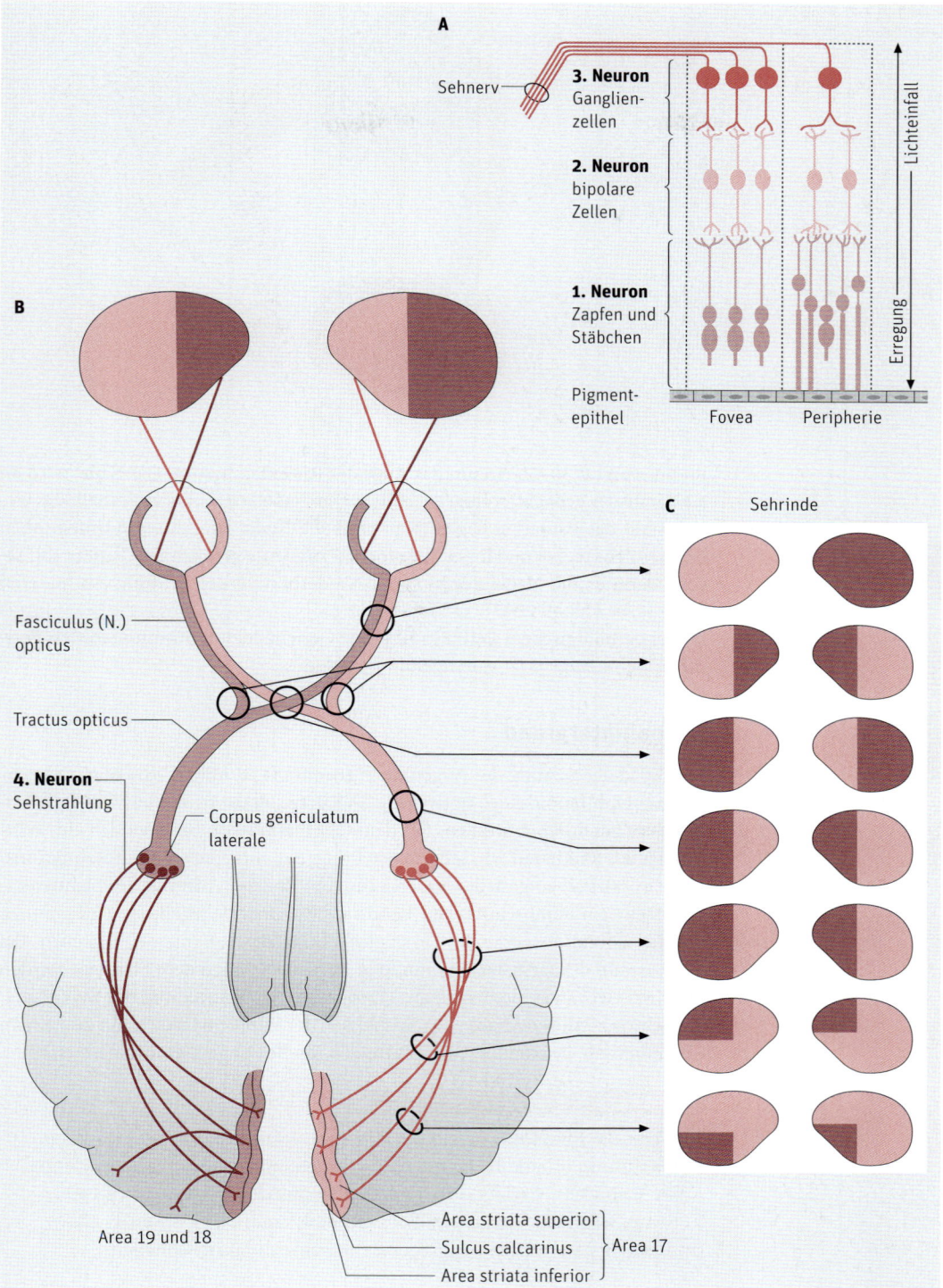

Abb. A 1.4 Die Sehbahn mit spezifischen Läsionsorten (nach Bähr/Frotscher). A Aufbau der Retina. B Sehbahn mit möglichen Läsionsstellen. C Gesichtsfeldausfälle abhängig vom Läsionsort.

o **Abb. A 1.5** Gesichtsfeldbestimmung am Krankenbett.

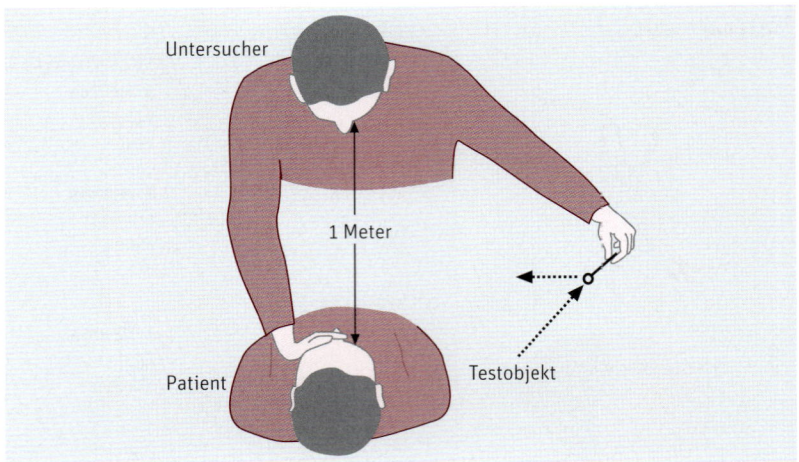

Radius von ca. 30–50 cm um das Auge des Patienten herum. Die Nadel wird an eine Seite der gedachten Kugel gehalten. Der Nadelkopf sollte außerhalb des Gesichtsfeld des Patienten liegen. Nun wird die Nadel langsam von unten, oben und seitlich (rechts und links) kreisförmig zur Mitte geführt. Der Patient soll sagen, wann er die Nadel zuerst sieht. Wiederholung der Prüfung am anderen Auge (s. o Abb. A 1.5).

Bei pathologischem Befund sollte eine Gesichtsfeldbestimmung mittels Perimeter beim Augenarzt durchgeführt werden.

Augenhintergrund

Für die Untersuchung des Augenhintergrundes (s. o Abb. A 1.6) ist ein Augenspiegel (Ophthalmoskop) notwendig. In Kürze soll die Bedienung des Ophthalmoskops beschrieben werden. Auf dem Ophthalmoskop befindet sich ein Sichtfenster, ein Rendelrad zur Scharfeinstellung, das entsprechend der Refraktionswerte zusätzlich eingestellt werden kann, ein Rad zur Auswahl des Lichtstrahls und meist ein Staubschutz. Das Rendelrad zur Scharfeinstellung wird genutzt, um die Refraktionswerte des Untersuchers und des Patienten einzustellen. Bei der Auswahl des Lichtstrahls kann man wählen zwischen dem Standard für den üblichen Gebrauch, dem schmalen Lichtstrahl zur Beurteilung der Makula, einer Schwarz-Weiß-Scheibe zum Ausmessen der Pupillen-Exkavation und einem Grünfilter zur Beurteilung von Blutungen, da Rot dann viel dunkler erscheint.

> **PEARLS + PITFALLS**
>
> Wenn die Refraktionswerte des Patienten nicht bekannt sind, so kann man, wenn er eine Brille trägt, abschätzen, ob er kurz- oder weitsichtig ist. Wenn sein Gesicht durch die Brille schmaler erscheint ist, ist er myop, wenn das Gesicht größer erscheint, dann ist er hyperop. Das Ausmaß lässt auf die Ausprägung der Fehlsichtigkeit schließen.

Stauungspapille

Hypertensive Retinopathie

— Arteriovenöse Kreuzungszeichen
— Kaliberunregelmäßigkeiten

— Blutungen
— Cotton-wool-Herde

Diabetische Retinopathie

— Fleckförmige intraretinale Blutungen
— Punktförmige Blutungen
— Harte Exsudate

— Neovaskularisation
— Cotton-wool-Herde

○ **Abb. A 1.6** Augenhintergrund.

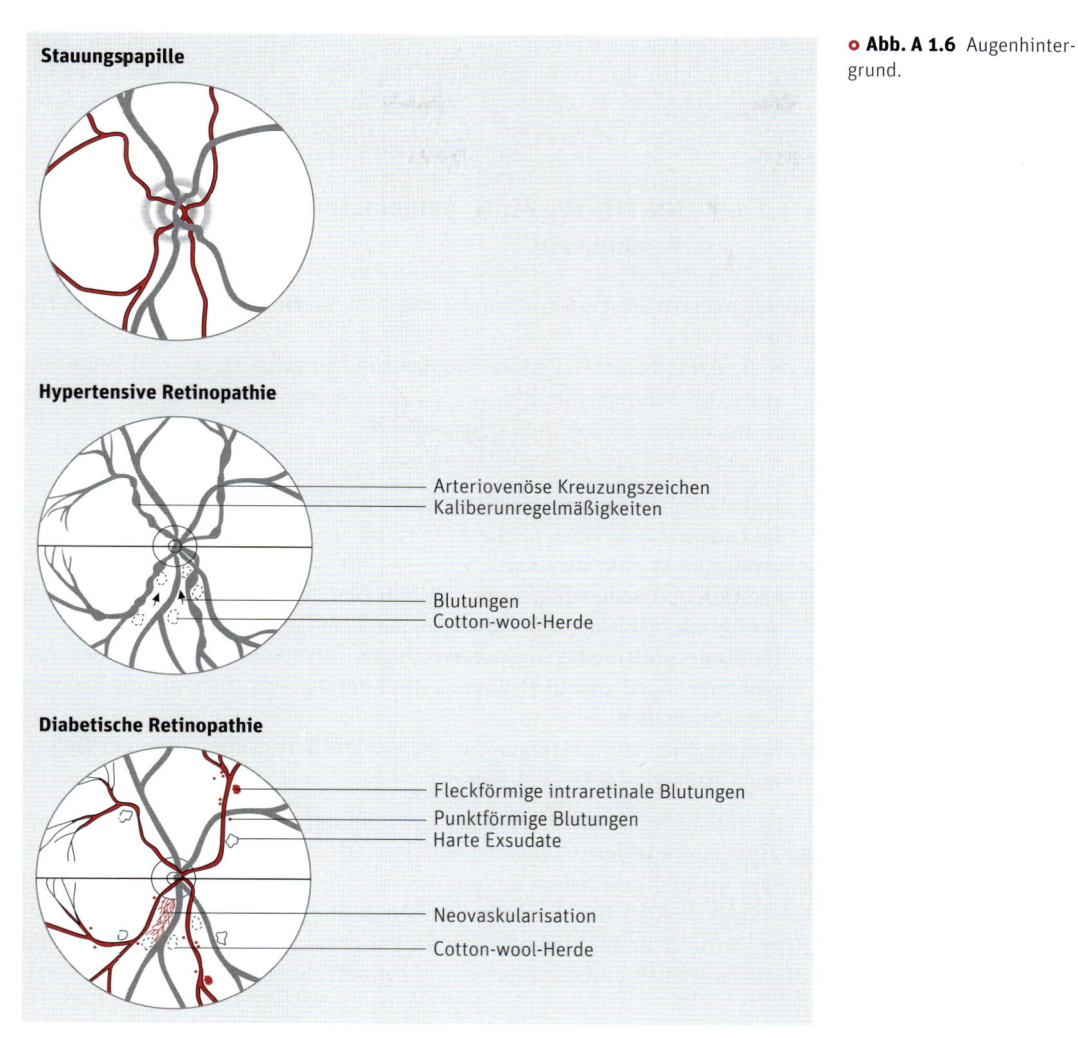

Praktisches Vorgehen

Der Raum wird verdunkelt. Der Untersucher setzt sich dem Patienten gegenüber und prüft, ob das Licht des Ophthalmoskops funktioniert und der korrekte Lichtstrahl eingestellt wurde. Der Patient wird gebeten, auf einen definierten Punkt in der Ferne auf seiner Augenhöhe zu blicken (zum Beispiel Fleck oder Punkt an der Wand). Der Untersucher nimmt das Ophthalmoskop in seine rechte Hand und nähert sich dem Patienten von dessen rechter Seite. Aus einer Entfernung von 30 Zentimetern auf gleicher Augenhöhe etwa temporal seiner Fixationslinie wird in das Auge geleuchtet. Die Pupille sollte hellrot erscheinen. Trübungen der optischen Achse, besonders Katarakt- oder Glaskörpertrübungen erscheinen nun als Silhouetten. Der Untersucher näheret sich langsam dem Auge des Patienten und folgt dabei dem Rotreflex. Der Patient sollte dabei immer weiterhin den Punkt, der ihm angegeben wurde, fixieren. Das Ophthalmoskop wird ca. ein bis fünf Zentimeter an das Auge des Patienten herangeführt und dann die Schärfe feinreguliert. Die Papille sollte jetzt zu erkennen sein. Falls nicht, sucht man sich ein Blutgefäß und folgt ihm nach zentral. Es wird die Papille betrachtet, der Papillenrand und die Blutgefäße (Durchmesser der Arterien, Kreuzungen, Gefäßmuster, die Netzhaut und die Papillenexkavation).

A 1.2.1.3 HN III, IV, VI: N. oculomotorius, N. trochlearis, N. abducens

Die Hirnnerven III, IV, VI versorgen folgende Augenmuskeln (s. o Abb. A 1.7, A 1.8):
- N. oculomotorius (III): M. rectus medialis, M. rectus superior, M. rectus inferior, M. obliquus inferior.
- N. trochlearis (IV): M. obliquus superior.
- N. abducens (VI): M. rectus lateralis.

Augenbewegungen können in vier Typen unterteilt werden:
- **Sakkaden:** willkürliche, rasche und präzise Augenbewegungen von einem Fixationspunkt zum nächsten.
- **Fixationsreflex:** unwillkürliche reflektorische Augenbewegung, um ein sich bewegendes Objekt im Bereich des schärfsten Sehens zu behalten.
- **Vestibulo-positionale Augenbewegungen** (vestibulo-okulärer Reflex): Augenbewegungen, die die Bewegung des Kopfes ausgleichen, um die Fixation aufrechtzuhalten.
- **Konvergenz:** Augenbewegungen, die die Fixation halten, wenn ein Gegenstand nahe an das Gesicht kommt.

Unterschiedliche Zentren sind an der Kontrolle der Augenbewegungen beteiligt. Im Hirnstamm laufen die Bahnen vom Frontal- und Okzipitallappen, Vestibulariskernen und Zerebellum zusammen, die eine konjugierte Augenbewegung überhaupt ermöglichen. Wichtige Strukturen sind das Blickzentrum für konjugierte, horizontale Blickbewegungen im Pons (paramediane pontine Formatio reticularis, PPRF) und der Fasciculus longitudinalis medialis (MLF), der beid-

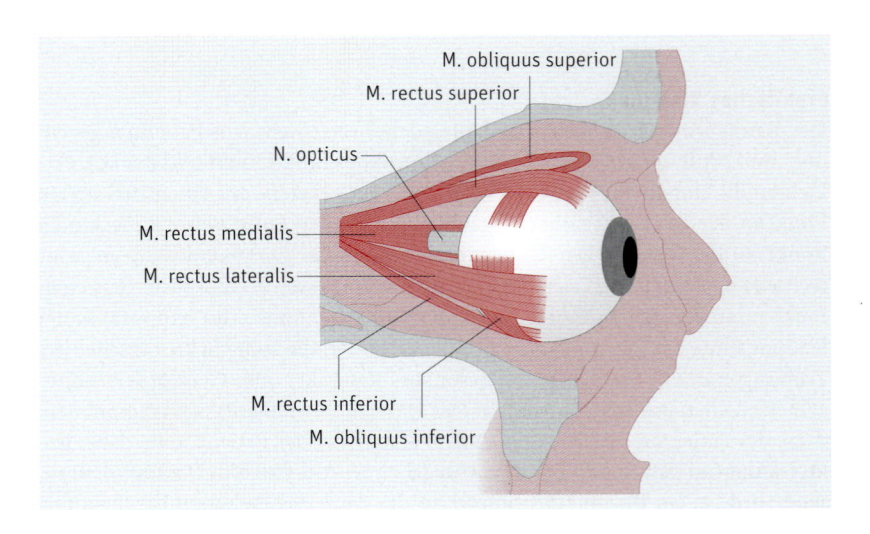

o **Abb. A 1.7** Die Augenmuskeln.

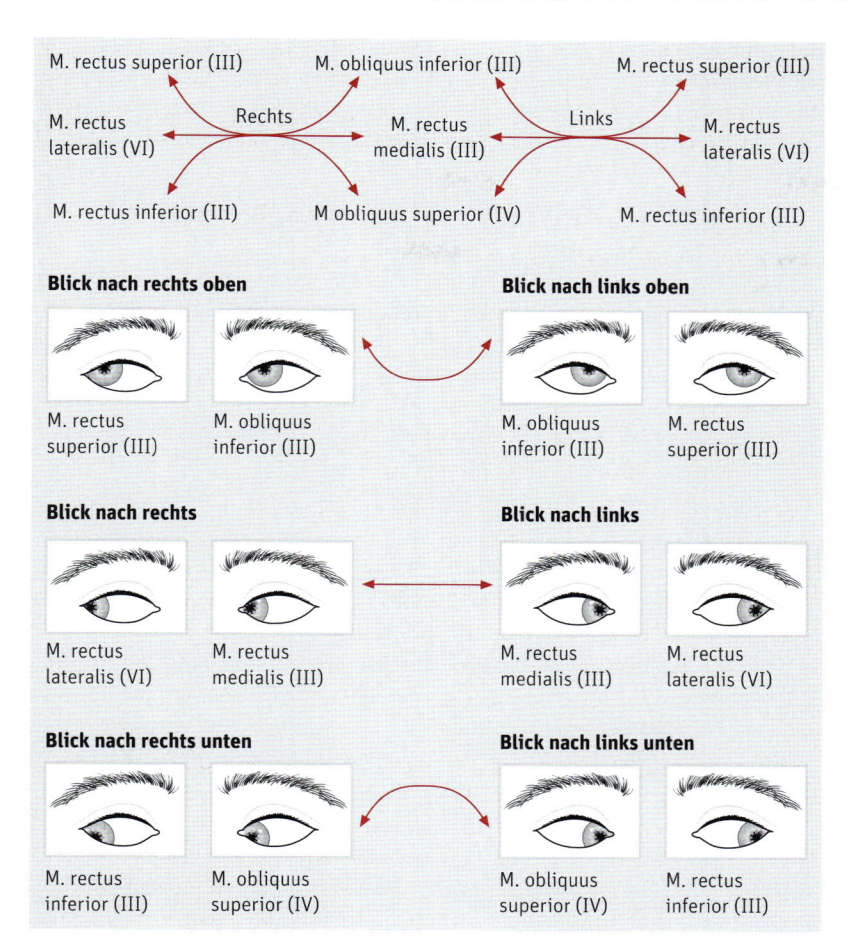

Abb. A 1.8 Darstellung der Augenmuskeln und ihrer Blickrichtungen (nach Bähr/Frotscher).

seits zwischen den Hirnnervenkernen 3 und 4 im Mittelhirn und 6 im Pons verläuft.

Pathologische Befunde sind bei Schädigungen auf verschiedenen Höhen nachweisbar. Doppelbilder treten insbesondere bei Schädigung des Nervs, des neuromuskulären Übergangs und der Muskeln auf. Bei der Untersuchung gilt bei Doppelbildern die Regel:
- Doppelbilder sind am stärksten in Blickrichtung des betroffenen Muskels.
- Das Doppelbild ist das Bild, das am weitesten außen wahrgenommen wird.
- Das Doppelbild entsteht im betroffenen Auge.

Praktisches Vorgehen

Bei der Inspektion wird auf die Kopfstellung geachtet. Bei einer Läsion des Nervus trochlearis ist der Kopf kompensatorisch zur gesunden Seite gedreht und geneigt, das Kinn leicht gesenkt. Die Augen werden auf Ptose beurteilt und beim Blick geradeaus. Es wird auf die Stellung der Augen geachtet (divergent, konvergent, steht ein Auge höher oder tiefer).

Abdecktest: Dieser Test untersucht ein latentes Schielen. Der Patient wird gebeten, mit beiden Augen auf das rechte Auge des Untersuchers zu blicken, der

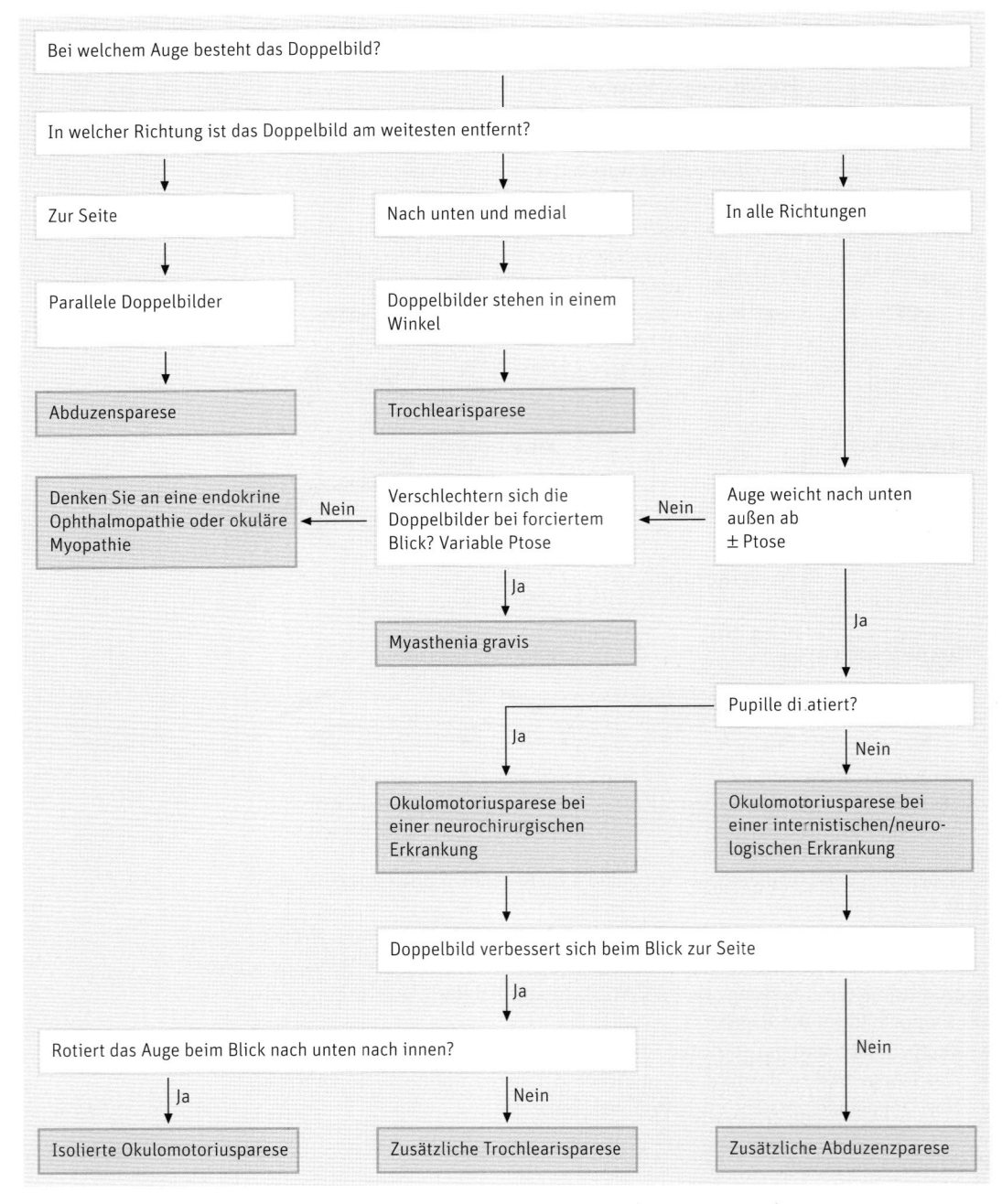

```
┌─────────────────────────────────────────────────────────────────────────────┐
│ Bei welchem Auge besteht das Doppelbild?                                    │
└─────────────────────────────────────────────────────────────────────────────┘
                                     │
┌─────────────────────────────────────────────────────────────────────────────┐
│ In welcher Richtung ist das Doppelbild am weitesten entfernt?               │
└─────────────────────────────────────────────────────────────────────────────┘
         │                           │                          │
    Zur Seite              Nach unten und medial         In alle Richtungen
         │                           │                          │
 Parallele Doppelbilder    Doppelbilder stehen in einem Winkel
         │                           │
   Abduzensparese               Trochlearisparese

 Denken Sie an eine endokrine   ← Nein ─  Verschlechtern sich die Doppelbilder  ─ Nein →   Auge weicht nach unten
 Ophthalmopathie oder okuläre              bei forciertem Blick? Variable Ptose              außen ab ± Ptose
 Myopathie                                        │ Ja
                                           Myasthenia gravis
                                                                                                │ Ja
                                                                                          Pupille dilatiert?
                                                                                          Ja ↙    ↘ Nein
                                                                      Okulomotoriusparese bei      Okulomotoriusparese bei
                                                                      einer neurochirurgischen     einer internistischen/neuro-
                                                                      Erkrankung                   logischen Erkrankung

                                   Doppelbild verbessert sich beim Blick zur Seite
                                                    │ Ja
 Rotiert das Auge beim Blick nach unten nach innen?                                              Nein
         │ Ja                      │ Nein
 Isolierte Okulomotoriusparese   Zusätzliche Trochlearisparese              Zusätzliche Abduzenzparese
```

Abb. A 1.9 Flussdiagramm zur Bestimmung des betroffenen Augenmuskels (nach Fuller 2006).

dann das linke Auge abdeckt. Dann wird rasch die Abdeckung vom linken Auge entfernt und das rechte Auge abgedeckt. Der Untersucher achtet darauf, ob das linke Auge dabei eine Einstellbewegung macht. Wiederholung der Untersuchung am anderen Auge. Wenn ein Auge nach Entfernung der Abdeckung eine

Einstellbewegung durchführt, ist das ein Zeichen für einen latenten Strabismus, der als divergent oder konvergent klassifiziert werden kann.

Untersuchung der Folgebewegung des Auges: Der Untersucher hält einen Stift in etwa 50 Zentimeter Entfernung auf Augenhöhe des Patienten. Der Patient wird gebeten, dem Stift mit den Augen zu folgen ohne den Kopf zu bewegen und mitzuteilen, falls Doppelbilder auftreten sollten. Der Untersucher hält leicht das Kinn des Patienten, um eine Bewegung des Kopfes zu vermeiden. Der Stift wird langsam nach lateral und medial nach oben und nach unten bewegt. Dabei werden die Augenbewegungen beobachtet: Bewegen sich die beiden Augen im vollen Umfang und sind die Augenbewegungen glatt und konjugiert? Wenn der Patient Doppelbilder angibt, wird folgendermaßen vorgegangen: Es ist festzustellen, ob die Doppelbilder nebeneinander, übereinander oder in einem Winkel zueinander stehen. Weiterhin ist die Richtung festzustellen, in der die Doppelbilder am weitesten auseinander stehen. In der Blickposition, bei der die Doppelbilder am weitesten auseinander stehen, wird kurz ein Auge bedeckt und gefragt, welches Bild dann verschwindet: das näher am Patienten befindliche oder das weiter außen befindliche. Das weiter außen stehende Bild weist auf das pathologische Auge. Zur weiteren Charakterisierung siehe Flussdiagramm (s. ● Abb. A 1.9).

A 1.2.1.4 HN V: N. trigeminus

Versorgung (s. ● Abb. A 1.10)
- Sensorisch: N. ophthalmicus (V1); N. maxillaris (V2), N. mandibularis (V3).
- Motorisch: M. masseter, M. temporalis.
- Die sensible Innervation des HN V wird im Seitenvergleich geprüft.

Prüfung der Muskelkraft
Der Patient wird aufgefordert, fest auf die Zähne zu beißen, dabei wird der Muskelbauch des M. masseter und M. temporalis palpiert. Eine weitere Methode: Öffnen des Mundes gegen Widerstand, indem der Untersucher seine flache Hand unter die Mandibula legt.

Prüfung des Kornealreflexes
Mit einem Wattetupfer wird die Kornea lateral leicht berührt. Der Patient soll dabei weg und nach oben blicken. Es sollte bei beiden Augen ein Lidschlag erfolgen.

● Afferenz: V1;
Efferenz: N. facialis

Prüfung der Nervenaustrittspunkte
Es wird mit dem Daumen oder Zeigefinger entlang der Zielstrukturen gefahren, bis eine leichte Kerbe ertastet wird.
1. Erstes Drittel am Orbitaoberrand.
2. Oberhalb des Wangenknoches.
3. Erstes Drittel der Mandibula.

Prüfung des Massetterreflexes
Ein Finger wird quer in die Grube zwischen Unterlippe und Kinn des Patienten gelegt, wobei der Mund leicht geöffnet wird. Mit einem leichten Schlag des Reflexhammers auf den Finger wird der Reflex ausgelöst. Es kann eine Kontraktion der Kaumuskulatur beobachtet werden.

○ Abb. A 1.10 Sensible periphere (A) und zentrale (B; Söldersche Zonen) Versorgung des Gesichts (N. trigeminus).

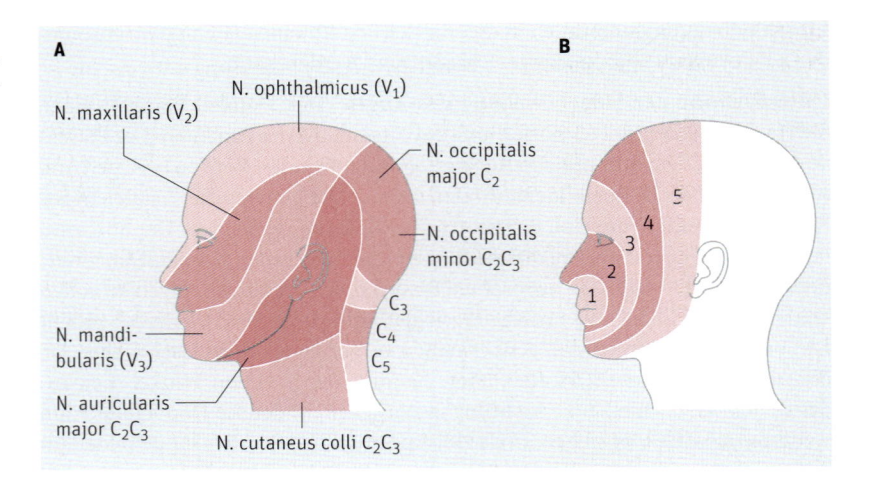

A 1.2.1.5 HN VII: N. facialis

Der Nerv versorgt alle mimischen Muskeln und das Platysma, den M. stapedius, M. stylohyoideus und den M. digastricus (hinterer Bauch).

In der klinischen Untersuchung sind nur die Gesichtsmuskeln zugänglich. Man achte bei der Inspektion auf Unterschiede in der Furchung der Stirn, der Weite der Lidspalten, der Asymmetrie der Nasolabialfalten und auf das Schiefstehen des Mundes.

Folgende Bewegungen sollten von dem Patienten ausgeführt werden:
- Stirnrunzeln
- Augen fest schließen
- Zähne zeigen
- Wangen aufblasen
- Lippen spitzen
- Pfeifen.

Wenn eine Lähmung des M. orbicularis oculi eingetreten ist, kann das Auge nicht komplett verschlossen werden („Lagophthalmus"), wobei die Sklera des Auges sichtbar wird („Bell-Phänomen").

Fazialisparese

Definition
Es handelt sich um eine meist einseitige, sich in wenigen Stunden oder Tagen entwickelnde partielle oder komplette Lähmung der fazialisinnervierten mimischen Muskulatur. Auf der Lähmungsseite sind oftmals ohrnahe Schmerzen nachweisbar. Bei der idiopathischen Fazialisparese ist die Ursache unbekannt, insbesondere finden sich keine Hinweise für eine Beteiligung des ZNS der hinteren Schädelgrube oder des Ohres.

Epidemiologie
Die Inzidenz liegt bei ca. 20–30/100 000 Personen. Männer und Frauen sind gleich häufig betroffen mit einem Erkrankungsgipfel zwischen dem 20. und 40 LJ. Weniger als 10% der Patienten erleiden ein Rezidiv.

Klinik

Zunächst ist die Unterscheidung – durch genaue Untersuchung der verschiedenen mimischen Muskeln – auf periphere vs. zentrale Fazialisparese wichtig. Die zentrale Fazialisparese unterscheidet sich von der peripheren, indem bei der zentralen Fazialisparese die Stirn gerunzelt werden kann, da die Stirnmuskulatur von beiden Hirnhälften eine Innervierung erfährt. Dies ist bei peripherer Fazialisparese nicht möglich.

● Zentrale vs. periphere Lähmung: Stirnrunzeln

In der neurologischen Untersuchung ist eine Schwäche der mimischen Muskulatur, oft einschließlich des Platysma sichtbar. Bei mimischer Innervation zieht die Muskulatur zur Gegenseite, bei Augenschluss dreht sich der Bulbus nach innen und oben („Bell-Phänomen") und das Auge kann nicht ganz geschlossen werden („Lagophthalmus").

Läsionen proximal des Ganglion geniculi verursachen eine herabgesetzte Tränenproduktion auf der betroffenen Seite. Ist die Chorda tympani ebenfalls affiziert, kann der Speichelfluss und das Geschmacksvermögen auf den vorderen zwei Dritteln der Zunge herabgesetzt sein.

● Lokalisation der Schädigung anhand Tränenproduktion, Speichelfluss und Geschmacksvermögen.

Die idiopathische periphere Fazialisparese ist meist einseitig, eine beidseitige periphere Fazialisparese lässt am ehesten an eine Polyneuritis (z. B. Guillain-Barré-Syndrom), eine Meningitis oder Meningeosis carcinomatosa denken.

Die Untersuchung wird abgeschlossen durch eine genaue Inspektion und Untersuchung auf Schwellungen, Entzündungen in der Hals- und Nackenregion sowie auf Bläschenbildung am und im Ohr und Zeichen einer Ohrinfektion. Häufigere andere Ursachen sind Diabetes mellitus (Anteil bis zu 25 %, gute Prognose), Zoster oticus (Anteil bis zu 10 %, schlechte Prognose) und Borreliose (gute Prognose).

Diagnostik

Neben den verschiedenen elektrophysiologischen Techniken zur Bewertung des N. facialis hat sich die Fazialisneurografie etabliert. Der Fazialisnerv wird beidseitig untersucht (CMAP-Amplitude und CMAP-Latenz) und die Werte miteinander verglichen. Eine um mehr als 20 % verminderte CMAP-Amplitude zeigt eine Affektion des Nerven an. Es konnte gezeigt werden, dass bei einem nicht unter 25 % der ursprünglichen CMAP-Amplitude abgesunkenen Wert mit einer zufriedenstellenden Prognose gerechnet werden kann.

Eine Liquorpunktion, eine Bildgebung (cCT bei Verdacht auf ossären Prozess oder MRT zur Darstellung des N. facialis) und Vorstellung beim HNO-Arzt werden empfohlen.

Therapie

Zunächst sollte jeder Patient über die zu erwartende gute Prognose informiert werden. Dann sollte zur Prophylaxe von Sekundärschäden bei Lidschlussdefizit ein Uhrglasverband und künstliche Tränenflüssigkeit oder Augensalbe eingesetzt werden. Unter Anleitung und Kontrolle eines Physiotherapeuten sollte eine tägliche, mehrfach am Tage auszuführende Gymnastik der Gesichtsmuskulatur vor dem Spiegel eingeübt werden, um den Prozess der Reinnervation zu unterstützen.

Die medikamentöse Therapie mit Corticosteroiden ist als wirksam einzuschätzen, wenn sie innerhalb der ersten Woche, noch besser innerhalb der ersten 2–4 Tage nach Krankheitseintritt begonnen wird. Ein Therapiebeginn jenseits der ersten Woche ist nicht hilfreich. Es sollten 1 mg/kg Körpergewicht p.o. über 10 Tage verabreicht werden. Eine Therapie mit Virustatika wird noch kontrovers diskutiert.

Prognose
Bei über 80 % der Patienten kann eine komplette Remission erwartet werden. Die Rückbildung beginnt ca. 2–3 Wochen nach Beginn der Symptome und kann Monate in Anspruch nehmen. Nach einem Jahr ist jedoch keine weitere Verbesserung zu erwarten. Bei ca. 10 % der Patienten verbleibt eine Gesichtsschwäche bzw. es können Synkinesien (pathologische Mitbewegungen durch Fehleinsprossung regenerierender Neurone), Kontrakturen bzw. Krokodilstränen (Fehleinsprossung regenerierender autonomer Neurone) beobachtet werden.

A 1.2.1.6 HN VIII: N. vestibulocochlearis

Der VIII. Hirnnerv besteht aus dem cochleären und dem vestibulären Anteil.
Anamnestisch fragt man den Patienten nach Hörminderung, Ohrgeräuschen oder Schwindel. Anschließend sollte immer eine kurze Inspektion des Ohres und des äußeren Gehörganges erfolgen. Weitere Untersuchungen gehören in die Hand des Hals-Nasen-Ohrenarztes.

Prüfung des cochleären Anteils: Hörvermögen

Jedes Ohr wird einzeln getestet. Der Untersucher flüstert oder reibt die Finger direkt vor dem zu untersuchenden Ohr; zunächst jedes Ohr einzeln und dann an beiden Ohren. Der Patient wird gefragt, ob er das Geräusch hört. Wird eine Einschränkung des Hörvermögens festgestellt, erfolgen der Weber- und der Rinneversuch. Diese sollten mit einer entsprechenden Stimmgabel durchgeführt werden (512 Hz).

Weber- und Rinne-Versuch zur orientierenden Hörprüfung
Weber-Versuch (s. o Abb. A 1.11): Aufsetzen einer Stimmgabel (440 Hz) auf die Mitte des Scheitels. Der Patient gibt an, ob er den Ton in der Kopfmitte hört oder in eines der Ohren lateralisiert. Bei Schallleitungsschwerhörigkeit (Mittelhöhe) ist eine Lateralisation ins kranke Ohr festzustellen. Bei einer Perzeptionsschwerhörigkeit (Innenohr) Lateralisation ins gesunde Ohr (s. □ Tab. A 1.3).

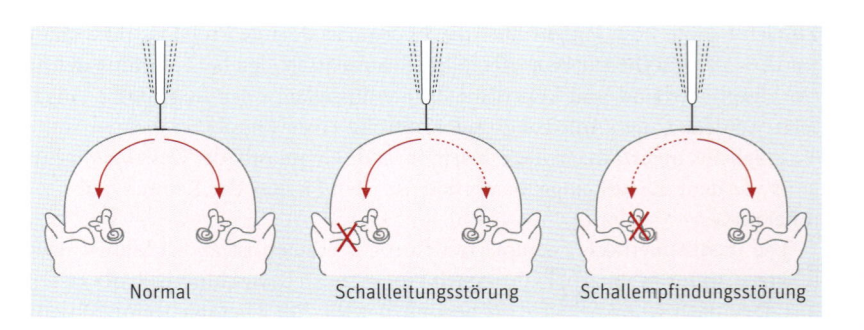

o **Abb. A 1.11** Test nach Weber.

□ **Tab. A 1.3** Differenzierung von Schallleitungsschwerhörigkeit und Schallempfindungsschwerhörigkeit mit Rinne- und Weber-Versuch.

	Rinne-Versuch	Weber-Versuch
Schallleitungsschwerhörigkeit	Knochenleitung > Luftleitung	Lateralisierung zum erkrankten Ohr
Schallempfindungsschwerhörigkeit	Luftleitung > Knochenleitung	Lateralisierung zum gesunden Ohr

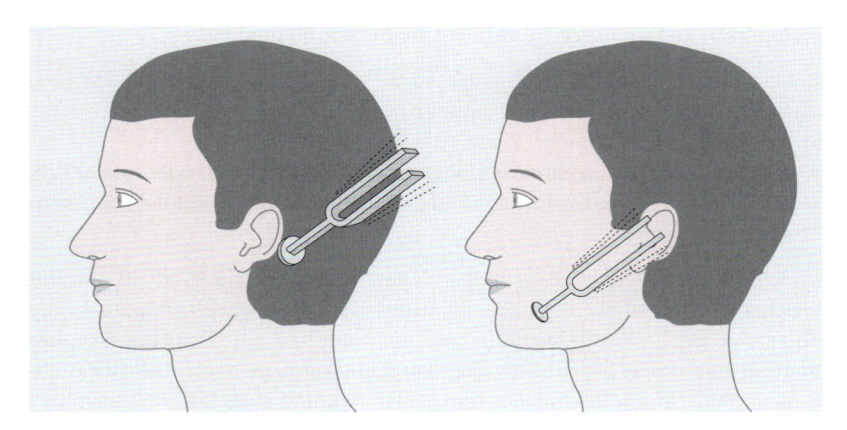

○ **Abb. A 1.12** Rinne-Test.

Rinne-Versuch (s. ○ Abb. A 1.12): Stimmgabel wird zunächst auf das Mastoid aufgesetzt (Knochenleitung). Wenn dort nichts mehr gehört wird, wird die Stimmgabel vor das Ohr gehalten (Luftleitung).
Bewertung:
▶ Rinne-Versuch normal (= positiv), Luftleitung wird ca. doppelt so lang gehört wie Knochenleitung.
▶ Rinne-Versuch pathologisch (= negativ), Luftleitung ist kürzer als Knochenleitung.
▶ Schallleitungsschwerhörigkeit (Mittelohr): Rinne pathologisch (negativ).
▶ Perzeptionsschwerhörigkeit (Innenohr): Rinne normal (positiv).

Prüfung des vestibulären Anteils

Nystagmus
Der Nystagmus besteht aus einer langsamen Komponente in eine Blickrichtung und einer raschen Korrekturbewegung in die Gegenrichtung. Definitionsgemäß wird der Nystagmus nach der Richtung der raschen Komponente angegeben. Ein Nystagmus kann folgende Ursachen haben:
▶ Physiologischer Nystagmus: optokinetischer Nystagmus (tritt z. B. beim Blick aus dem fahrenden Zug auf).
▶ Peripherer Nystagmus: tritt bei Läsionen des vestibulären Systems im Innenohr, des N. vestibulocochlearis oder der Vestibulariskerne im Hirnstamm auf.

Tab. A 1.4 Zentraler oder peripherer Nystagmus.

	Anhaltender Nystagmus	Erschöpflicher Nystagmus	Auftretend mit Drehschwindel	Abnahme durch Fixation
Zentral	+	–	–	–
Peripher	–	+	+	+

- Zentraler Nystagmus: tritt bei Läsionen der zentralen vestibulären Verbindungen des Zerebellums auf.
- Retinaler Nystagmus: tritt auf bei Unfähigkeit zu fixieren.

Bei der Fingerfolgeuntersuchung der Augen wird darauf geachtet, ob ein Nystagmus auftritt, dabei sollte Folgendes berücksichtigt werden:

- Die langsame und rasche Phase.
- Die Richtung der raschen Komponente: horizontal, vertikal oder rotatorisch.
- Die Schlagrichtung (rechts, links, oben, schräg) im Bezug auf die Primärposition des Auges.

● Die Untersuchung sollte zusätzlich unter der Frenzelbrille durchgeführt werden.

Weiter sollte beurteilt werden, ob der Nystagmus symmetrisch auftritt und mit gleicher Geschwindigkeit in beide Richtungen schlägt (Pendelnystagmus) oder ob er eine rasche Komponente in eine Richtung und eine langsame Komponente in eine andere hat (Rucknystagmus) und ob er in mehr als einer Blickrichtung auftritt (multidirektionaler durch Blickrichtung ausgelöster Nystagmus). Die Stärke der Ausschläge wird als fein-, mittel- oder grobschlägig bezeichnet. Beurteilung, ob der Nystagmus auf beiden Augen konjugiert, d. h. synchron oder dissoziiert auftritt.

● Bei einem extremen Seitwärtsblick kann auch bei gesunden Personen ein erschöpflicher Nystagmus auftreten (sog. Endstellnystagmus).

Zur Beurteilung der zentralen oder peripheren Ursache eines Nystagmus siehe ◻ Tabelle A 1.4.

Spezielle Untersuchungen

Optokinetischer Nystagmus: Diese Untersuchung wird mit einer schwarz-weiß gestreiften (oder mit Bildern versehenen) Trommel durchgeführt, die vor dem Patienten gedreht wird. Beim gesunden Patienten tritt ein Nystagmus entgegengesetzt zur Drehrichtung auf.

Kalorische Testung: Der Patient liegt in Rückenlage mit Erhöhung des Kopfes um etwa 30°, damit der vertikale Bogengang vertikal ausgerichtet ist. Nach Prüfung der Intaktheit des Trommelfells wird über 40 Sek. 30 °C kaltes Wasser (ca. 250 ml) langsam in ein Ohr eingeflößt. Der Patient sollte dabei geradeaus sehen. Die Augenbewegungen des Patienten werden dabei genau beobachtet. Dieser Vorgang wird auf dem anderen Ohr wiederholt.

Danach wird die Spülung mit warmem Wasser (ca. 44 °C) wiederholt. Der Befund der kalorischen Prüfung ist in ◻ Tabelle A 1.5 zusammengefasst.

Lagerungsproben: Siehe Kapitel A 3, Okulomotorikstörungen.

Unterberger-Tretversuch: Siehe Kapitel A 1.2.5.

● Drehstuhluntersuchung: Siehe Lehrbücher der HNO-Heilkunde.

□ **Tab. A 1.5** Ergebnisse der kalorischen Prüfung.

	Kaltspülung	**Warmspülung**
Normale Reaktion	Schnelle Phase des Nystagmus schlägt zum gegenliegenden Ohr	Schnelle Phase des Nystagmus schlägt zum stimulierten Ohr
Untererregbarkeit des Vestibularisorgan (z. B. Läsion des Bogenganges (Morbus Menière); Läsion des N. vestibularis)	Eingeschränkte Reaktion auf Testung	Eingeschränkte Reaktion auf Testung
Richtungsüberwiegen des Nystagmus (z. B. Läsion des N. vestibularis)	Reduzierter Nystagmus nach Warmspülung des einen Ohres und Kaltspülung des anderen Ohres.	
Bewusstloser Patient: normale Reaktion	Tonische Bewegung der Augen zum Stimulus	Tonische Bewegung der Augen vom Stimulus weg

A 1.2.1.7 HN IX, X: N. glossopharyngeus, N. vagus

Die Innervationsgebiete der beiden Nerven IX und X überschneiden sich weitgehend.

Praktisches Vorgehen

Der Patient wird gebeten, den Mund zu öffnen. Zuerst Inspektion des Mundes mit Betrachtung der Uvula, des Gaumensegels, der Tonsillen, der Pharynxwand und der Zunge.

Der Patient wird gebeten zu phonieren („Aah"- Sagen). Bewegung des Gaumensegels und der Uvula (s. ○ Abb. A 1.14).

> **HINWEIS FÜR DIE PRAXIS**
>
> **Versorgungsgebiete Nn. IX, X, XII**
> **N. IX**
> ▶ Sensorisch: hinteres Drittel der Zunge, Pharynx, Mittelohr (s. ○ Abb. A 1.13)
> ▶ Motorisch: M. stylopharyngeus
> ▶ Autonom: Speicheldrüsen.
> **N. X**
> ▶ Sensorisch: Membrana tympanica, externer Hörkanal, externes Ohr
> ▶ Motorisch: Palatum, Pharynx, Larynx
> ▶ Autonom: Afferenzen von Barorezeptoren (Karotiden); parasympathische Versorgung von und zu Thorax und Abdomen.
> **N. XII**
> ▶ Sensorisch: keine
> ▶ Motorisch: intrinsische Muskeln der Zunge
> ▶ Autonom: keine.

Abb. A 1.13 Sensible Versorgung der Zunge.

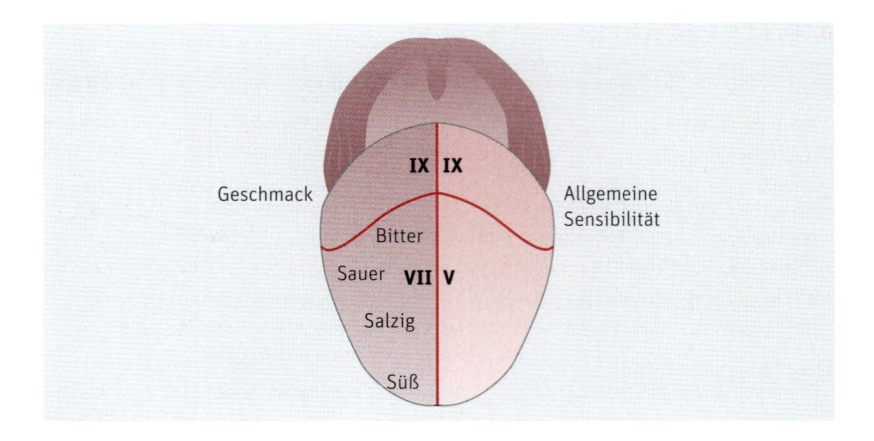

Abb. A 1.14 Untersuchung des N. IX und N. XII.

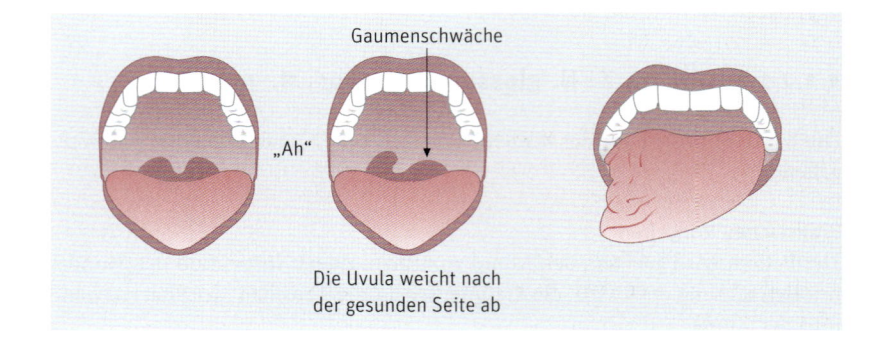

● Beachten Sie die Uvula. Spürt der Patient eine Seitendifferenz nach dem Berühren?

Würgereflex

Afferenter Schenkel: N. glossopharyngeus; efferenter Schenkel: N. vagus.

Durch Reizung der Rachenwand wird der Würgereflex mittels eines Holzstäbchens ausgelöst.

Zungenmotilität (N. XII)

Die Zunge wird zunächst nach Faszikulationen, Atrophien etc. inspiziert. Dabei verbleibt die Zunge im Mund. Der Patient wird dann gebeten, die Zunge herauszustrecken. Man beobachtet, ob eine Deviation zu einer Seite stattfindet. Zur Kraftprüfung wird der Patient gebeten, die Zunge gegen die Wange zu drücken. Der Untersucher drückt gegen den Widerstand der Zungenspitze. Rasche alternierende Bewegung der Zunge nach rechts und links.

A 1.2.1.8   HN XI: N. accessorius

Der N. accessorius hat seinen Ursprung in der Medulla oblongata und erhält eine zusätzliche Versorgung aus C2–C4. Es handelt sich um einen rein motorischen Nerv, der den M. sternocleidomastoideus und den M. trapezius versorgt.

A 1.2.2 Motorisches System

Es werden die Muskeltrophik, der Muskeltonus und die grobe Kraft untersucht.

Muskeltrophik

Das Muskelrelief wird an den oberen und unteren Extremitäten und immer im Seitenvergleich beurteilt. Durch Palpation des ruhenden Muskels kann bei einer Atrophie eine Differenz ertastet werden. Bei Verdacht auf Atrophien sollte der Muskelumfang standardisiert mit einem Maßband gemessen werden.

Muskeltonus

Die Untersuchung des Muskeltonus ist wichtig, aber oftmals insbesondere für den Anfänger in der Beurteilung schwierig. Der Patient muss entspannt liegen oder sitzen. Der muskuläre Widerstand wird gegen passive Beuge- und Streckbewegungen geprüft.

Praktisches Vorgehen

An den oberen Extremitäten wird die Hand in leichten Streck- und Beuge- oder kreisenden Bewegungen untersucht, wobei der Unterarm im Ellenbogen durch die Hand des Untersuchers fixiert wird. Der auftretende muskuläre Widerstand wird geprüft.

An der unteren Extremität wird bei liegendem oder sitzendem Patienten der Unterschenkel an der Wade fixiert und der Fuß in leichten Streck- und Beuge- oder kreisenden Bewegungen untersucht. In ähnlicher Weise kann der Muskeltonus am Knie und Oberschenkel untersucht werden.

Der beobachtete Widerstand wird nach normalen, reduziertem oder gesteigertem Tonus bewertet:
- Normaler Tonus: leichter und unveränderter Widerstand über den gesamten Bewegungsumfang hinweg.
- Reduzierter Tonus: Verlust oder Abnahme des Widerstandes bei Bewegung.
- Gesteigerter Tonus:
  - Spastische Tonuserhöhung: plötzliche Zunahme des Widerstandes bei Bewegung.
  - Rigorartige Tonuserhöhung: bei langsamen Bewegungen zäher, wachsartiger Widerstand über den gesamten Bewegungsumfang hinweg.
  - Gegenhalten oder Paratonie: Zunahme des Widerstands bei dem Versuch der Bewegung der Extremität.

Grobe Kraft

Kraftgrade

Die Ausprägung der Kraft wird mittels der MRC-Skala (Medical Research Council Scale) beurteilt. Die maximal erreichbare Stärke wird beurteilt, unabhängig von der Dauer der Kraftentwicklung.

> **HINWEIS FÜR DIE PRAXIS**

MRC-Skala zur Beurteilung der Kraft
0   Keinerlei Muskelaktivität
1   Sichtbare Muskelaktivität ohne Bewegungseffekt
2   Bewegungseffekt unter Ausschaltung der Eigenschwere
3   Bewegung auch gegen die Eigenschwere möglich
4- Leichte Bewegung gegen Widerstand
4   Bewegung gegen mäßigen Widerstand möglich
4+ Submaximale Bewegung gegen Widerstand
5   Normale Muskelkraft.

Obere Extremitäten

Die drei wichtigsten Nerven, die die obere Extremität versorgen, sind der N. radialis, N. ulnaris, N. medianus (s. ◻ Tab. A 1.6).

Der N. radialis und seine Zweige versorgen alle Armextensoren.

Der N. ulnaris versorgt alle intrinsischen Handmuskeln mit Ausnahme der vom Medianus innervierten Muskeln.

Der N. medianus innerviert die folgenden Handmuskeln.
L   M. lumbricales
O   M. opponens pollicis
A   M. abductor pollicis brevis
F   M. flexor pollicis brevis

Untere Extremitäten

Die wichtigsten Nerven zur Versorgung der unteren Extremitäten sind (s. ◻ Tab. A 1.6):
- N. femoralis: Kniestrecker
- N. ischiadicus: Kniebeuger
- N. tibialis: Plantarflexion, Supination des Fußes und Innervation der kleinen Fußmuskulatur
- N. peronaeus communis: Fußheber und Fußpronatoren

Die Prüfung der Kraft wird standardmäßig durchgeführt. Bei Verdacht auf zentrale Parese werden der Armvorhalte- (Handflächen nach oben) und Beinhalteversuch angewandt. Bei Verdacht auf periphere Lähmung werden alle Funktionen der Muskeln, die von dem oder den betroffenen Nerven versorgt werden, isoliert geprüft.

Eine zentrale oder periphere Lähmung zeigt sich nicht nur durch eine Abnahme der groben Kraft, sondern es sind auch Atrophien, Tonusdifferenzen und Reflexveränderungen nachweisbar. Findet sich nur eine Minderung der Kraft ohne die begleitenden Symptome und Befunde, muss als Ursache eine psychogene Minderinnervation angenommen werden.

Armvorhalteversuch

Wird bei Verdacht auf zentrale Parese geprüft. Der Patient streckt beide Arme in Supinationsstellung parallel nach vorne.
- Wenn ein Arm absinkt oder proniert: Parese der absinkenden Seite.
- Wenn beide Arme absinken: bilaterale Schwäche.

□ **Tab. A 1.6** Nerven und spinale Wurzelversorgung der Muskeln.

Obere Extremität	Nervenwurzel	Untere Extremität	Spinale Wurzeln
N. accessorius		**N. femoralis**	
M. trapezius	C3, C4	M. iliopsoas	**L1, L2**, L3
Plexus brachialis		M. rectus femoris	
M. rhomboidei	C4, C5	M. vastus lateralis	L2, **L3, L4**
M. serratus anterior	C5, C6, C7	M. quadriceps femoris	L2, L3, L4
M. pectoralis major		M. vastus intermedius	L2, L3, L4
▸ klavikulärer Anteil	**C5**, C6	M. vastus medialis	L2, L3, L4
▸ sternaler Anteil	C6, **C7**, C8	**N. obturatorius**	
M. supraspinatus	**C5**, C6	Mm. adductor longus und adductor magnus	**L2, L3**, L4
M. infraspinatus	**C5**, C6		
M. latissimus dorsi	C6, **C7**, C8	**N. glutaeus superior**	
M. teres major	C5, C6, C7	Mm. glutaeus medius und minimus	L4, **L5**, S1
Nervus axillaris		**N. glutaeus inferior**	
M. deltoideus	**C5**, C6	M. glutaeus maximus	**L5, S1**, S2
N. musculocutaneus		**N. tibialis**	
M. biceps	C5, C6	M. semitendinosus	L5, **S1**, S2
M. brachialis	C5, C6	M. biceps femoris	L5, **S1**, S2
N. radialis		M. semimembranosus	L5, **S1**, S2
M. triceps	C6, **C7**, C8	Mm. gastrocnemius und soleus	S1, S2
M. brachioradialis	C5, **C6**	M. tibialis posterior	L4, L5
M. extensor carpi radialis longus	C5, **C6**	M. flexor digitorum longus	L5, **S1, S2**
N. posterior interosseus		Mm. abductor hallucis und abductor digiti minimi	S1, S2
M. supinator	C6, C7		
M. extensor carpi radialis	**C7**, C8	M. interossei	S1, S2
M. extensor digitorum	**C7**, C8	**N. ischiadicus und N. peronaeus**	
M. abductor pollicis longus	**C7**, C8	M. tibialis anterior	**L4**, L5
M. extensor pollicis longus	**C7**, C8	M. extensor digitorum longus	**L5**, S1
M. extensor pollicis brevis	**C7**, C8	M. extensor hallucis longus	**L5**, S1
M. extensor indicis	**C7**, C8	M. extensor digitorum brevis	L5, S1
N. medianus		M. peronaeus longus	L5, S1
M. pronator teres	C6, C7	M. peronaeus brevis	L5, S1
M. flexor carpi radialis	C6, C7		
M. flexor digitorum superficialis	C7, **C8**, T1		
M. abductor pollicis brevis	C8, **T1**		
M. flexor pollicis brevis	C8, **T1**		
M. opponens pollicis	C8, **T1**		
Mm. lumbricales 1 und 2	C8, **T1**		
N. interosseus anterior			
M. pronator quadratus	C7, **C8**		
M. flexor digitorum profundus 1 und 2	C7, **C8**		
M. flexor pollicis longus	C7, **C8**		
N. ulnaris			
M. flexor carpi ulnaris	C7, **C8**, T1		
M. flexor digitorum profundus 3 und 4	C7, **C8**		
M. hypothenar	C8, **T1**		
M. abductor pollicis	C8, **T1**		
M. flexor pollicis brevis	C8, **T1**		
M. interossei palmares	C8, **T1**		
M. interossei dorsales	C8, **T1**		

Die Tabelle beinhaltet nicht alle Muskeln, die von den betreffenden Nerven innerviert werden, sondern nur solche, die routinemäßig entweder bei der klinischen oder elektrophysiologischen Untersuchung examiniert werden.

- ▶ Wenn der Arm nach oben abweicht: mögliche zerebelläre Erkrankung.
- ▶ Wenn die Finger sich kontinuierlich bewegen: Pseudoathethose.

Ähnlich wird der Beinhalteversuch beim liegenden Patienten durchgeführt.

Der schriftliche Befund

Die grobe Kraft kann entweder für jede Funktion mit Bewertung der jeweiligen Seite einzeln schriftlich festgehalten werden oder in Form einer Figur, bei der der jeweilige Kraftgrad für jede Seite eingetragen wird (s. ○ Abb. A 1.15).

Armabduktion	5/5	Hüftflexion	5/5	Hüftabduktion	5/5
Armaddition	5/5	Hüftextension	5/5	Hüftadduktion	5/5
Armflexion	5/5	Knieflexion	5/5		
Armextension	5/5	Knieextension	5/5		
Handflexion	5/5	Fußflexion	5/5		
		Fußextension	5/5		

○ **Abb. A 1.15** Kraftgradmännchen. Auf der linken Seite des „Patienten" sind die entsprechenden Kraftgrade eingetragen. An der oberen und unteren Extremität besteht eine regelrechte Kraftentfaltung.

A 1.2.3 Reflexe

Es werden Eigen- und Fremdreflexe unterschieden.

Eigenreflexe: Der auslösende Reiz ist eine rasche Dehnung des Muskels mit Aktivierung der Muskelspindeln. Reizort und Erfolgsorgan sind identisch. Der Reflexbogen ist monosynaptisch.

Fremdreflexe: Der auslösende Reiz ist meist die Stimulation taktiler Rezeptoren der Haut, wobei als Erfolgsorgan die darunter liegende Muskulatur anzusehen ist. Der Reflexbogen ist polysynaptisch und umfasst mehrere benachbarte Segmente im Rückenmark. Bei wiederholter Auslösung ermüden die Fremdreflexe durch Habituation. Sie sind ein sehr feiner Indikator für eine Funktionsstörung.

Praktisches Vorgehen

Grundsätzlich muss zur korrekten Untersuchung der Reflexe die entsprechende Extremität in eine Mittelstellung gebracht werden, sodass eine reflektorische Verkürzung des Muskels möglich ist. Der Patient sollte in entspannter Position sitzen oder liegen. Der Reflexhammer sollte locker in der Hand liegen und mit seiner eigenen Schwere auf den Reizort fallen. Der Schlag sollte nicht auf den Muskel selbst treffen, da sonst eher eine mechanisch bedingte Muskelkontraktion denn ein Reflex ausgelöst wird.

Sollte ein Reflex nicht auslösbar sein, kann er durch bestimmte Manöver gebahnt werden.

Die Reflexe sind bei verschiedenen Patienten unterschiedlich stark auslösbar. Von einem pathologisch reduzierten oder gesteigerten Reflex spricht man nur, wenn im Vergleich zur Gegenseite ein deutlicher Unterschied nachweisbar und entsprechend reproduzierbar ist.

Die Reflexe werden nach folgendem Schema eingeteilt:
0 = nicht vorhanden, erloschen
1 = vorhanden, aber mäßig lebhaft auslösbar

● „Jendrassik-Manöver": Zusammenbeißen der Zähne oder Auseinanderziehen der verschränkten Hände kurz vor Auslösung des Reflexes

2 = normal, lebhafte Reflexe
3 = gesteigerte Reflexe
4 = kloniforme Reflexe.

Ein Klonus ist eine Folge von Eigenreflexen, die sich im synaptischen Reflexbogen selbst unterhalten. Der Klonus wird an der Patella („Patellarklonus") und am Fuß („Fußklonus") untersucht. Mehr als 3 Kloni werden als pathologisch eingestuft. Ein erschöpflicher Klonus ist nur als pathologisch einzustufen, wenn eine Seitendifferenz besteht. Ein unerschöpflicher Klonus ist meist pathologisch.

Beim Patellarklonus wird die Patella des Patienten bei gestrecktem Bein mit den Fingern des Untersuchers gefasst und rasch nach distal geschoben. Der Druck wird ausgeübt, bis der Klonus sistiert.

Beim Fußklonus wird der Fuß von plantar ruckartig nach dorsal bewegt. Der Druck wird ausgeübt, bis der Klonus sistiert.

Prüfung der Reflexe an den oberen Extremitäten

Bizepssehnenreflex (BSR)
Der Arm wird in gebeugter Stellung auf den Bauch des Patienten (bei liegendem Patienten) oder auf die Oberschenkel (bei sitzendem Patienten) in entspannter Haltung gelegt. Der Untersucher legt seinen Zeigefinger auf die Bizeps-Sehne und lässt den Hammer mit der eigenen Schwere auf seinen Finger fallen, während er den Bizeps-Muskel betrachtet.

● Nerv: N. musculocutaneus. Wurzel: C5, (C6).

Radiusperiostreflex (RPR)
Der Arm wird in gebeugter Stellung in einer Mittelstellung zwischen Pronation und Supination auf den Bauch des Patienten (bei liegendem Patienten) oder auf die Oberschenkel (bei sitzendem Patienten) in entspannter Haltung gelegt. Der Untersucher legt seinen Zeigefinger auf das distale Drittel des Radius und lässt den Hammer mit der eigenen Schwere auf seinen Finger fallen, während er den M. brachioradialis und M. biceps betrachtet.

● Nerv: N. radialis. Wurzel: C6, (C5).

Trizepssehnenreflex (TSR)
Der Arm wird in gebeugter Stellung auf den Bauch des Patienten (bei liegendem Patienten) oder auf die Oberschenkel (bei sitzendem Patienten) in entspannter Haltung gelegt. Der Untersucher lässt den Hammer mit der eigenen Schwere auf die Sehne des M. triceps nah am Olecranon fallen, während er den M. triceps betrachtet.

● Nerv: N. radialis. Wurzel: C7

Trömnerreflex
Methode 1: In Supinationsstellung der Hand führt der Untersucher eine rasche Bewegung seiner Finger 2–5 gegen die Kuppen des Patienten aus.

Methode 2: In Pronationsstellung der Hand legt der Untersucher seine Finger 2–5 auf die leicht gebeugten Finger. Er lässt den Hammer mit der eigenen Schwere auf seine Finger fallen. Es erfolgt eine kurze Kontraktion der Finger.

● Nerv: N. medianus und ulnaris. Wurzel: C8

Wartenberg'sches Zeichen
Das Wartenberg'sche Zeichen ist kein Reflex, sondern eine pathologische Mitbewegung. In Supinationsstellung der Hand führt der Untersucher eine rasche Be-

● Der Trömner- und Knipsreflex sind keine pathologischen Reflexe. Sie sind Eigenreflexe der Fingerbeuger.

wegung seiner Finger 2–5 gegen die Kuppen des Patienten aus. Bei Läsionen der zentralen absteigenden motorischen Bahnen kommt es zu einer Beugung und Adduktion des Daumens. Das Zeichen ist oft inkonstant und nicht zuverlässig, da es auch beim Gesunden beidseitig positiv sein kann.

Prüfung der Reflexe am Rumpf

Bauchhautreflexe (BHR)

- Afferenz: segmentale sensorische Nerven. Efferenz: segmentale motorische Nerven. Wurzeln: oberhalb des Bauchnabels: Th8–Th9; unterhalb des Bauchnabels: Th10–Th11.

Der BHR ist ein Fremdreflex. Das Fehlen oder das rasche Erlöschen der BHR bei normalen und straffen Bauchdecken zeigt eine Funktionsstörung der absteigenden motorischen Bahnen an. Der Nachweis der BHR liefert einen wichtigen Beitrag zur Höhenlokalisation von Rückenmarksläsionen.

Mit der Basis des Reflexhammers wird rasch und energisch vom lateralen Bauchrand zur Mittellinie gefahren. Dabei sollte eine Kontraktion der darunter liegenden Bauchmuskeln, die in dem betreffenden Segment am stärksten ist, erfolgen. Eine Prüfung sollte zumindest auf 2 Etagen stattfinden.

Bei schlaffen, fettreichen Bauchdecken oder im Bereich von Narben sind die BHR nur schwach oder gar nicht auszulösen. Dies muss dann keine pathologische Bedeutung haben.

Cremasterreflex

- Afferenz: N. femoralis. Efferenz: N. genitalis. Wurzel: L1–L2.

Es handelt sich um einen Fremdreflex, der beim Mann untersucht werden kann. Es werden die Innenseite des Oberschenkels nach distal bestrichen. Als Reizantwort ist eine Kontraktion des M. cremaster zu beobachten, der zu einer Aufwärtsbewegung des gleichseitigen Testikels führt.

Analreflex

- Wurzel: S4, S5

Es handelt sich um einen Fremdreflex. Er wird am seitlich liegenden Patienten mit gebeugten Knien und Beinen untersucht. Mit einem Holzstäbchen wird die perianale Region rechts und links bestrichen. Es erfolgt eine Kontraktion des Schließmuskels (Sphincter ani externus). Ein einseitiges Fehlen ist verwertbar.

Prüfung der Reflexe an den unteren Extremitäten

Patellarsehnenreflex (PSR)

- Nerv: N. femoralis. Wurzel: L3–L4

Beim liegenden Patienten mit leicht gebeugtem Knie oder sitzenden Patienten wird der Reflex durch einen Schlag auf die Patellarsehne ausgelöst. Es kann eine Kontraktion des M. quadriceps femoris beobachtet werden.

Achillessehnenreflex (ASR)

- Nerv: N. tibialis. Wurzel: S1–S2

Beim sitzenden Patienten wird der Reflex durch einen Schlag auf die Achillessehne ausgelöst.

Beim liegendem Patienten:
- ▶ Methode 1: Man legt das Bein schräg über den anderen Unterschenkel des Patienten und löst den Reflex wie beschrieben aus.
- ▶ Methode 2: Schlag mit dem Reflexhammer auf die Fußsohle.

Man beobachtet die Wadenmuskulatur.

Rossolimo-Reflex, Mendel-Bechterew-Reflex

Der Rossolimo-Reflex und der Mendel-Bechterew-Reflex entsprechen dem Trömner- und Knips-Reflex an der Hand. Es handelt sich um Eigenreflexe.

Rossolimo-Reflex: Mit dem Reflexhammer wird leicht auf den Fußballen geschlagen, was zu einer Plantarflexion der Zehen führt.

Mendel-Bechterew-Reflex: Mit dem Reflexhammer wird leicht dorsal auf das Fußgewölbe geschlagen.

Prüfung von pathologischen Reflexen

Babinski-Reflex und Varianten

Die Auslösung des Babinski-Reflexes ist in jedem Fall pathologisch und weist auf eine Funktionsstörung in zentralen absteigenden motorischen Bahnen nach.

● Fremdreflex

Beim Gesunden führt das Bestreichen des äußeren Randes der Fußsohle zu einer tonischen Plantarflexion der Zehen („normaler oder physiologischer Fußsohlenreflex"). Dies stellt ein Rudiment des Fußgreifreflexes dar, der bei Neugeborenen (bis 12. Lebensmonat) vor der Markreifung der motorischen Bahnen noch vorhanden ist. In der Folge von Funktionsstörungen der absteigenden motorischen Bahnen führt derselbe Reiz zu einer tonischen Dorsalextension der großen Zehe („positiver Babinski") und meist zu einer spreizenden Plantarflexion („Fächerphänomen") der übrigen Zehen.

Gelegentlich bleibt auch jegliche Reizantwort auf das Bestreichen der Fußsohle aus, das dann als „stumme Sohle" bezeichnet wird. Dies ist nur als pathologisch zu werten, wenn auf der Gegenseite ein physiologischer Fußsohlenreflex auslösbar ist.

Neben dem eigentlichen Reflex nach Babinski gibt es eine Reihe von Varianten, die ebenfalls zu einer tonischen Auslösung der Dorsalflexion des Großzehens führen. Man muss sie kennen und anwenden, da es Patienten gibt, bei denen das klassische Zeichen nach Babinski nicht sicher ausgelöst werden kann, sondern nur durch eine dieser Varianten zu erhalten ist. Die Ursache hierfür ist unbekannt.

▶ Chaddock-Reflex: Bestreichen des äußeren Fußrückens mit dem Reflexhammer
▶ Gordon-Reflex: festes Kneten der Wadenmuskulatur
▶ Oppenheim-Reflex: festes Streichen mit Daumen und Zeigefinger über die Tibiakante von proximal nach distal.

Bei der Auslösung dieser pathologischen Reflexe muss die Reizung mehrfach wiederholt werden. Ein nur leichtes oder flüchtiges Bestreichen der Fußsohle ist nicht ausreichend, um zu behaupten, dass das Babinski-Zeichen negativ ist. Die Reaktion der dorsalen Extension der Großzehe muss tonisch sein und so lange andauern, wie der Reiz ausgeübt wird.

Praktisches Vorgehen

Zuerst wird dem Patienten erklärt, dass man an der Fußsohle mit der Reflexhammer entlang streichen wird und dass dies unangenehm oder „kitzelig" für ihn sein kann. Dann führt der Untersucher die Basis des Reflexhammers am lateralen Fußsohlenrand entlang über den Fußballen bis hin zur Basis des Großzehs.

● Ein positiver Babinski-Test ist immer reproduzierbar.

Babinski positiv: tonische Dorsalextension des Großzehs; Spreizung der übrigen Zehen mit Plantarflexion.

Babinski negativ: 1. Fluchtreaktion: Dorsalextension der Großzehe, Spreizung der Zehen mit Dorsalextension und Sprunggelenks-Beugung. 2. „Stumme Sohle".

> **PEARLS + PITFALLS**

Es können auch Störungen des 1. motorischen Neurons ohne positives Babinski-Zeichen auftreten. Verwechslung mit einem atypischen Fluchtreflex.

Der schriftliche Befund

Der Reflexstatus kann entweder für jede Funktion mit Bewertung der jeweiligen Seite einzeln schriftlich festgehalten werden oder in Form einer Figur, bei der der jeweilige Reflexgrad für jede Seite eingetragen wird (s. o Abb. A 1.16).

BSR	++/++	PSR	++/++
TSR	++/++	ASR	++/++
RPR	++/++		
Babinski: neg.			

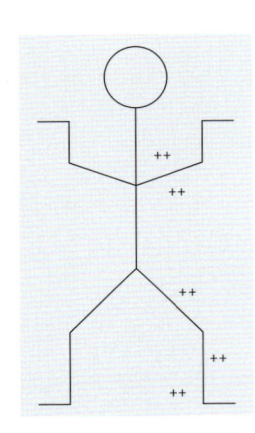

o **Abb. A 1.16** Reflexmännchen.

A 1.2.4 Sensibilität

Für die Untersuchung der sensiblen Qualitäten ist es besonders wichtig, dem Patienten den Untersuchungsablauf im Detail zu erklären, um eine ausreichende Kooperation zu erreichen.

Für die klinische Untersuchung sind fünf Sinnesqualitäten wichtig: Vibrationsempfinden, Lageempfinden, Berührungsempfinden, Spitz-stumpf-Diskrimination, Schmerz und Temperatur (s. □ Tab. A 1.7).

Bei der Routineuntersuchung sollen folgende Qualitäten untersucht werden:
1. Berührungsempfinden
2. Spitz-stumpf-Diskrimination
3. Temperaturempfinden
4. Lageempfinden
5. Erkennen geführter Bewegungen
6. Erkennen von auf die Haut geschriebenen Zahlen
7. Vibrationsempfinden.

Berührungsempfinden

Der Reiz besteht in einer leichten Berührung mit der Fingerspitze des Untersuchers oder besser einem Wattetupfer. Der Patient soll jedes Mal angeben, wenn er eine Berührung empfindet. Der Reiz sollte irregulär und an verschiedenen Orten (am besten von distal nach proximal) ausgelöst werden.

□ **Tab. A 1.7** Fünf für die klinische Untersuchung wichtige Sinnesqualitäten.

Modalität	Tractus	Nervenfasern
Vibrationsempfinden	Hinterstrang	
Lageempfinden	Hinterstrang	Dick myelinisierte Nervenfasern
Berührungsempfinden	Hinterstrang Tractus spinothalamicus (anterior)	
Spitz-stumpf-Diskrimination	Tractus spinothalamicus (anterior)	Dünne bzw. nicht myelinisierte Nervenfasern
Schmerz, Temperatur	Tractus spinothalamicus (lateralis)	Dünne bzw. nicht myelinisierte Nervenfasern

Spitz-stumpf-Diskrimination

Für die Untersuchung der Spitz-stumpf-Diskrimination wird eine spezielle Einmal-Nadel oder ein an einer Seite spitz zerbrochener Mundspatel aus Holz eingesetzt. Es dürfen nicht die Nadeln zur Blutabnahme benützt werden und entsprechende spitze Gegenstände nur einmal verwendet werden. Am besten nimmt man die Nadel oder den Spatel zwischen Daumen und Zeigefinger, um einen gleichmäßigen Berührungsdruck zu erhalten. Der Patient wird zuerst gefragt, ob er den entsprechende Reiz (spitz oder stumpf) richtig angibt. In abwechselnder Reihenfolgende (stumpf-spitz) berührt man nun mit dem spitzen Gegenstand oder dem Spatel leicht die Haut und notiert die Angaben des Patienten.

Indikation dieser Untersuchung

- Als Screening, um eine Störung zu identifizieren (es sollten Abschnitte in jedem Dermatom und in jedem Hauptnerv stimuliert werden).
- Zur Lokalisation und Abgrenzung von umschriebenen Störungen (beginne immer im Bereich der Störung und untersuche in Richtung normaler Sensibilität, um die Ausdehnung der Störung zu bestimmen).
- Als detaillierte Untersuchung in den Gebieten der Störung im Seitenvergleich.

Zur genauen Lokalisation und insbesondere Abgrenzung von umschriebenen Störungen hat es sich bewährt, die Grenzen mit einem Stift zu markieren. Meist ist die Zuordnung zu einem Dermatom vs. peripherer Nervenläsion dann leichter möglich (s. o Abb. A 1.17.A u. A 1.17.B).

Temperaturempfinden

Zur formalen Testung wird ein Röhrchen mit Eiswasser (kaltes Wasser) und ein Röhrchen mit heißem Wasser gefüllt. Die Röhrchen müssen an der Oberfläche trocken sein. Der Patient wird gefragt, ob er nach Berühren mit einem Röhrchen eine kalte oder warme Empfindung hat. Dann erfolgt in beliebiger Reihenfolge der Test des Temperaturempfindens an den oberen und unteren Extremitäten und dem Rumpf oder an Gebieten, die von Interesse sind. Es sollte dabei auch gefragt werden, ob die Empfindung an den verschiedenen Körperstellen gleich intensiv ist.

Zur orientierenden Testung kann die Untersuchung auch mit einem kalten Gegenstand (z. B. Stimmgabel) durchgeführt werden.

o **Abb. A 1.17** Schema der segmentalen und peripheren sensiblen Innervation (nach Mumenthaler 1993).

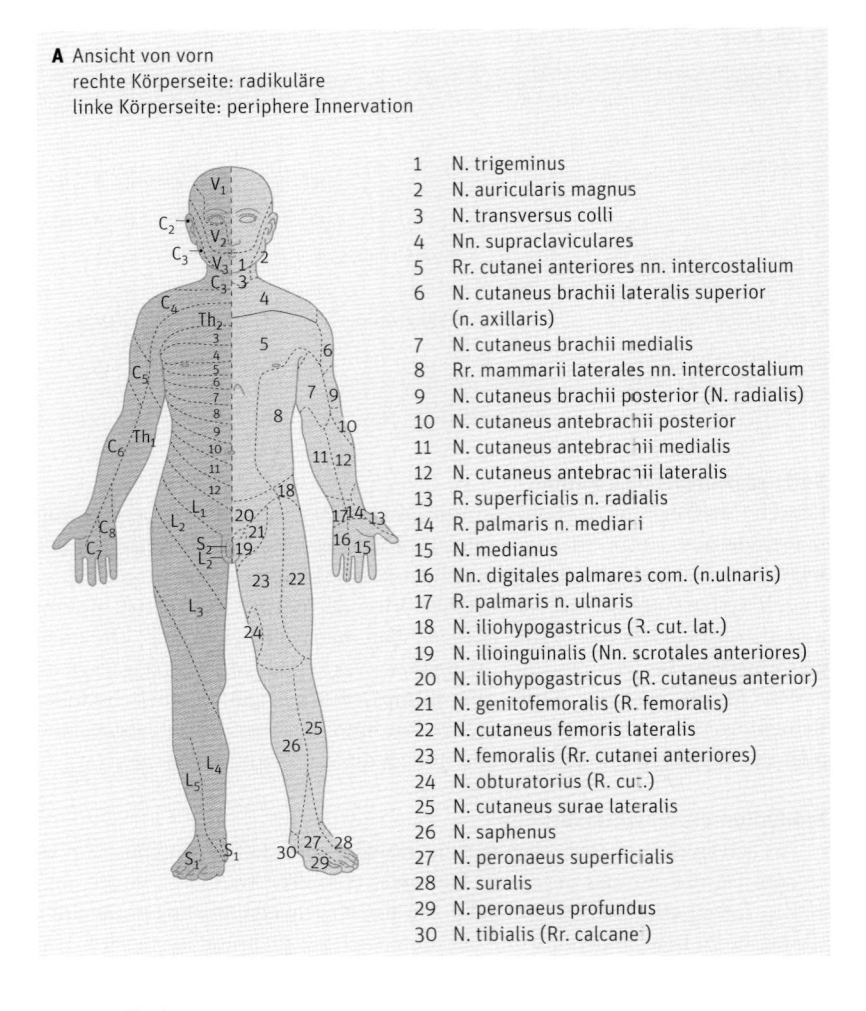

A Ansicht von vorn
rechte Körperseite: radikuläre
linke Körperseite: periphere Innervation

1	N. trigeminus
2	N. auricularis magnus
3	N. transversus colli
4	Nn. supraclaviculares
5	Rr. cutanei anteriores nn. intercostalium
6	N. cutaneus brachii lateralis superior (n. axillaris)
7	N. cutaneus brachii medialis
8	Rr. mammarii laterales nn. intercostalium
9	N. cutaneus brachii posterior (N. radialis)
10	N. cutaneus antebrachii posterior
11	N. cutaneus antebrachii medialis
12	N. cutaneus antebrachii lateralis
13	R. superficialis n. radialis
14	R. palmaris n. mediani
15	N. medianus
16	Nn. digitales palmares com. (n.ulnaris)
17	R. palmaris n. ulnaris
18	N. iliohypogastricus (R. cut. lat.)
19	N. ilioinguinalis (Nn. scrotales anteriores)
20	N. iliohypogastricus (R. cutaneus anterior)
21	N. genitofemoralis (R. femoralis)
22	N. cutaneus femoris lateralis
23	N. femoralis (Rr. cutanei anteriores)
24	N. obturatorius (R. cut.)
25	N. cutaneus surae lateralis
26	N. saphenus
27	N. peronaeus superficialis
28	N. suralis
29	N. peronaeus profundus
30	N. tibialis (Rr. calcanei)

Lageempfinden

Der Untersucher nimmt die distale Fingerphalanx zwischen Zeigefinger und Daumen. Der untersuchte Finger wird seitlich mit dem Daumen und Zeigefinger geführt. Der Finger wird auf und ab bewegt, wobei der Umfang der Bewegung immer kleiner wird. Es werden die distalen Gelenke vor den proximalen Gelenken getestet. Nur bei pathologischem Befund werden die mehr proximal gelegenen Gelenke untersucht. Der Patient soll jeweils die Richtung der Bewegung nennen („unten", „oben", „unverändert"). Wiederholung des Untersuchungsgangs auf der Gegenseite und an den Zehen. Normalerweise ist eine Winkelauslenkung von 6° bemerkbar.

Vibrationsempfinden

Es wird eine 128-Hz Stimmgabel verwendet. Andere Stimmgabeln, wie sie z. B. für den Weber- oder Rinne-Versuch eingesetzt werden, sind nicht geeignet. Dem Patienten wird die Untersuchungsabfolge in einfachen Worten erklärt. Der Patient soll die Augen schließen ohne einzuschlafen. Der Untersucher legt die Stimmgabel auf einen Knochenvorsprung an den distalen Phalangen der oberen

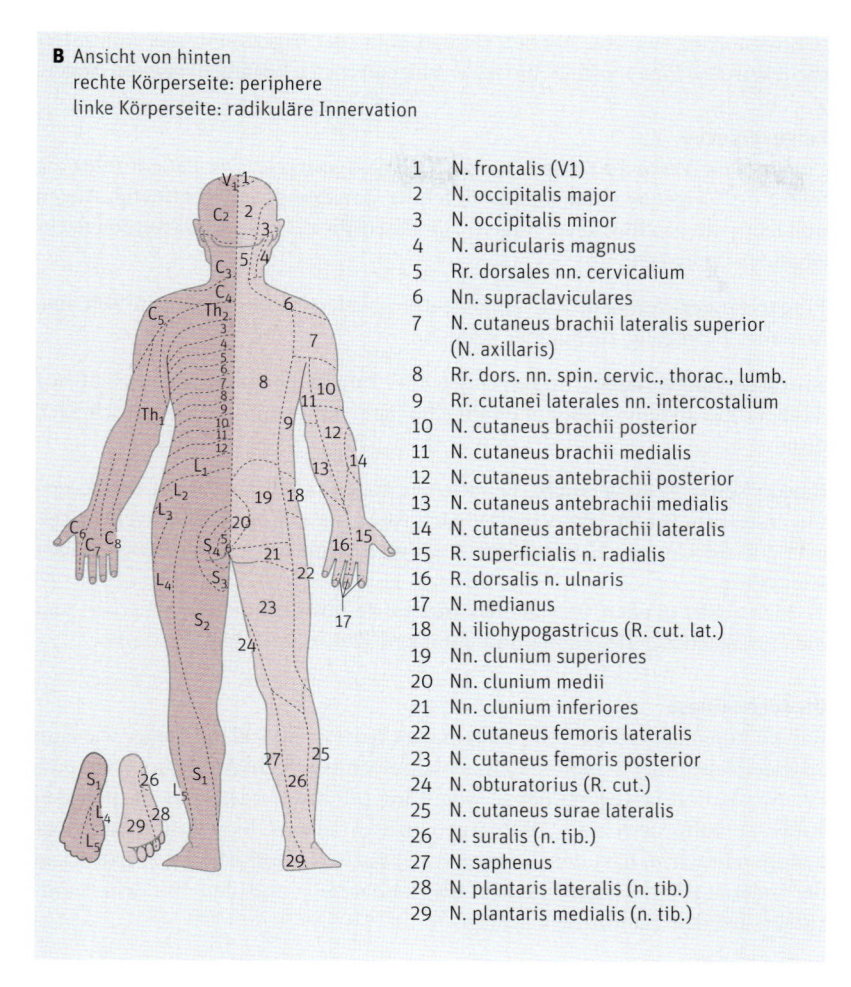

B Ansicht von hinten
rechte Körperseite: periphere
linke Körperseite: radikuläre Innervation

1. N. frontalis (V1)
2. N. occipitalis major
3. N. occipitalis minor
4. N. auricularis magnus
5. Rr. dorsales nn. cervicalium
6. Nn. supraclaviculares
7. N. cutaneus brachii lateralis superior (N. axillaris)
8. Rr. dors. nn. spin. cervic., thorac., lumb.
9. Rr. cutanei laterales nn. intercostalium
10. N. cutaneus brachii posterior
11. N. cutaneus brachii medialis
12. N. cutaneus antebrachii posterior
13. N. cutaneus antebrachii medialis
14. N. cutaneus antebrachii lateralis
15. R. superficialis n. radialis
16. R. dorsalis n. ulnaris
17. N. medianus
18. N. iliohypogastricus (R. cut. lat.)
19. Nn. clunium superiores
20. Nn. clunium medii
21. Nn. clunium inferiores
22. N. cutaneus femoris lateralis
23. N. cutaneus femoris posterior
24. N. obturatorius (R. cut.)
25. N. cutaneus surae lateralis
26. N. suralis (n. tib.)
27. N. saphenus
28. N. plantaris lateralis (n. tib.)
29. N. plantaris medialis (n. tib.)

○ **Abb. A 1.17** Schema der segmentalen und peripheren sensiblen Innervation (nach Mumenthaler 1993).

und unteren Extremität und fragt den Patienten, ob er die Vibration („Summen") spürt, einmal mit der Stimmgabel in Schwingung, einmal ohne Schwingung der Stimmgabel, um die Richtigkeit der Angaben zu prüfen.

Wenn der Patient die Vibration nicht mehr spürt, wird der Wert auf der Skala (0–8) der Stimmgabel abgelesen. Dies ist der Vibrationsschwellenwert (z. B. 4/8). Sollte der Wert pathologisch sein (< 6/8), dann sollten mehr proximal gelegene Knochenvorsprünge nach derselben Methode getestet werden. Der Test sollte auf beiden Seiten geprüft werden und verglichen werden.

A 1.2.5 Koordination

Koordination ist die Zusammenfassung von einzelnen Innervationen zu geordneten oder zielgerichteten Bewegungen. Dafür ist eine Integration von sensorischem Feedback und motorischem Output notwendig. Die Integration findet vornehmlich im Kleinhirn statt.

Wenn eine Schwäche besteht, ist die Bewertung der Koordination eingeschränkt. Bei einer Einschränkung des Lagesinns besteht ebenfalls eine Koordinationsstörung (sensible Ataxie). Deshalb sollte der Lagesinn immer mit untersucht werden. Eine sensible Ataxie verschlechtert sich bei geschlossenen Augen.

Zeigeversuche

Finger-Nase-Versuch: Beide Arme sind weit ausgestreckt. Der Patient führt die Spitze des Zeigefingers in weit ausholender Bewegung (mit geöffneten Augen und dann mit geschlossenen Augen) zur Nasenspitze. Beide Arme werden nacheinander untersucht.

Finger-Finger-Versuch: Die Fingerspitzen beider Hände werden in weit ausholender Bewegung zueinander geführt.

Knie-Hacken-Versuch: Im Liegen setzt der Patient die Ferse des einen Fuß auf das Knie des anderen Fußes und führt ihn dann auf dem Schienbein rasch nach distal.

Barany'scher Zeigeversuch: Bei offenen Augen senkt der Patient den Zeigefinger des erhobenen Armes so weit nach vorne, dass er den ausgestreckten Zeigefinger des Untersuchers berührt. Dies wird dann mit geschlossenen Augen wiederholt.

Man achtet in allen Tests auf das angepasste Ausmaß, die Zielsicherheit und die Flüssigkeit der Bewegung und auf einen Ziel- oder Intentionstremor.

Diadochokinese

● griech. diadochos = rasch aufeinander folgend

Rasche Aufeinanderfolge von Bewegungen. Der Patient soll die Finger wie zum Klavierspielen oder Schreibmaschinenschreiben bewegen. Alternativ kann eine Pro-Supinationsbewegung der Hände durchgeführt werden, indem man den Patienten auffordert, eine „Glühbirne einzuschrauben". Eine weitere Möglichkeit besteht darin, dass der Patient mit der flachen Hand auf den Handrücken der anderen Hand schlägt und dann die Hand wendet und dann mit dem Handrücken auf den Handrücken schlägt.

Rebound-Phänomen

Gegen Widerstand des Untersuchers drückt der Patient den ausgestreckten Arm nach oben. Wird der Widerstand aufgehoben, führt der Arm eine Bewegung nach oben aus, die aber sofort vom Gesunden durch reflektorische Innervation kompensiert werden kann. Pathologisch ist das Fehlen der Korrekturposition (fehlender Rebound).

Romberg-Versuch

Vergleich zur Standfestigkeit. Die beiden Füße des Patienten berühren sich bei geschlossenen und bei offenen Augen. Er dient vor allem zur Unterscheidung der sensiblen und zerebellären Ataxie. Bei Patienten mit zerebellärer Ataxie findet sich bei keine Besserung beim Versuch mit offenen Augen.

Unterberger-Tretversuch

Mit geschlossenen Augen soll der Patient ca. 30–60 Sek. auf der Stelle treten. Bei einseitiger vestibulärer Störung oder bei zerebellärer Störung tritt eine Abweichung zur kranken Seite auf. Eine Abweichung über 45° ist als pathologisch anzusehen, aber nur wenn diese reproduzierbar ist.

Fixationssuppressionstest
Der Patient streckt die Arme mit verschränkten Händen und nach oben gerichteten Daumen nach vorne. Er fixiert mit seinem Blick die Daumen. Man dreht den ganzen Körper einschließlich des Kopfes zur Seite. Pathologisch ist der Test, wenn dabei ein Nystagmus auftritt (fehlende Unterdrückung des vestibulookulären Reflexes durch Fixation).

Halmagyi-Versuch
Rasche Kopfdrehung um 20° nach rechts oder links. Wenn Sakkaden auftreten, ist der vestibulookuläre Reflex gestört (s. auch Kap. A 3).

Schriftprobe
Bei Störungen der Koordination oder der Basalganglien sollte eine Schriftprobe erfolgen.

Untersuchung des Gehens
Die klinische Untersuchung sollte mit der Betrachtung und Analyse des freien Gangmusters beginnen. Eine freie Gehstrecke von mindestens 10 m sollte zur Verfügung stehen und der Gang sollte ohne Schuhwerk geprüft werden. Zunächst wird der Patient gebeten zu gehen, dabei werden folgende Kriterien beurteilt:
- Stand (breitbeinig, eng, normal)
- Rumpfhaltung (aufrecht, gebeugt)
- Starten (verzögert, Gefühl des Festklebens, zunehmende rasche Schritte, „festination")
- Gehen (Standphase, Schwungphase; flüssig, symmetrisch oder asymmetrisch [hinkend, Schonhaltung]; Gehgeschwindigkeit)
- Schrittlänge (normal, verkürzt)
- Armschwung (vermindert, fehlend, Arme gebeugt)
- Gelenke (Hüft, Knie, Fuß: normal, verkürzt).

Zur Komplettierung der Untersuchung sollten noch folgende Tests durchgeführt werden:
- Zehengang
- Fersengang
- Zweibeinhüpfen und Einbeinhüpfen
- Romberg-Test
- Schnelles Wenden
- Schnelles Gehen
- Rückwärtsgehen.

A 1.2.6 Extrapyramidal-motorisches System

Zunächst sollte eine sorgfältige beobachtende Analyse der Bewegungsstörung erfolgen und eine grobe Kategorisierung in Hypo- und Hyperkinesien (s. unten) erfolgen. Dies ist besonders notwendig, da bei einem einzelnen Patienten gleichzeitig verschiedene Bewegungsstörungen auftreten können und jeder einzelnen Kategorie von Bewegungsstörungen unterschiedliche Ursachen zugrunde liegen können.

◻ **Tab. A 1.8** Kategorien und deren Syndrome bei Bewegungsstörungen.

Hypokinesien	Hyperkinesien
▶ Akinetisch rigide Syndrome ▶ Parkinson-Krankheit, Parkinson-Syndrom ▶ Bradykinese ▶ Akinese ▶ Hypokinese ▶ Rigidität – Rigor ▶ Stiff-Man-Syndrom	▶ Tremor (Ruhe-, Halte-, Intentionstremor) ▶ Chorea ▶ Myoklonus ▶ Dystonie (fokal, segmental, generalisiert) ▶ Ballismus/Hemiballismus ▶ Tic/Tourette ▶ Startle-Syndrom ▶ Dyskinesien ▶ L-Dopa-Dyskinesien ▶ Restless-Legs-Syndrom ▶ Asterixis ▶ Ataxie, Akathisie (akut, tardiv) ▶ Flexorspasmen

Sobald man die betreffende (oder mehrere) gestörte Bewegungskomponenten erfasst hat, sollte die Einordnung in ein klinisches Syndrom erfolgen (z. B. Tremor, Tic, Parkinson-Syndrom etc.). Schließlich sollte die Ursachenanalyse erfolgen. Hierzu sind umfangreiche anamnestische, klinische und andere wichtige Informationen zu berücksichtigen.

Bei der Untersuchung von Bewegungsstörungen werden häufig zwei verschiedene Kategorien unterschieden (s. ◻ Tab. A 1.8):
1. Bewegungsstörungen, die mit einer Minderung der Spontan- und Willkürmotorik einhergehen: Hypokinesien („negative Phänomene").
2. Bewegungsstörungen, die durch gesteigerte unwillkürliche Bewegungen bestimmt werden: Hyperkinesien („positive Phänomene").

Darüber hinaus müssen in der Untersuchung noch latente Phänomene beurteilt werden, die erst durch bestimme Manöver ausgelöst werden (z. B. Rigor; Schreibkrampf, der sich erst bei bestimmten Positionen manifestiert).

Die aufgeführten Bewegungsstörungen treten meist nicht isoliert auf, sondern oft in Kombination. Letzteres kann häufig zu Schwierigkeiten bei der klinischen Diagnosefindung führen. Eine wiederholte Beurteilung zu unterschiedlichen Zeitpunkten kann oftmals Klarheit schaffen. Deshalb sollten folgende Details bei der Befunderhebung nicht fehlen:
▶ Dauer (kontinuierlich, intermittierend, paroxysmal, fluktuierend)
▶ Beginn (akut, subakut, chronisch)
▶ Heredität (autosomal-dominant, autosomal-rezessiv, fehlend)
▶ Progredienz (langsam, rasch, fehlend)
▶ Auslöser (Medikamente, Fremdreize)
▶ Verteilung (kranial, axial, distal, wandernd, unilateral, bilateral, symmetrisch, asymmetrisch)
▶ Geschwindigkeit (langsam, mäßig schnell, schnell)
▶ Rhythmus (oszillierend, repetitiv, intermittierend, alternierend)
▶ Verhältnis zu Ruhe (z. B. Ruhetremor), Bewegung, Haltung (z. B. Haltungstremor)
▶ Beeinflussbarkeit.

Klinische Definition der verschiedenen Bewegungsstörungen

Akathisie
Gefühl der inneren Unruhe bzw. Ruhelosigkeit sowie das Gefühl, sich bewegen zu müssen bzw. nicht ruhig sitzen bleiben zu können. Diese Bewegungsstörung kann sich verschiedenartig äußern, wie z. B. Kreuzen oder Überschlagen der Beine oder Arme, Verlagerung des Körpergewichts beim Sitzen oder Stehen, Gehen auf der Stelle. Diese Bewegungsstörung ist fast immer medikamenteninduziert.

● griech. Kathezeen = sitzen

Akinetisch-rigides Syndrom
Es handelt sich um eine Symptomkonstellation, die bei verschiedenen Erkrankungen der Basalganglien beobachtet werden kann. Sie ist charakterisiert durch eine Bewegungsverlangsamung (Bradykinese) oder einen Mangel an Bewegungen (Akinese) oder Hypokinese (Verminderung der Bewegungsamplitude). Weiterhin findet sich regelmäßig ein erhöhter Muskeltonus (Rigor), eine gebeugte Haltung, im fortgeschrittenen Stadium ein gestörtes Gleichgewicht mit Verlust der posturalen Reflexe, ein kleinschrittiges, breitbasiges Gangbild und bei der klassischen Form auch noch ein Tremor.

Asterixis
Hierbei tritt eine kurze muskuläre Aktivitätspause ein, meist gleichzeitig in Agonisten und Antagonisten. Dies ist sehr häufig in den Armen, seltener in den Beinen zu beobachten. Es kommt zu kurzen ruckartigen Bewegungen, die im Gegensatz zum Myoklonus durch eine abrupte Verminderung der Muskelaktivität zustande kommen. Häufig sind dann Tremor-ähnliche Bewegungen, z. B. des Handgelenks oder der Finger (Flapping-Tremor) zu beobachten. Asterixis tritt häufig bei hepatischen Enzephalopathien auf.

● griech. Asteriktus = ungestützt, ungefestigt

Athethose
Langsame „wurmartige" Hyperkinesen, die von distalen Bewegungssegmenten ausgehen. Der Begriff wird nur noch selten verwendet und wird meist als Dystonie beschrieben.

● griech. Atetus = nicht an seiner Stelle

Ataxie
Gruppe von Bewegungsstörungen, die sich durch eine Störung bzw. Unfähigkeit zur Koordination von Bewegungsabläufen auszeichnet. Der Begriff Ataxie ist unspezifisch, obwohl er häufig mit zerebellären Läsionen gleichgesetzt wird und von nicht zerebellär bedingten spinalen Ataxien und frontalen Ataxien abgegrenzt werden muss. Weiter kann der Begriff als Dyssynergie, Asynergie, Dysmetrie (Hypermetrie, Hypometrie, Dysdiadochokinese, Gangataxie, Rumpfataxie, Gliedataxie, Koordinationsstörung des Sprechens = Dysarthrie) differenziert werden.

● griech. Ataxia = Unordnung, nicht in Reih und Glied

Dysmetrie: falsche Abschätzung von Zielbewegungen in überschießende (Hypermetrie) oder zu kurz bemessene Bewegungen (Hypometrie).

Dysdiadochokinese: Unfähigkeit, antagonistische Bewegungen (z. B. Pronation und Supination) schnell abwechselnd durchzuführen. Häufig werden die Begriffe Adiadochokinese und Bradydiadochokinese verwendet.

- griech. Ballein = werfen, schleudern

Ballismus
Schleudernde großamplitudige, zumeist proximale Muskelgruppen betreffende Bewegungen.

- griech. Chorea = Reigentanz

Chorea
Zufällig auftretende und zufällig verteilte, unwillkürliche, unregelmäßige, kurzzeitige Muskelkontraktionen mit Bewegungseffekt, die von einer Körperregion zur anderen wandern können.

- griech. Dyskenetos = schwer zu bewegen

Dyskinesien
Choreatiforme, dystone Bewegungen besonders im kraniofazialen Bereich, aber auch in Extremitäten und Rumpfbereich. Sie werden meist als Folge medikamenteninduzierter Bewegungsstörungen beschrieben (Spätdyskinesie, L-Dopa-induzierte Dyskinesie).

- griech. Tonus = Spannung

Dystonie
Unwillkürliche, anhaltende Muskelkontraktionen, die aufgrund ihrer Dauer zu teilweisen bizarren Bewegungen und auch zu abnormen Haltungen führen. Bei distaler Ausprägung von dystonen Bewegungen spricht man auch von Athetose (s. oben). Die Geschwindigkeit dystoner Bewegungen ist meist langsam, kann aber auch als schnelle Komponente auftreten. Je nach Ausweitung der unwillkürlichen Muskelkontraktion spricht man von vokalen, segmentalen oder generalisierten Dystonien.

- griech. Klonos = heftige Bewegung

Myoklonus
Unwillkürliche, plötzliche kurze reflexartige Muskelkontraktion einzelner, mehrerer, bis zu zahlreicher Muskeln. Typisch ist der Einschlafmyoklonus.

- griech. Kyma = die Welle

Myokymie
Wurmartige langsame Kontraktionen wechselnder Gruppe von Muskelfasern, die an der Hautoberfläche sichtbar werden.

- engl. startle = zusammenschrecken, erschrecken

Startle-Erkrankung
Abnorme abrupte Muskeltonus-Zunahme infolge synchroner Muskelkontraktion meist bilateraler proximaler Muskeln auf plötzlich unerwartete sensorische Stimuli (z. B. akustische Stimuli).

Stereotypien
Abnorme Bewegungselemente, die unterdrückbar und koordiniert ablaufen und sich kontinuierlich und meist in gleicher Form wiederholen.

- franz. = Gesichtsmuskelzucken

Tic
Man unterscheidet einfache Tics mit abrupten unregelmäßigen kurzen einfachen Bewegungen und komplexe Tics mit koordinierten Unterschieden. Einfache motorische (Blinzeln, Stirnrunzeln), vokale Tics (Räuspern, Hüsteln), exmotorische (Klopfen, Kratzen) und vokale Tics. Tics lassen sich vorübergehend bis zu einem gewissen Grad unterdrücken, jedoch unter einer zunehmenden inneren Spannung und Missempfindung kommt es meist zu einer stärkeren Ausformung der Tics.

Tremor

Rhythmische regelmäßige alternierende Bewegung durch Kontraktion agonistischer und antagonistischer Muskeln. Die Frequenz des Tremors kann bei der klinischen Untersuchung meist grob abgeschätzt werden und in einen hochfrequenten (> 7 Hz), mittelfrequenten ($4–7$ Hz) und einen niederfrequenten Tremor (< 4 Hz) unterschieden werden. Weiter können ein großamplitudiger oder grobschlägiger und ein niederamplitudiger feinschlägiger Tremor unterteilt werden. Weitere Tremorunterschiede auf der Basis der auslösenden Situation:

- Ruhetremor, wenn er bei Entspannung in dem entsprechenden Körperteil auftritt
- Haltetremor, wenn er bei Aufrechterhaltung einer Haltung auftritt
- Kinetischer oder Intentionstremor, wenn er während der Ausführung einer Bewegung zum Vorschein kommt.

● griech. Tremen = Zittern

Praktisches Vorgehen

1. Das Gesicht des Patienten beobachten.
   Sind Hyperkinesien nachweisbar? Ist das Gesicht ausdruckslos? Kopfhaltung.
2. Die Extremitäten des Patienten beobachten.
   Position. Treten unwillkürliche Bewegungen auf?
3. Patienten lachen, die Augen schließen lassen. Die Zunge beobachten.
   Armvorhalteversuch mit Extensionstellung der Hand.
   Finger-Nase-Versuch.
4. Tremoruntersuchung.
   Halte-, Ruhe-, Intentionstremor.
5. Untersuchung des Tonus.
   Langsam kreisende Pronations-/Supinationsbewegung an den Händen (und wenn notwendig an den Füßen).
6. Rasche repetitive Untersuchung (rechts/links-Vergleich).
   Zeigefinger und Daumen rasch zusammenführen lassen.
   Rasche Berührung des Daumen abwechselnd mit jedem Finger.
   Im Sitzen rasches Auftreten des Fußes auf den Boden.
7. Schreibversuch.
   Der Patient sollte seinen Namen oder einen Text schreiben und eine Spirale zeichnen.
8. Das Gangbild beobachten.
9. Pull-Test. Prüfung der Intaktheit der Halte- und Stellreflexe. Der Patient steht in der Romberg-Stellung. Dabei stellt sich der Untersucher hinter den Patienten. Mit einem kurz nach hinten gerichteten Ruck auf beide Schultern stößt der Untersucher den Patienten nach hinten und fängt den Patienten auf. Ein- bis zwei Ausfallschritte sind als normal anzusehen. Danach wird der Versuch wiederholt, indem sich der Untersucher vor den Patienten stellt und ihn nach vorne stößt.

● **Cave:** Den Patienten auf keinen Fall fallen lassen!

A 1.3 Der bewusstlose Patient

Die Bewusstseinstrübung als das Leitsymptom kann in einer **quantitativen** Herabsetzung der Bewusstseinshelligkeit (Störung der Wachheit) oder mehr **qualitativen** Bewusstseinsveränderung zum Ausdruck kommen. Als gemeinsame Kriterien der Bewusstseinstrübung gelten vor allem die Störung der Orientierung, der Aufmerksamkeit und Auffassung, des formalen Denkablaufs und der Merkfähigkeit.

Qualitative Bewusstseinsveränderung

Bei den mehr qualitativen Bewusstseinsveränderungen treten neben einer meist geringeren Bewusstseinstrübung produktiv-psychotische, halluzinatorische oder wahnhafte Symptome auf. Hierzu gehören u. a. die Verwirrtheit, das Delir und der Dämmerzustand. Bei der Verwirrtheit, die akut, subakut oder chronisch auftreten kann, sind inkohärent-widerspruchsvoller Gedankengang, traumartige oder agitiert-expansive Bilder kennzeichnend. Beim Delir ist die Bewusstseinstrübung deutlicher ausgeprägt und durch eine ängstlich gefärbte psychomotorische Unruhe und durch auftretende Halluzinationen gekennzeichnet. Daneben treten körperliche Symptome (z. B. Tremor, vegetative Störungen) sowie Greif-und Zupfbewegungen mit stereotyper Leerlaufmotorik (Nesteln) auf.

Quantitative Bewusstseinsstörung

Die normale Bewusstseinslage ist geknüpft an die Intaktheit der Kortexareale beider Großhirnhemisphären sowie die Intaktheit der Formatio reticularis im Hirnstamm und der sie verbindenden Projektionsbahnen. Das aszendierende retikuläre aktivierende System der Formatio reticularis im Mesenzephalon mit Projektionen zu höheren Zentren, vorwiegend über die intralaminären Kerne des Thalamus und Subthalamus, ist für den Zustand der Bewusstseinslage und den Wach-Schlaf-Rhythmus bestimmend. Eine Beeinträchtigung oder Schädigung führt zu einer Bewusstseinsstörung bis hin zum Bewusstseinsverlust.

Stadien der Bewusstseinsstörung (s. ▫ Tab. A 1.9)
1. Benommenheit: verlangsamte Reaktionen, verminderte Aufmerksamkeitsspanne.
2. Somnolenz: Der Patient ist schläfrig oder schlafend, aber auf Anrufen oder kräftiges Berühren öffnet der Patient die Augen. Es kann mit ihm kurzfristig Kontakt aufgenommen werden und er kann einfache Aufforderungen ausführen. Häufig dämmert der Patient wieder ein und muss durch Außenreize wieder geweckt werden.
3. Sopor: Der Patient kann nur mit schweren oder schmerzhaften Reizen geweckt werden, dämmert dann aber sofort wieder weg. Verzögerte, noch gezielte Abwehr und Augenöffnen auf Schmerzreiz. Keine aktive Zuwendung und keine Kommunikation möglich.
4. Koma: Der Patient ist auch durch Schmerzreize nicht erweckbar. Die Augen sind meist geschlossen. Die Schwere des Komas wird anhand der Reaktion

● Im angelsächsischen Sprachgebrauch wird dieser Zustand mit „Stupor" beschrieben. Aufgrund der Verwechslung mit dem psychiatrischen Begriff des „Stupors" wird dieser Begriff nicht weiter verwendet.

□ **Tab. A 1.9** Graduierung der Bewusstseinslage.

Bewusstseinstrübung		Bewusstlosigkeit	
Somnolenz	**Sopor**	**Koma**	
▸ Schlafend oder schläfrig ▸ Leicht erweckbar ▸ Kurz kontaktfähig ▸ Gezielte Reaktion auf Schmerzreize	▸ Nur schwer erweckbar ▸ Verzögerte, noch gezielte Abwehr und Augenöffnen ▸ Keine Kommunikation oder aktive Zuwendung	▸ Nicht erweckbar ▸ Kein Augenöffnen auf Ansprache oder Schmerzreiz	
		Leichtes Koma	**Schweres Koma**
		Grad I: ▸ Gezielte Abwehr auf Schmerzreize ▸ Okulozephaler Reflex und Pupillenlichtreaktion positiv ▸ Bulbi konjugiert	Grad II: ▸ Keine Abwehr oder Beuge-/Strecksynergien ▸ Okulozephaler Reflex negativ; Pupillenreaktion schwach
		Grad II: ▸ Ungezielte Abwehr auf Schmerzreize ▸ Okulozephaler Reflex und Pupillenlichtreaktion positiv	Grad IV: ▸ Keine Schmerzreaktion, Streckautomatismen ▸ Pupillen weit und reaktionslos ▸ Ausfall von Hirnstammreflexen

auf Schmerzreize, der noch bestehenden Schutzreflexe, des Muskeltonus und des Vorhandenseins der Spontanatmung in vier Stadien geteilt (Stadium I und II: leichtes Koma; Stadium III–IV: schweres Koma).

Praktisches Vorgehen

Beim bewusstseinsgestörten Patienten muss sich die Untersuchung auf einige wenige wichtige Untersuchungsteile, bedingt durch fehlende Kooperation, konzentrieren. Der Nachweis von fokalen Hirnstamm- oder supratentoriell hemisphärischen Zeichen sowie der Nachweis eines Meningismus sind besonders für die Differenzialdiagnose von Erkrankungen, die ein Koma oder einen Sopor hervorrufen können, von besonderer Bedeutung und sollten rasch eine Syndromdiagnose ermöglichen.

Die Beurteilung eines Patienten mit Bewusstseinsstörungen gliedert sich in die Notfallversorgung und Untersuchung (s. □ Tab. A 1.10). Ein strukturiertes Vorgehen zur Befunderhebung ist essenziell. Der Befund sollte vor notwendiger Sedierung und Relaxierung erhoben werden. Nach der Befunderhebung ist eine detaillierte und strukturierte Befunddokumentation notwendig, um Änderungen der Bewusstseinslage feststellen und damit verbundene klinische Zeichen adäquat überwachen zu können. Zur Überwachung des Bewusstseinsniveaus hat sich die Glasgow Coma Skala als eine schnelle und einfache Methode bewährt (s. □ Tab. A 1.11).

Die Ursachen einer Bewusstseinsstörung sind vielfältig, können aber in drei grundsätzliche Formen unterschieden werden:
1. Diffuse Enzephalopathie. Es tritt eine generalisierte Störung der Hirnfunktion auf, die das ganze Gehirn einschließlich des retikulären aktivierenden Systems betrifft.

● DD: psychiatrisch bedingte Bewusstseinsstörung oder Reaktionslosigkeit

Neurologische Untersuchung / Der bewusstlose Patient

Tab. A 1.10 Notfalluntersuchung.

N	Nacken	Immer an die Möglichkeit einer Verletzung der Halswirbelsäule denken. Wenn möglich, eine Manipulation am Hals vermeiden.
A	Airway	Sicherstellen, dass die Atemwege frei sind. Patienten am besten in die stabile Seitenlage legen.
B	Breething	Ausreichende Sauerstoffversorgung sicherstellen. Sauerstoffgabe, wenn nötig, Beatmung.
C	Circulation	Puls und Blutdruck prüfen.
D	Diabetes	Blutzucker testen. Wenn nicht möglich, Gabe von 50 ml 50%ige Dextrose, wenn die Bewusstseinsstörung durch eine Hypoglykämie verursacht sein könnte. Bei oder kurz nach Gabe von Glucose 50–100 mg Thiamin geben.
D	Drugs	An Nebenwirkungen einer Drogeneinnahme denken.
E	Epilepsie	Auf Anfallsäquivalente oder Stigmata eines stattgehabten Anfalls (z. B. Zungenbiss) achten. Anfälle behandeln.
F	Fever	Temperatur, Nackensteife, Meningismus untersuchen.
G	Glasgow Coma Scale	Score bestimmen.
H	Herniation	Liegen Hinweise auf eine Einklemmung vor, sofortige neurochirurgische Vorstellung.
I	Investigate	Durchführung von geeigneten weiterführenden apparativen Untersuchungen (z. B. CT, MRT, Angiografie, EEG etc.).

Tab. A 1.11 Glasgow Coma Skala.

Augenöffnung	Wert
▶ Spontan	4
▶ Auf Ansprechen	3
▶ Auf Schmerzreiz	2
▶ Keine	1
Beste motorische Reaktion	
▶ Gezielt nach Aufforderung	6
▶ Gezielt nach Schmerzreiz	5
▶ Ungezielt nach Schmerzreiz	4
▶ Beugesynergien	3
▶ Strecksynergien	2
▶ Fehlend	1
Beste verbale Reaktion	
▶ Orientiert	5
▶ Verwirrt	4
▶ Unangemessen	3
▶ Unverständlich	2
▶ Keine	1
Gesamtwert	15

2. Supratentorielle raumfordernde Läsionen. Bewusstseinsstörung entsteht durch große Raumforderungen oder Raumforderungen, die zu einer Kompression oder Einklemmung des Hirnstamms führen.
3. Infratentorielle Läsionen. Direkte Schädigung oder Kompression des Hirnstammes und der Formatio reticularis.

Die Anamnese bei bewusstseinsgestörten Patienten beruht meist auf einer Fremdanamnese und weiteren Hinweisen zum Umstand der Bewusstseintrübung. Ziel der Untersuchung ist es, fokale neurologische Befunde zu identifizieren, einen Meningismus zu erkennen sowie Grad der Bewusstseinslage und den neurologischen Funktionszustand zu bestimmen.

> **HINWEIS FÜR DIE PRAXIS**
>
> **Untersuchung des komatösen Patienten (adaptiert nach Plum und Posner)**
> **Anamnese**
> ▶ Beginn des Koma (abrupt, langsam)
> ▶ Kurz zuvor geschilderte Beschwerden (Kopfschmerzen, Depression, Paresen, Schwindel)
> ▶ Vor kurzem aufgetretener Unfall
> ▶ Vorerkrankungen (Diabetes, Urämie, Herzerkrankungen)
> ▶ Psychiatrische Vorerkrankungen
> ▶ Bekannte Drogenanamnese
> **Allgemeine Untersuchung**
> ▶ Vitale Zeichen
> ▶ Zeichen eines Traumas
> ▶ Befunde für akute oder chronische systemische Erkrankungen
> ▶ Zeichen für Drogenabusus (Einstiche, Foetor)
> ▶ Nackensteifigkeit (Vorsicht bei Verletzungen der Halswirbelsäule)
> **Neurologische Untersuchung**
> ▶ *Verbale Antwort* (s. Glasgow Coma Skala)
> ▶ *Augenöffnen* (s. Glasgow Coma Skala)
> ▶ *Pupillen*
>   – Weite: Größe in Millimetern messen
>   – Isokor – anisokor
>   – Lichtreaktion direkt und konsensuell
> ▶ *Augenbewegungen* (s. o Abb. A 1.18)
>   – Spontane Bulbusstellung: konjugiert, mittelständig
>   – Augenbewegungen: konjugiert – diskonjugiert
>   – Fixation möglich: ungerichtet konjugiert – diskonjugiert
>   – Verschiedene pathologische Bewegungen
>   – Nystagmus
>   – Fehlend
> ▶ *Okulozephaler Reflex* (Puppenkopfphänomen (s. o Abb. A 1.19))
>   – Normal
>   – Minimal (konjugierte Augenbewegung < 30°; bilaterale Unfähigkeit der Adduktion)
>   – Fehlend

● **Cave:** Auslösung des okulozephalen Reflexes nur wenn Verletzungen der Halswirbelsäule ausgeschlossen sind.

Abb. A 1.18 Augenmotilitätsstörungen bei bewusstseinsgestörten Patienten.

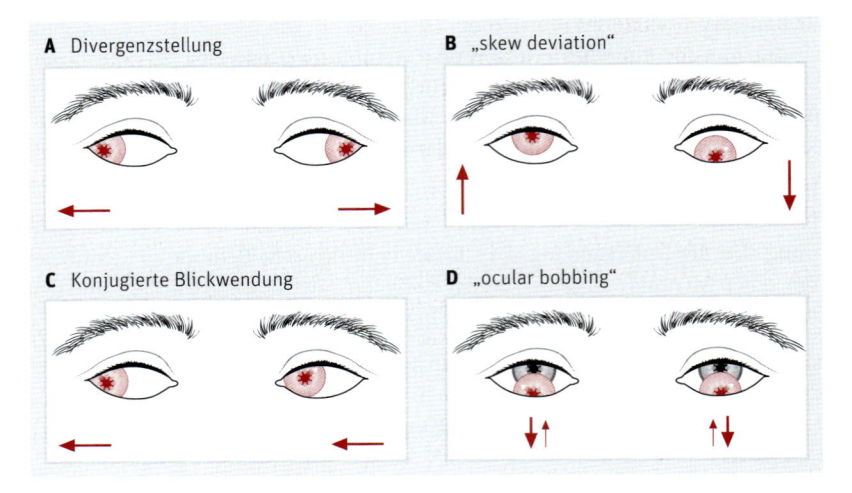

A Divergenzstellung

B „skew deviation"

C Konjugierte Blickwendung

D „ocular bobbing"

Abb. A 1.19 Okulozephaler Reflex.

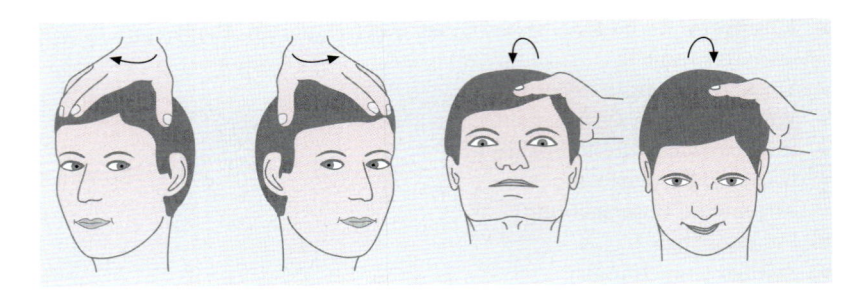

- *Okulovestibulärer Reflex* (s. kalorische Testung)
- *Schutzreflexe*
  - Kornealreflex (s. Kap. A 1.2.1.4): vorhanden, einseitig auslösbar, fehlend
  - Würgereflex (s. Kap. A 1.2.1.7): vorhanden, fehlend
- *Atemmuster*
  - Atemfrequenz (bei nicht beatmeten Patienten)
  - Normal
  - Periodisch: periodisch zu- und abnehmendes Atemvolumen (Cheyne-Stokes-Atmung)
  - Ataktisch: völlig unregelmäßige Atemzugvolumen und Atemfrequenz (Biot-Atmung)
  - Kussmaul-Atmung: großes und tiefes Atemzugvolumen
  - Kombinationen
- *Motorische Antwort* (s. Glasgow Coma Skala)
- *Muskeleigenreflexe und Reflexe der Babinski-Gruppe* (s. Kap. A 1.2.3)
- *Muskeltonus:* normal, schlaff, gesteigert, wechselnd, asymmetrisch.

Okulozephaler Reflex (Puppenkopfphänomen)

Diese Untersuchung sollte nur durchgeführt werden, wenn eine Verletzung der Halswirbelsäule ausgeschlossen ist. Der Kopf des Patienten wird rasch von einer zur anderen Seite gedreht. Eine positive Antwort tritt auf, wenn es zu einer entgegen gerichteten konjugierten Augenbewegung kommt (z. B., wenn der Kopf nach rechts gedreht wird, bewegen sich die Augen konjugiert nach links). Im nächsten Schritt wird der Kopf rasch flektiert und extendiert. Eine positive Antwort tritt auf, wenn eine konjugierte Augenbewegung nach oben auftritt, wenn der Nacken flektiert wird bzw. eine gerichtete Augenbewegung nach unten, wenn der Nacken extendiert wird. Die Augenlider können sich reflexartig öffnen, wenn der Nacken flektiert wird (Puppenkopfphänomen, s. ⚫ Abb. A 1.19). In wenigen Sekunden nach der Kopfbewegung kehren die Augenlider in die Ruheposition zurück, insbesondere auch, wenn die neue Kopfposition eingehalten wird.

A 1.4 Der schriftliche Befund

Die neurologische Untersuchung kann in einem systematisch aufgebauten Vordruck festgehalten werden (s. Anhang). Leider steht dieser nicht immer zur Verfügung. Hier ist der schriftliche Normalbefund der neurologischen Untersuchung aufgeführt, wie er in unserer Klinik dokumentiert wird. Der jeweils pathologische Befund wird ergänzt und im Detail ausgeführt.

Neurologischer Befund bei Aufnahme (Normalbefund, Beispiel)

Kopf
Kein Meningismus, kein Kalottenklopfschmerz, NAP frei.

Hirnnerven
Geruch subjektiv für aromatische Duftstoffe voll ausgeprägt. Visus voll, Gesichtsfeld fingerperimetrisch intakt. Papillen und Fundus regelrecht. Okulomotorik intakt. Pupillen mittelweit, seitengleich. Direkte und konsensuelle Lichtreaktion prompt. Konvergenzreaktion erhalten. Keine Stellungsanomalie, keine Angabe von Doppelbildern. Kein Spontan-, Blickrichtungs- oder Lagenystagmus. Blickfolge glatt, Sakkaden normal. CR bds. positiv. Sensibilität und Motorik im vom N. trigeminus versorgten Gebiet regelrecht; keine Fazialisparese. Gehör und Vestibularis intakt. Keine Fallneigung, Halmagyi intakt. Gaumensegel symmetrisch gehoben. Schluckakt intakt, Würgereflex bds. auslösbar. Keine Heiserkeit. Geschmack und Sensibilität im Zungengrund regelrecht. Keine Paresen der Mm. sternocleidomastoidei et trapezii. Zunge in Trophik, Tonus und Diadochokinese regelrecht.

⚫ CR = Kornealreflex

Motorik
Tonus und Trophik normal, keine latenten oder manifesten Paresen.

● MER = Muskeleigen-reflexe

Reflexe
MER mittellebhaft seitengleich auslösbar, BHR in allen 3 Etagen erhalten, keine spastischen Zeichen auslösbar.

Sensibilität
Oberflächen- und Tiefensensibilität intakt.

Koordination
Gangbild, Blind- und Strichgang, Romberg-Stehversuch regelrecht, Einbeinhüpfen, Finger-Nase- und Knie-Hacke-Versuch bds. sicher und geschickt, Eudiadochokinese, keine Dysarthrie.

Extrapyramidalmotorik
Kein Tremor, regelrechte Mimik, keine Spontanbewegungen, kein Rigor.

Psychischer Befund
Patientin wach, voll orientiert, keine kognitiven oder mnestischen Störungen, im Affekt schwingungsfähig, Antrieb normal, erhaltene Kritikfähigkeit, keine formalen oder inhaltlichen Denkstörungen, Verhalten adäquat.

Internistischer Befund (Normalbefund, Beispiel)

60-jährige Patientin in gutem AZ und normalem EZ. Größe 1,60 m, Gewicht 53,0 kg. RR 100/60 mm Hg, Puls 80/Minute.

Hals
Kein Strömungsgeräusch über den Karotiden auskultierbar. Schilddrüse nicht vergrößert, keine Knoten palpabel, schluckverschieblich.

Thorax
Symmetrisch. Herztöne rein, keine pathologischen Geräusche auskultierbar. Vesikuläres Atemgeräusch über allen Lungenfeldern, keine RGs.

Abdomen
Weich, nicht druckdolent, keine Resistenzen oder Organomegalien palpabel. Nierenlager bds. frei.

WS und Extremitäten
Kein Druck-, Klopf- oder Stauchungsschmerz im Bereich der WS. Periphere Pulse an den Extremitäten allseits palpabel. Keine Ödeme der abhängigen Körperpartien.

Weiterführende Literatur

Bähr M, Frotscher M (2003) Duus' Neurologisch-topische Diagnostik. Thieme Verlag Stuttgart
Fuller G (2006) Neurologische Untersuchung auf einen Blick. Urban & Fischer.
Guarantors of Brain (1996) Aids to the examination of the peripheral nervous system. W.B. Saunders Ltd., London
Plum F, Posner JB (1982) The diagnosis of stupor and coma. F.A. Davis Company, Philadelphia

A 2 Vom Symptom und Syndrom zur Diagnose

EDITORIAL

Die Neurologie gilt immer noch als schweres Fach. Bei einer Befragung von britischen Medizinstudierenden und Hausärzten wurde die Neurologie als schwierigstes Fach gewertet, in dem die Befragten ihr Wissen als gering einschätzten und sich klinisch unsicher fühlten. Gleichwohl besteht ein hohes Interesse an dem Fach. Die Schwierigkeiten mit der Neuroanatomie, den Krankheitsbildern und die angeblich begrenzten Therapiemöglichkeiten entmutigen Studierende häufig. In der Praxis führen die Defizite im Wissen immer wieder zu Problemen bei der Untersuchung von neurologischen Patienten und der Befundinterpretation.

Die Neuroanatomie wird im ersten Abschnitt der ärztlichen Ausbildung oftmals nicht vernetzt und nicht funktionell im Kontext mit der klinischen Bildgebung gelehrt und dies zudem noch Jahre vor dem ersten Kontakt mit Kranken. In der Klinik wird hingegen oftmals dann die Neuroanatomie, Neurophysiologie, Neuropathologie und Neuropharmakologie nicht mehr adäquat wiederholt, sondern einfach vorausgesetzt.

Das Ergebnis sind dann häufig Studierende, die Anamnese und Befund nicht korrekt interpretieren können und damit nicht mit ihrem durchaus umfangreichen Vorwissen verbinden können. Häufig bereitet sogar die kohärente Wiedergabe des Falles Studierenden ein erhebliches Problem.

Im folgenden Kapitel erfolgt als Einleitung des Buches der Versuch, die klassische klinische Methode der Neurologie (vom Symptom zum Syndrom zur Diagnose) mit in der Praxis dann relevanten Daten zu verbinden. Ziel ist nicht die vollständige Aufführung von Syndromen, sondern vielmehr die Wiedergabe nach dem Prinzip: Was ist häufig? Was ist zum Verständnis der Pathophysiologie wichtig?

Das Identifizieren eines Syndroms oder das Erstellen einer Diagnose ist jedoch keine Eigenschaft, die durch ein Lehrbuch erworben werden kann. Die Entwicklung eines klinischen Verständnisses in der Diagnostik (*clinical reasoning*) ist eine praktische Fertigkeit, welche in der Praxis geübt werden muss. Alle Lernenden und Lehrenden sind daher aufgefordert, ihre Fertigkeiten immer wieder in der Praxis zu überprüfen.

A 2.1 Die klinische Methode der Neurologie (nach Adams und Victor)

• Markus Weih

Die klinische Methode „vom Symptom zum Syndrom zur Diagnose" ist prinzipiell auch für andere Fächer gültig, hat jedoch in der Neurologie eine besondere Bedeutung. Bei neurologischen Erkrankungen besteht häufig ein starker Zusammenhang zwischen den Symptomen und der Lokalisation einer Läsion oder Störung. Dies trifft jedoch nicht für jede Erkrankung im gleichen Maße zu. Bei manchen Störungen, wie z. B. einer Migräne, besteht kein ausgeprägter Zusammenhang, bei anderen Krankheiten wie einem Morbus Parkinson ist das Syndrom für ein Krankheitsbild und eine Lokalisation hochspezifisch.

Welche Schritte gehören nun zur „klinischen Methode" oder wie gelangt man vom Symptom zum Syndrom zur Diagnose (s. o Abb. A 2.1)?

I. **Anamnese** und **klinische Symptome** oder Phänomene.

II. **Interpretation** der Anamnese und der Symptome zusammen mit der Anatomie und Physiologie. Symptome treten oftmals und wiederholt in einer charakteristischen Kombination auf, die als wiederkehrendes Muster erkannt werden (*pattern recognition*). Diese Kombination von Symptomen wird als **Syndrom** bezeichnet.

III. Ein Syndrom ist bei Kenntnis der funktionellen Neuroanatomie und oftmals unter Zuhilfenahme bildgebender Verfahren hilfreich in der Lokalisation einer Läsion. So weist eine Aphasie und eine Hemiparese rechts typischerweise auf eine linkshemisphärielle kortikale Läsion hin. Dies wird dann **topografische Diagnose** genannt. Diese Diagnose wird durch einen Hypothese geleitet und zunächst in einem *induktiven* Prozess gestellt.

IV. Weitere Informationen, meist die zeitliche Entwicklung der Symptome, aber auch der weitere Verlauf, Beteiligung von anderen Organen oder die Familienanamnese weisen oftmals auf mehrere mögliche Ätiologien hin. Tritt eine Aphasie und Hemiparese rechts schlagartig auf und bildet sich dann ggf. langsam und inkomplett zurück, wird beispielsweise eine vaskuläre Ursache höchst wahrscheinlich und ein Tumor eher unwahrscheinlich. Dies wird dann pathophysiologische oder **ätiologische Diagnose** genannt. Diese beinhaltet initial

• Beispiel: Das Syndrom „Rigor, Tremor und Hypokinesie" ist pathognomonisch für eine Läsion in der Substantia nigra.

• Syndrom: Kombination von Symptomen unklarer Ätiologie, welche für eine Störung charakteristisch sind.

o **Abb. A 2.1** Die 4 Schritte der klinischen Methode der Neurologie (mod. nach Adams und Victor).

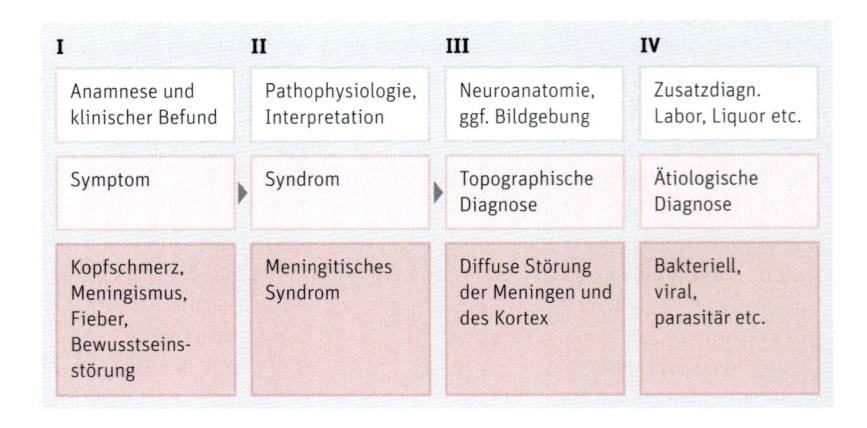

I	II	III	IV
Anamnese und klinischer Befund	Pathophysiologie, Interpretation	Neuroanatomie, ggf. Bildgebung	Zusatzdiagn. Labor, Liquor etc.
Symptom	Syndrom	Topographische Diagnose	Ätiologische Diagnose
Kopfschmerz, Meningismus, Fieber, Bewusstseinsstörung	Meningitisches Syndrom	Diffuse Störung der Meningen und des Kortex	Bakteriell, viral, parasitär etc.

mehrere Differenzialdiagnosen, welche mit unterschiedlichen *a priori* Wahrscheinlichkeiten auftreten und dadurch wahrscheinlicher oder unwahrscheinlicher sind (Hierarchisierung von Hypothesen, hypothetisch-deduktive Diagnose).

Durch weitere Untersuchungen und Tests bildet sich dann idealerweise eine Hauptdiagnose heraus.

Die klinische Methode stellt somit einen Algorithmus dar, in dem ein klinisches Problem in Einzelschritte zerlegt wird. Der Algorithmus ist jedoch nicht fehlerfrei, sondern wird von der Qualität der Einzelschritte bestimmt. Wenn einzelne Angaben nicht richtig sind oder fehlen, können die einzelnen Schritte fehlgeleitet werden und die Diagnose falsch sein. Ein Ausweg ist die wiederholte Durchführung der Schritte, die Zuhilfenahme weiterer Tests oder der „Test of Time".

▶ **HINWEIS FÜR DIE PRAXIS**

Geschichte des Syndroms als Krankheitskonzept

Der Begriff Syndrom stammt aus dem Griechischen (συνδρομη = zusammenlaufen) und wurde nach Hippokrates eingeführt. Galen bezeichnete damit empirisch Symptome, „die zusammen bei einem Patienten auftreten" ohne Beachtung von möglichen kausalen Zusammenhängen.

Syndrome als abstrakte Krankheitskonzepte tauchen im 17. Jahrhundert dann in der Krankheitslehre von Sydenham auf. Hintergrund war, die Ursachen mit naturwissenschaftlichen Methoden verstehen zu wollen. Seit etwa 1900 wird der Syndrombegriff in den medizinischen Wörterbüchern als ein Komplex oder eine Kombination von Symptomen bezeichnet, die zusammen auftreten und kausal miteinander verbunden sind. In der modernen Medizin wird das „Syndrom" jedoch sehr uneinheitlich verwendet.

Wichtigkeit und Häufigkeit von Syndromen

Während die Häufigkeit von neurologischen Erkrankungen relativ gut untersucht ist, ist es schwierig, die Häufigkeit von Syndromen aus der aktuellen Literatur zu entnehmen. Im Folgenden werden die neurologischen Symptome der Häufigkeit und Wichtigkeit nach erörtert.

Welche Syndrome sind nun im Alltag wichtig und unverzichtbar? Hier wurden folgende Quellen berücksichtigt:
▶ Gegenstandskatalog des IMPP
▶ Kerncurriculum der AAN
▶ Schweizer Lernzielkatalog
▶ Kerncurriculum für den Reformstudiengang Medizin an der Charité.

Die Daten zu häufigen neurologischen Erkrankungen stammen aus folgenden Quellen: McDonald et al. und Kunze. Die Definitionen stammen aus folgenden Quellen: MeSH (Medical Subject Headings), AWMF-Leitlinien.

Des Weiteren wurden Syndrome aufgenommen, die entweder Notfälle darstellen oder zwar selten, aber zum pathophysiologischen Verständnis wichtig sind (z. B. Myasthenie).

- Die likelihood-ratio gibt an, um wie viel mal häufiger ein positives Testresultat bei Personen mit Erkrankung vorkommt im Vergleich zu Personen ohne Erkrankung.

- Markus Weih

- Koma: Läsion *beider* Hemisphären, des Hirnstamms oder Verbindungen dazwischen.

> **HINWEIS FÜR DIE PRAXIS**
>
> **Einschub: Evidenz-basierte Medizin (EBM)**
> Mathematisch kann jede Information, die ein Ergebnis liefert, egal ob anamnestischer Befund, Untersuchungsbefund oder das Ergebnis einer Untersuchung, als Test bezeichnet werden. Damit kann theoretisch der Prozess vom Symptom zum Syndrom zur Diagnose modelliert werden. Idealerweise wären für jeden Schritt die *a priori* Wahrscheinlichkeit bzw. die Prävalenzen bekannt und für jeden Test, der zutrifft, die Sensitivität und Spezifität bzw. die likelihood-ratio für ein negatives bzw. ein positives Ergebnis (LR- bzw. LR+).

A 2.2 Störungen des Bewusstseins

A 2.2.1 Grundlagen

Definition
Das Bewusstsein ist an die Funktion des Kortex der Großhirnhemisphären, des aktivierenden retikulären Systems und der Verbindung zwischen diesen Strukturen gebunden. Koma ist somit eine tiefe Bewusstseinsstörung mit reduzierter Hirnaktivität, aus der der Patient nicht erweckt werden kann.

Ätiologie
Funktionsstörung beider Hemisphären, des Hirnstamms oder der Verbindung.
Häufige Ursachen sind: Ischämie (V. a. Hirnstamm), Trauma, Hypoxie, Blutung, Hirndruck, Meningitis, Enzephalitis, medikamentöse/toxische Ursachen, Hypoglykämie, Hyperkalzämie, Leberversagen, Urämie, Sinusvenenthrombose, zentral pontine Myelinolyse, Wernicke-Enzephalopathie.

Anamnese und Symptome
- Vorerkrankungen? Abhängigkeit, Sucht, Depression, Wochenbett/Schwangerschaft, Epilepsie, KHK, postoperativ, Diabetes, Hydrozephalus, Tumor, Leber-, Nierenerkrankung, Medikamentenanamnese, Trauma, OP, Hypertonus, Petechien.
- Prodromi? Fieber und Kopfschmerzen bei Meningitis, Kopfschmerz als „warning leak" bei SAB.
- Zeitliche Entwicklung? Akut, subakut, chronisch-protrahiert.

A 2.2.2 Koma mit Fokalneurologie

Ätiologie
Ischämie, Trauma, intrazerebrale Blutung, Entzündung, Tumor.

Anamnese und Symptome
- Blutung und Ischämie: apoplektiformer Beginn.
- Tumor: allmählicher Beginn, aber plötzliche Verschlechterung möglich.
- Entzündung: allmählicher Beginn.

Prodromi, Wesensänderung, bekanntes Malignom?, Fieber?, Herzgeräusch, bekannte Herzrhythmusstörung (z. B. Tachyarrhythmia absoluta?), Medikamente (z. B. Kumarine, Antihypertonika).

Diagnostik
CT/MRT, Dopplersonografie, ggf. Angiografie, Liquorpunktion, EEG.

A 2.2.3 Koma ohne Fokalneurologie

Ätiologie
Intoxikation, Hypoxie, metabolische Störung, Hydrozephalus, postiktal, nichtkonvulsiver Status epilepticus, Trauma, psychogen.

Anamnese und Symptome
Drogen?, Foetor, KHK? (Sternotomienarbe?), Verletzungszeichen, Kopfumfang, Prodromi? Pupillen (eng bei Heroin).

Diagnostik
Drogenscreening, Medikamentenscreening (v. a. Analgetika, Antidepressiva, Sedativa, Neuroleptika, Herzmedikamente), Blutalkohol, Blutgase, Blutbild, Glukose, Elektrolyte (incl. Calcium), Gerinnung, Kreatinin, NH_3, Transaminasen, Osmolarität, CRP, TSH, CT, EKG, CK und Troponin, EEG (Allgemeinveränderung; steile Abläufe; β-Wellen), ggf. CT und Liquoruntersuchung.

> **PEARLS + PITFALLS**
>
> Ein nichtkonvulsiver Status epilepticus kann Komaursache sein.

• **FALLBEISPIEL**

Eine 34-jährige Frau wird in die Notaufnahme gebracht. Sie wurde soporös in ihrer Wohnung gefunden. Sie zeigt keine Fokalneurologie. Im Medikamenten- und Drogenscreening zeigt sich ein toxischer Amitryptilinspiegel. Später stellt sich heraus, dass sie Amitryptilin in suizidaler Absicht eingenommen hat.

A 2.2.4 Koma mit meningealem Syndrom

Das meningeale Syndrom ist Ausdruck eines Reizzustandes der Meningen durch z. B. Blut bei der SAB oder ein entzündliches Infiltrat bei der Meningitis. Die Bewusstseinsstörung ist meist durch eine diffuse kortikale Funktionsstörung verursacht.

Ätiologie
Subarachnoidalblutung, Meningitis und Meningoenzephalitis, intrakranielle Raumforderung (z. B. in der hinteren Schädelgrube).

Anamnese und Symptome
Koma und Nackensteifigkeit. Zeitliche Entwicklung? (plötzlich bei SAB, allmählich mit Fieber bei bakterieller Meningitis), Vorerkrankungen, vorausgegangene

Traumata, Umgebungserkrankungen und Prodromi *("warning leak"* bei SAB, Infekt?, Sinusitis?, Otitis?, TBC?, HIV?, Diarrhoe bei Enteroviren?, Insekten- oder Zeckenstich?

> ■ **MERKE**
>
> Koma mit/ohne Fokalneurologie? Meningismus?

Diagnostik
Labor (BB, BSG, CRP), Fieber, CT, wenn möglich Liquorpunktion (LP); EEG (Herdbefund?), Doppler (Vasospasmus?).

A 2.2.5 Apallisches Syndrom

● Synonym: persistierender vegetativer Zustand.

Definition
Kognitiver Zustand nach einer Hirnschädigung mit erhaltenen physiologischen Funktionen, fehlendem Bewusstsein (einschließlich aller kognitiver Funktionen und Emotionen).

Ätiologie
Hypoxisch-ischämischer Hirnschaden nach Herzkreislaufstillstand, Beinaheertrinken, Aspiration, Schädelhirntrauma, metabolisch-toxische Ursachen (Hypoglykämie), Enzephalitis.

Anamnese und Symptome
Keine Kognition der Umgebung oder der eigenen Person. Keine Interaktion, keine Kommunikation. Keine reproduzierbaren Reaktionen auf visuelle, akustische, taktile oder Schmerzreize. Kein Sprachverständnis, keine Sprachproduktion. Patient ist wach, aber der optokinetische Nystagmus fehlt. Der Patient zeigt normale bzw. erhaltene Schlaf-Wachzyklen. Die Funktion des Hirnstammes, der Hirnnerven und des Hypothalamus ist intakt; Stuhl- und Harninkontinenz.

Diagnostik
Bildgebung, EEG, evozierte Potenziale.

A 2.2.6 Akinetisch-mutistisches Syndrom

Definition
Untätiger Zustand durch extreme Antriebsstörung, Störung der Kommunikation und des Bewegungsbeginnes. Keine willkürliche Muskelaktivität trotz erhaltener sensorimotorischer Bahnen und Wachsamkeit.

Ätiologie
Bilaterale, mittelliniennahe Läsion des Frontalhirnes und/oder des vorderen Anteils des Gyrus cinguli, aber auch Basalganglien- oder Hirnstammläsionen. Die häufigste Ursache ist ein Hydrozephalus (Tumor im 3. Ventrikel?), Subarachnoidalblutungen (V. a. A. communicans anterior), frontale Läsionen, bilaterale Anteriorinfarkte, Normaldruckhydrozephalus.

Anamnese und Symptome
Die Patienten sind wach, fixieren, bleiben jedoch bewegungslos, ohne dass ein peripheres oder zentrales motorisches Syndrom vorliegt.

Diagnostik
CT/MRT, EEG, ggf. Liquorpunktion.

Differenzialdiagnose
- Locked-in-Syndrom: Pyramidenbahnzeichen, keine Fixation, Augenbewegung.
- Apallisches Syndrom: keine Fixation, kein optokinetischer Nystagmus, oft spontane Bewegungen der Extremtäten.
- Katatonie.
- Depressiver Stupor.
- Hypersomnie.

● Beim akinetischen Mutismus an psychiatrische Ursachen denken.

A 2.2.7 Locked-in-Syndrom

Definition
Tetraplegie mit Hirnnervenparesen. Das Bewusstsein ist erhalten, und begrenzte Augenbewegungen können die einzige erhaltene Willkürmotorik darstellen.

Ätiologie
Ursache ist eine Läsion des ventralen Pons (meist durch eine Basilaristhrombose, aber auch Blutungen, Tumoren, zentral pontine Myelinolyse, Enzephalitis und posttraumatisch). Folge ist eine Unterbrechung der kortiko-spinalen und kortiko-bulbären Bahnen unter Aussparung der aszendierenden Bahnen.

Anamnese und Symptome
Initial sind die Patienten oft komatös. Später ist der Befund mit einem Querschnittssyndrom auf pontinem Niveau vergleichbar. Ansonsten sind die Patienten wach und nehmen sensible Reize in der Regel wahr.

Diagnostik
MRT, EEG, ggf. Liquorpunktion.

● Beim Locked-in-Syndrom kann es sehr schwer sein, die wache Bewusstseinslage zu erkennen.

Differenzialdiagnose
- Akinetischer Mutismus: kognitive Störungen, keine Tetraparese.
- Apallisches Syndrom: keine kognitiven Fähigkeiten, z. B. keine Fixation, Primitivreflexe.

A 2.2.8 Mittelhirnsyndrom

Ätiologie
Einklemmung, Infarkt, Blutung, Tumor, Intoxikation, Enzephalitis, Trauma.

Anamnese und Symptome
Das Mittelhirnsyndrom kann weiter in 4 fortschreitende Stadien unterteilt werden. Bei einem beginnenden Mittelhirnsyndrom sind die Patienten initial nur leicht benommen bis somnolent, später komatös, die Reaktion auf Schmerz-

reize ist zunächst gezielt, aber verzögert, dann fehlend. Der Muskeltonus ist im Verlauf zunächst an den Beinen, dann auch an den Armen erhöht, es kommt zu einer Streckstellung oder Streckkrämpfen. Die Pupillen sind erst mittelweit, werden zunächst eng, dann wieder weiter und es zeigen sich eine Bulbusdeviation und verminderte Pupillenreaktion auf Licht. Blutdruck, Puls und Temperatur nehmen im Verlauf des Mittelhirnsyndromes zu, eine Maschinenatmung tritt auf. Weitere Symptome sind Massenbewegungen, orale Automatismen, Myoklonien und gesteigerte Schweißsekretion.

Diagnostik
Wenn Ursache unklar, sofortige Bildgebung: Hydrozephalus, Blutung, Raumforderung?
Liquorpunktion bei V. a. entzündliche Ursache.

- Bulbärhirnsyndrom: Blutdruckabfall

> **HINWEIS FÜR DIE PRAXIS**
>
> **Bulbärhirnsyndrom**
> Ist die Ursache eines Mittelhirnsyndroms nicht zu beseitigen, geht es in ein Bulbärhirnsyndrom über. Die Streckstellung und der Muskeltonus nehmen ab, die Reflexe werden schwächer, Temperatur und Blutdruck nehmen ab, die Pupillen werden weit und die Bulbi sind divergent, es sind keine Hirnstammreflexe mehr auslösbar. Die Atmung setzt aus.

A 2.3 Motorisches Syndrom

Definition
Schädigung der Pyramidenbahn, des zweiten Motoneurons, der neuromuskulären Übertragung oder des Muskels, welche sich klinisch in einer Parese äußert.

Ätiologie
Heterogen. Entlang der gesamten Neuroaxis möglich. Alle Ursachen einer supratentoriellen, Hirnstamm- oder Rückenmarksläsion: Trauma, Tumor, Ischämie (A. spinalis anterior), Entzündung, spinale Kompression (z. B. zervikale Myelopathie), degenerative Motoneuronerkrankungen (spastische Spinalparalyse, ALS, spinale Muskelatrophie), radikuläre Läsion, Plexusläsion, Poly- und Mononeuropathien, Störung der neuromuskulären Übertragung und Myopathien.

Anamnese und Symptome
Klinisch stehen bei einer Läsion des ersten Motoneurons (bzw. der Pyramidenbahn) initial schlaffe, dann spastische Paresen mit Pyramidenbahnzeichen im Vordergrund. Eine kortikale Läsion in Area 4 kann auch zu einer schlaffen Parese führen. Auch ein einfach fokaler Anfall weist auf eine kortikale Läsion hin. Bei supratentoriellen Prozessen inkomplette Hemiparese entsprechend dem motorischen Homunkulus (bei Mantelkantenprozessen beinbetont, in der Nähe des Operculums eher an der Hand/im Gesicht), distal betonte Feinmoto-

◻ **Tab. A 2.1** Syndrome bei Schädigung des ersten oder zweiten Motoneurons.

Syndrom bei Schädigung des ersten Motoneurons	Syndrom bei Schädigung des zweiten Motoneurons
▶ Hyperreflexie ▶ Eher Parese ▶ Keine Atrophie ▶ Pyramidenbahnzeichen ▶ Tonuserhöhung ▶ Spastik, Klonus und Crampi	▶ Reflexverlust ▶ Eher Plegie ▶ Atrophie ▶ Faszikulation ▶ Tonus schlaff ▶ Denervierung im EMG

rikstörungen und Massenbewegungen. Aphasie/Apraxie und Neglect sind weitere Symptome von kortikalen Läsionen. Weitere Zeichen einer zentralen motorischen Schädigung sind Pyramidenbahnzeichen, Reflexsteigerung, eine Tonussteigerung/Spastik, Massenbewegungen und Primitivreflexe. Bei einer kapsulären Läsion ist die Hemiparese an den oberen und unteren Extremitäten eher gleich ausgeprägt, da in der Capsula interna die motorischen Bahnen eng benachbart verlaufen. Zusätzlich liegen dann oftmals sensible Störungen vor.

■ MERKE

Erstes Motoneuron: Spastik, Reflexsteigerung, Babinski.
Zweites Motoneuron: Reflexverlust, Plegie, Atrophie.

Bei Hirnstammprozessen kommt es, abhängig vom Ausmaß der Läsion, zu einer kontralateralen Hemiparese oder Tetraparese mit zusätzlichen ipsilateralen *Hirnnervenparesen* und einer Bewusstseinsstörung. Bei pontinen Läsionen der Pyramidenbahn können weitere Hirnstammzeichen fehlen.

Bei spinalen Prozessen kommt es, abhängig von der Höhe, zu einer Tetraparese (z. B. Läsion im Zervikalmark) oder zu einer Paraparese (z. B. Läsion im Thorakalmark) und spinalen Automatismen. Vorderhornerkrankungen, radikuläre, Plexus- und periphere Läsionen führen zu Paresen im Versorgungsgebiet des jeweiligen zweiten Motoneurons. Störungen der neuromuskulären Übertragung und Myopathie führen zu proximaler, symmetrischer Schwäche und Paresen.

Diagnostik (s. ◻ Tab. A 2.1)

Bei V. a. Läsion des ersten Motoneurons: CT/MRT, ggf. Liquorpunktion, Magnetstimulation (MEP).

Bei V. a. Läsion des zweiten Motoneurons (spinale Muskelatrophie, ALS, Polio): CK, EMG, NLG/F-Wellen. Differenzialdiagnose von Myasthenien und Myopathien.

● Bei einer ALS kann das gesamte motorische System (1. und 2. motorisches Neuron) betroffen sein.

A 2.4 Extrapyramidal-motorische Syndrome

A 2.4.1 Grundlagen

Definition
Erkrankungen, die nicht primär das pyramidal-motorische System betreffen. Betroffen sind häufig die Basalganglien (Putamen, Globus pallidus, Substantia nigra, Claustrum, Amygdala, Nucleus caudatus) oder supplementär motorische Areale im Frontalhirn.

Ätiologie
Heterogen. Häufig sind degenerative Ursachen (v. a. Morbus Parkinson), vaskuläre Erkrankungen, Traumata, genetisch, endokrin-metabolisch.

Anamnese und Symptome
Akinetisch-rigide Bewegungsstörungen (für unwillkürliche Bewegungen und Bewegungsänderungen, z. B. Morbus Parkinson); abnorme unwillkürliche Bewegungen (z. B. bei Chorea, Athetose, Ballismus), abnorme Muskelkontraktionen (z. B. bei Dystonien). Symptome sind oft zunächst auf eine Körperseite begrenzt (z. B. bei Morbus Parkinson) oder betreffen nur einzelne Segmente (z. B. fokale Dystonie/Tortikollis).

Diagnostik
Bildgebung, SPECT, DNA-Tests bei V. a. hereditäre Erkrankung (z. B. Chorea major).

● Familienanamnese erfragen!

A 2.4.2 Parkinson-Syndrom: Hypokinetisch-rigides Syndrom

Definition
Bradykinese und mindestens eines der folgenden Symptome: Rigor, Ruhetremor und posturale Instabilität. Die idiopathische Form ist definiert durch eine Degeneration der Pars compacta der Substantia nigra.

Ätiologie
Vaskulär (subkortikale vaskuläre Enzephalopathie), Normaldruckhydrozephalus (breitbasiger Gang, Füße werden nicht gehoben, keine Beeinflussung von außerhalb), Medikamenten-induziert (klassische Neuroleptika, Antiemetika, Lithium, Calciumantagonisten), Tumor, posttraumatisch, toxisch (Kohlenmonoxid, Mangan, Methyl-phenyl-tetrahydro-pyridin = MPTP), entzündlich (AIDS), metabolisch (Morbus Wilson, Hypoparathyreoidismus).

Differenzialdiagnose des *progredienten* hypokinetisch-rigiden Syndromes: Multisystematrophie (MSA, Parkinson-Typ [MSA-P] oder zerebellärer Typ [MSA-C]), progressive supranukleäre Blickparese (PSP, *Steele-Richardson-Syndrom*), kortikobasale Degeneration, Demenz vom Lewy-Körper-Typ, spinozerebelläre Ataxien.

Diagnostik
Klinik. Zusatzdiagnostik: Bildgebung, L-DOPA-Test, SPECT, autonome Testung, Kupfer/Coeruloplasmin, TSH.

● M. Parkinson ist eine klinische Diagnose!

● **FALLBEISPIEL**

Eine 63-jährige ehemalige Putzfrau wird wegen rezidivierender Stürze *nach hinten* vorgestellt. Klinisch zeigt sie ein bradykinetisch-rigides Syndrom und eine leichte Demenz. Im MRT Mittelhirnatrophie. Es wird eine PSP diagnostiziert.

A 2.4.3 Hyperkinetisches Syndrom

Ätiologie
- Chorea: hereditär, benigne, sporadisch, immunvermittelt, postinfektiös, bei Akanthozytose.
- Medikamentös, V. a. Neuroleptika, Antiemetika, z. B. Metoclopramid.
- Degenerativ: im Spätverlauf eines Morbus Parkinson, oft Akathisie.
- Entzündlich: Enzephalitis, Tetanus.
- Metabolisch: Hyperthyreose, Morbus Wilson.
- Psychogen: katatone Erregung.

Anamnese und Symptome
Flüchtige, plötzliche, rasche, unwillkürliche, unruhige Bewegungen, v. a. im Gesicht, an Hals, Rumpf und Extremitäten. Die Bewegungen können in Ruhe auftreten und verstärken sich bei Bewegung/Stress. Positive Familienanamnese bei der Chorea major. Bei Athetose kurzes Verharren in einer eingenommenen Position.

Diagnostik
Medikamentenanamnese, Schilddrüsenwerte, Liquor (Zellzahl, Eiweiß, oligoklonale Banden), Bildgebung, Blutbild (Akanthozyten im Blutausstrich?). Genetik (V. a. Chorea major). Coeruloplasminspiegel bei V. a. Morbus Wilson. Bei V. a. immunvermittelte Chorea: Anti-Streptolysin-Antikörper, Anti-Phospholipidantikörper, Basalganglienantikörper.

A 2.5 Vaskuläre Syndrome

Gefäßverschlüsse gehören zu den häufigsten Erkrankungen in der Neurologie. Da die Versorgungsgebiete der großen Hirnarterien relativ konstant sind, kommt es bei einem Verschluss zu relativ gut beschreibbaren Syndromen.

A 2.5.1 Syndrom der A. cerebri media (Foix-Lévy-Syndrom)

Ätiologie
Die A. cerebri media ist bei intrazerebralen Gefäßprozessen am häufigsten betroffen (in etwa 2/3 der Fälle). Ursachen: Arterio-arteriell, kardioembolisch, in-situ-Thrombosen, Vaskulitis, nicht-arteriosklerotische Vaskulopathien (z. B. Moya-Moya), migränöse Infarkte.

- Moya-Moya-Syndrom: progrediente Karotis-/Mediastenose unklarer Ätiologie mit ausgeprägter Kollateralisierung.

Anamnese und Symptome
Bei einem Hauptstammverschluss kommt es zu einer kompletten kontralateralen Plegie, einer kompletten halbseitigen Sensibilitätsstörung für alle Qualitäten und einer konjugierten Blickdeviation zur ipsilateralen Seite. Bei linksseitiger Läsion zusätzlich globale Aphasie, bei rechtsseitiger Läsion z. B. visospatialer Neglect.

Bei einem Verschluss der lentikulostriären Arterien (lateral und medial) kommt es zu Marklagerinfarkten (*small deep infarcts*) und klinisch eher zu einem lakunären Syndrom. Bei einem striatokapsulären Infarkt kommt es in der Regel zu einer Hemiparese und neuropsychologischen Symptomen (Aphasie, Neglect, Apraxie). Bei einem oberflächlichen Verschluss der A. cerebri media nach Abgang der lentikulostriären Gefäße kommt es zu einer kontralateralen sensomotorischen Hemiparese und Aphasie/ideomotorischer Apraxie (links) und typischerweise visospatialem Neglect (rechts).

Diagnostik
CT/MRT, Doppler/Duplex, EKG, Echokardiografie, ggf. Angiografie, CRP, Blutbild.

A 2.5.2 Syndrom der A. cerebri posterior

Ätiologie
Wie A. cerebri media, s. Kap. A 2.5.1.

Anamnese und Symptome
Gesichtsfeldausfall, unilaterale Kopfschmerzen, Sensibilitätsstörungen (bei Mitbeteiligung des Thalamus), Hemiparese, Oculomotoriusparese und Bewusstseinsstörung bei Mitbeteiligung des Mittelhirnes.

Diagnostik
Wie A. cerebri media (s. Kap. A 2.5.1), ggf. Perimetrie.

A 2.5.3 Lakunäre Syndrome

Definition
Kleine, subkortikale ischämische Infarkte von Endarterien.

Ätiologie

Mikroangiopathie durch Lipohyalinose, jedoch auch wie beim Territorialinfarkt Verschluss größerer Arterien durch Embolien, Atherome/Arteriosklerose, Koagulopathien, Infektionen/Vaskulitis und hämodynamische Ursachen. Initial wurden die lakunären Syndrome vor allem bei Ponsläsionen beschrieben, können jedoch auch an anderer Lokalisation, z. B. bei Marklager- oder Basalganglienläsionen (Capsula interna, Thalamus, Striatum) auftreten.

Zu den lakunären Syndromen gehören:
- Pure motor stroke
- Ataktische Hemiparese
- Dysarthria-Clumsy-Hand-Syndrom
- Pure sensory stroke
- Sensorimotor stroke

● Bei einem lakunären Syndrom kann typischerweise *keine* Aphasie, Apraxie oder Neglect beobachtet werden.

Diagnostik

Bildgebung, Doppler- und Duplexsonografie, EKG, Echokardiografie.

A 2.5.4 Hirnstammsyndrome

Anamnese und Symptome

Hirnstammsyndrome (s. ● Abb. A 2.2) bestehen in der Regel aus einer Hirnnerven- oder Kleinhirnfunktionsstörung und einer motorischen oder sensiblen Störung durch eine Mitbeteiligung der langen Bahnen. Da die Pyramidenbahn erst in der Medulla kreuzt, kommt es z. B. bei einer rechtsseitigen Mittelhirnläsion zu einer kontralateralen Hemiparese und einer ipsilateralen Oculomotoriusparese (Weber-Syndrom). Liegt die Läsion im Pons, kommt es stattdessen zu einer Fazialisparese und kontralateralen Hemiparese (Millard-Gubler-Syndrom). Liegt die Läsion in der Medulla, kommt es z. B. zu einem kaudalen Hirnnervensyndrom und einer kontralateralen Sensibilitätsstörung (s. Wallenbergsyndrom).

Ätiologie

Vaskulär, Blutung, Entzündung, Tumor.

Diagnostik

MRT (höhere Sensitivität), Liquor.

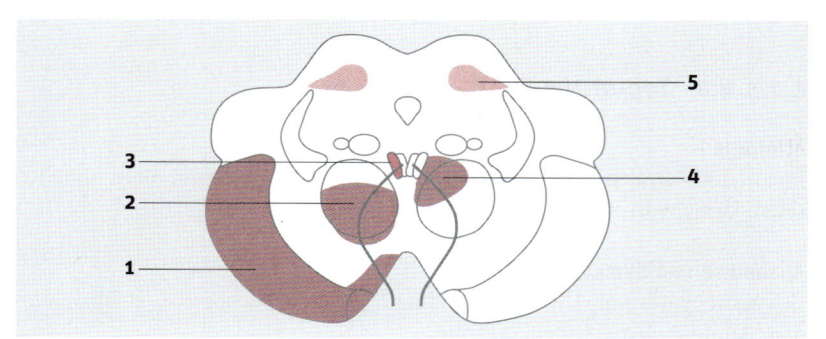

● **Abb. A 2.2** Hirnstammsyndrome (nach Vinken und Bruyn). Querschnitt durch den Colliculus superior im Mittelhirn.
1 = Weber-Syndrom, 2 = Benedikt-Syndrom, 3 = INO, 4 = Claude-Syndrom, 5 = Parinaud-Syndrom.

Tab. A 2.2 Die drei wichtigsten gekreuzten Hirnstammsyndrome.

Name	Lokalisation	Ipsilaterales Hirnstammsymptom	Betroffene lange Bahnen/weitere Symptome
Weber-Syndrom	Basis des Mittelhirnes/Pedunkel	Okulomotoriusparese	Kontralaterale Hemiparese
Millard-Gubler (Hemiplegia alternans facialis)	Kaudale-ventrale Pons	Fazialis, Abducens	Kontralaterale Hemiparese
Wallenberg-Syndrom	Dorsolaterale Medulla oblongata	Horner-Syndrom, Trigeminusausfall (Schmerz und Temperatur), Pharynx/Stimmbandlähmung, Hemiataxie	Sensibilitätsstörung für Schmerz und Temperatur

A 2.5.4.1 Wallenberg-Syndrom

Ätiologie
Dorsolaterale Läsion in der Medulla oblongata. Ursache ist meist ein ipsilateraler Verschluss der A. cerebelli posterior inferior (PICA).

> **MERKE**
>
> Das Wallenberg-Syndrom ist wichtig, weil es der größte Territorialinfarkt des Hirnstamms ist. Es kommt in der reinen Form nach Ischämien jedoch selten vor.

Anamnese und Symptome
(Mindestens 4 Symptome)
- Ipsilaterales Horner-Syndrom (durch Ausfall sympathischer Fasern, meist inkomplett).
- Ipsilateraler Trigeminusausfall für Schmerz und Temperatur.
- Ipsilaterale Pharynx- und Stimmbandlähmung (durch Läsion des N. ambiguus).
- Ipsilaterale Hemiataxie (durch spinozerebelläre Läsion).
- Kontralaterale Sensibilitätsstörung für Schmerz und Temperatur.

Diagnostik
MRT, Ursachensuche (s. vaskuläre Syndrome, Kap. A 2.5).

A 2.5.4.2 Top-of-the-Basilar-Syndrom

Ätiologie
Läsion des rostralen Hirnstammes und der A. cerebri posterior, meist ohne Paresen. Ursache ist meist eine Embolie.

Anamnese und Symptome
Bewusstseinsstörung, kortikale Blindheit, vertikale Blickparese, Halluzinationen, Amnesie, Verwirrtheit, Unruhe.

A 2.5.5 Horner-Syndrom

Tab. A 2.3 Eponymische Hirnstammsyndrome.

Name	Lokalisation	Ipsilaterales Hirnstammsymptom	Betroffene lange Bahnen/weitere Symptome
Foville	Kaudaler Brückenfuß	Fazialis, Abducens	Kontralaterale Hemiparese und -anästhesie
Benedikt	Tegmentum des Mittelhirns (Pedunkel und N. ruber)	Okulomotorius	Kontralaterale Hemiataxie, Tremor/Rigor/Hyperkinesien, ggf. Hemiparese
Claude	Pedunculus cerebellaris superior medial des N. ruber	Okulomotorius	Kontralaterale Hemiataxie/Tremor, keine Hyperkinesien
Nothnagel	Tektum des Mittelhirnes	Okulomotorius, vertikale Blickparese	Kontralaterale Hemiataxie, Choreoathetose
Parinaud	Dorsales Mittelhirn	Vertikale Blickparese, Konvergenzparese, Pupillenstörung	
Avellis	Tegmentum der Medulla (N. ambiguus)	Vagus (Gaumensegel und Stimmband)	Kontralaterale Hemiparese, Hemihypästhesie (Schmerz und Temperatur)
Jackson	Tegmentum der Medulla	Hypoglossie, Vagus + Accessorius	Kontralaterale Hemiparese, Hemihypästhesie (Vibration, Lage und Berührung)
Raymond-Cestan	Rostrale, kaudaler Pons	Abducens + INO, evtl. Blickdeviation	Kontralaterale Hemiparese und Hemihypästhesie
Gellé	Rostraler lateraler Pons	Taubheit, Schwindel	Kontralaterale Hemiparese
Brissaud-Sicard	Rostraler kaudaler Pons	Hemispasmus Fazialis	Kontralaterale Hemiparese
Marie-Foix	Rostraler lateraler Pons	Ataxie	Kontralaterale Hemiparese
Grenet	Mittlerer Pons	Trigeminus (Druck und Berührung), Ataxie, Tremor	Kontralaterale Anästhesie und Hemiparese
Babinski-Nageotte	Laterale Medulla	Ipsilaterale Hemiataxie, Hornersyndrom	Kontralaterale sensomotorische Hemiparese
Opalski	Submedullär/Olive	Ipsilaterale Hemiplegie	Ataxie, Horner

Diagnostik
MRT, Ursachensuche (s. vaskuläre Syndrome, Kap. A 2.5).

● DD: Delir und psychische Erkrankungen.

A 2.5.4.3 Weitere gekreuzte Hirnstammsyndrome

Siehe ◻ Tab. A 2.3.

A 2.5.5 Horner-Syndrom

Ätiologie
Zentrale Läsion (Infarkt, Tumor, MS, Syringobulbie oder Syringomyelie) oder periphere Läsion (Pancoasttumor, Mediastinaltumor, Carotisdissekat) des efferenten N. symphathicus.

Anamnese und Symptome
Ptosis, Miosis und Enophthalmus. Bei zentraler Ursache segmentale Schweißsekretionsstörung der ipsilateralen Gesichtshälfte und weitere zentrale/Hirnstammzeichen, v. a. Dysarthrie. Schmerzen über Carotis bei Dissekat, Gesichtsschmerzen z. B. bei Wallenbergsyndrom. Schulter-Arm-Schmerzen bei z. B. C8-Syndrom oder Syringomyelie.

Diagnostik
Bei zentraler Ursache: MRT, ggf. Liquor.
  Bei peripherer Ursache: Duplexsonografie (Dissekat?), EMG, CT/MRT Thoraxapertur.

A 2.6 Sensibles Syndrom

Ätiologie
Periphere Nervenläsion, Polyneuropathie, Plexusläsion, Ganglionitis, radikuläres Syndrom bei Wurzelläsion, spinale Läsion, Hirnstamm oder supratentorielle Läsion.

Anamnese und Befund
Sensibilitätsstörungen können auf jeder Ebene des peripheren Nervensystems und ZNS auftreten.
  Bei peripheren Nervenläsionen betrifft die Sensibilitätsstörung alle Qualitäten und ist maximal auf das autonome Innervationsgebiet des betroffenen Nerven begrenzt und dadurch meist recht klein. Typisch sind hier Reizerscheinungen wie Parästhesien und Hyperalgesien.
  Bei einer Polyneuropathie sind die Sensibilitätsstörungen meist symmetrisch. Der Beginn ist oft an den Füßen, dann den Unterschenkeln und anschließend den Händen (strumpf- bzw. handschuhförmig), da die längsten und größten Axone oft zuerst betroffen sind.
  Bei einer Wurzelläsion kommt es zu segmentalen Sensibilitätsstörungen im entsprechenden Dermatom, die durch die Überlappung der Dermatome meist nur gering sind. Die Schmerzen verstärken sich typischerweise bei Husten, Pressen und Niesen.
  Liegt die Läsion spinal, können die verschiedenen Qualitäten unterschiedlich betroffen sein (z. B. Brown-Séquard-Syndrom oder zentromedulläres Syndrom). Ein Lhermitte-Zeichen tritt typischerweise bei zervikalen sensiblen spinalen Läsionen auf.
Eine Hirnstammläsion führt typischerweise zu gekreuzten sensiblen Störungen (z. B. Körper rechts und Gesicht links beim Wallenbergsyndrom). Auch eine Hirnnervenparese oder eine Ataxie weisen auf eine Hirnstammläsion hin. Eine thalamische Sensibilitätsstörung (Déjerine-Roussy-Syndrom, NVP) betrifft alle Qualitäten, häufig mit starken Spontanschmerzen (thalamisches Schmerzsyndrom).
  Liegt die Läsion im anterioren parietalen Kortex, zeigen sich diskriminative Störungen (Astereognosie, 2-Punktdiskrimination, Lage- und Bewegungssinnstörung = Verger-Déjerine-Syndrom). Möglich ist auch eine Störung der primären sensiblen Qualitäten (Schmerz, Temperatur, Berührung, Vibration = Dé-

• Wurzelläsion: Schmerz, Sensibilitätsstörung.

jerine-Mouzon-Syndrom). Häufig tritt ein Neglect oder ein Extinktionsphänomen auf. Eine komplette Anästhesie ist bei kortikalen Läsionen aufgrund der multilokulären zentralen sensiblen Repräsentation eher die Ausnahme. Eine Sensibilitätsstörung, die dem Homunkulus-Schema folgt, weist ebenfalls auf eine kortikale Läsion hin. Bei einer schweren Lagesinnstörung kommt es zu einer Pseudoathetose.

Diagnostik
NLG, SSEP, Bildgebung. Differenzialdiagnose: psychogen.

● FALLBEISPIEL

Eine 67-jährige Patientin mit kleinzelligem Bronchialkarzinom entwickelt eine schwere Lagesinnstörung mit Pseudoathetose. Es wird eine paraneoplastische sensible Neuropathie (SSN) diagnostiziert.

A 2.7 Spinale Syndrome

A 2.7.1 Komplettes/inkomplettes Querschnittsyndrom

Siehe o Abb. A 2.3 B.

Definition
Ein spinales Syndrom entsteht durch eine Funktionsstörung des Rückenmarkes. Als komplettes Querschnittsyndrom wird ein Syndrom bezeichnet, bei dem alle anatomisch-funktionellen Strukturen des Rückenmarkes etwa gleich geschädigt sind.

● Ein spinales Syndrom unklarer Ätiologie stellt immer einen Notfall dar!

Ätiologie
Trauma, zervikale Myelopathie, MS, Tumoren.

A Tabetisches Syndrom
B Komplettes Querschnittsyndrom
C Brown-Séquard-Syndrom
D Zentromedulläres Syndrom (Syringomyelitisches S.)
E Hinterstrangsyndrom
F Spinalis-anterior-Syndrom

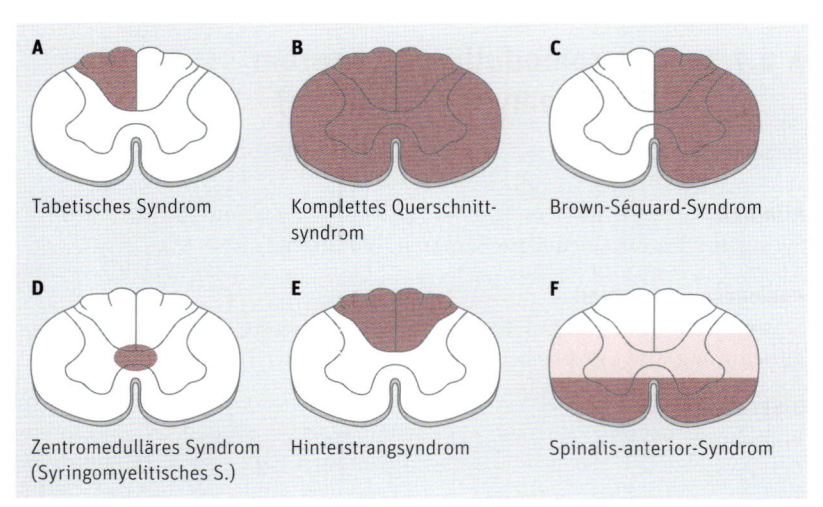

o **Abb. A 2.3** Charakteristische spinale Syndrome (nach Adams).

Anamnese und Befund
Schlaffe Parese, im Verlauf dann in Spastik übergehend; initial Ausfall der Eigen- und Fremdreflexe; Sensibilitätsstörung auf Höhe der Läsion (oder tiefer); vegetative Störungen (Überlaufblase, Temperaturregulationsstörung, Mastdarmstörung, Ileus, Potenzstörungen), spinale Automatismen (Streck- und Beugesynergien).

Diagnostik
Bildgebung, ggf. Liquorpunktion.
  Differenzialdiagnose: Trauma, Tumor, Kompression, Ischämie, Myelitis, GBS.

> **PEARLS + PITFALLS**
>
> Ein großer spinaler MS-Herd kann raumfordernd sein. DD zum Tumor durch Verlauf, Liquor und zerebrales MRT.

A 2.7.2 Brown-Séquard-Syndrom

● Das Brown-Séquard-Syndrom ist selten, aber zum Verständnis der spinalen Neuroanatomie wichtig.

Siehe ○ Abb. A 2.3 C.

Ätiologie
Halbseitige Rückenmarksläsion durch Myelitis, Trauma, Tumoren, MS, Blutung, Ischämie, radiogen.

Anamnese und Befund
Ipsilateral Parese und Atrophie, in Höhe der Läsion schlaff, unterhalb spastisch, ipsilaterale Tiefensensibilitätsstörung, kontralateral Störung von Schmerz und Temperatur.

Diagnostik
Bildgebung, ggf. Liquor, SSEP, MEP.
  Differenzialdiagnose: Trauma, Tumor, Myelitis, Ischämie, Blutungen, Bestrahlung.

A 2.7.3 Zentromedulläres Syndrom (Syringomyelie-Syndrom)

Siehe ○ Abb. A 2.3 D.

Ätiologie
Syringomyelie, intramedulläre Tumoren, Blutungen.

Anamnese und Befund
Störung von Schmerz- und Temperaturempfindung bei erhaltenem Lagesinn, gürtelförmig bzw. entsprechend der Ausdehnung der Läsion.

Diagnostik
Bildgebung, SSEP.

A 2.7.4 Hinterstrangsyndrom

Siehe o Abb. A 2.3 E.

Ätiologie
Wie bei Querschnittssyndrom. Isolierte Läsion bei funikulärer Myelose oder Diabetes möglich. Bei Tabes dorsalis ist eine halbseitige Hinterstrangschädigung möglich, heutzutage jedoch selten zu beobachten (s. o Abb. A 2.3 F).

Anamnese und Symptome
Lagesinn- und Vibrationsstörung, sensible Ataxie, Astereognosie, sensible Reizsyndrome (v. a. lanzinierende Schmerzen!). Schmerz- und Temperaturempfinden sind erhalten.

Diagnostik
Wie bei Querschnittsyndrom, SSEP.

A 2.7.5 Vorderhornsyndrom

Ätiologie
Prinzipiell wie bei Querschnittssyndrom. Tritt auf in Kombination mit anderen spinalen Syndromen wie dem zentromedullären Syndrom oder A.-spinalis-anterior-Syndrom. Isolierter Befall möglich bei ALS, spinaler Muskelatrophie, Poliomyelitis.

Anamnese und Symptome
Schlaffe Parese, Atrophie, Faszikulation. Ausfall oder Abschwächung der Eigenreflexe.

Diagnostik
EMG, Liquor, ggf. Bildgebung.

A 2.8 Radikuläre Syndrome, Plexussyndrome und periphere Nervenläsionen

A 2.8.1 Radikuläre Syndrome

Definition
Schmerz, Parese und Sensibilitätsstörungen im Ausstrahlungsgebiet einer betroffenen Nervenwurzel.

● Schmerz, Parese und Sensibilitätsstörung = radikuläres Syndrom

Anamnese und Symptome
Bei einem Diskusprolaps sind die mechanisch besonders beanspruchten kaudalen Segmente der Hals- und Lendenwirbelsäule (C6–C8 und L3–S1) häufig betroffen. Bei einem Herpes Zoster häufig auch thorakale Lokalisation und Effloreszenzen. Bei einem radikulären Syndrom treten keine vegetativen Störungen auf.

Ätiologie
Bandscheibenvorfall, Radikulitis (v. a. Herpes Zoster und Borreliose), Plexuserkrankungen, Gelenkerkrankungen, Tumoren, Diabetes.

A 2.8.2 Plexussyndrome

Anamnese und Symptome

● Plexusläsionen nicht mit „Ischalgien" verwechseln!

- Obere Armplexusläsion (Duchenne-Erb, C5–C6): Parese der Armabduktoren und Außenrotatoren, der Ellbogenbeuger und der Supination. Sensible Ausfälle an der Außenseite der Schulter und am radialen Unterarm. Bei Plexusneuritis stehen Schmerzen im Vordergrund bei relativ geringen sensiblen Ausfällen.
- Untere Armplexusläsion (Déjerine-Klumpke): Parese der kleinen Handmuskeln, der langen Fingerbeuger und der Handbeuger. Sensible Ausfälle an der ulnaren Hand und der ulnaren Unterarmseite.
- Läsion des Plexus lumbalis: Parese von Hüftbeugung sowie Unterschenkelbeugung und -streckung. Sensible Ausfälle an der Vorderseite des Oberschenkels. Patellasehnenreflex fehlt.
- Läsion des Plexus sacralis: Parese von Oberschenkelabduktion und -beugung, Hüftstrecker und Kniebeuger. Sensible Ausfälle am dorsalen Oberschenkel.

Ätiologie der Plexusläsionen
Neuritis, Tumoren, Trauma, neuralgische Schulteramyotrophie, nach Bestrahlung, Engpass-Syndrome der oberen Thoraxapertur (Halsrippensyndrom, Skalenussyndrom, Costoclavicularsyndrom, Hyperabduktionssyndrom). DD: Wurzelausriss.

Diagnostik
Bildgebung (Röntgen und CT/MRT), EMG/NLG, Doppler-, Duplexsonografie (bei Engpass-Syndromen).

> ● **FALLBEISPIEL**
>
> Ein 35-jähriger Patient erhält eine Angiografie über einen Leistenzugang und wird anschließend heparinisiert. Am nächsten Tag entwickelt er starke lokale Schmerzen und eine Hüftbeugerparese. Als Ursache wird eine Plexusparese bei retroperitonealem Hämatom diagnostiziert.

A 2.8.3 Periphere Läsionen und Engpass-Syndrome

A 2.8.3.1 Karpaltunnelsyndrom

Definition
Chronische Kompressionsneuropathie des N. medianus im Bereich des Handgelenkes unter dem Retinaculum flexorum.

Ätiologie
Risikofaktoren sind: Diabetes, Schwangerschaft und Stillzeit, Hypothyreose, Akromegalie, nach Frakturen, Amyloidose, Polyarthritis, Dialyse.

Anamnese und Symptome
Brachialgia paraesthetica nocturna (= Schmerzen, Parästhesien), später auch motorische Ausfälle und Thenaratrophie. Hofmann-Tinelsches Klopfzeichen: Parästhesien bei Beklopfen der Palmarseite des Handgelenkes.

Diagnostik
NLG (distale Latenz), EMG.
Differenzialdiagnose: Brachialgien anderer Ursache; radikuläre Syndrome C6–C8, untere Plexusläsion.

A 2.8.4 Polyneuropathische Syndrome

Definition
Schädigung mehrerer peripherer Nerven durch einen systemischen Prozess.

● Axon und Myelinscheide können in unterschiedlichem Ausmaß betroffen sein.

Ätiologie
- Stoffwechselerkrankungen: Diabetes, Porphyrie, Urämie, Hypothyreose.
- Toxisch-medikamentös: Alkohol, Chemotherapie.
- Hereditär: HMSN (hereditäre motorisch-sensorische Neuropathie), Friedreich-Ataxie.
- Infektiös: Borreliose, Lepra.
- Immunvermittelt: GBS, Kollagenosen.
- Neoplastisch/paraneoplastisch: Myelom.
- Malnutrition/Resorptionsstörung: Vit. B_{12}- und Folsäuremangel, Pellagra.

Anamnese und Symptome
Sensibilitätsstörungen und motorische Ausfälle, trophische Störungen, Krämpfe, Hirnnervenbeteiligung. Zeitlicher Verlauf von Ätiologie abhängig, akut z. B. bei GBS; schleichend z. B. bei diabetischer Neuropathie. „Burning Feet Syndrom" v. a. bei toxischer Polyneuropathie.

● Axonale Schädigungen beginnen meist an den Akren und schreiten zentripetal fort.

Diagnostik
EMG/NLG, Liquor, Blutzucker/HB_{A1c}, BKS, Blutbild, Leber-, Nierenwerte, Elektrolyte, CK, Eiweißelektrophorese, Vit. B_{12}, Folsäure, TSH, Borrelienserologie, weitere Diagnostik von vermuteter Ätiologie abhängend.

A 2.8.5 Guillain-Barré-Syndrom (GBS)

Definition, Anamnese und Symptome
Progrediente Paresen an mehr als einer Extremität und Areflexie (Hauptkriterium).
   Dauer unter 4 Wochen, Besserung 2–4 Wochen nach Plateau, symmetrisch, geringe Sensibilitätsstörungen, Hirnnervenbeteiligung, typischer Liquor (Eiweißerhöhung bei normaler Zellzahl), typischer elektrophysiologischer Befund (Demyelinisierung; F-Wellen verlängert).

Ätiologie
Akute entzündliche autoimmune Neuritis, verursacht durch eine Immunantwort gegen peripheres Myelin oder Axonmembran. Es tritt eine Demyelinisierung in peripheren Nerven und in Nervenwurzeln auf. Der Prozess tritt gehäuft nach einer viralen oder bakteriellen Infektion, einer Operation oder einer Immunisierung auf.

Diagnostik
Liquorpunktion, NLG, EMG, EKG (autonome Beteiligung?), Serologie (CMV, Campylobacter).

Differenzialdiagnose: Myelitis, spinale Raumforderung, Botulismus (rascher progredient), infektiöse Myelitis, Radikulitis (Herpes Zoster), akute Myopathie (CK-Erhöhung), Myasthenie, Elektrolytstörung.

A 2.9 Myopathische Syndrome

Definition
Muskelschwäche; Hypotonie und Muskelatrophie oder -dystrophie.

Ätiologie
Genetisch-kongenital, degenerativ, autoimmun-entzündlich, metabolisch, toxisch (Alkohol, Drogen), medikamentös (Lipidsenker, Steroide, Betablocker).

Anamnese und Symptome
Die Symptome sind bei metabolischen Myopathien und Störungen der neuromuskulären Übertragung belastungsabhängig. Die klinische Manifestation ist typischerweise dort am deutlichsten, wo große Muskelgruppen ansetzen, also z. B. an den Muskelansätzen der proximalen Extremitätenmuskulatur (Becken, Oberschenkel, Schultergürtel und Oberarm; Ausnahme: Einschlusskörperchenmyositis und Miyoshi/Welandermyopathie). Das Befallsmuster ist also bei Muskelerkrankungen wegweisend. Das Verteilungsmuster ist meist symmetrisch und schmerzlos (Ausnahme: entzündliche Muskelerkrankungen).

Im Gegensatz dazu zeigen neurogene Erkrankungen in der Regel eine eher distale Manifestation. Insgesamt sind die myopathischen und dystrophen Syndrome jedoch sehr heterogen und haben die unterschiedlichsten Verteilungsmuster, die den Erkrankungen teilweise ihren Namen gegeben haben (z. B. Gliedergürteldystrophie, limb girdle muscular dystrophy). Pigmenturie durch Rhabdomyolyse bei metabolischen Myopathien.

Diagnostik
CK (> 500 U/ml), EMG, metabolische Tests (Laktat und Ammoniak), Muskelbiopsie, EKG (kardiale Beteiligung?), Bildgebung (Sonografie, MRT), Genetik.

Differenzialdiagnose: neurogene Muskelatrophie, schmerzbedingte Paresen, periodische und paroxysmale Lähmungen, psychogene Parese, allgemeine Leistungsminderung.

A 2.10 Myasthene Syndrome

Myasthene Syndrome sind insgesamt nicht häufig. Sie sind dennoch aus drei Gründen wichtig:
- Sie sind exemplarische Krankheitsbilder der neuromuskulären Übertragung.
- Sie sind exemplarische autoimmune Krankheitsbilder.
- Sie werden in der Praxis häufig erst spät erkannt.

A 2.10.1 Myasthenia gravis

Definition
Eine Störung der neuromuskulären Übertragung gekennzeichnet durch Hirnnervenparesen und Skelettmuskelschwäche.

Ätiologie
Autoimmunreaktion gegen periphere Acetylcholinrezeptoren (ACh-R).

Anamnese und Befund
Belastungsabhängige, schmerzlose Schwäche mit Zunahme der Schwäche gegen Abend, Erholung der Muskeln in Ruhe und Fehlen weiterer neurologischer Ursachen. Die häufigsten klinischen Zeichen sind Doppelbilder, Fazialisschwäche, Schwäche der bulbären Muskeln, des Zwerchfells und der proximalen Extremitätenmuskulatur. Die Erkrankung kann auf die Augenmuskeln begrenzt sein.

Diagnostik
Autoantikörper gegen ACh-R, EMG, CT-Thorax (Thymom?), T3/T4.

Differenzialdiagnose: Schilddrüsenfunktionsstörung, Neurasthenie (v. a. Depression, Stressreaktionen), Botulismus, LEMS, Myopathie (PEO: progressive externe Ophthalmoplegie), kongenitale myasthene Syndrome.

A 2.11 Epileptische Syndrome

Definition
Chronische Erkrankungen, bei denen es zu rezidivierenden, meist spontan auftretenden epileptischen Phänomenen kommt.
Wichtige klinische Unterscheidung:
- Fokale, lokal beginnende Anfälle: Klinik und EEG weisen auf einen Ursprung in einem Areal einer Hemisphäre hin. Fokale Anfälle werden weiter in verschiedene Subtypen (einfach fokal, komplex-fokal und sekundär generalisierte fokale Anfälle) unterteilt.
- Generalisierte Anfälle: Klinik und EEG weisen auf eine Beteiligung beider Hemisphären hin. Treten konvulsiv oder nichtkonvulsiv auf. Spezielle Syndrome: West-Syndrom (oder Blitz-Nick-Salaam-Anfälle), Lennox-Gastaut-Syndrom.

Anamnese und Befund
Klinisch; Fremdanamnese.

Diagnostik

EEG, Bildgebung, Labor (CK, Prolaktin) und ggf. Liquor bei Erstanfall und V. a. entzündliche oder tumoröse Ursache.

Differenzialdiagnose: Synkope (kürzer, typische Auslöser, „Schwarzwerden" vor Augen, kurze Bewusstlosigkeit, rasche Reorientierung, Zungenbiss selten), TIA, „drop attacks" bei kardialen Erkrankungen, Migräne, Hypoglykämie, psychogene Anfälle (länger, seltener Verletzungen, demonstrativer Charakter, EEG unauffällig, normale Pupillenreaktion im Anfall, Augen zu), Narkolepsie.

A 2.12 Anfallsartige, episodische und transiente Syndrome

A 2.12.1 Migräne

Definition

Mindestens 5 Kopfschmerzattacken über 4–72 Stunden mit mindestens 2 der folgenden Kriterien: einseitig, pulsierend, mäßig bis stark, Verschlimmerung durch körperliche Anstrengung. Während des Kopfschmerzes Nausea und/oder Erbrechen, Überempfindlichkeit auf Licht und Lärm.

Ätiologie

Unklar.

Diagnostik

● Klinische Diagnose!

Klinik. EEG; in seltenen Fällen CT/MRT.

Differenzialdiagnose: Sinusvenenthrombose, Dissektion, Vaskulitis, Angiom oder mitochondriale Enzephalopathie.

A 2.12.2 Trigeminusneuralgie

Definition

Unilateraler Gesichtsschmerz, charakterisiert durch kurze, lanzinierende Schmerzen (1–2 Minuten).

Ätiologie

Mikrovaskuläre Kompression; symptomatisch bei Tumoren, MS, Aneurysma, arteriovenöser Malformation (AVM).

Diagnostik

Trigeminus-EP, Bildgebung und Liquor bei V. a. symptomatische Ursache.

A 2.12.3 Cluster Headache

Definition

Mindestens fünf Episoden strikt unilateraler orbitaler Schmerzen, Dauer 15–180 Minuten, jeden zweiten Tag bis 8/Tag.

Ätiologie
Aseptische Entzündung im Sinus cavernosus/Vena ophthalmica superior.

Diagnostik
CT/MRT bei V. a. symptomatische Ursache.

Differenzialdiagnose: Migräne, Tolosa-Hunt-Syndrom, Glaukom, Trigeminusneuralgie.

A 2.13 Kleinhirnsyndrom

Ätiologie
Infarkt, Blutung, Entzündung (v. a. MS), toxisch, genetisch-degenerativ (SCA's), Tumor.

Anamnese und Symptome
Kleinhirnsyndrome sind durch eine Ataxie charakterisiert, welche durch eine gestörte zeitliche Koordination und Abstimmung der Motorik erklärt wird. Eine Ataxie manifestiert sich klinisch vor allem durch eine gestörte Abstimmung von Agonisten und Antagonisten sowie komplexerer Bewegungsabläufe wie Gang, Okulomotorik und Sprache und kann somit im gesamten motorischen System Auswirkungen haben, vor allem wenn eine rasche zeitliche Abfolge wichtig ist. Typische Manifestationen sind: Gang-, Stand-, Rumpfataxie, Dysmetrie, Dysdiadochokinese, Dysarthrophonie, dysmetrische Blickfolgebewegungen und dysmetrischer Finger-Nase- und Knie-Hacken-Versuch.

Kleinhirnsyndrome können durch eine Kleinhirnläsion, aber auch durch eine Läsion afferenter Bahnen entstehen, daher muss differenziert und ausgeschlossen werden, dass ein sensibles Syndrom (v. a. ein Hinterstrangsyndrom) oder ein Hirnstammsyndrom vorliegt.

- Ein typisches Kleinhirnsyndrom wurde von Charcot beschrieben und besteht aus der Trias Nystagmus, Aktionstremor und skandierende Sprache.

Unterscheidung der Kleinhirnsyndrome nach ihrer Lokalisation:
- Archizerebelläres Syndrom: Gang-, Stand-, Rumpfataxie, Dysarthrophonie, dysmetrische Zeigeversuche, Nystagmus (Blickrichtungsnystagmus, Down-Beat-Nystagmus).
- Paläozerebelläres Syndrom: pathologischer Unterberger-Versuch, Gang- und Standataxie, Dysarthrophonie, dysmetrische Zeigeversuche, dysmetrische Willkürsakkaden.
- Neozerebelläres Syndrom: dysmetrische Zeigeversuche, Dysdiadochokinese, Asynergie, Rebound, Hypotonie, Dysarthrie.

Diagnostik
Bildgebung, Genetik, Medikamentenanamnese, Liquor.

A 2.14 Demenzielle Syndrome

Definition
Erworbene progrediente organische Hirnleistungsstörungen mit Verlust der intellektuellen Fähigkeiten, die das soziale oder berufliche Umfeld beeinträchti-

- Ein Delir muss ausgeschlossen sein.

gen. Die Funktionsstörung betrifft das Gedächtnis und mindestens eine weitere kognitive Leistung (Verhalten, Persönlichkeit, Urteilsvermögen, Aufmerksamkeit, räumliche Wahrnehmung, Sprache, Praxis, abstraktes Denken, Exekutivfunktionen). Ein Delir muss ausgeschlossen sein.

Ätiologie
- Degenerativ: Morbus Alzheimer, frontotemporale Demenz, Lewy-Body-Demenz, kortikobasale Degeneration, Steele-Richardson-Olszewsky-Syndrom.
- Vaskulär-hypoxisch.
- Subkortikale arteriosklerotische Enzephalopathie (SAE).
- Toxisch: v. a. Alkohol.
- Entzündlich: nach Enzephalitis, Meningitis, HIV, Lues, PML, Morbus Whipple, Sarkoidose, Creutzfeldt-Jakob.
- Paraneoplastisch.
- Normaldruckhydrozephalus (Gangstörung, Demenz und Inkontinenz).
- Metabolisch: Vitaminmangel, Pellagra, Elektrolytstörungen, thyreogen.
- Immunogen: Hashimoto-Enzephalopathie.
- CADASIL (cerebral autosomal dominant arteriopathy with subcortical infarcts and leukoencephalopathy).
- Pseudodemenz bei Depression.

Anamnese und Befund
Bei kortikalen Demenzen (z. B. Morbus Alzheimer) liegen neben den Gedächtnisstörungen weitere neuropsychologische Störungen oder Werkzeugstörungen wie eine Aphasie oder Apraxie vor. Bei der subkortikalen (z. B. vaskulären) Demenz zeigt sich mehr eine Verlangsamung und Konzentrationsstörung. Bei der frontalen Demenz sind die Patienten typischerweise antriebsarm, verlangsamt und zeigen Persönlichkeitsänderungen.

> **PEARLS + PITFALLS**
>
> Lewy-Body-Demenz: Vorsicht Delir nach Neuroleptikagabe.

Diagnostik
Medikamentenanamnese, EEG, CT, MRT, T_3, T_4, TSH, CRP, Vitamin B_{12}, Lues-Serologie, ggf. Liquorpunktion.

Differenzialdiagnose: Normaldruckhydrozephalus, Depression, chronische Psychosen und andere psychiatrische Erkrankungen, Vaskulitis, frontale Tumoren, Hypothyreose, Pellagra, chronische Intoxikationen (Alkohol, Medikamente), Lues, AIDS, PML, paraneoplastisch (z. B. limbische Enzephalitis), Sarkoidose, Mitochondriopathien, Defektzustand nach schweren Hirnschäden.

A 2.15   Frontalhirnsyndrom

Definition
Heterogene Gruppe neurologischer Erkrankungen durch Funktionsstörung des Frontallappens (präfrontaler Kortex, dorsolaterale Konvexität, orbitofrontaler Kortex).

Ätiologie
Häufig sind Tumoren und Traumata, vaskuläre Ursachen, Normaldruckhydrozephalus, nach SAB, postentzündlich (z. B. nach Herpesenzephalitis) oder frontotemporale Demenz.

Anamnese und Symptome
Frontalhirnsyndrome zeigen abhängig von der Lokalisation eine unterschiedliche Klinik. Ein euphorisch-enthemmtes Syndrom („Witzelsucht") wird bei Läsion des orbitofrontalen Kortex beobachtet. Ein apathisches oder akinetisches Syndrom tritt bei Läsionen mittelliniennaher Strukturen (Gyrus cinguli und/oder SMA) auf. Neuerdings wird noch ein desorganisiertes Syndrom unterschieden, verursacht durch Läsionen der dorsolateralen Konvexität.

● Frontalhirnsyndrom: Desorganisation, Apathie oder Enthemmung

Diagnostik
Bildgebung, EEG, Liquor.
   Differenzialdiagnose: Depression, Manie, ADHS, hypophysäre Erkrankung.

A 2.16   Temporalhirnsyndrom

Ätiologie
Epilepsie, Blutung, Ischämie, Tumor, Entzündung.

Anamnese und Symptome
Hemianopsie oder Quadrantenanopsie (nach oben), Hemiparese, Wernicke- oder amnestische Aphasie. Psychische Veränderungen (reizbar, verstimmbar, Hochgefühle, Depressivität, affektive und sexuelle Enthemmung), Gedächtnisstörungen,
   Bei bitemporaler Läsion: Klüver-Bucy-Syndrom mit oraler Tendenz, Ablenkbarkeit, fehlenden affektiven Reaktionen, Steigerung der sexuellen Aktivität und Unfähigkeit, Objekte zu erkennen.

Diagnostik
Bildgebung, EEG, Liquor bei V. a. entzündliche Ursache (Herpesenzephalitis!).

A 2.17   Parietalhirnsyndrom

Ätiologie
Blutung, Ischämie, Tumor, Epilepsie, Entzündung.

Anamnese und Symptome
Sensibilitätsstörung bei Läsion der Postzentralregion. Hemi- oder Quadrantenanopsie (nach unten) bei Läsion der Sehstrahlung, Neglect, Apraxie, amnestische Aphasie, Dyslexie.

Diagnostik
Bildgebung, EEG, Liquor bei V. a. entzündliche Ursache.

Weiterführende Literatur

Adams RD, Victor M (1993) Principles of Neurology. International Edition ed. McGraw-Hill, New York
Adler G, Burg G, Kunze J, Pongratz D, Schinzel A, Spranger J (1996) Leiber: Die klinischen Syndrome. Urban&Schwarzenberg, München
AWMF. AWMF Leitlinie Karpaltunnelsyndrom (2002) Reg. Nr. 033/026. www.uni-duesseldorf.de/WWW/AWMF/II/orth-027.htm
Gelb DJ, Gunderson CH, Henry KA, Kirshner HS, Jozefowicz RF (2002) The neurology clerkship core curriculum. Neurology 58(6), 849–852
Kunze K, Berger J, Reuwand A (2001) Häufige Diagnosen in deutschen neurologischen Kliniken im Jahre 1999. Akt. Neurologie 28, 383–387
McDonald BK, Cockerell OC, Sander JW, Shorvon SD (2000) The incidence and lifetime prevalence of neurological disorders in a prospective community-based study in the UK. Brain 123(Pt 4), 665–676
Mumenthaler M, Stöhr M, Müller-Vahl H (2003) Läsionen peripherer Nerven und radikuläre Syndrome, 8. Auflage. Georg Thieme Verlag, Stuttgart, New York
Neau JP, Bogousslavsky J (1998) Middle Cerebral Artery Syndromes. Cerebrovascular disease: pathophysiology, diagnosis and treatment. Blackwell Science, Malden, 997–1027
Poeck K (1994) Neurologie. Springer-Verlag, Heidelberg
Rommel O, Widdig W, Tegenthoff M, Malin JP (1999) „Frontalhirnsyndrom" nach Schädel-Hirn-Trauma oder zerebrovaskulären Erkrankungen. Nervenarzt 70, 530–538
Schon F, Hart P, Fernandez C (2002) Is clinical neurology really so difficult? J Neurol Neurosurg Psychiatry 72(5), 557–559
Silverman IE, Liu GT, Volpe NJ, Galetta SL (1995) The crossed paralyses. The original brain-stem syndromes of Millard-Gubler, Foville, Weber, and Raymond-Cestan. Arch Neurol 52(6), 635–638
Stöhr M, Brandt T, Einhäupl KM (1998) Neurologische Syndrome in der Intensivmedizin. Kohlhammer Verlag, Stuttgart
Vinken PJ, Bruyn GW (1968) Handbook of Clinical Neurology. North Holland Publishing, Amsterdam

Wiederholungsfragen

1. Welche Komaform ist bei einer intrazerebralen Blutung zu erwarten?

2. Welche Komaform tritt bei einer Heroinintoxikation auf?

3. Was kommt als Ursache eines akinetischen Mutismus in Frage?

4. Was unterscheidet ein Mittelhirnsyndrom von einem Bulbärhirnsyndrom?

5. Ein Patient zeigt sowohl Zeichen einer Schädigung des ersten als auch des zweiten Motoneurons ohne sensible Ausfälle. Was ist die wahrscheinlichste Ursache?

6. Ein Patient entwickelt nach der Gabe von Haloperidol unwillkürliche Bewegungen von Gesicht und Hals. Ursache?

7. Ein Patient entwickelt apoplektiform eine Hemiparese rechts, eine Aphasie und eine Blickdeviation nach links. Wahrscheinliche Ursache?

8. Was ist die Ursache eines Wallenberg-Syndroms?

9. Was sollte bei Unruhe, Verwirrtheit und Halluzinationen nicht übersehen werden?

10. Ein Patient klagt über schmerzhafte Parästhesien und Hyperalgesien am Fußrücken. Ursache?

11. Wodurch unterscheiden sich radikuläre Syndrome von Plexussyndromen?

12. Was ist ein typischer Befund bei einem GBS?

A 2.18 Neuropsychologische Syndrome

● Elke Kalbe,
Josef Kessler

Die Neuropsychologie ist eine Disziplin der Neurowissenschaft und der Psychologie, die versucht, die zentralnervösen Grundlagen von Verhalten und Erleben zu beschreiben. Ihre Methoden reichen von bildgebenden Verfahren wie PET, fMRT, aber auch transkranieller Magnetstimulation bis hin zu Einzelzellableitungen bei Tieren. Die klinische Neuropsychologie beschreibt mit ihrem diagnostischen Repertoire Verhaltensänderungen nach Hirnschädigungen beim Menschen und versucht auf der Basis der neuronalen Plastizität, diese Verhaltensänderungen wieder rückgängig zu machen oder Kompensationsmechanismen einzuleiten.

Wichtige und in diesem Kapitel besprochene neuropsychologische Syndrome sind:
- Lern- und Gedächtnisstörungen
- Aphasien
- Störungen der Exekutivfunktionen und des Stirnhirns
- Aufmerksamkeitsstörungen
- Neglect/Extinktion
- Akalkulien und Zahlenverarbeitungsstörungen
- Agnosien
- Störungen der visuell-räumlichen Verarbeitung
- Apraxien
- Emotionale Störungen und Persönlichkeitsänderungen nach Hirnschädigungen.

A 2.18.1 Lern- und Gedächtnisstörungen/Amnesien

Definition

Lern- und Gedächtnisstörungen umfassen Dysfunktionen im Enkodieren (Einspeichern), Konsolidieren (Festigen) und/oder Abrufen von Informationen. Inhaltlich lassen sich Störungen des episodischen Gedächtnisses (persönliche, nach Zeit und Raum festlegbare Erlebnisse mit emotionalen Konnotationen und Bezug zum Selbst), des semantischen Gedächtnisses (Faktenwissen), des perzeptuellen Gedächtnisses (Erkennen von Objekten aufgrund von Bekanntheits- oder Familiaritätsurteilen), des Priming (bessere Wiedererkennensleistung von zuvor unbewusst Wahrgenommenem) und des prozeduralen Gedächtnisses (motorische Fertigkeiten, Konditionierung, assoziatives Lernen) unterscheiden (s. ● Abb. A 2.4). Es können das Kurzzeitgedächtnis, das Arbeitsgedächtnis und/oder das Langzeitgedächtnis betroffen sein.

Eine retrograde Amnesie beinhaltet einen beeinträchtigten Abruf aus dem Altgedächtnis, d. h. von Inhalten, die vor dem kritischen Ereignis gespeichert wurden. Bei anterograden Amnesien ist die Neugedächtnisbildung gestört, d. h. die Aufnahme und längerfristige Abspeicherung neuer Informationen nach dem kritischen Ereignis ist beeinträchtigt (s. ● Abb. A 2.5, Beispiel in ● Abb. A 2.6). Eine globale Amnesie umfasst eine retrograde und anterograde Amnesie, es lassen sich jedoch immer Erinnerungsinseln ausmachen.

Eine transiente globale Amnesie (TGA) ist durch eine anterograde und gelegentlich auch retrograde Amnesie gekennzeichnet, die sich innerhalb von 24

● Retrograde Amnesien betreffen den Abruf aus dem Altgedächtnis, anterograde Amnesien die Neugedächtnisbildung, d. h. das Erlernen neuer Informationen.

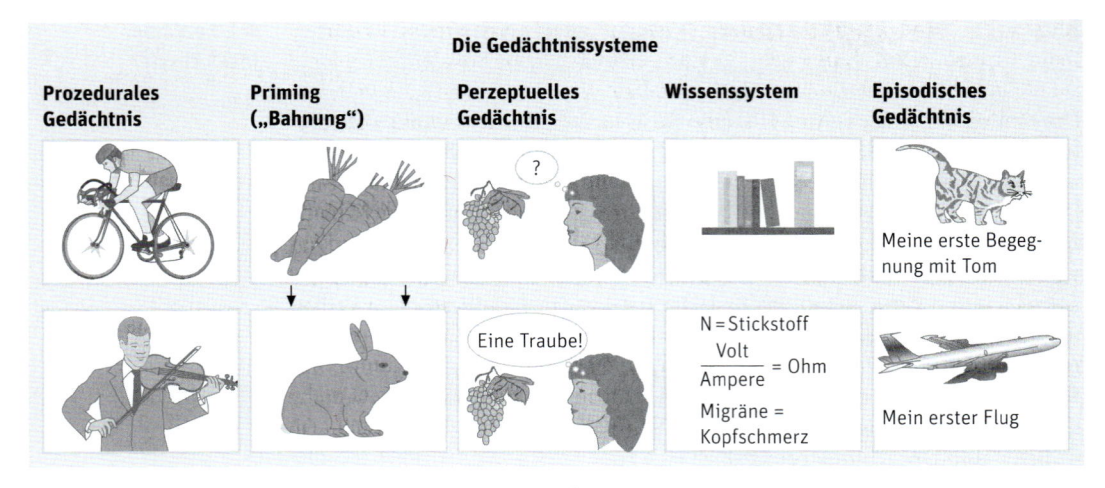

○ **Abb. A 2.4** Inhaltliche Einteilung des Langzeitgedächtnisses (mod. nach Pritzel M, Brand M, Markowitsch HJ, Gehirn und Verhalten, 2003. Spektrum, Heidelberg).

○ **Abb. A 2.5** Wesentlich für die Unterscheidung der retrograden und anterograden Amnesie ist die Frage, ob Gedächtnisinhalte aus der Zeit vor dem kritischen Krankheitsgeschehen nicht mehr abgerufen werden können (Störung des Altgedächtnisses) oder ob keine neuen Inhalte gelernt werden können (Störung des Neugedächtnisses).

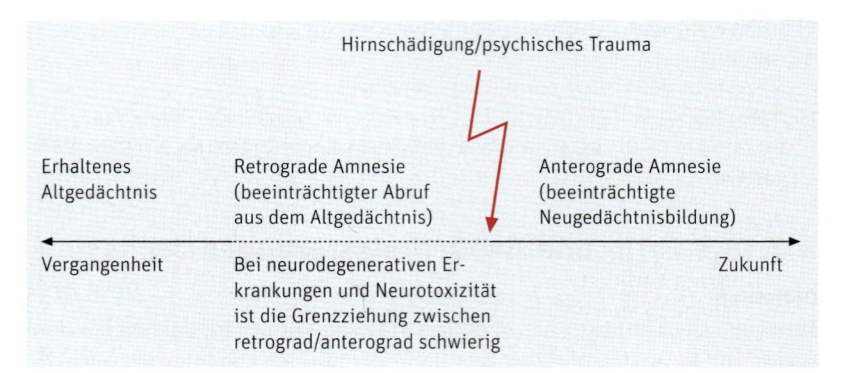

○ **Abb. A 2.6** Bild A zeigt eine weitgehend korrekte Leistung bei der visuokonstruktiven Aufgabe, die „Rey-Osterrieth-Figur" abzuzeichnen. Beim Zeichnen aus dem Gedächtnis nach einer halben Stunde (B) wird jedoch offensichtlich nur noch das „Gesicht" semantisch erinnert und als Männchen extrapoliert. Das Beispiel ist Ausdruck einer anterograden Gedächtnisstörung. Sie kann auch als provozierte visuelle Konfabulation bezeichnet werden.

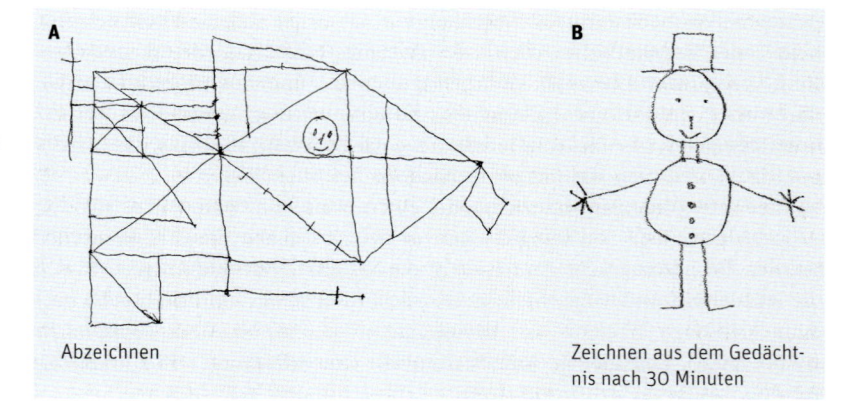

Stunden zurückbildet und von einem Zeugen bestätigt werden muss. Es dürfen keine Bewusstseinstrübung oder Identitätsstörung, keine fokalen neurologischen Symptome oder funktionellen fokalen Zeichen und auch kein epileptischer Anfall während der Attacke auftreten. Ein unlängst erlittener Hirnschaden oder Epilepsie sind Ausschlusskriterien.

Epidemiologie

Gedächtnisstörungen gehören zu den häufigsten neuropsychologischen Symptomen nach Hirnschädigungen. Bei schätzungsweise über 60 % der Patienten mit erworbener Hirnschädigung treten Gedächtnisstörungen auf.

TGAs treten bei ca. 5–10 von 100 000 Einwohnern pro Jahr auf. 75 % der TGAs treten zwischen dem 50. und 70. Lebensjahr auf, vor dem 40. Lebensjahr sind sie selten. Bis zu 18 % der Betroffenen erleiden mehr als eine TGA. Frauen und Männer sind etwa gleich häufig betroffen.

Ätiologie/Lokalisation

Gedächtnisstörungen können bei strukturellen und funktionellen Hirnänderungen unterschiedlicher Ätiologie und auch im Rahmen psychischer Erkrankungen auftreten. Beispiele hierfür sind Schädelhirnverletzungen, zerebrovaskuläre Erkrankungen, Hirntumoren, Hypoxien, Epilepsien, Drogenmissbrauch, Depressionen und dissoziative Störungen.

> **▶ PEARLS + PITFALLS**
>
> Bei einigen Erkrankungen wie dem Wernicke-Korsakow-Syndrom oder Demenzen stellen Gedächtnisstörungen das Kardinalsymptom dar. Zur Diagnose einer Demenz müssen allerdings zusätzlich weitere kognitive Störungen und eine durch die Symptomatik verursachte Alltagsbeeinträchtigung vorliegen.
> Bei manchen Demenzformen stehen die Gedächtnisstörungen nicht im Vordergrund oder treten erst im späteren Krankheitsverlauf auf, z. B. beginnen frontotemporale Demenzen häufig mit Persönlichkeitsänderungen.

Lern- und Gedächtnisprozesse beruhen auf einem komplexen Netzwerk weit verzweigter Hirnareale. Besonders relevant für die Einspeicherung und Konsolidierung von Informationen sind mediale temporale und dienzephale sowie basale Vorderhirnstrukturen, die in Funktionskreise eingebunden sind (Papezscher Schaltkreis und basolateral-limbischer Schaltkreis). Bei bilateralen Läsionen dieser Hirnareale kommt es zu schweren Amnesien, bei unilateralen Schädigungen zu leichteren materialspezifischen Störungen. Für den Abruf von langzeitig gespeicherten Informationen sind präfrontale Strukturen wesentlich, für autobiographisch-episodische Inhalte ebenso limbische Strukturen (hippocampale Formation und Amygdala). Es gibt Hinweise darauf, dass für den Abruf semantischer Inhalte stärker linksseitige, für den Abruf episodischer Informationen eher rechtsseitige Strukturen verantwortlich sind („HERA-Modell") [Tulving et al. 1994].

Störungen des verbalen Arbeitsgedächtnisses treten vor allem nach Läsionen des linken temporoparietalen Assoziationskortex und des dorsolateralen präfrontalen Kortex, Störungen des nonverbalen Arbeitsgedächtnisses nach Läsionen des rechten parietalen Assoziationskortex auf. Der dorsolaterale präfrontale Kortex spielt eine wichtige Rolle für die sogenannte „zentrale Exekutive", die die kurzfristige Verarbeitung von Informationen steuert.

Nach Läsionen des präfrontalen Kortex treten in der Regel keine schweren anterograden Amnesien auf. Es kann aber auch zu Enkodier- und Abrufproblemen kommen, z. B. durch erhöhte Interferenzneigung, mangelnde Strategiebildung oder andere exekutive Störungen.

Anamnese/Symptome

Empfehlenswert ist das Erfragen des kritischen Krankheitsgeschehens, das Erfragen von persönlichen und allgemeinen Fakten (z. B. Name, Adresse, Weltwissen wie z. B. Hauptstädte) sowie von Ereignissen vor und nach dem kritischen Krankheitsgeschehen.

Die Schilderung der Symptome stimmt häufig nicht mit den objektiven Testergebnissen überein. Es kann zur Unterschätzung der Symptomatik kommen bis hin zur Anosognosie (mangelnde Krankheitseinsicht) oder zur Überschätzung.

● Eine Überschätzung der Symptomatik durch den Patienten ist in Gedächtnissprechstunden häufig, da ältere Menschen oft übermäßige Angst vor einem demenziellen Prozess haben.

Störungen des Kurzzeitgedächtnisses umfassen Störungen der Informationsspeicherung über Sekunden bis wenige Minuten.

Störungen des Arbeitsgedächtnisses betreffen die aktive Verarbeitung, d. h. das Halten und Manipulieren von neuen oder aus dem Langzeitgedächtnis abgerufenen Informationen.

Störungen des Langzeitgedächtnisses können Beeinträchtigungen des Einspeicherns oder Abrufens semantischer Informationen (Fakten) oder episodischer Informationen (persönliche, nach Zeit und Ort definierbare Ereignisse) betreffen.

Dissoziative Amnesien zeichnen sich durch eine oder mehrere Episoden aus, in denen eine Unfähigkeit besteht, sich an wichtige persönliche Informationen zu erinnern, die zumeist psychotraumatischer Natur sind.

Diagnostik

Bei Hinweisen auf Lern- und Gedächtnisstörungen in der Anamnese ist eine neuropsychologische Untersuchung angezeigt.

Es stehen sowohl Tests für bestimmte Lern- und Gedächtnisleistungen zur Verfügung, z. B. Wortlistenlernen wie der Memo-Test [Schaaf et al. 1992], Abzeichnen mit verzögerter Abfrage der Rey-Osterrieth-Figur [Strauss et al. 2006], als auch Gedächtnistestbatterien, die ein breites Spektrum an Leistungen überprüfen, z. B. Inventar zur Gedächtnisdiagnostik (IGD) [Baller et al. 2006], Wechsler Memory Scale – Revised (WMS-R) [Härting et al. 2000].

Differenzialdiagnose

Bei schleichend beginnenden Gedächtnisstörungen muss das Vorliegen eines demenziellen Syndroms bzw. einer leichten kognitiven Störung (amnestic Mild Cognitive Impairment, MCI) [Petersen 2007] abgeklärt werden. MCI stellt eine Gedächtnisstörung ohne oder in Kombination mit anderen kognitiven Dysfunktionen dar, die jedoch nicht signifikant den Alltag beeinträchtigen. Etwa

10 % der MCI-Patienten entwickeln im Laufe eines Jahres eine Demenz. Weitere DD: Aufmerksamkeitsstörungen.

Therapie
Die Auswahl von Therapiezielen und -methoden ist u. a. abhängig vom individuellen Schweregrad der Gedächtnisstörung, vom Vorliegen anderer kognitiver und affektiver Störungen, vom Störungsbewusstsein des Patienten, von der Ätiologie der Störung und von soziodemographischen Faktoren (etwa Alter, private und berufliche Situation). Methodisch lassen sich drei Therapieformen unterscheiden: Funktionstherapien, wobei die gestörten Funktionen durch gezieltes Training verbessert werden sollen, Kompensationstherapien z. B. durch externe Gedächtnishilfen, Methoden zur Reduzierung der Gedächtnisanforderung oder metakognitives Training. Bei den integrativen Behandlungsmethoden werden auch Methoden anderer psychotherapeutischer Verfahren (z. B. Verhaltenstherapie) integriert.

● Ansätze einer Gedächtnistherapie sind:
- Funktionstherapie
- Kompensationstherapie
- integrative Behandlungsmethoden.

Verlauf und Prognose
Trotz Besserungen im Verlauf einer Therapie bleiben Gedächtnisstörungen oft chronisch bestehen. Der erreichbare Grad der Selbstständigkeit des Patienten hängt stark von der Schwere der Gedächtnisstörung ab. Die günstigste Prognose haben jüngere Patienten mit geringer Komorbidität. Ungünstig sind zusätzliche kognitive und/oder affektive Beeinträchtigungen, besonders Störungen der Exekutivfunktionen, eine Antriebsstörung oder das Auftreten einer Depression.

Weiterführende Literatur
Baller G, Brand M, Kalbe E, Kessler J (2006) Inventar zur Gedächtnisdiagnostik (IGD). Hogrefe, Göttingen
Härting C, Markowitsch HJ, Neufeld H, Calabrese C, Deisinger K, Kessler J (2000) Der revidierte Wechsler-Gedächtnis-Test (WMS). Huber Verlag, Bern
Petersen RC (2007) Mild cognitive impairment: current research and clinical implications. Seminars in Neurology 27, 22–31
Schaaf A, Kessler J, Grond M, Fink G (1992) Memo Test. Ein verbaler Gedächtnistest nach der Methode des selektiven Erinnerns. Beltz-Test-Verlag, Weinheim
Schuri U (2000) Gedächtnisstörungen. In Sturm W, Herrmann M, Wallesch, C-W. Lehrbuch der Klinischen Neuropsychologie. S. 375–391. Swets & Zeitlinger, Lisse
Strauss E, Sherman EMS, Spreen O (2006) A Compendium of Neuropsychological Tests: Administration, Norms and Commentary. University Press Oxford, Oxford
Thöne-Otto A, Markowitsch HJ (2004) Gedächtnisstörungen nach Hirnschäden. Hogrefe, Göttingen
Tulving E, Kapur S, Craik FIM, Moscovitch M, Houle S (1994) Hemispheric encoding/retrieval asymmetry in episodic memory: Positron emission tomography findings. Proc Natl Acad Sci USA 91, 2016–2020

A 2.18.2 Aphasien

Definition
Erworbene, durch Hirnschädigungen bedingte Sprachstörungen, bei denen die verschiedenen Komponenten des Sprachsystems (Phonologie, Lexikon, Syntax und Semantik) in den unterschiedlichen Modalitäten (Sprechen und Verstehen, Lesen und Schreiben) in multi- oder supramodaler Weise betroffen sind.

Epidemiologie
Aphasien treten bei ca. 30 % der Patienten mit Schlaganfall als häufigster Ätiologie auf. Bei 200 Schlaganfällen pro 100 000 pro Jahr in Deutschland ergeben sich

ca. 60 Aphasien pro 100 000; hieraus ergibt sich eine Inzidenz von ca. 48 000 Aphasien pro Jahr in der BRD.

Die Prävalenz der Aphasien ist ca. 2- bis 3-mal so hoch, in Deutschland liegt die Anzahl nicht restituierter Aphasien, alle Ätiologien berücksichtigt, bei ca. 85 000.

Entsprechend der Prävalenz des Schlaganfalls treten Aphasien mit dem Alter signifikant häufiger auf (Gesamtprävalenz des Schlaganfalls ca. 4,5 % bei 65- bis 84-Jährigen und 7,1 % bei über 75-Jährigen; Inzidenz: 8,7/1000/Jahr bei 65- bis 84-Jährigen und 17/1000/Jahr bei über 75-Jährigen).

- Männer und Frauen sind etwa gleich häufig betroffen.

Ätiologie/Lokalisation

Aphasien werden meist durch umschriebene Läsionen in sprachrelevanten Regionen der dominanten, meist linken Hemisphäre, verursacht. Sogenannte „gekreuzte Aphasien" durch rechtsseitige Hirnläsionen bei Rechtshändern sind selten.

- Bei 99 % der Rechtshänder und 70 % der Linkshänder ist die linke Hemisphäre sprachdominant.

80 % der Aphasien werden durch zerebrovaskuläre Erkrankungen (ischämische Insulte oder spontane intrakranielle Blutungen) in der linken Hemisphäre verursacht, weitere Ursachen sind z. B. Schädel-Hirn-Traumata, Tumoren, entzündliche Erkrankungen. Bei zwei Varianten der frontotemporalen Lappendegeneration – der progressiven nicht flüssigen Aphasie und der semantischen Demenz – stehen Sprachstörungen zumindest zu Beginn der Erkrankung im Vordergrund.

- Broca-Region: Brodmann-Area 44 und 45

Bei der Broca-Aphasie ist meist der Fuß der dritten Stirnwindung der sprachdominanten Hemisphäre mit betroffen bzw. die Region mehr dorsal davon im Marklager des Stirnhirns (häufig bei vorderen Mediainfarkten). Bei der Wernicke-Aphasie liegen Läsionen meist im rückwärtigen Anteil des Temporallappens, immer mit Beteiligung der ersten Temporalwindung, vor, d. h. im Versorgungsgebiet der Arteria temporalis posterior aus der Arteria cerebri media (häufig bei Mediainfarkten). Häufige Ursache einer globalen Aphasie sind Hauptstammverschlüsse der Arteria cerebri media, sodass die gesamte Sprachregion betroffen ist. Die amnestische Aphasie lässt sich weniger gut „lokalisieren", oft liegen vorwiegend temporoparietale kortikale oder subkortikale kleine Läsionen vor.

Anamnese/Symptome

Eine Aphasie ist im Anamnesegespräch offensichtlich. Empfehlenswert sind eine qualitative Evaluation der Kommunikationsfähigkeit, der Spontansprache und des Sprachverständnisses sowie eine Schriftprobe.

Bei Verdacht einer Sprachstörung sollte eine Sprachuntersuchung und gegebenenfalls eine Sprachtherapie angeordnet werden.

- Bei bekannter Aphasie sollte langsam und in einfachen Sätzen mit dem Patienten gesprochen werden.

Aphasien weisen eine sehr unterschiedliche Symptomatik in der Sprachproduktion und -rezeption auf. Nach der Bostoner/Aachener Schule werden sie bei zerebrovaskulären Erkrankungen häufig je nach Leitsymptomen Aphasiesyndromen zugeordnet. Die Syndrome sind jedoch selbst sehr heterogen und auf nicht-vaskuläre Ätiologien meist nicht anwendbar.

Standardsyndrome

Amnestische Aphasie: v. a. Wortfindungsstörungen bei sonst wenig beeinträchtigten Sprachfunktionen, flüssige Sprachproduktion.

Wernicke-Aphasie: schwere Sprachverständnisprobleme, viele phonematische und semantische Paraphasien bis hin zum „Jargon" bei ansonsten flüssiger, z. T. überschießender Sprachproduktion.

Broca-Aphasie: „Agrammatismus", deutlich eingeschränkter Sprachfluss mit reduzierter Sprechgeschwindigkeit und erheblicher Sprechanstrengung, Sprachverständnisstörungen.

Globale Aphasie: ausgeprägte Störungen in allen sprachlichen Modalitäten, schwer gestörtes Sprachverständnis, Sprachproduktion ist unflüssig, stockend, deutliche Sprach- und Sprechanstrengung, viele Sprachautomatismen und Stereotypien.

Nicht-Standardsyndrome
Leitungsaphasie: im Vergleich zu anderen sprachlichen Leistungen schlechte Nachsprechleistung, häufig phonematische Paraphasien bei flüssiger Sprachproduktion und wenig beeinträchtigtem Sprachverständnis.

Transkortikale Aphasie: im Vergleich zu anderen sprachlichen Leistungen besonders gut erhaltenes Nachsprechen.
- Bei der *transkortikal-motorischen Aphasie* ist die Spontansprache wortkarg und aspontan bei erhaltener Syntax, Artikulation, Schriftsprach- und Sprachverständnisleistung
- Die *transkortikal-sensorische Aphasie* ist abgesehen vom Nachsprechen am ehesten mit der Wernicke-Aphasie vergleichbar: flüssige Sprache mit vielen semantischen Paraphasien, starke Benennstörungen, schwer gestörtes Sprachverständnis
- Bei der *gemischt-transkortikalen Aphasie* sind sowohl die Sprachproduktion (außer Nachsprechen) als auch die Sprachrezeption schwer beeinträchtigt.

Alexie und Agraphie
Zentral bedingte Störungen des Lesens und Schreibens werden als Alexie bzw. Agraphie (Beispiel in ○ Abb. A 2.7) bezeichnet. Die Störungen der Schriftsprache spiegeln in der Regel die in der (mündlichen) Sprachproduktion bzw. -rezeption zutage tretenden Störungen bei Aphasien wider (z. B. Agrammatismus bei der Broca-Aphasie, viele semantische Paraphasien bei der Wernicke-Aphasie), können aber im Vergleich hierzu weniger oder stärker ausgeprägt sein. Lese- und Schreibstörungen sind in seltenen Fällen auch als unimodale Störung beobachtbar („reine Alexie" bzw. „reine Agraphie").

Abschreiben
A E F Q   Maus   Kopf
Popocatepetl
Das Telefon klingelt
Computer sind dem Menschen eine nützliche Hilfe

Schreiben nach Diktat
Ei   Kuh   Auto   Der Ball ist rund
Der Junge hat einen braunen Hund

○ **Abb. A 2.7** Beispiel für Agraphie. Die Patientin sollte die angegebenen Buchstaben, Wörter und Sätze abschreiben bzw. nach Diktat schreiben.

● **FALLBEISPIEL**

Nach einem Insult im linken Mediastromgebiet und temporoparietalen Läsionen fiel eine 64-jährige Patientin durch Sprachänderungen auf. Ihre Spontansprache war zwar weitgehend flüssig. Sie hatte aber Wortfindungsstörungen, die sich in Umschreibungen, Sprechpausen, Satzabbrüchen und Wiederholungen von „Füllsätzen" äußerten (z. B. „Sie wissen schon", „also wie gesagt"). Besonders auffällig waren die Defizite beim konfrontativen Benennen von Gegenständen und Bildern (einen Kamm umschrieb sie mit „für die Haare", einen Schlüssel mit „damit macht man die Tür auf"). Die Artikulation und Syntax waren unauffällig, das Nachsprechen war problemlos möglich. Ihr Sprachverständnis war allenfalls leicht beeinträchtigt. Es wurde eine amnestische Aphasie diagnostiziert.

In der Sprachtherapie wurden vor allem semantische Wortfelder bearbeitet. In den ersten sechs Wochen nach Insult besserte sich die Symptomatik deutlich. Langfristig blieb eine Restaphasie mit nur leichten Wortfindungsstörungen zurück, die kaum die Kommunikationsfähigkeit beeinträchtigten.

Diagnostik

Es stehen spezielle Aphasietests zur Verfügung, z. B. die Aphasie-Check-Liste (ACL) [Kalbe et al. 2003], der Aachener Aphasie Test (AAT) [Huber et al. 1983] und der Aachener Aphasie Bedside Test (AABT) [Biniek 1993].

Differenzialdiagnose

Zentrale Sprechstörungen (Dysarthrien und Sprechapraxien). Bei schleichendem Beginn demenzielle Entwicklung.

Therapie

Sprachtherapie, z. B. neurolinguistisch orientierte oder kommunikationsorientierte – abhängig von Störungsbild, Therapiephase und Erkrankungsdauer (Aktivierungsphase in Akutphase, störungsspezifische Phase in postakuter und chronischer Phase, Konsolidierungsphase in später chronischer Phase).

Verlauf und Prognose

● Ca. 50 % der Aphasien sind chronisch.

Bei ca. 50 % der Patienten restituiert sich eine Aphasie innerhalb der ersten 12 Monate; bei 50 % bleibt eine Sprachstörung chronisch bestehen.

Auch bei ca. 65 % der chronischen Aphasien bessern sich die Sprachfunktionen innerhalb der ersten 12 Monate nach Insult, am deutlichsten in den ersten Monaten (Spontanremission); Besserungen sind u. a. abhängig von der initialen Ausprägung und Art der Aphasie, dem Ort und Ausmaß der Läsion, aber auch von Alter, Geschlecht und Bildung.

Häufig ist ein Syndromwandel hin zu leichteren Aphasieformen zu beobachten. So können Patienten mit einer globalen Aphasie zu Broca-Aphasien konvertieren, Broca-Aphasiker und Leitungsaphasiker entwickeln sich häufig zu amnestischen Aphasikern. Auch Wernicke-Aphasien können sich zu amnestischen Aphasien wandeln. Bei Patienten mit amnestischer Aphasie bleibt oft nur eine Restsymptomatik bestehen. Die progressive nicht-flüssige Aphasie und die semantische Demenz entwickeln das Vollbild einer Demenz.

Weiterführende Literatur

Biniek R (1993) Akute Aphasien. Thieme, Stuttgart
Huber W, Poeck K, Weniger D, Willmes K (1983) Der Aachener Aphasie Test (AAT). Hogrefe, Göttingen
Huber W, Poeck K, Weniger D (2002) Aphasie. In: Hartje W, Poeck K, Klinische Neuropsychologie. S. 93–173. Thieme, Stuttgart
Kalbe E, Reinhold N, Ender U, Kessler J (2003) Aphasie-Check-Liste (ACL). Prolog, Köln
Kessler J, Kalbe E, Heiss W-D (2002) Sprachstörungen – Phänomenologie, Diagnostik und Therapie der Aphasie. Uni-Med, Bremen
Tesak J (1999) Grundlagen der Aphasietherapie. Schulz Kirchner, Idstein

A 2.18.3 Störungen der Exekutivfunktionen und des Stirnhirns

Definition

Exekutive Funktionen sind ein heterogenes Konstrukt, unter dem Leistungen wie Planen, flexibles Reagieren auf sich verändernde Gegebenheiten, aber auch das Hemmen von nicht zielkonformen Handlungen, Aufmerksamkeitsprozesse und das Arbeitsgedächtnis gefasst werden.

● Dysexekutives Syndrom, „Frontalhirnsyndrom"

> **MERKE**
>
> Exekutivfunktionen sind Leistungen, die notwendig sind, wenn Handlungen geplant oder Absichten und Ziele über mehrere Schritte und ggf. Hindernisse hinweg verfolgt werden müssen. Bei Störungen der Exekutivfunktionen und dem dysexekutiven Syndrom, auch als „Frontalhirn- oder Stirnhirnsyndrom" bezeichnet, liegen Störungen dieser Leistungen vor.

Epidemiologie

Exekutive Störungen treten bei einer Vielzahl neurologischer Erkrankungen auf. Eine präzise Angabe der Auftretenshäufigkeit ist schwierig, insbesondere da es sich um ein heterogenes Konstrukt handelt, zu dem je nach Autor und Studie unterschiedliche Funktionen gezählt werden.

Ätiologie/Lokalisation

Exekutive Funktionen sind funktionell durch ein ausgedehntes kortikales und subkortikales Netzwerk repräsentiert, sie werden jedoch insbesondere mit dem präfrontalen Kortex assoziiert. Häufig sind exekutive Störungen daher bei Erkrankungen, die präfrontale Strukturen strukturell oder funktionell beeinträchtigen. Dies können z. B. Tumoren, Schädelhirntraumata, vaskuläre Ereignisse, Entzündungen und Infekte, aber auch neurodegenerative Erkrankungen (z. B. frontotemporale Demenz, Alzheimer-Demenz) sein. Häufig finden sich auch Störungen der Exekutivfunktionen bei Patienten mit Multipler Sklerose oder Parkinsonismus.

Anamnese/Symptome

Da in der Regel keine Intelligenzminderung vorliegt, werden am besten unter Einbeziehung von Angehörigen Verhaltensänderungen, Persönlichkeitsänderungen oder Störungen der Handlungsplanung erfragt.

● Patienten mit exekutiven Störungen können unter strukturierten Bedingungen unbeeinträchtigt wirken. Es ist sinnvoll, Fragen zum Berufsleben oder zur Alltagsbewältigung zu stellen.

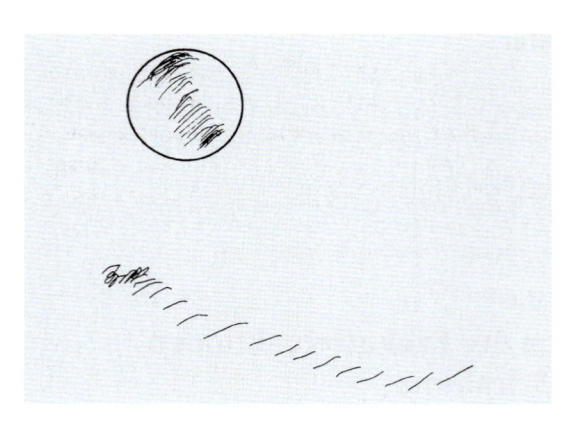

Abb. A 2.8 Perseverationen beim Abzeichnen eines Kreises. Der Patient bleibt an der Vorlage „hängen" und malt zunächst Striche in den Kreis („closing-in-Phänomen"). Die Striche werden dann weiter unten nochmals perseveriert.

● Beim „Stirnhirnsyndrom" kann es zu Persönlichkeitsänderungen kommen, bei denen die Patienten vollkommen immun gegen Rückmeldungen sind.

Der präfrontale Kortex lässt sich zytoarchitektonisch und aufgrund anatomischer Verbindungen in einen dorsolateralen, orbitofrontalen und medialen Anteil gliedern, denen auch unterschiedliche Funktionen zugeordnet werden. Je nach Lokalisation einer Hirnläsion ist die Symptomatologie entsprechend verschieden. Bei Störungen des dorsolateralen präfrontalen Kortex treten häufig Konzepterkennungsstörungen, eine eingeschränkte geistige Flexibilität, Planungsstörungen, Antriebsstörungen und Beeinträchtigungen des Problemlösens auf. Läsionen des orbitofrontalen Kortex können Persönlichkeitsänderungen, eine erhöhte Ablenkbarkeit, ein eingeschränktes Einfühlungsvermögen und „theory of mind" sowie Störungen der Emotionalität und des sozialen Verhaltens verursachen. Die Symptomatik bei Störungen des medialen Kortex kann akinetischen Mutismus, Apathie, Indifferenz und häufig auch Perseverationsneigungen beinhalten (s. ● Abb. A 2.8). Bei der frontotemporalen Demenz kommt es in der Regel zu einer allmählichen Verwahrlosung, Distanzlosigkeit, mangelhafte Impulskontrolle und letztlich zu einem „sozialen Abstieg".

Diagnostik
Zur Erfassung exekutiver Funktionen stehen eine Vielzahl standardisierter Methoden zur Verfügung, die z. T. unterschiedliche Teilleistungen abdecken. Beispiele für Testbatterien sind das Kölner Exekutiv Diagnostikum [Fleck et al. 2008] und das Behavioral Assessment of the Dysexecutive Syndrome (BADS). Einzeltests sind etwa der Wisconsin Card Sorting Test, Labyrinthaufgaben, der Turm von London, der Turm von Hanoi, die „Plan a Day"-Aufgabe, die „Raymond Generation Task" und kognitives Schätzen [zitiert in Lezak et al. 2004].

Differenzialdiagnose
Bei schleichendem Beginn: Alzheimersche Erkrankung.

Therapie
Möglichst viele Alltagssituationen durchspielen, Kontrollmechanismen automatisch als Aktionsschemata etablieren. Von Cramon und Matthes-von Cramon [1992, vgl. Matthes-von Cramon & Cramon 2000] konzipierten ein kognitives Gruppentrainingsprogramm, bei dem eine bewusstseinskontrollierte Informationsaufnahme für Denk- und Handlungsschemata eingeübt wird.

Verlauf und Prognose

Nach Schnider (1997) bilden sich Perseverationen und eine erhöhte Ablenkbarkeit und Apathie am schnellsten zurück, Aufmerksamkeitsstörungen und Konzentrationsbeeinträchtigungen halten länger an, und Störungen des vorausschauenden Denkens bestehen am längsten. Bei frontotemporalen Demenzen entwickelt sind nach anfänglich betonter „frontaler" Symptomatik sukzessive das Vollbild einer Demenz mit generalisieren kognitiven Beeinträchtigungen.

Weiterführende Literatur

Fleck S, Louda J, Adenauer H, Kessler J (2008) Kölner Exekutiv Diagnostikum, in Vorbereitung
Matthes-von Cramon G, Cramon DY (2000). Störungen exekutiver Funktionen. In: Sturm W, Herrmann M, Wallesch C-W (Hrsg.). Lehrbuch der Klinischen Neuropsychologie, S. 392–410. Swets & Zeitlinger, Lisse
Gruber O, Arnendt T, von Cramon DY (2005) Neurobiologische Grundlagen. In: Förstl H (Hrsg.). Frontalhirn: Funktionen und Erkrankungen. 2. Aufl. S. 15–40. Springer, Heidelberg
Kammer T, Karnath HO (2006) Manifestation von Frontalhirnschädigungen. In: Karnath HO, Thier P (Hrsg.). Neuropsychologie, 2. Aufl. S. 489–500. Springer, Berlin
Lezak MD, Howieson DB, Loring DW (2004) Neuropsychological Assessment. Oxford University Press
Schnider A (1997) Verhaltensneurologie. Die neurologische Seite der Neuropsychologie. Thieme, Stuttgart
Ullsperger M, Cramon DY (2006) Funktionen frontaler Strukturen. In: Karnath HO, Thier P (Hrsg.). Neuropsychologie, 2. Aufl. S. 479–488. Springer, Berlin

A 2.18.4 Aufmerksamkeitsstörungen

Definition

Bei Störungen der Aufmerksamkeit können verschiedene Teilleistungen betroffen sein. Es werden Störungen der Aufmerksamkeitsintensität (a–b) und Aufmerksamkeitsselektivität (c–e) unterschieden:

a) **Alertness:** allgemeine Wachheit (tonische Alertness) und Fähigkeit der Steigerung des allgemeinen Aufmerksamkeitsniveaus nach einem Warnreiz (phasische Alertness).
b) **Daueraufmerksamkeit/Vigilanz:** Aufrechterhaltung der Aufmerksamkeit über einen längeren Zeitraum, bei Vigilanz unter extrem monotonen Bedingungen.
c) **Selektive Aufmerksamkeit:** Fähigkeit der Fokussierung eines spezifischen Realitätsausschnitts.
d) **Visuell-räumliche selektive Aufmerksamkeit, Wechsel des Aufmerksamkeitsfokus:** räumliche Verschiebung des Aufmerksamkeitsfokus mit Orientierungsreaktion; der Wechsel des Aufmerksamkeitsfokus erfordert das Lösen vom aktuellen Stimulus, das Verschieben des Aufmerksamkeitsfokus und die Fixierung beim neuen Stimulus.
e) **Geteilte oder verteilte Aufmerksamkeit:** Teilung der Aufmerksamkeit bei der simultanen Bearbeitung mehrerer Aufgaben.

● Es gibt Theorien, die einen Neglect als Aufmerksamkeitsstörung begreifen.

Epidemiologie

Aufmerksamkeitsstörungen gehören neben Gedächtnisstörungen zu den häufigsten Folgen von Hirnschädigungen unterschiedlichster Ätiologie. Sie treten nach ca. 80 % aller Hirnschädigungen auf.

● Aufmerksamkeitsstörungen gehören zu den häufigsten Folgen von Hirnschäden.

Ätiologie/Lokalisation

Nahezu alle neurologischen Erkrankungen, die das ZNS betreffen, können Aufmerksamkeitsstörungen zur Folge haben. Die häufigsten Ätiologien sind zerebrovaskuläre Erkrankungen, Schädelhirntraumata und neurodegenerative Erkrankungen.

Störungen der Aufmerksamkeitsintensität treten häufig nach Läsionen im Hirnstammanteil der Formatio reticularis und nach Schädigungen der rechten Hemisphäre auf. Störungen der Aufmerksamkeitsselektivität treten eher nach Schädigungen des sogenannten frontothalamischen „Gating"-Systems (das seine „Tore" für die retikuläre Aktivierung nur für bestimmte relevante Reize öffnet) und nach linksseitigen Frontalhirnschäden auf.

Anamnese/Symptome

● Fragen Sie den Patienten nach Problemen der Konzentration und nach erhöhter Ablenkbarkeit, geringer Belastbarkeit und Ermüdbarkeit.

Da Aufmerksamkeit eine Basisfunktion für nahezu jede praktische und kognitive Tätigkeit ist, können sich Aufmerksamkeitsstörungen sehr unterschiedlich bemerkbar machen:

- **Störung der Alertness:** Störungen der allgemeinen Wachheit, Patient ist schwer ansprechbar und wirkt abwesend, Desorientiertheit, geringe Belastbarkeit, rasche Ermüdbarkeit
- **Störung der Daueraufmerksamkeit:** Probleme, die Aufmerksamkeit über einen längeren Zeitraum, z. B. im Gespräch, zu halten, viele Pausen notwendig, Gedankensprünge
- **Störung der selektiven Aufmerksamkeit:** Der Patient kann sich schlecht auf eine Sache konzentrieren, ist ablenkbar, schweift ab, erhöhte Interferenzanfälligkeit, Patient lässt sich z. B. durch Geräusche leicht ablenken
- **Störung des Aufmerksamkeitswechsels:** Der Patient kann sich schlecht von einer Sache lösen oder wechselt häufig seinen Aufmerksamkeitsfokus. Orientierungsreaktionen zur Reizquelle können gestört sein
- **Störung der geteilten Aufmerksamkeit:** Der Patient hat Probleme, auf zwei Dinge gleichzeitig zu achten bzw. zwei Dinge gleichzeitig zu tun, z. B. sich beim Gehen zu unterhalten.

Diagnostik

Standardisierte Tests sind z. B. die computergestützte Testbatterie zur Aufmerksamkeitsprüfung (TAP) [Zimmermann & Fimm 2002], die WAF-Testbatterie [Sturm 2007], das Wiener Determinationsgerät, der d2-Aufmerksamkeits-Belastungs-Test [Brickenkamp 2002] und der WAF-Test des Wiener Testsystems [Sturm 2007]. Zur Erfassung subjektiver Beschwerden eignet sich der „Fragebogen Erlebter Defizite der Aufmerksamkeit (FEDA)" [nach Zimmermann et al. 1992; vgl. Sturm 2004].

Differenzialdiagnose

Bei der psychometrischen Abklärung müssen motorische und sensorische Leistungen abgeklärt werden, die das Testergebnis beeinflussen können.
- Fatigue-Symptomatik, Müdigkeit.
- Beginnendes demenzielles Syndrom.

Therapie

Aufmerksamkeitsstörungen lassen sich gezielt durch neuropsychologisches Training verbessern, z. B. mit dem computergestützten AIXTENT Aufmerksamkeitstraining [Sturm et al. 1993] oder dem „Attention process training" [Sohlberg et al. 1994].

Verlauf und Prognose

Die meisten Untersuchungen beziehen sich auf Schädelhirntraumapatienten. Aufmerksamkeitsstörungen bleiben häufig chronisch und zeigen auch Jahre später kaum Besserungen. Bei minimaler Hirnschädigung ergeben sich in der Regel keine langfristigen Schäden. Ältere Menschen können Aufmerksamkeitsstörungen schlechter kompensieren als jüngere.

● Aufmerksamkeitsstörungen bleiben meist chronisch bestehen.

Weiterführende Literatur

Brickenkamp R (2002) Test d2 – Aufmerksamkeits-Belastungs-Test (d2). Hogrefe, Göttingen
Sohlberg MM, Johnson L, Paule L, Raskin SA, Mateer CA (1994) Attention process training II. A program to address attentional deficits for persons with mild cognitive dysfunctiona. Association for Neuropsychological Research & Developmen, Puyallup WA
Sturm W (2004) Aufmerksamkeitsstörungen. Hogrefe, Göttingen
Sturm W (2007) Wahrnehmungs- und Aufmerksamkeitsfunktionen (WAF-Test). Schuhfried, Mödling.
Sturm W, Orgaß B, Hartje W (1993) AIXTENT Aufmerksamkeitstraining. Phoenix, Bonn
Wiener Determinationsgerät. Schuhfried GmbH, Mödling
Zimmermann P, Fimm B (2002) Testbatterie zu Aufmerksamkeitsprüfung. Psytest, Herzogenrath

A 2.18.5 Neglect/Extinktion

Definition

Der Neglect ist eine facettenreiche, uni- oder multimodale Wahrnehmungsstörung, bei dem die kontraläsionale Körperseite, der Außenraum oder Vorstellungsraum vernachlässigt wird. Man unterscheidet den visuellen, auditorischen, somatosensiblen, olfaktorischen, motorischen und repräsentativen Neglect. Beim Extinktionsphänomen können die Patienten eine kurze kontraläsionale Stimulation, bei der zeitgleich eine ipsiläsionale Stimulation stattfindet, nicht wahrnehmen. Die Extinktionsphänomene können in den gleichen Domänen vorkommen wie die Neglectsymptome.

● Neglect und Extinktion können koexistieren, sind aber auch separat möglich.

Epidemiologie

In einer unlängst veröffentlichten Studie hatten 48 % von 166 Patienten mit einem rechtshemisphärischen Schlaganfall einen visuellen Neglect [Milner und McInstosh 2005].

Ätiologie/Lokalisation

Klassische Läsionen sind Gewebszerstörungen nach Schlaganfall im parietotemporalen Übergang der rechten Hemisphäre, wobei die Sinnesorgane und primären kortikalen Areale intakt sind. Auch nach Läsionen des präfrontalen Kortex und subkortikaler Regionen wie dem Putamen, Caudatum oder Thalamus kann ein Neglect auftreten.

Anamnese/Symptome

Verhaltensbeobachtungen sind sehr sinnvoll, da für die Neglectsymptomatik häufig keine Krankheitseinsicht besteht. Da ein Neglect in allen Sinnesmodalitäten auftreten kann, sollten bei Verdacht entsprechende Domänen eingehend überprüft werden.

Visueller Neglect: Patient sucht mit Hilfe von Augen- und Kopfbewegungen vorwiegend in seinem ipsilateralen Halbraum oder der ipsiläsionalen Körperhälfte. Auslassungen kontraläsionaler Reize können beim Schreiben, Lesen, Zeichnen, Halbieren von Linien, Essen, Tisch decken, Rollstuhlfahren und Gehen auftreten. Die subjektive Geradeausrichtung ist nach ipsiläsional verschoben, der Blickkontakt verändert.

Auditorischer Neglect: Patient reagiert nicht auf Sprach- oder Umgebungsgeräusche aus der kontraläsionalen Raumhälfte bzw. lokalisiert diese falsch. Patient reagiert nicht oder verspätet auf Ansprache von kontraläsional, wendet sich nach ipsiläsional. Wenn mehrere Personen sprechen, wendet sich der Patient der am weitesten ipsiläsional stehenden Person zu – unabhängig davon, wer gerade gesprochen hat. Es treten ipsiläsionale Abweichungen der wahrgenommenen subjektiven Geradeausrichtung im vorderen Halbraum auf.

Somatosensibler Neglect: Patient reagiert nicht auf Berührungs- oder Schmerzreize (kalte/heiße Flüssigkeiten, eingeklemmte Finger im Rollstuhl oder in den Speichen des Rollstuhls). Fehllokalisation von Berührungen in der kontraläsionalen Körperhälfte (z. B. wird die Wirbelsäule oft an der falschen Position wahrgenommen).

Olfaktorischer Neglect: Gerüche, die ausschließlich dem kontraläsionalen Nasenloch angeboten werden, werden ignoriert. Dies spielt im Alltag nur eine geringe Rolle, da sich Gerüche rasch in beiden Raumhälften verteilen und dann mit dem ipsiläsionalen Nasenloch wahrgenommen werden.

Motorischer Neglect: verminderter Gebrauch des kontraläsionalen Armes/Beines (nicht allein durch Parese verursacht); Arm schwingt beim Gehen nicht mit und wird bei beidhändigen Aktivitäten (z. B. Tablett halten, Einkaufswagen schieben) nicht oder zu wenig eingesetzt.

Repräsentativer Neglect: Patient beschreibt kaum kontraläsionale Details aus der vorgestellten Szene (eigenes Krankenzimmer, Wohnzimmer in der eigenen Wohnung, Städte auf der Deutschlandkarte), kann jedoch bei Perspektivenwechsel (180°-Rotation) durchaus solche Details beschreiben.

> **● FALLBEISPIEL**
>
> Nach einem Schlaganfall im rechten Mediastromgebiet kam es bei einem leicht adipösen 57-jährigen Pharmareferenten zu einer inferior parietal lokalisierten Hirnläsion. Der Patient fiel dadurch auf, dass er sich nur noch seine rechte Körperhälfte wusch, sich nur die rechte Wange rasierte und auch Speisen nur vom rechten Tellerrand aß. Blickbewegungen in die linke Raumhälfte fanden so gut wie nie statt. Hindernisse und Personen, die sich zu seiner linken Seite befanden, wurden ignoriert. Beim Lesen hatte er große Schwierigkeiten, den linken Zeilenanfang zu finden, und das Gelesene schien sinnlos. Beim Schreiben kam

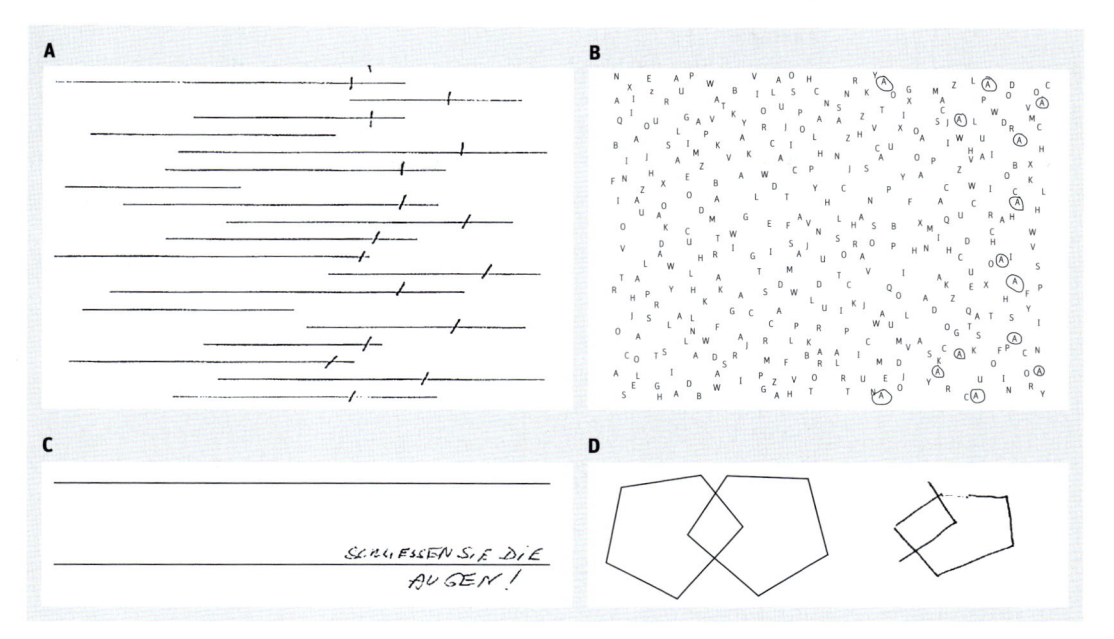

Abb. A 2.9 Typische Symptome eines visuellen Neglects: Bei der Aufgabe, die Mitte der Linien einzuzeichnen (A) und alle „A"s durchzustreichen (B), bearbeitete der Patient nur die rechte Seite des Blattes (und damit die ipsilateral zur rechtsseitigen parietalen Hirnläsion liegende Seite). Beim Schreiben kam er an die rechte Seite des Blattes, und beim Abzeichnen einer Figur zeichnete er nur die rechte Seite ab.

er an den rechten Rand des Blattes, und bei Durchstreichaufgaben wurden nur Zeichen auf der ipsiläsionalen Seite bearbeitet (s. **o** Abb. A 2.9). Diese Defizite, die sich auf die visuelle Modalität begrenzten, wurden von dem Patienten geleugnet (Anosognosie) oder zumindest bagatellisiert („ich glaube, ich brauche eine Brille"). Er wirkte mürrisch und antriebsgemindert.
In der neuropsychologischen Therapie wurde ein Training der visuellen Exploration, ein Aufmerksamkeitstraining und ein Training der Aktivitäten des täglichen Lebens mit dem Schwerpunkt der vernachlässigten Seite durchgeführt. Es kam initial zu einer deutlichen Verbesserung, und nach drei Monaten fand eine vollständige Erholung statt.

Diagnostik
Zur Erfassung des visuellen Neglects gibt es den Kölner Neglect-Test [Kessler et al. 1995] und den Neglect-Test [Fels & Geissner 1996].
Für nicht visuelle Neglect-Phänomene existieren im deutschen Sprachraum keine standardisierten und bestellbaren Testverfahren.

● Die Überprüfung einer Neglectsymptomatik in allen Sinnesmodalitäten ist mit einem erheblichen Aufwand verbunden und oft nicht notwendig.

Differenzialdiagnose
Der Neglect und das Extinktionsphänomen müssen von einer Hemiparese, einer einseitigen Hörstörung, einem homonymen Gesichtsfeldausfall und einer Hemianästhesie (Sensibilitätsstörung mit halbseitiger Aufhebung der Berührungsempfindung) unterschieden werden.

Therapie

● Neglect geht häufig mit fehlender Krankheitseinsicht (Anosognosie) einher.

Aufgrund der oft fehlenden Einsicht für ihre Einschränkungen sind Neglect-Patienten oftmals einer neuropsychologischen Therapie schwer zugänglich.

Kerkhoff (2001) fasst die kurzzeitigen Stimulationsverfahren zur Modulation von Neglect und Extinktion zusammen und nennt die kalorisch vestibuläre Stimulation, die optokinetische Stimulation, die Aufmerksamkeitsausrichtung, die Nackenmuskelvibration, die Limb Activation, die periphere Magnetstimulation TENS (Transelektroneutrale Stimulation) und Prismen.

Verlauf und Prognose

Nach Kerkhoff weisen etwa ein Drittel der rechtshemisphärisch und ein Achtel der linkshemisphärisch Geschädigten noch nach drei Monaten nach Läsion einen Neglect auf.

Weiterführende Literatur

Fels M, Geissner E (1997) Neglect-Test (NET), 2. Aufl. Hogrefe, Göttingen
Kerkhoff G (2004) Neglect und assoziative Störungen. Hogrefe, Göttingen
Kessler J, Weber E, Halber M (1995) Kölner Neglect Test. Swets Test Services, Frankfurt
Milner DA, McIntosh RD (2005) The neurological basis of visual neglect. Current Opinion in Neurology 18(6), 748–53

A 2.18.6 Akalkulien und Zahlenverarbeitungsstörungen

Definition

Störungen im Umgang mit Zahlen, die das Rechnen, aber auch den sprachlichen Umgang mit Zahlen (Zahlen lesen, verstehen und schreiben) betreffen. Es werden unterschieden:
▶ **Alexie und Agraphie:** Lese- und Schreibstörung für Ziffern und Zahlen
▶ **Räumliche Akalkulie:** Störung der räumlichen Organisation von geschriebenen Ziffern in schriftlichen Aufgaben mit mehrstelligen Zahlen
▶ **Anarithmetrie:** Störung der Anwendung von Rechenoperationen.

Weiterhin zu differenzieren sind:
▶ **Sekundäre Akalkulie:** bei Störungen der Aufmerksamkeit, des Kurz- oder Langzeitgedächtnisses, der Sprache oder des Lesens
▶ **Primäre Akalkulie:** Akalkulie nicht als Folge der oben genannten Dysfunktionen.

Epidemiologie

Häufiges Symptom v. a. nach linksseitigen zerebrovaskulären Geschehen.

Ätiologie/Lokalisation

Störungen im Umgang mit Zahlen treten häufig bei zerebrovaskulären Erkrankungen auf, aber auch bei anders verursachten Schädigungen funktionell relevanter Hirnareale.

● „Gerstmann-Syndrom": Akalkulie mit Rechts-Links-Störung, Fingeragnosie und Agraphie.

Eine Akalkulie tritt häufig nach Schäden in linksseitigen parietalen bzw. parietotemporalen Regionen auf (v. a. Gyrus angularis). Rechenstörungen können auch bei präfrontalen Hirnschäden auftreten. Zahlenlese- und Schreibstörun-

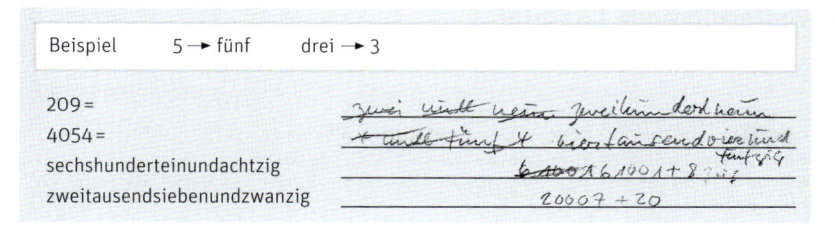

A 2.18.6 Akalkulien und Zahlenverarbeitungsstörungen

```
Beispiel      5 → fünf      drei → 3

209 =
4054 =
sechshunderteinundachtzig
zweitausendsiebenundzwanzig
```

Abb. A 2.10 Beispiel für Zahlenverarbeitungsstörungen, hier beim Zahlentranskodieren. Es sind Fehler vom Typ „Schrittweises Verarbeiten" (sukzessives Bearbeiten von Teilen des Stimulus) sowie sogenannte „Shiftfehler" zu sehen, die sich durch die falsche Verwendung der Zahlencodes auszeichnen. Shiftfehler treten häufig bei demenziellen Syndromen auf.

gen treten häufig – wie sonstige Sprachstörungen – nach linksseitigen Läsionen der perisylvischen Region auf. Subkortikale Läsionen können zu Defiziten des Abrufs arithmetischer Fakten („Kleines Einmaleins") führen. Störungen der Ziffernverarbeitung können auch Folge rechtsseitiger Schädigungen des parietalen oder parietotemporalen Kortex sein; auch räumliche Zahlenverarbeitungsstörungen treten nach rechtsseitigen Läsionen auf.

Anamnese/Symptome
Fragen Sie den Patienten nach Störungen beim Rechnen, Lesen und Schreiben von Zahlen, im Umgang mit Geld oder beim Abwickeln finanzieller Angelegenheiten. Den Patienten Zahlen lesen und schreiben und einfache Kopfrechenaufgaben in den Grundrechenarten lösen lassen. Bei Hinweisen auf Störungen im Umgang mit Zahlen sollte eine neuropsychologische Abklärung erfolgen.

Die Störungen können umfassend den Umgang mit Zahlen oder selektiv einzelne Teilkomponenten des Rechnens oder der Zahlenverarbeitung betreffen (z. B. Störungen einzelner Rechenarten, Störung des Lesens oder Schreibens von 3 Zahlen). Demenzpatienten zeigen beim Zahlentranskodieren charakteristischerweise sogenannte „Shiftfehler" (s. ○ Abb. A 2.10).

● Bei Aphasien können Fehler in der Zahlenverarbeitung sonstigen sprachlichen Fehlleistungen ähneln (z. B. syntaktische oder semantische Fehler).

Diagnostik
Standardisierte neuropsychologische Verfahren sind z. B. der Zahlenverarbeitungs- und Rechentest (ZRT) [Kalbe et al. 2002], die EC 301 R [Claros-Salinas 1994] oder das Aiblinger Akalkulie Screening (AAS) [Keller & Maser 2004].

Therapie
Gezielte neuropsychologische Therapie der gestörten Rechen- bzw. Zahlenverarbeitungsfunktionen.

Verlauf und Prognose
Wie andere kognitive Funktionen sind Veränderungen der Symptomatik v. a. in den ersten Wochen und Monaten nach dem kritischen Ereignis zu erwarten; Funktionsverbesserungen können durch gezielte Therapie jedoch auch im chronischen Stadium erzielt werden.

Differenzialdiagnose
Visuell-räumliche Störungen, Dyskalkulie (Entwicklungsstörung). Schleichend beginnende Störungen im Umgang mit Zahlen können eine beginnende Demenz anzeigen. Es muss geprüft werden, inwieweit die Störungen im Umgang mit Zahlen auf Aufmerksamkeits-, Gedächtnis- oder andere Sprachstörungen zurückführbar sind.

● Langsam beginnende Zahlenverarbeitungsstörungen können auch auf eine beginnende Demenz hinweisen.

Weiterführende Literatur

Claros-Salinas D (1994) EC 301 R: Untersuchungsmaterial zu Störungen des Rechnens und der Zahlenverarbeitung. Deutsche Adaptation von Deloche et al. (1993), The EC 301 Assessment Battery for Brain-Damaged Adults. Kliniken Schmieder Gailingen, Konstanz
Kalbe E, Brand M, Kessler J (2000) Zahlenverarbeitungs- und Rechentest (ZRT)
Keller I, Maser I (2004) Aiblinger Akalkulie Screening (AAS). Hogrefe, Göttingen
Willmes K (2006) Mathematische Leistungen und Akalkulien. In: Karnath H-O, Thier P. Neuropsychologie. S. 400–422. Springer, Heidelberg

A 2.18.7 Agnosien

Definition
Bei einer Agnosie kann eine Unfähigkeit vorliegen, optische, akustische oder taktile Stimuli bei intaktem Sinnessystem zu erkennen oder ihre Funktionen zu beschreiben. Agnosien sind oft mit weiteren neuropsychologischen Störungen assoziiert und ihr Konstrukt ist nicht unumstritten. Bei allen Agnosieformen wird unterschieden zwischen einer apperzeptiven Agnosie, bei der aus einzelnen Merkmalen keine Gesamtheit gebildet werden kann, und einer assoziativen Agnosie, bei der kein semantischer Bezug zum Objekt hergestellt werden kann.

● Bei der Prosopagnosie liegen Schwierigkeiten vor, ein Gesicht zu identifizieren.

● Agnosien sind in der Regel modalitätsspezifisch.

Epidemiologie
Es gibt keine Prävalenzdaten, Agnosien sind aber eher selten. Die Prosopagnosie, bei der das Erkennen von Gesichtern gestört ist, kann als die häufigste Form der visuellen Objektagnosie aufgefasst werden.

● Agnosien sind seltene Störungen.

Ätiologie/Lokalisation
Bei apperzeptiven Agnosien liegen meist bilaterale Läsionen im occipito-temporo-parietalen Übergangsbereich vor. Assoziative Störungen treten vor allem bei Läsionen des linken occipito-temporalen Kortex auf.

Anamnese, Symptome
Bei Verdacht auf eine visuelle Erkennungsstörung sollte erfragt werden, ob sich die Wahrnehmung im Alltag geändert hat. Es sollten die Sehschärfe und Kontrastsensitivität sowie die Lesefähigkeit überprüft werden.

Hinweise für eine visuelle Agnosie gibt es z. B., wenn Patienten Objekte erst nach dem Betasten benennen können. Es sollte erfragt werden, ob Alltagsobjekte sich visuell verändert haben.

● Oft geben die Patienten auch an, dass sie unscharf sehen, wobei die Konsultation eines Augenarztes das unscharfe Sehen nicht erklären kann.

Bei einer apperzeptiven Agnosie haben die Patienten Schwierigkeiten, Objekte zu identifizieren. Sie können Probleme haben bei der Erkennung der Form von Objekten oder der ganzheitlichen Erfassung einer Szene. Sie beschreiben Einzelheiten der Objekte.

● Bei der apperzeptiven Agnosie kann das Objekt mit akustischen Hinweisreizen (z. B. Rasseln mit einem Schlüssel) erkannt werden.

Wenn man zwischen einer apperzeptiven und assoziativen Störung unterscheiden möchte, genügt das Benennen und Abzeichnen von Objekten. Zeigt sich eine Störung des Abzeichnens, so spricht dies für eine apperzeptive Störung. Will man differenzierte Aussagen über die Stufen der Objekterkennung erhalten, so muss man Zuordnungsaufgaben heranziehen [Goldenberg in Hartje und Poeck 1997].

Diagnostik

Als Screeningverfahren für Störungen des visuellen Objekterkennens kann man Gegenstände der Umgebung oder Bilder benennen lassen. Zuordnungsaufgaben, sei es das Auffinden identischer Bilder oder das Zuordnen perspektivisch verschiedener Bilder einer Objektklasse, können diagnostisch wichtige Hinweise darüber geben, welche Stufe der Objekterkennung gestört ist. Verwendbare Testbatterien sind z. B. die Visual Object and Space Perception Battery (VOSP) [Warrington and James 1992] und die Tübinger Luria-Christensen Neuropsychologische Untersuchungsreihe (TÜLUC) [Hamster et al. 1980].

Differenzialdiagnose

Es sollte gewährleistet sein, dass keine Aphasie vorliegt, insbesondere keine optische Aphasie, die durch eine selektive Beeinträchtigung des Benennens visuell präsentierter Gegenstände gekennzeichnet ist. Es ist auch an Gesichtsfelddefekte oder an ein demenzielles Geschehen zu denken.

Therapie

Objektagnosien sind sehr seltene Störungen; eigene Therapien existieren nicht. Bei einer apperzeptiven Agnosie sollten Strategien vermittelt werden, um aus den einzelnen Merkmalen die Identität des Objekts zu erschließen. Wenn eine assoziative Agnosie durch eine semantische Gedächtnisstörung bestimmt ist und keine anterograde Amnesie vorliegt, sollte es möglich sein, die Namen der Gegenstände neu zu lernen.

Verlauf und Prognose

Der Verlauf von Agnosien ist nur ungenügend in Gruppenstudien dokumentiert.

Weiterführende Literatur

Ellis AW, Young AW (1991) Einführung in die kognitive Neuropsychologie, S. 103–131. Hans Huber, Bern
Goldenberg G (2002) Neuropsychologie, 3. Aufl. Urban & Fischer, München
Hamster W, Langner W, Mayer K (1980) Tübinger Luria-Christensen-Neuropsychologische Untersuchungsreihe (TÜLUC). Beltz, Weinheim
Hartje W, Poeck K (1997) Klinische Neuropschologie, 3. Aufl., S. 240–254. Thieme, Stuttgart
Niedeggen M, Jörgens S (2005) Visuelle Wahrnehmungsstörungen. Hogrefe-Verlag, Göttingen
Warrington EK, James M (1992) Testbatterie für visuelle Objekt- und Raumwahrnehmung (VOSP). Swets Test Services, Frankfurt

A 2.18.8 Störungen der visuell-räumlichen Verarbeitung

Definition

Störung der Verarbeitung räumlicher Informationen und des konstruktiven Vermögens, insbesondere der motorischen Interaktion mit Objekten.

Epidemiologie

Inzidenz: Auftreten zu 30–50 % bei Schädigungen der linken Hemisphäre und zu 50–70 % bei rechtshemisphärischen Schädigungen.

● Konstruktive Apraxie, visuo-konstruktive Störung

- Störungen der visuell-räumlichen Verarbeitung treten meist nach Läsionen der rechten Hemisphäre auf.

- Die visuell-räumlichen Verarbeitungsstörungen werden in vier Teilleistungsstörungen unterteilt.

- Alzheimer-Patienten haben häufig räumliche Orientierungsschwierigkeiten und dann oft Probleme, wieder nach Hause zu finden.

Ätiologie/Lokalisation

Häufig nach Läsionen kortikaler und subkortikaler Strukturen. Überwiegend nach parietalen Läsionen der nicht-sprachdominanten Hemisphäre. Meist hervorgerufen durch Schlaganfälle, aber auch durch Tumoren, Schädelhirntraumata und degenerative Erkrankungen.

Anamnese, Symptome

Störungen der visuell-räumlichen Verarbeitung werden nur selten in der Anamnese berichtet. Häufig erfährt man, dass etwas anders ist: das Sehen sei „so komisch" geworden.

Räumlich-perzeptive Störungen: Defizite grundlegender perzeptiver Leistungen wie Tiefenwahrnehmung, Distanz-, Längen-, Winkel-, Positionsschätzung und Wahrnehmung visueller Hauptraumachsen.
Anamnese: Erfragen Sie eventuell bestehende Schwierigkeiten beim Treppensteigen, beim Greifen nach Objekten oder beim Ablesen einer analogen Uhr.

Räumlich-kognitive Störungen: Unfähigkeit der kognitiven Verarbeitung räumlicher Informationen wie Spiegelung, Perspektivwechsel und mentale Rotation.
Anamnese: Erfragen Sie Orientierungsschwierigkeiten.

Visuo-konstruktive Störungen: Schwierigkeiten beim Zusammenfügen von Einzelteilen zu einem Gesamtbild, wobei die motorische Interaktion besonders betroffen ist (s. o Abb. A 2.11).
Anamnese: Erfragen Sie Ankleideschwierigkeiten sowie Veränderungen des Schriftbildes (Buchstaben „fallen auseinander").

Visuell-räumliche Orientierungsstörungen: Defizite der egozentrischen Orientierung im Raum und am eigenen Körper.
Anamnese: Erfragen Sie häufiges Verlaufen auf bekannten Wegen/im Zimmer.

Diagnostik

Testverfahren zur Erfassung von Störungen der visuell-räumlichen Verarbeitung sind z. B. die Visual Object and Space Perception Battery (VOSP) [Warrington & James 1992], das Abzeichen der Rey-Osterrieth-Figur [Osterrieth 1944], der Line Orientation Test [Benton et al. 1983] sowie die Subtests „Mosaik-Test" und „Figurenlegen" des Hamburg-Wechsler-Intelligenztests [Tewes 1991].

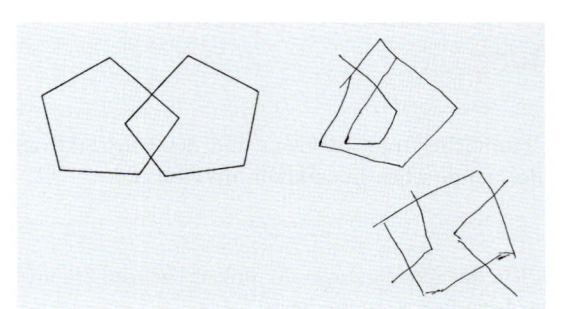

o **Abb. A 2.11** Beim Abzeichnen der Figur des „Mini-Mental-Status-Test", einem kognitiven Demenzscreeningverfahren, zeigen sich deutliche visuokonstruktive Störungen.

Differenzialdiagnose

Abgrenzung zu Gesichtsfeldausfällen, Defiziten der visuellen Basisleistungen, Störungen der Exekutivfunktionen, Intelligenzminderungen, demenziellen Prozessen und Neglect.

Therapie

Übendes Verfahren von Weinberg et al. (1982), PC-gestütztes visuell-räumliches Wahrnehmungstraining [Kerkhoff 1999], Tangram.

Verlauf und Prognose

Systematische Untersuchungen zur Spontanremission von visuell-räumlichen Störungen existieren nicht.

Bei visuo-konstruktiven Störungen ist in 70 % der Fälle innerhalb von 20 Wochen eine Spontanerholung zu beobachten.

● Alltagsbeschwerden können lange anhalten.

Weiterführende Literatur

Benton AL, Hamsher K, Varney NR, Spreen O (1983) Judgement of the Line Orientation. Contributions to Neuropsychological Assessment. Oxford University Press, Oxford
Hartje W, Poeck K (1997) Klinische Neuropsychologie, 3. Aufl. Thieme, Stuttgart
Hier DB, Mondlock J, Caplan LR (1983). Recovery of behavioral abnormalities after right hemisphere stroke. Neurology 33, 345–350
Karnath HO, Thier P (2006) Neuropsycholcgie, 2. Aufl. Springer, Berlin
Niedeggen M, Jörgens S (2005) Visuelle Wahrnehmungsstörungen. Hogrefe-Verlag, Göttingen
Osterrieth PA (1944) Le test de copie d'une figure complex. Contribution à l'étude de la perception de la memoire. Archives des Psychologie 30, 286–356
Schnider A (1997) Verhaltensneurologie. Die neurologische Seite der Neuropsychologie. Thieme, Stuttgart
Tewes U (1991) Hamburg-Wechsler-Intelligenztest für Erwachsene, Revision. Huber, Bern
Warrington EK, James M (1992) Testbatterie für visuelle Objekt- und Raumwahrnehmung (VOSP). Swets Test Services, Frankfurt
Weinberg J, Piasetsky E, Diller L, Gordon W (1982) Treating perceptual organization deficits in nonneglecting RBD stroke patients. J Clin Neuropsych 4, 59–75

A 2.18.9 Apraxien

Definition

Apraxien sind Störungen des Ausführens von Bewegungen oder Bewegungsfolgen oder des zweckmäßigen Hantierens mit Objekten. Sie sind nicht durch Lähmung, Ataxie, Dyskinesie, Sensibilitätsstörung, Agnosie oder Sprachverständnisstörungen verursacht. Wichtige Unterformen sind:

▶ **Ideomotorische Apraxie:** Störung der Ausführung von Bewegungen des Gesichts oder der Gliedmaßen (bukkofaziale Apraxie bzw. Gliedmaßenapraxie), hervorgerufen durch eine gestörte Auswahl der motorischen Elemente einer Bewegung oder durch eine Störung der korrekten räumlichen und sequenziellen Anordnung dieser Elemente.
▶ **Ideatorische Apraxie:** „Apraxie der Handlungsfolgen", d. h. Störung, eine komplexe Handlung sinnvoll und in der richtigen Reihenfolge auszuführen.
▶ **Sprechapraxie:** Zentrale Sprechstörung, bei der der Zugriff auf Sprechbewegungsprogramme betroffen ist.

Nach einer anderen Einteilung von Goldenberg (2000) können bei Apraxien das Imitieren von Gesten, die Ausführung bedeutungsvoller Gesten ohne Objekt und/oder der Objektgebrauch betroffen sein.

Epidemiologie

Ideomotorische Apraxien sind häufig, insbesondere in Form einer bukkofazialen Apraxie bei etwa 80 % der Aphasiepatienten.

Die ideatorische Apraxie ist mit ca. 4 % der Patienten mit linksseitigen Hirnläsionen sehr selten. Sie tritt stets kombiniert mit einer Aphasie auf, wobei keine Beziehung zu Art und Ausmaß der aphasischen Störung besteht.

Systematische Studien zur Epidemiologie der Sprechapraxien stehen bislang aus.

Ätiologie/Lokalisation

Ideomotorische Apraxien treten in der Regel nach Läsionen der sprachdominanten, meist linken Hemisphäre auf, v. a. nach Läsionen in einem Netzwerk im Gyrus frontalis medius und in der Region des Sulcus interparietalis.

Ideatorische Apraxien sind immer verknüpft mit einer Aphasie. Zumeist liegen herdförmige Läsionen in temporoparietalen Regionen der sprachdominanten Hemisphäre vor. Viele Patienten mit dortigen Läsionen haben aber auch keine Apraxie.

Sprechapraxien treten nach Läsionen der sprachdominanten, in den meisten Fällen linken Hirnhälfte auf. Häufigste Ursache sind Infarkte im Versorgungsgebiet der linken mittleren Hirnarterie, wobei meist der inferiore dorsolaterale präfrontale Kortex und die vordere Inselrinde mit darunter liegendem Marklager betroffen sind.

Anamnese/Symptome

- Apraxien zeigen sich meist beidseitig.

Allgemein manifestieren sich Apraxien in der Regel beidseitig. Typisch für apraktische Störungen sind ungeschickt ausprobierende Bewegungen. Die Betroffenen haben Schwierigkeiten, zwischen den Objekten und ihren eigenen Körperteilen zu unterscheiden. Sie versuchen beispielsweise, statt des Schlüssels ihren Finger ins Schlüsselloch zu stecken oder sich mit dem Finger statt mit der Zahnbürste die Zähne zu putzen. Reflexbewegungen, lange angelernte Bewegungen wie z. B. Hände drücken, Ausdrucksbewegungen wie Lachen und Weinen und Mitbewegungen wie z. B. das Mitschwingen der Arme beim Gehen bleiben meist erhalten.

- Mundmotorische Suchbewegungen sind typisch bei Sprechapraxien.

Die Sprechapraxie kann die Lautbildung, die Prosodie (Sprechmelodie) und auch das Sprechverhalten betreffen. Patienten mit Sprechapraxie erscheinen bei dem Versuch zu sprechen oft „ratlos", sie „suchen" nach der artikulatorischen Konfiguration des Anfangslautes, brechen nach Fehlversuchen wieder ab, produzieren dabei vielfach entstellte Wörter und sprechen aufgrund der häufigen Selbstkorrekturen und Suchbewegungen sehr unflüssig, mühsam und angestrengt. Die Defizite sind fluktuierend, d. h. Laute können mal produziert, mal nicht produziert werden.

Diagnostik

Die ideomotorische Apraxie kann leicht durch die Überprüfung des Umgangs mit einfachen Gegenständen geprüft werden (Kamm, Schlüssel). Zur Erfassung der ideatorischen Apraxie sollte nach Handlungsabläufen (z. B. Anziehen, Kaffee kochen) gefragt werden. Lassen Sie den Patienten einen Brief falten und in einen Umschlag stecken, den Umschlag zukleben und frankieren. In der Apraxieprüfung nach Poeck [Poeck 2002] sind entsprechende Aufgaben zu finden.

Eine Sprechapraxie ist nur durch eine eingehende differenzialdiagnostische Untersuchung (Dysarthrie/Aphasie) überprüfbar. Als Material eignen sich z. B. die hierarchischen Wortlisten von Liepold et al. (2003).

Differenzialdiagnose

Die ideomotorische Apraxie ist vor allem von primären motorischen Störungen, die ideatorische Apraxie von exekutiven Störungen abzugrenzen.

Wichtige Differenzialdiagnosen der Sprechapraxie sind Dysarthrien und aphasische Störungen.

Therapie

Therapieziel bei Apraxiepatienten ist eine möglichst große Selbstständigkeit im Alltag. Das kontrollierte schrittweise Einüben des korrekten Handlungsablaufs für spezifische Objektgebräuche und Aktivitäten stellt einen guten Therapieansatz dar, allerdings in der Regel ohne Generalisierungseffekt (s. Verlauf und Prognose).

Für das Sprechapraxietraining stehen Materialien zur Verfügung, z. B. die Materialien zur Sprechapraxietherapie von Ziegler und Jaeger (1998).

● Selten findet eine Generalisierung einzelner, in der Sprechtherapie eingeübter Inhalte auf weitere Aktivitäten statt.

Verlauf und Prognose

Es können durch gezielte Therapie Aktivitäten (Umgang mit Objekten, spezifische Handlungsabläufe) erarbeitet werden.

Systematische Studien zum Verlauf der Sprechapraxien stehen noch aus. Sprechapraxie kann aber sowohl als transientes Syndrom als auch chronisch auftreten.

Weiterführende Literatur

Goldenberg G (2000) Apraxie. In: Sturm W, Herrmann M, Wallesch C-W. Lehrbuch der Klinischen Neuropsychologie. S. 452–461, Swets & Zeitlinger, Lisse (NL)
Poeck K (2002) Apraxie. In: Hartje W, Poeck K. Klinische Neuropsychologie. S. 227–239. Thieme, Stuttgart
Liepold M, Ziegler W, Brendel B (2003) Hierarchische Wortlisten. Ein Nachsprechtest für die Sprechapraxiediagnostik. Verlag Modernes Lernen
Ziegler W (2008). Apraxie of speech. In: Goldenberg G, Miller B. Neuropsychology and behavorial neurology: Handbook of Clinical Neurology 3rd Series. Elsevier, New York
Ziegler W, Jaeger M (1998) Materialien zur Sprechapraxietherapie. Verlag Modernes Lernen

A 2.18.10 Emotionale Störungen und Persönlichkeitsänderungen nach Hirnschädigungen

Definition

Organisch bedingte Änderungen von Persönlichkeit, Antrieb und Affektivität. Häufige Formen sind Depression, affektive Labilität, Antriebsmangel, Euphorie, pathologisches Lachen und Weinen, Angst, Agitiertheit, Manie, Paranoia.

Epidemiologie

Antriebshemmung, Schuld- und Insuffizienzgefühle können bei 10–30 % der Patienten mit Schlaganfall beobachtet werden. Bis zu 40 % der Patienten weisen initial depressive Verstimmungen und Angststörungen auf.

Ätiologie/Lokalisation

Bei **Depressionen** zeigt sich eine Korrelation mit linkshirnigen frontalen Dysfunktionen.

Affektive Labilität tritt meist im Rahmen der hypertensiven, subkortikalen arteriosklerotischen Enzephalopathie (SAE) auf.

Antriebsmangel und affektive Nivellierung sind oftmals Folge bilateraler Tumoren des Stirnhirns, die zu einer Läsion im Marklager der Frontallappen führen. Antriebsmangel tritt z. B. auch im fortgeschrittenen Stadium des Hydrocephalus communicans und im Rahmen des Morbus Parkinson und der Chorea Huntington auf.

Euphorie findet sich gelegentlich bei Patienten mit Multipler Sklerose. Für die Auslösung des **pathologischen Lachens und Weinens** wird eine Störung im Zusammenspiel von basalen Temporallappen, Thalamus, Hirnstamm und Stammganglien angenommen. Das Phänomen kann im Rahmen einer Amyotrophen Lateralsklerose (ALS), bei verschiedenen extrapyramidalen Bewegungsstörungen und bei Epilepsien auftreten.

Arbeiten von Gainotti (1989), aber auch schon frühere Arbeiten zeigten, dass Schädigungen der sprachdominanten Hemisphäre eher mit „Katastrophenreaktionen" wie Tränenausbrüchen oder aggressivem Verhalten einhergehen. Katastrophenreaktionen treten eher bei linkshemisphärischen Schädigungen auf. Rechtshemisphärische Schädigungen führen eher zu einer Indifferenz oder zu situativ nicht angemessenem Verhalten.

Anamnese, Symptome

Nach Prigatano (2004) können Persönlichkeitsänderungen als direkte Folge der Hirnschädigung angesehen und als organisch bezeichnet werden oder eine indirekte Folge bzw. reaktiv sein. Verhaltensstörungen, die auf prämorbide Charakteristika zurückzuführen sind, werden als charakterologisch bezeichnet.

● Es ist einfacher, auf das prämorbide kognitive Leistungsvermögen zu schließen als auf eine prämorbide Persönlichkeitsstruktur.

Depression: gekennzeichnet durch Traurigkeit, Interessensverlust, Klagen über Konzentrationsschwierigkeiten, Schlafstörungen, Appetitverlust etc.

Affektive Labilität: übermäßig traurige Gemütsregungen, die sehr leicht ausgelöst werden und ebenso schnell durch Ablenkung zu beenden sind.

Antriebsmangel: Verminderung des Spontanantriebs, häufig begleitet von einer Denkverlangsamung. Weiterhin Teilnahmslosigkeit und Gleichgültigkeit der Empfindungen.

Euphorie: unangemessen gehobene Grundstimmung.

Pathologisches Lachen und Weinen: motorisches Enthemmungsphänomen, das entweder spontan oder durch verschiedene spezifische Reize ausgelöst werden kann.

Diagnostik

Zur Diagnostik werden in erster Linie Angehörigengespräche geführt, in denen Art, Dauer und Beginn der Affektveränderung exploriert werden. Es können auch Fragebögen wie das Freiburger Persönlichkeitsinventar (FPI) [Fahrenberg et al. 1984], das Becksche Depressionsinventar (BDI) [Hautzinger et al. 1995], die SCL-90 [Franke 1995] und der NEO-FFI [Borkenau & Ostendorf 1993] eingesetzt werden.

Differenzialdiagnose
Nicht organisch bedingte Affektveränderungen, psychiatrische Krankheitsbilder, Neurosen.

Therapie
Gesprächspsychotherapie, Copingprogramme, ggf. Antidepressiva.

Verlauf und Prognose
Wegen der Heterogenität der Symptomatik und der Heterogenität der Patienten seien exemplarisch zwei Studien genannt: In einer Studie von Kinsella et al. (1988) hatten 26 % der Patienten mit einem SHT eine Angststörung. Ein Jahr nach einem SHT litten noch 13,9 % an einer Depression. Bei einer Vergleichsgruppe waren es 2,1 % [Dep et al. 1999].

● **FALLBEISPIEL**

Ein 58-jähriger Patient (selbstständiger Geschäftsmann) wurde vom niedergelassenen Arzt aufgrund zunehmender, von der Ehefrau berichteter Veränderungen im Verhalten und in der Persönlichkeit an die Neurologische Poliklinik überwiesen.
In der Anamnese zeigte sich der Patient hinsichtlich der Verhaltensänderungen uneinsichtig (Anosognosie). Er bemerke auch keine Störungen kognitiver Leistungen. Seine Ehefrau berichtete, ihr Mann werde zunehmend distanzlos (z. B. in Form peinlicher Bemerkungen in der Öffentlichkeit), (verbal) aggressiv und leicht aufbrausend. Dies äußere sich auch in einer aggressiven Fahrweise. Mitarbeiter hätten Unregelmäßigkeiten in der Bestellung von Waren für den Betrieb (z. B. Mehrfachbestellungen) und finanziellen Abwicklungen bemerkt.
Die strukturelle Bildgebung (CT) zeigte eine leichte frontotemporal betonte Atrophie. Die neurologische Untersuchung war unauffällig.
Die neuropsychologische Untersuchung ergab zu diesem Zeitpunkt keine Minderungen der Intelligenz und nur minimale Beeinträchtigungen des verbalen mittel- bis langfristigen Gedächtnisses und des Arbeitsgedächtnisses. Hingegen zeigten sich deutliche exekutive Störungen in Form verminderter Leistungen der Planungsfähigkeit (Tower of London-Test), im „Set-Shifting", d. h. im flexiblen Wechseln zwischen Handlungsschemata und Kategorien, sowie in der Verarbeitung von Feedback (Trail Making Test B, Wisconsin Card Sorting Test) und im Wortgenerieren (ebenfalls ein Maß für die kognitive Flexibilität); der Patient zeigte zudem Perseverationsneigungen (Wisconsin Card Sorting Test). Darüber hinaus war eine reduzierte Verarbeitungsgeschwindigkeit (Trail Making Test B) feststellbar.
Es wurde eine frontotemporale Demenz diagnostiziert und eine Verhaltenstherapie empfohlen, um das deviante Verhalten einzudämmen. Medikamentöse Therapien existieren nicht.
Im Krankheitsverlauf zeigten sich eine zunehmende Distanzlosigkeit und körperliche Verwahrlosung, zunehmender Interessensverlust hinsichtlich beruflicher Aufgaben und Freizeitaktivitäten, eine Aufgabe sozialer Kontakte sowie

eine zunehmende Generalisierung kognitiver Störungen bis hin zum Vollbild eines demenziellen Syndroms mittelgradiger bis schwerer Ausprägung. Nach einem Krankheitsverlauf von neun Jahren verstarb der Patient an einer Lungenentzündung.

Weiterführende Literatur

Borkenau P, Ostendorf P (1993) NEO-Fünf-Faktoren Inventar (NEO-FFI) nach Costa und McCrae. Hogrefe Verlag, Göttingen
Dep S et al. (1999) Rate of psychiatric illness after traumatic brain injury. Am J Psychiatry 156(3), 374–378
Fahrenberg J, Hampel R, Selg H (1984) Das Freiburger Persönlichkeits-Inventar. Hogrefe Verlag, Göttingen
Franke G (1995) Symptom-Check-Liste (SCL 90) von Derogatis. Deutsche Bearbeitung: Franke G. Beltz Test Verlag, Göttingen
Gainotti G (1993) Emotional and psychological problems after brain injury. Neuropsychological Rehabilitation 3, 259–277
Hautziger M et al. (1995) Beck-Depressionsinventar (BDI) 2. Aufl. Hans-Huber-Verlag, Bern
Kinsella G et al. (1988). Emotional disorder and its assessment within severe head injured population. Psychological Medicine 18, 57–63
Prigatono GP (2004) Neuropsychologische Rehabilitation. Springer, Berlin

Wiederholungsfragen

1. Definieren Sie eine TGA!
2. Wie häufig treten Gedächtnisstörungen nach erworbener Hirnschädigung auf?
3. Definieren Sie Aphasien!
4. Was ist die häufigste Ursache der Aphasie?
5. Nennen Sie Namen und Kernsymptome der Aphasiesyndrome!
6. Welche Störungen werden unter dem Begriff „dysexekutives Syndrom" zusammengefasst?
7. Welchem Kortexareal werden Exekutivfunktionen insbesondere zugeordnet?
8. Nennen Sie Aspekte der Aufmerksamkeitsintensivität und Aufmerksamkeitsselektivität!
9. Wie kann man Störungen der selektiven Aufmerksamkeit durch Verhaltensbeobachtung erkennen?
10. Nennen Sie die Symptome des visuellen Neglects!
11. Definieren Sie Anarithmetrie!
12. Was ist der Unterschied zwischen apperzeptiven und assoziativen Agnosien?

⑬ Grenzen Sie die ideomotorische von der ideatorischen Apraxie ab!

⑭ Was sind die häufigsten Formen emotionaler Störungen nach Hirnschädigung?

⑮ Im Rahmen welcher Erkrankungen kommt es zu Antriebsmangel?

A 3 Augenbewegungsstörungen

● Michael Strupp, Miriam Glaser

EDITORIAL

Störungen der Augenbewegungen stellen ein häufiges Symptom dar und sind oft von großer topodiagnostischer Bedeutung, insbesondere bei Patienten mit vermuteten Läsionen im Bereich des Hirnstamms oder Kleinhirns sowie bei Patienten mit Schwindel. Allgemein gelten sowohl deren klinische Untersuchung als auch deren genaue Einordnung als kompliziert, obwohl Letzteres bei einem systematischen und standardisierten Vorgehen – auch ohne Zusatzuntersuchungen – meist möglich ist.

Klinische Untersuchung

Die meisten Störungen der Okulomotorik können durch sorgfältige Untersuchung – auch ohne grafische Registrierung der Augenbewegungen – erkannt und topographisch zugeordnet werden.

Bei der **Inspektion des Patienten** ist auf Kopffehlhaltungen (z. B. bei Augenmuskelparesen oder bestimmten vestibulären Störungen) zu achten.

Bei der **Inspektion der Augen** sollte geachtet werden auf:
- Die Stellung der Augen beim Geradeausblick (Parallelstand oder horizontale/vertikale Fehlstellung, im Sinne einer Phorie („latentes Schielen") oder Tropie („manifestes Schielen")
- Pathologische Augenbewegungen (Spontan- oder Fixationsnystagmus, wie z. B. Downbeat-, Upbeat-Nystagmus oder kongenitaler Nystagmus [meist horizontaler Rucknystagmus wechselnder Amplitude und Intensität]) – ohne und mit Frenzelbrille.

● Upbeat-Nystagmus: Schnelle Phase schlägt nach oben.
● Downbeat-Nystagmus: Schnelle Phase schlägt nach unten.

Danach lässt sich die Augenstellung in den **8 Hauptblickrichtungen** mit der Frage nach Positionsdefiziten eines (z. B. bei Augenmuskelparesen) oder beider Augen (z. B. bei supranukleären Blickparesen) untersuchen; dabei kann man gleichzeitig einen **Blickhaltedefekt** in Form eines Blickrichtungsnystagmus oder dissoziierten Nystagmus erkennen.

Die Untersuchung der **langsamen Augenfolgebewegungen** erfolgt mit der Frage, ob diese glatt oder sakkadiert (z. B. bei zentralen Okulomotorikstörungen oder Intoxikationen) sind. Bei den schnellen Blickzielbewegungen (**Sakkaden**) ist deren Geschwindigkeit und Zielgenauigkeit zu beurteilen.

● Hypometrische Sakkaden bei Hirnstamminfarkten oder neurodegenerativen Erkrankungen, hypermetrische Sakkaden z. B. als Zeichen einer zerebellären Störung oder einseitig bei einem Wallenbergsyndrom.

Mit der **Optokinetiktrommel** lassen sich sowohl die schnellen als auch langsamen Augenbewegungen untersuchen. Darüber hinaus stellt diese eine hilfreiche Untersuchungsmethode z. B. bei Patienten, die nicht mitarbeiten können, oder bei Kindern dar. Die Testung des horizontalen **vestibulo-okulären Reflexes** (sog. Halmagyi-Curthoys-Kopfimpulstest) erfolgt durch schnelle Kopfdrehungen unter gleichzeitiger Beobachtung kompensatorischer Augenbewegungen.

Formen von Augenbewegungsstörungen

Topographisch-anatomisch lassen sich Augenbewegungsstörungen einteilen in periphere und zentrale Formen.

Periphere Augenbewegungsstörungen

Betroffen sind die sechs äußeren und/oder zwei inneren Augenmuskeln oder Nervus oculomotorius, trochlearis oder abducens (s. ● Abb. A 3.1).

Patienten mit peripheren Augenbewegungsstörungen klagen meist über Doppelbilder, die sich in Richtung des paretischen Muskels/Nervs verstärken, können aber auch nur unscharfes oder undeutliches Sehen angeben. Periphere Augenbewegungsstörungen betreffen in der Regel nur **ein Auge** (Ausnahme: z. B. Myasthenia gravis).

Zentrale Augenbewegungsstörungen

Betroffen sind der Hirnstamm, das Kleinhirn oder andere übergeordnete Zentren (s. ● Abb. A 3.2).

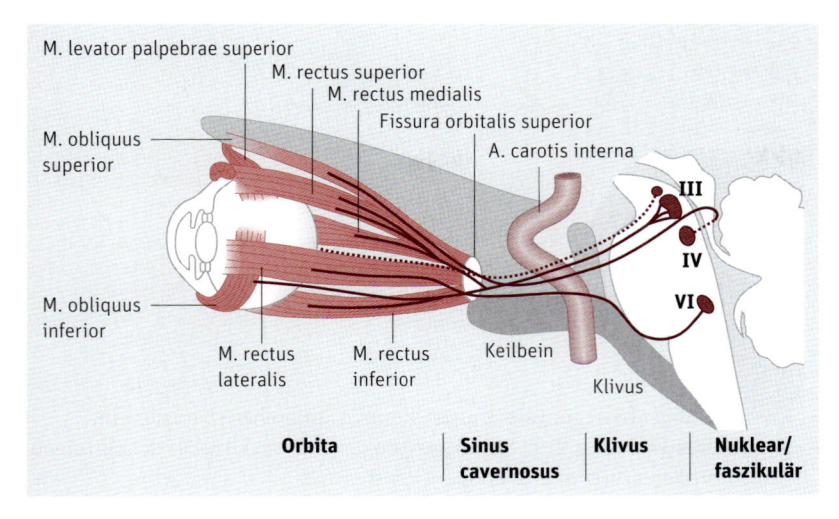

Augenbewegungsstörungen KLINISCH UNTERSUCHEN 107 A3

○ **Abb. A 3.1** Lage der okulomotorischen Hirnstammkerne und anatomische Grundlage der Einteilung in periphere und zentrale (hier dargestellt: faszikuläre und nukleäre) Okulomotorikstörungen (nach Thömke).

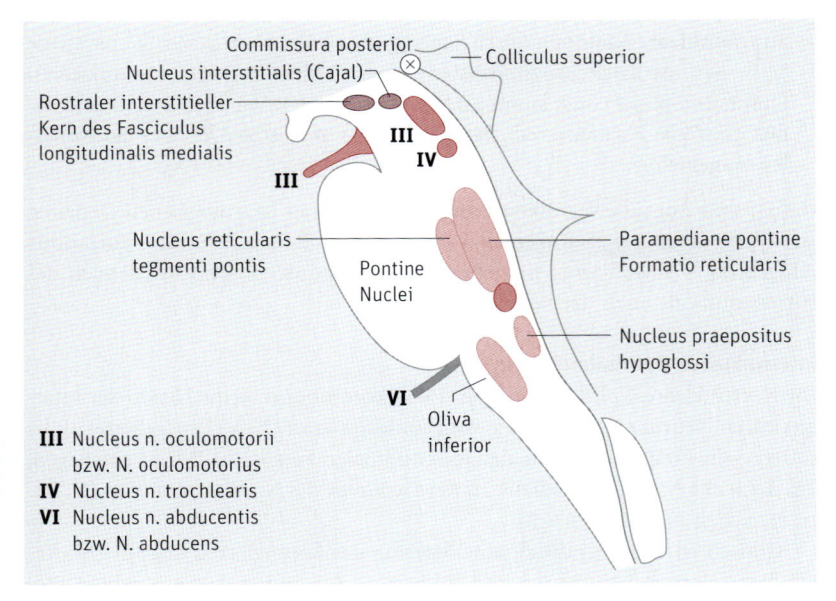

○ **Abb. A 3.2** Die für Augenbewegungen wichtigsten Hirnstammzentren (nach Büttner-Ennever und Thömke).

Patienten mit zentralen Augenbewegungsstörungen können z. B. über unscharfes oder verschwommenes Sehen berichten (z. B. bei der Internukleären Ophthalmoplegie beim Blick in die Richtung der Adduktionshemmung bzw. des dissoziierten Nystagmus), sie können aber auch ihre Okulomotorikstörungen kaum oder gar nicht wahrnehmen (z. B. progressive supranukleäre Blickparese). Hier leiden die Patienten meist nur unter ihren extrapyramidalen, nicht aber ihren neuro-ophthalmologischen Störungen. Die Untersuchung der Okulomotorik z. B. mit dem Nachweis einer vertikalen Blickparese stellt den Schlüssel zur Diagnose, insbesondere zur Differenzierung vom idiopathischen Parkinsonsyndrom dar.

○ **Abb. A 3.3** Darstellung der Schädigung des medialen Längsbündels (MLF) als Ursache der INO. Dadurch kommt es zu einer fehlenden/gestörten Signalübertragung zum Okulomotoriuskerngebiet, die eine Adduktionshemmung (diese und nicht der dissoziierte Nystagmus ist pathognomonisch für die INO) zur Folge hat. Die Seite der Adduktionshemmung entspricht der Seite der INO bzw. der Schädigung des MLF.

● Selten; sieht klinisch zunächst wie eine periphere Läsion aus, geht aber meist mit anderen zentralen Okulomotorikstörungen einher.

● Supranukleäre Okulomotorikstörungen betreffen in der Regel **beide Augen**, z. B. in Form einer bds. Blickparese, Sakkadenverlangsamung oder sakkadierten Blickfolge (s. unten), weil den Hirnnervenkernen **übergeordnete** Strukturen betroffen sind.

● Pons: meist horizontale Augenbewegungen betroffen
Mesencephalon: meist vertikale Augenbewegungen betroffen

● Faustregel: INO bei einem Patienten jünger als 60 Jahre spricht für eine MS, bei älteren Patienten für eine Ischämie.

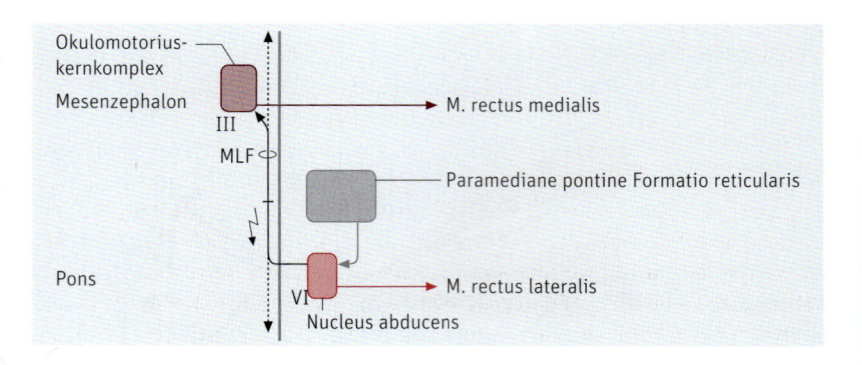

Zentrale Augenbewegungsstörungen können differenziert werden in:
▶ **Faszikuläre Läsionen**, d. h. Schädigungen des (kurzen) Anteils der einzelnen Augenmuskelnerven innerhalb des Hirnstamms.
▶ **Nukleäre Läsionen**, d. h. Schädigungen des Nucleus oculomotorius (aufgrund der anatomischen Nähe praktisch immer beide Kerngebiete betroffen), N. trochlearis oder N. abducens.
▶ **Supranukleäre Läsionen** durch Schädigung okulomotorischer Bahnsysteme (z. B. des medialen longitudinalen Längsbündels bei der Internukleären Ophthalmoplegie) oder supranukleärer Kerngebiete wie z. B. der paramedianen pontinen Formatio reticularis (PPRF) (s. ○ Abb. A 3.2) oder des frontalen Augenfeldes.

Häufig sind Augenbewegungsstörungen mit anderen neurologischen Defiziten assoziiert, sodass die „Schnittmenge" der neurologischen Befunde – auch ohne Bildgebung – sowohl eine Einordnung der Höhe der Läsion im Bereich des Hirnstamms als auch der Seite erlaubt.

Internukleäre Ophthalmoplegie

Die internukleäre Ophthalmoplegie (INO) kommt durch eine Läsion der internukleären Neurone zustande, die vom Abducenskern (N. VI) ausgehen, auf die andere Seite kreuzen, im medialen longitudinalen Faszikulus (MLF) aufsteigen, um dann den M. rectus medialis im Kernkomplex des N. oculomotorius (N. III) zu erreichen (s. ○ Abb. A 3.3).

Klinisch ist die INO durch eine Störung des konjugierten Seitwärtsblickes mit dissoziiertem Nystagmus und Adduktionshemmung gekennzeichnet. Beweisend für eine INO ist die Überwindung der Adduktionsparese durch die Naheinstellungskonvergenz. Die Patienten schielen meist nicht, da neben der Naheinstellungskonvergenz auch die sog. fusionale Konvergenz intakt geblieben ist. Nur bei ausgeprägter INO und fehlender fusionaler Konvergenz kommt es zum Auswärtsschielen (sog. Exotropie). Bei einer schwach ausgeprägten INO kommt es lediglich zu einer Verlangsamung der Adduktionssakkade.

Unterschiedliche Grunderkrankungen können zu einer INO führen. Die am häufigsten beschriebene Erkrankung ist die MS, seltener vaskuläre, entzündliche oder raumfordernde Prozesse. Die okuläre Myasthenie kann das Bild einer INO einschließlich dissoziierten Blickrichtungsnystagmus imitieren, deshalb sollte auf Wechselhaftigkeit im Tagesverlauf geachtet werden. Zur Differenzierung sollte dann ein Tensilon-Test durchgeführt werden.

Skew Deviation

Es handelt sich hierbei um eine pathologische vertikale Schielstellung (ein Auge steht über dem anderen), die mit höhenversetzten oder schrägen Doppelbildern einhergeht.

Bei akuten einseitigen Störungen des zentralen Gleichgewichtssystems kommt es zu einem speziellen Krankheitsbild, der **Ocular Tilt Reaction** (OTR) mit Skew Deviation. Neben der Skew Deviation können bei der OTR noch drei weitere Symptome auftreten: Kopfschiefhaltung, beidseitige gleichsinnige Bulbusverrollung und Abweichen der subjektiven visuellen Vertikalen (SVV) (s. o Abb. A 3.4). Bei der OTR liegt *keine* primär okulomotorische Störung, sondern eine vestibuläre Tonusimbalance vor. Bei peripheren vestibulären Störungen kommt es meist ebenfalls zu einer OTR, hier fehlt jedoch die Skew Deviation.

Neben Einblutungen können auch Durchblutungsstörungen wie zum Beispiel ein Infarkt oder transiente ischämische Attacke (TIA) im Hirnstammbereich eine OTR mit Skew Deviation auslösen. Weitere mögliche Ursachen sind Entzündungen, Tumoren und Gefäßmalformationen oder MS.

Vertikale Doppelbilder können bei folgenden Erkrankungen ebenfalls auftreten: angeborene dekompensierende strabologische Störungen und erworbene Augenbewegungsstörungen, z. B. Okulomotoriusparese, Trochlearisparese, endokrine Orbitopathie, chronisch progrediente externe Ophthalmoplegie oder Myasthenie.

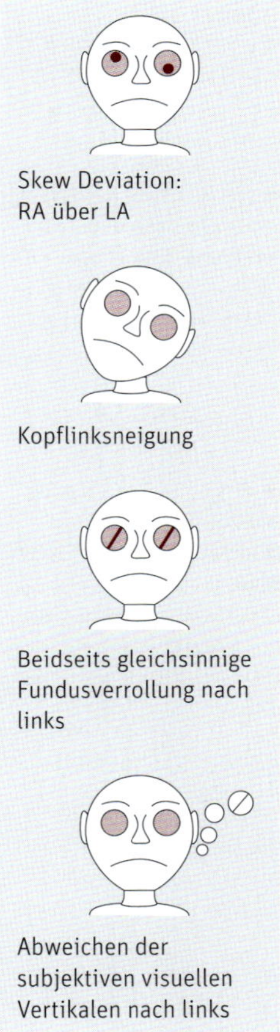

■ MERKE

Stellen sich Patienten mit plötzlich aufgetretenen vertikalen Doppelbildern vor, so gilt es, eine periphere Augenmuskelstörung von einer Skew Deviation im Rahmen einer OTR mit zentralen Okulomotorikstörungen zu unterscheiden, damit baldmöglichst die richtige Therapie eingeleitet werden kann.

Skew Deviation: RA über LA

Kopflinksneigung

Beidseits gleichsinnige Fundusverrollung nach links

Abweichen der subjektiven visuellen Vertikalen nach links

Abb. A 3.4 Komponenten der Ocular tilt reaction (OTR). Hier OTR nach links.

Moebius-Syndrom

Bei dem Moebius-Syndrom handelt es sich um eine seltene angeborene Krankheit, resultierend aus Hypo- oder Aplasien von Hirnnervenkernen. Die Erstbeschreibung dieser Fehlbildung stammt von Paul J. Moebius aus dem Jahre 1888. Trotzdem liegen bis zum heutigen Zeitpunkt keine genauen Häufigkeitsdaten aus Populationsstudien vor. Das wichtigste Merkmal des Moebius-Syndroms ist die Paralyse des Abducens- und Facialisnerven. Das Moebius-Syndrom äußert sich in den meisten dokumentierten Fällen in erster Linie durch eine beidseitige Facialis- und/oder Abduzensparese, bei intakter Vertikalmotorik und Konvergenz. Gekoppelt sind hierbei weitere Anomalien wie eine Hemiatrophie der Zunge, Taubheit, Fehlbildungen im Bereich des Kopfes, der Extremitäten und des Brustkorbes sowie mentale Retardierung. In schwereren Fällen fehlen den Betroffenen komplette Gliedmaßen und es liegen schwere Knochendeformationen vor.

Die wissenschaftlichen Aussagen hinsichtlich der Ätiologie des Moebius-Syndroms (auch hinsichtlich der Wiederholungsrate) sind weiterhin spekulativ und reichen von genetischen Erklärungsansätzen (autosomal-rezessive Vererbung) bis hin zur Aussage, grippale Infekte in der frühen Phase der Schwangerschaft könnten der Auslöser für das Syndrom sein. Neuere Kernspinstudien gehen von Verkalkungen am Boden des IV. Ventrikels als sekundäres Zeichen einer pränatalen Hirnstammischämie aus.

Nystagmus

● Die Richtung des Nystagmus wird nach der schnellen Phase angegeben.

Unter einem Nystagmus versteht man rhythmische Augenbewegungen, die in der Regel aus einem langsamen (ursächlichen bzw. pathologischen) Augendrift und einer schnellen zentralen kompensatorischen Rückstellbewegung (Sakkade) bestehen. Die Richtung des Nystagmus wird trotzdem nach der schnellen Phase angegeben, da sich diese meist besser beobachten lässt. Bezüglich der Schlagrichtung lassen sich horizontale, vertikale und torsionelle Formen unterscheiden, wobei häufig „gemischte" Schlagrichtungen wie z. B. horizontal-torsionell beobachtet werden. Es gibt physiologische und pathologische Nystagmusformen.

● Physiologische Nystagmusformen dienen der Bildstabilität auf der Netzhaut.

Physiologische Nystagmusformen

▶ *Vestibulärer Nystagmus:* Über den vestibulo-okulären Reflex wird bei Kopf- und Körperbewegungen der Blick im Raum stabil gehalten.
▶ *Optokinetischer Nystagmus:* Besteht aus einer langsamen durch visuelle Reize ausgelösten Blickfolge und einer schnellen Rückstellbewegung.

Pathologischer Nystagmus führt in der Regel zu Scheinbewegungen der Umwelt (sog. Oszillopsien; Ausnahme ist der kongenitale Nystagmus), weil es durch die unwillkürlichen Augenbewegungen zu Bildverschiebungen auf der Netzhaut kommt. Verschiedene Einteilungen, die unterschiedliche pathophysiologische Aspekte berücksichtigen, sind möglich. Nach der Nystagmusschlagform und den möglichen Auslösern lassen sich im Wesentlichen unterscheiden:

▶ Rucknystagmus mit linearer langsamer und schneller Phase („sägezahnartig"); dieser findet sich z. B. als Spontannystagmus beim einseitigen Ausfall eines Gleichgewichtsorgans (vestibulärer Nystagmus, bedingt durch eine Tonusimbalance zwischen den beiden Labyrinthen); die Intensität des Spontannystagmus nimmt bei Fixation ab, sodass dieser mittels einer Frenzel-Brille (+ 16 Dioptrien) untersucht werden muss, die einerseits verhindert, dass der Patient fixiert, andererseits für den Beobachter die Augen des Patienten vergrößert.
▶ Nystagmusformen, bei denen die Geschwindigkeit der langsamen Phase exponentiell ansteigt (z. B. beim kongenitalen Nystagmus) oder abfällt.
▶ Pendelnystagmus, bei dem man keine schnelle oder langsame Phase abgrenzen kann.
▶ Lagerungs- oder Lagenystagmus, z. B. beim benignen peripheren paroxysmalen Lagerungsnystagmus, in Form eines vertikal-torsionellen crescendo-decrescendo mit Latenz einsetzenden Nystagmus; dissoziierter Nystagmus, z. B. bei der internukleären Ophthalmoplegie (s. oben).
▶ Blickrichtungsnystagmus, der z. B. im Seitblick auftritt und durch ein Zurückdriften der Augen in Richtung Nullposition gekennzeichnet ist; dieser beruht auf einem sog. Blickhaltedefekt, d. h. der Patient ist nicht in der Lage, die exzentrische Blickposition zu halten; kann bei zentralen Störungen oder Intoxikationen auftreten.

Zwei zentrale Nystagmusformen mit jeweils vertikaler Schlagrichtung sind von besonderer Bedeutung: der **Downbeat-Nystagmus** (schnelle Phase schlägt nach unten) und der **Upbeat-Nystagmus** (schnelle Phase schlägt nach oben). Im Gegensatz zum Spontannystagmus handelt es sich bei beiden Formen um sog. Fixationsnystagmen, d. h. die Intensität nimmt bei Fixation zu. Downbeat- und Upbeat-Nystagmus zeigen immer eine zentrale Störung an und haben besondere lokalisatorische Bedeutung. Dem Downbeat-Nystagmus liegt meist eine beidseitige Flocculusläsion, wie z. B. bei der Arnold-Chiari-Fehlbildung oder bei zerebellären Atrophien zugrunde. Der Upbeat-Nystagmus (im Gegensatz zum Downbeat-Nystagmus meist nur eine über Tage bis Wochen anhaltende Störung) kann durch paramediane medulläre oder pontomesenzephale Läsionen, wie z. B. bei Hirstamminfarkten oder -blutungen verursacht werden.

Die Therapie richtet sich meist nach der zugrunde liegenden Erkrankung. Symptomatische Behandlungen sind nur bei einzelnen Nystagmusformen wirklich wirksam, wie z. B. beim Downbeat-Nystagmus mit dem Kaliumkanalblocker 4-Aminopyridin oder Benzodiazepinen.

Opsoklonus

Bei einem Opsoklonus (= dancing eye) handelt es sich um rasche, konjugierte, kombinierte horizontale, vertikale und torsionelle Blicksprünge (Sakkaden) ohne Fixationsintervall. Amplitude und Frequenz der Sakkaden variieren. Durch Beanspruchung des Sakkadensystems oder bei Lidschluss kann Opsoklonus provoziert bzw. aktiviert werden und persistiert auch im Schlaf oder bei Bewusstlosigkeit. Zusätzlich lassen sich zerebelläre Symptome wie Sprachstörungen, Rumpfataxie und v. a. Extremitätenmyoklonien finden. Die Patienten klagen stets über Oszillopsien.

Ursache dieser seltenen Augenbewegungsstörung ist immer eine diffuse Schädigung der Kleinhirnrinde und des Nucleus dentatus. Unterschieden werden sollte ätiologisch zwischen Erkrankungen im Kindes- oder Erwachsenenalter. Bei Kindern tritt Opsoklonus oft im Rahmen einer benignen Enzephalitis oder paraneoplastisch bei einem Neuroblastom im Thorakalraum auf. Im Erwachsenenalter halten sich enzephalitische und paraneoplastische Syndrome bei Karzinomen die Waage. Am häufigsten finden sich kleinzellige Bronchialkarzinome, Mamma-, Uterus-, Blasen- und Schilddrüsenkarzinom. Pathohistologisch sind u. a. Purkinjezellverlust sowie Neuronenuntergänge in der Körnerschicht und im Nucleus dentatus beschrieben.

Therapeutisch wird versucht, die Augenbewegungsstörung mit Baclofen, Clonazepam, Valproinsäure etc. medikamentös günstig zu beeinflussen. Neue potenziell effektive Immunadsorptionstherapieversuche sind derzeit in der Entwicklung.

Weiterführende Literatur

Brandt T, Büchele W (1983) Augenbewegungsstörungen. Gustav Fischer Verlag, Stuttgart
Brandt T, Dieterich M (1991) Different types of skew deviation. J Neurol Neurosurg Psychiatry 54, 549–50
Dooley JM et al. (2004) Brainstem calcification in Möbius syndrome. Pediatric Neurology 30, 39–41
Huber A, Kömpf D (1998) Klinische Neuroophthalmologie. Thieme, Stuttgart
Leigh RJ, Zee DS (1999) The neurology of eye movements. 2. Aufl., Davis, Philadelphia

Wiederholungsfragen

1. Bei welchem Blick ist der Doppelbildabstand nach traumatischer Trochlearisparese am größten?
2. Wo ist die Schädigung bei vertikaler Blickparese typischerweise zu vermuten?
3. Erklären Sie die Schädigung bei internukleärer Ophthalmoplegie.
4. Welche Formen des pathologischen Nystagmus werden unterschieden?
5. Nennen Sie die wichtigsten Hirnstammzentren, die für die Augenbewegungen zuständig sind.

B Diagnostische Verfahren

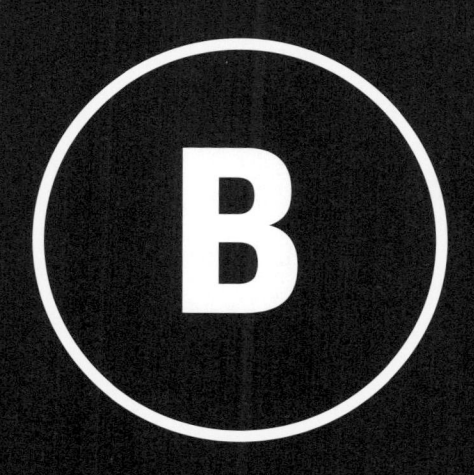

A	Klinisch untersuchen
B	**Diagnostische Verfahren**
C	Neurologische Erkrankungen
D	Rehabilitation, Psychiatrische Syndrome, Psychosomatik
E	Anhang

B 1 Ultraschalldiagnostik der hirnversorgenden Gefäße

● Andreas Becker

EDITORIAL

Die Doppler- und Duplexsonografie der hirnversorgenden Gefäße gehört wie das EKG oder die Blutentnahme zu den Standarduntersuchungen bei Aufnahme eines Patienten auf eine Schlaganfalleinheit. Sie dient der Darstellung von Stenosen oder Verschlüssen der hirnversorgenden Gefäße, erlaubt die Flussvolumenmessung, deckt intrazerebrale Kollateralkreisläufe auf oder dient der Detektion von Embolien. In der neurologischen Intensivmedizin kann die Methode zur Verlaufsbeobachtung von Hirndruckpatienten herangezogen werden und in der Hirntoddiagnostik erlaubt die Dopplersonografie die Diagnose des zerebralen Kreislaufstillstandes, wenn die EEG-Diagnostik aufgrund von zentral wirkenden Pharmaka nicht aussagekräftig ist.

B 1.1 Grundlagen

B 1.1.1 Der Doppler-Effekt

- Der Dopplereffekt lässt sich auch an einem herannahenden und sich dann entfernenden Fahrzeug mit Martinshorn darstellen. Nähert sich das Fahrzeug, ist der gehörte Ton höher, entfernt es sich, dann ist der Ton tiefer.

Als Doppler-Effekt bezeichnet man die Veränderung der Frequenz von Wellen, wenn sich Sender und Empfänger einander nähern oder entfernen. Strahlt ein Sender einen Ton mit einer Frequenz von 1000 Hz aus, sendet er nach einer 1/1000 Sekunde eine neue Welle. Bewegt sich der Sender auf einen Empfänger zu, dann erreicht die zweite Schallwelle den Empfänger früher, da sie einen kürzeren Weg zurücklegt als die vorherige. Die empfangene Frequenz wird somit höher sein als 1000 Hz.

- Grundform der Dopplerbeziehung: $\Delta f \sim v$

Ist die Bewegung des Senders deutlich langsamer als die Geschwindigkeit der sich ausbreitenden Wellen, so ist die Frequenzverschiebung Δf proportional zur Geschwindigkeit des Senders v. Hieraus ergibt sich die Grundformel der Dopplerbeziehung: $\Delta f \sim v$.

- Die Dopplerfrequenzverschiebung ist proportional zur Geschwindigkeit der im Blut strömenden Erythrozyten.

Solche Verhältnisse finden wir im Körpergewebe vor. Trifft ein Schall im Körpergewebe auf strömendes Blut, so reflektieren die Erythrozyten einen Schall mit einer anderen Frequenz als die vom Gerät ausgesendete Frequenz. Nach der Doppler-Grundformel ist die Dopplerfrequenzverschiebung proportional zur Geschwindigkeit der Erythrozyten, was für die Erkennung von Stenosen bedeutsam ist. Da in den Blutgefäßen unter physiologischen Bedingungen die Erythrozyten im Zentrum des Gefäßes eine höhere Geschwindigkeit haben als in der Peripherie des Gefäßes (laminare Strömung), erhält man zu einem bestimmten Zeitpunkt bei der Beschallung der Erythrozyten ein breites Spektrum unterschiedlicher Frequenzverschiebungen.

- Laminare Strömung: In einem Gefäßquerschnitt haben die Erythrozyten im Zentrum eine höhere Geschwindigkeit als in der Peripherie ("Mensatheke"). Das Strömungsprofil ist rotationssymmetrisch parabol.

Bei der Beschallung eines Blutgefäßes liegt die Achse des Schalls nur in seltenen Fällen auch in der Achse des Blutstroms. Somit treffen die Schallwellen schräg auf die sich bewegenden Erythrozyten. Hierbei entsteht ein Winkel α zwischen Richtung des Blutes und Schallquelle (s. o Abb. B 1.1).

- Erweiterung der Dopplergrundformel bei schräger Beschallung: $\Delta f \sim v \cdot \cos \alpha$

Der Umstand der schrägen Beschallung wird mathematisch durch den Kosinus des Winkels α ausgedrückt. Die Doppler-Grundformel wird erweitert:

$\Delta f \sim v \cdot \cos \alpha$. Der Untersucher ist aus diesem Grunde bemüht, den Schall möglichst mit einem Winkel α von 45° bis 60° auf das Gefäß zu senden.

- $\cos \alpha = 1$ für $\alpha = 0°$, $\cos \alpha = 0$ für $\alpha = 90°$

Zusammenfassend wird ein Ultraschallsignal im MHz-Bereich in aller Regel schräg auf die sich bewegenden Erythrozyten gesendet. Proportional zu den gleichzeitig bestehenden unterschiedlichen Geschwindigkeiten im Blutgefäß und zum Winkel des eingesendeten Schalls senden diese ein Frequenzspektrum zurück, das im kHz-Bereich verschoben ist.

- Ultraschallsignale werden im MHz-Bereich ausgesendet. Die Dopplerfrequenzverschiebung liegt im kHz-Bereich.

B 1.1.2 Anatomie der Hirngefäße

Die für die dopplersonografische Untersuchung zugänglichen hirnversorgenden Gefäße gliedern sich in die extrakraniellen und die intrakraniellen Gefäße, die den vorderen und hinteren Kreislauf versorgen.

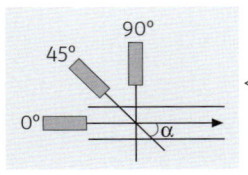

◁ o **Abb. B 1.1** Verschiedene Beschallungswinkel. Der Pfeil kennzeichnet die Richtung des Blutstroms. Der Winkel α beschreibt den Winkel zwischen Schallquelle und Blutstrom. Bei α = 90° Beschallungswinkel (cos 90 = 0) keine Dopplerfrequenzverschiebung. Ideal: α = 0° mit cos 0 = 1.

B 1.1.2.1 Extrakranielle Gefäße

Bei den extrakraniellen Gefäßen wird zwischen dem vorderen und dem hinteren Kreislauf unterschieden. Im vorderen Kreislauf befinden sich die A. carotis communis (ACC) gefolgt vom Bulbus. Hier geht auch die A. carotis externa (ACE) mit wichtigen Ästen für Kompressionstests ab: A. facialis am lateralen Rand des Unterkiefers, die sich als A. angularis zur Versorgung der Gesichtshaut fortsetzt, sowie die A. temporalis superficialis.

Im hinteren Kreislauf befinden sich die paarigen Aa. vertebralis (AV), die, aus der A. subclavia abgehend, in den Querfortsätzen der Halswirbel C6–C2 und nach der Atlasschleife (C1) durch das Foramen magnum ziehen.

- Extrakranieller vorderen Kreislauf: A. carotis interna und externa. Extrakranieller hinterer Kreislauf: paarige A. vertebralis.
- Dopplersonografisch wichtige Äste der A. carotis externa: A. facialis, A. angularis, A. temporalis superficialis.

B 1.1.2.2 Intrakranielle Gefäße

Intrakraniell setzt sich der vordere Kreislauf mit der ACI in den Siphon fort. Im aufsteigenden Schenkel des Siphons geht die A. ophthalmica ab. Weiter distal bildet der intrakranielle Endabschnitt der ACI gemeinsam mit der A. cerebri media (MCA, angloamerikanischer Sprachgebrauch) und der A. cerebri anterior (ACA) das Karotis-T. Die extrakraniellen Aa. vertebralis aus dem hinteren Kreislauf vereinigen sich in Höhe der ventralen Pons in die A. basilaris, die sich in Höhe des Mesenzephalons in die paarigen Aa. cerebri posterior (PCA) aufteilt (Basilariskopf).

- Intrakranieller vorderer Kreislauf: Siphon mit Abgang der A. ophthalmica und nachfolgender Aufteilung in A. cerebri media und anterior = Karotis-T. Intrakranieller hinterer Kreislauf: Aa. vertebralis vereinigen sich zur A. basilaris, die sich in die beiden Aa. cerebri posterior aufteilt.

B 1.1.2.3 Kollateralen zwischen ACI und ACE

Zwischen der A. carotis interna und der A. carotis externa gibt es für die Dopplersonografie wichtige Verbindungen. Im Siphon gibt die ACI die A. ophthalmica ab. Diese zieht durch die Orbita und tritt als A. supratrochlearis (AST) am medialen Oberrand der Orbita aus und anastomosiert mit Ästen der ACE. Da der Blutdruck in der ACI höher ist als der Druck in den Externaästen, fließt das Blut von intrakraniell durch die Orbita nach extrakraniell. Die Richtung des Blutflusses ist definitionsgemäß orthograd. Nimmt der Blutdruck in der ACI durch eine Stenose oder einen Verschluss ab, so kann die ipsilaterale AST durch Externaäste retrograd durchströmt werden.

- Verbindung der ACI mit Ästen der ACE über die A. ophthalmica, die als A. supratrochlearis die Orbita verlässt.
- Die Flussrichtung des Blutes in der AST ist von Innen Nach Außen (ASTINA = orthograd).
- Retrograder Fluss in der AST: ipsilaterale hochgradige Stenose oder Verschluss der ACI.

> **HINWEIS FÜR DIE PRAXIS**

Bedside-Test: Palpation des Pulses der AST mit nachfolgender Kompression der Externaäste

Diesen retrograden Fluss kann der Untersucher auch am Krankenbett nachweisen: Wird die AST am medialen Augenwinkel palpiert und gleichzeitig Externaäste komprimiert, bleibt der Puls der AST normalerweise tastbar, da der Fluss orthograd ist. Liegt eine höhergradige Stenose oder ein Verschluss der ACI vor, verschwindet der Puls unter den palpierenden Fingern der AST, da diese nunmehr retrograd durchströmt wird. Bei diesem Bedside-Test kann allerdings nicht zwischen einer hochgradigen Stenose oder einem Verschluss der ACI unterschieden werden.

B 1.1.2.4 Intrakranielle Kollateralen

- Circulus Willisii: A. communicans anterior und paarige A. communicans posterior.

Die beiden Aa. cerebri anterior stehen über die unpaare A. communicans anterior in Verbindung. Die paarige A. communicans posterior verbindet beidseitig die beiden A. cerebri posterior mit der A. cerebri media (Circulus Willisii).

Die Abbildung B 1.2 zeigt zusammenfassend die hirnversorgenden Gefäße.

B 1.1.3 Hämodynamische Grundlagen

- Die Geschwindigkeit des Blutes ist abhängig von der Zusammensetzung, der Herzkraft und dem peripheren Gefäßwiderstand.

Die Geschwindigkeit des Blutes ist abhängig vom Herzzyklus, der Zusammensetzung des Blutes und dem peripheren Widerstand in den Gefäßen. Wenn die Blutsäule während der Systole eine Beschleunigung erfährt, steigt der Druck p in den Gefäßen an, um in der endsystolischen Phase und in der Diastole wieder abzufallen. Es entsteht die bekannte Druckwelle. Druckwellen erfahren aber auch eine Reflexion an der Gefäßwand, die ein wenig zeitversetzt die Druckwelle überlagert (s. o Abb. B 1.3 und B 1.4).

- Die Dopplersonografie erfasst den Druckgradienten Δp.

Für die Dopplersonografie ist der dadurch entstehende Druckgradient Δp von Bedeutung (Differenz zwischen Druckwelle und Reflexion). In o Abbildung B 1.3 ist der periphere Widerstand niedrig, es fließt viel Blut in die Peripherie ab, die zeitversetzte Reflexion der Druckwelle im Gefäß ist somit gering. Der resultierende Druckgradient Δp erreicht nicht die Nulllinie (niedrige Pulsatilität). Bei hohem peripherem Widerstand, z. B. vor einer Stenose oder einem Verschluss, wird praktisch die gesamte Druckwelle reflektiert (s. o Abb. B 1.4). Der resultierende Druckgradient Δp hat einen schnellen systolischen Anstieg,

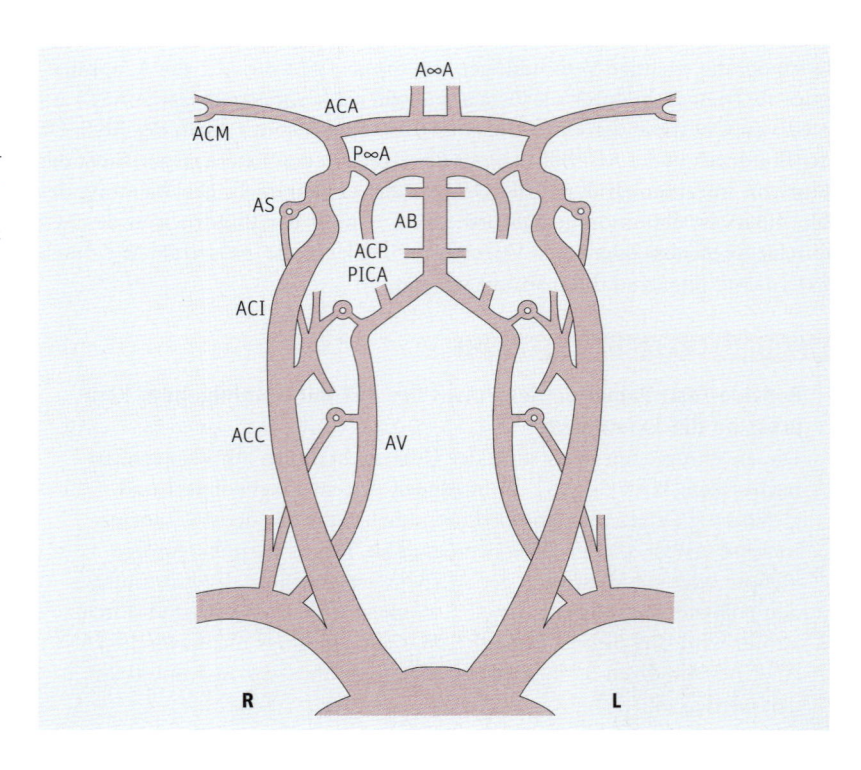

- Niedrige Pulsatilität: Niedriger peripherer Widerstand.

o **Abb. B 1.2** Schematische Darstellung der Gefäße für die dopplersonografische Dokumentation.
A∞A: A. communicans anterior; **ACA:** A. cerebri anterior; **AB:** A. basilaris; **ACC:** A. carotis communis; **ACI:** A. carotis interna; **ACM:** A. cerebri media; **P∞A:** A. communicans posterior; **PICA:** A. cerebelli posterior inferior; **ACP:** A. cerebri posterior; **AS:** A. supraorbitalis; **AV:** A. vertebralis; **L:** links; **R:** rechts.

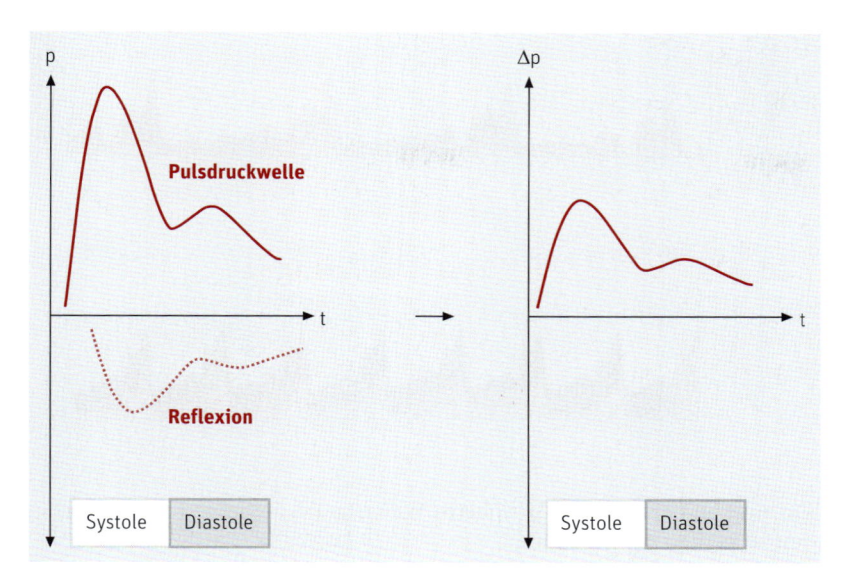

Abb. B 1.3 Der periphere Widerstand ist gering, es kann viel Blut abfließen, die Reflexion ist gering. Der Druckgradient Δp erreicht somit in der Diastole nicht die Nulllinie = niedrige Pulsatilität.

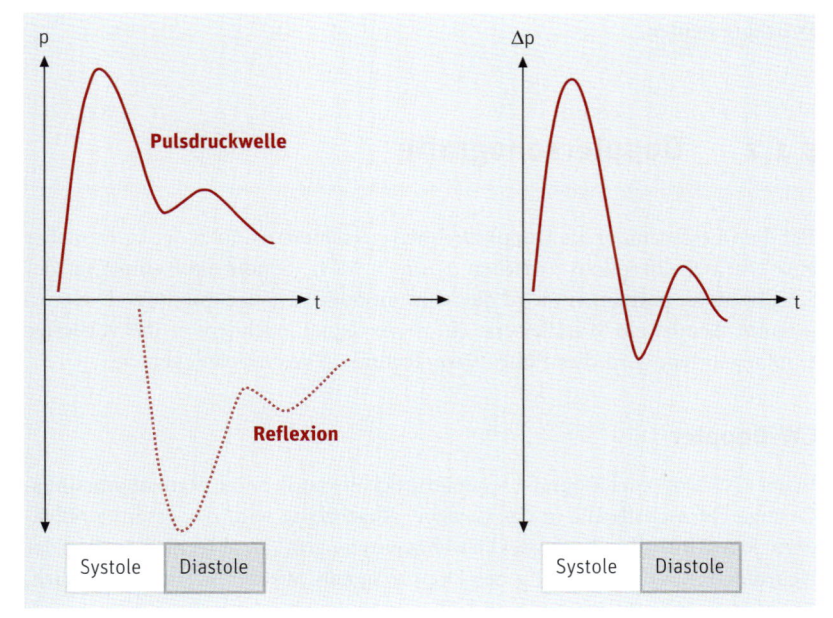

Abb. B 1.4 Der periphere Widerstand ist hoch, es kann nur wenig Blut abfließen, die Reflexion ist somit der Druckwelle fast identisch. Der Druckgradient Δp zeigt einen frühen Abfall und unterschreitet sogar die Nulllinie = hohe Pulsatilität.

fällt aber in der frühen Diastole und unterschreitet sogar die Nulllinie (hohe Pulsatilität). Die Übergänge von hoher zu niedriger Pulsatilität sind fließend.

● Abbildung B 1.5 zeigt als Normalbefund das Dopplerspektrum der ACE mit hoher Pulsatilität bei einem hohen peripheren Widerstand. Es wird ein großer Teil der Pulswelle reflektiert, Δp ist hoch.

● Abbildung B 1.6 zeigt das normale Dopplerspektrum des intrakraniellen Abschnittes der ACI. Der Verlauf der Dopplerkurve ist wenig pulsatil, da viel

● Hohe Pulsatilität: Hoher peripherer Widerstand.

○ **Abb. B 1.5** Dopplerspektrum der ACE mit hoher Pulsatilität (hoher peripherer Widerstand). Normalbefund.

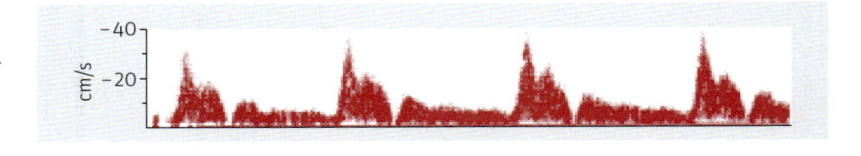

○ **Abb. B 1.6** Darstellung des intrakraniellen Abschnittes der ACI mit niedriger Pulsatilität. Normalbefund.

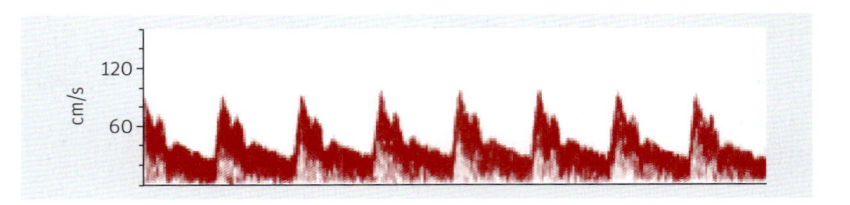

Blut aufgrund des geringen peripheren Widerstandes abfließen kann, die Reflexion ist gering, Δp ist niedrig.

Zusammenfassend wird mit der Dopplersonografie die Dopplerfrequenzverschiebung bestimmt, die von der Geschwindigkeit des Blutes abhängig ist. Die Geschwindigkeit des Blutes ist wiederum abhängig vom Widerstand und dem Druckgradienten.

B 1.2   Dopplersonografie

● Für die Schallwandlung werden piezoelektrische Elemente verwendet, die beim Anlegen einer Wechselspannung einen Ultraschall erzeugen.

Für die Untersuchung der Dopplerfrequenzverschiebung nutzt der Untersucher eine Ultraschallfrequenz zwischen 2 und 8 MHz. Sendet und empfängt der Schallwandler permanent, wird dies Continuous-Wave-Technik (CW-Doppler) genannt. Sendet ein Wandler erst ein neues Signal, nachdem er das vorherige empfangen hat, wird dies Pulse-Wave-Technik (PW-Doppler) genannt.

CW-Doppler

● CW-Doppler zur Darstellung der AV, ACC, ACI und ACE.

In der CW-Dopplersonografie sendet der Schallwandler eine permanente sinusförmige Ultraschallwelle in das Gewebe. Gleichzeitig wird das gesamte reflektierte Signal aus allen Tiefen des Gewebes empfangen. Diese Technik wird in der Neurologie für die Ableitung des Dopplersignals aus der A. supratrochlearis, ACC, ACI, ACE, A. subclavia und AV verwendet.

PW-Doppler

● PW = Pulse Wave: Der Schallwandler sendet erst ein neues Signal, wenn das vorherige empfangen wurde.

Bei dieser Technik wartet der Wandler, bis die Reflexion des vorherigen Signals empfangen wurde. Wird nach der Abgabe eines Ultraschallpulses nur kurz gewartet, wird aus weiter oberflächlichen Schichten empfangen (kurze Laufzeit). Bei längerem Warten und somit längerer Laufzeit werden Signale aus tieferen Schichten empfangen. Die PW-Sonografie erlaubt die Aussage über die Untersuchungstiefe. In einer bestimmten Tiefe wird aus einem bestimmten Volumen

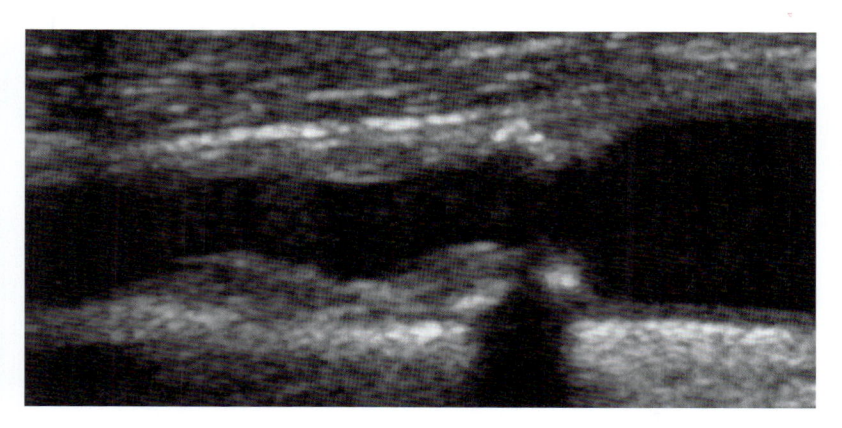

Abb. B 1.7 Zweidimensionale Darstellung in der Schnittbildsonografie. Inhomogener echoreicher, zum Teil Schallschatten werfender medial gelegener arteriosklerotischer Plaque.

gemessen, dem sogenannten Messvolumen. Diese Technik wird bei der transkraniellen Beschallung der intrazerebralen Gefäße genutzt.

● PW-Doppler zur Identifizierung der intrazerebralen Gefäße.

B 1.3 Schnittbildsonografie

Benutzt man statt eines Schallwandlers mehrere Schallwandler, die in einem Schallkopf nebeneinander liegen, und beschallt damit das Gewebe, dann erhält man ein zweidimensionales Bild mit Abbildung der beschallten Gewebe. Hierbei werden die reflektierten Signale in unterschiedlicher Helligkeit auf dem Bildschirm ausgegeben, was der Methode den Namen B-Mode (B = Brightness) gegeben hat.

In der Neurologie wird mit der Schnittbildtechnik der Verlauf der extrakraniellen Hirngefäße und peripherer Nerven dargestellt. Intrakraniell können Hirnparenchymstrukturen dargestellt werden (s. auch ● Abb. B 1.7).

● Im B-Mode werden anatomische Strukturen zweidimensional in unterschiedlicher Helligkeit auf einem Bildschirm dargestellt.

B 1.4 Duplexsonografie

Duplexsonografie ist die gleichzeitige Darstellung von Schnittbildsonografie und PW-Dopplersonografie. Da mit der Schnittbildtechnik der anatomische Verlauf eines Gefäßes dargestellt wird, ist der Untersucher in der Lage beim gleichzeitigen Einsatz des PW-Dopplers den Beschallungswinkel zu bestimmen. Das Gerät berechnet hieraus nach den oben genannten Gesetzmäßigkeiten die absolute Geschwindigkeit in cm/s oder m/s.

B 1.4.1 Farbkodierte Duplexsonografie

B 1.4.1.1 Velocity-Mode

- Velocity-Mode: Die Richtung wird farbig angezeigt. Unterschiedliche Helligkeiten der Farben drücken die Dopplerfrequenzverschiebung aus.

Im *Velocity-Mode* wird ein Farbfenster über das B-Bild gelegt. Der Schallkopf empfängt nun Signale aus hintereinander und nebeneinander liegenden Messvolumina, erkennt die Geschwindigkeit (= velocity) und die Richtung des strömendes Blutes (s. o Abb. B 1.8).

Gleichzeitig kann die Dopplerfrequenzverschiebung durch unterschiedlich helle Farben dargestellt werden. Ist die Dopplerfrequenzverschiebung höher als die Skala mit den Farben erlaubt, kommt es zu einem Farbumschlag. Dieses Aliasphänomen wird bewusst genutzt, um Stenosen darzustellen.

Die Empfindlichkeit der Farbskala für den Farbumschlag kann am Gerät mit der Pulsrepetitionsfrequenz (PRF) eingestellt werden. Je niedriger die PRF, umso eher tritt ein Alias-Effekt auf. Die PRF wird vom Untersucher so eingestellt, dass in einem normalen Gefäß gerade kein Alias-Effekt auftritt. In o Abbildung B 1.9 wird der Alias-Effekt zur Darstellung einer höchstgradigen MCA-Stenose genutzt. Die 68-jährige Patientin erlitt einen rechtsseitigen Mediaterritorialinfarkt.

B 1.4.1.2 Power-Mode

- Power-Mode: Die Energie des reflektierten Signals wird dargestellt.

- In der Low-Flow-Technik wird die Empfindlichkeit des Gerätes so eingestellt, dass zwischen höchstgradigen Stenosen und Verschlüssen unterschieden werden kann.

Eine weitere Möglichkeit der Farbdarstellung ist der *Power-Mode*. Hierbei wird lediglich die empfangene Schallenergie dargestellt. Der Power-Mode erlaubt so die Darstellung von Blutflüssen, die eine so geringe Dopplerfrequenzverschiebung aufweisen, dass diese im Velocity-Mode nicht sicher darstellbar sind. Die Untersucher sprechen bei entsprechender Einstellung des Gerätes auch von *Low-Flow-Technik*.

B 1.4.2 Transkranielle Duplexsonografie

- Mit der transkraniellen Duplexsonografie kann das Hirnparenchym untersucht werden. Erkennbar sind z. B. Ventrikel, das Mesencephalon, die Thalami, Inselrinde, Zirbeldrüse oder die basalen Zisternen.

Die transkranielle Duplexsonografie erlaubt mit der B-Bilddarstellung auch die Untersuchung des Hirnparenchyms. o Abbildung B 1.10 zeigt die transkranielle B-Bilddarstellung einiger Hirnstrukturen bei einem Patienten mit intrazerebraler Blutung. Deutlich zu erkennen ist der Parenchymdefekt nach operativer Entfernung der Blutung.

Ferner können kleine Gefäße, wie die A. communicans anterior oder posterior oder die A. cerebelli superior sowie die intrazerebralen Venen und Sinus dargestellt werden. Als Schallfenster dient die Temporalschuppe, da diese eine verminderte Knochendicke aufweist. Üblicherweise wird im Horizontalschnitt untersucht. Einige Gefäße lassen sich jedoch beim Drehen der Sonde in die Koronalebene besser darstellen (Endabschnitt der ACI, Basilariskopf oder die darunter liegende A. cerebelli superior).

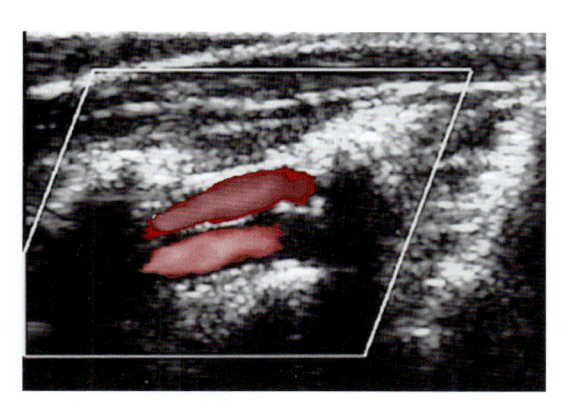

Abb. B 1.8 B-Bild mit Farbfenster zur Darstellung der Strömungsrichtung. Darstellung der A. und V. vertebralis in ihrem Verlauf zwischen den Querfortsätzen. Beachte: Die Darstellung in verschiedenen Farben/Schattierungen entspricht den Vorgaben des Untersuchers und ist frei wählbar.

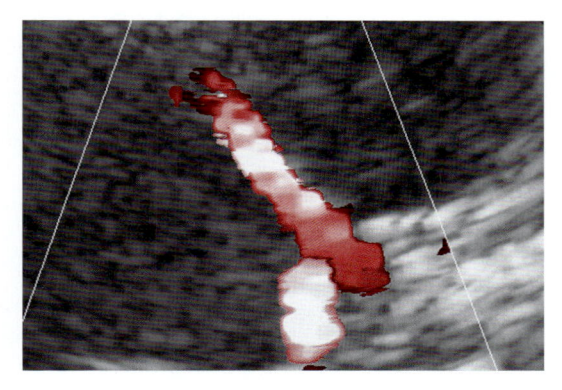

Abb. B 1.9 Alias-Effekt bei höchstgradiger Mediastenose.

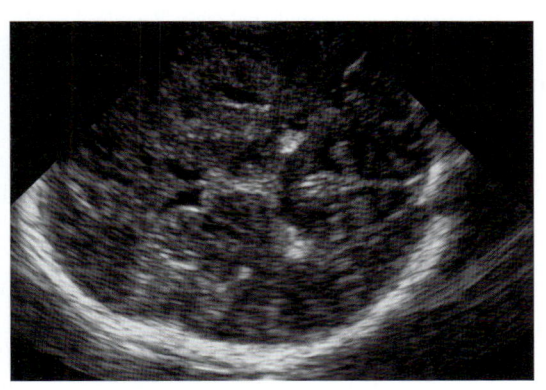

Abb. B 1.10 Transkranielles B-Bild mit Darstellung der Hirnstrukturen. Gut zu erkennen sind die beiden echoarmen Vorderhörner der Seitenventrikel.

B 1.5 Darstellung von Stenosen

Eine wesentliche Domäne der Ultraschalldiagnostik in der Neurologie ist die Identifizierung von Stenosen oder Verschlüssen.

Der lokale Stenosegrad errechnet sich aus dem Verhältnis der Differenz von Gesamtdurchmesser (L) minus Restlumen (R) geteilt durch Gesamtdurchmesser (L) mal 100 %: (L-R)/L × 100 %.

- Lassen Sie sich die direkten und indirekten Zeichen einer Stenose in Ihrem Dopplerlabor zeigen.

- In der Literatur wird gelegentlich auch der distale Stenosegrad angegeben: (D-R)/D × 100 % (D = distale unstenosierte ACI, R = Restlumen der Stenose).

□ **Tab. B 1.1** Prozentuale und deskriptive Beurteilung von Stenosen.

	50–70 % Mittelgradig	≥ 70 % Mittel- bis hochgradig	≥ 80 % Hochgradig	≥ 90 % Höchstgradig	Subtotal Pseudookklusion
Stenosebereich					
Δ f (kHz)	4–7	≥ 7	≥ 10	Variabel, oft > 16	Variabel
V max (cm/s)	120–200	≥ 200	≥ 300	> 350	Variabel
Prästenotisch					
Flüsse in ACC	Normal	Pulsatilität ↑	Pulsatilität ↑↑	Pulsatilität ↑	Pulsatilität ↑↑
AST	Normal	Normal	Bei Kompression ↓, Fluss orthograd vermindert oder retrograd	Bei Kompression ↓, Fluss orthograd vermindert oder retrograd	Bei Kompression ↓, Fluss orthograd vermindert oder retrograd
Poststenotisch					
Fluss in distaler ACI	Normal	Normal bis ↓	↓↓	↓↓↓ Pulsatilität ↓	↓↓↓ oder kein Fluss

● Beurteilungen von Stenosen: Direkte und indirekte Methoden werden gemeinsam genutzt.

Die Beschreibung erfolgt in Prozent und/oder deskriptiv (s. □ Tab. B 1.1).

Dem Untersucher stehen indirekte und direkte dopplersonografische Methoden zur Beurteilung von Stenosen zur Verfügung. Zu den indirekten Befunden gehört die Strompulskurve der A. supratrochlearis sowie charakteristische prä- und poststenotische Veränderungen im Dopplerspektrum. Die direkte Methode besteht in der direkten Beschallung der Stenose. Der Untersucher wird im Rahmen der Untersuchung von Stenosen stets die direkte und indirekte Methode verwenden.

B 1.5.1 Direkte Methoden

Ist die Stenose durch die Duplexsonografie direkt erkennbar, wird die systolische Maximalfrequenz gemessen. Diese steigt ab einem lokalen Stenosegrad von 50 % an und kann bei höchstgradigen Stenosen bis 6 m/s betragen. Ab lokalen Stenosen von 95 % fällt dann aber die maximale systolische Geschwindigkeit wieder ab, da nur noch ein geringes Blutvolumen durch die Enge gelangt. In diesem Fall werden die unten genannten indirekten Methoden zum Nachweis des Stenosegrades verwendet.

■ **MERKE**

Ab einem lokalen Stenosegrad von > 95 % fällt die systolische Maximalgeschwindigkeit wieder: Fehler bei der Interpretation sind häufig!

● Für den Nachweis hämodynamisch nicht relevanter Stenosen reicht die Dopplersonografie alleine nicht aus: Farbduplex mit Alias nutzen!

Bei geringgradigen Stenosen ist die systolische Maximalgeschwindigkeit nicht erhöht, sodass die alleinige Untersuchung durch die Dopplersonografie keinen pathologischen Befund ergibt. Um auch diese Stenosen zu identifizieren, wird in der farbkodierten Duplexsonografie der Alias-Effekt genutzt (s.

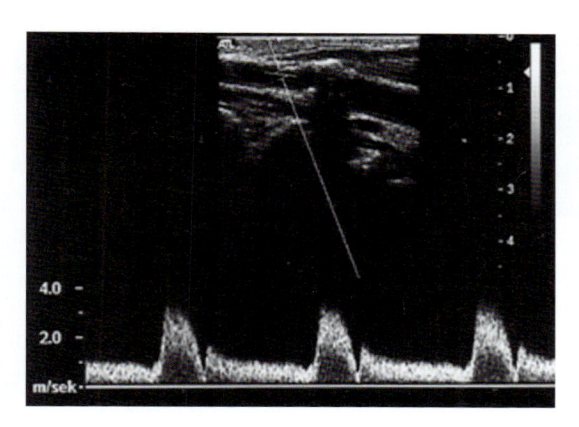

o **Abb. B 1.11** Direkte Darstellung einer höchstgradigen ACI-Stenose bei demselben Patienten wie in Abbildung B 1.13. Maximale systolische Geschwindigkeit von fast 4 m/s.

Kap. B 1.4.1.1). Tritt bei entsprechend empfindlicher Einstellung der Pulsrepetitionsfrequenz ein punktueller Alias-Effekt auf, so ist dieses als pathologisch zu werten. Die Stenose hat jedoch keine hämodynamische Relevanz und ist als geringgradig zu bezeichnen.

B 1.5.2 Indirekte Methoden

Ein indirektes Kriterium sind Veränderungen vor und nach einer Stenose. Prästenotische Veränderungen z. B. in der ACC finden sich bei hoch- bis höchstgradigen Stenosen oder Verschlüssen der nachgeschalteten ACI. o Abbildung B 1.12 demonstriert die Veränderung des Dopplerspektrums bei einem 60-jährigen Patienten mit rechtshemisphärischem Infarkt. Deutlich erkennbar ist die hohe Pulsatilität in der ACC rechts aufgrund einer nachgeschalteten ca. 85 %igen ACI-Stenose am Abgang.

Poststenotische Veränderungen betreffen neben der systolischen Maximalgeschwindigkeit auch die systolische Anstiegsgeschwindigkeit. In o Abbildung B 1.13 ist ein langsamer systolischer Anstieg nach einer Stenose zu erkennen.

Die Methoden zur Beschreibung der Dopplerspektren vor und nach einer Stenose sind immer dann wertvoll, wenn eine direkte Beschallung der Stenose aufgrund von kalkhaltigen Plaques nicht möglich ist.

● Unterschiedliche Pulsatilitäten in beiden ACC lassen indirekt den Schluss einer distalen Strömungsbehinderung zu.

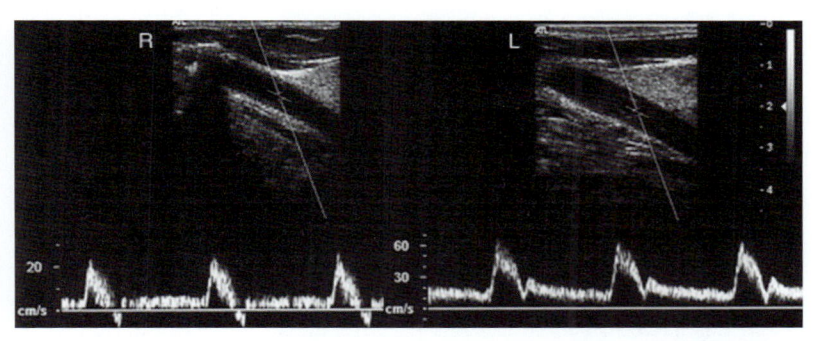

o **Abb. B 1.12** Duplexsonografie der ACC eines 60-jährigen Patienten mit rechtshemisphärischem hämodynamischem Schlaganfall. Rechtsseitig höhere Pulsatilität als indirekter Hinweis einer distalen Strömungsbehinderung. In der rechtsseitigen ACI findet sich ein lokaler Stenosegrad von 85 %.

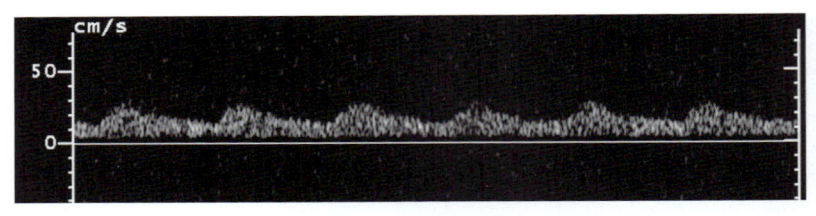

Abb. B 1.13 Indirekter Hinweis auf eine proximal gelegene ACI-Stenose: langsamer systolischer Pulsanstieg in der nachgeschalteten A. cerebri media.

● **FALLBEISPIEL**

Der 38-jährige, bisher stets gesunde Patient präsentiert anfallsartige Drehschwindelattacken seit einer Woche, damit verbunden eine gerichtete Fallneigung, Übelkeit und Erbrechen. Die Symptomatik hält Minuten, aber auch bis zu 3 Stunden an. Der Schwindel war nicht provozierbar. Er beklagte weiter einen seit einer Woche bestehenden linksseitigen Nackenschmerz, der bis zum Hinterkopf hochzog. Die Befragung ergab, dass er sich kurz vor dem Auftreten der Symptomatik ein Heimsportgerät zulegte, mit dem er schwere Gewichte bewegte.
Neurologische Untersuchung: Zum Zeitpunkt der Aufnahme war der Patient symptomfrei, die neurologische Untersuchung war unauffällig.

● Warum ist hier ein benigner paroxysmaler Lagerungsschwindel unwahrscheinlich?

Duplexsonografie der A. vertebralis: In der Annahme einer Vertebralis-Dissektion wurde eine Duplexsonografie durchgeführt, die den Befund einer linksseitigen Dissektion der A. vertebralis erbrachte (s. ● Abb. B 1.14).
Beachte die gut sichtbare Gefäßwand und das Wandhämatom, dem die Farbfüllung fehlt. Das Doppler-Frequenzspektrum war normal.
Therapie: Der Patient wurde wegen der Gefahr eines akuten Vertebralisverschlusses mit der Möglichkeit der Embolisation in die A. basilaris stationär aufgenommen. Nach anfänglicher Vollheparinisierung wurde für 6 Monate Marcumar verschrieben. Dopplersonografisch war das Wandhämatom innerhalb des Behandlungszeitraumes vollständig rückläufig. Der Patient ist bis heute symptomfrei.

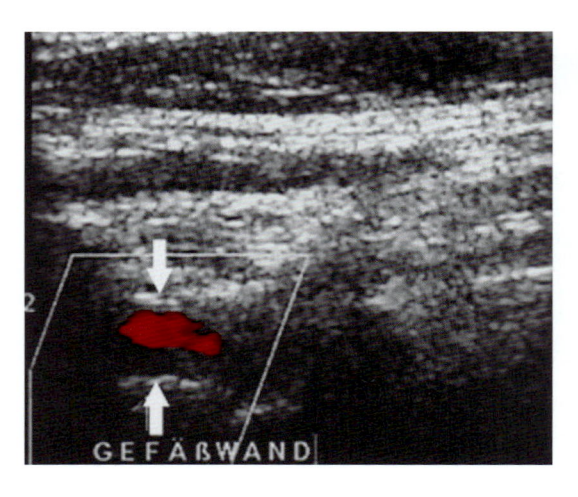

Abb. B 1.14 Darstellung der linksseitigen A. vertebralis. Beachten Sie das ausgesparte Farbsignal im Gefäßverlauf.

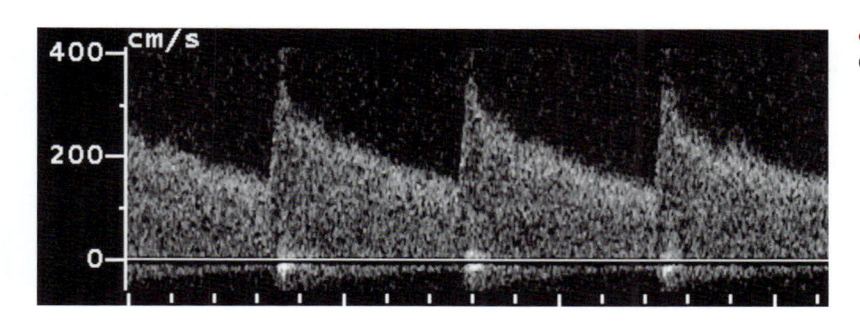

Abb. B 1.15 Höchstgradige Mediastenose.

● **FALLBEISPIEL**

Eine 53-jährige Patientin präsentiert sich mit einem fluktuierendem rechtsseitigen fokal neurologischen Defizit. Für Sekunden bis zu mehreren Minuten kommt es mehrmals täglich zu einer Plegie des linken Armes und zu einer linksseitigen mimischen Schwäche. Das Sprechen ist dysarthrisch. Gleichzeitig besteht eine Hypästhesie mit demselben Verteilungsmuster wie die Lähmungen. Außerhalb dieser Attacken ist die Patientin symptomfrei. Es besteht eine dreifach medikamentös behandelte arterielle Hypertonie mit aktuellen Blutdruckwerten von 110/70 mmHg. Es wurde die Diagnose rezidivierender uniformer rechtshemisphärischer TIA's gestellt.
Duplexsonografie der intrazerebralen Gefäße: Bei der transtemporalen Darstellung findet sich in der MCA eine höchstgradige Stenose (s. ● Abb. B 1.15). Die systolische Maximalfrequenz beträgt hier 4 m/s. Der übrige dopplersonografische Befund war altersentsprechend.
Therapie: Aufgrund des dopplersonografischen Befundes wurde die antihypertensive Therapie verändert. Bereits 2 Tage nach Umsetzen der Medikation waren hochnormale Blutdruckwerte zu messen, die Symptomatik trat nicht mehr auf. Die Patientin wurde zunächst mit ASS behandelt.

B 1.6 Weitere Anwendungen

B 1.6.1 Anwendungen mit Doppler-Kontrastverstärker

Kleinste Gasbläschen (ca. 5 μm) reflektieren den Ultraschall bis zu 1000-mal besser als Erythrozyten. Diese lungengängigen, an Galaktose haftenden Bläschen werden venös appliziert und haben eine Lebensdauer von etwa 4–10 Minuten. Nach Applikation kommt es innerhalb von wenigen Sekunden zu einem Übersteuern (*blooming*) des Dopplersignals, sodass die Empfindlichkeit reduziert werden muss.

■ **MERKE**

Bei versehentlicher Parainjektion des Kontrastverstärkers **sofortige** Applikation von Coolpacks auf die Injektionsstelle!

Doppler-Kontrastverstärker werden immer dann eingesetzt, wenn die konventionelle Untersuchung bei der Differenzierung einer höchstgradigen Stenose oder Verschluss versagt. Soll eine Aussage über die intrazerebralen Kollateralkreisläufe gemacht werden und ist das temporale Schallfenster ungenügend, helfen auch hier die Kontrastverstärker zur Darstellung. Doppler-Kontrastverstärker sind teuer und sind keine Alternative für die mangelnde Fähigkeit der Untersucher.

B 1.6.2 Darstellung der intrazerebralen Venen und Sinus

● Auch venöse Gefäße und Leiter lassen sich darstellen; bisher aber nur wenig Erfahrung.

Diese Methode ist noch relativ jung und noch längst kein Standard in den Dopplerlaboren. Dies liegt im Wesentlichen daran, dass die Aussagekraft der Darstellung intrazerebraler Venen und Sinus z. B. bei der Sinusvenenthrombose noch nicht ausreichend untersucht ist. Ferner lassen sich nicht bei jedem zuverlässig die Venensignale ableiten. Nach eigener Erfahrung gelingt die Ableitung der tiefen mittleren Hirnvene regelhaft, während die basalen Hirnvenen (Rosenthalsche Venen) und die große Vene von Galen sowie die Sinus seltener abzuleiten sind. ○ Abbildung B 1.16 zeigt die tiefe mittlere Hirnvene (DMCV, deep middle cerebral vein) in einem Normalbefund. Beachte das venöse Dopplerfrequenzspektrum.

B 1.6.3 Hirntoddiagnostik

Die Dopplersonografie wird in der Intensivmedizin als Methode zur Feststellung des zerebralen Kreislaufstillstandes im Rahmen der Hirntoddiagnostik eingesetzt. Da diese Methode unabhängig von der Gabe zentral wirksamer Pharmaka ist, hat sie gegenüber der Ableitung eines EEGs einen wesentlichen Vorteil. Da ferner das EEG nur eine Aussage über die Hemisphären machen kann und die akustisch evozierten Potenziale nur den Hirnstamm prüfen, kann die Dopplersonografie sowohl Aussagen über die Perfusion der Hemisphären als auch des vertebrobasilären Systems machen. Als Nachweis der Irreversibilität des Hirnschadens sind zwei Messungen innerhalb von 30 Minuten gefordert. Der vordere intrazerebrale Kreislauf muss beidseitig untersucht werden. Zwingend notwendig ist auch die Ableitung des Dopplersignals aus dem vertebrobasilären System. Übersteigt der Hirndruck den zerebralen Perfusionsdruck des Blutes, kommt es zu einer Zunahme des peripheren Widerstandes, es besteht eine hohe Pulsatilität mit diastolischem Rückstrom. Im weiteren Verlauf der Hirndruckerhöhung wird die Blutsäule nur noch geringfügig bewegt, es entstehen charakteristische systolische Spitzen (s. ○ Abb. B 1.17).

○ **Abb. B 1.16** Dopplersonographie der tiefen mittleren Hirnvene (DMCV) mit geringer Flussgeschwindigkeit.

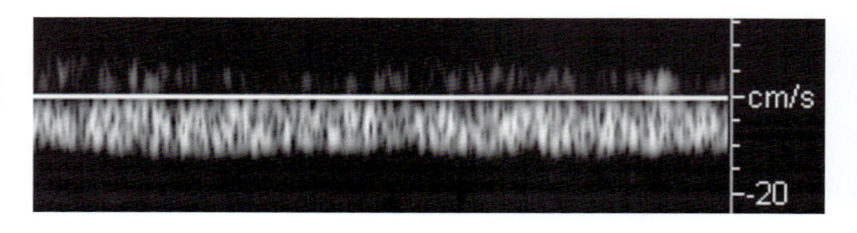

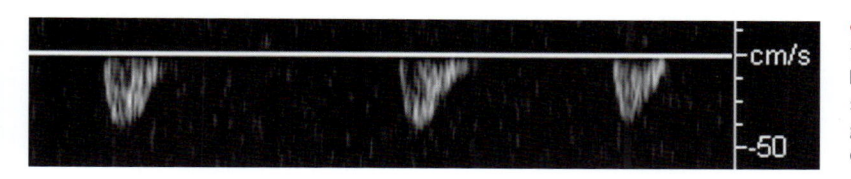

Abb. B 1.17 Kleine systolische Spitzen ohne Nachweis einer diastolischen Strömung. 36-jähriger Patient nach zunächst erfolgreicher Reanimation.

Weiterführende Literatur

Arning C (1999) Farbkodierte Duplexsonografie der hirnversorgenden Gefäße. 2. unveränderte Auflage. Thieme, Stuttgart, New York
Stolz E, Kaps M, Kern A, Seyem Babacan S, Dorndorf W (1999) Transcranial Color-Coded Duplex Sonography of Intracranial Veins and Sinuses in Adults. Stroke 30,1070–1075
von Reutern GM, von Büdingen HJ (1993) Ultrasound Diagnosis of cerebrovascular Disease 2. ed. Thieme, Stuttgart, New York
Widder B (1999) Doppler- und Duplexsonografie der hirnversorgenden Arterien. Fünfte, aktualisierte und erweiterte Auflage. Springer, Berlin, Heidelberg, New York

Wiederholungsfragen

1. Erklären Sie den Doppler-Effekt unter Beachtung der schrägen Beschallung bei der Untersuchung von Blutgefäßen.

2. Erklären Sie anhand der Druckkurve die Begriffe *hohe Pulsatilität* und *niedrige Pulsatilität* und nennen Sie Beispiele, wie diese Begriffe bei der indirekten Bewertung von Stenosen benutzt werden.

3. Welche Möglichkeiten gibt es in der Dopplersonografie, um zwischen Stenose und Verschluss eines Gefäßes zu unterscheiden?

4. Erklären Sie den *Alias-Effekt* und seine Bedeutung bei der Ultraschalldiagnostik von Blutgefäßen.

B 2 Liquordiagnostik

EDITORIAL

Die Beurteilung des Liquors ist ein unersetzlicher Bestandteil der Diagnostik vieler neurologischer Erkrankungen. Besondere Bedeutung spielt die Diagnostik zum Nachweis oder Ausschluss von:
- Infektionen des zentralen Nervensystems (Enzephalitis, Myelitis, Meningitis).
- Subarachnoidalblutungen.
- Multipler Sklerose.
- Meningeosis neoplastica.
- Liquorüber- und Liquorunterdrucksyndromen.
- Polyneuropathien.

Wichtige diagnostische Parameter sind dabei der Liquordruck, die Farbe, die Zellzahl, der Anteil an Erythrozyten, der Gehalt an Protein, Albumin, IgG, IgA, IgM, der Nachweis von oligoklonalen Banden. Darüber hinaus spielen Spezialuntersuchungen im Liquor (z. B. Bestimmung von Tau- und Aβ-Protein beim Morbus Alzheimer, Autoantikörper bei paraneoplastischen Erkrankungen) eine zunehmend wichtigere Rolle. Der Liquor wird durch eine Lumbalpunktion gewonnen.

Die Liquorgesamtmenge beträgt zwischen 150 bis 170 ml. Täglich werden 500 ml Liquor vom Plexus choroideus produziert. Er fließt über das Foramen Monroe in den 3. Ventrikel und von dort über den Sylvischen Aquädukt in den 4. Ventrikel und damit in die äußeren Liquorräume. Der Abfluss bzw. die Liquorresorption erfolgt in den Pacchionischen Granulationen, der lumbalen Zisterne und entlang der Nervenwurzeln. Der Liquor ist ein Ultrafiltrat des Blutes, in dem sich die im Blut vorkommenden Proteine in etwa 100-fach geringerer Konzentration wiederfinden. Einige Proteine werden jedoch auch lokal im Gehirn produziert. Daher ist nur eine parallele Untersuchung von Blut und Liquor sinnvoll. Der Eröffnungsdruck bei der Lumbalpunktion beträgt im Liegen 5–20 cmH_2O und im Sitzen 15–24 cmH_2O.

• Berit Rosche,
Bernhard Hemmer

B 2.1 Lumbalpunktion

Kontraindikationen

Nicht punktiert werden darf bei erhöhtem Hirndruck, bei Infektionen im Punktionsgebiet und bei erhöhtem Blutungsrisiko (Gerinnungsstörung, Antikoagulanzientherapie; Thrombozyten < 40 000/μl, Quick < 50 %, PTT > 60 Sek.).

Vorbereitung

Der Patient sollte 24 h vor einem elektiven Eingriff aufgeklärt werden. Nur im Notfall darf ohne Intervall punktiert werden. Ein aktuelles Blutbild und eine Gerinnungsanalyse sollten vorliegen. Besteht der Verdacht auf Hirndruck oder eine spinale Raumforderung, ist vor der Punktion eine bildgebende Diagnostik zwingend erforderlich.

> **MERKE**
>
> Die Durchführung einer Lumbalpunktion bei Patienten mit **Hirndruck** kann zur Einklemmung mit Todesfolge führen.

Erforderliches Material:
- Punktionsnadel (bestehend aus einer Führungsnadel und einer atraumatischen Punktionsnadel mit Mandrin).
- Liquorröhrchen.
- Steigrohr für die Liquordruckmessung.
- Hautdesinfektion, sterile Handschuhe, steriles Abdecktuch, Eisspray, Lokalanästhetikum (z. B. Lidocain 2–4 % mit Spritze und Kanüle).

Durchführung

Lagerung des Patienten
- Bei sitzendem Patienten Beine auf erhöhte Unterlage stellen, „Rücken krümmen, Kinn auf die Brust".
- Bei liegendem Patienten (bei Patienten in schlechtem Zustand oder zur Liquordruckmessung) Beine in Seitenlage anziehen lassen, Rücken krümmen.

Markieren der Punktionsstelle
Verbindungslinie beider Darmbeinkämme bilden, den nächsten Zwischenwirbelraum unterhalb der Linie ertasten (LWK3/4 oder LWK4/5) und markieren. Dabei strikt Mittellinienposition einhalten. Chirurgische Hautdesinfektion, steriles Abdecken des Punktionsgebietes. Schmerzreduktion durch Vereisen der Punktionsstelle und Lokalanästhesie des Stichkanals (nicht intrathekal).

Punktion
Sterile Handschuhe anziehen. Führungsnadel in der Mitte zwischen den Dornfortsätzen einstechen und ca. 4 cm vorschieben. Atraumatische Nadel (Sprotte-Nadel, 20 oder 22 G, 8–10 cm lang) durch Führungsnadel bis zu mäßigem Widerstand (Lig. flavum) vorschieben. Mandrin entfernen und testen, ob Liquor

abläuft. Wenn kein Liquor fließt, Mandrin wieder einführen und Nadel weiter vorschieben, dabei ca. alle 3 mm erneut Liquorfluss testen. Bei erfolgreicher Punktion zuerst jeweils mindestens 2 ml in drei sterile und nummerierte Röhrchen, dann ggf. weitere Proben für Spezialdiagnostik entnehmen. Eine Entnahmemenge von bis zu 15 ml ist bei Erwachsenen unproblematisch. Zum Entfernen der Punktionskanüle Mandrin wieder bis zum Anschlag einschieben, dann Punktionsnadel herausziehen und Führungsnadel entfernen. Wunde mit sterilem Pflaster versorgen. Danach venöse Blutabnahme zur Proteinanalyse für den Liquor-Serum-Quotienten durchführen.

● Besser bei der ersten Punktion ausreichend Liquor asservieren als nochmals punktieren!

Liquordruckmessung

Patient in Seitenlage punktieren. Nach Erreichen des Liquorraumes noch vor der Probenentnahme Punktionsnadel an steriles Messsystem anschließen. Nullpunkt des Systems auf Wirbelsäulenmitte bringen und Eröffnungsdruck ablesen.

Komplikationen

Häufig: Postpunktioneller Kopfschmerz durch Unterdruck nach „Liquorleck", Beginn meist nach 15 Min. bis 1 Tag, Dauer 1 bis 4 Tage. Lumbalgien.
  Sehr selten: Infektionen, postpunktionelle Hirnnervenstörungen (N. V; VI; VIII), Blutungen, Hygrome, radikuläre Defizite.

> ▶ **PEARLS + PITFALLS**
>
> Bei Verwendung von **atraumatischen Punktionsnadeln** kann der postpunktionelle Kopfschmerz auf 10 % gesenkt werden, während er bei Nutzung scharfer Nadeln bei 50 % der Patienten auftritt. Scharfe Nadeln empfehlen sich, wenn alte Patienten mit verknöcherten Bändern punktiert werden sollen, oder aus therapeutischer Sicht ein „Liquorleck" wünschenswert ist (z. B. beim Normaldruckhydrozephalus oder dem Pseudotumor cerebri).

B 2.2 Liquoranalyse

Zellzahl

Der normale Liquor ist klar und weist eine Leukozytenzahl von < 4/µl (bzw. 12/3 Zellen) auf. Eine Erhöhung der Leukozyten (Pleozytose) findet sich bei meningealer Reizung durch den Übertritt von Zellen aus dem Blut oder Gewebe. Entzündliche Prozesse in liquorfernen Hirnregionen können initial ohne Liquorveränderung ablaufen. Wird ein artifiziell blutiger (sanguinolenter) Liquor zentrifugiert, so erscheint der Überstand klar. Liegt eine Subarachnoidalblutung vor, bleibt der Überstand xanthochrom. Bei iatrogenen Blutbeimengungen nimmt die Erythrozytenzahl von der 1. zur 3. Probe ab, während sie bei der SAB konstant bleibt.

● Der Begriff *Xanthochromie* bezeichnet die gelbliche bis rotbraune Verfärbung des Liquors. Sie entsteht bei einer SAB durch das Freisetzen von Hämoglobin oder dessen Abbauprodukten aus Erythrozyten.

Zelldifferenzierung (Zytologie)

> **MERKE**
>
> Aufgrund der raschen Autolyse der Zellen muss ein Präparat innerhalb von 30–60 Min. angefertigt werden!

Zur Routinediagnostik dient die May-Grünwald-Färbung am Zytozentrifugenpräparat. Zum Nachweis von Tumorzellverbänden sollte ein Sayk-Präparat (ohne Zentrifugation) angefertigt werden, um mögliche Zellverbände zu erhalten. Weitere Spezialfärbungen und deren Indikation sind in ◘ Tabelle B 2.1 aufgeführt.

Im **normalen Liquor** sind Lymphozyten und Monozyten im Verhältnis 2 : 1 ohne Zeichen der Aktivierung nachweisbar. Aktivierte Monozyten erkennt man an zytoplasmatischen Vakuolen, die entsprechend dem aufgenommenen Material als Lipidophagen, Siderophagen oder Erythrophagen differenzierbar sind. Lymphozyten weisen im aktivierten Zustand ein breites basophiles Zytoplasma auf. Findet sich ein aufgelockerter Kern mit Radspeichenstruktur und perinukleärem Hof, so handelt es sich um Plasmazellen. Granulozyten zeigen die typische Kernsegmentierung. Sie finden sich nicht im normalen Liquor. **Tumorzellen** sind meist deutlich größer als die monozytären Zellen im Liquor und liegen typischerweise in Zellhaufen zusammen. Bei der Tumorzelldiagnose gelten die allgemeinen Malignitätskriterien: Verschiebung der Kernzytoplasmarelation zugunsten des Kernes, Kernpolymorphien, Hyperchromasie des Zellkerns, Kernkörperchen, teils scharfer, teils stark gebuchteter Zytoplasmarand, atypische Mitosen. Eine Zuordnung von malignen Zellen zum Primärtumor lässt sich durch das Zytopräparat nicht eindeutig erbringen. Hier sind weitere immunzytologische Differenzierungen notwendig. Entzündliche und tumoröse ZNS-Erkrankungen unterscheiden sich hinsichtlich der zellulären Liquorzusammensetzung (s. ◘ Tab. B 2.2).

● **Cave:** Polymorphie der Zellen ist häufig auch Folge von degenerativen Liquorpräparaten. Hier sind aber Kern und Zytoplasma gleichermaßen betroffen.

Glukose und Laktat

Der Glukosegehalt im Liquor beträgt 50–80 % der Serumglukose. Insbesondere bei bakteriellen Infekten kommt es zur Erniedrigung der Glukose im Liquor. Der Laktatwert des Liquors liegt zwischen 1,1–1,9 mmol/l und kann bei bakterieller Meningitis auf > 3,5 mmol/l steigen.

● Im Gegensatz zur Glukose, die abhängig von der Serumkonzentration ist, wird *Laktat* vom Hirn selbst produziert und ist aussagekräftiger für die Diagnostik entzündlicher ZNS-Erkrankungen.

◘ **Tab. B 2.1** Liquorspezialfärbungen.

Spezialfärbung	Indikation
Berliner-Blau-Eisenfärbung	Bei älterer Blutung Nachweis von Siderophagen
Gram-Färbung	Differenzierung von Bakterien (gram +/−)
Ziel-Neelsen-Färbung	Nachweis säurefester Stäbchen bei z. B. Tbc
Immunfärbung von Liquorzellen	Differenzierung zwischen Entzündung und Tumor
Tuschepräparat	Nachweis der Schleimkapsel von Cryptococcus neoformans

□ **Tab. B 2.2** Zusammenfassung der typischen Liquorbefunde ausgewählter neurologischer Erkrankungen. OKB: Oligoklonale Banden.

Erkrankung	Zellzahl	Zelldifferenzierung	Schrankenstörung	Laktat	Zusatzdiagnostik
Akute Infektionen:					
▸ Virale Meningitis	20–300	Lymphozyten	Keine/leicht	Normal	Virus-spezifische Antikörper, PCR
▸ Bakterielle Meningitis	> 1000	Granulozyten	Mittel/schwer	Erhöht	Erregerkultur
Chronische Infektionen:					
▸ Neuroborreliose	50–500	Lymphozyten	Mittel/schwer	Normal/ leicht erhöht	IgG-, IgA-, IgM-Synthese, OKB Antikörpertest
▸ Neurotuberkulose	100–500	Gemischtes Bild	Schwer	Erhöht	IgG-, IgA-Synthese, PCR
▸ Neurolues	30–300	Lymphozyten	Mittel/schwer	Normal	IgG-Synthese, OKB Antikörpertest
Autoimmunerkrankungen:					
▸ Multiple Sklerose	8–40	Lymphozyten	Keine/leicht	Normal	IgG-Synthese, OKB
▸ Guillain-Barré-Syndrom	Normal	Normal	Mittel/schwer	Normal	Protein ↑
Neoplasien:					
▸ Tumoren des ZNS	4–30	Tumorzellen	Mittel/schwer	Erhöht	Immunhistochemie

Proteine

Im normalen Liquor beträgt das Gesamtprotein < 0,4 g/l und das Albumin 0,11–0,35 g/l.

Wichtig zur Beurteilung einer Störung der Blut-Hirnschranke ist der **Albumin-Quotient** (Q_{Alb}).

$$Q_{Alb} = Albumin_{Liquor}/Albumin_{Serum}$$

Die Normwerte sind altersabhängig und betragen 5×10^{-3} (20 Jahre), 7×10^{-3} (40 Jahre) und 8×10^{-3} (60 Jahre).

Die Synthese **intrathekaler Immunglobuline** wird durch den **IgG-Index** (Q_{IgG}) quantifiziert.

$$Q_{IgG} = (IgG_{Liquor}/IgG_{Serum})/(Albumin_{Liquor}/Albumin_{Serum})$$

Ein Wert über 0,7 spricht für eine Immunglobulinsynthese im ZNS. Noch genauer lässt sich eine intrathekale Immunglobulinsynthese durch die Reiber-Formel oder das Reiber-Diagramm bestimmen (s. ○ Abb. B 2.1).

Oligoklonale γ-Globuline. Mittels pH-Gradienten werden die IgG-Antikörper aus Blut und Serum – nach Einstellung auf die gleiche Konzentration – aufgetrennt. Finden sich IgG-Banden (mindestens zwei) im Liquor, die nicht oder nur deutlich geringer im Serum nachweisbar sind, so spricht man von positiven oligoklonalen Banden. Sie treten bei Entzündungen des Liquorraumes wie der Multiplen Sklerose oder der Neuroborreliose auf und können als „Narbe" noch lange nach der akuten Entzündung nachweisbar sein. Der Nachweis oligoklona-

Abb. B 2.1 Reiber-Diagramm mit repräsentativen Liquorbefunden. Q_{Alb}- und Q_{IgG}-Werte des Patienten werden im Diagramm eingetragen. Es ergeben sich folgende Befundkonstellationen: 1 – Normalbefund, 2 – isolierte Schrankenstörung, 3 – isolierte intrathekale IgG-Synthese, 4 – Schrankenstörung und intrathekale IgG-Synthese (mod. nach Felgenhauer und Beuche, Labordiagnostik neurologischer Erkrankungen, Stuttgart, Georg Thieme, 1999).

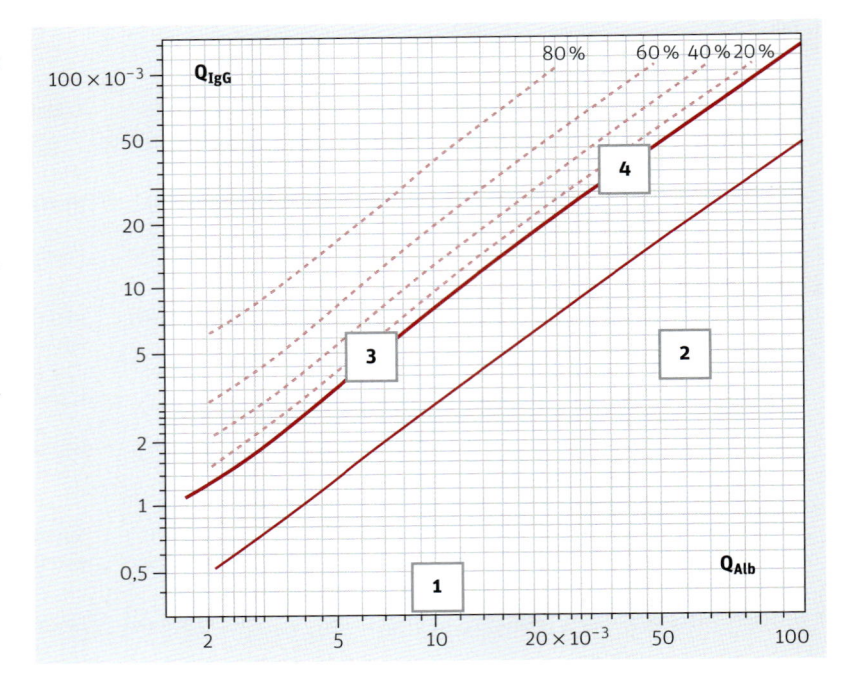

● Der Nachweis oligoklonaler Banden im Liquor findet sich typischerweise bei der Multiplen Sklerose, ist jedoch nicht spezifisch für diese Erkrankung.

ler Banden ist sehr sensitiv und kann positiv sein, wenn der IgG-Quotient oder das Reiber-Schema keine intrathekale Synthese anzeigen.

Nachweis erregerbedingter ZNS-Infektionen

Wichtig zum Nachweis erregerbedingter ZNS-Infektionen ist der erregerspezifische **Antikörperspezifitätsindex**.

> **Antikörperspezifitätsindex** = (IgG-Antikörpertiter$_{Liquor}$/IgG-Antikörpertiter$_{Serum}$)/(Gesamt-IgG-Titer$_{Liquor}$/Gesamt-IgG-Titer$_{Serum}$)

Normwert < 4, bei ELISA < 1,5. Er dient dem Nachweis einer lokalen spezifischen Antikörperproduktion bei z. B. Borreliose, Lues, HIV, Herpes oder CMV und sichert den Nachweis eines Erregerbefalls im ZNS. Da sich die spezifische Antikörperantwort erst 2–3 Wochen nach der Infektion vollständig ausbildet, kann er inital negativ sein. Eine Kontrollpunktion ist dann im Zeitintervall zur Diagnosesicherung notwendig. Ein **direkter Erregernachweis** gelingt bei Bakterien durch Kultur und bei Viren mittels PCR (z. B. HIV, Herpes, Enteroviren).

● **Cave:** Die Bestimmung viraler Antikörper ist jedoch nur sinnvoll, wenn sich daraus eine therapeutische Konsequenz ergibt.

Weiterführende Literatur

Deutsche Gesellschaft für Liquordiagnostik und Klinische Neurochemie e.V. (http://www.uke.uni-hamburg.de/extern/dgln/)
Reiber H, Peter JB (2001) Cerebrospinal fluid analysis: disease-related data patterns and evaluation programs, J Neurol Sci 184, 101–122
Zettl UK, Lehmnitz R, Mix E (2003) Klinische Liquordiagnostik. de Gruyter, 135–157

B 2.3 Liquorzirkulationsstörungen

• Friederike Vogel,
Bernhard Hemmer

Bei Erkrankungen mit gestörtem Abfluss unterscheidet man nach Lokalisation der Abflussstörung, Ausmaß der Liquordrucksteigerung und Vorliegen einer Ventrikelerweiterung zwischen Okklusionshydrozephalus, kommunizierendem Hydrozephalus, Normaldruckhydrozephalus und Pseudotumor cerebri.

B 2.3.1 Normaldruckhydrozephalus (NPH)

Definition
Kombination von Ventrikelerweiterung und – bei einmaliger Druckmessung – in der Regel normalem Liquordruck mit typischer klinischer Trias aus Gangstörung, kognitiver Beeinträchtigung und Blaseninkontinenz.

• **ICD-10:** G91

Epidemiologie
Prävalenz 30:100 000 Einwohner. Altersgipfel ca. 60.–70. Lebensjahr, selten auch im Kindesalter. Männer:Frauen = 2:1.

• Der NPH ist Ursache von bis zu 5 % aller kognitiven Störungen im Alter.

Genetik
Keine hereditären Formen bekannt.

Ätiologie und Pathophysiologie
Die genaue Pathophysiologie des NPH ist nicht abschließend geklärt. Wahrscheinlich führt ein gestörter Liquorabfluss zu einer vorübergehenden Erhöhung des intrakraniellen Drucks mit Erweiterung der Liquorräume. Die Erweiterung der Ventrikel beeinflusst dann den periventrikulären Blutfluss und führt zur Schädigung des subkortikalen periventrikulären Hirngewebes. Im Zeitverlauf reduziert sich die intrakranielle Drucksteigerung und es treten nur noch episodische Druckerhöhungen auf („Normaldruckhydrozephalus").

Klinik und körperliche Befunde
1. **„Gangstörung"** (steht meist im Vordergrund und geht den anderen Symptomen voraus): Das Gangbild ist unsicher, kleinschrittig, breitbasig und schlurfend. Die Patienten berichten über häufige Stürze.
2. **„Subkortikale Demenz"** (oft nur subklinisch vorhanden): Die Patienten leiden unter Antriebsmangel, psychomotorischer Verlangsamung, affektiver Verflachung, Gedächtnis- und Konzentrationsstörungen sowie einer Abnahme der visuokonstruktiven Fähigkeiten. Kortikale Funktionsstörungen wie Aphasie, Apraxie und Agnosie, die für die Alzheimer-Erkrankung typisch sind, werden beim NPH nicht beobachtet.
3. **Harninkontinenz** (steht meist im Hintergrund): Zu Beginn besteht meist ein imperativer Harndrang, später kann es auch zu einer Harninkontinenz kommen.

• Der NPH-Patient antwortet richtig aber verzögert, der Alzheimer-Patient dagegen antwortet schnell und falsch.

> **MERKE**
>
> Wegen der im Vordergrund stehenden Gangstörung ist die wichtigste Differenzialdiagnose des NPH das akinetisch-rigide Parkinsonsyndrom. Deshalb ist bei Patienten mit idiopathischem Parkinsonsyndrom eine Bildgebung des Gehirns zum Ausschluss eines NPH zwingend erforderlich.

Diagnostik

Bildgebung: Das CT erhärtet den klinischen Verdacht eines NPH. Das MRT erfolgt in erster Linie zum Ausschluss eines Hydrocephalus occlusus. Typisch ist die Erweiterung der inneren Liquorräume mit Ballonierung der vorderen Pole der Seitenventrikel bei fehlender kortikaler Atrophie und engen Sulci im Bereich des Interhemisphärenspalts. Weitere Zeichen sind periventrikuläre Flüssigkeitsansammlungen durch transependymalen Liquorfluss und die Signalanhebung und Verschmächtigung des Corpus callosum. In speziellen MRT-Sequenzen kann oftmals ein prominenter Fluss im Aquädukt und 3. Ventrikel („jet sign") gemessen werden.

Lumbalpunktion: Entnahme von 40–50 ml Liquor mit klinischer Beurteilung vor und 4–6 Stunden nach Punktion. Dabei ist vor allem eine Verbesserung der Schrittweite und der Ganggeschwindigkeit durch die Punktion zu erwarten. Diese klinische Besserung kann bei der ersten Liquorpunktion noch fehlen, so dass eine Repunktion bei klinischem Verdacht sinnvoll ist.

Praktisches Vorgehen

Bei Vorliegen einer typischen Gangstörung und eines weiteren Kardinalsymptoms (Demenz, Inkontinenz) muss an einen NPH gedacht werden. Mittels CT oder MRT werden die charakteristischen Veränderungen nachgewiesen und ein Hydrocephalus occlusus ausgeschlossen. Die Sicherung der Diagnose erfolgt durch den Nachweis der klinischen Besserung nach therapeutischer Lumbalpunktion.

Therapie

Führt die therapeutische Lumbalpunktion mit jeweiliger Abnahme von 40–50 ml Liquor (Quincke-Nadel) zu einer reproduzierbaren Verbesserung, ist die Implantation eines ventrikulo-peritonealen oder ventrikulo-atrialen Shunts angezeigt. Allerdings zeigen nur etwa 50 % der Patienten eine klinische Verbesserung:
- Positiver Prädiktor: gutes Ansprechen auf Lumbalpunktion.
- Negativer Prädiktor: gleichzeitiges Vorliegen einer zerebrovaskulären Erkrankung.

B 2.3.2 Hydrocephalus occlusus, Hydrocephalus malresorptivus

- **ICD-10:** G91.1
- Epidemiologie, Altersverteilung und Genetik hängen von der primären Ursache ab.

Definition

Liquorabflussbehinderung durch Verlegung der inneren (H. occlusus) oder äußeren Liquorabflusswege (H. malresorptivus).

Ätiologie und Pathogenese

Raumfordernde Prozesse (z. B. Tumoren, Abszesse, Blutungen), venöse Abflussstörungen (z. B. Sinusvenenthrombose), Missbildungen (z. B. Arnold-Chiari-Malformation) oder Verklebungen der Meningen (z. B. nach Subarachnoidalblutungen oder Meningitiden), die die inneren Abflusswege verlegen oder die Liquorresorption behindern.

Klinik und körperliche Befunde

Leitsymptome sind Zeichen der intrakraniellen Drucksteigerung wie morgendlicher Kopfschmerz, Übelkeit mit schwallartigem Erbrechen, Nackenschmerzen, Meningismus, kognitive Störungen, Pupillenstörung und Bewusstseinsstörung bis hin zum Ausfall von Hirnstammreflexen. In der neurologischen Untersuchung imponieren je nach Ausmaß der intrakraniellen Drucksteigerung beidseitige Stauungspapillen, ein unsicherer ataktischer Gang, eine vertikale Blickparese, ein Ausfall des N. abducens und subkortikale kognitive Funktionsstörungen.

Diagnostik

Bei Verdacht auf Hydrozephalus kann mittels MRT zwischen H. occlusus und H. malresorptivus differenziert werden. Beim H. occlusus erlaubt das MRT den Ort und die Ursache der Abflussblockade zu identifizieren.

Therapie

Beim H. malresorptivus erfolgt die passagere Entlastung durch wiederholte Lumbalpunktionen oder Anlegen einer externen Ventrikeldrainage. Eine langfristige Versorgung erfolgt durch Implantation eines ventrikulo-atrialen oder ventrikulo-peritonealen Shunts. Beim H. occlusus ist das Entfernen der Abflussbehinderung mit Wiedereröffnung der Liquorabflusswege primäres Ziel. Dies wird oftmals durch endoskopische Eingriffe realisiert.

- Eine sekundäre klinische Verschlechterung nach Meningitis und Subarachnoidalblutung ist oftmals durch die Entwicklung eines Hydrozephalus verursacht.

B 2.3.3 Pseudotumor cerebri

Definition

Idiopathische Liquordrucksteigerung.

- **ICD-10:** G93.2

Epidemiologie

Inzidenz 1:100 000. Bei übergewichtigen Frauen im 20.–44. Lebensjahr beträgt die Inzidenz bis zu 19:100 000. Männer:Frauen = 1:4–8.

Ätiologie und Pathophysiologie

Der Pseudotumor cerebri wird wahrscheinlich durch eine gestörte Liquorresorption aufgrund eines erhöhten Drucks im Sinus sagittalis verursacht. Ein erhöhter venöser Abflusswiderstand (z. B. bei Sinusvenenthrombose), Medikamenteneinnahme (v. a. Vitamin-A-Derivate und Tetrazykline, seltener andere Antibiotika und orale Antikonzeptiva), Systemerkrankungen (v. a. Urämie, systemischer Lupus erythematodes) und endokrinologische oder metabolische Einflüsse (Adipositas) werden als Risikofaktoren diskutiert.

Anamnese und Symptome

Charakteristisch ist eine Hirndrucksymptomatik beim wachen und ansprechbaren, meist übergewichtigen Patienten. Anfangs bestehen meist pochende, generalisierte, morgens akzentuierte Kopfschmerzen, später kommen transiente Sehstörungen und Doppelbilder hinzu.

Diagnostik

Klinischer Befund: Neurologische und ophthalmologische Untersuchung zum Nachweis einer ein- oder beidseitigen Stauungspapille und Gesichtsfelddefizite.

- Die Diagnose eines Pseudotumor cerebri erfordert immer den Ausschluss einer Sinusvenenthrombose sowie einer intrakraniellen Raumforderung.

Bildgebung: MRT mit venöser MR-Angiografie zum Ausschluss von intrakraniellen Raumforderungen, Hydrocephalus occlusus und Sinusvenenthrombosen. Im MRT sind zudem bei einem Teil der Patienten eine Vergrößerung der Nervenscheide des N. opticus und ein „empty-sella-Phänomen" nachweisbar. Die Ventrikel sind normalerweise nicht erweitert.

Diagnostische Lumbalpunktion: zum Nachweis einer pathologischen Liquordrucksteigerung ($\geq$ 25 cmH$_2$O).

Praktisches Vorgehen
Beim Nachweis von Stauungspapillen bei entsprechender Kopfschmerzanamnese wird zuerst ein MRT zum Ausschluss einer sekundären Hirndrucksteigerung durchgeführt. Bei unauffälliger Bildgebung sichert die Lumbalpunktion die Diagnose und hat gleichzeitig einen therapeutischen Effekt.

Therapie
Gewichtsreduktion, medikamentöse Therapie mit Acetazolamid (2 × 500–1000 mg/d) und wiederholte therapeutische Lumbalpunktionen mit engmaschigen Liquordruckkontrollen sind erforderlich. Bei progredienten Gesichtsfelddefiziten unter Standardbehandlung ist ein operatives Vorgehen angezeigt. Hierzu eignet sich die Fensterung der Nervenscheide des N. opticus (Komplikationsrisiko ca. 2 % pro Auge) und die dauerhafte Senkung des intrakraniellen Drucks durch Anlage eines ventrikulo-peritonealen oder lumbo-peritonealen Shunts.

B 2.3.4 Liquorunterdrucksyndrome

Definition
Unterdruck in den Liquorräumen durch Liquorverlust.

● **ICD-10:** G44

Epidemiologie
Meist iatrogen als postpunktionelles Liquorunterdrucksyndrom nach Lumbalpunktion, Spinalanästhesie oder Shuntanlage, sehr selten spontan.

Ätiologie und Pathophysiologie
Duradefekte oder eine Shuntüberdrainage führen zum Verlust von Liquor mit Abfall des Liquordrucks.

Klinik und körperliche Befunde
Leitsymptome sind Kopfschmerzen, Übelkeit und Erbrechen in aufrechter Position, die sich in liegender Position bessern. Selten werden Spontannystagmus, Abduzensparese oder andere Hirnnervenausfälle beobachtet.

Diagnostik
Bildgebung: Im CT und im MRT zeigt sich manchmal eine Kontrastmittel-Aufnahme der Meningen, sonst sind diese Untersuchungen unauffällig.

Lumbalpunktion: Der Liquordruck liegt bei < 6 cmH$_2$O. Eventuell sieht man eine leichte Pleozytose durch Reizung der Meningen (nach Lumbalpunktion oder Spinalanästhesie).

Praktisches Vorgehen

Die Diagnose wird bei entsprechender Anamnese klinisch gestellt. Nur beim Auftreten neurologischer Ausfälle oder bei ungewöhnlichem Verlauf ist eine Bildgebung erforderlich. Das Risiko eines postpunktionellen Syndroms kann effizient durch den Einsatz von atraumatischen Sprotte-Nadeln bei der Lumbalpunktion reduziert werden.

Therapie

- Patient liegen lassen, ggf. Thromboseprophylaxe.
- Umstritten: Flüssigkeitszufuhr (mind. 3 l/d) oder Behandlung mit Theophyllin.
- Bei schwerem Liquorunterdrucksyndrom nach Lumbalpunktion kann das Leck durch einen Blutpatch am Duraleck verschlossen werden.

Weiterführende Literatur

Binder DK et al. (2004) Idiopathic intracranial hypertension. Neurosurgery 54, 538–552
Edwards RJ et al. (2004) Chronic hydrocephalus in adults. Brain Pathol Jul;14(3), 325–36
Vanneste JAL et al. (2000) Diagnosis and management of normal-pressure hydrocephalus. J Neurol 247, 5–14

Wiederholungsfragen

1. Wie unterscheidet sich der Liquorbefund einer viralen von einer bakteriellen Meningitis?

2. Wie können Sie einen durch eine SAB verursachten blutigen Liquor von artefiziell blutigem Liquor unterscheiden?

3. Nennen Sie die typischen Symptome eines NPH.

B 3 Elektroneurografie, Elektromyografie (EMG)

● Karsten Schepelmann

EDITORIAL

Die Methoden der Elektroneurografie und Elektromyografie dienen der Bestimmung von Funktionsparametern von Nerven und Muskeln durch Registrierung ihrer bioelektrischen Aktivität. Sie spielen bei der elektrophysiologischen Diagnostik von Erkrankungen des peripheren Nervensystems und der Muskulatur eine wichtige Rolle.

B 3.1 Elektroneurografie

Definition
Die Elektroneurografie misst Funktionsparameter der peripheren Nerven. Dabei werden die Effekte einer künstlichen elektrischen Reizung von motorischen, sensiblen oder gemischten Nerven registriert. So lassen sich die **Nervenleitgeschwindigkeit** (NLG), die **Überleitungszeit** zu einzelnen Muskeln und die Funktion bestimmter Reflexbögen bestimmen. Die Methode beruht, wie andere elektrophysiologische Untersuchungsmethoden (EEG, EKG etc.) auch, auf dem generellen Prinzip, dass sich die Lebenszeichen elektrisch aktiver Gewebe (Nerv, Muskel, Herzmuskel) mithilfe eines Elektrodenpaars als bioelektrische Signale ableiten lassen.

Indikation
Die Neurografie dient der Diagnostik peripherer Nervenläsionen. Dabei können Ausmaß und Lokalisation umschriebener Läsionen bestimmt werden. Generalisierte Schädigungen wie bei Polyneuropathien können nach dem Schädigungstyp unterschieden werden.

B 3.1.1 Motorische Neurografie

Prinzip der Messung
Durch die elektrische Reizung eines motorischen oder gemischten Nervs wird eine Muskelzuckung hervorgerufen, deren bioelektrische Aktivität als **Summenaktionspotenzial (motorisches Aktionspotenzial, MAP)** mit Oberflächenelektroden abgreifbar ist. Zur Bestimmung der **motorischen NLG** wird der Nerv an zwei Stellen gereizt, sodass zwei Antworten mit unterschiedlicher Latenz registriert werden. Die Differenz der Latenzen, geteilt durch die zwischen den Reizorten liegende Distanz, ergibt die Leitungsgeschwindigkeit der am schnellsten leitenden Fasern, angegeben in Metern pro Sekunde. Die so gemessene NLG wird mit Normwerten verglichen. Außerdem werden Größe und Gestalt des MAP beurteilt.

Bei Nerven, deren anatomischer Verlauf keine zwei Reizungen zulässt, wird die **Überleitungszeit** bis zum Muskelaktionspotenzial bestimmt und mit Normwerten verglichen.

Ein anatomisch günstig gelegener Nerv kann auch an mehr als zwei Stellen elektrisch gereizt werden. So kann eine **fraktionierte NLG** mehrerer Nervenabschnitte bestimmt werden und Läsionen einem Abschnitt zugeordnet werden. Eine noch genauere Lokalisation von Leitungsstörungen erlaubt die Stimulation in 1–2 cm großen Abständen (*Inching*).

Die Möglichkeit, die Impulsleitung über die gesamte Länge des Nervs, also auch in den proximalen Abschnitten, zu prüfen, bietet die Ableitung der **F-Welle**. Dazu wird der Nerv distal nach proximal hin (antidrom) gereizt. Die Erregung läuft bis zum Axonhügel des spinalen Motoneurons, kehrt dort um und läuft wieder in die Peripherie. Dort ist sie als spätes motorisches Potenzial abzuleiten, das mit einer gewissen Latenz auf das MAP folgt. Da dieser Vorgang nur an einem kleinen Teil der stimulierten Axone abläuft, ist die F-Welle deutlich kleiner als das MAP. Bestimmt werden die Häufigkeit des Auftretens der F-Welle sowie die mittlere Latenz nach 10–20 Stimulationen.

● Die F-Welle entsteht durch rückläufige Erregung einer Gruppe von Motoneuronen.

Untersuchungstechnik

Stimuliert wird mit Rechteckimpulsen von einer Dauer von 0,1 bis 1 ms und einer Stärke bis 100 mA, die von einem Reizgenerator erzeugt und über ein Oberflächenelektrodenpaar appliziert werden.

Die Ableitung des MAP erfolgt in der Regel mit einem Paar Oberflächenelektroden, von denen die differente über dem Muskelbauch (der Endplattenregion), die indifferente über der Sehne platziert wird (Belly-tendon-Prinzip). Zwischen Reiz- und Ableitelektrode wird eine Erdungselektrode angebracht, um den volumengeleiteten Anteil des Reizstroms abzufangen. Die Signale werden verstärkt, gefiltert und nach digitaler Umwandlung auf einem Bildschirm dargestellt und aufgezeichnet.

> **▶ PEARLS + PITFALLS**
>
> Die elektrische Reizung eines Nerven ist für den Patienten unangenehm und meist stark angstbesetzt („Elektroschocks"). Um sich die Kooperationsbereitschaft nicht zu verscherzen, sollte man den Patienten über den Reiz und die zu erwartende unwillkürliche Zuckung aufklären. Dann sollte man mit leichten Reizintensitäten beginnen und diese in nicht zu kleinen Schritten in den supramaximalen Bereich steigern.

B 3.1.2 Sensible Neurografie

Prinzip der Messung

Im Unterschied zur motorischen Neurografie wird bei der sensiblen Neurografie kein Oberflächen-EMG abgeleitet, sondern das entlang des Nerven fortgeleitete **sensible Nervenaktionspotenzial (SNAP)**. Die **NLG** wird nach elektrischer Reizung an einer Stelle eines Nerven bestimmt, indem man die Latenz des abgeleiteten SNAP durch den Abstand von Reiz- zur Ableitelektrode teilt. Beurteilt werden die NLG sowie Amplitude und Dauer des SNAP. Fraktionierte NLG oder Inching sind nur in Ausnahmefällen gut reproduzierbar möglich.

● Bei der sensiblen Neurografie wird ein Summenaktionspotenzial des Nervs abgeleitet.

Untersuchungstechnik

Gereizt wird mit Rechteckimpulsen von 0,1 ms Dauer und einer Stärke bis 40 mA mithilfe von Oberflächenelektroden. Diese werden in festem Abstand über dem Nerv angebracht oder als Ringelektroden um einen Finger gelegt. Abgeleitet wird unipolar entweder distal der Reizstelle (antidrome Technik) oder proximal davon (orthodrome Technik). Meist genügen Oberflächen- bzw. Ringelektroden, manche Untersucher ziehen die Ableitung mit Nadelelektroden vor. Da ein sensibles SNAP etwa um den Faktor 1000 kleiner ist als ein MAP, genügt eine einzelne Reizung nicht zur sicheren Darstellung des Potenzials. Es werden 16–32 Antworten mithilfe eines Averagers aufsummiert, ggf. auch mehr. Dazu wird eine Serie von entsprechend vielen Reizen mit einer Frequenz von 2 Hz appliziert.

B 3.2 Elektromyografie

Definition
Als Elektromyografie bezeichnet man die Ableitung der bioelektrischen Aktivität von Muskelzellen. Dies kann zum einen als Summenableitung des gesamten Muskels mithilfe von Oberflächenelektroden geschehen (Oberflächen-EMG) wie bei der motorischen Neurografie (s. Kap. B 3.1.1). Zum anderen kann das Elektrodenpaar in Form einer Nadel (konzentrische Nadelelektrode) in den Muskel hinein platziert werden.

Prinzip der Messung

● Es werden Aktionspotenziale von motorischen Einheiten abgeleitet.

● Als motorische Einheit bezeichnet man die Gruppe von Muskelfasern, die von einem spinalen Motoneuron synchron innerviert wird.

Beim EMG mit konzentrischer Nadelelektrode werden Aktionspotenziale einzelner motorischer Einheiten abgeleitet. Abgeleitet wird in Ruhe, bei leichter Willküraktivität und bei Maximalinnervation. Dabei wird zum einen qualitativ das Auftauchen von pathologisch veränderten Potenzialen beobachtet. Zum anderen werden quantitativ Parameter der einzelnen Potenziale bestimmt und aus dem Anteil veränderter Potenzialformen an der Gesamtzahl der betrachteten Potenziale auf den Zustand des Muskels geschlossen.

Indikation
Die Elektromyografie wird zur Feststellung von Läsionen peripherer Nerven, die zur Denervierung von Muskeln geführt haben, zur Bestimmung des Schweregrades und Alters, sowie zur Unterscheidung neurogener von myogenen Schädigungen eingesetzt. Die Untersuchung ist risikoarm, für den Patienten jedoch meist schmerzhaft. Es ist daher sinnvoll, den Untersuchungsgang entsprechend der Verdachtsdiagnose genau zu strukturieren und ökonomisch zu gestalten. In der Regel werden sterile Einmalnadeln verwendet.

Untersuchungstechnik
Die mit konzentrischen Nadelelektroden abgeleiteten Signale werden verstärkt, gefiltert und nach digitaler Umformung auf einem Bildschirm dargestellt. Gleichzeitig erfolgt die Wiedergabe als akustisches Signal über einen Lautsprecher. Wird die Elektrode in den Muskel eingestochen, kommt sie in unterschiedlicher Entfernung an den zu einer motorischen Einheit gehörenden Muskelfasern vorbei. Da die Größe der dargestellten Potenziale von ihrer Entfernung zur Elektrode abhängt, finden sich auf dem Bildschirm oft Potenziale verschiedener Größe und Form. Potenziale, die sich außerhalb des Aufnahmeradius der Elektrode (etwa 1 mm) befinden, haben nur noch etwa 10 % ihrer Amplitude. Wichtig ist also die optimale Darstellung der Potenziale, d. h. ihre Ableitung in möglichst großer Nähe zur Elektrode, was während der Nadelbewegung optisch und akustisch kontrolliert wird.

Zur Ableitung geht man in drei Schritten vor:
1. Für die **Ableitung in Ruhe** wird die Nadel nach Desinfektion der Haut in den entspannten ruhenden Muskel eingestochen und in kleinen Schritten vorgeschoben. Dabei wird die Einstichaktivität beurteilt und das Auftreten von Spontanaktivität beobachtet. Normalerweise lässt sich bei ruhendem Muskel mit der unbewegten Elektrode keine Aktivität ableiten.
    Als pathologische Spontanaktivität sind beispielsweise *positive scharfe Wellen* und *Fibrillationen* einzuordnen. Positive scharfe Wellen bestehen aus einer

initial scharfen positiven Auslenkung und einer kleineren negativen Nachschwankung. Fibrillationen sind kurze Potenziale mit initial positivem Abgang und negativer Spitze. Beide Potenzialformen kommen durch Membraninstabilität nach Denervierung zustande und treten bei frischen neurogenen Läsionen nach etwa 2–3 Wochen auf.

● Die Zeichen der frischen Denervierung treten erst nach 2–3 Wochen auf.

2. Für die **Ableitung bei leichter Willküraktivität** wird nach dem Erreichen tieferer Muskelschichten die Nadel schrittweise und langsam zurückgezogen. Dabei muss der Patient den Muskel leicht anspannen. So werden einzelne *Einheitenpotenziale,* bei mehreren Insertionen an verschiedenen Stellen, ausgemessen und analysiert (Potenzialanalyse).

Die Willkürpotenziale werden durch Erkrankungen von Nerv oder Muskel verändert. Nach Denervierung durch Läsion des motorischen Axons kommt es durch Regenerationsvorgänge zu Änderungen der Phasenzahl, der Potenzialdauer und der Potenzialamplitude. Im frühen Reinnervationsstadium treten infolge der unterschiedlichen Leitungsgeschwindigkeit der aussprossenden Axonterminale Potenziale mit kleiner Amplitude, verlängerter Dauer und mehr als vier Phasen (Polyphasie) auf. In fortgeschritteneren Reinnervationsstadien rücken die Potenzialkomponenten durch zunehmende Myelinisierung der Axonsprossungen zusammen, wobei die Potenzialamplitude zunimmt. Es treten polyphasische Potenziale mit erhöhter Amplitude auf. Nach Abschluss der Reinnervation werden die Fasern der jetzt größeren motorischen Einheit wieder synchron innerviert und es kommt zu hochamplitudigen Potenzialen mit normaler Phasenzahl.

● Denervierte Muskeln zeigen Veränderungen im EMG, die von Ausmaß und Alter der Nervenläsion abhängig sind.

3. An einer oder mehreren Stellen wird die Aktivität bei **Maximalinnervation** beurteilt. Dazu muss der Patient den untersuchten Muskel bei liegender Nadel gegen den Widerstand des Untersuchers maximal anspannen. Die Überlagerung der Willkürpotenziale führt zu einem dichten *Interferenzmuster.* Ist dieses Muster gelichtet, sodass dabei kurzzeitig die Grundlinie erkennbar ist, bezeichnet man es als *Übergangsmuster.* Sind nur einzelne Potenziale aktivierbar, sodass sie voneinander abgrenzbar sind, liegt ein *Einzelentladungsmuster* vor.

● Myopathien führen nach längerem Verlauf durch Reduktion der Muskelfasern pro motorischer Einheit zu abnorm kleinen und kurzen Potenzialen, die oft auch polyphasisch sind.

Das Vorgehen ist bei allen Muskeln prinzipiell das Gleiche. Abweichungen ergeben sich aber in Anpassung an spezielle Situationen, so bei besonders kleinen oder sehr atrophischen Muskeln, bei der Untersuchung von Kindern etc.

Weiterführende Literatur

Conrad B, Bischoff C (1998) Das EMG-Buch. Thieme, Stuttgart
Kimura J (1989) Electrodiagnosis in diseases of nerve and muscle. F.A. Davis, Philadelphia
Stöhr M, Bluthardt M, Pfister R, Scheglmann K, Voelter H (1993) Atlas der klinischen Elektromyographie und Neurographie. Kohlhammer, Stuttgart

Wiederholungsfragen

❶ Worin unterscheidet sich das abgeleitete Potenzial bei der motorischen Neurografie von dem der sensiblen Neurografie?

❷ Welche Potenziale werden bei der Elektromyografie mit konzentrischer Nadelelektrode abgeleitet?

❸ Was versteht man unter pathologischer Spontanaktivität im EMG?

B 4 Elektroenzephalogramm (EEG), evozierte Potenziale (EP)

● Karl Martin Klein,
Brita Fritsch,
Felix Rosenow

EDITORIAL

Das **EEG** wurde durch Hans Berger im Jahr 1929 eingeführt. Es misst die vom Kortex generierten elektrischen Felder. Heute wird es hauptsächlich zur diagnostischen Einordnung von Epilepsien eingesetzt. Aber auch nicht-epileptische Hirnfunktionsstörungen können im EEG objektiviert werden.

Als **EP** werden elektrische Reaktionen des Nervensystems auf definierte Reize bezeichnet. Das jeweilige EP wird nach dem auslösenden Stimulus benannt (z. B. visueller Reiz → visuell evoziertes Potenzial). Durch die zunehmende Verbesserung der Bildgebung (v. a. MRT) hat die klinische Bedeutung der EP teilweise abgenommen. Allerdings kann durch EP die funktionelle Kontinuität von zentralnervösen Leitungsbahnen untersucht und eine orientierende Aussage über die Lokalisation von Läsionen zur optimierten Planung bildgebender Verfahren gemacht werden. Zusätzlich können z. B. bei V.a. eine Multiple Sklerose klinisch stumme Entmarkungsherde aufgedeckt werden und zur Diagnosefindung beitragen.

Behandelt werden die in der Routinediagnostik eingesetzten EP: visuell, akustisch, somatosensorisch und motorisch evozierte Potenziale.

B 4.1 Elektroenzephalogramm (EEG)

Elektroden

Die Elektroden werden üblicherweise nach dem sogenannten 10–20-System (s. o Abb. B 4.1) auf der Kopfhaut angeordnet. Die Buchstaben am Beginn einer Elektrodenbezeichnung geben die Zuordnung zu einer Region an. Da pro Region mehrere Elektroden vorhanden sind, werden diese zusätzlich nummeriert. Dabei haben die Elektroden über der linken Hemisphäre ungerade Zahlen, die Elektroden über der rechten Hemisphäre gerade Zahlen. Die in der sagittalen Mittellinie angebrachten Elektroden erhalten den Buchstaben „z".

Wenn eine höhere räumliche Auflösung notwendig ist, z. B. bei der Vorbereitung von epilepsiechirurgischen Eingriffen, können die Elektroden dichter angeordnet werden (10–10-System). Gelegentlich werden bei der Vorbereitung von epilepsiechirurgischen Eingriffen direkt auf den Kortex aufgelegte Elektroden verwendet (Elektrokortikografie).

● Buchstabencode der Elektrodenbezeichnung: FP: frontopolar, F: frontal, T: temporal, P: parietal, O: okzipital, A: auricular

Montagen

Die gewonnenen Daten können auf verschiedene Weise dargestellt werden. Die **referenzielle Montage** vergleicht alle Elektroden mit einer gemeinsamen Referenzelektrode (s. o Abb. B 4.2). Eine referenzielle Montage stellt weit über den Kortex ausgebreitete Erregungen besonders gut dar. Bei der **bipolaren Montage** (z. B. bipolare Längsreihe, auch „doppelte Banane" genannt) wird die im vorhergehenden Kanal am Eingang 2 liegende Elektrode im nächsten Kanal an Eingang 1 gelegt (s. o Abb. B 4.3), sodass das EEG in Form von „Elektrodenketten" dargestellt werden kann. Mit einer bipolaren Montage lassen sich besonders gut fokale Entladungen darstellen. Das Maximum liegt dann an der Elektrode, an der die Phasenumkehr stattfindet.

● Die referenzielle Montage stellt weit über den Kortex ausgebreitete Erregungen besonders gut dar, während die bipolare Montage bevorzugt für fokale Entladungen verwendet wird.

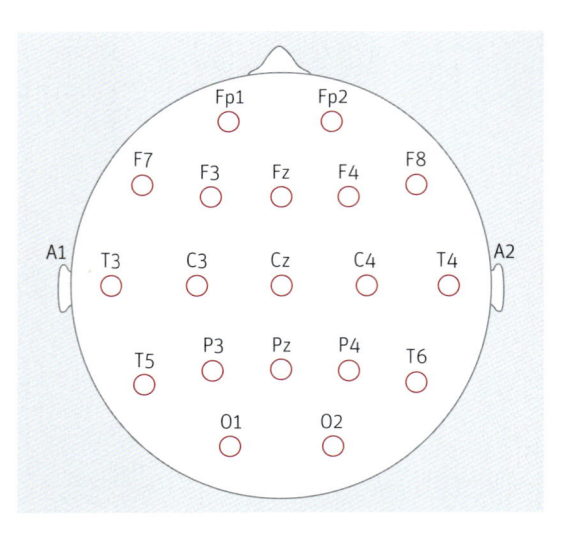

o **Abb. B 4.1** Die Platzierung der Elektroden auf der Kopfhaut nach dem 10–20-System.

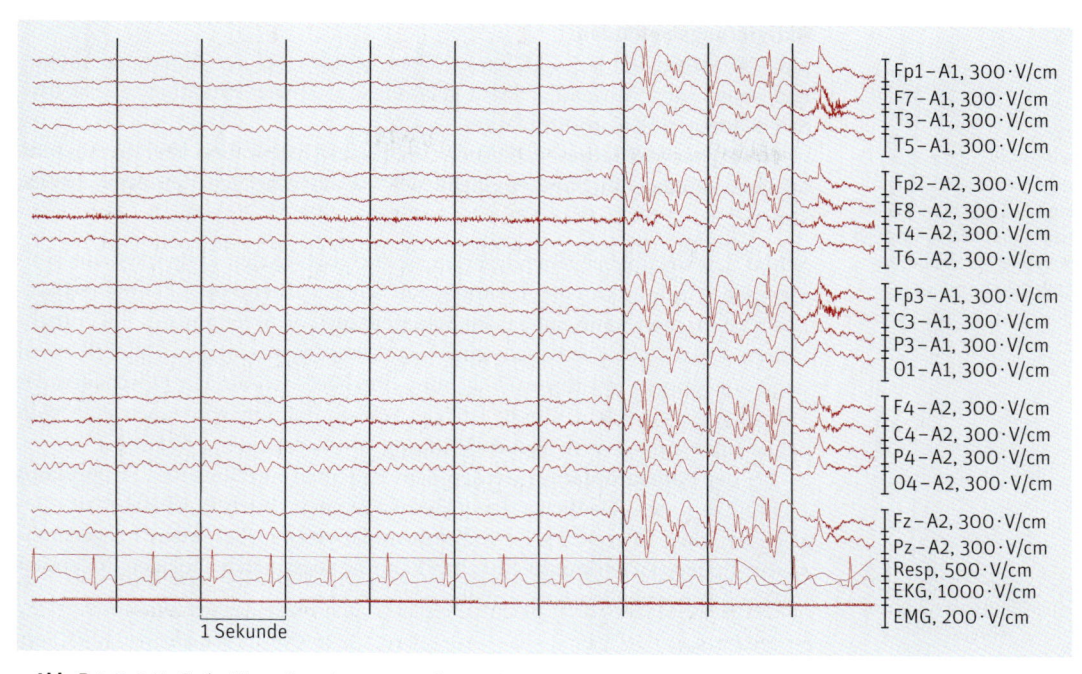

B 4.1 Elektroenzephalogramm (EEG) DIAGNOSTISCHE VERFAHREN

Abb. B 4.2 3-Hz-Spike-Wave-Komplexe, generalisiert, dargestellt in einer referenziellen Montage zur jeweils ipsilateralen Ohrelektrode.

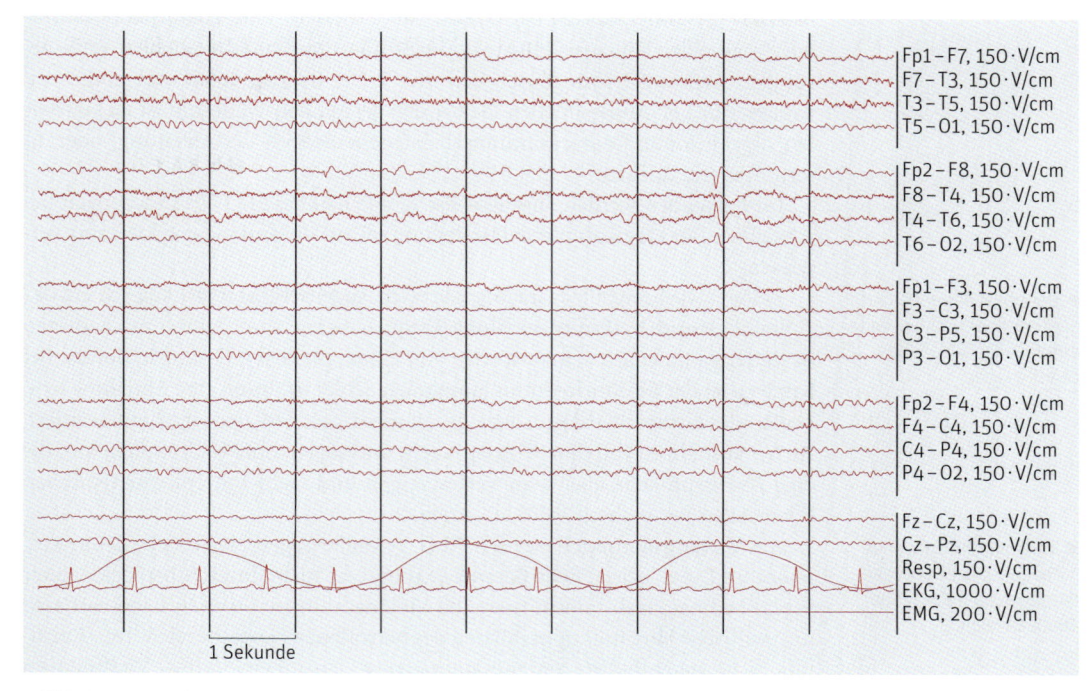

Abb. B 4.3 Knochenlückenrhythmus, kontinuierliche Verlangsamung sowie Sharp-Wave, regional rechts fronto-temporal, dargestellt in der bipolaren Längsreihe (doppelte Banane).

Aktivierungsmethoden

Um die Sensitivität des EEG zu erhöhen, werden bei der Ableitung Aktivierungsmethoden verwendet. Dazu gehören u. a. Hyperventilation, Schlaf bzw. Schlafentzug und Fotostimulation.

Die **Hyperventilation** wird durch tiefe In- und Exspiration über drei bis fünf Minuten durchgeführt und empfiehlt sich vor allem bei generalisierten Epilepsien.

Schlaf hat sowohl bei generalisierten als auch bei fokalen Epilepsien eine aktivierende Wirkung. Um die Ableitung von Schlaf während des EEG wahrscheinlicher zu machen, kann man einen **Schlafentzug** vor Ableitung des EEG durchführen. Dazu sollte der Patient eine Nacht lang nicht schlafen. Das EEG wird dann am Morgen in ruhiger Umgebung durchgeführt, um ein Einschlafen des Patienten zu erreichen. Zusätzlich zur Schlafinduktion wird auch eine vom Schlaf unabhängige aktivierende Wirkung von Schlafentzug diskutiert.

Bei der **Fotostimulation** werden dem Patienten mithilfe eines Stroboskops Lichtblitze unterschiedlicher Frequenz dargeboten. Wichtig ist dabei der Bereich zwischen 15 und 25 Hz. Die Fotostimulation ist insbesondere bei generalisierten Epilepsien wirkungsvoll, selten kann sie aber auch bei fokalen Epilepsien (Okzipitallappenepilepsien) Anfälle auslösen.

- *Hyperventilation* und *Fotostimulation* bei generalisierten Epilepsien. *Schlaf* bzw. *Schlafentzug* bei fokalen und generalisierten Epilepsien.

Befunde

Die im EEG dargestellten Wellen werden in verschiedene Frequenzbänder eingeteilt: Delta-Wellen (0,5–3 Hz), Theta-Wellen (4–7 Hz), Alpha-Wellen (8–13 Hz) und Beta-Wellen (14–30 Hz). Zu unterscheiden ist zwischen generalisierten (gesamter Kortex betroffen), lateralisierten (eine Hemisphäre betroffen), regionalen (nur eine Hirnregion betroffen) und multiregionalen Veränderungen (mehrere Hirnregionen betroffen). Die Begriffe fokal und multifokal werden nur bei intrakraniellen Elektroden verwendet. Weiterhin ist zu beurteilen, ob eine Veränderung kontinuierlich (mehr als 85 % der Ableitung) oder intermittierend auftritt.

Im Folgenden werden auszugsweise einige häufige EEG-Veränderungen beschrieben. Für eine komplette Darstellung sei auf die angegebene Literatur verwiesen.

Beim Erwachsenen tritt im Wachen nach Augenschluss physiologisch ein okzipitaler **Grundrhythmus** im Alpha-Frequenzbereich auf. Durch Augenöffnen ist dieser zu blockieren, man spricht von einem reaktiven Grundrhythmus. Bei Kindern ist der Grundrhythmus langsamer. Schlaf ist durch eine Abnahme bzw. Fehlen des Grundrhythmus sowie durch niedrigere Frequenzen charakterisiert. Ab Schlafstadium II treten Schlafspindeln und sogenannte K-Komplexe auf, die eine Phasenumkehr über dem Vertex zeigen und nicht mit epilepsietypischen Potenzialen verwechselt werden dürfen.

- *Der physiologische okzipitale Grundrhythmus kann durch Augenöffnen blockiert werden.*

Als **Verlangsamungen** werden EEG-Veränderungen angesehen, deren Frequenz im Delta- oder Theta-Bereich liegt und die nicht durch Schläfrigkeit oder Schlaf bedingt sind. Intermittierende Verlangsamungen weisen dabei auf eine unspezifische Hirnfunktionsstörung des betroffenen Kortexbereichs hin. Kontinuierliche generalisierte Verlangsamungen weisen auf eine diffuse Dysfunktion des Kortex oder subkortikaler grauer Strukturen hin. Kontinuierliche regionale Verlangsamungen sind relativ spezifische Veränderungen, die gewöhnlich durch

- *Verlangsamungen sind pathologische EEG-Veränderungen im Delta- oder Theta-Bereich.*

eine akute oder subakute progressive destruierende Läsion in der jeweiligen Kortexregion verursacht werden. Sie können aber auch nach fokalen epileptischen Anfällen über der Anfallsursprungszone und nach Migräneanfällen auftreten.

Die spezifischsten Veränderungen im EEG sind **epilepsietypische Potenziale**. Darunter versteht man „steile Wellen"', die sich deutlich von der Grundaktivität unterscheiden lassen und von physiologisch auftretenden „steilen Transienten" abgegrenzt werden müssen. Sie werden eingeteilt in Spikes (40–80 ms) und Sharp-Waves (80–200 ms). Ein Unterschied in der diagnostischen Aussage besteht bei dieser Einteilung nicht. Die Spezifität der epilepsietypischen Potenziale bei Erwachsenen ist hoch (ca. 90%), in der Regel leiden Patienten mit epilepsietypischen Potenzialen im EEG unter einer Epilepsie. Im Kindesalter ist sie deutlich geringer. Beispielsweise bei der benignen fokalen Epilepsie des Kindesalters (Rolando-Epilepsie) entwickeln nur etwa 10% der Kinder mit den für die Erkrankung typischen Sharp-Waves tatsächlich Anfälle. Die Sensitivität der epilepsietypischen Potenziale ist im Allgemeinen deutlich geringer (ca. 30%). Sie ist höher, wenn das EEG kurz nach einem Anfall abgeleitet wird.

- Spikes und Sharp-Waves

- Bei Erwachsenen haben epilepsietypische Potenziale eine höhere Spezifität für das Vorliegen einer Epilepsie als bei Kindern.

Generalisierte epilepsietypische Potenziale treten im Rahmen von generalisierten Epilepsien auf, wobei eine schnelle Generalisierung einer fokalen Entladung ausgeschlossen werden muss. Ein typisches Muster bei der Absencepilepsie sind 3-Hz-Spike-Wave-Komplexe (s. ○ Abb. B 4.2). Regionale epilepsietypische Potenziale weisen auf eine fokale Epilepsie ausgehend von dem betroffenen Kortexbereich hin (s. ○ Abb. B 4.3).

B 4.2 Evozierte Potenziale (EP)

- Syn.: ereigniskorrelierte Potenziale

EP messen Leitungszeiten im peripheren und zentralen Nervensystem und dienen so zur Überprüfung der funktionellen Kontinuität von Leitungsbahnen und zur Lokalisationsdiagnostik.

Allgemeine Methodik

Wie beim EEG werden auch die EP mithilfe eines **Differenzverstärkers** aufgezeichnet. Die Differenz der Potenziale zweier Elektroden wird verstärkt, was eine artefaktarme Registrierung ermöglicht, da Artefakte (z. B. Wechselstrom), wenn sie durch beide Elektroden registriert werden, durch die Subtraktion eliminiert werden. Den Konventionen entsprechend [z. B. American Electroencephalographic Society 1994] wird in der Regel ein Ausschlag nach oben dargestellt, wenn Eingang 1 negativer ist als Eingang 2. Allerdings richten sich einige Hersteller von EP-Geräten nicht nach dieser Konvention.

Durch die je nach Art des EPs (s. a. Kap. B 4.1) auf der Kalotte platzierten Elektroden zeichnet man neben den EP auch die EEG-Grundaktivität der entsprechenden Region auf. Diese kann eine bis 10-fach höhere Amplitude als die EP aufweisen. Begegnet wird diesem Problem durch mehrfache Darbietung des jeweiligen Stimulus. Durch Mittelung (**Averaging**) der erhaltenen Aufzeichnungsperioden, welche jeweils durch den applizierten Stimulus eingeleitet werden, kann die Hintergrundaktivität im Gegensatz zur stabil auftretenden Reizantwort herausgemittelt werden. Eine weitere Verbesserung der Aufzeichnungsqualität wird durch den Einsatz von **Frequenzfiltern** erreicht. Filter wirken durch eine bestimmte Anordnung von Widerständen und Kondensatoren. Hochfrequenzfilter eliminieren hohe und Niedrigfrequenzfilter niedrige Frequenzen. Beide müssen so gewählt werden, dass die Aufzeichnung des jeweiligen EPs nicht verformt dargestellt wird und andererseits Artefakte möglichst gering abgebildet werden (Beispiele: Schwitzartefakt < 1 Hz, Muskelartefakte > 70 Hz). Die Schädelelektroden werden z. T. entsprechend dem 10–10-System lokalisiert (s. Kap. B 4.1), z. T. in bestimmten Abständen zu Nasenwurzel („Nasion") oder Extuberantia occipitalis externa („Inion").

Auswertung

- Wichtigste Maße sind reproduzierbarer Nachweis üblicherweise vorhandener Potenziale, Latenzen und Interpeak-Latenzen.
- Amplituden spielen eine untergeordnete Rolle.

Beachtung finden das Vorhandensein der zu erwartenden EP, die Latenz bis zum Auftreten nach Stimulus sowie die Amplitude. Die Latenzen werden im Vergleich zu einem Normkollektiv und im Seitenvergleich beurteilt. Beachtet man die Latenzen zwischen zwei Peaks (Interpeaklatenz), kann eine genauere Lokalisation von funktionellen Störungen stattfinden. Die Amplituden besitzen aufgrund ihrer ausgeprägten intra- und interindividuellen Variabilität geringere Aussagekraft und werden erst bei einer Seitendifferenz von > 2:1 (SEP/AEP) bzw. > 3:1 (VEP) als pathologisch eingestuft. Die einzelnen Wellen werden mit P (positiv) oder N (negativ) bezeichnet. Die angefügten Zahlen (z. B. P 100 bei VEP) entsprechen den üblichen Latenzen in ms, sind allerdings nur richtungsweisend, da in jedem elektrophysiologischen Labor eigene Normwerte erhoben werden sollten.

B 4.2.1 Visuell evozierte Potenziale (VEP)

Methodik

VEP werden beim wachen und konzentrationsfähigen Patienten durch ein invertierendes Schachbrettmuster (meist TV-Bildschirm) und bei Vigilanzminderung oder auch bei Säuglingen durch Flickerlicht (Blitz-VEP) erzeugt. Abgeleitet werden die Potenziale über dem Hinterhaupt (Elektrodenposition s. ○ Abb. B 4.4). Die Frequenz der Reize darf 4 Hz nicht überschreiten. Unter den generierten Wellen zeigt die P 100 die größte Stabilität und Reliabilität. In bestimmten Fällen, z. B. kortikalen Läsionen (z. B. Posteriorinfarkt), kann die für Routine-Untersuchungen aufwendige Halbfeldstimulation differenziertere Ergebnisse bringen.

Indikation

- VEP spielen besonders in der Diagnostik der MS bzw. einer Sehnervenentzündung eine Rolle.

- Einseitige Latenzverlängerungen oder einseitig fehlende VEP sprechen für eine ipsilaterale prächiasmatische Läsion.

Da die VEP hinsichtlich der Ätiologie der gesehenen Veränderungen unspezifisch sind, können sie nur in Bezug zum klinischen Bild ausgewertet werden. Z. B. bei V. a. Multiple Sklerose, welche häufig auch mit klinisch stummen Retrobulbärneuritiden (RN) einhergeht, stellen die VEP ein unterstützendes Werkzeug zur Diagnosefindung und Statuserhebung dar. In der Akutphase zeigt sich bei der Retrobulbärneuritis im Sinne eines Leitungsblockes häufig ein Verlust der P 100, welcher im weiteren Verlauf in die für einen Zustand nach Demyelinisierung typische Latenzverzögerung übergeht. Einseitige pathologische Veränderungen sprechen für prächiasmatische Läsionen, sind aber ätiologisch unspezifisch.

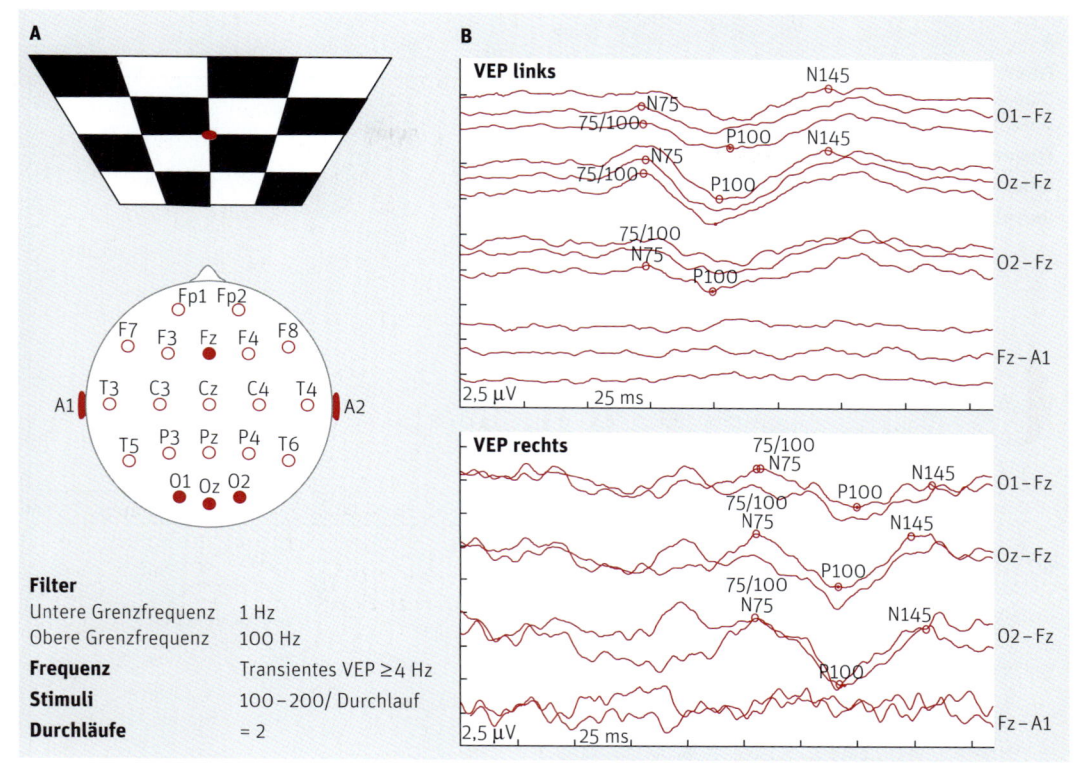

○ **Abb. B 4.4** Visuell evozierte Potenziale: A) Versuchsaufbau mit TV-Bildschirm, Elektrodenplatzierung und Versuchsparametern; B) VEPs eines Patienten mit Z. n. Retrobulbärneuritis rechts.

B 4.2.2 Frühe akustisch evozierte Potenziale (fAEP)

Methodik

Über einen Kopfhörer werden dem Patienten Klick-Reize, je nach Polarität des den Kopfhörer durchfließenden Stromes als Sog, Druck oder beide Reizarten alternierend, unilateral (= monoaural) dargeboten. Die Lautstärke wird 70 db über der initial bestimmten Hörschwelle gewählt. Um eine Knochenleitung zum kontralateralen Ohr zu vermeiden, wird dort mittels eines Rauschens (30–40 db unterhalb der Reizstärke) vertäubt. Die Ableitelektroden werden an den Ohrläppchen oder über dem Mastoid platziert (s. ○ Abb. B 4.5). Die für die Diagnostik wichtigen fAEP treten innerhalb der ersten 10 ms auf. Die aufgezeichneten Wellen werden mit den römischen Ziffern I–V nummeriert. Die für die einzelnen Peaks als verantwortlich angesehenen anatomischen Strukturen (Generatoren) sind in ○ Abbildung B 4.5 zu ersehen.

● Syn.: akustisch evozierte Potenziale (AEP), Hirnstamm-AEP (Englisch: BAER).

Indikation

Läsionen im Bereich der Hörbahn vom *Ganglion spirale/N. cochlearis* bis zum oberen Pons können detektiert werden. Abnorme Ergebnisse treten bei Kleinhirnbrückenwinkeltumoren und Läsionen jeglicher Ätiologie im Hirnstamm

A
Filter
Untere Grenzfrequenz 10–30 Hz
Obere Grenzfrequenz 2,5–3 kHz
Frequenz 5–200/s
Stimulus 1000–4000/ Durchlauf
Durchläufe ≥ 2

B
Corpus geniculatum mediale
Colliculus inferior
Lemniscus lateralis
Primärer akustischer Kortex (Heschel-Querwindungen)
N. vestibulocochlearis (N. cochlearis)
Ncl. olivaris
Ncl. cochlearis

C
fAEP links
fAEP rechts

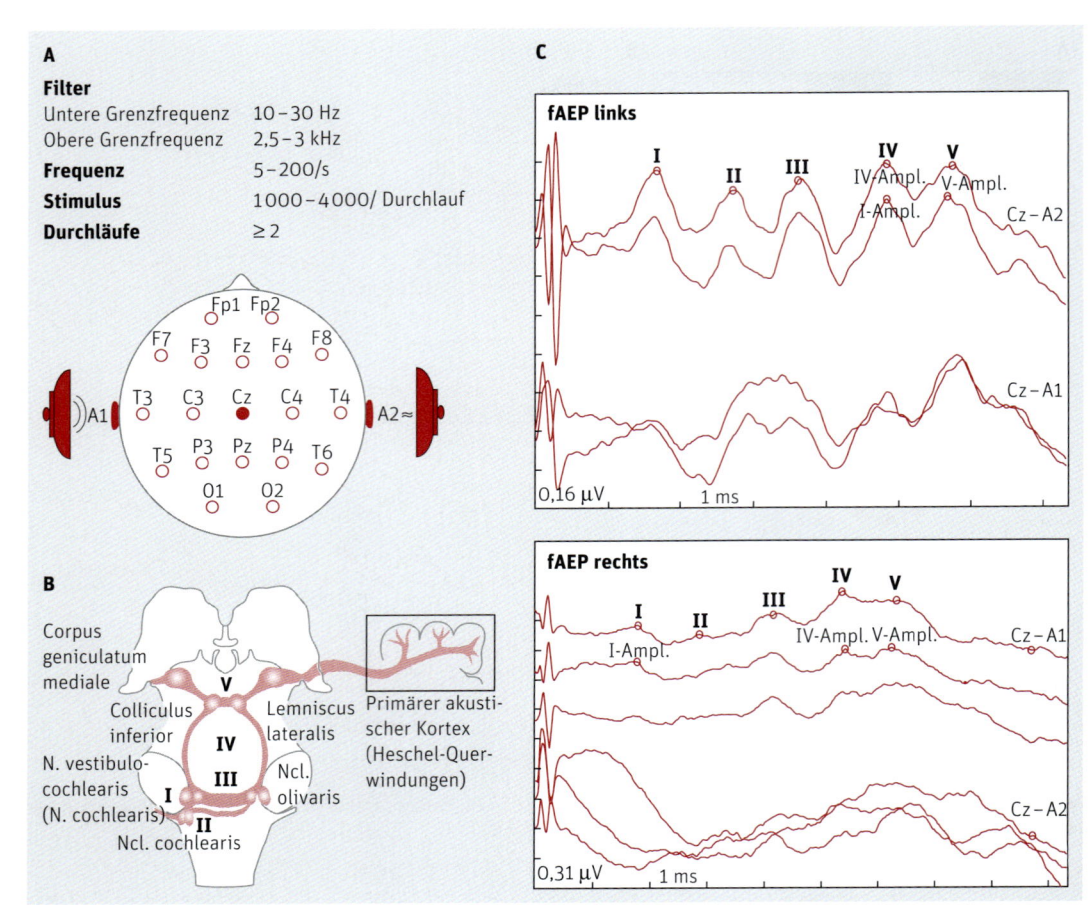

○ **Abb. B 4.5** Frühe akustisch evozierte Potenziale: A) Versuchsaufbau mit Kopfhörer,)) = click-Reiz; ≈ = Rauschen, Elektrodenplatzierung und Versuchsparameter; B) Verlauf der Hörbahn mit postulierter Region der Generatoren der einzelnen Peaks; C) fAEP links Normalbefund, fAEP rechts auf eine Läsion des unteren Pons hinweisend (Latenz zu II, IV, V verzögert).

● Bei peripherer Schwerhörigkeit kann eine Reizantwort ausbleiben.

auf. Bei V. a. ein Akustikusneurinom (AN) ist das AEP z. T. sensitiver als das MRT, da schon bei sehr kleinen Akustikusneurinomen AEP-Veränderungen auftreten können.

Beim komatösen Patienten können die AEP hinsichtlich der Ätiologie richtungsweisende Ergebnisse bringen. Eine metabolische, toxische oder hypoxische Genese bewirkt im Gegensatz zu Hirnstammläsionen keinen pathologischen Befund.

B 4.2.3 Somatosensibel evozierte Potenziale (SSEP)

Methodik

● Syn.: sensibel evozierte Potenziale (SEP).

Zur Auslösung der SSEP werden periphere Nerven der oberen (N. medianus, alternativ: N. ulnaris) und unteren Extremitäten (N. tibialis, alternativ: N. suralis) sowie des Gesichtes (N. trigeminus) oder Hautareale (Dermatom-SEP) elek-

B 4.2.3 Somatosensibel evozierte Potenziale (SSEP)

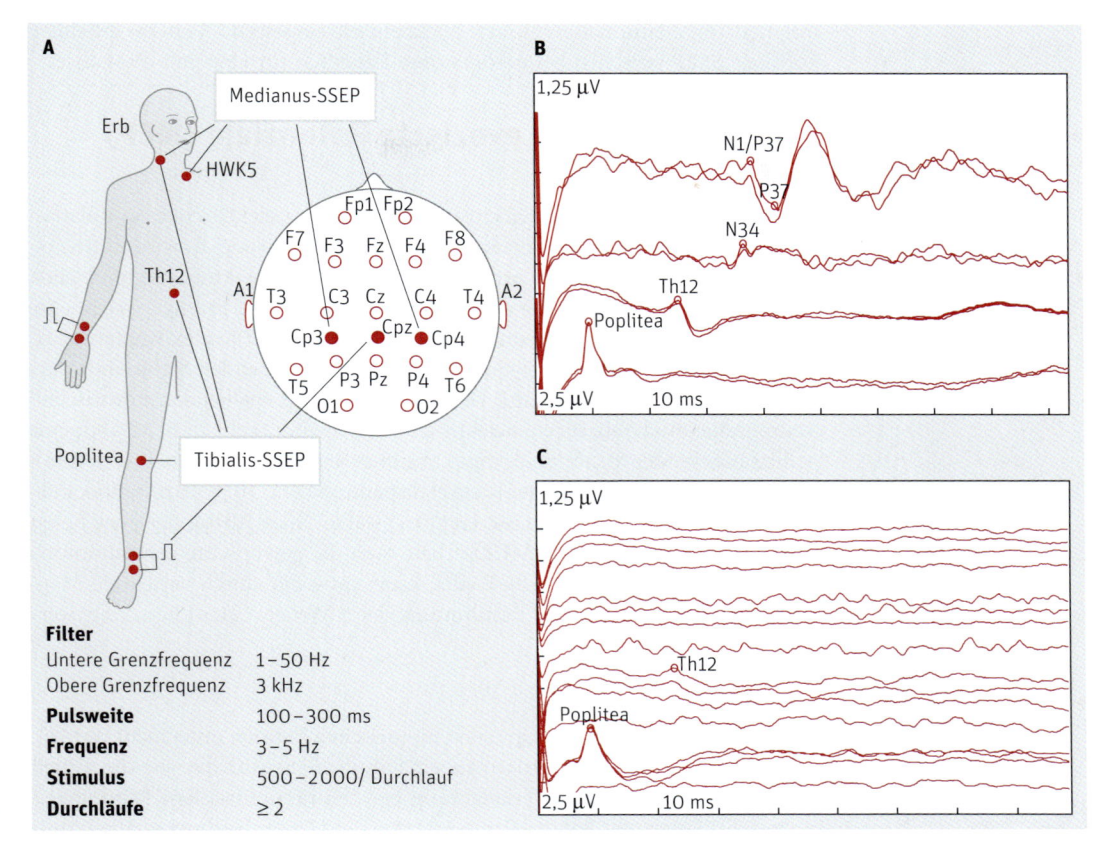

Abb. B 4.6 Somatosensorisch evozierte Potenziale: A) Versuchsaufbau mit Platzierung der Stimulations- (□) und Ableitelektroden (Etagenableitung) und Versuchsparametern; B) SSEP links Normalbefund; C) SSEP rechts für Läsion oberhalb des thorakolumbalen Überganges sprechend.

trisch gereizt. Die Ableitelektroden befinden sich über der kontralateralen Postzentralregion sowie über dem Rückenmark (obere Extremität: HWK 5; untere Extremität: BWK 12, HWK 5) und dem peripheren Nervensystem (obere Extremität: Erbscher Punkt; untere Extremität: Fossa poplitea, s. o Abb. B 4.6). Dies ermöglicht eine sogenannte Etagenableitung mit Eingrenzung von pathologischen Veränderungen entlang der langen sensiblen Leitungsbahnen. Die Reizintensität wird bei gemischten Nerven (z. B. N. medianus) deutlich über der motorischen Schwelle und bei rein sensiblen Nerven (z. B. N. suralis) mit der dreifachen sensiblen Schwelle durchgeführt. Das Schmerzempfinden des Patienten ist allerdings limitierend.

Indikation

Untersucht werden kann aufgrund der für die Generierung der SSEP verantwortlichen Aβ-Fasern nur die Kontinuität der Hinterstrangbahnen, der Tractus spinothalamicus bleibt außer Acht. Durch SSEP können asymptomatische Entmarkungsherde bei vermuteter MS zerebral wie spinal aufgedeckt werden. Darüber hinaus werden die SSEP zum intraoperativen Monitoring, z. B. bei Ope-

● SSEP untersuchen nur die Funktion der schnellstleitenden sensiblen Fasern. Das sind im Rückenmark die Hinterstränge.

● SSEP dienen zur Lokalisationsdiagnostik.

rationen mit Manipulationen am Rückenmark eingesetzt. Bilateral erhaltene kortikale SSEP sprechen beim komatösen Patienten für eine gute Prognose.

B 4.2.4 Motorisch evozierte Potenziale (MEP)

● Syn.: transkranielle Magnetstimulation (TMS), zentralmotorische Leitungszeit (ZMLZ).

Methodik
Die Magnetstimulation ermöglicht im Gegensatz zur elektrischen Stimulation die schmerzarme Erregung kortikaler und spinaler Neurone. Es wird mittels einer über dem motorischen Kortex platzierten, kurzzeitig stromdurchflossenen (ca. 5000 A) Spule (ring- oder achtförmig) ein Magnetfeld erzeugt, welches die Kalotte ohne Abschwächung durchdringen kann und im Kortex wiederum einen zur Spule parallelen in gegenläufiger Richtung fließenden Strom induziert (elektromagnetische Induktion). Das MEP wird dann wie bei der motorischen Neurografie durch Oberflächenelektroden über Zielmuskeln (z. B. M. abductor pollicis brevis oder M. abductor digiti minimi) ermittelt (s. ● Abb. B 4.7). Aus 4 Durchgängen wird bei geringer Muskelanspannung (ca. 10 %: Fazilitation: kürzest mögliche MEP) die kürzeste Latenz gewählt. Nach Abzug der peripheren motorischen Leitungszeit (PMLZ) erhält man die gewünschte zentralmotorische Leitungszeit (ZMLZ). Die PMLZ kann entweder durch vertebrale Magnetstimulation oder über die Bestimmung der F-Wellen-Latenz berechnet werden.

● Bei den MEP wird auf das Averaging verzichtet, weil die Reizantworten groß und robust sind.

Indikation
Mit MEP können die kortikospinalen motorischen Bahnen untersucht werden. In der Diagnostik der MS weisen sie eine ähnliche Sensitivität wie die visuell evozierten Potenziale auf (Verlängerung der zentralmotorischen Leitungszeit bis zum Erlöschen der Potenzialantwort). Bei der Unterscheidung extrapyrami-

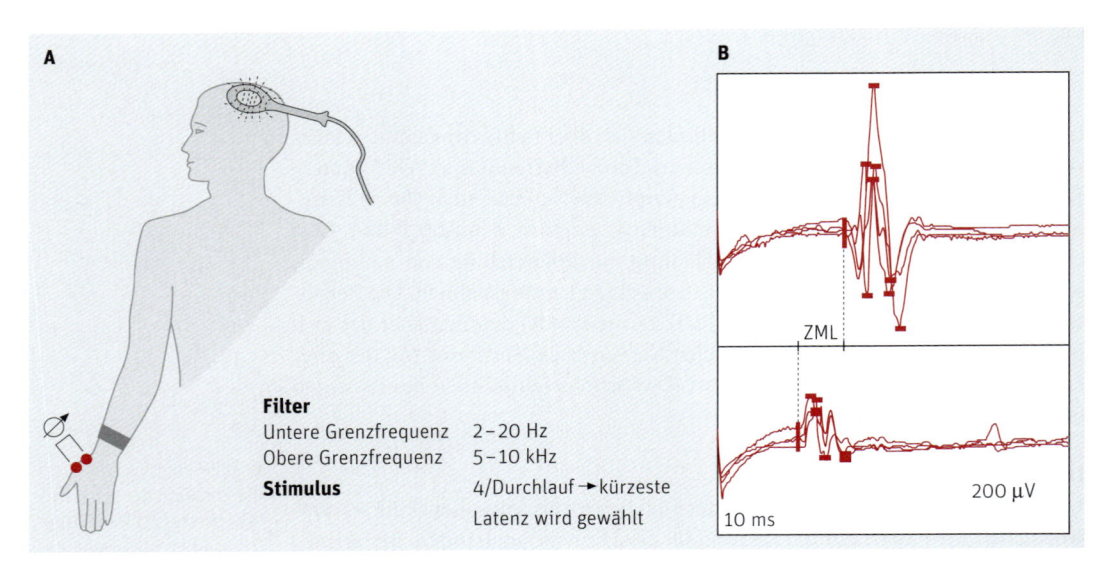

● Mittels MEP können Pathologien im Bereich der Pyramidenbahn, z. B. bei der amyotrophen Lateralsklerose, nachgewiesen werden.

● **Abb. B 4.7** Motorisch evozierte Potenziale: A) Versuchsaufbau mit Spulen-, Ableitelektrodenposition und Versuchsparametern; B) M.-abductor-pollicis-brevis-EMG links nach kortikaler TMS rechts (Bild oben) und zervikaler TMS links mit Darstellung der zentralmotorischen Leitungszeit (ZML).

daler vs. pyramidaler Schädigungen können die MEP richtungsweisend sein. Da ein α-Motoneuron nur feuert, wenn es von einer ausreichenden Anzahl Pyramidenbahnfasern weitgehend synchron depolarisiert wurde, kann im Gegensatz zu den anderen EP auch bei rein axonalen Schäden (z. B. amyotrophe Lateralsklerose) eine deutliche Latenzverzögerung auftreten.

Weiterführende Literatur

American Electroencephalographic Society (1994) Guidelines in Electroencephalography, Evoked Potentials, and Polysomnography. J Clin Neurophysiol Vol. 11
Lüders HO, Noachtar S (1994) Atlas und Klassifikation der Elektroenzephalographie. Ciba-Geigy Verlag, Wehr

Wiederholungsfragen

1. Was ist der Unterschied zwischen einer bipolaren und einer referenziellen Montage?

2. Bei welchen Epilepsiesyndromen würden Sie welche Aktivierungsmethoden im EEG einsetzen?

3. Welche Arten von evozierten Potenzialen gibt es und was messen sie jeweils?

B 5 Neuroradiologie

EDITORIAL

Die in einem konventionellen Röntgenübersichtsbild erkennbaren Weichteil- und Knochenstrukturen gelangen aufgrund der unterschiedlichen Strahlenabsorption in verschiedenen Graustufen zur Darstellung. Beeinflusst wird die Absorption der Röntgenstrahlung durch die Dicke, Dichte und Ordnungszahl des durchstrahlten Organs. Gewebe, welche die Röntgenstrahlung kaum absorbieren (z. B. Luft), kommen dunkel zur Darstellung, während stark absorbierende Strukturen (z. B. Plexus- oder Tumorverkalkungen) auf dem Röntgenbild hell wiedergegeben werden. Das von der Schädelkalotte umschlossene Gehirn bzw. das von der Wirbelsäule umgebene Rückenmark war aufgrund der die Röntgenstrahlen stark schwächenden umgebenden knöchernen Strukturen im Summationsbild lange Zeit bildgebend nicht direkt darstellbar. Indirekte Darstellungen z. B. der Hirnventrikel und des Rückenmarks konnten lediglich nach Kontrastmittelfüllung (Ventrikulografie, Myelografie) erzielt werden. Die heute zur Verfügung stehenden bildgebenden Verfahren lassen eine detaillierte Darstellung des gesamten Gehirns und Rückenmarks sowie der Gefäße zu.

- Kai Wilhelm,
Susanne Greschus,
Horst Urbach

B 5.1 Computertomografie (CT)

Erst seit der Einführung der Computertomografie ist die direkte Darstellung des Hirnparenchyms möglich. Bei diesem Verfahren werden aus Summationsbildern, die aus verschiedenen Projektionen während einer Rotation um das Objekt generiert werden, Schnittbilder berechnet, die nebeneinander liegende Schichten des Körpers abbilden. Hier können zum einen geringere Absorptionsdifferenzen (Niedrigkontrast und Hochkontrast) messtechnisch erfasst werden und zum anderen lassen sich mittels der daraus errechneten Dichtewerte unterschiedliche Graustufenwerte für die Weichteilstrukturen in sogenannten CT-Einheiten (Hounsfield-Einheiten, kurz: HE) darstellen und quantifizieren. Der Liquor cerebrospinalis hat dabei als „wasseräquivalentes Gewebe" einen Referenzwert von 0 HE, während Knochen- und verkalkte Strukturen mit deutlich positiven Messwerten von über 300 dargestellt werden. Die Dichtewerte von Gehirn und Rückenmark liegen in einem Bereich von 30–80 Hounsfield-Einheiten, während luftgefüllte Strukturen (z. B. belüftete Nasennebenhöhlen oder Lufteinschlüsse bei offenen Schädelfrakturen) mit deutlich negativen Dichtewerten (-400 bis -1000 HE) zur Darstellung kommen.

Die Vorzüge der CT im neuroradiologischen Bereich liegen vor allem in der Darstellung von Blutungen, Traumafolgen und der Infarktdiagnostik. Durch die in den letzten Jahren bewirkten Fortschritte in der Entwicklung der Spiral-Technik, bei der große Untersuchungsvolumina in kurzer Zeit und in hoher Auflösung untersucht werden können, bietet sich das Verfahren zunehmend auch für die dreidimensionale Gefäßdarstellung an.

- Nach Einführung der MRT sah man die CT bereits durch das neue Verfahren als überholt an. Mit der Weiterentwicklung der Spiral-CT hat sich das Verfahren jedoch als stabiles und schnell verfügbares Diagnostikum erneut durchgesetzt.

Technik

Die Standarduntersuchungstechnik beinhaltet die Akquisition eines seitlichen Übersichts-Topogrammes, anhand dessen die weitere Untersuchung mit axialen Einzelschichten erfolgt. Die in Hounsfield-Einheiten gemessenen Dichteunterschiede der Gewebe werden dabei in unterschiedlichen Graustufen wiedergegeben. Das Hirngewebe erscheint grau (Dichtewerte zwischen 30 und 80 Hounsfield-Einheiten), wobei ein geringer Dichteunterschied zwischen grauer und weißer Substanz erkennbar ist. Der Liquor ist dunkel bis schwarz („wasseräquivalentes Gewebe", Referenzwert 0 HE), Knochen sowie Verkalkungen sind weiß (Messwerte von über 250 HE). Die Gewebsdichte bzw. Graustufendarstellung einer Veränderung wird in Relation zum gesunden Hirngewebe als isodens (gleiche Graustufenwerte), hyperdens (heller, z. B. frische Blutung) oder hypodens (dunkler, z. B. frischer Infarkt) angegeben. Die Schichtdicke sollte supratentoriell 8 oder 10 mm, infratentoriell 4 oder 5 mm betragen. Die Beurteilbarkeit von Kleinhirn- oder Hirnstammprozessen ist häufig durch Aufhärtungs-Artefakte, die hinter den sehr strahlendichten Felsenbeinpyramiden entstehen, nicht suffizient möglich. Die anatomischen Strukturen, die bei den typischen transversalen Einzelschichten abgebildet werden, sind in ○ Abbildung B 5.1 wiedergegeben.

B 5.1 Computertomografie (CT)

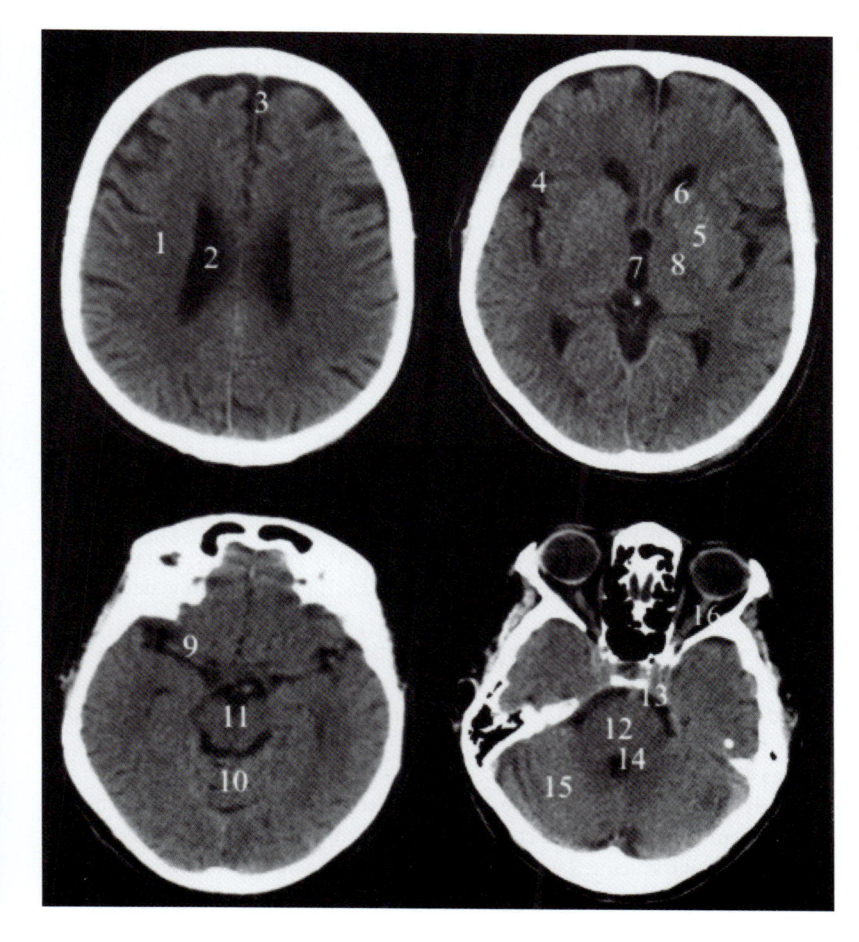

o Abb. B 5.1 CT-Normalbefund: Transversale Einzelschichten. Schichtdicke 8 mm. Bezeichnung der wesentlichen anatomischen Strukturen in den Abbildungen.
  1 Parietales Marklager
  2 Rechter Seitenventrikel
  3 Falx cerebri
  4 Sylvische Fissur
  5 Globus pallidus und Putamen
  6 Nucleus caudatus
  7 Dritter Ventrikel
  8 Capsula interna
  9 A. cerebri media
 10 Vermis
 11 Hirnstamm
 12 Pons
 13 A. basilaris
 14 Vierter Ventrikel
 15 Kleinhirnhemisphäre
 16 Nervus opticus

Beurteilungskriterien

Notfalldiagnostik

Die Bedeutung der CT für die Diagnostik akuter intrakranieller Erkrankungen ist sehr groß. Schon geringe intrakranielle Volumenzunahmen können aufgrund der räumlichen Einschränkung der Ausdehnung durch die Schädelkalotte zur Einklemmung und damit zum Tod führen. Ursachen der Volumenzunahme können sein:
- Einblutung
- Tumor
- Ödem

Die für die Notfalldiagnostik wesentlichen pathologischen Veränderungen betreffen die graue und weiße Hirnsubstanz und die Liquorräume. Folgende Veränderungen müssen gesucht werden:
- Dichteveränderungen (z. B. Blutung in das Hirnparenchym oder in den Subarachnoidalraum).

- Raumforderungen, die zu einer Schwellung des Hirns selbst führen (intraaxialer Tumor, Blutung in das Hirnparenchym) oder dieses verdrängen (extraaxialer Tumor, epidurales Hämatom).
- Störungen der Blut-Hirn-Schranke, wie sie durch die intravenöse Kontrastmittelapplikation sichtbar gemacht werden.

Systematische Bildanalyse

Zur systematischen Bildanalyse sollte eine standardisierte Auswertung erfolgen, welche die anatomischen Strukturen von außen nach innen einschließt. Vor der Beurteilung muss eine übersichtsartige Qualitätskontrolle der Untersuchung stattfinden, die einen Einfluss auf die Befundinterpretation hat. Folgende Fragen müssen beantwortet werden:
- Handelt es sich um die gewünschte Untersuchung des erkrankten Patienten? (Stimmen Untersuchungskennzeichnung, Name, Geburtsdatum, Untersuchungszeitpunkt?).
- Ist der Gehirnschädel komplett abgebildet, wurde die korrekte Schichtdicke gewählt und wurde die Pathologie überhaupt erfasst?
- Sind Artefakte (z. B. durch Bewegungen des Patienten oder Metallimplantate, die aufgrund der Hyperdensität leicht als Hämatome fehlgedeutet werden können) vorhanden?
- Stimmt die Fenstereinstellung (Grauwertskalaeinstellung der Hounsfield-Einheiten)? Es sollten insbesondere die Dichteunterschiede zwischen grauer und weißer Hirnsubstanz erkennbar sein.

Natives CT

Die nativ durchgeführte CT erlaubt bereits den Ausschluss einer Vielzahl von Pathologien, wie z. B. eine frische Blutung (s. o Abb. B 5.2), den bereits demarkierten Hirninfarkt, eine Raumforderung, Hirnschwellung oder die Aufhebung der Grau-Weiß-Differenzierung.

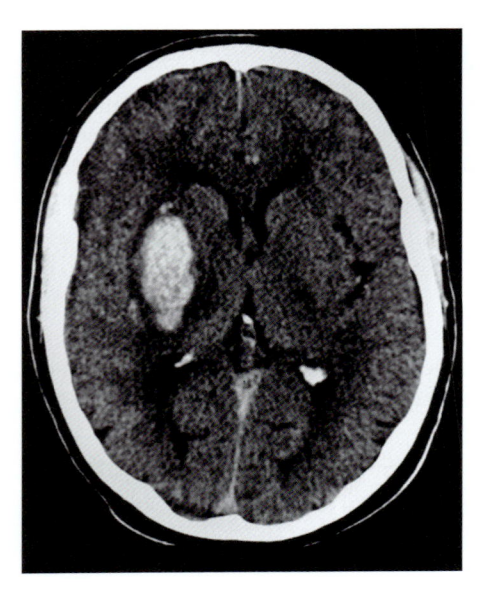

o **Abb. B 5.2** CT Schädel Nativuntersuchung: rechtshemisphärische Stammganglienblutung bei ausgedehnter Mikroangiopathie. Die frische Blutung selbst kommt hyperdens (hell) zur Darstellung. Um die Blutung ist ein hypodenser Randsaum erkennbar (umgebendes perifokales Ödem – Raumforderungszeichen mit geringer Einengung des Seitenventrikels). Auffällig ist die konfluierende Hypodensität im gesamten Marklager als Ausdruck einer generalisierten Mikroangiopathie.

Kontrastmittel-CT

Ein diagnostischer Zugewinn kann in vielen Fällen durch eine zusätzliche i. v. Kontrastmittelapplikation erfolgen. Zum Einsatz kommen iodhaltige sog. nephrotope Kontrastmittel, die neben der intravenösen auch zur intraarteriellen Gefäßkontrastierung (im Rahmen einer Angiografie) eingesetzt werden. Die angestrebte Wirkung beim Einsatz dieser Kontrastmittel ist die Anhebung der Dichte von Gefäßen und Organen. Dabei ist die Kontrastanhebung von der Dichte und der Ordnungszahl abhängig. Das im Kontrastmittel eingesetzte Iod hat die Ordnungszahl 53 und führt somit zu einer deutlichen Absorption der Röntgenstrahlung, sodass das kontrastierte Gewebe und die kontrastierten Gefäße dichteangehoben (heller) zur Darstellung kommen. Bei fehlender Pathologie kommt es nach der i. v. Gabe des Kontrastmittels zu einem minimalen physiologischen Dichteanstieg im Parenchym. Dieser ist im Bereich der Hirnrinde größer als im Marklager, was auf die höhere Perfusion zurückzuführen ist. Die physiologische Blut-Hirn-Schranke, die durch den speziellen Aufbau der Kapillarwände zustande kommt, verhindert einen Austritt des Kontrastmittels ins Interstitium, sofern sie nicht geschädigt ist. Eine Kontrastmittelanreicherung im Hirnparenchym ist daher nur bei einer Störung der Blut-Hirn-Schranke nachweisbar. Die Morphologie dieser Kontrastmittelanreicherung (gyral z. B. bei Hirninfarkt, kreisförmig bzw. homogen bei Metastasen oder beim Meningeom, ringförmig beim Abszess, girlandenartig beim Glioblastom) kann differenzialdiagnostisch verwertet werden.

● Das Kontrastmittel wird überwiegend renal über eine glomeruläre Filtration mit einer Halbwertszeit von ca. zwei Stunden eliminiert. Mögliche Nebenwirkungen sind die Induktion eines Nierenversagens, eine anaphylaktoide Reaktion oder die Auslösung einer Hyperthyreose.

Spiral-CT

Durch die zusätzliche Verwendung der Spiral-CT-Technik können ferner dünnschichtige (bis zu 0,4 mm Schichtdicke) Datensätze zur Erstellung dreidimensionaler Rekonstruktionen akquiriert werden. Diese Technik wird im Bereich des Schädels zur Diagnostik der knöchernen Strukturen (z. B. Schädelbasisfraktur, Felsenbeinfraktur) angewandt. Eine zunehmende Bedeutung gewinnt die nicht invasive Gefäßdarstellung nach bolusförmiger i. v. Kontrastmittelapplikation. Hier können in der Spiral-CT die Datensätze dreidimensional verarbeitet werden, sodass ein Bildeindruck wie in der digitalen Subtraktionsangiografie gewonnen werden kann. Der Vorteil ist hier, dass in der Nachbearbeitung der Datensatz beliebig rotiert, die Gefäße somit auch retrospektiv in beliebigen Ansichten dargestellt werden können.

Bei der anschließenden Bildanalyse sollten folgende Strukturen beurteilt werden:

▶ Ventrikelsystem entfaltet, annähernd symmetrisch, Mittellinie verlagert?
▶ Marklager ohne umschriebene Hyper- bzw. Hypodensitäten?
  – Hyperdensität im Verlauf der Gefäßstruktur der A. cerebri media oder der A. basilaris suspekt auf das Vorliegen eines Gefäßthrombus – klinische Korrelation?
  – Hypodensität im Marklager suspekt auf Ischämie, perifokales Ödem.
▶ Sulci über allen Hirnabschnitten erkennbar?
  – Verstrichene Sulci als Ausdruck einer Raumforderung, Ödem?
  – Einzelne Sulci bei Subarachnoidalblutung hyperdens?
▶ Sind die basalen Zisternen einsehbar/zugeschwollen/blutig imbibiert?
▶ Ist die Grau-Weiß-Differenzierung erhalten?

▶ Schädelkalotte/Schädelbasis mit Kontinuitätsunterbrechung oder dislozierten Fragmenten?
▶ Gesichtsweichteile, Hämatome erkennbar?
▶ Zusätzliche Kontrastmittelgabe erforderlich (z. B. bei V. a. Metastase)?

Spinale Diagnostik
In der Traumadiagnostik besitzt das CT weiterhin eine exponierte Stellung bezüglich der Abklärung der Verletzung der Wirbelsäule. Zunehmend löst das Verfahren die konventionelle Diagnostik als primär eingesetztes Verfahren beim polytraumatisierten Patienten ab. In entsprechenden standardisierten Protokollen werden zunächst der Schädel und die Halswirbelsäule untersucht. Anschließend erfolgt eine Spiral-CT von Thorax und Abdomen nach intravenöser Kontrastmittelgabe. Die dünnschichtig akquirierten Daten ermöglichen die detaillierte Darstellung der gesamten Wirbelsäule in beliebigen Projektionen. Insbesondere mit der sagittalen Rekonstruktion lassen sich zuverlässig Frakturen des Spinalkanals diagnostizieren.

Weiterhin wird die Computertomografie zur primären Diagnostik der Spinalkanalstenose verwendet, um den Anteil einer knöchernen Beteiligung zu beurteilen, z. B. auch im Rahmen einer CT-Myelografie, bei der Kontrastmittel über eine Lumbalpunktion intradural verabreicht wird. Zur Diagnostik des Bandscheibenvorfalles ist die MRT aufgrund des besseren Weichteilkontrastes der Computertomografie weit überlegen und sollte auch aus strahlenhygienischen Gründen der CT vorgezogen werden. In der Akut-Diagnostik kann es jedoch bei fehlender Verfügbarkeit notwendig werden, die CT als erstes Verfahren anzuwenden.

▶ **HINWEIS FÜR DIE PRAXIS**

Beurteilung
Die Computertomografie ist somit ein adäquates Verfahren zur Akutdiagnostik zerebraler und spinaler Erkrankungen. Bei bestimmten Fragestellungen reicht eine Diagnostik mittels CT, insbesondere in der differenzierten Beurteilung der Weichteile, jedoch nicht aus, sodass eine weiterführende Diagnostik in der Kernspintomografie oder durch die Angiografie erfolgen muss.

B 5.2 Angiografie, digitale Subtraktionsangiografie (DSA)

Trotz der Weiterentwicklung der Schnittbildverfahren CT und MRT existieren noch vielfältige Indikationen zur Durchführung diagnostischer Angiografien sowohl der Kopf-Hals- als auch Spinalgefäße. Hierbei ist zu unterscheiden, ob die Angiografie notwendigerweise oder ergänzend zu anderen Untersuchungsverfahren durchgeführt wird. Insgesamt werden diagnostische Angiografien zunehmend vor oder in gleicher Sitzung bei interventionell radiologischen Eingriffen durchgeführt (s. ○ Abb. B 5.3–5.6).

B 5.2 Angiografie, digitale Subtraktionsangiografie (DSA)

DIAGNOSTISCHE VERFAHREN

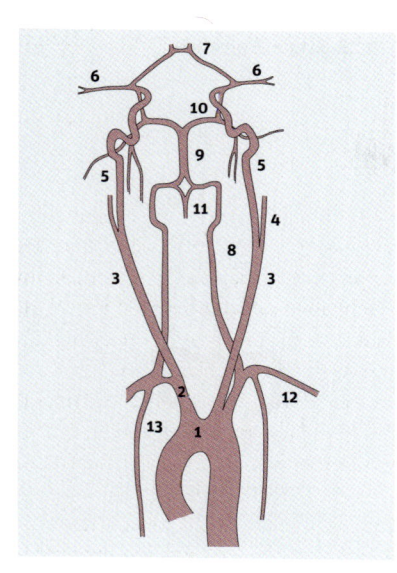

○ **Abb. B 5.3** Schematische Darstellung der supraaortalen Gefäßanatomie (nach Piepgras U, Neuroradiologie, Thieme, Stuttgart, 1971).
1 Aortenbogen
2 Truncus brachiocephalicus
3 A. carotis communis
4 A. carotis externa
5 A. carotis interna
6 A. cerebri media
7 A. cerebri anterior
8 A. vertebralis
9 A. basilaris
10 A. cerebri posterior
11 A. spinalis anterior
12 A. subclavia sinistra
13 A. mammaria dextra

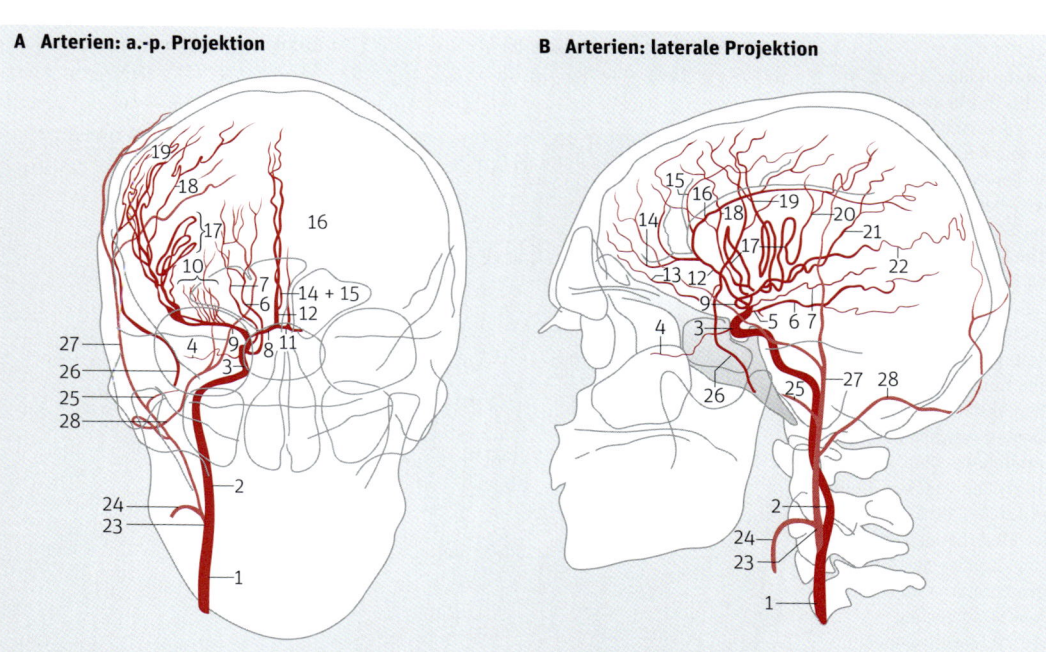

A Arterien: a.-p. Projektion

B Arterien: laterale Projektion

1 A. carotis communis
2 A. carotis interna
3 Karotissiphon
4 A. ophthalmica
5 A. communicans posterior
6 A. cerebri posterior
7 A. choroidea anterior
8 A. cerebri anterior (A1-Abschnitt)
9 A. cerebri media (M1-Abschnitt)
10 Aa. lenticulostriatae
11 A. communicans anterior
12 A. cerebri anterior (A2-Abschnitt)
13 A. frontobasalis
14 A. frontopolaris
15 A. callosomarginalis
16 A. pericallosa
17 Aa. insulares
18 A. praerolandica
19 A. rolandica
20 Aa. parietales
21 A. gyri angularis
22 A. temporalis profunda
23 A. carotis externa
24 A. thyroidea superior
25 A. maxillaris
26 A. meningea media
27 A. temporalis superficialis
28 A. occipitalis

○ **Abb. B 5.4** Intrakranielle Gefäßanatomie des vorderen Stromkreislaufs in frontaler und seitlicher Projektion (nach Piepgras U, Neuroradiologie, Thieme, Stuttgart, 1971).

Neuroradiologie / Angiografie, digitale Subtraktionsangiografie (DSA)

Abb. B 5.5 Intrakranielle Gefäßanatomie des vertebrobasilären Stromkreislaufs in frontaler und seitlicher Projektion (nach Piepgras U, Neuroradiologie, Thieme, Stuttgart, 1971).

Abb. B 5.6 Zerebrale Angiografie (siehe auch Schemazeichnung **Abb. B 5.4**). Obere Reihe: frontale Ansicht nach i.a. Kontrastmittelapplikation in der rechtsseitigen ACC über den unter Durchleuchtungskontrolle eingebrachten Katheter.
Untere Reihe: laterale Ansicht. Das erste Bild zeigt die rechtsseitige Karotisstrombahn in der arteriellen Kontrastmittelphase mit den überlagernden knöchernen Strukturen als anatomische Landmarke. Im zweiten Bild wurden die knöchernen Strukturen jeweils elektronisch im Bild subtrahiert. Das dritte Bild zeigt eine Aufnahme im zeitlichen Verlauf in der sogenannten venösen Kontrastmittelphase. Hier kommen die großen venösen Blutleiter (Sinus) zur Darstellung. Der Pfeil markiert eine Abgangsstenose der Arteria carotis interna im seitlichen Strahlengang.

ACC	A. carotis communis
ACI	A. carotis interna
ACE	A. carotis externa
ACM	A. cerebri media
ACA	A. cerebri anterior
SSS	Sinus sagittalis superior
SR	Sinus rectus
CS	Confluens sinuum
ST	Sinus transversus
SS	Sinus sigmoideus
VF	Vena facialis
VJI	Vena jugularis interna

A Seitliche Projektion

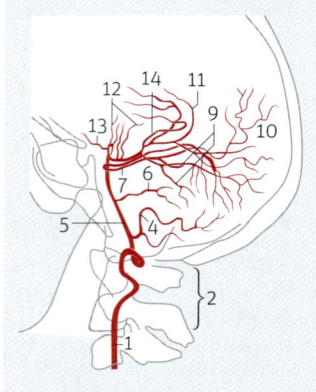

B Sagittale Projektion

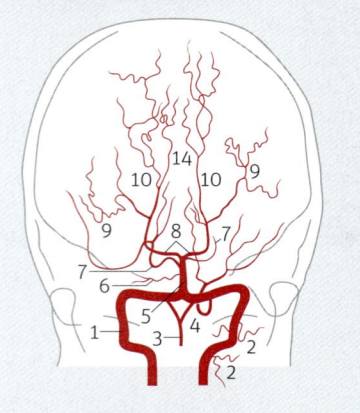

1 A. vertebralis
2 Rr. musculares der A. vertebralis
3 A. spinalis anterior
4 A. cerebelli inferior posterior
5 A. basilaris
6 A. cerebelli inferior anterior
7 A. cerebelli superior
8 A. cerebri posterior
9 A. temporooccipitalis
10 A. occipitalis medialis
11 R. corporis callosi dorsalis
12 Aa. thalamoperforantes
13 A. communicans posterior
14 Aa. choroideae posteriores

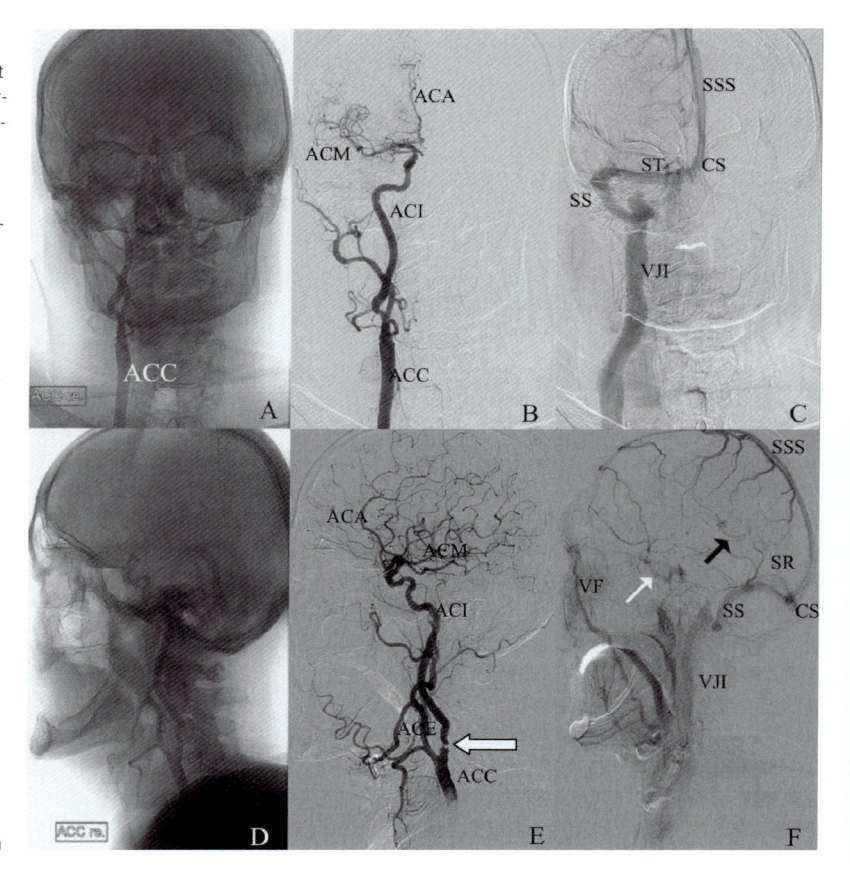

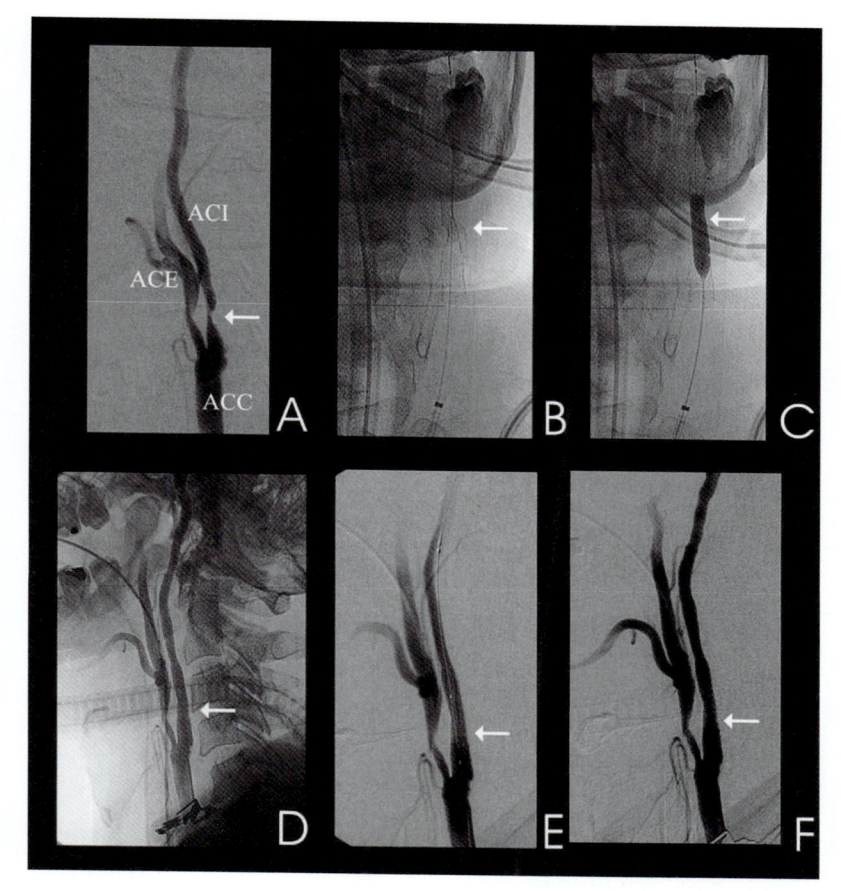

Abb. B 5.7 Stentgeschützte Angioplastie bei symptomatischer Stenose der A. carotis interna (ACI) rechtsseitig.
Die DSA der Karotisbifurkation (seitlicher Strahlengang) zeigt eine kurzstreckige, filiforme Stenose der A. carotis interna (Pfeil)(A). Die Stenose wird zunächst mit einem Führungsdraht sondiert (B). Anschließend folgt die Stentimplantation. Bei noch verbliebener Reststenose wird der Stent mittels Ballonkatheter aufgeweitet (C). Die Kontroll-DSA nach Stentimplantation zeigt eine vollständige Aufweitung der Stenose (E, F).

Zwei Hauptgruppen der interventionell radiologischen Eingriffe:
- Gefäßeröffnende Maßnahmen, wie z. B. stentgeschützte Angioplastie bei A.-carotis-interna-Stenose (s. ○ Abb. B 5.7), lokale intraarterielle Lysetherapie bei A.-cerebri-media-Verschluss (s. ○ Abb. B 5.8).
- Gefäßverschließende Maßnahmen, wie z. B. Blutungs-Embolisationen von Aneurysmata (s. ○ Abb. B 5.9), Gefäßfehlbildungen (arteriovenöse Malformationen) oder Tumoren.

Indikationen zur diagnostischen Angiografie von Kopf-Halsgefäßen
- Ursachenklärung und Prävention ischämischer Schlaganfälle:
  - Plaques/Stenose der vorgeschalteten Gefäße insbesondere im Bereich der Karotisbifurkation.
  - Intrakranielle Stenosen.
  - Dissektion intra- und extrakranieller Arterien.
  - Entzündliche oder kongenitale Gefäßerkrankungen (Vaskulitis, Moya-Moya).
- Ursachenklärung und Abklärung der Möglichkeit zur Intervention bei SAB:
  - Hirnarterienaneurysma.
  - Arteriovenöse Malformation (AVM).

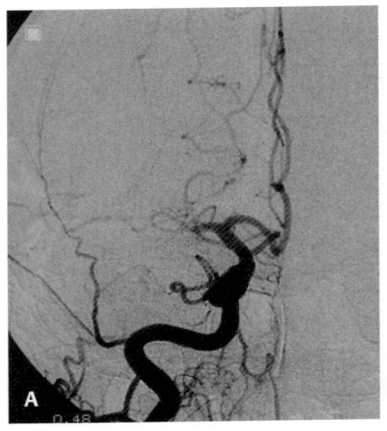

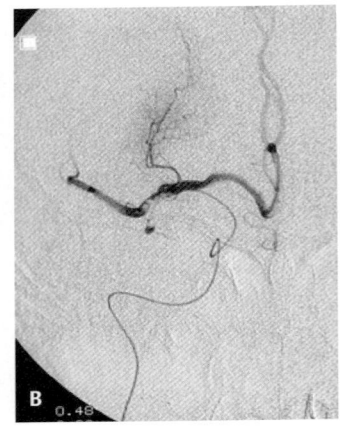

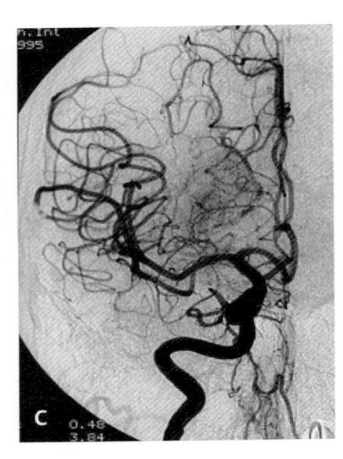

o Abb. B 5.8 Lokale i.a. Fibrinolyse: Verschluss der A. cerebri media rechtsseitig im M1-Segment (A). Unter Durchleuchtungskontrolle wurde ein Mikrokatheter bis an den embolischen Verschluss herangebracht und eine lokale i.a. Lysetherapie durchgeführt (B). Die Kontrolle nach Applikation von 500 000 IE Urokinase zeigt eine Rekanalisation der A. cerebri media mit wiederhergestelltem Kontrastmittelabstrom im Media-Gefäßterritorium (C).

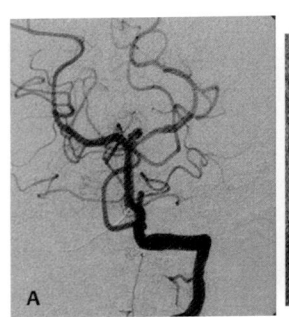

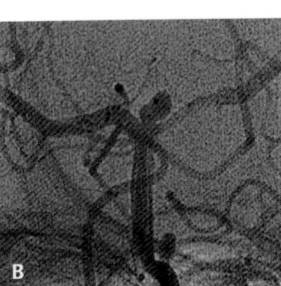

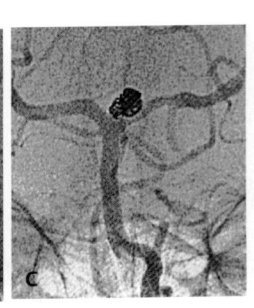

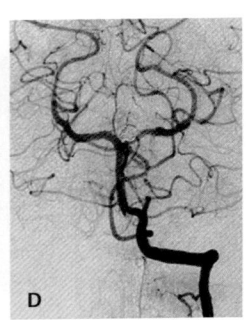

o Abb. B 5.9 Coiling eines Basilariskopfaneurysmas. Die zerebrale DSA des vertebrobasilären Stromgebietes zeigt als Ursache einer Subarachnoidalblutung ein nach oben gerichtetes Basilariskopfaneurysma am Übergang zur A. cerebri posterior linksseitig (A). Unter Durchleuchtungskontrolle wurde ein Mikrokatheter in das Aneurysma vorgeschoben (B) und anschließend mittels Platinspiralen ausgefüllt (C). Die Kontroll-DSA zeigt eine vollständige Ausschaltung des Aneurysmas bei erhaltener Perfusion der A. basilaris und des Posterior-Stromgebietes (D).

- Ursachenklärung intrazerebraler Blutungen:
    - Arteriovenöse Malformation (AVM).
    - Sinusthrombose.
    - Durale AV-Fistel.
    - Vaskulitis.
- Präoperative Untersuchungen vor Embolisationen und Operationen im Kopf- und Halsbereich:
    - Meningeome.
    - Unstillbares Nasenbluten, z. B. idiopathisch oder bei Juvenilem Nasen-Rachen-Fibrom.
    - Glomustumoren (Glomus tympanicum, jugulare, vagale, caroticum).
    - Metastasen gefäßreicher Tumoren (Hypernephrom etc.).
- Postoperative Kontrollangiografien.
- Feststellung des Hirntods.

Kontraindikationen zur diagnostischen Angiografie von Kopf-Halsgefäßen

Eine absolute Kontraindikation gegen eine Angiografie gibt es nicht. Relative Kontraindikationen beziehen sich häufig auf Erkrankungen, die in der Regel durch eine entsprechende Vor- oder Nachbehandlung zu beherrschen bzw. zu beheben sind.

Kontraindikationen:
- Blutgerinnungsstörungen (INR > 1,5, Thrombozytenzahl < 50 000/µl, PTT > 50 Sek.).
- Niereninsuffizienz (Kreatinin > 2 mg/dl).
- Bekannte KM-Überempfindlichkeit (ggf. Prämedikation mit einem Antihistaminikum und einem Corticosteroid).
- Schilddrüsenüberfunktion (ggf. Prämedikation mit Irenat/Carbamazepin).
- Bekannte Gefäßwanderkrankungen (Ehlers-Danlos-Syndrom, Marfan-Syndrom).

● Bei Kreatininwerten zwischen 1,5 und 2 mg/dl muss eine ausreichende Flüssigkeitssubstitution vor, während und nach der Intervention durchgeführt werden.

Vor Durchführung der Angiografie

Vom Untersucher sind folgende Fragen zu beantworten:
- Gibt es eine präzise Fragestellung, die mit der Katheterangiografie ausschließlich oder besser als mit nicht invasiven Verfahren beantwortet werden kann?
- Ist der Patient bereit, sich den aus den Befunden der Angiografie resultierenden therapeutischen Konsequenzen, wie beispielsweise einer Operation, Intervention oder medikamentösen Behandlung zu unterziehen?
- Existiert eine schriftliche Einverständniserklärung und ist der Patient 24 Stunden vor der Untersuchung aufgeklärt worden? Oder liegt eine Notfallindikation vor, die eine sofortige Angiografie erfordert?
- Liegen die für die Durchführung der Angiografie notwendigen Voruntersuchungen (Gerinnungswerte, Serum-Kreatinin, Thrombozytenzahl sowie bei entsprechender Anamnese Schilddrüsenfunktionsparameter (TSH) vor?

Komplikationen

Die Komplikationen der zerebralen Angiografie sind fast ausnahmslos thrombembolischer Genese. Die Inzidenz flüchtiger neurologischer Ausfälle beträgt etwa 3 %. Bleibende neurologische Ausfälle treten bei durchschnittlich 0,2–1 % der Kopf-Hals-Angiografien auf. Todesfälle werden in weniger als 0,1 % der Fälle beobachtet. Die Komplikationsrate permanenter neurologischer Defizite ist bei Patienten, die aufgrund einer Atherosklerose der hirnversorgenden Arterien untersucht werden, am höchsten. Routinemäßig durchgeführte diffusionsgewichtete MRT-Untersuchungen bei Patienten nach Angiografien zeigen bei durchschnittlich 23 % der klinisch unauffälligen Patienten signalintense Läsionen, sog. stumme Ischämien.

B 5.3 Magnetresonanztomografie (MRT)

Eine wesentliche Steigerung der Kontrastauflösung im Weichteilbereich konnte mit der Einführung der Magnetresonanztomografie (MRT) erzielt werden. Aufgrund der zusätzlichen multiplanaren Darstellungsmöglichkeiten ist die MRT inzwischen zur wichtigsten neuroradiologischen Untersuchungsmethode geworden. Dass sie der CT nicht grundsätzlich vorgezogen wird, hat neben Kosten- und Kapazitätsgründen auch praktische Gründe. So kann mittels der in Nativtechnik durchgeführten Computertomografie ohne eine zusätzliche Kontrastmittelapplikation insbesondere in der Notfalldiagnostik auch beim unruhigen Patienten in kurzer Zeit die Ursache einer zugrunde liegenden neurologischen Symptomatik beurteilt werden. Insbesondere der Ausschluss einer intrazerebralen Blutung, größeren Raumforderung oder von Verletzungsfolgen sowie der Nachweis einer Durchblutungsstörung mit bereits erkennbaren Infarktzeichen gelingt mittels der Computertomografie in der Akutphase einer Erkrankung zuverlässig. Bei allen weitergehenden Fragestellungen kommt dagegen der MR-Tomografie aufgrund des besseren Weichteilkontrastes und der anatomischen Detailerkennbarkeit eine immer größere Bedeutung zu, sodass häufig die detaillierte Abklärung eines neurologischen Krankheitsbildes erst mittels MRT erfolgen kann.

Allgemeines
Vorteile der MR-Tomografie gegenüber der CT:
1. Höherer Weichteilkontrast.
2. Möglichkeit, durch unterschiedliche Bildwichtungen unterschiedliche Kontraste zu erzeugen.
3. Möglichkeit, Aufnahmen in unterschiedlichen Schnittebenen (multiplanare Aufnahmen) zu erstellen. Dieser Vorteil wird durch die Weiterentwicklung der Computertomografen (Mehrzeilen-Spiral-CTs) etwas relativiert.

Nachteile der MR-Tomografie gegenüber der CT:
1. Schlechtere Darstellung knöcherner Strukturen.
2. Schwierigere Diagnose frischer intrakranieller Blutungen.
3. Eingeschränkte Möglichkeit, Notfall- bzw. intubierte Patienten zu untersuchen.

Technik
Bei der MR-Tomografie wird der Patient in einem starken äußeren Magnetfeld (magnetische Feldstärke 0,5–3 Tesla) gelagert, sodass sich die Gewebeprotonen wie kleine Stabmagneten entlang der Feldlinien (parallel) oder entgegengesetzt zu ihnen (antiparallel) in Körperlängsachse anordnen. Es werden dann Hochfrequenz (HF)-Pulse im MHz-Bereich geschaltet, die zur Auslenkung der Protonen aus der Körperlängsachse (z-Achse) in die xy-Ebene führen und damit ein messbares Signal erzeugen. Dieses Signal zerfällt innerhalb von Bruchteilen einer Sekunde, da die Protonen zum einen aus der xy-Ebene in die z-Achse zurückkippen (longitudinale Relaxation) und zum anderen in der xy-Ebene wie ein Fächer auseinanderstreben (transversale Relaxation). Durch die unterschiedliche Anordnung von HF-Pulsen werden nun verschiedene Bildkontraste erzeugt; die wichtigsten Bildkontraste sind in der □ Tabelle B 5.1 wiedergegeben.

Mit der MR-Tomografie kann nicht nur das Hirnparenchym dargestellt werden. Durch die geeignete Abfolge von HF-Pulsen bzw. durch die Gabe sog. paramagnetischer Kontrastmittel können hirnzuführende und intrakranielle Gefäße (MR-Angiografie) oder auch die Gewebedurchblutung (MR-Perfusion) darge-

□ **Tab. B 5.1** Die wichtigsten Bildkontraste in der MRT.

Sequenz	Bildkontrast	Anwendungsbereich
T1-gewichtet	Liquor dunkel, Kortex grau, weiße Substanz hellgrau	Anatomische Orientierung
T2-gewichtet	Liquor hell, Kortex grau, weiße Substanz dunkelgrau	Läsionen in der weißen oder tiefen grauen Substanz
FLAIR	Liquor ohne Signal, Kortex hellgrau, weiße Substanz dunkelgrau	Läsionen in Lagebeziehung zum Liquorraum (Kortex, ventrikelnah)
Diffusionsgewichtet	Liquor dunkel, graue und weiße Substanz signalarm, Gewebe mit eingeschränkter Protonenbeweglichkeit hell	Frischer Infarkt

stellt werden. Da funktionelles aktives Hirngewebe im Vergleich zum ruhenden Hirngewebe stärker durchblutet ist und einen höheren O_2-Verbrauch aufweist, kann über diesen sog. BOLD-Effekt (blood oxygenation level-dependent) auch Hirnfunktion sichtbar gemacht werden (funktionelle MRT).

▶ **PEARLS + PITFALLS**

Früher galt die MRT-Untersuchung von Patienten mit Implantaten und Herzschrittmachern als kontraindiziert. Seit Anfang der 1990er-Jahre werden fast nur noch nicht ferromagnetische Implantate verwendet, bei entsprechender (kardiologischer) Überwachung ist auch die Untersuchung von Patienten mit Herzschrittmachern möglich.

Bildanalyse

Die Bildanalyse sollte systematisch erfolgen, wobei es sinnvoll ist, ähnlich wie bei der CT zunächst schrittweise von unten nach oben die axialen (transversalen) Schichten zu analysieren (s. ○ Abb. B 5.10, B 5.11):
▶ Hintere Schädelgrube:
   – IV. Ventrikel: Mittelständigkeit?, Weite?, mit Liquor gefüllt?
   – Zisternen in der hinteren Schädelgrube: Weite?, mit Liquor gefüllt?
   – Infratentorielles Hirnparenchym: Signalauffälligkeiten?
▶ Supratentoriell:
   – III. Seitenventrikel: Mittelständigkeit?, Weite?, mit Liquor gefüllt?
   – Großhirnparenchym: Signalauffälligkeiten?
   – Basale Zisternen und Großhirn-Furchen: Weite?, mit Liquor gefüllt?

Ist eine Läsion erkennbar, erfolgt unter Zuhilfenahme der koronaren und sagittalen Schichten eine genaue räumliche Zuordnung:
▶ Außerhalb des Hirnparenchyms gelegen = extraaxial (Weichteile, Knochen, Dura, Subarachnoidalraum mit Gefäßen und Hirnnerven)
▶ Innerhalb des Hirnparenchyms gelegen = intraaxial (Kortex, weiße Substanz, tiefe graue Substanz, Ventrikelsystem).

Dann wird analysiert, ob die Läsion raumfordernd, raumgebend oder ohne Effekt auf die Umgebung ist, ob es eine oder mehrere Läsionen gibt und wie sich

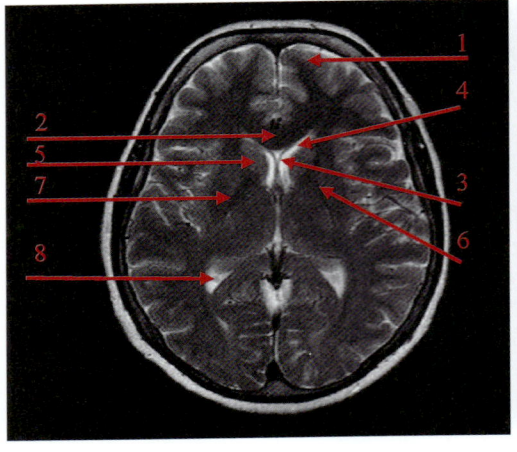

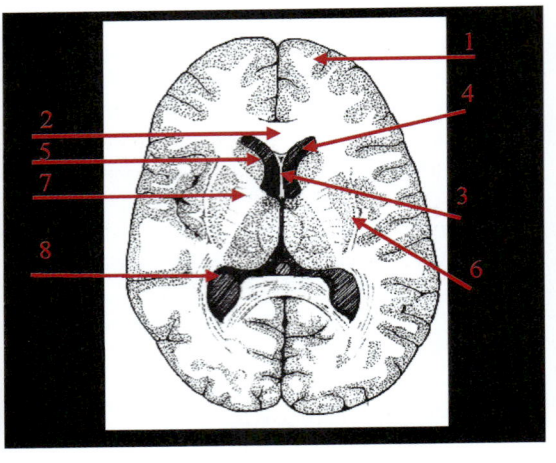

○ **Abb. B 5.10** Schnittbildanatomie im MRT. Axiale T2-gewichtete Messsequenz in Höhe des Seitenventrikelsystems.
1 Gyrus frontalis superior
2 Genu corpus callosum
3 Septum pellucidum
4 Seitenventrikelvorderhorn
5 Nucleus caudatus
6 Capsula externa
7 Capsula interna
8 Seitenventrikelhinterhorn.

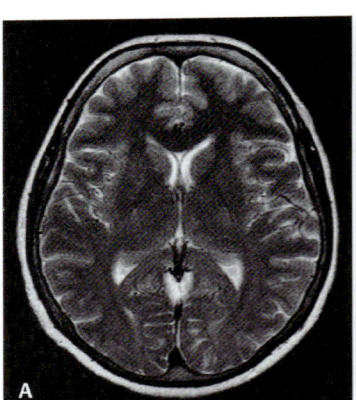

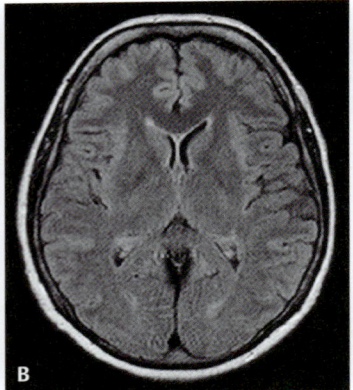

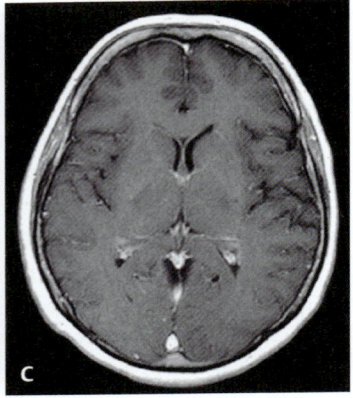

○ **Abb. B 5.11** Normalbefund MRT: axiale Schnittbilder in Höhe der Seitenventrikel mit unterschiedlichen Kontrastdarstellungen durch Änderung der Sequenzparameter.
A. T2-gewichtete Messsequenz. In Abhängigkeit von der Anzahl der im Organ befindlichen Wasserstoffatome kommen Gewebe mit langer T2-Zeit heller als Gewebe mit kurzer T2-Zeit zur Darstellung. Liquor hat einen hohen Protonenanteil und kommt daher sehr hell zur Darstellung. Graue Substanz (Hirnrinde – hellgrau) wiederum hat eine etwas längere T2-Zeit als weiße Substanz (Marklager – dunkelgrau).
B. Bei der sogenannten FLAIR-Messsequenz handelt es sich um eine modifizierte T2-gewichtete Messsequenz. Hierbei wird das Liquorsignal durch einen speziell geschalteten Inversionspuls unterdrückt. Der Kortex kommt unverändert hellgrau, die weiße Substanz dunkelgrau zur Darstellung. Insgesamt lassen sich dadurch jedoch im Parenchym befindliche signalintense Läsionen in Lagebeziehung zum Liquorraum (kortex- und ventrikelnah) besser abgrenzen.
C. T1-gewichtetes Bild nach i. v. Kontrastmittelapplikation eines paramagnetischen Kontrastmittels. In einem T1-gewichteten Bild sind die T2-Einflüsse minimal. Die Helligkeit im Gewebe hängt von ihrer T1-Zeit ab. Fett hat die kürzeste T1-Zeit und kommt entsprechend hell zur Darstellung (z. B. Kopfschwarte/Galea). Graue Substanz hat eine längere T1-Zeit als weiße Substanz und ist dunkler als diese. Wasser mit der längsten T1-Zeit stellt sich sehr dunkel dar. Durch die i. v. Kontrastmittelapplikation eines paramagnetischen Kontrastmittels kommen die Gefäße im Bild signalangehoben zur Darstellung (z. B. Sinus). Liegt z. B. infolge eines Tumors oder einer Entzündung eine Störung der für Kontrastmittel normalerweise nicht zu passierenden Blut-Hirn-Schranke vor, so kommt es zu einem Kontrastmittelaustritt mit entsprechender Kontrastmittelanreicherung im Hirnparenchym.

die Läsion(en) auf unterschiedlichen Bildwichtungen darstellt. Viele Läsionen sehen in der MRT-Bildgebung ähnlich aus, d. h. sie sind in T1-Wichtung leicht dunkler als die normale graue Substanz (leicht hypointens) und in T2- und FLAIR-Wichtungen deutlich heller (hyperintens).

Die Diagnosestellung basiert daher im Wesentlichen auf (absteigende Wichtigkeit):
1. Der Lage der Läsion.
2. Der klinischen Präsentation und dem Alter des Patienten.
3. Dem Effekt der Läsion auf die Umgebung bzw. dem MRT-Signal der Läsion.

B 5.4 Bildgebung bei verschiedenen Indikationen

B 5.4.1 Schädel-Hirn-Trauma

Verletzungen des Neurocraniums können durch direkte oder indirekte Gewalt verursacht werden. Bei entsprechender Disposition genügt bereits ein „inadäquates", also ein leichtes Trauma, um eine intrakranielle Blutung hervorzurufen. Dies ist der Fall bei einer vorbestehenden oder induzierten (z. B. Marcumarisierung) Gerinnungsstörung sowie bei einer Hirnatrophie, bei der es durch Einreißen von Brückenvenen zu einer subduralen Blutung kommen kann.

Starke Gewalteinwirkung kann zum einen die direkte Verletzung von meningealen Arterien durch Kalottenfrakturen mit konsekutiver epiduraler Blutung induzieren. Des Weiteren entstehen Parenchymblutungen durch die Kontusion.

Das epidurale Hämatom (s. ○ Abb. B 5.12) zeichnet sich durch eine bikonvexe Form aus. Diese kommt dadurch zustande, dass sich die Flüssigkeit nicht über die Anhaftungsstellen der Dura an der Schädelkalotte hinaus ausbreiten kann. Klinisch geht diese Blutung meist mit einer rasch progredienten Symptomatik (Halbseitenlähmung, Bewusstseinstrübung, weite Pupille ipsilateral) einher und erfordert eine schnelle neurochirurgische Intervention.

Das subdurale Hämatom kommt häufig in seiner chronischen Form vor, bei der die Blutung im CT bereits iso- oder hypodens, d. h. dunkler als das Hirnparenchym erscheint (s. ○ Abb. B 5.13).

● Das Ausmaß der Kontusion auf der kontralateralen Seite („contre-coup") ist in der Regel größer als ipsilateral („coup"), also auf der Seite der einwirkenden Kraft.

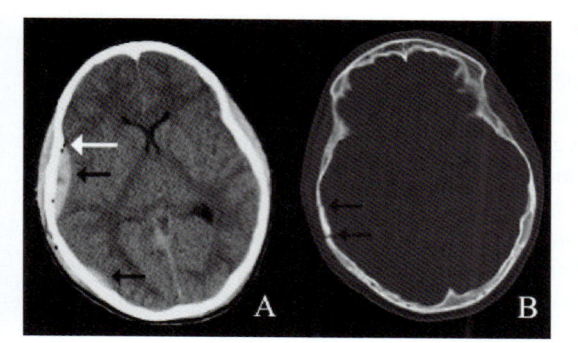

○ **Abb. B 5.12** Epidurales Hämatom. Das epidurale Hämatom lässt sich bikonvex als hyperdense Raumforderung erkennen. Die angrenzenden Hirnstrukturen werden verlagert.
Das Nativ-CT im Weichteilfenster (A) zeigt zwei epidurale Blutungen (schwarze Pfeile) mit sogenanntem „Wirbelzeichen" (hypodenser Kreis in der vorderen hyperdensen Blutung) als Ausdruck der aktiven Blutung. Unter der Schädelkalotte liegen kleine Lufteinschlüsse (weißer Pfeil) wegweisend auf die perforierende Verletzung mit Impression der Schädelkalotte, die erst im Knochenfenster (B) offenbar wird.

Abb. B 5.13 Akutes/chronisches SDH. Typischer Befund bei subduralem Hämatom.
A/B chronisch subdurales Hämatom (SCDH), C/D akutes subdurales Hämatom (ASDH).
Die Serie der Nativ-CTs von zwei verschiedenen Patienten zeigt ein chronisches SDH mit typischerweise konvexbogig begrenztem, hypodensem Flüssigkeitssaum (A), sowie ein chronisches SDH mit kleinem akutem Hämatomanteil (hyperintens, B).
Die Teilabbildungen C und D zeigen ein akutes rechtsseitiges subdurales Hämatom mit Kompression der rechten Hirnhälfte und Mittellinienverlagerung nach links (schwarze Pfeile).

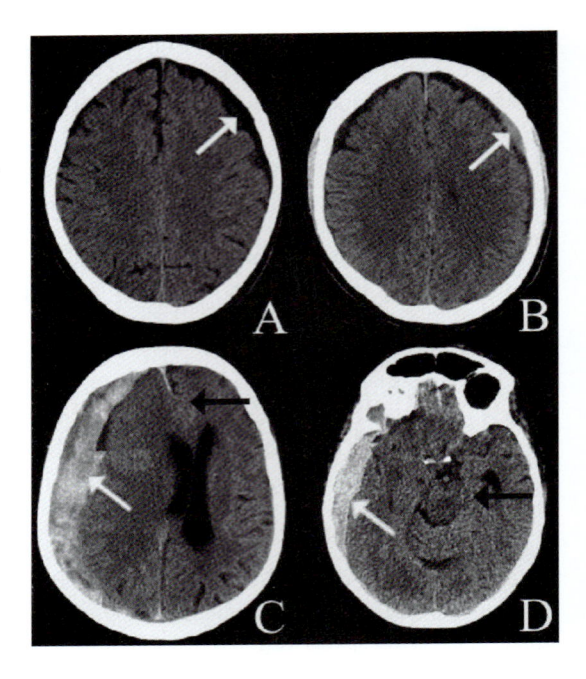

Die Differenzierung des subduralen vom epiduralen Hämatom lässt sich zum einen durch dessen konkav-konvexe Form sowie der Ausdehnung über die Anheftungsstellen der Dura an den Suturen hinweg vollziehen. Während das akute subdurale Hämatom eine sehr schlechte Prognose bezüglich des Überlebens für den Patienten bedeutet, geht das chronische subdurale Hämatom mit einer neurologischen Symptomatik verschiedener Ausprägung einher.

Parenchymblutungen, die beim Trauma aufgrund von Scherkräften zwischen Hirn und Kalotte oder der Dura auftreten, liegen insbesondere im Bereich der Frontobasis und dem Temporalpol der Temporallappen (s. **Abb. B 5.14**).

Sind in der CT eines *komatösen* Patienten nach einem Schädel-Hirn-Trauma keine Trauma-Folgen sichtbar, ist ein diffuser axonaler Schaden wahrscheinlich, bei dem es zum Verlust der Integrität der Neurone kommt, ohne dass Scherkräfte aufgetreten sein müssen. Dieser Mechanismus liegt häufig bei einem Schleudertrauma, bei dem es zu schnellen Kopfbewegungen kommt, vor. Infolge der Zelluntergänge kommt es im weiteren Verlauf nach einigen Tagen zu kleinen Einblutungen, die besser in der MRT als im CT nachweisbar sind. Diese sind bevorzugt in der Grau-Weiß-Zone, im Corpus callosum, in den Basalganglien und dem Hirnstamm lokalisiert.

Bei der Beurteilung der Computertomografie eines traumatisierten Patienten ist vor allem auf Zeichen der Einklemmung zu achten, die an verschiedenen Lokalisationen auftreten können. Zunächst ist eine Verlagerung der Mittellinie, also ein Verlust der Symmetrie des Hirns, zu beachten. Hier kann es im Bereich der Falx cerebri zu einer Herniation kommen. Weitere Lokalisationen sind das Tentorium (Uncus-Herniation) und das Foramen magnum.

Bei einer traumatischen Hirnverletzung kann es weiterhin zu einer Blutung in den Subarachnoidalraum (SAB) kommen. Diese kann meist anhand der Anamnese von einer durch eine Aneurysma-Ruptur bedingte SAB differenziert

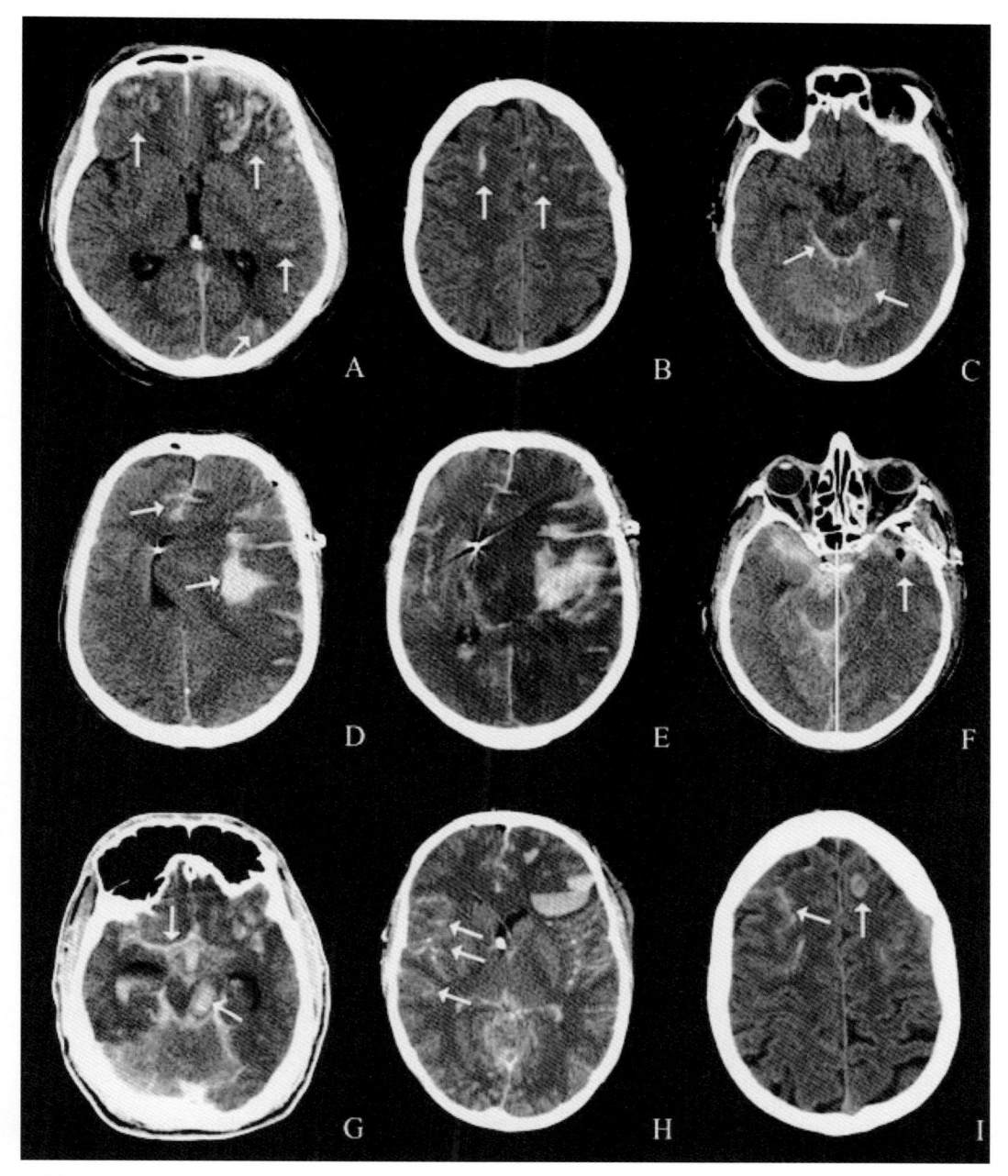

B 5.4.1 Schädel-Hirn-Trauma DIAGNOSTISCHE VERFAHREN 177

Abb. B 5.14 CCT nativ nach Verkehrsunfall. Das CT (Weichteilfenstereinstellung) zeigt ausgedehnte Traumafolgen. Bifrontale Kontusionen, Rindenprellungsherde (A, B, I). Subarachnoidaler Blutnachweis auf dem Tentorium sowie im Bereich der basalen Cisternen, interhemisphärisch und im Bereich der Inselfurchen (C, H). Zusätzlich raumfordernde linksseitige intrazerebrale Blutung (Pfeil, D, E) mit Mittellinienverlagerung (F) und intrazerebralem Lufteinschluss links temporal als Hinweis für offene Schädelverletzung (Pfeil, F). Teilabbildung G zeigt zusätzlich eine Kontusion im linken Hirnschenkel (Pfeil).

● Einschränkend muss jedoch immer bedacht werden, dass möglicherweise der Unfall des Patienten initial durch eine Aneurysma-Ruptur verursacht worden sein kann!

werden. Ist dies nicht einwandfrei möglich, muss die weitere Diagnostik mittels CT-Angiografie oder konventioneller Angiografie durchgeführt werden.

Infolge einer lange andauernden Anoxie oder Hypoxie des Hirns durch eine Atem- oder Herzkreislaufinsuffizienz kann es zu einer Hirnschwellung kommen. Zeichen für das Vorliegen eines generalisierten Hirnödems sind eingeengte oder nicht einsehbare basale Zisternen und Ventrikel. Die Hirnfurchen sind verstrichen und die Grau-Weiß-Differenzierung ist aufgehoben. Das Hirnödem wird außer bei traumatisierten Patienten auch nach langer kardiopulmonaler Reanimation beobachtet und ist von schlechter prognostischer Bedeutung für den Patienten.

B 5.4.2 Hirntumoren

Bei der Einteilung der Hirntumoren können zwei große Gruppen – die Metastasen und die „hirneigenen" Tumoren – unterschieden werden. Die histologische WHO-Klassifikation berücksichtigt die zytogenetische Herkunft der Hirntumoren. Diese umfasst die Tumoren, die aus hirneigenen Zellen entstehen, sowie die Tumoren der Hirnanhangsgebilde.

An dieser Stelle werden exemplarisch die häufigsten Hirntumoren und ihre Darstellung in der Bildgebung aufgeführt.

Gliome

Die Gliome, also solche Neoplasien, die aus der Glia entstehen, werden abhängig von dem Differenzierungsgrad der Zellen nach der WHO-Klassifikation in vier Kategorien eingeteilt. Diese Klassifikation korreliert mit der Prognose bezüglich des Überlebens der Patienten.

WHO-Klassifikation
- Grad-I-Gliome: pilozytisches Astrozytom und myxopapilläres Ependymom.
- Grad-II-Gliome: zeichnen sich durch nukleäre Atypien aus und umfassen das Astrozytom, Oligodendrogliom, Oligo-Astrozytom und Ependymom.
- Grad-III-Gliome: vermehrte mitotische Aktivität (anaplastisches Astrozytom, Oligodendrogliom, Oligo-Astrozytom, Ependymom).
- Grad-IV-Gliome: entsprechen dem Glioblastom, wenn der Tumor in der Histologie zusätzlich zu den übrigen Kriterien Endothelproliferationen und Nekrosen aufweist.

Bildgebung
Höhergradige Gliome zeichnen sich in der Bildgebung durch eine Hirn-Schranken-Störung, also die Kontrastmittel-Aufnahme im Bereich des Tumors bzw. in Tumoranteilen aus. Generell stellen sich die Gliome in der Magnetresonanztomografie bedingt durch den überlegenen Weichteilkontrast früher und besser dar als in der Computertomografie. Hier kann jedoch bereits der Verdacht auf ein Gliom durch Zeichen der Raumforderung, ein Ödem, Verkalkungen, eine atypische Blutung oder Schrankenstörung aufkommen. Die weitere bildmorphologische Differenzierung erfolgt anschließend in der MRT. Hier stellen sich Gliome in T2-gewichteten Sequenzen sowie in FLAIR-Sequenzen als erhöhte Signal-Intensität, also heller als das umgebende Gewebe, dar (s. ○ Abb. B 5.15).

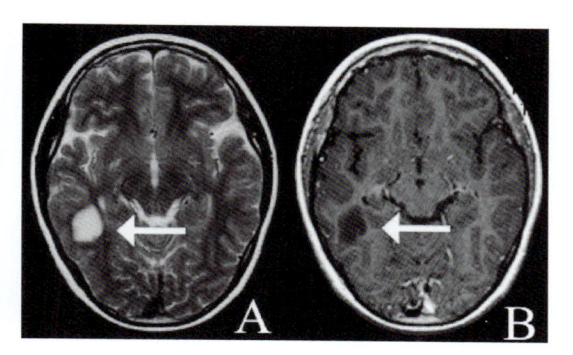

○ **Abb. B 5.15** Astrozytom Grad II WHO. Patient mit rechts temporalem EEG-Fokus. In der T2-gewichteten Sequenz (A) zeigt sich eine signalintense Raumforderung in der subkortikalen weißen Substanz (Pfeil). Es findet sich keine Kontrastmittelanreicherung in der kontrastmittelverstärkten T1-Sequenz (B). Der Tumor selbst kommt in der T1-gewichteten Sequenz signalarm, hypointens zur Darstellung.

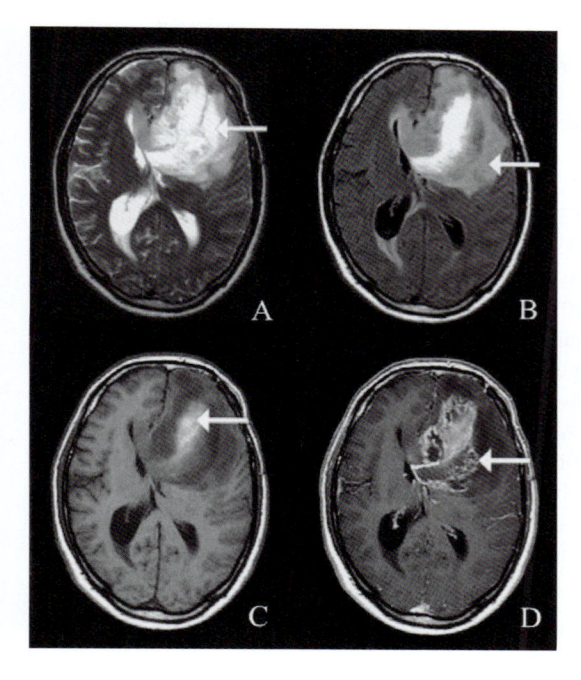

○ **Abb. B 5.16** Glioblastoma multiforme. Die T2-gewichtete (A) und die FLAIR-gewichtete Messsequenz (B) zeigen eine ausgedehnte Raumforderung im linken Frontallappen, die sich über den vorderen Balken ausdehnt und die Mittellinie überschreitet. Zentral hat dieser Tumor eine Nekrose (Pfeil in A) und peripher ein Ödem (Pfeil in B). Die T1-Wichtung vor (C) und nach Kontrastmittel (D) zeigen Einblutungen (Pfeil in C) und eine typischerweise girlandenförmige randständige Kontrastmittelaufnahme im Tumor-Randbereich (Pfeil in D).
In der Zusammenschau der Befunde lässt sich der vitale, kontrastmittelaufnehmende Tumoranteil (T1-Sequenz nach i. v. KM; D) eindeutig von der zentralen Tumornekrose (hell, stark signalintens in der T2- und FLAIR-Sequenz; A, B) mit Einblutung (bereits in der nativen T1-Sequenz signalintens; C) und dem umgebenden Ödem (mäßig signalintens in der T2- und FLAIR-Sequenz; A, B) abgrenzen.

Glioblastome weisen eine typische „girlandenförmige" Kontrastmittelaufnahme in den Randbereichen des Tumors auf (s. ○ Abb. B 5.16).

Pilozytische Astrozytome (WHO I), Ependymome (WHO I–III) und Medulloblastome (WHO IV) zeichnen sich durch ihre Lokalisation, meist im vierten Ventrikel aus (s. ○ Abb. B 5.17). Primäre Hirntumoren des vierten Ventrikels kommen häufig bei Kindern und selten im Erwachsenenalter vor. Sie entstehen im Vermis (pilozytisches Astrozytom, Medulloblastom) oder im Ependym des vierten Ventrikels. Das Ependymom gehört histologisch zu der Gruppe der Gliome, während das Medulloblastom aus Embryonalzellen hervorgeht. Beide Entitäten tendieren zur Ausbreitung innerhalb des Liquors via der Foraminae Luschkae und Magendie in den cerebello-pontinen Zisternen, die Cisterna magna und schließlich auch die Liquor spinalis. Daher gehört bei Feststellung dieser Tumoren eine Abklärung der spinalen Achse in der Kernspintomografie zu einer kompletten Diagnostik.

○ **Abb. B 5.17** Medulloblastom. Die axiale (A) und sagittale (B) T1-gewichtete Messsequenz nach i. v. Kontrastmittel-Gabe zeigen ein „zuckergussartiges" Enhancement im vierten Ventrikel und auf der Oberfläche des Kleinhirns. Es handelt sich um ein Rezidiv bei einem operativ entfernten Primärtumor des vierten Ventrikels (schwarzer Pfeil in A).

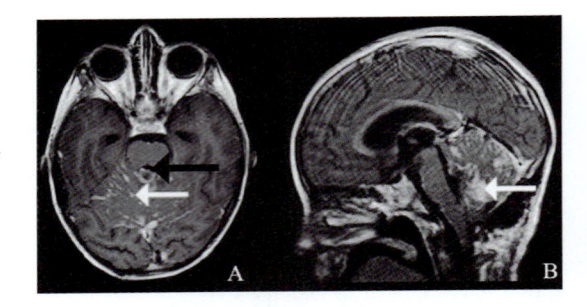

Meningeome

Meningeome sind Tumoren der Hirnhäute und können prinzipiell an jeder Lokalisation der Hirnhäute auftreten. In der Häufigkeit absteigend sind sie parasagittal, in der Konvexität, sphenoidal, parasellär, in der hinteren Schädelgrube (insbesondere Porus acusticus) oder extracraniell lokalisiert (s. ○ Abb. B 5.18).

Bildgebung

In der CT stellen sich die Tumoren meist hyperdens zum Hirnparenchym, häufig mit Verkalkungen und stark kontrastmittelanreichernd dar. In der MRT sind sie überwiegend isointens zum Hirnparenchym und ebenfalls homogen kontrastmittelanreichernd. 60 % der Tumoren weisen ein peritumorales Ödem auf. Die Kontrastmittelaufnahme der angrenzenden Dura ist typisch, jedoch nicht spezifisch für die Meningeome. In der Angiografie zeigt die intratumorale Gefäßarchitektur ein spezifisches Perfusionsverhalten mit einer frühen Anreicherung und einem späten Abstrom des Kontrastmittels. Die Untersuchung wird zur Diagnose nicht mehr benötigt, ist aber gelegentlich zur Operationsplanung notwendig, um den Verschluss der angrenzenden Sinus auszuschließen. In letzter Zeit wird gelegentlich die präoperative Embolisation der Tumoren zur Blutungsprävention durchgeführt.

Hypophysenadenome

Eine eigenständige Gruppe der Hirntumoren bilden aufgrund der Lokalisation und Histologie die Hypophysenadenome. Hier unterscheidet man zum einen hormonaktive bzw. hormoninaktive und zum anderen die Mikro- und Makroadenome (ab einer Größe von 10 mm).

Bildgebung

Die Untersuchung der Hypophyse in der Bildgebung erfolgt primär mit der Magnetresonanztomografie. Zum Nachweis einer knöchernen Arrosion kann darüber hinaus die Computertomografie hilfreich sein. In der MRT können diskrete Hinweise auf das Vorliegen eines Hypophysentumors die Asymmetrie des Organs selbst oder des Sella-Bodens sowie eine Achsabweichung des Hypophysenstiels sein. Der Tumor nimmt im Vergleich zur Hypophyse **weniger** Kontrastmittel auf und kann sowohl in den Sinus sphenoidale als auch in den Sinus cavernosus hineinwachsen. Bei supratentoriellem Wachstum ist das Erstsymptom häufig eine bitemporale Hemianopsie, die durch die Kompression auf das oberhalb der Hypophyse gelegene Chiasma opticum entsteht (s. ○ Abb. B 5.19).

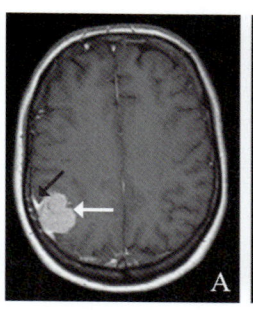

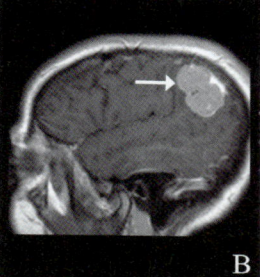

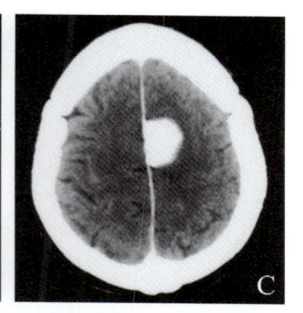

Abb. B 5.18 Meningeom. Die axialen und sagittalen kontrastmittelverstärkten T1- gewichtete Messsequenzen zeigen das Bild eines klassischen Meningeoms (weißer Pfeil in A und B). Homogen kontrastmittelaufnehmender Tumor mit Verdickung der angrenzenden Dura, dem sogenannten „dural tail" (schwarzer Pfeil in A).
C) Auch in der Computertomografie lässt sich das Meningeom nach i. v. Kontrastmittelapplikation als glatt begrenzter, homogen kontrastmittelanreichernder Tumor abgrenzen. Hier mit duraler Anheftungsstelle im Bereich der Falx cerebri als sogenanntes Falx-Meningeom.

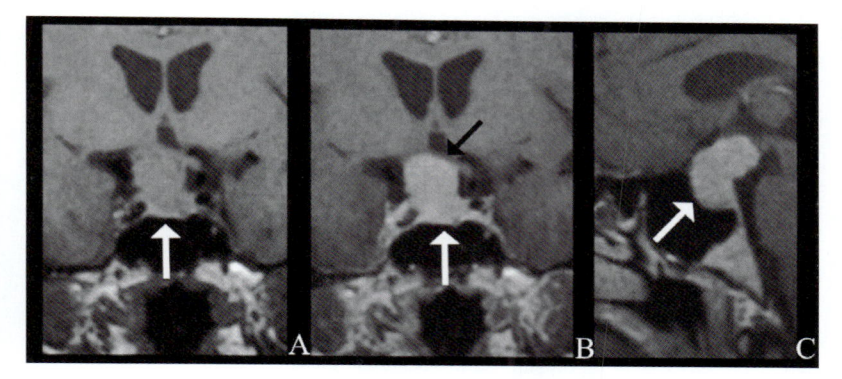

Abb. B 5.19 Hypophysenadenom. Die koronare native (A) und kontrastmittelunterstützte koronare und sagittale (B, C) T1-Wichtung zeigen ein typisches Makroadenom der Hypophyse (weiße Pfeile A–C) mit „8-förmigem" Erscheinungsbild. Das Makroadenom besteht aus der Hypophyse und komprimiert kranial das Chiasma opticum (schwarzer Pfeil in B).

Metastasen

Etwa ein Drittel der intrakraniellen Tumoren sind extrakranieller Genese, also Metastasen. In der Bildgebung weisen diese Tumoren eine Kontrastmittelaufnahme und meist ein starkes perifokales Ödem auf. Meist sind die Metastasen supratentoriell oder in den Hemisphären des Kleinhirns im Bereich der U-Fasern lokalisiert (s. **Abb. B 5.20**).

B 5.4.3 Erkrankungen der Hirngefäße

Da die zerebralen Gefäße eine Endstrombahn darstellen und beim Menschen für viele Territorien keine Kollateralisierung besteht, bedeutet eine Erkrankung der Hirngefäße häufig eine irreparable Schädigung des abhängigen Gewebes. Die häufigste Ursache ist hier der Verschluss eines Gefäßes durch einen Thrombus aus dem Herzen oder den Halsgefäßen, bzw. eine Gefäßstenose auf der Basis einer Arteriosklerose, die schließlich zum Verschluss führt.

In der konventionellen Computertomografie wird ein Infarkt erst nach einigen (ca. 6) Stunden sichtbar (s. **Abb. B 5.21**). Das nicht oder vermindert

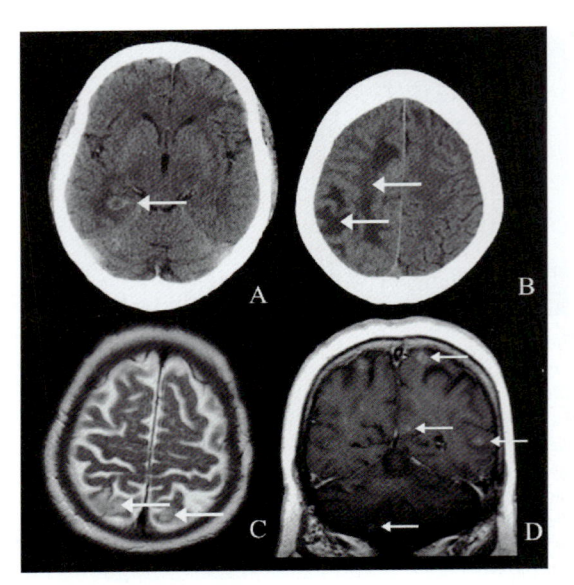

Abb. B 5.20 Metastasen. Die Computertomografie ohne Kontrastmittel zeigt einen Rundherd mit umgebendem Ödem rechts temporal (A). Im parietalen Marklager und Kortex ist lediglich ein Ödem sichtbar. Die T2-Wichtungen zeigen ebenfalls das Ödem (C). In der kontrastmittelverstärkten T1-Wichtung (D) werden multiple kleine kontrastmittelaufnehmende Metastasen infra- und supratentoriell sichtbar.

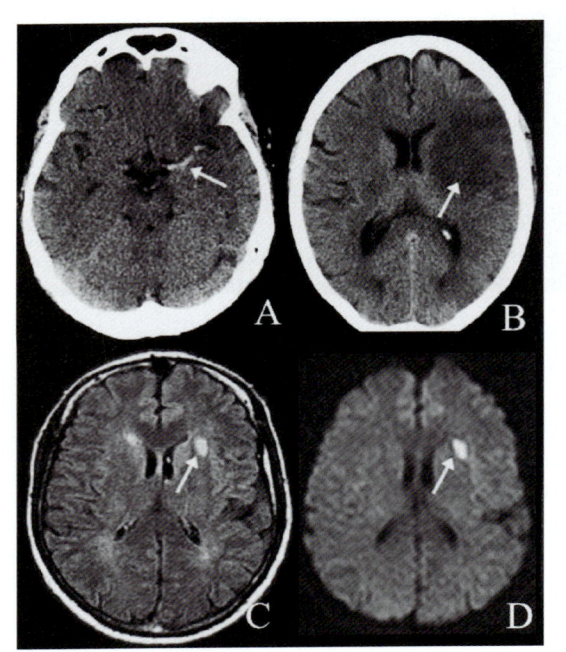

Abb. B 5.21 Schlaganfall.
Zwei Patienten mit einer akut aufgetretenen Hemiparese der rechten Seite. In der Computertomografie (A) ist die linke Arteria media hyperdens durch eine Thrombose des Gefäßes. Sechs Stunden nach den ersten Symptomen demarkiert sich der Infarkt linksseitig im Mediastromgebiet (B).
Die Flair-Sequenz (C) des zweiten Patienten weist vier Stunden nach dem klinischen Infarktereignis eine hyperintense Läsion in der Capsula interna der linken Seite auf, die in der Diffusionssequenz (D) als frische Läsion identifiziert werden kann.

durchblutete Hirngewebe ist hypodens im Vergleich zum umgebenden Gewebe, die Hirnfurchen sind aufgrund der Schwellung verstrichen. Im Falle eines Infarktes, der die Umgebung der Basalganglien, also die Capsula interna, betrifft, sind jene nicht mehr vom Hirngewebe differenzierbar. Deutlich früher ist ein Infarkt in der CT-Perfusion unter Zuhilfenahme von Kontrastmittel erkennbar (s. **o Abb. B 5.22**). Mit diesem Verfahren kann die Durchblutung des Hirngewe-

B 5.4.3 Erkrankungen der Hirngefäße

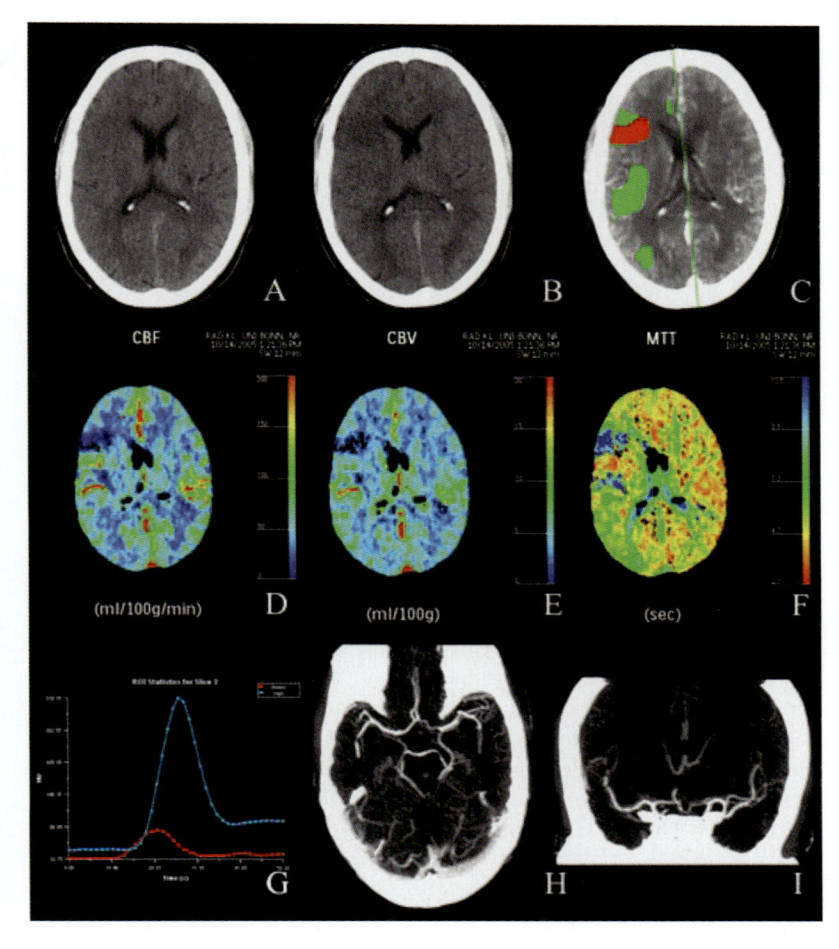

Abb. B 5.22 Schlaganfall. Die initiale Computertomografie (A) zeigt bei einem Patienten mit akut aufgetretener Hemiparese links verstrichene Furchen frontal und parietal rechts zwei Stunden nach dem Ereignis. Acht Stunden später demarkiert sich der Infarkt (B). Die zerebrale Perfusion zeigt in diesem Gebiet und etwas weiter dorsal eine Verminderung des Blutflusses (D), des Blutvolumens (E) und der Mittleren Transitzeit (F). Die CT-Angiografie (H,I) beweist, dass die großen basalen Hirnarterien proximal offen sind, jedoch besteht eine Einengung in einem peripheren Media-Ast. Der Patient erhielt daraufhin eine systemische Lyse mit rtPA, worunter die Symptomatik deutlich rückläufig war. Die Penumbra (grüne Flächen in C) konnte vor dem Zelltod bewahrt werden, der Infarkt-Kern (rote Fläche in C) hat sich als solcher später demarkiert. Das Diagramm in Teilabbildung G dokumentiert die Kontrastmittelanflutung der Arteria cerebri anterior und des Sinus sagittalis superior.

bes sichtbar gemacht werden. In der CT/MRT oder konventionellen Angiografie kann der Verschluss eines Gefäßes diagnostiziert werden. Gelegentlich stellt sich ein Thrombus in der Arteria cerebri media durch eine Dichteanhebung als sogenanntes „dense-media-sign" in der nativen Computertomografie dar (s. **Abb. B 5.21A**). In der MRT zeigen sich sehr früh in sog. Diffusions-Sequenzen Störungen in der Beweglichkeit, also der Diffusion der Moleküle. Beim Infarkt ist die in der MRT messbare Diffusion eingeschränkt (s. **Abb. B 5.21D**). Hier ist die MRT die sensitivere, jedoch auch zeitaufwendigere Methode, um einen Infarkt zu diagnostizieren.

Die Erkrankung der kleinen Gefäße, wie man sie zum Beispiel bei der vaskulär bedingten Demenz findet, ist durch die angiografischen Methoden nicht auflösbar. Hier sind lediglich die sekundären Folgen der Minderversorgung des Hirns als sogenannte „Leukencephalopathie" erkennbar. Diese stellt sich in der CT als hypodense Marklagerveränderung und Atrophie des Kortex mit verbreitertem Sulcusrelief dar. In der MRT ist das Signal der weißen Substanz in der T2- und Flair-Wichtung angehoben.

○ **Abb. B 5.23** MR-Befunde bei AV-Angiom: Die sogenannte Inflow-Angiografie der intrazerebralen Gefäße (A) zeigt in der axialen Ansicht ein links okzipital gelegenes AV-Angiom mit arterieller Versorgung über Äste der A. cerebri posterior und A. cerebri media. Die venöse Drainage erfolgt in den Sinus sagittalis. B) In der axialen T2-gewichteten Messsequenz zeigt das Angiom eine Signalabsenkung.

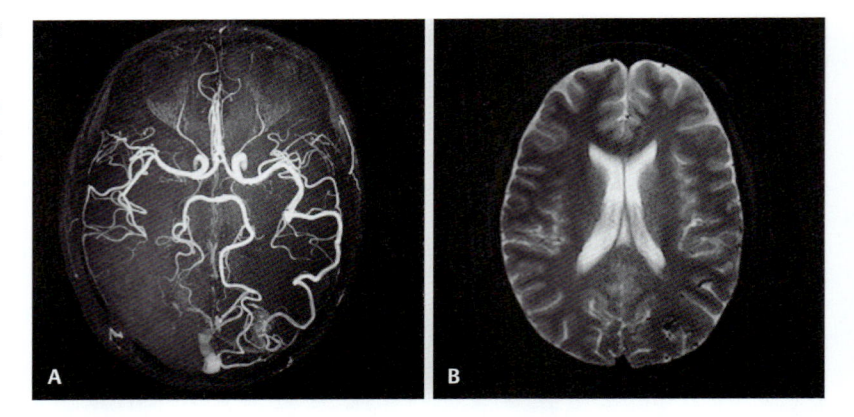

Analog zu anderen Territorien kommen im zerebralen Gefäßsystem Missbildungen vor. Zwei große Entitäten bilden die arteriovenösen Malformationen (AVM, s. ○ Abb. B 5.23) und die Aneurysmen. Symptomatisch werden diese Veränderungen vornehmlich durch Hirnblutungen. Aufgrund der Lage der Aneurysmen entsteht die Blutung hier subarachnoidal meist in den basalen Zisternen und in der Sylvischen Fissur.

Die Erstdiagnose der SAB erfolgt meist in der Computertomografie oder durch eine Liquorpunktion bei negativem Befund in der CT. Wenn diese **nicht** traumatisch bedingt ist, muss obligat eine weitere Diagnostik in der CT-Angiografie oder konventionellen Angiografie zum Ausschluss eines zugrunde liegenden Aneurysmas erfolgen, da die Gefahr einer wiederholten und damit lebensbedrohlichen Blutung sehr groß ist.

B 5.4.4 Entzündliche Erkrankungen

Entzündliche Erkrankungen des Zentralen Nervensystems können primär die Hirnhäute (Meningitis), das Hirngewebe selbst oder die Hirngefäße betreffen. Meningitiden werden meist bakteriell verursacht (Hämophilus, Meningokokken u. a.), während die häufigste infektiöse Form der Enzephalitis durch das Herpesvirus bedingt ist.

Eine Meningitis ist in der Magnetresonanztomografie durch eine vermehrte Kontrastmittelanreicherung der Meningen zu erkennen. Die Herpes-Enzephalitis wird im Bereich des limbischen Systems manifest und ist ebenfalls meist nur in der MRT morphologisch zu erkennen. Hier zeigt sich eine Hirnschwellung im Bereich des Hippocampus/Temporallappens mit einem Hirnödem, das sich in der T2-Wichtung hell darstellt. Häufig ist auch die Diffusion vermindert und die Blut-Hirn-Schranke unterbrochen. Im fortgeschrittenen Krankheitsprozess, der nur noch selten beobachtet wird, entstehen hämorrhagische Nekrosen.

Durch Toxoplasmose hervorgerufene Enzephalitiden werden zunehmend bei immunsupprimierten Patienten und hier insbesondere bei der HIV-Infektion beobachtet.

Entgegen den infektiösen entzündlichen Erkrankungen liegt der Multiplen Sklerose ein autoimmunes Geschehen zugrunde, bei der die Myelinscheiden im Fokus der multifokalen und diffusen Abwehrreaktion stehen. Demnach liegen

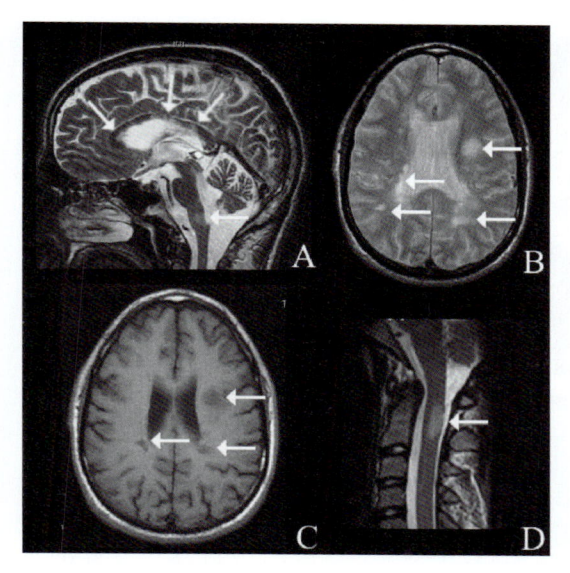

Abb. B 5.24 Encephalomyelitis disseminata. Die axialen T2-Sequenzen eines 35-jährigen Patienten zeigen den fortgeschrittenen Befund einer Multiplen Sklerose mit den typischen hyperintensen Läsionen des Balkens (A), die sogenannten „Dawson-Fingers" sowie eine Läsion in der Medulla oblongata. In der axialen Flair-Sequenz (B) zeigt sich eine große Läsion im linksseitigen Marklager und beidseits in der okzipitalen Sehstrahlung, die in der T1-Sequenz (C) zentral hypointens erscheinen. Ca. 80 % der Patienten weisen Rückenmarkssymptome insbesondere des Halsmarks auf. Diese Läsionen sind meist am besten in der sagittalen (D) und axialen T2-Sequenz sichtbar.

die ovalären, in der T2- oder Flair-Darstellung hyperintensen Läsionen im Marklager und hier vor allem im Balken. Dies führt zu dem typischen hahnenkammartigen Verteilungsmuster im Balken (s. **Abb. B 5.24**), das am besten in sagittalen T2-gewichteten Sequenzen beobachtet werden kann. Akut entzündliche Läsionen zeigen in der T2-Wichtung einen „Halo", also einen unscharfen Rand und eine Kontrastmittelaufnahme. Die Läsionen sind außer im Zerebrum und Zerebellum auch häufig in der Medulla oblongata und im Halsmark lokalisiert.

● Das histopathologische Korrelat dieser Läsionen kann ein Ödem, eine Entzündung, Demyelinisierung, Fibrose oder Axonenverlust sein.

B 5.4.5 Spinale Erkrankungen

In der bildgebenden Diagnostik der Wirbelsäule haben sowohl die Computertomografie als auch die Magnetresonanztomografie eine herausragende Stellung (s. **Abb. B 5.25, B 5.26**). Insbesondere für die Diagnostik der knöchern bedingten Erkrankungen eignet sich die CT hervorragend. Hier können degenerative Erkrankungen wie die Spinalkanalstenose oder der Bandscheibenvorfall als auch traumatische Verletzungen in kurzen Untersuchungszeiten sichtbar gemacht werden (s. **Abb. B 5.27**). Zur Unterstützung der Diagnostik des Spinalkanals kann eine CT-Untersuchung durch eine intrathekale Kontrastmittel-Gabe, also die Injektion in den Liquorraum mittels Lumbalpunktion, ergänzt werden. Hierdurch ist das Ausmaß einer Spinalkanalkompression oder die Kompression einer einzelnen Wurzel erkennbar.

Seit der Einführung der mehrzeiligen CTs und der drastischen Verkürzung der Untersuchungszeiten ist es möglich, den ganzen Körper innerhalb von wenigen Sekunden in hoher Auflösung abzubilden. Dies macht man sich insbesondere in der Diagnostik von polytraumatisierten Patienten zunutze. Mit der Möglichkeit der Akquisition von isotropen Datensätzen, also Bildern in hoher Auflösung in allen räumlichen Orientierungen, eröffnet sich die Option der dreidimensionalen Bildrekonstruktion. So können komplizierte Frakturen dreio **Abb. B 5.25** CT der LWS, 3 mm Schichtdicke. Lumbaler Bandscheibenvorfall in Höhe L5/S1: Die axiale Computertomografie in Höhe der Bandscheibe zeigt einen rechtsseitigen, teils verkalkten Bandscheibenvorfall mit nach kaudal gerichtetem Sequester (A, B). Zur Beurteilung des Sequesters ist die sagittale Rekonstruktion hilfreich (C). Diese zeigt eindeutig das weichteildichte Material hinter dem unter dem Bandscheibenfach gelegenen Wirbelkörper.

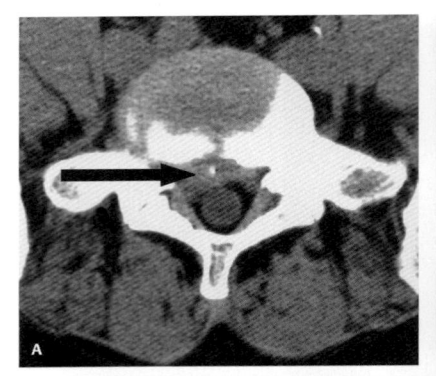

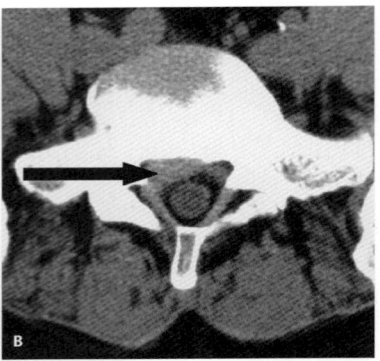

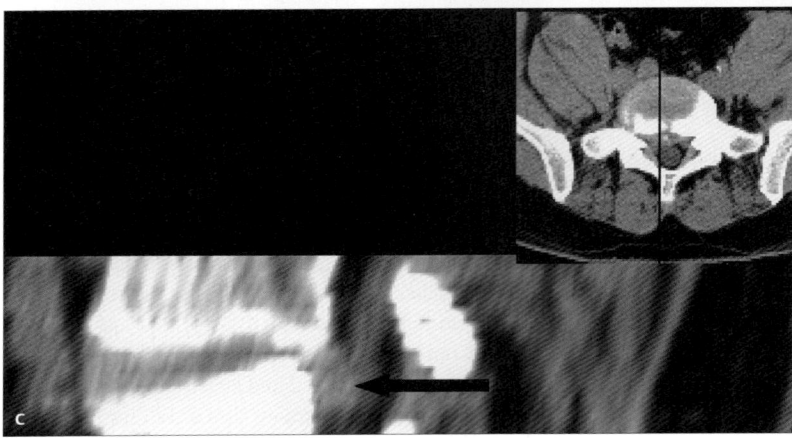

o **Abb. B 5.26** MRT der LWS, spinale intramedulläre Metastase eines Medulloblastoms. Sagittale T2-gewichtete (A) sowie sagittale (B) und axiale (C) T1-gewichtete Messsequenz nach i. v. Kontrastmittelapplikation. In Höhe LWK 2 lässt sich eine rundlich konfigurierte, glatt begrenzte, homogen kontrastmittelaufnehmende Raumforderung abgrenzen.

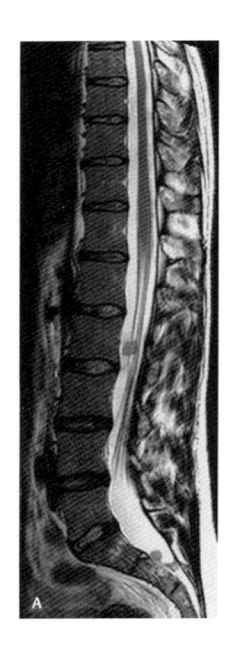

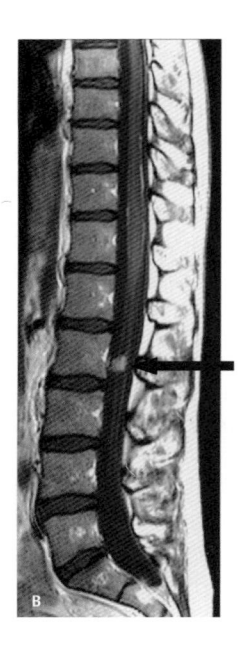

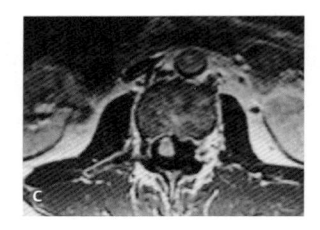

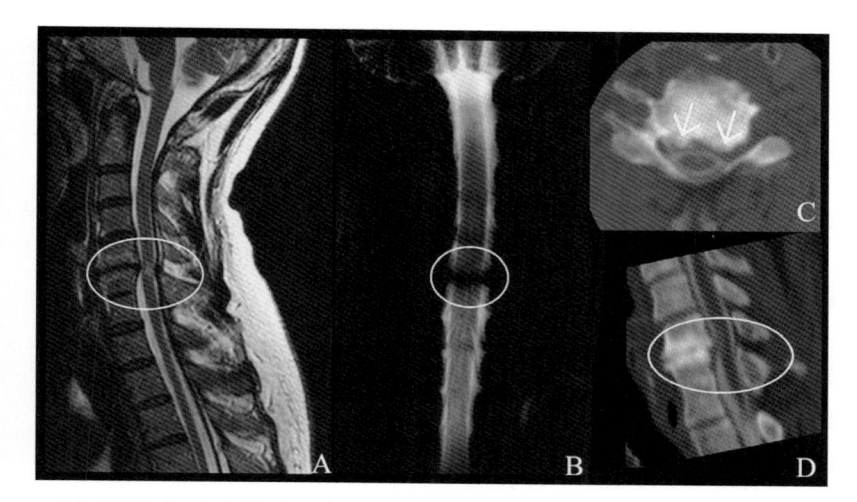

o Abb. B 5.27 Zervikale Myelopathie bei Enge infolge degenerativer Veränderungen der Halswirbelsäule. Die sagittale T2-gewichtete Messsequenz der HWS zeigt eine zervikale Spinalkanalstenose in Höhe HWK 5/6. Das normalerweise dunkelgrau zur Darstellung kommende Myelon ist in Höhe der Enge signalangehoben – Myelopathie (Kreis, A). Die MR-Myelographie (B) zeigt eine Abschwächung des Liquorsignals in Höhe der Stenose. Präoperativ wurde eine CT-Untersuchung nach vorhergehender intrathekaler Kontrastmittel-Gabe durchgeführt (C, D). Das post-Myelo-CT zeigt eine deutliche Einengung des Spinalkanals durch dorsale Retrospondylophyten (Pfeile, C). Zur Beurteilung der Enge ist die sagittale Rekonstruktion hilfreich (D). Diese zeigt eindeutig die degenerativen Veränderungen im Bandscheibenraum mit vermehrter Sklerosierung der angrenzenden Grund- und Deckplatte und Höhenminderung sowie die Einengung des kontrastmittelgefüllten Spinalkanals durch die Retrospondylophyten.

dimensional oder in verschiedenen Orientierungen in gleichbleibender Auflösung abgebildet werden.

Auch im Bereich der Wirbelsäule bietet die MRT den Vorteil der besseren Weichteilauflösung. Diese nutzt man in der Darstellung von entzündlichen Veränderungen, Bandscheibenvorfällen und Tumorgewebe. In der Traumadiagnostik kann bei entsprechender Fragestellung eine frische von einer älteren Fraktur in der MRT differenziert werden.

Weiterführende Literatur

Brant-Zawadzki M, Chen MZ, Moore KR, Salzman KL, Osborn AG (Hrsg.) (2003) Pocket Radiologist Wirbelsäule – Die 100 Top-Diagnosen, Urban & Fischer in Elsevier
Castillo M (2005) Neuroradiology Companion: Methods, Guidelines and Imaging Fundamentals. Lippincott Wlliams and Wilkins
Hosten N, Liebig Th (Hrsg.) (2006) Computertomographie von Kopf und Wirbelsäule. 2. Aufl. RRR Referenz-Reihe Radiologische Diagnostik. Thieme Verlag, Stuttgart, New York
Osborn AG (Hrsg.), Blaser AI, Salzmann KL (2004) Pocket Radiologist Gehirn. Die 100 Top-Diagnosen. Urban & Fischer in Elsevier
Osborn AG (2004) Diagnostic Imaging – Brain. Saunders
Sartor K (Hrsg.) (2006) Neuroradiologie. RRR Referenz-Reihe Radiologische Diagnostik. 3. Aufl., Thieme-Verlag, Stuttgart, New York
Uhlenbrock D (Hrsg.) (2007) MRT und MRA des Kopfes. RRR Referenz-Reihe Radiologische Diagnostik. Thieme-Verlag, Stuttgart, New York
Uhlenbrock D (Hrsg.) (2002) MRT der Wirbelsäule und des Spinalkanals. RRR Referenz-Reihe Radiologische Diagnostik. 2. Aufl. Thieme-Verlag, Stuttgart, New York

Wiederholungsfragen

① Wie werden die Dichtewerte in der Computertomografie bezeichnet? Welchen Wert besitzt Wasser?

② Nennen Sie ein Verfahren der Computertomografie zur Messung der Durchblutung des Hirngewebes.

③ Welche MRT-Sequenz wird in der Diagnostik eines Infarktes zur Darstellung des Parenchymschadens eingesetzt und was misst diese Sequenz?

④ Nennen Sie drei Indikationen zur neuroradiologischen Intervention.

⑤ Nennen Sie die Kontraindikationen der diagnostischen Angiografie.

⑥ Wie unterscheiden sich epidurales und subdurales Hämatom morphologisch?

• Alexander Gerhard

B 5.5 PET und SPECT

Positronen-Emissions-Tomografie (PET) und Single-Photon-Emissions-Computertomografie (SPECT) sind nuklearmedizinische, bildgebende Verfahren mit geringer Invasivität zur *in vivo* Darstellung von Blutfluss, Stoffwechselvorgängen und Rezeptordichte im Gehirn oder anderen Organen. Sie sind dadurch einzigartige Hilfsmittel in Diagnostik und Forschung. Da PET und SPECT sehr kosten- und zeitintensiv sind, muss ihr Einsatz besonders sorgfältig abgewogen werden. Dieses Kapitel soll kurz die Grundlagen und einige Anwendungen von PET und SPECT erläutern.

B 5.5.1 Theoretische Grundlagen

Sowohl PET als auch SPECT liefern dreidimensionale Datensätze, wobei für die SPECT herkömmliche Radiopharmazeutika verwendet werden, die beim Zerfall einzelne (single) Photonen freisetzen, während die PET Positronen-Strahler verwendet. Positronen (Antimaterie) treffen in der umgebenden Materie auf Elektronen, mit denen sie sich vereinigen. Die Massen der beiden Teilchen werden in 2 Photonen umgewandelt, die jeweils eine Energie von je 511 keV haben und in einem Winkel von 180° zueinander abgestrahlt werden.

Die Photonen werden von Detektorsystemen registriert und es werden mithilfe von Algorithmen ähnlich denen in der Computertomografie dreidimensionale Bilder rekonstruiert.

Die PET verwendet kurzlebige ^{11}C und ^{18}F markierte „tracer" (d. h. radioaktiv markierte, in Spurendosen zugesetzte Moleküle, die am Metabolismus teilnehmen oder an Rezeptoren binden), die vor Ort mithilfe eines Zyklotrons hergestellt werden müssen. Die Auflösung ist in der Regel höher (4–5 mm) als die von SPECT-Kameras (~ 7–8 mm); andererseits sind SPECT-Untersuchungen

□ **Tab. B 5.2** Häufig verwendete PET- und SPECT-Tracer und die mit ihnen markierten Prozesse/Rezeptoren.

PET	
^{18}FDG	Glukose-Metabolismus
H$_2$^{15}O	Blutfluss
[^{18}F]Dopa	Präsynaptischer Marker für das dopaminerge System
[^{11}C]Racloprid	D2-Rezeptoren
SPECT	
[^{99m}Tc]HMPAO	Durchblutung
[^{123}I]β-CIT und [^{123}I]FP-CIT	Dopamin-Transporter-Dichte (präsynaptische Marker für das dopaminerge System)
[^{123}I]IBZM	Dopamin D2-Rezeptoren

meist billiger und weiter verbreitet, da die Tracer mit den langlebigeren Isotopen wie ^{123}I und ^{99m}Tc markiert sind und daher zentral hergestellt und transportiert werden können.

□ Tabelle B 5.2 gibt eine Übersicht von häufig für neurologische Fragestellungen verwendeten PET- und SPECT-Tracern und den gemessenen Parametern.

Ein weiterer Vorteil der PET ist, dass PET-Tracer hergestellt werden können, ohne die chemischen Eigenschaften des Moleküls zu verändern. Wasser- und Kohlenstoffatome kommen ubiquitär in organischen Verbindungen vor und können so leicht durch die Positronenstrahler ^{11}C und ^{18}F ersetzt werden.

Absolute Quantifizierung ist nur mit der PET möglich – d. h. hier kann unter Gebrauch von mathematischen und biologischen Modellen jedem Gehirnvoxel beispielsweise eine FDG-Stoffwechselrate zugeordnet und mit Normalwerten verglichen werden. Häufig erfolgt die Auswertung bei klinischen Fragestellungen auch semiquantitativ oder visuell (beispielsweise durch Seitenvergleich, s.
o Abb. B 5.28).

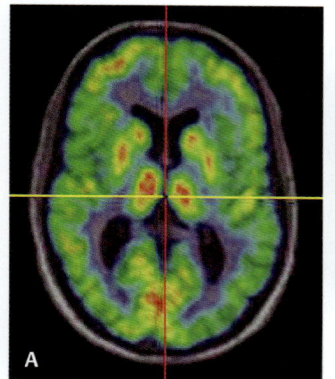

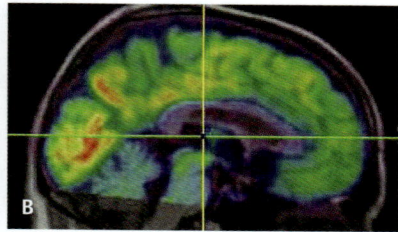

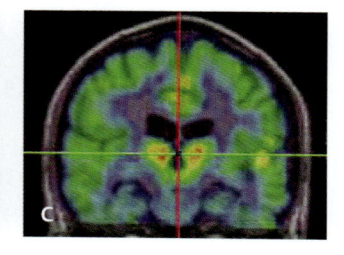

o **Abb. B 5.28** Beispiel eines ^{18}FDG-PET einer gesunden Normalperson in A) transverser, B) sagittaler und C) coronarer Schnittrichtung. Die PET (farbige Bildwerte) ist jeweils auf das individuelle MRT koregistriert (überlagert). Die Farben kodieren jeweils Bildwerte von niedrig (blau) bis hoch (rot). Die Stoffwechselwerte in den Basalganglien und im Kortex sind etwa gleich hoch und nahezu symmetrisch.

B 5.5.2 Praktische Aspekte

PET- und SPECT-Untersuchungen sind teuer und zeitaufwendig (je nach Technik bis zu mehreren tausend Euro und mehreren Stunden). Die Strahlenexposition liegt in der Größenordnung der jährlichen (natürlichen) Hintergrundstrahlung von ~2 mSv, zum Teil aber auch bei einem Vielfachen davon. Daneben sind eine intravenöse Injektion des Radiopharmakons und bei einigen PET-Untersuchungen auch arterielle Blutentnahmen zur Quantifizierung der Zielgröße (z. B. FDG-Metabolismus) notwendig. Für nuklearmedizinische Untersuchungen des Gehirns sollte der Patient in der Lage sein, den Kopf während der Untersuchung nahezu ruhig zu halten, da sonst die Aussagekraft der Untersuchung durch Bewegungsartefakte entscheidend vermindert wird. Es ist daher (wie für alle apparativen oder laborchemischen Untersuchungen) besonders wichtig, folgende Fragen vor der Untersuchung in Zusammenarbeit mit den Untersuchern (Nuklearmedizin) abzuwägen:

1. Kann die Untersuchung ein Ergebnis mit diagnostischer oder therapeutischer Konsequenz liefern?
2. Gibt es andere weniger invasive oder aufwendige Untersuchungen, die die gleiche Aussage liefern?
3. Ist der Patient in der Lage, während der Untersuchung so zu kooperieren, dass gute Qualität erreicht werden kann?

● Beispiel: Möglicherweise ist ein dementer Patient nicht mehr in der Lage, sich zu erinnern, dass er den Kopf während der Untersuchung ruhig halten soll.

● Bei der Anwendung von PET und SPECT sollte zwischen klinischen und wissenschaftlichen Fragestellungen unterschieden werden.

B 5.5.3 Anwendungsbeispiele

B 5.5.3.1 Zerebrovaskuläre Erkrankungen/Hirndurchblutung

Sowohl für die SPECT als auch die PET stehen Tracer zur Verfügung, die zerebralen Blutfluss markieren (s. ◻ Tab. B 5.2). Prinzipiell eignen sie sich dadurch sehr gut zur Untersuchung zerebraler Durchblutungsstörungen. Da die Untersuchungstechnik jedoch aufwendig ist, sind im klinischen Alltag MRT und CT zur Untersuchung akuter Durchblutungsstörungen wesentlich bedeutender.

Die PET ermöglicht zudem mit radioaktiv markiertem Wasser $H_2^{15}O$ (kurze Halbwertszeit von 2 Min.) funktionelle Untersuchungen, bei denen der Blutfluss in Ruhe und unter einer Aktivierungsbedingung gemessen wird. Unter der Annahme, dass Blutfluss und neuronale Aktivität gekoppelt sind, lassen sich so Hirnfunktionen wie z. B. Sprache lokalisieren.

B 5.5.3.2 Basalganglienerkrankungen

Beim idiopathischen Parkinsonsyndrom (Morbus Parkinson) können PET und SPECT den Verlust dopaminerger Innervation darstellen. Es stehen prä- und postsynaptische Marker zur Verfügung (s. ◻ Tab. B 5.2). Die [^{18}F]dopa-PET misst indirekt die Integrität der nigrostriatalen dopaminergen Neurone, die von der Degeneration beim Morbus Parkinson bevorzugt betroffen sind (s. ● Abb. B 5.29). Dies kann in Einzelfällen diagnostisch hilfreich zur Abgrenzung von Erkrankungen mit ähnlicher klinischer Präsentation, aber intaktem nigrostriatalem dopaminergem System sein. So kann beispielsweise ein idiopathisches Parkinsonsyndrom im Frühstadium klinisch v. a. durch Tremor imponieren und schwierig von essenziellem Tremor zu unterscheiden sein; bei einem

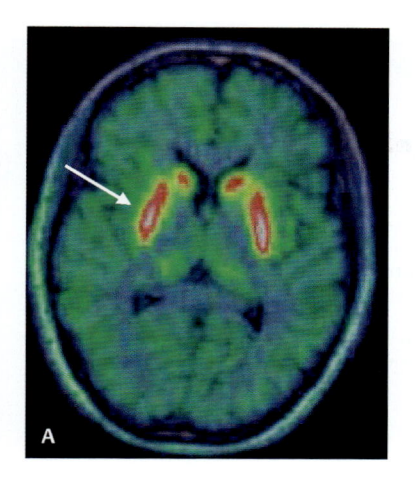

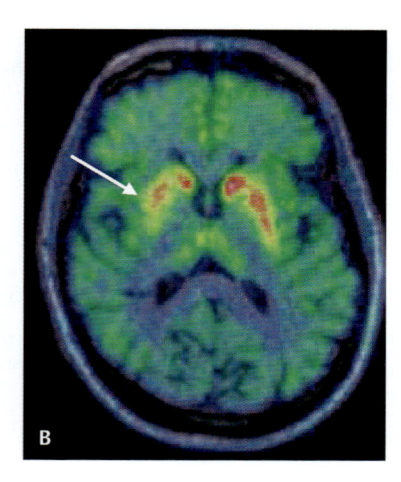

Abb. B 5.29 Beispiel eines [¹⁸F]dopa-PET A) einer gesunden Normalperson, B) eines Patienten mit idiopathischem Parkinsonsyndrom. Die PET (farbige Bildwerte) ist jeweils auf das individuelle MRT koregistriert (überlagert). Im Putamen und Caudatum werden hohe Werte gemessen (rot), da hier die meisten dopaminergen Endigungen der Substantia nigra enden. Degeneriert ein Teil dieser Neurone, werden entsprechend niedrigere Werte gemessen (schwächere Darstellung besonders des rechten Putamen in B verglichen mit A – jeweils mit Pfeil markiert).

Patienten mit essenziellem Tremor ist jedoch anders als beim Parkinsonpatienten ein [¹⁸F]Dopa-PET normal.

[¹⁸F]Dopa-PET und [¹²³I]β-CIT-SPECT haben zusätzlich Bedeutung als „Biomarker" in Longitudinal- und Neuroprotektionsstudien.

B 5.5.3.3 Demenzen

Bei primären Demenzen kann die ¹⁸FDG-PET in der Mehrzahl der Patienten einen charakteristisch verminderten Metabolismus in den Hirnarealen darstellen, die am stärksten betroffen sind. So findet sich bei der Alzheimer-Demenz häufig eine Reduktion im temporo-parietalen Kortex.

> **MERKE**
>
> Demenzen (wie auch Parkinsonsyndrome) sind klinisch definierte Erkrankungen, die erst post mortem gesichert werden können; d. h. PET und SPECT können eine klinische Diagnose stützen oder infrage stellen, aber nicht ersetzen.

B 5.5.3.4 Fokale Epilepsien

Iktale SPECT-Untersuchungen mit Blutflussmarkern können als Teil der präoperativen Epilepsiediagnostik eine Erhöhung der Perfusion im epileptogenen Fokus nachweisen und so (insbesondere in Kombination mit einer interiktalen Untersuchung) zur Fokuslokalisation beitragen.

● Die Injektion muss im Anfall durchgeführt werden, aber die Aufnahme kann zeitversetzt erfolgen.

B 5.5.3.5 Hirntumoren

In der Nachsorge von malignen Gliomen kann die Unterscheidung zwischen Tumorrezidiv und Strahlennekrose mit CT und MRT schwierig sein. Mit der PET wird eine Unterscheidung möglich, da FDG in stoffwechselaktivem (Tumor-)Gewebe im Gegensatz zur Nekrose angereichert wird. In ähnlicher Weise kann die FDG-PET einen stoffwechselaktiven Resttumor nach Operationen nachweisen.

Weiterführende Literatur

Bartenstein P, Grunwald F, et al. (2000) Clinical applications of single photon emission tomography in neurology. 2. Dementia, psychoses, inflammation, skull and brain injuries. Nuklearmedizin 39(8), 218–32
Kuwert T, Bartenstein P, et al. (1998) Klinische Wertigkeit der Positronen-Emissions-Tomographie in der Neuromedizin. Positionspapier zu den Ergebnissen einer interdisziplinären Konsensuskonferenz. Nervenarzt 69(12), 1045–60
Mazziotta JC, Toga AW, Frackowiak RSJ (Hrsg.) (2000) Brain Mapping: The Disorders, Academic Press
Toga AW, Mazziotta JC (Hrsg.) (2002) Brain Mapping: The Methods, Academic Press 2nd Edition

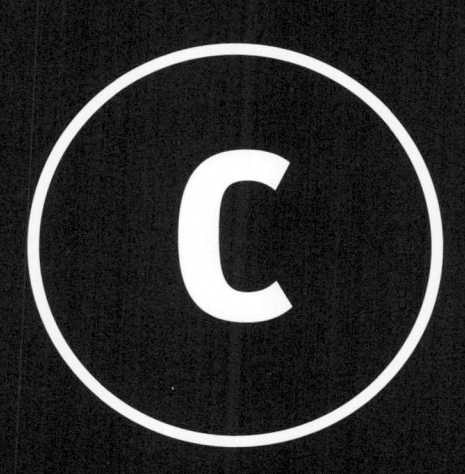

C Neurologische Erkrankungen

A	Klinisch untersuchen
B	Diagnostische Verfahren
C	**Neurologische Erkrankungen**
D	Rehabilitation, Psychiatrische Syndrome, Psychosomatik
E	Anhang

C 1 Infektionen des Nervensystems

EDITORIAL

Die folgenden Kapitel beinhalten erregerbedingte Entzündungen des Zentralnervensystems. Hierbei werden im ersten Teil vor allem durch Bakterien verursachte intrakranielle und spinale Infektionen, wie z. B. bakterielle Meningitiden, Hirnabszesse oder Neurotuberkulose behandelt.

Der zweite Teil beschäftigt sich mit den viralen Infektionen, hierbei insbesondere auch mit den relativ häufig in diesen Breitengraden auftretenden akuten viralen Meningitiden (Entero- und Arboviren).

Im dritten Teil werden die bei eher Immunsupprimierten vorherrschenden Infektionen des ZNS durch Pilze (Spross-, Schimmelpilze) behandelt. Darüber hinaus werden auch Erkrankungen des ZNS durch Parasiten (Helminthen, Protozoen) besprochen, die hauptsächlich in den tropischen Klimazonen anzutreffen sind, allerdings durch den regen internationalen Flugverkehr auch bei uns gelegentlich Gegenstand der Differenzialdiagnose werden.

Der vierte Teil widmet sich den Prion-Erkrankungen. Es handelt sich um eine Gruppe von Erkrankungen, die übertragbar sind und bei denen das übertragbare Agens ein abnorm gefaltetes Protein darstellt. Allen Krankheitsbildern dieser Gruppe ist eine spongiforme Degeneration des Gehirns, die rasch voranschreitet und immer letal endet, gemeinsam. Unterschieden werden die Creutzfeldt-Jakob-Krankheit sowie deren neue Variante, die fatale familiäre Insomnie, das Gerstmann-Sträussler-Scheinker-Syndrom und die durch Kannibalismus bedingte Erkrankung „Kuru".

- Christian Jacobi,
Francisco J. Martinez-Torres,
Uta Meyding-Lamadé

- **ICD-10:** 835
- **ICD-10:** G00 – Bakterielle Meningitis, anderenorts nicht klassifiziert.
A39 – Meningokokkeninfektion.

C 1.1 Bakterielle Infektionen

C 1.1.1 Bakterielle Meningitis

Definition

Die bakterielle Meningitis ist eine eitrige Hirnhautentzündung der Pia mater und Arachnoidea, wobei der Subarachnoidalraum mit serös-eitrigem Exsudat gefüllt ist. Häufig kommt es zu einer zusätzlichen Infiltration der Hirnrinde. In diesem Fall liegt eine Meningoenzephalitis vor.

Epidemiologie

Die Inzidenz der bakteriellen Meningitiden wird mit 5–10/100.000 angegeben. Seit Einführung der Impfung gegen Hämophilus influenzae ist es zu einem Rückgang der Inzidenz gekommen, da dieser Erreger bei Kindern zuvor die häufigste Ursache der Meningoenzephalitis war. Derzeitig sind die Keime, die meistens zu einer bakteriellen Meningoenzephalitis im Kindesalter führen, Pneumokokken (Streptococcus pneumoniae) und Meningokokken (Neisseria meningitidis) sowie bei Neugeborenen Gruppe-B-Streptokokken (Streptococcus agalactiae) und gram-negative Enterobakterien. Des Weiteren treten Infektionen mit Listeria monocytogenes (Listerien) auf. Im Erwachsenenalter sind die häufigsten Erreger Pneumo- und Meningokokken. Danach folgen in absteigender Häufigkeit Listerien, Staphylokokken, gram-negative Enterobakterien und Haemophilus influenzae. Die Shunt-Meningitis und die postoperative bzw. posttraumatische Meningitis werden häufig durch Staphylococcus aureus, Staphylococcus epidermidis, Pseudomonas aeruginosa und gram-negative Stäbchen verursacht.

Die meldepflichtige Meningokokkenerkrankung tritt in Deutschland mit einer Inzidenz von 1/100.000 auf. Von den bekannten Meningokokken-Serogruppen herrschen in Deutschland die Serogruppen B und C vor, während Meningokokkenmeningitis-Epidemien überwiegend durch die Seroguppe A verursacht werden.

In Afrika kommt es zu einem epidemischen Auftreten von Meningokokkenmeningitiden. So bezeichnet man die Region nördlich des Äquators, südlich der Sahara, von der Ost- bis zur Westküste Afrikas als „Meningitis-Gürtel". Des Weiteren treten Meningokokkenmeningitis-Epidemien in Asien und Südamerika auf.

Ätiologie, Pathophysiologie, Pathologie

Unterschiedliche Ausbreitungswege führen zum Auftreten der bakteriellen Meningitis. So kann diese
- per continuitatem (Nasennebenhöhlen, Mittelohr),
- hämatogen (Pneumonie, Nasenrachenraum-Infektionen, Herz),
- direkt (offenes Schädel-Hirn-Trauma),
- iatrogen

ausgelöst werden. Nach erfolgter Infektion kommt es zu der eitrigen Hirnhautentzündung der Leptomeningen.

Anamnese und Symptome, Befunde der körperlichen Untersuchung

In der Anamnese muss erfragt werden, ob Risikofaktoren vorliegen, die typischerweise bei einigen Meningoenzephalitiden auftreten. So wird insbesondere erfragt, ob Immundefekte, Hypogammaglobulinämie, Diabetes mellitus, Alkoholabusus, Endokarditis oder Pneumonie vorhanden sind.

Die Leitsymptome der bakteriellen (eitrigen) Meningoenzephalitis sind
▶ Kopfschmerzen,
▶ Meningismus (Nackensteifigkeit bei passivem Vornüberbeugen des Kopfes),
▶ Fieber.

● **Cave:** Bei sehr alten Menschen, sehr jungen Menschen (Säuglingen) und immunsupprimierten Patienten kann das Leitsymptom Meningismus fehlen, obgleich eine bakterielle Meningitis vorliegt.

Bei Prüfung des Meningismus wird auch auf das Kernig- und das Brudzinski-Zeichen geachtet.

Kernig-Zeichen: Die Hüfte wird in Rückenlage im rechten Winkel gebeugt. Dabei kann das Knie nicht voll gestreckt werden.

Brudzinski-Zeichen: Bei der passiven Bewegung des Nackens werden beide Beine und Hüften flektiert.

Der Opisthotonus ist die Extremform des Meningismus (Patient liegt überstreckt und steif im Bett).

Neben den Leitsymptomen kann eine Meningoenzephalitis jedes fokale neurologische Symptom (Herdsymptom) auslösen. Auch treten häufig zu Erkrankungsbeginn Übelkeit, Erbrechen, Lichtscheu, ein Verwirrtheitssyndrom, eine Vigilanzstörung und epileptische Anfälle (bis zu 40%) auf. Auch kann eine Hirnnervenbeteiligung (Hirnnerv III > VI > VII > VIII) vorhanden sein. Hörstörungen bestehen bei etwa 20% der Patienten, bei Patienten mit Pneumokokkenmeningitis sogar bei bis zu einem Drittel der Fälle. Zusätzlich muss eine Inspektion der Haut erfolgen. So ist z. B. initial bei etwa 75% der Patienten mit einer Meningokokkenmeningitis ein Exanthem (Petechien bis Purpura mit Hautnekrosen) nachweisbar. Zusätzlich sollte klinisch nach einem möglichen Infektionsherd (Fokus) gesucht werden. So muss, neben der vollständigen neurologischen Untersuchung, immer auch eine internistische Untersuchung erfolgen. Dabei sollte insbesondere auf eine Tonsillitis (Inspektion des Rachens), Sinusitis (schmerzhafte Nervenaustrittspunkte), Endokarditis (Herzgeräusche) und Pneumonie (Auskultation der Lunge) geachtet werden.

Diagnostik und praktisches Vorgehen

Die Routinelabordiagnostik zeigt im Blut eine Leukozytose und Erhöhung der Blutsenkungsgeschwindigkeit sowie Erhöhung des C-reaktiven Proteins (CRP). Eine Ausnahme können jedoch immunsupprimierte Patienten darstellen, bei denen diese Veränderungen nicht immer nachweisbar sind. Die sofort bei Meningitisverdacht abzunehmenden Blutkulturen (vor der ersten Antibiotikagabe!) erbringen bei bis zu 75% der Patienten einen Erregernachweis.

● **Cave:** Blutkulturen sollten immer angefertigt werden.

Die wichtigste Stütze der Labordiagnostik zum Nachweis einer bakteriellen Meningitis ist die Analyse des Liquor cerebrospinalis. Makroskopisch zeigt sich bereits im Reagenzglas ein eitrig-trüber Liquor (aufgrund der hohen Zellzahl und des hohen Proteingehalts). Zytologisch kann im Akutstadium eine ausgeprägte granulozytäre Pleozytose (>1000 Zellen/µl) befundet werden. Die Blut-Liquor-Schrankenfunktion ist gestört und kann anhand eines hohen Albuminquotienten (Albumin im Liquor/Albumin im Serum) und einer deutlich erhöhten Gesamtproteinkonzentration (oft > 2 g/l) nachgewiesen werden. An weiteren wegweisenden Liquorparametern finden sich eine relativ zum Serum erniedrigte Glukosekonzentration (Liquor-/Serum-Glukosequotient) bzw. erhöhte Laktatkonzentration im Liquor (zumeist > 3,5 mmol/l).

Bei antibiotisch anbehandelten, immunsupprimierten, zu einem sehr frühen Zeitpunkt (Krankheitsbeginn) punktierten Patienten und Patienten mit fulminantem Krankheitsverlauf können die aufgeführten Parameter deutlich abweichen. Die endgültige Sicherung der Meningitis erfolgt mittels Erregernachweis im Liquor (z. B. Gramfärbung, Nachweis in der Kultur). Die Liquorkulturen erbringen in bis zu 75 % der Fälle einen Erregernachweis. In einigen Fällen kann auch ein Nachweis des Antigens mittels PCR erfolgen (z. B. bei Meningokokkenmeningitis in ausgewiesenen Referenzlabors).

Direkt im Anschluss an die aufgeführte Diagnostik sollte eine weiterführende Fokussuche erfolgen. Neben der zerebralen Bildgebung (CCT mit Feinschicht/Knochenfenster oder MRT mit der Fragestellung nach einem Fokus auf HNO-ärztlichem Gebiet, wie z. B. Otitis, Mastoiditis oder Sinusitis) gehören u. a. Röntgen-Thorax (Fragestellung Pneumonie), ggf. Echokardiografie (bei Endokarditisverdacht) und die Sonografie des Abdomens zur weiterführenden Diagnostik. Die neuroradiologischen Untersuchungen können auch während des weiteren Erkrankungsverlaufes zum Nachweis von Komplikationen hilfreich sein (Entstehung oder Zunahme eines Hirnödems, Auftreten von Abzessen, persistierender Fokus etc.).

Therapie
Antibiotisch werden Patienten bei bakterieller Meningitis zunächst nach empirischen Gesichtspunkten behandelt (siehe ▫ Tab. C1.1). Der rasche Behandlungsbeginn ist sehr wichtig. So konnte in einer aktuellen Studie gezeigt werden, dass die Letalität bei verzögertem Behandlungsbeginn (Behandlungsbeginn > 3 h nach Eintreffen im Krankenhaus) signifikant ansteigt.

Später (nach Erhalt der Ergebnisse des Antibiogramms) erfolgt eine Angleichung der antibiotischen Therapie. Hier zeigt sich erneut die enorme Wichtigkeit der rechtzeitigen Abnahme von Material für die kulturelle Anzucht (vor Beginn der antibiotischen Therapie). Die Behandlungsdauer hängt von mehreren Faktoren ab. So spielen u. a. der Erreger und das Ansprechen auf die Therapie eine wichtige Rolle. Die Behandlungsdauer wird z. B. bei Pneumokokken mit 10–14 Tagen, bei Meningokokken mit 7–10 Tagen und bei Listerien mit etwa 21 Tagen angegeben.

Zusätzlich zu der antibiotischen Therapie erhalten erwachsene Patienten mit bakterieller Meningitis Dexamethason (Erstgabe ca. 10–20 min vor der ersten Antibiotikagabe, Gesamtdosis: 4 Tage jeweils 4-mal täglich, d. h. alle 6 h 10 mg). In einer aktuellen großen Metaanalyse von 18 Studien konnte nachgewiesen werden, dass die Letalität, das Auftreten residualer neurologischer Symptome und schwerwiegende Hörstörungen durch die zusätzliche Dexamethasongabe gesenkt werden können. Dieses gilt vor allem für die Pneumokokkenmeningitis. Bei der Meningokokkenmeningitis konnte ein Benefit durch die zusätzliche Dexamethasongabe bisher nicht gezeigt werden. Bei Neugeborenen und einer durch eine Endokarditis verursachten Meningitis wird eine adjuvante Dexamethasongabe nicht empfohlen. Da möglicherweise die Liquorgängigkeit von Vancomycin bei der Pneumokokkenmeningitis durch Dexamethason beeinflusst

C 1.1.1 Bakterielle Meningitis

Tab. C 1.1 Therapie der bakteriellen Meningitis (entsprechend den Leitlinien der DGN).

Therapie bei unbekanntem Erreger	
Hinweise aus Vorgeschichte	**Behandlungsschema**
Bislang gesund, nicht immunsupprimiert	Cephalosporin (3. Generation) plus Ampicillin
Nosokomial, (nach OP, nach Trauma)	Vancomycin plus Meropenem oder Vancomycin plus Ceftazidim
Immungeschwächt, Alkoholismus	Cephalosporin (3. Generation) plus Ampicillin
Neugeborene	Cefotaxim plus Ampicillin
Kleinkinder und Kinder	Cephalosporin (3. Generation)
Therapie bei bei bekanntem Erreger	
Erreger	**Antibiotikum (Vorschläge)**
Pneumokokken – empfindlich	Penicillin G Cephalosporin: Ceftriaxon (oder Cefotaxim)
Pneumokokken – intermediärempfindlich	Cephalosporin: Ceftriaxon (oder Cefotaxim), Cefepim Meropenem
Pneumokokken – Penicillin-resistent	Cephalosporin: Ceftriaxon (oder Cefotaxim) plus Vancomycin alternativ: Ceftriaxon (oder Cefotaxim) plus Rifampicin
Meningokokken	Penicillin G Ampicillin Cephalosporin: Ceftriaxon (oder Cefotaxim) Rifampicin
H. influenzae	Cephalosporin: Ceftriaxon (oder Cefotaxim) alternativ: Ampicillin
Listeria monocytogenes	Ampicillin plus Gentamycin Meropenem Trimethoprim – Sulfamethoxazol
Staphylokokken (Methicillin-resistent)	Vancomycin Rifampicin in Kombination mit Vancomycin Linezolid, Trimethoprim – Sulfamethoxazol
Staphylokokken (Methicillin-empfindlich)	Vancomycin Fosfomycin Linezolid Rifampicin Cefazolin
Pseudomonas aeruginosa	Ceftazidim plus Aminoglykosid alternativ: Meropenem plus Aminoglykosid Ciprofloxacin
Anaerobier z. B. Bacteroides fragilis	Metronidazol Meropenem Clindamycin
Gruppe-B-Streptokokken	Penicillin G plus Gentamycin alternativ: Ampicillin plus Gentamycin Ceftriaxon Vancomycin
Gram-negative Darmbakterien	Ceftriaxon (oder Cefotaxim) Meropenem

Abb. C 1.1 Vorgehen bei Verdacht auf bakterielle Meningitis (entsprechend den Leitlinien der DGN).

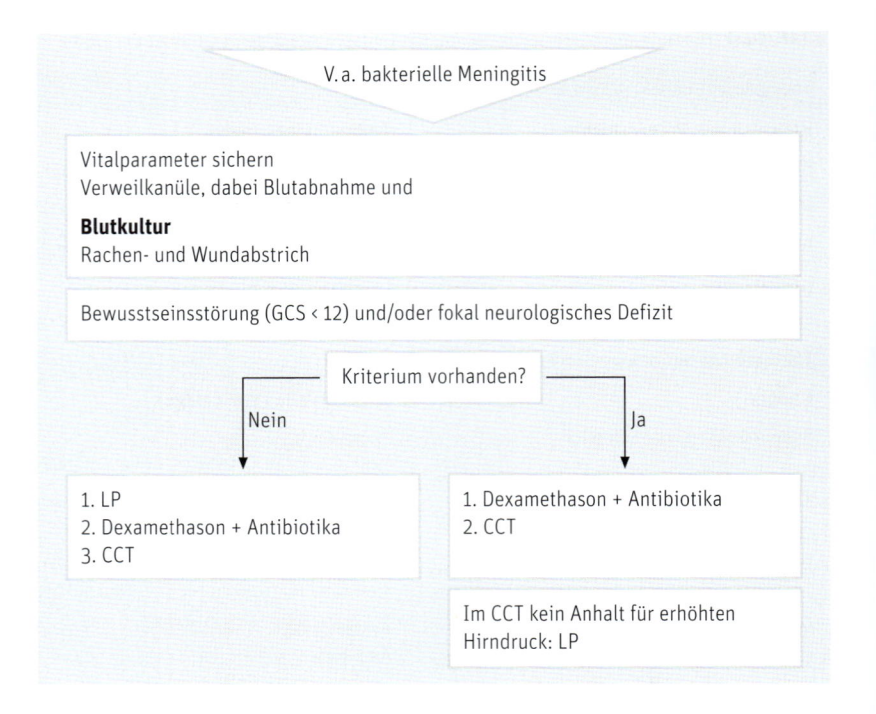

```
V. a. bakterielle Meningitis
    │
    ▼
Vitalparameter sichern
Verweilkanüle, dabei Blutabnahme und
**Blutkultur**
Rachen- und Wundabstrich
    │
    ▼
Bewusstseinsstörung (GCS < 12) und/oder fokal neurologisches Defizit
    │
    ▼
Kriterium vorhanden?
   /           \
 Nein           Ja
  │             │
  ▼             ▼
1. LP          1. Dexamethason + Antibiotika
2. Dexamethason + Antibiotika    2. CCT
3. CCT
                │
                ▼
          Im CCT kein Anhalt für erhöhten
          Hirndruck: LP
```

wird, sollte in diesem Fall eine Kombination von Ceftriaxon und Rifampicin bevorzugt werden (soweit keine Resistenzen gegen Rifampicin bestehen).

Praktisches Vorgehen
Bei erwachsenen Patienten mit Verdacht auf eine bakterielle Meningitis ohne Bewusstseinsstörung oder andere fokalneurologische Auffälligkeiten sollte die Liquorpunktion sofort nach der klinischen Untersuchung erfolgen (siehe auch o Abb. C1.1). Anschließend werden Blutkulturen abgenommen und es erfolgt ohne Zeitverlust die Therapie (Antibiotika und Dexamethason). Danach folgt die weiterführende Diagnostik inklusive der am gleichen Tag notwendigen Bildgebung zur Fokussuche (CCT oder MRT).

Bei den Patienten, die fokalneurologische Auffälligkeiten aufweisen oder die schwere Bewusstseinsstörungen zeigen, sollte mit der Therapie (Antibiotika und Dexamethason) sofort nach Abnahme der Blutkulturen begonnen werden. Vor einer geplanten Liquoruntersuchung muss bei diesen Patienten eine zerebrale Bildgebung durchgeführt werden, um einen Hirndruck auszuschließen, da eine Punktion bei vorhandenem Hirndruck letal verlaufen kann. Klinische Zeichen der Einklemmung und bildgebende Hinweise auf einen erhöhten Hirndruck stellen somit Kontraindikationen für eine Liquorpunktion dar.

Isolierung, Chemoprophylaxe, Meldepflicht bei Meningokokkenmeningitis

Besteht der Verdacht auf eine Meningokokkenmeningitis, muss eine Isolierung des Patienten für 24 h (nach Beginn der antibiotischen Therapie) erfolgen. Weiterführende hygienische Maßnahmen müssen eingehalten werden (Mundschutz, Kittel etc.). Der Patient muss namentlich durch den behandelnden Arzt unverzüglich an das zuständige Gesundheitsamt gemeldet werden. Kontaktpersonen (Familie, gleicher Haushalt, Krankenhauspersonal etc.) des Patienten sollten ausfindig gemacht werden, da bei Meningokokkenmeningitis eine Chemoprophylaxe für diesen Personenkreis empfohlen wird.

Sinnvoll ist eine solche Maßnahme maximal bis 10 Tage nach dem letzten Kontakt zu einem Erkrankten. Mittel der Wahl ist **Rifampicin**. Weiterhin ist eine Prophylaxe mit **Ceftriaxon** (nur i. m.- Applikation) möglich. Eine einmalige Gabe von 125 mg bei Kindern unter 12 Jahren und 250 mg bei Kontaktpersonen über 12 Jahren führt mit hoher Sicherheit zur Sanierung von Keimträgern. Bei Personen über 18 Jahren kann auch einmalig oral 500 mg **Ciprofloxacin** gegeben werden. Bei Patienten, die eine Therapie mit Penicillin G erhalten haben, wird ebenfalls eine Chemotherapie wie oben aufgeführt vor der Entlassung aus dem Krankenhaus empfohlen, da Penicillin G nicht zu einer Eliminierung der Keime im Nasen-Rachen-Raum führt.

- Empfehlungen des Robert-Koch-Instituts zur Isolierung, Internetadresse: www.rki.de

- Eine Chemoprophylaxe ist bis 10 Tage nach dem letzten Kontakt mit dem aktuell Erkrankten sinnvoll.

Verlauf, Komplikationen und Prognose

Sollte es innerhalb von 2 Tagen nach Behandlungsbeginn zu keiner Besserung der klinischen Symptomatik kommen, ist es notwendig zu untersuchen, ob Komplikationen eingetreten sind, ob ein Fokus möglicherweise persistiert oder die verwendeten Antibiotika unwirksam sind. Eine Behandlung der Patienten sollte daher zu Beginn auf der Intensivstation erfolgen, da Komplikationen meist in den ersten Tagen nach Erkrankungsbeginn auftreten. Wichtige zu nennende intrakranielle Komplikationen sind das Auftreten eines erhöhten intrakraniellen Drucks (bei Hirnödem, Hydrocephalus malresorptivus) und Gefäßkomplikationen (Arteriitis, arterieller Vasospasmus, septische Sinus-/Venenthrombosen). Gefäßkomplikationen wiederum können zu ischämischen Komplikationen (Hirninfarkten) führen. Bei ausgeprägten Verbrauchskoagulopathien sind intrazerebrale Blutungen ebenfalls als Komplikation beschrieben worden. Auch können in Folge der Meningoenzephalitis Hirnabzesse und subdurales Empyem auftreten (siehe auch Kap. C1.1.2 und C1.1.3). Diagnostisch werden daher im Verlauf bildgebende Untersuchungen (CCT, MRT), transkranielle Dopplersonografie (Fragestellung Vasospasmen) angewendet. Auch akustisch evozierte Potenziale und die Audiometrie sind bei Verdacht auf zusätzliche Hörstörung im Verlauf oft hilfreich.

- Initialphase: Therapie auf Intensivstation

Die Behandlung des erhöhten intrakraniellen Drucks erfolgt mit hirndrucksenkenden Maßnahmen (Oberkörperhochlagerung, Osmotherapie, Normothermie, externe Ventrikeldrainage bei Hydrocephalus occlusus). Eine PTT-wirksame Heparinisierung wird bei Sinus-/Venenthrombosen in den Leitlinien der Deutschen Gesellschaft für Neurologie empfohlen. Für die Behandlung der Gefäßspasmen gibt es derzeit keine gesicherte Therapie, wobei jedoch häufig eine Behandlung analog zur Vasospasmustherapie bei Subarachnoidalblutung erfolgt (hypervolämisch-hypertensive Therapie, Nimodipin).

Auch können bei der bakteriellen Meningitis extrakranielle Komplikationen auftreten, u. a. Sepsis und septischer Schock, Verbrauchskoagulopathie, Syndrom der inadäquaten ADH-Sekretion (SIADH), Adult Respiratory Distress Syndrome (ARDS), Elektrolytstörungen, Pankreatitis. Sowohl bei der Pneumokokken- wie auch bei der Meningokokkenmeningitis tritt oft ein ausgeprägter Herpes labialis als Komplikation auf.

Die Letalität bei Pneumokokken- und Listerienmeningitiden beträgt etwa 20 % (bis zu 40 %); hingegen versterben etwa 5–10 % der Patienten mit Meningokokkenmeningitiden. Vor der Entwicklung von Antibiotika lag die Letalität bei 80 %. Neurologische Ausfallsymptome bleiben bei 20–40 % der Patienten vorhanden. Zu diesen Residualsymptomen zählen u. a. Hörstörungen, epileptische Anfälle und neuropsychologische Auffälligkeiten).

C 1.1.2 Hirnabszesse

Definition

- **ICD-10:** G06.0

Beim Hirnabszess handelt es sich um eine lokale intrazerebrale Infektion, die meist zu einer zentralen Nekrose und Kapselbildung führt.

Epidemiologie

Die Häufigkeit der Hirnabszesse hat seit der Einführung von Antibiotika abgenommen. Zumeist entstehen Hirnabszesse in Folge nicht behandelter Infektionen, die andernorts lokalisiert sind. So kann ein Hirnabszess z. B. Komplikation einer Otitis media, Sinusitis oder Mastoiditis sein. In diesen Fällen erfolgt die Erregerausbreitung per continuitatem. Aber auch eine hämatogene Streuung von einem Primärfokus ist möglich. So kann nahezu jede Infektion (z. B. urogenital, pulmonal, kardial) zu einem Hirnabszess führen. Auch offenen Schädel-Hirnverletzungen kann ein Hirnabszess folgen.

Ätiologie, Pathophysiologie, Pathologie

Zunächst infiltrieren Bakterien diffus das Hirngewebe und verursachen eine Entzündungsreaktion. Mehrere kleinere Eiteransammlungen fließen zusammen, bilden eine Phlegmone und anschließend einen Abszess. Im weiteren Verlauf kommt es zu zentraler Nekrose mit Ansammlung von Pus und Kapselbildung. Um den Abszess herum findet sich ein vasogenes Hirnödem. Die Lokalisation der Abszesse ist vielfältig und kann auf den primären Fokus hindeuten (s. ▢ Tab. C 1.2).

Anamnese, Symptome, Befunde der körperlichen Untersuchung

Die Symptome bei Hirnabszessen können vielfältig sein. Unterschieden werden akute und chronische Abszesse. Bei akuten Hirnabszessen kommt es zu Kopfschmerzen, Meningismus, Bewusstseinsstörung und zerebralen Herdsymptomen (je nach Lokalisation). Bei chronischen Abszessen stehen häufig die Herdsymptome im Vordergrund. Entzündungszeichen (Fieber, Leukozytose, erhöhtes CRP) können fehlen. Bei ca. 50 % der Erkrankten findet sich eine Stauungspapille.

Tab. C 1.2 Lokalisation von Hirnabszessen und mögliche Infektionsquellen/Erreger.

Abzess-lokalisation	Mögliche Infektionsquelle	Mögliche Erreger
Frontallappen	Paranasale Sinusitis	Streptokokken, Bacteroides Haemophilus influenzae
	Zahnentzündung	Actinomyces, Fusobacterium, Streptokokken
Temporallappen	Otitis media, Mastoiditis	Streptokokken, Enterobacteriaceae, Pseudomonas, häufig Mischinfektionen
Multilokuläre Abzesse	Immunsuppression	Toxoplasmose Nocardia, Mykobakterien, Pilze, Listerien
	Kongenitaler Herzfehler	Streptokokken (anaerobe, S. viridans), Haemophilus influenzae
	Endokarditis	Staphylococcus aureus, S. viridans
	Lungeninfektion	Streptokokken, Actinomyces, Fusobacterium
	Urogenitaltrakt	Pseudomonas, Enterobacteriaceae
Kleinhirn	Mastoiditis, Otitis media	Streptokokken, Enterobacteriaceae, Pseudomonas, häufig Mischinfektionen

Diagnostik

Im CCT und MRT (entscheidende diagnostische Maßnahme) zeigt sich bei einem abgegrenzten Hirnabszess ein ringförmiges Enhancement nach Kontrastmittelgabe. Mittels spezieller MRT-Sequenzen (Diffusionswichtung) können Abszesse sicherer diagnostiziert werden. Da jedoch auch andere Erkrankungen zu einem solchen Ringenhancement führen können, lässt sich eine Hirnbiopsie zur Diagnosesicherung manchmal nicht vermeiden. Mittels Blutkulturen oder Abszesspunktion gelingt die Erregeridentifikation. Im Liquor findet sich meist eine geringgradige Blut-Liquorschrankenfunktionsstörung (erhöhtes Gesamtprotein und erhöhter Albuminquotient) und eine geringe Pleozytose. Ein normaler Liquor schließt die Diagnose nicht aus. Bei Ventrikeleinbruch zeigt der Liquor das typische Bild einer bakteriellen Infektion mit granulozytärer Pleozytose. Eine Liquorpunktion ist bei raumfordernden Abszessen aufgrund der Gefahr einer Herniation (Einklemmung) kontraindiziert.

● Ein normaler Liquorbefund ist möglich!

Therapie

Die Therapie besteht meist in der Kombination chirurgischer und konservativer Maßnahmen. Nur bei multiplen, tief gelegenen und/oder kleinen Abszessen (< 3 cm Durchmesser) ohne Ringstruktur nach Kontrastmittelgabe ist eine isolierte antibiotische Therapie gerechtfertigt. Bei frischen, hämatogenen Abszessen (ohne Kapselbildung) wird zunächst antibiotisch behandelt. Bei abgekapselten Abszessen ist die chirurgische Intervention meist auch deswegen nötig, da die medikamentöse Therapie nicht ausreichend in die Kapsel hineingelangt.

- Antibiotische Therapie bei außerhalb des Krankenhauses erworbenen Abszessen und unbekanntem Erreger: hochdosierte Gabe eines Cephalosporins der 3. Generation und Metronidazol und Staphylokokkenantibiotikum
- Antibiotische Therapie bei postoperativ, posttraumatisch und innerhalb des Krankenhauses erworbenen Abszessen: hochdosierte Gabe eines Cephalosporins der 3. Generation und Metronidazol und Vancomycin oder Vancomycin plus Meropenem.

Eine zusätzliche Corticoidtherapie kann bei ausgeprägtem Hirnödem angezeigt sein.

Prognose
Die Letalität liegt bei akuten Abszessen bei 20 % und bei chronischen bei 10 %.

- **ICD-10:** G06.2

C 1.1.3 Subdurales Empyem

Definition
Unter einem subduralen Empyem versteht man eine zwischen Dura und Arachnoidea gelegene fokale Ansammlung von Eiter.

Ätiologie, Pathophysiologie, Pathologie
Ursächlich sein können Sinusitis, Otitis, Mastoiditis oder extrakranielle Infektionen, die nach intrakraniell wandern. Aber auch nach Schädel-Hirntrauma und Operationen können subdurale Empyeme auftreten.

Anamnese, Symptome, Befunde der körperlichen Untersuchung
Hauptsymptome sind Fieber, Kopfschmerzen, Herdsymptome (je nach Lokalisation), epileptische Anfälle und Bewusstseinsstörungen. In der Untersuchung kann ein Meningismus vorkommen.

- Keine Lumbalpunktion aufgrund des erhöhten Hirndrucks.

Diagnostik
Im Blut können erhöhte Entzündungswerte (BSG, CRP) befundet werden. Eine Lumbalpunktion ist aufgrund des erhöhten Hirndrucks nicht indiziert. Mittels zerebraler Bildgebung (CCT, MRT) inklusive Kontrastmittelgabe kann das subdurale Empyem gut dargestellt werden.

Therapie
Die Therapie besteht in einer Entlastung des Empyems mittels Kraniotomie oder Bohrloch. Zusätzlich erfolgt eine Antibiotikagabe (Cephalosporin der 3. Generation und Metronidazol).

Verlauf und Prognose
Die Letalität liegt zwischen 9 und 12 %. Aufgrund einer häufigen Rezidivneigung sollten nach Therapie regelmäßige bildgebende Kontrollen (CCT) erfolgen.

C 1.1.4 Epiduraler Abszess

● **ICD-10:** G06.2

Definition
Beim epiduralem Abszess handelt es sich um eine auf der Dura gelegene Eiteransammlung.

Ätiologie, Pathophysiologie, Pathologie
Einem epiduralen Abszess geht fast immer ein Trauma, eine Operation der Nasennebenhöhlen oder eine Sinusitis voraus.

Anamnese, Symptome
Die Erkrankten leiden meist an Kopfschmerzen. Epileptische Anfälle können auftreten.

Diagnostik
Diagnostische Maßnahme der Wahl ist die zerebrale Bildgebung (CCT, MRT), die eine epidurale eitergefüllte Raumforderung zeigt.

Therapie
Es erfolgt eine Kraniotomie mit anschließender Ausräumung der Eiteransammlung und antibiotischer Spülung. Des Weiteren werden Antibiotika intravenös verabreicht und der Patient intensivmedizinisch überwacht.

C 1.1.5 Septische Sinusvenenthrombose

● **ICD-10:** G08

Definition
Es handelt sich um eine durch Erreger verursachte Thrombose der Hirnvenen.

Epidemiologie
Die septische Sinusvenenthrombose tritt (wahrscheinlich aufgrund der frühzeitigeren antibiotischen Therapie von Infektionen im Bereich des Kopfes) nur noch selten auf.

Ätiologie, Pathophysiologie, Pathologie
Meist kommt es bei Infektionen des Gesichts und der Ohren (Mittelohr, Mastoid) zu einer Infektion der venösen Gefäßwände. Die Erreger können direkt durch den Knochen in den betroffenen Sinus brechen oder es erfolgt eine Aussaat über zuleitende Venen. Anschließend tritt eine zunächst wandständige, dann das Gefäß verschließende Thrombose auf.

Anamnese, Symptome, Befunde der körperlichen Untersuchung
Eine typische septische Hirnvenenthrombose ist die des Sinus cavernosus. Es kommt zu Kopfschmerzen und Ausfällen der durch den Sinus cavernosus ziehenden Hirnnerven. Die Patienten leiden zusätzlich an einer Injektion der Konjunktiven und einer Protrusio bulbi.

Diagnostik
Zur Diagnosestellung ist eine Darstellung der Hirnvenen nötig. Diese kann mittels CT-Angiografie, MRT und MR-Angiografie oder digitaler Substraktionsangiografie erfolgen. Das CCT des Hirnparenchyms kann regelrecht sein. Im EEG

können sich Herdbefund und fokale Krampfaktivität zeigen. Der Liquor kann entzündliche Veränderungen zeigen.

Therapie
Es erfolgt eine Therapie mit einem Cephalosporin der 2. oder 3. Generation und einem Staphylokokkenpenicillin. Zusätzlich ist meist eine chirurgische Intervention indiziert. Ob eine zusätzliche Heparingabe sinnvoll ist, ist umstritten.

- **ICD-10:** G06.2

C 1.1.6 Spinaler epiduraler Abszess

Epidemiologie
Der epidurale Abszess ist der häufigste spinale Abszess, wobei die Inzidenz mit weniger als 1/1 000 000 angegeben wird. Wichtige Risikofaktoren sind Diabetes mellitus, Alkohol- und Drogenabusus, Malignome, Leberzirrhose, Niereninsuffizienz und medikamentöse Immunsuppression.

Ätiologie, Pathophysiologie, Pathologie
Die meisten epiduralen Abszesse sind thorakal lokalisiert, aber auch zervikale und lumbale epidurale Abszesse treten auf. Die Abszesse werden in der Mehrzahl der Fälle durch hämatogene Aussaat (bei andernorts lokalisierten Infektionsherden) verursacht. Auch benachbarte Infektionen anderer Organe können per continuitatem einen epiduralen Abszess verursachen. Eine Abszedierung in Folge von lokalen Injektionen bei Schmerzsyndromen (in Verbindung mit weiteren Risiken) kommt ebenfalls vor. Auch können durch andere ärztliche Maßnahmen, wie zum Beispiel Operationen, Periduralanästhesie und Lumbalpunktionen epidurale Abszesse iatrogen verursacht werden. Der häufigste Erreger ist Staphylococcus aureus (ca. 70 %). Weitere Erreger können koagulasenegative Staphylokokken und Streptokokken sein.

Anamnese, Symptome, Befunde der körperlichen Untersuchung
Die initialen Symptome sind meist starke Rückenschmerzen, Muskelhartspann in der betroffenen Region, lokaler Druck- oder Klopfschmerz, Fieber und Bewegungseinschränkung. Darauf folgen Schmerzausstrahlung, radikuläre Symptome, Meningismus, Veränderungen der Muskeleigenreflexe. Im weiteren Verlauf treten Paresen und Sensibilitätsstörungen sowie Blasen- und Mastdarmstörungen auf, gefolgt von Querschnittssyndromen (sensibel und motorisch).

Diagnostik
Die Methode der Wahl zum Nachweis eines epiduralen Abszesses ist die Bildgebung mittels CT oder MRT, wobei die MRT bei bekannter Höhenlokalisation (Klinik!) zu bevorzugen ist. Die serologischen Untersuchungen zeigen eine Erhöhung von BSG und CRP. Der Erreger kann in über 60 % der Fälle in der Blutkultur nachgewiesen werden. Bei der Lumbalpunktion kann es zu einer Erregerverschleppung kommen, sodass sie im Falle eines lumbalen Abszessverdachts kontraindiziert ist. Auch können die Erreger im Liquor scheinbar seltener nachgewiesen werden als in der Blutkultur. Im Falle einer Liquorpunktion zeigt sich eine gemischtzellige Pleozytose und eine deutliche Blut-Liquorschrankenfunktionsstörung (hohes Gesamtprotein und erhöhter Albuminquotient bis hin zum sogenannten Stoppliquor).

- Bei Verdacht auf lumbale Lokalisation ist die Lumbalpunktion kontraindiziert.

Therapie

Die Therapie besteht in einer antibiotischen Behandlung und operativen Sanierung des Abszessareals. Zu diesem Zweck erfolgt eine Laminektomie und anschließende Drainage (Spülung und lokale antibiotische Therapie).

Bei unbekannten Erregern werden ein Cephalosporin der 3. Generation plus Staphylokokkenpenicillin plus Aminoglykosid systemisch verabreicht. Bei resistenten Staphylokokken kann eine Behandlung mit Vancomycin nötig sein.

Verlauf und Prognose

Die Prognose hängt vom Zeitpunkt der Diagnosestellung ab, so dass es sich beim spinalen epiduralen Abszess um einen Notfall handelt. Die Letalität wird mit 8–20 % angegeben. In Fällen einer raschen Therapie ist die Prognose günstig. Eine vollständige Genesung kommt nach Literaturangaben in 35–40 % der Fälle vor. Bereits vorhandene Paresen bilden sich aufgrund bereits irreversibler Schäden meist nicht vollständig zurück.

● **ICD-10:** G04.9

C 1.1.7 Ventrikulitis/Shunt-Infektionen

Allgemeine Beschreibung, Epidemiologie

Die Ventrikulitis wird meist durch Infektion einer externen Ventrikeldrainage oder eines ventrikulo-peritonealen Shunts verursacht. Die häufigsten bakteriellen Erreger sind Staphylococcus aureus, Klebsiella und Pseudomonas. Eine Ventrikulitis kann jedoch auch als seltene Komplikation einer Meningitis auftreten.

Klinik

Die Erkrankten leiden häufig an Kopfschmerzen, Fieber, Übelkeit und Erbrechen. Da diese Symptome auch andere Ursachen haben können (so werden Ventrikeldrainagen häufig nach intrakraniellen Blutungen und Shunts bei Hydrozephalus angelegt), kann die Diagnose erschwert sein. Bei Patienten mit liegenden externen Ventrikeldrainagen empfehlen sich regelmäßige Liquorabnahmen zur Kontrolle. Des Weiteren sollte bei diesen Patienten bei klinischer Verschlechterung, erneutem Fieberanstieg und Anstieg serologischer Entzündungswerte an eine Ventrikulitis gedacht werden.

Therapie

Therapeutisch wird intravenös antibiotisch behandelt. Auch wird z. B. bei Staphylokokken direkt intrathekal Antibiotikum verabreicht. Die Therapiedauer beträgt 8–14 Tage unter Kontrolle des klinischen Zustandes und der Liquorparameter (negative Kulturen). Zudem müssen die externe Ventrikeldrainage oder der Shunt entfernt werden. Ein später Therapiebeginn verschlechtert die Prognose.

- **ICD-10:** A17+ (tuberkulöse Meningitis), A17.8+ (sonstige Tuberkulose des Nervensystems)

C 1.1.8 Mykobakterien

C 1.1.8.1 Neurotuberkulose

Definition
Unter Neurotuberkulose versteht man die neurologische Beteiligung bei einer Tuberkulose. Meist handelt es sich um eine basal und spinal lokalisierte Meningitis. Seltener treten intrakranielle Tuberkulome und tuberkulöse Hirnabszesse im zentralen Nervensystem auf.

Epidemiologie
Die Tuberkulose ist eine in Westeuropa seltene Erkrankung geworden, wobei ein Anstieg der Inzidenz zu verzeichnen ist (HIV, Migration). In anderen Teilen der Welt (95 % der 8 Millionen Neuerkrankungen im Jahr) gehört die Tuberkulose zu den häufigsten Infektionskrankheiten. Sowohl Kinder wie auch Erwachsene können eine Neurotuberkulose entwickeln, die bei ca. 5 % der Tuberkuloseerkrankungen auftritt.

Ätiologie, Pathophysiologie, Pathologie
Die Neurotuberkulose kann sich als tuberkulöse Meningitis und als tuberkulöse Enzephalopathie manifestieren. Auch können intrakranielle Tuberkulome und tuberkulöse Hirnabszesse auftreten. Die **tuberkulöse Meningitis**, als häufigste Manifestationsform, ist typischerweise basal und spinal lokalisiert. Die Erreger streuen zunächst hämatogen von anderen befallenen Organen zu den Meningen. Ein graues gelatineartiges Exsudat überzieht die Meningen, Hirnnerven, Rückenmarkswurzeln und kann die basalen Zisternen ausfüllen. Granulationsgewebe ist wenig zu finden. Eine Panarteriitis der Arterien und/oder sekundäre Intimaproliferation kann zu zusätzlichen ischämischen Nekrosen führen. Des Weiteren können sich Tuberkulome im ZNS entwickeln oder auch tuberkulöse Hirnabszesse auftreten, bei denen sich keine granulomatösen Veränderungen in der Abszesswand finden.

Anamnese, Symptome, Befunde der körperlichen Untersuchung
Bei der **tuberkulösen Meningitis** tritt ein längeres Prodromalstadium mit unspezifischen Symptomen auf: Appetitlosigkeit (vor allem bei Kindern), Unwohlsein, Leistungsminderung, langsame Temperatursteigerung und Kopfschmerzen. Dann kommen schleichend meningitische Symptome ohne Bewusstseinsstörung hinzu. Später sind auch Bewusstseinsstörungen möglich. Typisch ist eine Meningitis mit Befall der Hirnnerven (am häufigsten N. abducens und N. oculomotorius, gefolgt von N. trochlearis, N. facialis, weitere kaudale Hirnnerven). Eine Stauungspapille ist möglich. Herdsymptome können auftreten (epileptische Anfälle, Ballismus, Ataxie), wobei diese häufig auf sekundäre Vaskulitiden und dadurch bedingte zerebrale Ischämien zurückzuführen sind. **Intrakranielle Tuberkulome** und **tuberkulöse Hirnabszesse** können durch die raumfordernde Wirkung epileptische Anfälle und Herdsymptome verursachen. Die **tuberkulöse Enzephalopathie** führt zu akut auftretenden Krampfanfällen, Koma bis hin zur Dezerebration und kommt nur bei Kindern vor. Ursächlich ist hier wahrscheinlich eine pathologische Immunreaktion.

Diagnostik

Die Liquordiagnostik zeigt bei der Neurotuberkulose typischerweise eine deutliche Blutliquor-Schrankenfunktionsstörung (hoher Albuminquotient und hoher Proteinwert), hohe Laktatwerte, eine Pleozytose (anfangs segmentkernige, später zelluläres Mischbild mit Eosinophilen) und eine intrathekale Immunglobulinsynthese mit IgA-Dominanz.

In seltenen Fällen kann Mycobacterium tuberculosis mittels Ziehl-Neelsen-Färbung direkt im Liquor nachgewiesen werden. Häufiger gelingt die Verifizierung der Diagnose mit der PCR, wobei diese Untersuchung oft erst nach mehrmaliger Untersuchung positiv ausfällt (Liquorpunktionen im Verlauf). Serologische Untersuchungen sind meist nur geringfügig verändert (CRP, BSG) und mikrobiologische Untersuchungen sind indiziert. Ein Röntgen-Thorax sollte durchgeführt werden, schließt bei Normalbefund die Diagnose jedoch nicht aus. In der zerebralen Bildgebung (CCT und MRT) finden sich meist Normalbefunde. Selten können Tuberkulome oder Hydrozephalus nachgewiesen werden. In manchen Fällen kann eine meningeale (meist basal und spinal lokalisierte) Kontrastmittelanreicherung gefunden werden. Das EEG kann Herdbefunde und Allgemeinveränderungen aufweisen.

- Typischer Liquorbefund.

- Die PCR muss oft mehrmals wiederholt werden, bis ein positiver Befund vorliegt.

Differenzialdiagnosen

Hier ist vor allem die Neurosarkoidose (Morbus Boeck) zu nennen. Aber auch Meningiosis carcinomatosa, meningeale Pilzinfektionen und Morbus Behçet können klinische Gemeinsamkeiten aufweisen.

Therapie

Es erfolgt eine Kombinationstherapie mit Isoniazid (10 mg/kg KG), Rifampicin (10 mg/kg KG) und Pyrizinamid (15–30 mg/kg KG). Es gibt zunehmend multiresistente Tuberkuloseerreger aufgrund einer nicht ausreichenden/insuffizienten antibiotischen Therapie. Bei hohen Resistenzraten ist eine Viererkombination mit einer Erweiterung der Therapie um Ethambutol (15–25 mg/kg KG) oder Streptomycin (20 mg/kg KG, maximal 1 g; parenteral) notwendig. Die Kombinationstherapie wird zunächst für zwei Monate durchgeführt. Anschließend erfolgt eine Weiterbehandlung mit Isoniazid und Rifampicin für 3–10 Monate. Bei Kindern kann initial eine Dreifachkombination (Isoniazid, Rifampicin, Pyrazinamid) für 2 Monate, gefolgt von 4 Monaten einer Zweierkombination zum Erfolg führen. Bei anderen zugrunde liegenden Erkrankungen (HIV) oder fortbestehender neurologischer Symptomatik kann die Fortführung der Therapie auch 18 Monate betragen. Aufgrund der möglichen Verursachung einer Polyneuropathie durch Isoniazid sollte zusätzlich Pyridoxin in einer Dosierung von 25–50 mg gegeben werden. Wird Ethambutol verabreicht, ist aufgrund der toxischen Schädigung des N. opticus eine monatliche ophthalmologische Untersuchung (Visus, Gesichtsfeld, Farbsehen) indiziert. Während einer Behandlung mit Streptomycin sind zweiwöchentliche Hals-Nasen-Ohren-ärztliche Untersuchungen notwendig, da vor allem eine toxische Schädigung des N. vestibulocochlearis möglich ist. Die zusätzliche Gabe von Glucocorticoiden, um die ausgeprägten entzündlichen Veränderungen zu vermindern, wird kontrovers diskutiert. Eine Metaanalyse konnte einen positiven Effekt bei Kindern bestätigen, bei Erwachsenen jedoch nicht.

Verlauf und Prognose

Die Überlebensrate bei tuberkulöser Meningitis wird insgesamt mit 70–80 % angegeben, ist jedoch wesentlich vom Behandlungsbeginn abhängig. Im Stadium I wird sie mit 90 %, im Stadium II mit 45–95 % und im Stadium III mit 13–63 % angegeben. Nach Ausheilung der Erkrankung leiden zirka 30 % der Überlebenden an fortbestehenden neurologischen Symptomen. Dazu zählen unter anderem Hirnnervenausfälle, neuropsychologische Defizite, Hydrozephalus und symptomatische Epilepsie.

- Stadium I: Persönlichkeitsveränderung, Irritabilität.
  Stadium II: meningeale Symptome, Schläfrigkeit und Hirndruckzeichen.
  Stadium III: Koma

- ICD10: A30.9

C 1.1.8.2 Lepra

Ätiologie, Epidemiologie

Die Erkrankung wird durch eine Infektion mit *Mycobacterium leprae* verursacht, das durch engen und häufigen Kontakt übertragen wird. Lepra gehört, mit weltweit ca. 8 Millionen Erkrankten und etwa einer halben Million Neuerkrankungen im Jahr zu den häufigen Infektionskrankheiten.

Klinik

Durch die Infektion wird eine Polyneuropathie verursacht. Es werden die tuberkuloide, die lepromatöse und die dimorphe (eine Mischform der zuerst genannten) Lepra unterschieden.

Bei der **tuberkuloiden Lepra** kommt es zu Granulomen (Immunreaktion auf die Erreger), die wiederum zu Druckläsionen der Nerven führen.

Die **lepromatöse Lepra** verursacht die Nervenschäden durch direkten Erregerbefall. Die Nervenfasern werden zunächst demyelinisiert, gefolgt von axonalen Schäden.

Alle Formen führen zu dissoziierten Sensibilitätsstörungen (herabgesetztes Schmerzempfinden) und trophischen Störungen. Bei Befall großer Nervenstämme kann es auch zu atrophischen Paresen kommen.

- Tuberkuloide und lepromatöse Lepra.

Therapie und Prognose

Therapeutisch werden Diaminodiphenylsulfon und/oder Clefozamin eingesetzt. Corticosteroide werden zusätzlich verabreicht. Bei früher Diagnose ist die Prognose gut.

C 1.1.9 Spirochäten

C 1.1.9.1 Neurolues

- ICD-10: A52.3
- Syn.: Neurosyphilis

Definition

Die Neurolues ist eine durch Treponema pallidum hervorgerufene Erkrankung, die zu Meningitis, Meningoenzephalitis, Myelitis und in Spätstadien zu chronischer Enzephalopathie und Hinterstrangdegeneration führen kann.

Epidemiologie

Die Lues ist in Mitteleuropa und den USA selten geworden. In den letzten Jahren ist eine leichte Zunahme zu verzeichnen (zusammengefasste alte Bundesländer: 1,3 Erkrankte/100 000 Einwohner im Jahr 1990; 3 Erkrankte/100 000 Einwohner im Jahr 2002). Die Häufigkeit neurologischer Symptome bei Lues beträgt ca. 10 % bei Männern und 5 % bei Frauen.

Ätiologie
Es handelt sich um eine venerische Infektion. Anschließend erfolgt eine lympho- und hämatogene Aussaat.

Anamnese, Symptome, Befunde der körperlichen Untersuchung
Die Lues wird in mehrere Erkrankungsstadien unterteilt. Im Primärstadium können 2–4 Wochen nach Infektion Hautveränderungen auftreten. Im weiteren Verlauf kommt es zu einer hämatogenen Aussaat, die zum Sekundärstadium führt. In diesem Stadium kann eine frühluische (syphilitische) Meningitis auftreten (Symptome: Meningismus und Kopfschmerzen, auch Hirnnervenausfälle und Polyradikulitis sind möglich).
Im Tertiärstadium werden drei Formen des Neurolues unterschieden:
1. Lues cerebrospinalis
2. Progressive Paralyse
3. Tabes dorsalis.

Beim **Lues cerebrospinalis** (meningovaskuläre Syphilis) kommen eine meningitische und eine vaskulitische Variante vor. Die meningitische Variante kann zu Kopfschmerzen, Hirnnervenläsionen, Optikusschädigung und selten auch zu Hydrozephalus führen. Die vaskulitischen Veränderungen der Vaskulitisvariante (Panarteriitis, Periarteriitis oder Endarteriitis) betreffen vor allem die basalen Hirngefäße. Durch die Gefäßveränderungen engt sich das Lumen konzentrisch ein. Komplette Gefäßverschlüsse kommen vor. Sekundär treten ischämische Insulte an Gehirn und Rückenmark auf (rezidivierend, multilokulär), die zu dementsprechenden Ausfällen führen.

Unter der **progressiven Paralyse** versteht man eine enzephalitische Verlaufsform mit Reaktion der Gefäße und Meningitis. Die Hauptsymptome bestehen zunächst in Kopfschmerzen verbunden mit einem zunehmenden Frontalhirnsyndrom. Im weiteren Verlauf treten zunächst eine manifeste Psychose und später eine Demenz auf. Auch kommt es zu Paresen, epileptischen Anfällen und Ataxie. Typisch sind Pupillenstarren (absolute Pupillenstarre und sogenannte Argyll-Robertson-Pupille).

Die **Tabes dorsalis** kommt durch entzündlich-degenerative Veränderungen der hinteren Wurzeln, der Pia mater und Hinterstränge zustande. Die Erkrankten leiden an einschießenden Schmerzen, spinaler Ataxie, Muskelhypotonien und Reflexverlust. In der klinischen Untersuchung finden sich zudem Pupillenstörungen. Die Muskeleigenreflexe erlöschen und infolge einer Optikusatrophie kann es zu Erblindung kommen.

- Welche Symptome sind typisch
  …für den Lues cerebrospinalis?

- …für die progressive Paralyse?
- Argyll-Robertson-Pupille: Verlust der optischen Reflexe des Auges (Pupillenreflex nach Lichteinstrahlung); die motorischen Reflexe (Konvergenzreaktion und Naheinstellungsreaktion) sind intakt.
- …für die Tabes dorsalis?

Diagnostik
Die Diagnose wird klinisch und labordiagnostisch gestellt. Als Screeningtest wird der VDRL-Test eingesetzt. Anschließend ist ein spezifischer Treponementest (z. B. der FTA) zur Bestätigung notwendig. Im Liquor findet sich eine Pleozytose nd eine intrathekale Synthese von TPHA-Antikörpern kann nachgewiesen werden.

An technischen Untersuchungen können die Bildgebung (CCT, kraniales und spinales MRT), angiografische Darstellungen (MR- und konventionelle Angiografie) und Dopplersonografie weiterführen (Stenosen bei Vaskulitis, Ischämieareale, Hydrozephalus, Gummen)

Therapie
Die Neurolues wird mit hochdosiertem Penicillin (2 Wochen, 3–4 Mio. I.E. alle 4 Stunden Penicillin G intravenös) behandelt. Alternativ kann Ceftriaxon gegeben werden.

Die sogenannte Herxheimer-Reaktion kann durch Glucocorticoidgabe behandelt werden.

- Herxheimer-Reaktion: Verstärkung klinischer Symptome nach Antibiotikumgabe aufgrund der Toxinfreisetzung nach Spirochätenzerfall.

Verlauf und Prognose
Die Prognose bei rechtzeitiger Behandlung im Primär- und Sekundärstadium ist gut. Symptome (neurologisch und psychiatrisch) des Tertiärstadiums können auch nach Therapie bestehen bleiben (soweit sie auf parenchymatöse Veränderungen zurückzuführen sind). In diesem Stadium ist ein schneller Therapiebeginn entscheidend.

- **ICD-10:** A69.2
- Syn.: Lyme disease, Garin-Bujadoux-Bannwarth-Syndrom

C 1.1.9.2 Neuroborreliose

Definition
Die Neuroborreliose ist eine durch Spirochäten (Borrelien) hervorgerufene und durch Zecken übertragene Erkrankung, die zu unterschiedlichsten klinisch-neurologischen Symptomen führen kann.

Epidemiologie
In der gesunden Bevölkerung finden sich häufig positive serologische Ergebnisse, so sind 2–10 % der Waldarbeiter in Deutschland positiv. In Süddeutschland fanden sich in einer Feldstudie bei 47 % der Untersuchten borrelienspezifische Antikörper, wobei nur 2 % ein Erythema chronicum migrans entwickelten. Keiner der Untersuchten entwickelte im Verlauf von zwei Jahren weitere Symptome einer Borrelieninfektion. Dieses verdeutlicht, dass die Neuroborreliose zu den überdiagnostizierten Erkrankungen gehört und nicht allein aufgrund serologischer Ergebnisse diagnostiziert werden kann.

- Der Nachweis borrelienspezifischer Antikörper macht noch keine Borreliose.

Ätiologie, Pathophysiologie
Die Borreliose wird durch die Zecke Ixodes ricinus übertragen. Nach dem Biss gelangt der Erreger aus dem Darm der Zecke in den Wirt.

Anamnese, Symptome, Befunde der körperlichen Untersuchung
Klinisch werden drei Erkrankungsstadien unterschieden:

Stadium 1: Nach Tagen bis Wochen kann es zu einer meist ringförmigen sich zentrifugal ausbreitenden Rötung mit zentraler Aufhellung, dem sogenannten Erythema chronicum migrans, kommen. Das Erythema chronicum migrans tritt jedoch nur bei ca. 50 % der Erkrankten auf. Zusätzlich können Allgemeinsymptome wie Müdigkeit, Kopfschmerzen, Muskelschmerzen, Fieber, Hepato- und Splenomegalie, Konjunktivitis sowie Hämaturie auftreten.

Stadium 2: Ca. vier Wochen nach dem Zeckenbiss können Zeichen einer Meningitis, Ausfälle von Hirnnerven und Symptome einer Polyradikulitis auftreten. Myelitiden sind ebenfalls beschrieben. Der am häufigsten betroffene Hirnnerv ist der N. facialis, wobei auch bilaterale Ausfälle vorkommen. Typisch sind lanzinierende radikuläre Schmerzen, die sich in der Nacht verstärken. Auch kommt es zu Arthralgien und Myalgien. Arthritis und Beteiligung weiterer Organsysteme (Augen, Leber, Herz) sind möglich.

Stadium 3: Bei fehlender Behandlung kommt es zu einer Enzephalomyelitis, die schubförmig verlaufen kann. Vaskulitiden und dadurch bedingte zerebrale Ischämien können auftreten. Auch kann eine chronische Polyneuropathie entstehen.

● Die Neuroborreliose ist Differenzialdiagnose der Multiplen Sklerose!

Diagnostik

Die Liquoranalytik spielt neben der typischen klinischen Symptomatik in der Diagnostik der Neuroborreliose die wichtigste Rolle. Es findet sich eine lymphozytäre Pleozytose mit deutlichen Zeichen einer entzündlichen Transformation (hoher Plasmazellanteil). Eine intrathekale Antikörpersynthese (meist IgM > IgA > IgG) sowie positive oligoklonale Banden finden sich bei nahezu allen Erkrankten. Eine Bestätigung der Neuroborreliose gelingt durch den Nachweis der intrathekalen Synthese borrelienspezifischer Antikörper (IgM, IgG).

Die elektrophysiologischen Untersuchungen können – je nach Symptomatik – die Befunde einer Polyneuropathie oder Latenzverzögerungen zentraler Bahnen erbringen.

Das MRT kann in Stadium 3 Befunde erbringen, die einer Multiplen Sklerose ähneln. Die MR-Angiografie und konventionelle Angiografie sind bei Verdacht auf eine borrelienassoziierte Vaskulitis indiziert.

Therapie

In Stadium 1 erfolgt eine orale Therapie mit Tetrazyklinen über 14 Tage. Alternativ können Cephalosporine der 3. Generation intravenös verabreicht werden.

In Stadium 2 und 3 werden für zwei bis vier Wochen Cephalosporine der 3. Generation intravenös verabreicht.

Alternativ ist eine hochdosierte Behandlung mit Penicillin G möglich.

Verlauf und Prognose

Die Prognose in Stadium 1 nach erfolgter Behandlung ist gut. Die Symptome in Stadium 2 bessern sich langsam unter und nach der Behandlung. Bei Stadium 3 können Symptome bestehen bleiben.

C 1.1.9.3 Leptospirose

● **ICD-10:** A27.9

Definition und Übertragungswege

Leptospiren kommen bei Haus- und Wildtieren vor und werden mit dem Urin ausgeschieden. Risikogruppen sind Landwirte und Kanalarbeiter. Der Erreger der Leptospirose ist L. icterohaemorrhagicae. Die Leptospirose wird durch direkten Kontakt mit leptospirenhaltigen Flüssigkeiten übertragen und tritt vor allem im Sommer und Herbst auf. Unhygienische Arbeitsbedingungen und Baden in kontaminiertem Wasser können zur Infektion führen.

Klinik

Die Erkrankung führt typischerweise zu mehreren Fieberschüben. Der erste tritt zirka zwei Wochen nach der Inokulation auf. Neben einer minimalen Variante mit leichten febrilen Temperaturen kommt eine Vollvariante vor, bei der zusätzlich ein Ikterus auftritt. Häufig leiden die Erkrankten an Myalgien. An weiteren Symptomen sind konjunktivale Injektionen, Exanthem und ein delirantes Syndrom beschrieben. Im Falle einer neurologischen Beteiligung erreichen die Erreger mit dem ersten Fieberschub die Meningen und verursachen eine lymphozytäre Meningitis. Bei der Erkrankung kommt es intermittierend zu freien Intervallen und erneuten Fieberschüben. Bei schweren Verläufen nimmt der Ikterus weiter zu und eine hämorrhagische Diathese und Myokarditis treten auf.

Diagnostik

Die Erreger können in Blut und Liquor nachgewiesen werden. Auch eine Antikörperdiagnostik ist möglich.

Therapie und Prognose

Therapeutisch werden Cephalosporine oder Tetrazykline (7–14 Tage) eingesetzt. Die Letalität nimmt mit fortschreitendem Alter zu.

C 1.1.10 Toxine produzierende Bakterien

C 1.1.10.1 Tetanus

- ICD-10: A35
- Syn.: Wundstarrkrampf

Definition

Tetanus (Wundstarrkrampf) wird durch ein von dem Bakterium Clostridium tetani gebildetes Neurotoxin verursacht, welches die synaptische Übertragung im motorischen Nervensystem beeinträchtigt. Es kommt zu Muskelkrämpfen und es besteht die Gefahr der Atemlähmung.

Epidemiologie

Die Erkrankung kommt gehäuft in Entwicklungsländern und nur selten in industrialisierten Ländern vor. Das seltene Vorkommen in unseren Breiten ist ein Erfolg standardisierter Impfprogramme. Auf der Welt erkranken jährlich ungefähr 1 Million Menschen pro Jahr, in Deutschland nur ca. 70 Menschen. Mit zunehmendem Alter steigt das Risiko, einen Tetanus zu entwickeln, da die Antikörperspiegel gegen das Tetanustoxin sinken.

Ätiologie, Pathophysiologie

Clostridium tetani ist ein grampositives, Sporen bildendes und obligat anaerobes Stäbchenbakterium, welches in Böden, im Staub, aber auch auf Nahrungsmitteln und saprophytär im Magen-Darm-Trakt vorkommt. Nach Verletzungen der Haut tritt der Erreger in den Körper ein und produziert das Tetanustoxin.

Klinik

Nach der Wundinfektion kommt es innerhalb von 4–20 Tagen zu den ersten klinischen Symptomen. Der Intervall kann jedoch auch sehr viel kürzer (Stunden) oder länger (Monate) sein.

Es werden eine generalisierte (80 % der Erkrankungen) und fokale Verlaufsform der Tetanuserkrankung unterschieden.

Generalisierter Tetanus: Initial tritt ein Vorstadium mit Kopfschmerzen, verstärktem Schwitzen, Mattigkeit und motorischer Unruhe auf. Danach bemerkt der Erkrankte eine Erhöhung des Tonus der Kiefer- und Halsmuskulatur. Schluckbeschwerden treten ebenfalls auf.

Im weiteren Verlauf kommt es zu der Kieferklemme (Trismus) und einer Verkrampfung der Gesichtsmuskulatur, die zu einem krankheitstypischen Gesichtsausdruck führen (Risus sardonicus). Die fortschreitende Tonuserhöhung der Agonisten und Antagonisten kann sämtliche Muskelgruppen betreffen. Der Patient ist dann unfähig, sich zu bewegen. Ophistotonus, Beugestellung der Arme und Überstreckung der Beine sind typisch. Durch Krämpfe der Glottismuskeln und der Atemmuskulatur kann eine respiratorische Insuffizienz auftreten. Der Patient bleibt bewusstseinsklar, vorausgesetzt eine Ateminsuffizienz bleibt aus. Auch eine vegetative Beteiligung kann auftreten, die zu einer Überaktivität des Sympathikus führt. Es kommt dann zu Tachykardien, labiler Hypertonie sowie einer Erhöhung der Körpertemperatur.

Lokaler Tetanus: Bei der lokalen Verlaufsform treten die Muskeltonuserhöhungen isoliert in der Umgebung der Verletzung auf. Auch kommt ein sogenannter Kopftetanus mit Trismus und Risus sardonicus nach Kopfverletzung vor.

Diagnostik

Anhand des typischen klinischen Verlaufs nach vorausgegangener Verletzung gelingt die Diagnosestellung. Ein serologischer Nachweis von Tetanustoxin-Antikörpern ist nur sinnvoll, wenn der Patient nicht geimpft wurde.

Die Liquorbefunde sind meist normal. In den elektromyografischen Untersuchungen findet sich eine nicht zu unterdrückende Spontanaktivität, die durch Berührung und Schmerz- sowie Sinnesreize gesteigert werden kann. Die Untersuchung der „silent period" (postreflektorische Innervationsstille) an Masseter- und Bizepssehnenreflex ist in der Regel abnorm verkürzt oder aufgehoben.

Differenzialdiagnose

Die wichtigste Differenzialdiagnose ist die Strychninvergiftung. Bei der Vergiftung ebben die Symptome rasch wieder ab und ein Nachweis des Strychnins in Urin und Blut ist möglich.

Therapie

Die wichtigste Therapiemöglichkeit besteht in der Prophylaxe. Diesem Zweck dienen standardisierte Impfprogramme, wobei im 12.–15. Lebensmonat eine Grundimmunisierung und anschließend Auffrischimpfungen im 5. und 10. Lebensjahr vorgenommen werden. Bei nicht ausreichendem Impfschutz sollte nach Verletzungen zusätzlich zur aktiven Immunisierung eine passive mit Tetanus-Immunglobulin erfolgen.

Bei manifester Tetanuserkrankung (bereits vorhandene Symptome) muss neben der sekundären Impfprophylaxe mit einer höheren Tetanus-Immunglobulin-Dosis eine chirurgische Wundrevision erfolgen. Der Patient sollte von äußeren Reizen isoliert werden (abgedunkeltes Zimmer, Isolierung, Bettruhe). Eine symptomatische Benzodiazepinbehandlung zur Behandlung des Muskel-

- Praktisches Vorgehen:
1. Sanierung der Eintrittspforte
2. Immunisierung
3. Supportive/symptomatische Therapie

tonus ist unter Beachtung der möglichen Komplikatioen angezeigt (sehr hohe Dosierungen sind nicht ungewöhnlich). Des Weiteren muss eine antibiotische Therapie (Penicillin G, Metronidazol, Erythromycin) erfolgen. Patienten mit generalisierter Verlaufsform müssen auf die Intensivstation aufgenommen werden.

Verlauf und Prognose
Das Neurotoxin ist erst nach 4–12 Wochen wieder aus den Synapsen eliminiert. Die pulmonale Insuffizienz kann durch künstliche Beatmung kontrolliert werden. Die häufigste Ursache für einen letalen Verlauf ist die Überaktivität des Sympathikus, die zu supraventrikulären Tachykardien mit anschließendem Kammerflimmern oder nicht zu beeinflussenden hypertonen Krisen führen kann.

Die Prognose ist abhängig vom Schweregrad der Erkrankung. Bei der lokalisierten Form ist die Prognose fast immer gut. Die generalisierte Verlaufsform verläuft, trotz intensivmedizinischer Möglichkeiten, in 20–40 % der Fälle tödlich.

C 1.1.10.2 Diphtherie

Epidemiologie
Seit der Einführung der Schutzimpfung gegen Diphtherie sind Erkrankungen selten geworden.

Ätiologie, Klinik
Durch das Exotoxin des Corynebacterium diphtheriae, welches die Myelinsynthese der Schwann-Zellen hemmt, kann es neben der typischen Verlaufsform mit Tonsillar- und Rachendiphtherie auch zu einer Polyneuritis kommen. Dabei können Hirnnervenausfälle (bevorzugt kaudale Hirnnerven) und proximal betonte schlaffe Paresen sowie Sensibilitätsstörungen auftreten. An Komplikationen kommen Myokarditis und pulmonale Insuffizienz vor.

Therapie
Therapeutisch werden Diphtherieantitoxin und Penicillin intravenös verabreicht.

C 1.1.10.3 Botulismus

Allgemeine Beschreibung, Epidemiologie
Das Neurotoxin von Clostridium botulinum verursacht eine präsynaptische Blockierung der Acetycholinfreisetzung am neuromuskulären Übergang von motorischen und autonomen Nerven. Meistens wird eine Infektion durch unsachgemäß sterilisierte und konservierte Nahrungsmittel verursacht (Konserven), da sich Clostridium botulinum in luftdicht verpackten Lebensmitteln vermehren kann. Der Botulismus ist heute am häufigsten bei immuninkompetenten Patienten.

Klinik, Therapie, Verlauf

Nach der oralen Toxinaufnahme gelangt dieses in das Blut und verursacht typische Symptome. Die Erkrankten leiden zunächst an Dysphagie, Dysarthrie und Doppelbildern. Des Weiteren kommt es zu allgemeiner Muskelschwäche an Armen und Beinen. Aufgrund der vegetativen Beteiligung treten Mundtrockenheit, Obstipation und areaktive Pupillen auf. Da im Rahmen der generalisierten Muskelschwäche auch die Atemmuskulatur beteiligt sein kann, wird bei einem Teil der Patienten eine kontrollierte Beatmung notwendig. Die Diagnose gelingt durch Anamnese, Klinik und Elektrophysiologie. Das Toxin kann im Serum und in Speiseresten nachgewiesen werden. Behandelt wird innerhalb von 24 h mit trivalentem Botulinumantitoxin (Typ A, B, E). Die Letalität der Erkrankung liegt trotz Behandlung bei zirka 20–30 %. Eine Magnesiumgabe ist kontraindiziert.

C 1.1.11 Rickettsien

● **ICD-10:** A75.9

C 1.1.11.1 Fleckfieber-Enzephalitis

Erreger, Übertragungswege

Die durch Rickettsia prowazekii hervorgerufene Fleckfieber-Enzephalitis ist eine vor allem durch mangelnde Hygiene auftretende Erkrankung. Der Erreger wird durch den Biss infizierter Kleiderläuse übertragen.

Klinik, Therapie, Verlauf

5 bis 10 Tage nach Infektion kommt es zu einem der Erkrankung den Namen gebenden Exanthem an Rumpf und Extremitäten. Eine Störung von Blutdruck, Herzfrequenz und Elektrolythaushalt tritt auf. Die Erkrankten leiden zunächst an Kopfschmerzen, Gliederschmerzen und Schlaflosigkeit. Anschließend tritt ein starker Fieberanstieg auf, mit dem die Enzephalitis einhergeht. Die neurologischen Symptome bestehen in Bewusstseinstrübung (häufige Deliranz), Myoklonien, bulbären Lähmungen und extrapyramidalen Hyperkinesien. Auch treten gehäuft Sinusvenenthrombosen auf, die zu weiteren fokalen Symptomen (zum Beispiel Paresen) führen können. Die akute Erkrankung kann über einen Monat anhalten.

Diagnostik

Im Liquor findet sich eine Pleozytose. Eine Sicherung der Diagnose erfolgt mittels PCR.

Therapie

Therapeutisch wird Doxycyclin (100–200 mg/Tag, initial i. v., nach Stabilisierung oral) eingesetzt. Alternativen sind Tetrazyklin (bei Erwachsenen und Kindern > 8 Jahren 20–30 mg/kg KG/Tag p.o. oder 10–20 mg/kg KG/Tag i. v.) oder Chloramphenicol (50 mg/kg KG/d i. v.).

C 1.1.11.2 Q-Fieber, Balkangrippe

- ICD-10: A78

Erreger, Übertragungswege

Das Q-Fieber (Balkangrippe, Siebentagefieber) wird durch Coxiella burnetti (Rickettsia b.) verursacht. Die Übertragung erfolgt über die Inhalation von Staub (Zeckenkot), Zeckenbisse und die Milch infizierter Tiere.

Klinik

Nach einer dreiwöchigen Inkubation treten grippeähnliche Symptome auf. Später folgen Pneumonie, Pleuritis, Leber- und Milzschwellungen. Neurologisch kommt es zu einer Meningoenzephalitis, bei der symptomatische Psychosen auftreten können.

Therapie

Therapeutisch wird die Verabreichung von Doxycyclin oder Ciprofloxacin in gleicher Dosierung wie bei der Fleckfieber-Enzephalitis empfohlen.

C 1.1.12 Legionella

Die **Legionellose** ist eine durch Legionella pneumophila hervorgerufene Infektion, bei der es in einem Drittel der Fälle zu einer neurologischen Beteiligung kommt. In diesem Fall können Kopfschmerzen, Verwirrtheit und zerebelläre Symptome – auch vor der Pneumonie – auftreten. Therapeutisch wird intravenös Erythromycin verabreicht.

C 1.1.13 Zoonosen: Brucellose

- ICD-10: A23.9

Erreger, Übertragungswege

Bei den Brucellen handelt es sich um aerobe, gramnegative unbegeißelte Stäbchen. Es werden verschiedene Brucellen unterschieden, welche unterschiedliche Wirtstiere bevorzugen. Für den Menschen relevant sind Brucella abortus (Erreger des Morbus Bang; Wirtstier v. a. Kühe), Brucella melitensis (Erreger des Maltafieber, Wirtstier v. a. Ziegen und Schafe), Brucella suis (Wirtstier v. a. Schweine) und Brucella canis (Wirtstier Hunde).

Die Brucellose tritt in Deutschland nur äußerst selten auf. In anderen Ländern (Spanien, Lateinamerika, arabische Länder) wird ein endemisches Auftreten beschrieben. Die Erkrankung wird durch Milchprodukte (nicht pasteurisierte Milch) und direkten Kontakt zu infizierten Tieren übertragen.

Klinik und Diagnose

Die Erkrankung kann zu einer akuten Meningoenzephalitis sowie -myelitis mit/ohne meningovaskuläre Beteiligung, Polyradikulitis, Spondylitis mit Myelopathie und Radikulopathie und einer demyelinisierenden Verlaufsform führen. In den meisten Fällen verläuft die Erkrankung jedoch subklinisch.

- Die demyelinisierende Verlaufsform der Brucellose ist eine DD zur Multiplen Sklerose.

Diagnostik

Im Falle einer zentralnervösen Manifestation erfolgt die Diagnosestellung aus dem Liquor. Hier können an unspezifischen Befunden eine lymphozytäre Pleozytose, eine Blutliquor-Schrankenfunktionsstörung (erhöhtes Protein, erhöhter Albuminquotient) sowie eine intrathekale Immunglobulinsynthese nachgewiesen werden. Ein direkter Erregernachweis ist mittels PCR möglich. Die auffälligen kernspintomografischen Befunde (kranial und spinal) sind von der jeweiligen Manifestationsform abhängig.

Therapie, Prognose
Eine kombinierte Therapie mit drei Präparaten wird empfohlen:
- Doxycyclin 200 mg/Tag initial i. v., nach 1–2 Wochen p.o.
- Rifampicin 600 mg/Tag initial i. v., nach 1–2 Wochen p.o.
- Streptomycin 1 g/Tag/intramuskulär in den ersten zwei Wochen, Gesamtdauer mindestens 45 Tage.

Die Behandlungsdauer beträgt bis zu 6 Monate. Regelmäßige Kultur und Serologiekontrollen sind notwendig. In der akuten Phase wird von einigen Autoren die zusätzliche Gabe von Corticosteroiden empfohlen. Die Prognose ist bei adäquater Behandlung günstig.

C 1.1.14 Septisch embolische Herdenzephalitis

Ätiologie
Bei Patienten, die an einer Endokarditis erkrankt sind, kann es zu einer septischen Embolisation in die Hirnarterien kommen. Es treten multiple kleine ischämische Infarkte auf. Da in den Emboli auch die Erreger enthalten sind, entstehen Mikroabszesse.

Klinik
Die Patienten leiden an Kopfschmerzen, septischem Fieberanstieg und Bewusstseinstrübung. Des Weiteren treten zerebrale Herdsymptome auf. Auch können fokale und generalisierte epileptische Anfälle auftreten.

Diagnostik
Im CCT und MRT zeigen sich neben Hirnödem multiple kleine Herde und Blutungen. Der Liquorbefund kann normal sein, es finden sich jedoch auch zunächst lymphozytäre und später granulozytäre Pleozytosen. Der Erregernachweis gelingt aufgrund der Sepsis in Blutkulturen, die wiederholt angefertigt werden sollten.

Therapie und Verlauf
Ohne Behandlung verläuft die Erkrankung tödlich. Eine Behandlung kann mit einer Kombination von einem Aminoglykosid, Staphylokokken-Penicillin und einem Cephalosporin der dritten Generation erfolgen. Eine zusätzlich häufig auftretende Verbrauchskoagulopathie muss ebenfalls behandelt werden.

● **Cave:** keine Antikoagulation bei Patienten mit septischer Herdenzephalitis. Massive intrazerebrale Blutungsgefahr!

- **ICD-10:** A43.9 (Nokardiose), A42.9 (Aktinomykose)

C 1.1.15 Aktinomyzeten

C 1.1.15.1 Nokardiose und Aktinomykose

Infektionen mit Aktinomyzeten sind selten und die Nokardiose tritt vor allem bei immunsupprimierten Patienten auf.

Dabei können durch **Aktinomyzes** eine eitrige Meningitis und Abszesse verursacht werden. Häufig gehen extrazerebrale Manifestationen voraus (z. B. Zahnentzündungen, Pneumonien). Die Therapie besteht in einer initialen intravenösen Applikation und anschließender oraler Weiterbehandlung mit Ampicillin oder Erythromycin.

Bei der **Nokardiose** kann es ebenfalls zu Abszessen im zentralen Nervensystem und/oder eitriger Meningitis kommen, wobei der primäre Fokus meist pulmonal lokalisiert ist. Therapeutisch erfolgt eine initiale intravenöse Verabreichung von Imipenem (oder Trimethoprim-Sulfamethoxazol) mit anschließender oraler Weiterbehandlung.

C 1.1.15.2 Morbus Whipple

Ätiologie
Der zerebrale Morbus Whipple ist eine seltene Manifestation einer Infektion mit dem Bakterium Tropheryma whippelii, das zu den Aktinomyzeten gehört. Sehr viel häufiger ist eine Infektion des Magen-Darm-Traktes. Ein isolierter Befall des Zentralnervensystems scheint vorzukommen.

Klinik
Bei den Erkrankten kann es zu meningoenzephalitischen Symptomen mit nukleären und supranukleären Augenbewegungsstörungen, Ataxie, Myoklonien sowie hypothalamischen Funktionsstörungen kommen. Verursacht werden die Symptome durch eine granulomatöse, perivaskuläre Enzephalitis, wobei der vorwiegende Befall im Bereich des Zwischenhirns, Hirnstamms und Kleinhirns liegt.

Diagnostik
Die Diagnose gelingt durch die Untersuchung des Liquors, wobei es manchmal möglich ist, PAS-positive Partikel in Makrophagen nachzuweisen. Auch kann der Erregernachweis mittels PCR erfolgen. Im MRT können granulomatöse, kontrastmittelaufnehmende Läsionen gefunden werden. Eine Dünndarmbiopsie zum Nachweis eines intestinalen Morbus Whipple kann hilfreich sein.

Therapie und Verlauf
Die Behandlung des Morbus Whipple ist langwierig. Zunächst erfolgt eine Therapie mit Ceftriaxon 2 g i. v./Tag oder Penicillin G (30 Mio. E./Tag i. v.) + Streptomycin (1 g/Tag i.m.) für zwei Wochen. Anschließend wird für weitere 1 bis 2 Jahre eine Hochdosis-Trimethoprim/Sulfamethoxazol-Therapie verabreicht (3 mal täglich 160 mg/800 mg p.o.). Die Therapiekontrolle erfolgt mittels Klinik, Bildgebung und Liquoranalytik (PAS-positive Makrophagen, eventuell PCR). Eine Therapiealternative ist die Behandlung mit Cephalosporinen der 3. Generation, mit Trimethoprim/Sulfamethoxazol, Chloramphenicol, Rifampicin, Gyrasehemmern oder Makroliden. Unbehandelt führt die Erkrankung zu Demenz und Tod.

Internetadressen

Leitlinien der Deutschen Gesellschaft für Neurologie: www.dgn.org
Robert-Koch-Institut: www.rki.de

Weiterführende Literatur

Block F (2004) Infektiöse und entzündliche Erkrankungen des ZNS. Diagnostik, Therapie und Prophylaxe, 1. Auflage. Uni-Med Verlag, Bremen
Brandt T, Dichgans J, Diener H (2007) Therapie und Verlauf neurologischer Erkrankungen, 5. Auflage. Kohlhammer, Stuttgart
de Gans J, van de Beek D (2002) Dexamethasone in adults with bacterial meningitis. N Engl J Med 347(20), 1549–56
Kastenbauer S, Pfister HW (2003) Pneumococcal meningitis in adults: spectrum of complications and prognostic factors in a series of 87 cases. Brain 126 (Pt 5), 1015–25
Poeck K, Hacke W (2006) Neurologie, 12. Auflage. Springer, Heidelberg
Prange H, Bitsch A (2001) Infektionskrankheiten des Zentralnervensystems, Diagnose und Therapie, 2. Auflage. Wissenschaftliche Verlagsgesellschaft, Stuttgart
Scheld W, Witley R, Mara C (2004) Infections of the central nervous system. 3. Auflage. Lippincott Williams & Wilkens

Wiederholungsfragen

1. Ein 85-jähriger Patient kommt mit Kopfschmerzen, Fieber und einer geringen Bewusstseinsstörung in Ihre Notfallambulanz. In der klinischen Untersuchung finden Sie keinen Meningismus. Nennen Sie 3 Verdachtsdiagnosen und das diagnostische Vorgehen.
2. Wie häufig ist die Meningokokken-Meningitis in Deutschland?
3. Nennen Sie die Leitsymptome der Meningoenzephalitis.
4. Wann und wie führen Sie die Chemoprophylaxe bei bakterieller Meningitis durch?
5. Was geht einem epiduralen Abszess fast immer voraus?
6. Ist der spinale epidurale Abszess ein Notfall? Warum?
7. Beschreiben Sie die Stadien der Neuroborreliose. In welchen Stadien kommt es zu neurologischen Symptomen?
8. Welche Rolle spielt die Serologie bei der Diagnostik der Neuroborreliose?
9. Welches sind die Risikogruppen für eine Leptospirose?
10. In welchen Ländern tritt Tetanus am häufigsten auf?
11. Zu welchen neurologischen Komplikationen kann es bei Diphtherie kommen?
12. Woher hat das Fleckfieber seinen Namen?
13. Führt jede Brucellose zu einer neurologischen Beteiligung?
14. Was versteht man unter einer septischen Herdenzephalitis?
15. Wann treten Infektionen mit Aktinomyzeten vor allem auf?
16. Wie lange müssen Patienten mit Morbus Whipple behandelt werden?

• Uta Meyding-Lamadé, Christina Koutsona, Christian Jacobi

C 1.2 Virale Infektionen

C 1.2.1 Virale Meningitis und Enzephalitis

Definition

• **ICD-10:** G05 – Enzephalitis, Myelitis und Enzephalomyelitis bei anderenorts klassifizierten Viruskrankheiten

Die häufigste entzündliche Erkrankung des ZNS ist die virale Meningitis (Synonym „aseptische Meningitis"), die einen Reizzustand der Meningen im Rahmen einer systemischen viralen Infektion darstellt.

Meistens klingt sie auch ohne Therapie nach Tagen bis wenigen Wochen ab (in 90 % der Fälle nach 10–14 Tagen). Im Liquor findet sich meistens eine lymphozytäre Pleozytose (< 1000/µl), Liquorlaktat und -protein sind in der Regel normal oder leicht erhöht.

• Leitsymptom der Enzephalitis = Bewusstseinsstörung

Wenn außer der meningealen Reizung eine Vigilanzstörung vorliegt, ist an eine virale Enzephalitis zu denken.

Die akute virale Enzephalitis ist eine seltene Erkrankung, erfordert jedoch häufig eine intensivmedizinische Behandlung, rasche Diagnostik und Therapie.

Unter der viralen Enzephalitis versteht man eine Infektion des Hirngewebes. Meistens sind jedoch die angrenzenden Hirnhäute mitbetroffen und die Erkrankung muss als Meningoenzephalitis bezeichnet werden. Selten kann auch eine spinale (Enzephalomyelitis) bzw. radikuläre Manifestation (Enzephalomyeloradikulitis) vorliegen.

Epidemiologie

Die Viren sind die häufigste Ursache der Enzephalitis. Jährlich tritt die virale Enzephalitis in Deutschland mit einer Inzidenz von 2 Fällen/100 000 Einwohner auf. Da virale Meningitiden im Vergleich zu den bakteriellen Meningitiden in der Regel einen klinisch leichteren Verlauf nehmen, ist von einer stärker ausgeprägten Untererfassung dieser Erkrankungen auszugehen.

Ätiologie, Pathophysiologie, Pathologie

Mehr als 100 Viren können eine akute virale Enzephalitis bei Menschen verursachen. Zu den häufigsten Erregern zählen die Herpesviren, die Enteroviren, die Arboviren sowie Masern, Mumps, EBV, HIV und LCMV.

Patientengruppen mit speziellen Charakteristika werden von bestimmten Erregern betroffen. Zum Beispiel treten bei Immundefizienten gehäuft akute Virusinfektionen mit ZNS-Manifestationen auf. Dieses sind unter anderem:

• Häufigste Erreger bei immuninkompetenten Patienten

▸ Varizella-Zoster-Virus (VZV)-Enzephalitis (5 %)
▸ Herpes-simplex-Virus (HSV)-Enzephalitis (4 %)
▸ Cytomegalovirus (CMV)-Retinitis und -Enzephalitis (3 %)
▸ JC-Virus Reaktivierung und konsekutiv progressive multifokale Leukenzephalopathie (PML) im Rahmen einer HIV-Infektion.

▸ **PEARLS + PITFALLS**

Neuere Studien zeigen, dass bei diesen Patienten auch das Hepatitis-C-Virus eine Enzephalitis verursachen kann.

Der Verlauf einer viralen Enzephalitis ist bei verschiedenen Patientengruppen ebenfalls unterschiedlich: Bei der Enterovirus-71-Epidemie in Taiwan war die

Letalität unter den Säuglingen sehr hoch. Bei der West-Nile-Enzephalitis-Epidemie im Jahr 1999 in New York waren vor allem ältere Patienten betroffen.

Ein weiteres Merkmal der viralen Enzephalitiden, das bei der Eingrenzung des Erregerspektrums helfen kann, sind saisonale Erkrankungshäufigkeiten. Im Sommer treten vermehrt Arbovirus- bzw. Enterovirusinfektionen und im Winter vor allem Mumps sowie lymphozytäre Choriomeningitisvirus (LCMV)-Infektionen auf.

Außer ubiquitär weltweit auftretenden Erregern (z. B. HSV und VZV) gibt es auch Viren, die in einer Region endemisch sind. Nach Aufenthalten in Südostasien sind vor allem die Japanische Enzephalitis, in Zentral- und Westafrika Ebola-Virus und in Nordamerika West-Nile-Virus oder Toga-Virus-Enzephalitiden differenzialdiagnostisch in Erwägung zu ziehen.

Eine Infektion des ZNS folgt meistens einem systemischen Virusinfekt. Der Erreger gelangt hämatogen und seltener entlang des peripheren Nervensystems (z. B. N. olfactorius) in das ZNS. Der zuletzt genannte Weg erklärt, warum bestimmte Viren – z. B. das HSV – die frontobasalen Hirnanteile infizieren.

Anamnese und Symptome

Die Leitsymptome einer viralen Meningitis sind Kopfschmerzen, Fieber und Meningismus; manchmal auch Übelkeit und Erbrechen.

Das Leitsymptom der viralen Enzephalitis ist die qualitative Bewusstseinsstörung (Desorientiertheit, Verwirrtheit und Antriebsminderung, Psychosen) oder quantitative Bewusstseinsstörung (Somnolenz, Koma).

In den meisten Fällen geht ein katarrhalisches Prodromalstadium der Entwicklung der typischen enzephalitischen Erscheinungen voraus.

Entscheidend für die Symptomatik sind die Lokalisation und das Entwicklungstempo des entzündlichen Prozesses.

Die Enteroviren führen z. B. zu einem Befall des Hirnstamms mit dem klinischen Bild einer Rhombenzephalitis, das HSV betrifft dagegen vor allem die Temporallappen.

Da die Enzephalitis einen entzündlichen Prozess des Hirngewebes darstellt, kommt es bei schweren Verläufen zu einer zytotoxischen Hirnschwellung mit konsekutiv erhöhtem intrakraniellem Druck. Der Hirndruck führt unbehandelt innerhalb von wenigen Tagen zu komatösen Zuständen – bei schwersten Verläufen bis zum Tod.

● Enzephalitiden mit einem schweren Verlauf benötigen intensivmedizinische Maßnahmen.

Etwa ein Drittel aller akuten Enzephalitiden werden zeitweilig auf der Intensivstation behandelt. Die häufigsten Indikationen zur intensivmedizinischen Behandlung sind Bewusstseinsstörung, epileptische Anfälle sowie Schluck- und Atemantriebsstörungen.

Körperliche Untersuchung

Je nach Erreger können spezifische Erscheinungen vorliegen. Hautveränderungen sind häufig bei Varizella-Zoster-, Masern- oder Röteln-Enzephalitis zu beobachten. Geschwollene nuchale Lymphknoten sind typisch bei EBV-Meningoenzephalitis und Rötelnerkrankungen. Multiple periphere Nervenparesen bei einem febrilen Patienten können auf eine Poliomyelitis hinweisen.

Weitere Erscheinungen sind Fieber (70 %) und neurologische Herdsymptome (Halbseitensymptome, Dysphasien und Hirnstamm-/Kleinhirnstörung jeweils 20%, epileptische Anfälle 50%). Meist liegt auch eine meningeale Reizung vor.

> ■ **MERKE**
>
> Die meningeale Reizung und die erhöhte Temperatur können bei Säuglingen, immunkompromittierten Patienten oder älteren Menschen fehlen.

● Zwei unterschiedliche klinische Bilder bei der Aufnahme:
der Patient stellt sich selbst vor…
…oder der Patient wird eingeliefert.

Etwa zwei Drittel der Patienten mit viraler Enzephalitis klagen bei der Aufnahme über Kopfschmerzen, Abgeschlagenheit und Fieber. Häufig finden sich auch Übelkeit und Erbrechen. Meist besteht ein Meningismus.

Andere Patienten sind subjektiv „beschwerdefrei", ihre Angehörigen berichten aber über Wesensänderung und Somnolenz. Auch bei geringem klinischem Verdacht sollte eine Liquoruntersuchung erfolgen, da eine virale Enzephalitis sich rasch entwickeln kann.

Diagnostik
Anamnese
Wie bei allen Erkrankungen spielt die Anamnese eine wichtige Rolle in der Diagnostik. Bei viralen Enzephalitiden ist häufig die Fremdanamnese von herausragender Bedeutung, da die Patienten bewusstseinsgestört sind oder Angehörige über eine blande zusätzlich vorliegende Wesensänderung berichten können, die ansonsten von den Ärzten unbemerkt bliebe. Ereignisse wie Tierbisse und Insektenstiche sind ebenfalls wichtige anamnestische Angaben (Tollwut, FSME), wie auch Aufenthalte im Ausland (s. oben).

Neuroradiologie

● MRT: Verfahren der Wahl

● Die CCT ist immer noch wichtig vor der Lumbalpunktion und zur Verlaufskontrolle der intensivpflichtigen Patienten.

Die Bildgebung des Neurocraniums ist eine etablierte, diagnostische Methode bei Verdacht auf eine akute Enzephalitis. Die MRT ist das bildgebende Verfahren erster Wahl, wobei eine CCT bei unruhigen Patienten und beim Verdacht auf einen erhöhten Hirndruck vor der Lumbalpunktion sehr hilfreich sein kann. Die MRT kann das Ausmaß des entzündlichen Prozesses aufzeigen und bereits auf spezifische Erreger hinweisen:
- HSV-Enzephalitis bei temporalen Marklagerläsionen
- Japanische Enzephalitis bei thalamischen Blutungen
- Enterovirus-71-Enzephalitis mit T2-hyperintensen Läsionen im N. dentatus in Zerebellum und Hirnstamm
- Multiple Marklagerläsionen bei PML.

> ■ **MERKE**
>
> Kontraindikationen für die Liquorpunktion sind computertomografische Zeichen eines erhöhten intrakraniellen Drucks (z. B. generalisiertes Hirnödem, Hydrozephalus, Hirnabszess) und klinische Zeichen der Einklemmung (z. B. komatöser Patient, einseitig erweiterte und nicht lichtreagible Pupille).

Eine entscheidende Rolle spielt die zerebrale Bildgebung auch zur Verlaufskontrolle bei Hirndruck und bei der Entscheidungsfindung hinsichtlich der Anlage einer externen Ventrikeldrainage. Darüber hinaus können mittels MRT andere Ursachen einer Bewusstseinsstörung oder eines erhöhten intrakraniellen Drucks ausgeschlossen werden (unter anderem Malignome, Lymphome bei HIV-positiven Patienten).

Blutuntersuchungen
Bei viralen Infektionen des ZNS ergeben die Blutuntersuchungen entweder einen Normalbefund oder geringfügig erhöhte Entzündungsparameter. Typisch ist eine relative Leukozytose bei normalen, leicht erhöhten oder sogar erniedrigten Gesamtleukozytenzahlen.

Liquordiagnostik
Die Untersuchung des Liquors ist die wichtigste diagnostische Maßnahme beim Verdacht auf eine akute Meningoenzephalitis und sollte ohne Zeitverzögerung durchgeführt werden. Eine Ausnahme stellen Patienten mit massiv erhöhtem intrakraniellem Druck dar, weswegen beim Verdacht auf Erhöhung des Hirndrucks vor der Lumbalpunktion eine kraniale Bildgebung erfolgen muss. Die typische Befundkonstellation bei viraler Meningoenzephalitis ist folgende:

- Klarer Liquor (in seltenen Fällen kann der Liquor leicht trüb sein, darf aber nie eitrig sein).
- Geringe bis mäßige Zellzahlerhöhung: 20–1500/µl, selten bis 3000/µl.
- Zytologie: lymphozytäre Pleozytose, wobei ein granulozytäres Bild bei sehr früher (Erkrankungsbeginn) Lumbalpunktion vorkommen kann. Bei der Kontrollpunktion nach 24/72 Stunden sollte jedoch eine lymphozytäre Pleozytose vorliegen. Mit der Ausnahme von bestimmten Echoviren weist eine persistierende granulozytäre Pleozytose auf eine bakterielle Infektion hin.
- Leicht erhöhte Blut-Liquor-Schrankenfunktionsstörung (erhöhtes Gesamteiweiß: < 150 mg/l (selten bis 500 mg/l, z. B. HSV-Enzephalitis); erhöhter Albuminquotient (Q_{Alb}).
- Glukose > 60 (L/S in %) bzw. normales Laktat im Liquor.

Durch die Liquordiagnostik kann nicht nur die Bestätigung einer viralen Enzephalitis gelingen, sondern auch der Erregernachweis. Die früher durchgeführten Liquorkulturen zur Isolierung von bestimmten Viren (z. B. Enteroviren, Herpesviren) sind heute obsolet. Im Serum und Liquor lassen sich jedoch oft erhöhte virusspezifische Antikörperkonzentrationen messen. Unter Zuhilfenahme weiterer Liquorparameter (Albumin in Liquor und Serum, Gesamt-Immunglobulin im Liquor und Serum) lässt sich die intrathekale Synthese der erregerspezifischen Antikörper berechnen (sogenannter Antikörperindex; AI). Ein hoher Antikörpertiter im Liquor ohne Berechnung der intrathekalen Antikörpersynthese (AI) ist kein aussagekräftiges diagnostisches Kriterium. Die erregerspezifischen Antikörper werden allerdings nicht sofort bei Erkrankungsbeginn intrathekal synthetisiert (so findet sich bei der HSV-Enzephalitis eine intrathekale HSV-Antikörpersynthese erst nach mehreren Tagen). In den letzten Jahren hat daher die Bedeutung der Polymerasekettenreaktion (PCR) aus dem Liquor zum Erregernachweis deutlich zugenommen.

- **Typischer Liquorbefund:** lymphozytäre Pleozytose

- **Cave:** in bis zu 40 % der Fälle normale Zellzahlen!

- **Cave:** in 40 % der Fälle keine Eiweißerhöhung!

- AI = Antikörperindex (ein AI > 1,4 bedeutet per definitionem eine intrathekale Antikörpersynthese)

Virusnachweis im Liquor mittels PCR

Die PCR kann schnell durchgeführt werden und die Ergebnisse sind innerhalb von 24 Stunden verfügbar. Die PCR im Liquor kann auch nach kurzfristiger antiviraler Behandlung positiv bleiben und schon bei der ersten Lumbalpunktion positive Ergebnisse zeigen. Bei einigen viralen Enzephalitiden ist die PCR zum diagnostischen Goldstandard geworden. Das gilt vor allem für die HSV-Enzephalitis und für die Entererovirus-Enzephalitis. Auch bei neurologischen VZV-, EBV-, CMV-, HIV-, JCV- und Masernviruserkrankungen ist sie eine sehr wichtige diagnostische Methode. Für die Herpes-Enzephalitiden (CMV, EBV, HSV) spielt die quantitative PCR auch eine Rolle bezüglich der Bewertung der antiviralen Therapieeffizienz sowie der Prognose.

> **MERKE**
>
> Eine negative PCR kann die Wahrscheinlichkeit einer Enzephalitis bei klinischem Verdacht auf 5 % senken, aber eine Enzephalitis ist bei negativer PCR nie auszuschließen.

Therapie und Prognose der viralen Enzephalitis
Spezielle Therapie

Mit der Ausnahme von bestimmten Viren (HSV, Enteroviren) besteht keine spezielle Therapie für die virale Enzephalitis (s. Tab. C 1.3). Dies unterstreicht die Bedeutung der Vakzination, wenn diese verfügbar ist (FSME). Bei bestimmten Viren (z. B. Tollwut) wird die passive Immunisierung mit spezifischen Immunglobulinen empfohlen.

Da das HSV der häufigste Erreger der akuten viralen Enzephalitis ist, empfiehlt sich bei klinischem Verdacht auf eine virale Enzephalitis die sofortige Therapie mit Aciclovir.

Tab. C 1.3 Antivirale Substanzen mit Effektivität bei ZNS-Befall.

Antivirale Substanz	Gesicherte Wirksamkeit	Mögliche Wirksamkeit
Aciclovir	HSV, VZV	EBV
Valaciclovir	HSV	
Famciclovir	HSV, VZV	HSV-Enzephalitis
Ganciclovir	CMV	
Foscarnet	CMV, bei Aciclovir-Resistenz: HSV und VZV	HHV-8
Cidofovir	CMV-Retinitis	HHV-6, HHV-8, PML
Ribavirin	HCV (mit INF-a1 b)	Subakute sklerosierende Panenzephalitis
Interferon-a1 b	HCV, HBV	
Valganciclovir	CMV	
Vidarabin	HSV, VZV	
Aracytine		PML (mit Cidofovir)

Allgemeinmaßnahmen

Bei viralen Enzephalitiden ist häufig eine intensivmedizinische Behandlung notwendig. Dazu gehören die adäquate Behandlung des erhöhten intrakraniellen Drucks (antiödematöse Therapie), die Fiebersenkung und die Kontrolle der Atmungsparameter, des Elektrolyt- und Wasserhaushaltes. Im Einzelfall kann eine osteoklastische Trepanation empfohlen werden. Eine antikonvulsive Therapie ist beim Auftreten von Anfällen oder bei Verdacht auf non-konvulsive Anfälle indiziert.

● Bei schweren Verläufen ist eine intensivmedizinische Behandlung notwendig.

C 1.2.2 Herpes-simplex-Virus-Enzephalitis (HSVE)

Epidemiologie

Das HSV ist in Westeuropa bei Kindern (älter als 6 Monate) und bei Erwachsenen die häufigste Ursache einer sporadischen Enzephalitis. Bei immunkompetenten Erwachsenen stellt HSV-1 in 90 % der Fälle den Erreger der HSVE dar. Der HSV-2 kommt in 10 % der Fälle vor und verursacht eine leichte Meningoenzephalitis, welche auch mehrfach remittieren kann. Bei Säuglingen und immunkompromittierten Patienten kann HSV-2 jedoch eine diffuse HSV-Infektion mit schwerem Verlauf verursachen. Es besteht keine Häufung der HSVE in einer bestimmten Jahreszeit, was HSVE von anderen Enzephalitiden unterscheidet (z. B. FSME). Die Inzidenz der HSVE ist ungefähr 5/100 000 in Westeuropa.

Etwa 2/3 der Fälle von HSV-1-Enzephalitiden treten als Folge einer Reaktivierung des Virus bei HSV-1-positiven Patienten auf, 1/3 der Fälle stellen eine Erstmanifestation der HSV-Infektion dar. Im Gegensatz dazu ist der ZNS-Befall mit HSV-2 meistens die primäre Infektion. Zirka 30 % der HSVE kommen bei Patienten vor, die jünger als 20 Jahre sind, und 50 % bei Patienten, die älter als 50 Jahre sind.

● HSVE: die häufigste virale Enzephalitis in Westeuropa

● Die leichte Meningoenzephalitis durch HSV-2 war früher als Molarret's Meningitis bekannt. Heute wird dieser Begriff nur für die idiopathische rezidivierende aseptische Meningitis benutzt.

Pathogenese und Klinik

Pathogenetisch nimmt man an, dass initial Herpesviren über Nase und Mund und über den N. olfactorius die mittlere Schädelgrube erreichen, um dann latent zu persistieren. Warum es bei der HSV-1-Infektion zu einer Reaktivierung kommt, ist bisher nicht geklärt.

Die daraus resultierende Enzephalitis ist gekennzeichnet durch:
- Frontobasale Lage
- Erhebliche Hirnschwellung
- Hämorrhagische Nekrosen.

Das klinische Erscheinungsbild kann vielfältig sein. Einem 1- bis 4-tägigen Prodromalstadium folgt eine variable Phase mit Bewusstseinsstörungen, Persönlichkeitsveränderungen und fokalen neurologischen Erscheinungen.

Verlauf und Prognose

Die HSVE kann einen schweren Verlauf mit erhöhtem Hirndruck und letalem Ausgang nehmen. Ohne spezifische Therapie ist sie in 80 % der Fälle letal. Die spezifische Therapie kann die Mortalität auf 20 % senken. Ein Großteil der Überlebenden (90 %) behält jedoch leichte bis schwere kognitive Defizite zurück.

Diagnostik

- MRT bei HSVE: Die typische Lokalisation und das frühe Auftreten der Läsionen sind fast pathognomonisch.

Die MRT kann sehr früh T2-hyperintense Läsionen frontotemporal aufzeigen. Neueste Studien weisen auf einen weiteren Informationsgewinn durch frühzeitige Charakterisierung enzephalitischer Läsionen mittels diffusionsgewichteter Aufnahmen hin. Betroffen sind vor allem die unteren und mesialen Anteile des Temporallappens, die Inselrinde (mit scharfer Grenze zu den Stammganglien), der Thalamus, der Gyrus cinguli und der frontobasale Kortex.

- HSVE: eine virale Enzephalitis, die auch eine relevante Eiweißerhöhung im Liquor aufweisen kann.

Charakteristische Liquorbefunde sind eine lymphozytäre Pleozytose mit 15–200 (selten bis zu 700) Zellen/µl mit Eiweißerhöhung. Oft finden sich nach einigen Tagen auch Plasmazellen, eine mononukleäre Pleozytose oder eine hämorrhagische Komponente mit phagozytärer Aktivität (Erythrozyten, Xanthochromie, Erythro- und Siderophagen).

- Die PCR kann die ZNS-Infektion bestätigen.

Das Verfahren der ersten Wahl zur Diagnosestellung der HSVE ist die Liquor-PCR. Die Bestimmung des Antikörperindex (AI) kann zur Diagnose der akuten Infektion nicht empfohlen werden, da erst nach mehreren Tagen eine intrathekale HSV-Antikörpersynthese (pathologischer AI) nachweisbar ist.

Therapie

- Aciclovir 10 mg/kg KG alle 8 Stunden für 14 Tage: auch wenn die Infektion nicht bewiesen wurde.

Bei klinischem Verdacht auf eine HSVE ist die sofortige Therapie mit Aciclovir notwendig. Dies ist die bisher einzige Maßnahme, die die Prognose der Erkrankung beeinflusst. Es empfiehlt sich eine intravenöse Gabe von 10 mg/kg KG Aciclovir alle 8 Stunden für 7–14 Tage. Bei Persistenz kommt auch der Einsatz von Foscarnet oder Vidarabin infrage.

Die antivirale Therapie reduziert die Zahl der Viruskopien im Liquor. In den meisten Fällen führt die Aciclovirgabe somit zu einer raschen Reduzierung des Antigennachweises im Liquor, sodass in den meisten Fällen innerhalb von 30 Tagen nach Beginn der Therapie die Liquor-PCR negativ ausfällt.

> ▶ **HINWEIS FÜR DIE PRAXIS**
>
> **Aktuelle Forschung**
> Aktuell gibt es klinische Studien über den Einsatz von Valaciclovir in der Therapie der HSVE. In diesen Studien soll die Frage geklärt werden, ob die orale Verabreichung von Valaciclovir für 90 Tage nach Abschluss der Aciclovir-Therapie das Ausmaß der langfristigen Defizite nach einer HSVE minimieren kann.
> Ebenfalls gibt es aktuell eine klinische Studie zu einem neuen Therapieansatz mit Aciclovir und Kortikosteroiden bei HSVE (GACHE-Studie). Da bei der Pathogenese dieser Enzephalitis auch Autoimmunmechanismen eine wichtige Rolle spielen, könnte die zusätzliche Gabe von Dexamethason die Heilungschancen erhöhen.

C 1.2.3 Herpes-zoster-Enzephalitis

Risikogruppen

- Immunkompetente Patienten zeigen sehr selten eine gravierende ZNS-Manifestation.

Gefährdet durch schwere Verläufe sind immunsupprimierte Patienten, Transplantatempfänger und Malignompatienten während einer Chemotherapie. Ein besonders hohes Risiko besteht für AIDS-Patienten im Stadium IV.

Klinik und Verlauf
Die VZV-Enzephalitis tritt in 1–2 von 10 000 Fällen einer VZV-Infektion auf. Sie kann bei einer primären Infektion oder nach der Reaktivierung des Virus auftreten. Bei einer primären Infektion tritt die Enzephalitits meist 1–2 Wochen nach dem Exanthem auf, doch gelegentlich kann sie den Windpocken auch um bis zu 3 Wochen vorausgehen. Die Mehrheit der ZNS-Manifestationen der VZV-Infektion wird nach einer Reaktivierung beobachtet. Klinisch kann eine Hypo- oder Hyperreflexie bestehen, Anfälle werden bei 29–52 % der Fälle beobachtet, eine Hemisymptomatik kann selten auftreten. Spezielle Formen der ZNS-Infektion mit VZV sind die aseptische Meningitis und die VZV-Zerebellitis, die gutartig und selbstlimitierend verlaufen.

Pathologie
Neuropathologisch finden sich entzündliche Läsionen, hämorrhagische Nekrosen, Vaskulitiden sowie Infarkte durch Gefäßstenosen und -verschlüsse. Sowohl die kleineren als auch die größeren Gefäße können betroffen sein (Mikro- und Makroangiopathie).

Diagnostik
Im Liquor zeigt sich eine lymphozytäre Pleozytose (100 Zellen/µl). Eiweiß und Glukose sind im Liquor meist normal. Das EEG zeigt eine allgemeine Slow-Wave-Aktivität als Hinweis auf eine diffuse Enzephalitis, ein unauffälliges EEG im Akutstadium spricht gegen die Diagnose. Die EEG-Veränderungen können bis zu einem Jahr persistieren.

- Das EEG ist häufig pathologisch.

Die CCT zeigt ein generalisiertes Ödem und im späteren Verlauf stellen sich multiple Marklagerläsionen als Zeichen einer Demyelinisierung dar. Die kraniale MRT zeigt neben multiplen Marklagerläsionen auch ischämische und hämorrhagische Läsionen mit Kontrastmittelenhancement.

Therapie
Die Therapie der VZV-Enzephalitis unterscheidet sich nicht von der der HSVE, wobei keine kontrollierten Studien zum Erfolg der Aciclovir-Therapie vorliegen. Alternativ stehen Famciclovir und Brivudin.

- Therapie wie bei HSVE

Bei schweren Verläufen kommt, wie bei HSVE, der Einsatz von Foscarnet und Valaciclovir infrage. 10–20 % der Überlebenden zeigen langfristige kognitive Störungen als Folge der Infektion. Die mit Windpocken assoziierte Enzephalitis hat eine Letalität von 10–20 %, meist bedingt durch die oft vorbestehende Immuninkompetenz. Ältere Studien berichteten von einer höheren Letalität, was am ehesten auf das damals häufiger aufgetretene Reye-Syndrom (Enzephalopathie mit zerebralem Ödem und Leberfunktionsstörung mit feintropfiger Verfettung) zurückzuführen war.

C 1.2.4 Epstein-Barr-Virus-Enzephalitis

Epidemiologie, Erreger
90 % der Bevölkerung sind für das EBV positiv. Das EBV ist ein Herpesvirus, welches verschiedene neurologische Manifestationen verursachen kann (Meningitis, Enzephalitis, AIDS-assoziiertes ZNS-Lymphom, Myeloradikulitis und Enzephalomyeloradikulitis). Die neurologischen Erscheinungen der EBV-In-

- EBV ist sehr häufig, nicht aber EBV-Enzephalitis.

fektion treten meist als Komplikationen der infektiösen Mononukleose auf (in circa 5–7 % der Fälle), welche eine Inzidenz von ca. 8/1000 hat. Die klassischen Erscheinungen der infektiösen Mononukleose sind Fieber (76 %), Pharyngitis (82 %) sowie Lymphknotenschwellungen (96 %) und Splenomegalie (52 %).

Klinik
Die typischen Erscheinungen einer EBV-Enzephalitis sind Fieber, Kopfschmerzen, meningeale Reizung und Vigilanzstörungen. Im Gegensatz zu anderen viralen Enzephalitiden zeigen sich bei der EBV-Enzephalitis häufiger fokale neurologische Defizite, wie Hemiparese und unwillkürliche Bewegungen (Chorea bis zu 1/3 der Fälle). Schwere Erkrankungsverläufe kommen insbesondere bei Kleinkindern und immunsupprimierten Patienten vor.

Diagnostik
Bei Patienten, bei denen das klinische Bild für eine HSV-Enzephalitis spricht, aber die HSV-PCR im Liquor negativ ist, könnte eine EBV-Enzephalitis vorliegen. Obwohl die Sensitivität und die Spezifität der Liquor-PCR für EBV sehr hoch sind, ist die Relevanz dieser Methode in der Diagnostik nicht bewiesen. Die intrathekale Synthese von anti-VCA-IgG kann zu der Diagnose einer EBV-Enzephalitis beitragen, aber die Sensitivität und die Spezifität der Methode sind bisher nicht systematisch untersucht.

Therapie
Kontrollierte Studien zur Behandlung der EBV-Enzephalitis fehlen. Neben Aciclovir kann auch Ganciclovir eingesetzt werden.

C 1.2.5 Frühsommer-Meningoenzephalitis (FSME)

Epidemiologie, Erreger

● Die Arboviren sind wichtige Erreger von viralen Enzephalitiden mit manchmal schwerem Verlauf.

Erreger der FSME ist ein RNA-Virus aus der Familie der Arboviren, das meist über kleine Wildnager und Vektorzecken (in Deutschland: Ixodes ricinus) übertragen wird. Derzeit sind 3 Subtypen bekannt (europäisch, östlich, fernöstlich). Die Infektion hinterlässt eine lebenslange Immunität. Das saisonale Auftreten der Erkrankung ist auf den Entwicklungszyklus der Zecken zurückzuführen.

Der im Jahr 2005 beobachtete Anstieg der an das RKI übermittelten FSME-Erkrankungen auf 431 Erkrankungen (in den Jahren 2001–2004 durchschnittlich 262 Fälle) unterstreicht, wie wichtig ein vollständiger Impfschutz ist. Im Jahr 2006 wurde ein weiterer Anstieg auf 541 Fälle dokumentiert. In den letzten Jahren wurden neue Risikogebiete in Deutschland definiert. In Europa werden bei hoher Dunkelziffer jährlich etwa 10 000–12 000 klinische Fälle beim Menschen registriert. Wichtige Epidemiegebiete sind Süddeutschland, Tschechien, Österreich, Ungarn und die Slowakei. In Russland, der Tschechischen Republik, Litauen, Estland und Lettland sind die Auswirkungen der FSME dramatisch.

● Aktuelle Karte zu den Risikogebieten unter www.rki.de

Klinik, Verlauf und Pathologie
Eine klinische Manifestation tritt nur in 30 % der Fälle auf und wird durch grippeähnliche Beschwerden und ZNS-Symptome charakterisiert. Bei Kindern manifestiert sich die Krankheit als komplikationslos verlaufende lymphozytäre Meningitis. Auch enzephalitische Verläufe haben eine gute Prognose. Typisch ist

ein Verlauf in zwei Phasen. Nach einem Prodromalstadium mit grippalen Erscheinungen (3–7 Tage) folgt ein symptomfreies Intervall und im Anschluss daran tritt die neurologische Symptomatik auf. Sie besteht aus Fieber (39 %), Kopf-Gliederschmerzen und einem Krankheitsgefühl. Des Weiteren werden meningitische (50 %), meningoenzephalitische (40 %) und myelitische (10 %) Verlaufsformen beobachtet.

● Biphasische Klinik

Das pathologische Korrelat ist eine fleckförmige Enzephalomyelitis mit meningealer Mitbeteiligung. Hauptmanifestationsorte sind Hirnstamm, Kleinhirn, Kortex und Vorderhörner des Hals- und oberen Thorakalmarks. Je nach der Verteilung der Herde werden Hirnnervenausfälle, Kleinhirnzeichen, spastische und schlaffe Lähmungen, Krampfanfälle, Hyperkinesien und Myoklonien beobachtet.

In der Restututionsphase kommt es zu kontinuierlicher Besserung innerhalb von 1–3 Wochen. Die Letalität einer manifesten Erkrankung beträgt beim westlichen Erregersubtyp 1–2 % (bei der myelitischen Form 20 %), beim östlichen Subtyp 20 %. Bei 27 % der Patienten finden sich lang anhaltende neuropsychologische oder neurologische Defizite.

Diagnostik

Eine Virusisolierung gelingt in der Akutphase des katarrhalischen Infektes aus Rachenspülwasser und Liquor, aus Blut nur selten. Anfang 2004 wurde die Falldefinition des Robert-Koch-Instituts für die FSME geändert. Als FSME-Fall gelten nur noch FSME-Virus-Infektionen, bei denen ein positiver Befund, der mit mindestens einer der vier folgenden Methoden erhoben wurde, vorliegt:

1. Direkter Erreger-Nachweis: RNA Nachweis (z. B. PCR) nur im Blut oder Liquor, post mortem im Organgewebe.
2. Indirekter Erreger-Nachweis:
▶ Nachweis von IgM- und IgG-Antikörpern im Blut oder im Liquor (einmalig deutlich erhöhter Wert).
▶ Deutliche Änderung zwischen zwei Proben beim IgG-Antikörpernachweis.
▶ Nachweis intrathekal gebildeter FSME-spezifischer Antikörper (AI).

Prophylaxe und Therapie

Die Postexpositionsprophylaxe wird nicht mehr empfohlen, da Exazerbationen beschrieben sind. Eine aktive Immunisierung sollte in Endemiegebieten durchgeführt werden. Die aktive Immunisierung erfolgt mit einem inaktivierten Virusstamm. Es folgen 3 Impfungen (jeweils im Abstand von 1 bis 3 Monaten und nach 9–12 Monaten eine Booster-Impfung) die in 98–99 % zu einer Serokonversion führen. Nach 3–5 Jahren ist eine erneute Booster-Impfung erforderlich. Der empfohlene Zeitpunkt zur Beginn der Impfung ist im Winter, da die Zecken zu diesem Zeitpunkt inaktiv sind.

● Die passive Immunisierung kann den Verlauf negativ beeinflussen, die Impfung ist die einzige effektive Prophylaxe.

Eine spezifische antivirale Therapie für die FSME gibt es nicht.

C 1.2.6 Rabies (Tollwut)

Epidemiologie, Erreger

Rabies ist eine der ältesten bekannten Zoonosen. Der Erreger ist ein Rhabdovirus der Gattung Lyssavirus, der alle Säugetiere infizieren kann. Schätzungen zufolge versterben jährlich ca. 100 000 Menschen an Tollwut. In Deutschland ist

● Tollwut existiert immer noch und ist tödlich.

die Erkrankung extrem selten. So gab es einen gemeldeten Fall in 1996, einen in 2004 und vier in 2005. Das Reservoir des Rabies-Virus umfasst viele Tierarten und die Übertragung auf den Menschen erfolgt in über 90 % durch Hundebisse. Nach Replikation im Muskelgewebe bindet das Virus an den Acetylcholin-Rezeptor und gelangt über die neuromuskuläre Endplatte und die peripheren Nerven bis zum Vorderhorn, wo es erneut zu einer Virusvermehrung kommt. Danach erfolgt die Ausbreitung zu den Speicheldrüsen über das parasympathische Nervensystem. Hierbei ist das limbische System besonders vulnerabel.

Klinik

Die Inkubationszeit liegt zwischen 10 und 20 Tagen (in Einzelberichten bis 6 Jahre). Im Prodromalstadium zeigen sich unspezifische Erscheinungen, das erste Symptom ist ein neuropathischer Schmerz an der Stelle der Wunde. In der akuten Phase treten Hydrophobie, psychomotorische Unruhe, Vigilanzstörungen und Lähmungen auf. Der Tod tritt in der Regel im Koma aufgrund einer Atemlähmung ein. Zwischen dem Auftreten der ersten Symptome und dem Tod liegen maximal 10 Tage. Bei klinisch manifester Tollwut sterben die Patienten immer. Intensivmedizinische Maßnahmen können lediglich den Verlauf etwas aufhalten. Bis zum derzeitigen Zeitpunkt wurden in der Literatur nur 5 Patienten beschrieben, die trotz klinisch manifester Erkrankung überlebten. Die Gründe dafür sind unklar.

Diagnostik

Die Diagnose wird durch das klinische Bild und den Erregernachweis gestellt. Im Liquor findet sich oft eine Blut-Liquor-Schrankenfunktionsstörung und eine lymphozytäre Pleozytose. Die Erregerisolierung kann aus dem Speichel, Liquor und Urin erfolgen. Die Rabies-spezifischen Antikörper steigen innerhalb von 2 Wochen an. Gesichert wird die Infektion im Idealfall durch Untersuchung des Hirngewebes des beißenden Tieres.

Therapie

Die passive Immunisierung unmittelbar nach der Infektion innerhalb von 72 h ist die einzige mögliche therapeutische Maßnahme. Der direkte oder indirekte Nachweis von Rabies sowie die Verletzung eines Menschen durch ein tollwutkrankes oder -verdächtiges Tier ist meldepflichtig. Im Übrigen sollten die WHO-Empfehlungen zur Postexpositionsprophylaxe befolgt werden (Wundreinigung, aktive und passive Immunisierung).

C 1.2.7 Enterovirus-Typ-71-Enzephalitis

Epidemiologie, Erreger

● Enteroviren können Epidemien bei Kindern verursachen.

Die Enteroviren gehören zu den Viren, die am häufigsten zu Infektionskrankheiten führen. So sind sie auch die häufigsten Erreger der viralen Meningitis (mit jährlich ca. 75 000 Fällen in den USA).

Der Enterovirus 71 ist der Erreger der Hand-Fuß-Mund-Krankheit, die durch Bläschen an den Händen, Füßen und im Mund und leichtes Fieber gekennzeichnet ist. Nach einem grippeähnlichen Vorstadium kommt es zu Vigilanz- und Verhaltensstörungen sowie Krampfanfällen. Von März bis Dezember

1998 kam es mit 130 000 gemeldeten Fällen und einer Mortalität von 19,3 % in Taiwan zu einer großen Epidemie.

Diagnostik
Die Diagnose erfolgt mittels PCR-Nachweis von Virus-RNA im Liquor.

Prophylaxe und Therapie
Es wird eine fäkal-orale und aerogene Übertragung angenommen. Zur Vermeidung einer Infektion werden vor allem hygienische Maßnahmen empfohlen. Kinder sollten den direkten Kontakt zu Erkrankten meiden.

C 1.2.8 Progressive multifokale Leukoenzephalopathie (PML)

Epidemiologie, Erreger
Die PML wurde initial bei Malignompatienten und bei iatrogen immunkompromittierten Patienten beobachtet. Vor dem Ausbruch von AIDS war sie eine extrem seltene Erkrankung. Erreger ist das JC-Virus, ein DNA-Virus, das häufig in der Bevölkerung vorkommt, ohne eine Infektion zu verursachen.

Im Jahre 2005 sind im Rahmen von 2 großen Studien für die Zulassung von Natalizumab, einem monoklonalen Antikörper gegen alpha4-Integrin für die Therapie der Multiple Sklerose, 2 Fälle von PML aufgetreten. Ein weiterer Fall trat bei einer Studie über die Wirkung von Natalizumab bei Morbus Crohn auf. Diese Patienten haben gleichzeitig mit Natalizumab auch Interferone oder Azathioprin erhalten. Eine Monotherapie mit Natalizumab führte bisher in keinem Fall zu einer PML. Mehrere Fälle von PML wurden auch nach hochwirksamer Chemotherapie bei Malignompatienten beschrieben. In den letzten Monaten wurden PML-Fälle auch bei Patienten mit SLE und rheumatoider Arthritis unter Therapie mit Rituxan beschrieben.

Klinik und Verlauf
Die klinischen Erscheinungen sind kognitive Störungen, Aphasie, Sehstörungen und psychiatrische Symptome. Die PML ist immer tödlich.

Diagnostik
Die Liquor-PCR kann den Erreger in 90 % der Fälle nachweisen. In der kranialen MRT sind T2-hyperintense Marklagerläsionen nachweisbar.

Therapie
Der Einsatz von HAART (highly active anit-retroviral therapy) mit oder ohne Cidofovir ergab in den ersten Studien eine Verlängerung der Überlebenszeit der HIV-Patienten mit PML. In vereinzelten Fällen wurde eine Besserung der kognitiven Funktionen nach der HAART-Therapie beschrieben. Diese Ergebnisse konnten in den neuesten Studien jedoch nicht bestätigt werden. Bei der PML nach Natalizumab-Gabe kann die Plasmapherese zum Einsatz kommen.

Fallberichte zeigen eine positive Wirkung von Camptothecin oder β-Interferon.

Internetadressen

Leitlinien der Deutschen Gesellschaft für Neurologie: www.dgn.org

Weiterführende Literatur

Brandt T, Dichgans J, Diener H (2007) Therapie und Verlauf neurologischer Erkrankungen, 5. Auflage. Kohlhammer, Stuttgart

Desmond RA, Accortt NA, Talley L et al. (2006) Enteroviral Meningitis: National history and outcome of pleconaril therapy. Antimicrob Agents Chemother 50(7), 2409–2414

Greenlee JE (2006) Progressive Multifocal Leukoencephalopathy in the era of Natalizumab: A review and discussion of the implications. Int MS J 13(3), 100–107

Meyding-Lamade U, Martinez-Torres F, Völcker D (2004) Die virale Meningoenzephalitis: Aktuelles zu Klinik und Therapie. Psychoneuro 30(12), 661–666

Wiederholungsfragen

① Wie häufig ist die virale Enzephalitis?

② Über welche Wege erreicht das Virus das ZNS?

③ Welche sind die Leitsymptome der viralen Enzephalitis?

④ Wie verläuft eine FSME?

● Sanjay Menon, Christian Jacobi, Francisco J. Martinez-Torres, Uta Meyding-Lamadé

C 1.3 Pilzinfektionen und Parasitosen des ZNS

C 1.3.1 Pilzinfektionen des ZNS

Epidemiologie und Erreger

Die Anzahl der Pilzinfektionen des Zentralnervensystems (ZNS) ist in den letzten Jahren deutlich gestiegen. Während einige Pilze auch beim gesunden Wirt eine Erkrankung auslösen können, befällt die Mehrzahl dieser opportunistischen Mikroorganismen immunsupprimierte Menschen (Langzeitbehandlung mit Antibiotika, Zytostatika, Steroiden, Immunschwäche – AIDS).

In Mitteleuropa kommen Mykosen hauptsächlich durch die drei folgenden Pilze vor:
- Candida albicans
- Cryptococcus neoformans
- Aspergillus fumigatus.

Der zunehmende Ferntourismus muss natürlich auch an andere (tropische) Pilzinfektionen denken lassen, z. B. Blastomyzes, Mucor, Absidia, Histoplasma (s. Kap. C 1.3.2.4), Rhizopus.

Die meisten Pilze gelangen durch die Atemwege oder durch Wunden in der Haut in den Körper.

● Ausnahme: Candida albicans gehört zur Normalflora des Intestinaltraktes.

Klinik

Bei Befall des ZNS äußern sich Pilzinfektionen klinisch in der Regel mit einer subakuten oder chronischen Meningitis (Hirnnervenausfälle, epileptische Anfälle, Paresen), Meningoenzephalitis, Hirnabszesse, zerebrale Ischämien oder Myelopathien.

Diagnostik

Die Diagnosestellung ist für gewöhnlich auf klinischer Basis schwierig und Befunde der neuroradiologischen Bildgebung mittels CCT und cMRT (Abszesse, Hydrozephalus) sind ebenso unspezifisch wie Veränderungen der Liquoruntersuchung (Pleozytose, erhöhtes Gesamteiweiß). Eine sichere Diagnose kann entweder mit direktem Pilznachweis im Tuschepräparat (75%) oder mit Antigennachweis in Liquor und Serum (100%) erfolgen.

Therapie

Eine gezielte und frühe antimykotische Therapie mit Amphotericin B, evtl. in Kombination mit den neueren Azolen, wirkt dem häufig letalen Ausgang dieser Infektionen entgegen. Allerdings muss mit teilweise erheblichen Nebenwirkungen gerechnet werden, zumal die therapeutische Breite der meisten antimykotischen Medikamente gering ist.

Prognose

Unbehandelt haben Pilzinfektionen des ZNS eine Letalität von 80–90%. Durch Behandlung können etwa 3 von 4 Menschen überleben.

C 1.3.1.1 ZNS-Candidiasis

Epidemiologie und Erreger

Die Candidiasis wird in der Regel durch Candida albicans verursacht, einen Hefepilz, der sich bei 50% der gesunden Bevölkerung im Stuhl, zu 30% im Oropharynx und bis zu 25% beim Vaginalabstrich findet. Eine Infektion tritt fast ausschließlich bei immunsupprimierten Patienten auf, wobei ZNS-Candidosen eher selten sind. Bei der Mehrzahl der Patienten mit einer Pilzinfektion sind i. v. Drogenabusus oder größere Operationen Ursache der Erkrankung. Auch Verweilkatheter können eine Quelle für Pilze darstellen.

● Immunsuppression!

Klinik

Die Infektion entsteht meist hämatogen, wobei es zunächst zu einer mäßigen Verschlechterung des Allgemeinzustandes kommt, woraufhin eine leichte meningeale Reizung im Sinne einer basalen Meningoenzephalitis hinzutritt, die zudem mit Mikroabszessen versehen sein kann. Klinisch flüchtige Hirnnervenparesen sind dabei keine Seltenheit.

Diagnostik

Der Erregernachweis erfolgt üblicherweise durch die Kultur im Serum und Liquor. Die Liquoruntersuchung selbst zeigt für gewöhnlich eine mäßige Pleozytose sowie eine autochtone IgA-Synthese bei erniedrigter Glukose und leicht erhöhtem Laktat.

● Ausnahme: Candida albicans gehört zur Normalflora des Intestinaltraktes.

Therapie
Nach Entfernen möglicher Eintrittspforten für die Pilze (z. B. Katheter) sollte die Therapie unverzüglich mit intravenösem oder intrathekalem Amphotericin B beginnen. Alternativ oder additiv kann ggf. auch Fluconazol i. v. oder intrathekal verabreicht werden. Bei schweren Krankheitsverläufen sollte immer eine Kombinationstherapie mit Amphotericin B und Flucytosin (150 mg/kg KG/Tag i. v.) für 3–6 Wochen gegeben werden.

Prognose
Unbehandelt haben die meisten Patienten (ca. 90 %) eine infauste Prognose. Mit Behandlung überleben ca. 75 % der Patienten, mit zum Teil erheblichen neurologischen Defiziten.

C 1.3.1.2 Aspergillose

Epidemiologie und Erreger
Der Schimmelpilz Aspergillus fumigatus gehört zu den häufigsten Pathogenen der Gattung Aspergillus. Immunsupprimierte Patienten mit einer Granulozytopenie oder unzureichend humoraler oder zellulärer Immunfunktion sind besonders anfällig für eine Infektion mit diesem Erreger.

Eine Sinusitis maxillaris ist die häufigste Eintrittspforte für Aspergillen, von wo aus die Infektion das Gehirn direkt durch nasale Sinus via Gefäßkanäle erreicht. Alternativ können die Erreger auch durch den Blutstrom aus der Lunge oder dem Gastrointestinaltrakt das Hirnparenchym erreichen.

Klinik
Die Symptome ähneln häufig der Klinik einer zerebralen Raumforderung. Akute fokal-neurologische Defizite mit Kopfschmerzen, Hemiparese, Erbrechen, Hirnnervenausfälle und Krampfanfälle sind hierbei keine Seltenheit.

Diagnostik
Multiple Abszessformationen mit Blutgefäßbefall mit konsekutiver Thrombose sind typische Befunde in der neuropathologischen Untersuchung bei Aspergillose. Diese können entsprechend auch zu intrazerebraler Blutung und Nekrose führen.

Pilz-bedingte Abszesse können mittels neuroradiologischer Bildgebung (CCT und cMRT) dargestellt werden, wobei diese nicht pathognomonisch sind.

Der Liquorbefund entspricht dem der Candida-Infektion.

Blut- und Liquorkulturen für Aspergillus fumigatus sind häufig negativ. Wiederholte serologische Untersuchungen (Immunelektrophorese, Immunofluoreszenz, ELISA) helfen die Diagnose zu stellen.

● Häufig ist bei dieser Diagnose eine Biopsie erforderlich.

Therapie
Die Therapie wird neben der Behandlung der Infektionsquelle mit Amphotericin B und Flucytosin durchgeführt. Ein neueres Medikament stellt Voriconazol, ein Zweitgenerations-Triazol, dar, das eine bessere Verträglichkeit bei ähnlich guter Wirkung bietet [Schwartz 2004, Maschmeyer 2006].

Die Hirnabszesse werden mit stereotaktischer Drainage angegangen.

Prognose

Die Prognose der ZNS-Aspergillose ist sehr schlecht. Eine aggressive chirurgische Therapie bei immunkompetenten Patienten trug zur Reduktion der Mortalität von 64 % auf 39 % [Young 1985] bei.

C 1.3.1.3 Kryptokokken-Meningoenzephalitis

Epidemiologie und Erreger

Cryptococcus neoformans ist der häufigste Hefepilz in Europa, der erworbene Kryptokokkosen verursacht. Es sind mehr als 30 andere Arten der Gattung Cryptococcus bekannt, von denen nur wenige noch als Erreger beschrieben sind.

Der Erreger kommt weltweit vor und findet sich hauptsächlich in Vogelfäkalien, besonders von Tauben und Papageien-Arten sowie in mit Vogelfäkalien kontaminierter Erde oder Staub, wobei die Vögel selbst symptomfrei bleiben.

Übertragen wird der hitze- und austrocknungsresistente Pilz durch Inhalation. Eine Übertragung von Mensch zu Mensch ist ebenso unbekannt wie eine von Tier zu Mensch.

Kryptokokkosen durch C. neoformans sind überwiegend bei immunsupprimierten Patienten mit T-Zell-Defekt zu beobachten und gehören zu den AIDS-definierenden Erkrankungen.

Patienten mit anderweitiger Immunsuppression, z. B. nach Organtransplantation oder unter Langzeit-Steroidmedikation, erkranken deutlich weniger häufig an Kryptokokkose.

Der Trend zeigt allerdings eine Zunahme von Kryptokokkosen bei Personen ohne prädisponierendes Grundleiden.

● Die Kryptokokken-Meningoenzephalitis ist eine der AIDS-definierenden opportunistischen Infektionen und tritt bei einer Anzahl von T-Helferzellen < 100/µl auf.

Klinik

Das Primärstadium der Infektion ist häufig klinisch inapparent. Charakteristisch ist ein chronisch progredienter Verlauf über Tage oder Wochen mit Kopfschmerzen, Fieber, Übelkeit und Somnolenz. Meningitische Zeichen treten bei nur 30 % der Patienten auf. Selten kommt es zu epileptischen Anfällen und fokal-neurologischen Zeichen.

Mit der hämatogenen Disseminierung (Sekundärstadium) kann der Erreger in alle parenchymatösen Organe gelangen, Augen, Knochen und Gelenke können ebenfalls betroffen sein. Der Erreger weist einen Neurotropismus auf. Neben einer akuten Meningoenzephalitis kann auch eine chronische Meningitis auftreten. Uncharakteristische Hautveränderungen als Manifestation einer Kryptokokkose sind nicht selten.

● **Cave:** Auch bei Patienten ohne meningitische Zeichen ist eine Kryptokokken-Meningoenzephalitis möglich!

Diagnostik

Eine Liquorfärbung und -kultur der Hefepilze führen ebenso zur Diagnose wie auch der mikroskopische Direktnachweis der meist bekapselten Hefen im Tuschepräparat aus dem Liquorsediment, Urin, Biopsat u. a. Der kulturelle Nachweis gelingt in der Regel innerhalb weniger Tage. Ein kultureller Nachweis von Cryptococcus neoformans sollte stets abgeklärt werden, da dieser Organismus nur äußerst selten als bloßer Begleitkeim auftritt. Darüber hinaus kann in der Serologie von Blut und Liquor durch den Antigennachweis die Diagnose her-

> ● **Cave:** Ein zytologisch und serologisch unauffälliger Liquorbefund schließt eine Kryptokokkose nicht aus und sollte bei begründetem Verdacht durch ein Antigen-Screening im Serum ergänzt werden.

beigeführt werden. Herkömmliche kommerzielle Antigen-Nachweistests besitzen eine hohe Spezifität und Sensitivität (> 95%). Die Bestimmung des Antigen-Titers eignet sich zur Einschätzung des Stadiums der Erkrankung („Staging") und zur Verlaufskontrolle.

Aus epidemiologischen und infektiologischen Gründen ist die exakte Identifizierung und ggf. Typisierung klinischer Cryptococcus-Isolate von Bedeutung.

Therapie

Bei HIV-negativen Patienten kann Fluconazol für 8–12 Wochen erfolgen. Bei HIV-positiven kann initial Amphotericin B und Flucytosin (2 Wochen), gefolgt von Fluconazol (10–12 Wochen) verabreicht werden. Danach wird eine Konsolidierungs-Therapie mit Fluconazol oder Itraconazol eingesetzt, bis der Kryptokokkenantigentiter im Liquor um 2 Stufen gefallen ist.

Neuere Daten zeigen, dass heute bei HIV-Patienten die konsequente HAART (highly active antiretroviral therapy) ggf. einen Ersatz für die vormals lebenslange Sekundärprophylaxe mit den oben genannten Präparaten darstellt [Collazos 2003].

C 1.3.1.4 Histoplasmose

Epidemiologie und Erreger

Die Histoplasmose wird durch den dimorphen Pilz Histoplasma capsulatum verursacht und kommt hauptsächlich endemisch in den USA (mittlerer Westen), Afrika, Zentral- und Südamerika, Australien, Indonesien sowie in einzelnen Teilen Europas vor.

Klinik

Nach einer Inkubationszeit von 1–3 Wochen kann der Mensch sich an diesem Erreger durch Inhalation von Sporen infizieren. Da dieser Pilz obligat pathogen ist, können entsprechend auch immunkompetente Menschen daran erkranken. Häufig verläuft die Infektion völlig inapparent. Der Immunstatus und die Infektionsdosis bestimmen den Krankheitsverlauf. Bei Infektion wird für gewöhnlich primär die Lunge befallen. Bei Generalisation kommt es in 10–20% zum ZNS-Befall mit Meningitiden oder Meningoenzephalitiden. Bei ca. 50% der HIV-Infizierten in Endemiegebieten stellt die Histoplasmose die AIDS-definierende Erkrankung dar.

> ● www.rki.de

Diagnostik

Die Diagnose wird in der Regel durch den direkten kulturellen oder mikroskopischen Erregernachweis aus Sputum, Blut, bronchoalveolärer Lavage, Knochenmark oder diversen Biopsaten gestellt. Zudem kann die Serologie mit dem Antikörpernachweis hilfreich sein.

Therapie und Prognose

Itroconazol ist Mittel der Wahl bei einer chronisch pulmonalen Histoplasmose. Bei ZNS-Befall wird die Therapie mit Amphotericin B versucht. Die Prognose bei disseminierter Infektion ist schlecht.

C 1.3.2 ZNS-Parasitosen

C 1.3.2.1 ZNS-Malaria

Epidemiologie und Erreger

Die Malaria ist die häufigste Infektionskrankheit der Welt und tritt in tropischen und subtropischen Regionen aller Kontinente – außer Australien – in etwa 100 Ländern endemisch auf. Schätzungsweise erkranken zwischen 300–500 Millionen Menschen in den Endemiegebieten, wovon ca. jährlich 1,5–2,7 Millionen versterben. Hierbei sind von den Betroffenen mehr als die Hälfte Kinder, wobei am häufigsten (90 %) die Malaria in Afrika erworben wird.

Die Erkrankung ist meldepflichtig. In Deutschland wurden im Jahre 2001 1045 Fälle, im Jahre 2002 859 Fälle und im Jahre 2003 820 Fälle gemeldet [Robert-Koch-Institut 2006].

Vier Erreger sind für die Malaria verantwortlich: Plasmodium vivax (Malaria tertiana), Plasmodium malariae (Malaria quartana), Plasmodium ovale (Malaria tertiana) und Plasmodium falciparum (Malaria tropica – auch der Erreger der zerebralen Malaria). Die Malaria tropica ist dabei überwiegend für die Mortalität der Malaria mitverantwortlich.

● Flughafenmalaria: Infizierte Mücken (Anopheles) werden im Flugzeug oder im Gepäck der Flugreisenden importiert und übertragen die Krankheit weit vom Herkunftsland entfernt auf den Menschen.

Übertragung und Inkubationszeit

Die Übertragung verläuft für gewöhnlich durch den Stich der infizierten Anopheles-Mücke, wobei die Erreger (Sporozoiten – Vorformen der Plasmodien) durch den Speichel der Mücke in die menschliche Blutbahn gelangen. Eine direkte Ansteckung von Mensch zu Mensch ist ausgeschlossen. Die Inkubationszeit beträgt abhängig vom Erreger in der Regel zwischen 7–40 Tagen, wobei Plasmodium malariae die längste Inkubation vorweist. Es sind aber auch schon wesentlich längere Inkubationszeiten bis zu mehreren Jahren beschrieben worden!

Klinik der (zerebralen) Malaria

Nach der oben genannten Inkubationszeit und unbestimmten prodromalen Symptomen wie Kopfschmerzen und Abgeschlagenheit bricht plötzlich das für diese Erkrankung typische Fieber aus, wobei der Fieberverlauf unregelmäßig ist. Weiterhin kommt es zu schwerwiegenden Komplikationen wie einem Lungenödem, einer disseminierten intravasalen Koagulopathie (DIC), einer Diarrhoe, einem Nierenversagen sowie einer Spleno- oder Hepatomegalie. Bei Auftreten von neurologischen Defiziten in diesem Rahmen, insbesondere bei Bewusstseinsstörung mit Verwirrtheit bis hin zum Koma, muss von einer zerebralen Malaria ausgegangen werden. Häufig treten auch zerebrale Krampfanfälle, Koordinations- und Sehstörungen sowie Myoklonien hinzu.

● Malaria = Wechselfieber

Etwa 5 % der Patienten, die sich mit Plasmodium falciparum angesteckt haben, entwickeln eine zerebrale Malaria. Menschen ohne Chemoprophylaxe oder ohne vorherige Exposition zu Malaria (z. B. Touristen) zeigen vor allem schwere Verläufe. Die Mortalität liegt bei ca. 25 %.

Diagnostik

Der Goldstandard der Malariadiagnostik ist nach wie vor die mikroskopische Untersuchung des sogenannten „Dicken Tropfens" sowie dünner Blutausstriche

(Giemsa-Färbung) auf Plasmodien. Im Dicken Tropfen findet man eine bis zu zehnfach höhere Anreicherung der Erreger als im Blutausstrich. Aufgrund morphologischer Kriterien ist eine Differenzierung der vier Plasmodienerreger möglich. Der Nachweis von Plasmodien ist beweisend für eine Malaria, wobei ein negatives Testergebnis nicht zwangsläufig die Erkrankung ausschließt. In den Anfangsstadien der Malaria kann die Dichte der Erreger im Blut gering sein, sodass bei bestehendem Verdacht die Untersuchungen im Verlauf mehrmals wiederholt werden müssen.

Malaria-Schnelltests (z. B. ICT Malaria P.F.®-Test) stehen seit kurzer Zeit zum Nachweis parasitenspezifischer Antigene zur Verfügung. Nachteil: häufig falsch-negative Befunde. Damit bleibt die mikroskopische Untersuchung Goldstandard.

Therapie

> **■ MERKE**
>
> Die Behandlung der Malaria ist abhängig vom Erreger, der Resistenzlage, der zuvor durchgeführten Chemoprophylaxe und vom klinischen Bild (Vorhandensein von Komplikationen).

● Eine neuere Studie zeigte anhand von Tierversuchen ein positives Outcome bei zusätzlicher Gabe von Immunmodulatoren [Golenser 2006].

Bei der unkomplizierten Malaria tropica ist Mefloquin, Atovaquon + Proguanil oder Artemether + Lumefantrin das Mittel der Wahl. Bei zerebraler Malaria muss neben unverzüglich eingeleiteter intensivmedizinischer Behandlung eine intravenöse Therapie mit Chinin in Kombination mit Doxyzyklin erfolgen. Intravenöse Chinin-Präparate sind hierbei in Deutschland jedoch nur in infektiologischen und tropenmedizinischen Spezialzentren erhältlich.

Bei Malaria tertiana oder quartana wird in der Regel mit Chloroquin behandelt.

Prophylaxe

Ein wirksamer Impfstoff steht derzeit noch nicht zur Verfügung. Vor Antritt einer Reise in ein Malaria-Endemiegebiet sollte eine Chemoprophylaxe begonnen werden. Vor Ort sollte zusätzlich eine Expositionsprophylaxe erfolgen. Chloroquin ist in Gebieten ohne Resistenzentwicklung nach wie vor Standardprophylaxe. In Zonen, wo Resistenzen gegen Malariamedikamente bekannt sind, wird Mefloquin oder Doxyzyklin empfohlen.

C 1.3.2.2 Toxoplasmose

Definition, Übertragung

Die Toxoplasmose ist eine Protozoonose und wird bei Menschen ohne Immunschwäche, trotz hoher Durchseuchung der Bevölkerung, selten aktiv.

● Opportunistische Infektion: Die zerebrale Toxoplasmose tritt bei ca. $1/3$ aller nicht therapierten HIV-infizierten Patienten auf.

Die zerebrale Toxoplasmose ist die häufigste opportunistische Infektion des ZNS bei HIV-infizierten Patienten in Westeuropa. Diese Erkrankung tritt bei 30 % der nicht therapierten Patienten auf und ist in 10 % der Fälle die Erstmanifestation von AIDS. Die zerebrale Toxoplasmose wird durch die Reaktivierung einer Infektion mit dem Protozoon Toxoplasma gondii verursacht. Diese wird in erster Linie durch Katzenkot oder unzureichend gebratenes Fleisch übertragen. Toxoplasma gondii bleibt nach einer Primärinfektion als Pseudozyste im Gehirngewebe. Die Erkrankung tritt bei einer Anzahl der T-Helferzellen < 100/µl auf.

Klinik
Die meisten Infizierten mit Toxoplasma gondii haben keine Beschwerden. Manchmal macht sich eine Infektion mit grippe-ähnlichen Symptomen wie vergrößerten Lymphknoten und Muskelschmerzen bemerkbar. Immunsupprimierte Patienten können einen ungünstigen Erkrankungsverlauf von Toxoplasmose zeigen, wobei eine Manifestation an Augen und ZNS sowohl bei aktiver Infektion als auch sekundär nach vorher durchgemachter Infektion reaktiviert stattfinden kann.

Bei Befall des ZNS kommt es bei 80 % der Patienten zu fokal-neurologischen Symptomen und Zeichen, u. a. Paresen, Hemiparese, Aphasie, epileptische Anfälle, Vigilanz-Störungen bzw. -Minderung, Gesichtsfelddefekte. Ebenfalls häufig werden ein hirnorganisches Psychosyndrom, Hydrozephalus und Reflexdifferenzen beschrieben. Die diffuse Enzephalitis sowie die Meningoenzephalitis können sich über viele Jahre hinziehen und u. a. mit psychischem Verfall und Verhaltensstörungen einhergehen. Fieber und Kopfschmerz treten bei ca. der Hälfte der Patienten auf.

Bei okulärer Toxoplasmose können neben Visusminderung auch Augenmuskellähmungen und Strabismus vorkommen.

Bei konnataler Toxoplasmose im ersten Trimenon kommt es zum Abort. Bei Infektion im zweiten oder dritten Trimenon können Missbildungen (intrazerebrale Verkalkungen, Chorioretinitis) beim Kind vorkommen.

Diagnostik
Die Diagnostik findet vorwiegend serologisch durch den Nachweis von parasitenspezifischen Antikörpern statt. Der Liquor zeigt stets eine mittlere Proteinvermehrung bei leichter Pleozytose auf.

Zerebrale Toxoplasmose: Im kranialen Computertomogramm (CCT) und kranialem Magnetresonanztomogramm (MRT) können bei einem Drittel der Patienten eine solitäre Läsion und bei ca. zwei Dritteln der Patienten mehrere Läsionen (mit perifokalem Ödem und ringförmiger oder nodulärer Kontrastmittelanreicherung) im Marklager beobachtet werden. Entscheidend für die Diagnose ist das positive Ansprechen der Symptomatik und der nachweisbaren Läsionen auf die Therapie. Wenn nach 2 bis 4 Wochen Therapie keine Verbesserung eingetreten ist oder es zu einer Verschlechterung der klinischen oder neuroradiologischen Zeichen kommt, wird eine Hirnbiopsie empfohlen.

> ▶ **PEARLS + PITFALLS**
>
> Die wichtigste Differenzialdiagnose ist das primäre ZNS-Lymphom. Eine positive Epstein-Barr-Virus (EBV)-PCR macht die Diagnose einer Toxoplasmose sehr unwahrscheinlich.

Therapie der zerebralen Toxoplasmose bei AIDS-Patienten
Die Therapie besteht in der Regel aus Pyrimethamin plus Sulfalen oder Sulfadiazin. Zusätzlich wird Folinsäure verabreicht, um Myelotoxizität zu verhin-

dern. Die akute Therapie dauert in der Regel 4 bis 6 Wochen oder mindestens solange, bis die Läsionen kein Kontrastmittel mehr anreichern. Danach sollte lebenslang eine Rezidiv- oder Sekundärprophylaxe fortgeführt werden. Manche Autoren empfehlen die Reduktion oder Beendigung der Sekundärprophylaxe, wenn erstens die HI-Viruslast dauerhaft unter 20 Kopien/µl bleibt, zweitens die T-Helferzellzahl dauerhaft über 200/µl bleibt, drittens die Rezidivprophylaxe mehr als 6 Monate dauert und viertens die zerebralen Läsionen im CCT oder MRT nicht mehr nachweisbar sind. Eine Primärprophylaxe ist bei einer T-Helferzellanzahl < 200/µl zu empfehlen, vor allem bei Patienten mit einer positiven Toxoplasmaserologie. Corticosteroide sollten nur im Fall einer drohenden Einklemmung als Anti-Ödem-Therapie verwendet werden. Bei epileptischen Anfällen sollten nur Clonazepam oder Gabapentin verwendet werden, da alle anderen Antikonvulsiva eine negative Interaktion mit der HAART haben.

● Die Behandlung von HIV-AIDS besteht in erster Linie aus einer spezifischen antiretroviralen Mehrfachkombinationstherapie, der sogenannten **h**och**a**ktiven **a**nti**r**etroviralen **T**herapie oder HAART.

Prognose
Unbehandelt verläuft die Toxoplasmose fast immer nach Tagen oder Wochen tödlich oder heilt nach Monaten unter schweren neurologischen und psychopathologischen Defektsymptomen aus. Falls bei Immunsupprimierten die dauerhaft notwendige Rezidivprophylaxe nicht durchgeführt wird, kommt es in 80 % der Fälle zu Rezidiven.

C 1.3.2.3 Amöbiasis

Epidemiologie und Erreger
Die Amöbeninfektion wird durch Entamoeba histolytica (Protozoonose) in den Tropen und Subtropen verursacht. Die Aufnahme von infektiösen Zysten von Entamoeba histolytica erfolgt oral. Diese siedeln sich zunächst im Kolon an und können später in andere Organe und Organsysteme streuen. Die zerebrale Amöbiasis tritt am häufigsten sekundär, d. h. nach der Ausbildung von Amöbenleberabszessen, in Erscheinung. Es werden lediglich bis zu 0,8 % der Patienten befallen. Eine primäre Amöbenenzephalitis ist äußerst selten.

Diagnostik
Die zerebralen Abszesse lassen sich durch CCT- und cMRT-Untersuchungen darstellen, die jedoch unspezifisch sind. Erst der positive indirekte Hämagglutinationstest sichert die Diagnose. Alternative: mikroskopischer Nachweis des Erregers im Stuhl; gelingt aber nur in ca. 30 % der Fälle.

Therapie und Prognose
Die Therapie der Wahl ist die Gabe von Metronidazol und Tinidazol. Auch Chloroquin scheint effektiv zu sein. Bei Vorhandensein einer sekundären Amöbenenzephalitis muss von einer Letalität von über 90 % gerechnet werden.

● Häufigste Parasitenerkrankung des ZNS

C 1.3.2.4 Neurozystizerkose

Epidemiologie, Erreger und Infektionsweg
Die Neurozystizerkose ist die häufigste Parasitenerkrankung des ZNS und auch die häufigste Ursache für epileptische Krampfanfälle weltweit. Sie kommt ende-

misch in Lateinamerika, Asien und Afrika vor. Sie zählt zu den Bandwurmerkrankungen und wird durch die fäkal-orale Ingestion der Larven (Finnen/Zystizerken) des Schweinebandwurms Taenia solium verursacht, wobei der Mensch als Endwirt dient. Die schlüpfenden Larven durchbohren die Magenwand und lagern sich im zerebralen Parenchym, seltener im Rückenmark, in den Meningen und in den Augen ab, wobei die Verbreitung meist hämatogen stattfindet. Dabei degenerieren die Zysten und verursachen eine inflammatorische Reaktion (s. unten). Anschließend sterben die Zysten ab und können im Verlauf verkalken. Die Inkubationszeit ist sehr lange und kann vereinzelt sogar bis zu 30 Jahren dauern.

Klinik
Symptomatisch wird die Neurozystizerkose meist in Form von fokalen Krampfanfällen (besonders bei Kindern) im Rahmen der oben genannten inflammatorischen Reaktion, durch Kopfschmerzen (bei parenchymatös-ventrikulärer Lokalisation der Finnen) oder auch durch einen Hydrozephalus – bei meningealer Lokalisation – durch gehinderten Liquorfluss. Generell ist die Symptomatik abhängig von der Immunantwort des Wirtes, der Anzahl, Lokalisation und Form (aktiv vs. inaktiv) der Zysten sowie der Dauer der Erkrankung.

Diagnostik
Die zerebrale Bildgebung mittels MRT oder manchmal auch CT ist die Diagnostik der Wahl. Dabei kann der Skolex (der sog. Kopf des Parasiten) direkt in der Kernspintomografie dargestellt werden. Darüber hinaus können multiple Läsionen im Marklager, im Thalamus und in den Basalganglien sowie an der Rinden-Mark-Grenze nachgewiesen werden. Kalzifizierungen im Hirnparenchym sind der häufigste Befund und können mittels CT gesichtet werden. Zusätzlich neben der Klinik, der Reiseanamnese und der neuroradiologischen Bildgebung kann eine Liquorpunktion (lymphozytäre Pleozytose), die Serologie (antizystizerkale Antikörper) sowie der Direktnachweis der Bandwurmeier im Stuhl zur Diagnosefindung herangezogen werden.

Therapie
Bei zerebralen Anfällen erfolgt eine antikonvulsive Behandlung (z. B. Carbamazepin). Die Meinungen über die Gabe von Anthelminthika sind kontrovers, wobei neuere Daten dies neben der symptomatischen Therapie eher befürworten [Serpa 2006, Del Brutto 2005]. Hierbei werden dann Albendazol oder Praziquantel+Dexamethason verwendet, wobei etwa 85% der parenchymatösen Zysten bei einmaliger Gabe von Albendazol zerstört werden [Hauser 2006]. Die antiepileptische Behandlung kann beendet werden, nachdem eine Verlaufsuntersuchung mittels CT eine komplette Regredienz der Läsionen aufweist. Die langfristige antikonvulsive Behandlung ist den Fällen vorbehalten, wo Krampfanfälle auch nach Verschwinden des Ödems oder Resorption oder Kalzifizierung der degenerierten Zysten auftreten.

Prognose
Die Prognose ist in der Regel sehr gut, wobei ein Verschwinden der Läsionen innerhalb von Monaten erwartet werden kann.

C 1.3.2.5 Schistosomiasis

Erreger
Die Neuroschistosomiasis wird durch die Trematoden (Helminthen) Schistosoma mansoni ausgelöst und ist die zweithäufigste Präsentationsform dieser Erreger.

Infektionsweg und Klinik
Neben dem typischen Befall der Gefäße von Darm, Leber und Blase durch die Larven, wo sie sich zu geschlechtsreifen Erregern entwickeln, kommt es zur granulomatösen Entzündungsreaktion durch Anreicherung von Schistosomeneiern im Gefäßsystem des Rückenmarks oder des Gehirns. Die zwei wesentlich klinischen Syndrome sind Rückenmark-Neuroschistosomiasis (akute oder subakute Myelopathie) und die lokalisierte zerebrale oder zerebelläre Neuroschistosomiasis (fokale ZNS-Beeinträchtigung, Krampfanfälle, erhöhter Hirndruck).

Diagnostik
Mikroskopische Untersuchungen des Stuhls oder gar eine rektale Biopsie auf Schistosoma mansoni können eine Infektion mit diesem Erreger bestätigen. Der Liquor zeigt bei der Neuroschistosomiasis eine lymphomonozytäre Pleozytose, ein erhöhtes Protein sowie den Nachweis von anti-Schistosomen-Antikörpern. Serologische Untersuchungen erwiesen sich als nicht adäquat spezifisch oder sensitiv [Pammenter 1991]. Neuroradiologische Untersuchungen mit MRT und CT können Läsionen im Myelon und im Hirnparenchym aufweisen, wobei die fast pathognomonische linear und nodulär „arborisierte" Kontrastmittel-Anreicherung bei keiner anderen ZNS-Wurminfektion nachgewiesen werden konnte [Sanelli 2001]. Die definitive Diagnose der Neuroschistosomiasis basiert auf dem bioptischen Nachweis von Eiern oder adulten Würmern in ZNS-Gewebe.

● Pathognomonisch: linear und nodulär „arborisierte" KM-Anreicherung

Therapie
Behandelt wird zum einen symptomatisch und zum anderen mit Glucocorticoiden und Praziquantel.

Weiterführende Literatur

Collazos J (2003) Opportunistic infections of the CNS in patients with AIDS: diagnosis and management. CNSDrugs 17(12), 869–87
Del Brutto OH (Oct 2005) Neurocysticercosis: up-dating in diagnosis and treatment. Neurologia, 20(8), 412–8
Golenser J, McQuillan J, Hee L, Mitchell AJ, Hunt NH (2006) Conventional and experimental treatment of cerebral malaria. Int J Parasitol 36, 583–593
Hauser SL (2006) HARRISON'S Neurology in Clinical Medicine
Maschmeyer G, Haas A (2006) Voriconazole: a broad spectrum triazole for the treatment of serious and invasive fungal infections. Future Microbiol 1, 365–385
Pammenter MD, Haribhai HC, Epstein SR et al. (1991) The value of immunological approaches to the diagnosis of schistosomoal myelopathy. Am J Trop Med Hyg 44, 329–335
Sanelli PC, Lev MH, Gonzalez RG, Schaefer PW (2001) Unique linear and nodular MR enhancement pattern in schistosomiasis of the central nervous system: report of three patients. Am J Roentgenol 177, 1471–1474
Schwartz S, Thiel E (2004) Update on the treatment of cerebral aspergillosis. Ann Hematol 83 Suppl 1, S42–4

Serpa JA, Yancey LS, White AC (Dec 2006) Advances in the diagnosis and management of neurocysticercosis. Expert Rev Anti Infect Ther 4(6), 1051–61
Young RF, Grade G, Grinnell V (1985) Surgical treatment for fungal infections in the central nervous system. J Neurosurg 63, 371–81

C 1.4 Prion-Erkrankungen

● Jan-Philipp Bach, Richard Dodel

C 1.4.1 Grundlagen

Definition
Prion-Erkrankungen oder übertragbare spongiforme Enzephalopathien sind eine Gruppe sowohl beim Menschen als auch bei Säugetierarten vorkommender ZNS-Erkrankungen, die folgende Gemeinsamkeiten aufweisen:
- Charakteristische neuropathologische Kennzeichen (Vakuolenbildung, Plaques)
- Übertragbarkeit durch Inokulation von erkranktem Gewebe, in geringerem Maße auch durch orale Aufnahme
- Sowohl erbliches als auch nicht erbliches Auftreten
- Ablagerung von unlöslichem, fehlgefaltetem Prion-Protein im Gehirn und lymphatischen Gewebe
- Verursachung durch Prionprotein ist eine Hypothese

Die Erkrankung manifestiert sich in der Regel zwischen dem 50. und 70. Lebensjahr. Man unterscheidet mittlerweile sieben Formen der Prion-Erkrankung, welche im Folgenden dargestellt werden.

Die sporadische Creutzfeldt-Jakob-Erkrankung (CJD) ist die häufigste Prion-Erkrankung mit etwa 85 % aller Fälle. Vererbbare Prion-Erkrankungen wie die fatale familiäre Insomnie, die familiäre CJD oder auch das Gerstmann-Sträussler-Syndrom treten dagegen seltener auf und kommen in 10 % aller Fälle vor. Hier liegt die Ursache in einer Mutation im Prion-Gen.

Weiter werden noch die infektiösen Prion-Erkrankungen unterschieden, welche etwa ein Prozent aller Fälle darstellen. In diesem Fall ist die Übertragung von großer Bedeutung. Beispielsweise geht man davon aus, dass Kuru auf Neu-Guinea eine Folge der kannibalistischen Rituale der Eingeborenen darstellt. Hier war es Tradition, die Gehirne der Verstorbenen zu verspeisen. Nachdem dieses Ritual in den 1950er-Jahren aufgegeben worden ist, ist die Anzahl der Neuerkrankungen deutlich zurückgegangen. In den 1970er-Jahren gab es dann eine Häufung sog. iatrogener CJD-Fälle, welche auf die Transplantation von kontaminiertem Material wie Cornea und Dura mater und auch auf die Gabe von Hypophysenhormonen zurückzuführen war. Mit Aufkommen der gentechnischen Produktion und verschiedenen Sicherheitsmaßnahmen konnte auch hier ein deutlicher Rückgang der Fallzahlen registriert werden. Als new variant CJD (nvCJD) wird die durch kontaminiertes Rindfleisch (BSE) übertragene Variante bezeichnet, die vor allem junge Menschen in Europa betrifft.

Epidemiologie
CJD ist eine weltweit auftretende Erkrankung, welche mit einer Häufigkeit von 1–2 pro 1 Millionen Menschen auftritt. Es wurden in der Literatur verschie-

> • Prion: Akronym für **pr**oteinaceous **i**nfectious particle **on**ly

dene geographische Cluster beschrieben, welche am ehesten auf eine genetische Komponente zurückzuführen sind. Bislang ist es nicht gelungen, für die sporadische noch für die familiäre Variante einen ätiologischen Auslöser zu finden.

Pathophysiologie
Die Prion-Erkrankungen zählen zu den neurodegenerativen Erkrankungen, wobei als auslösendes Agens das sogenannte Prionprotein bekannt ist. Prionen sind infektiöse proteinhaltige Partikel, die nukleinsäurefrei und resistent gegen verschiedene Behandlungsmethoden sind. Das Konzept eines infektiösen Proteins kann ausreichend erklären, warum es sowohl eine genetische als auch infektiöse Formen gibt. In allen Fällen liegt ein abnormaler Proteinmetabolismus zugrunde. Man unterscheidet die physiologische (zelluläre) Proteinform (PrP^c), die im Gehirn, Skelettmuskel, Herz, aber nicht in Leber und Pankreas exprimiert wird, von der pathologischen Form (PrP^{Sc}, benannt nach der bei Schafen vorkommenden **S**crapie-Erkrankung). Durch die Übertragung eines abnorm konfigurierten PrP^{Sc} wird die Umwandlung des PrP^c in PrP^{Sc} induziert. Dabei spielen sowohl die Primär- als auch die Tertiärstruktur des Proteins eine entscheidende Rolle. Der Unterschied zwischen beiden besteht in der Faltung der Aminosäuren. Dabei kommt es bei PrP^c zur Ausbildung von α-Helices, während bei der PrP^{Sc}-Variante mehrere β-Faltblattstrukturen zu erkennen sind. Es ist bekannt, dass für eine Infektiosität die Homologie zwischen PrP^c und PrP^{Sc} eine große Rolle spielt: je größer diese ist, desto höher ist das Infektionsrisiko. Aus dieser Beobachtung kommt man zu dem Schluss, dass bei der Konversion eine direkte Interaktion zwischen PrP^{Sc} und PrP^c stattfinden muss. Die Transport- und Ausbreitungswege von PrP^{Sc} im Gehirn sind nicht endgültig geklärt. Die Inkubationszeit der Erkrankung hängt u. a. von der Infektionsdosis und der Eintrittspforte ab. Wird das infektiöse Agens z. B. direkt intrazerebral appliziert oder in die Nähe des Zentralnervensystems gebracht (zentraler Übertragungsweg), so beträgt die mittlere Inkubationszeit 18 bis 20 Monate. Bei peripherer Übertragung, z. B. durch Hormoninjektionen, steigt die Inkubationszeit auf Jahre bis Jahrzehnte an, im Mittel 12 bis 13 Jahre.

C 1.4.2 Sporadische und familiäre CJD

Hierbei handelt es sich um die häufigste Form der CJD. Man geht davon aus, dass es bei der sporadischen Form zu somatischen Mutationen im Prion-Gen im Laufe des Lebens kommt, während bei der familiären Variante Keimbahnmutationen vorliegen.

Zudem gibt es unterschiedliche PrP^{Sc}-Stränge, welche sich durch die Aminosäuren-Sequenz in der Primärstruktur unterscheiden, woraus unterschiedliche dreidimensionale Konformationen entstehen. Dies erklärt auch die Infektiosität zwischen verschiedenen Spezies: Es muss große Homologie vorliegen, damit PrP^{Sc} eine Strukturänderung im PrP^c bewirken kann.

Beim Menschen gibt es einen Polymorphismus auf dem PrP-Gen, welcher die Suszeptibilität eines Menschen für die verschiedenen Prionformen beeinflusst. Hier spielt vor allem der Methionin/Valin-Polymorphismus der Aminosäure 129 eine entscheidende Rolle. Dieser kann zum einen das Alter bei Ausbruch als auch den klinischen Phänotyp beeinflussen. Zudem haben Menschen, die eine homozygote Konstellation auf Codon 129 aufweisen, eine deutlich erhöhte Wahrscheinlichkeit, an einer CJD zu erkranken. Auch dies gilt als Indiz dafür, dass eine Prion-Prion-Interaktion leichter zwischen homologen Proteinen vonstatten geht.

Klinik
Die Erkrankung tritt spontan um das 60. Lebensjahr auf. Bei ca. einem Drittel aller Betroffenen können unspezifische Symptome der Manifestation vorangehen. Häufig kommt es zu depressiv gefärbten Persönlichkeitsveränderungen, Fatigue-Symptomatik, Schlafstörungen, Gewichtsabnahme und Kopfschmerzen. Klassisch ist die rasch progrediente demenzielle Entwicklung, wobei neben Gedächtnisstörungen auch visuelle Halluzinationen und Stimmungsschwankungen beschrieben werden. Gelegentlich kann die Erkrankung ausschließlich mit zerebellären oder visuellen Störungen (Heidenhain-Variante) beginnen. Andere Patienten zeigen zu Beginn Pyramidenbahnzeichen, Störungen der Augenbewegungen oder hypokinetisch rigide Symptome. Ferner werden vegetative Symptome wie Temperaturschwankungen, vermehrtes Schwitzen und Gewichtsverlust beschrieben.

Ein weiterer zentraler Befund, den mehr als 90 % aller Patienten im Verlauf aufweisen, sind Myoklonien, die auch im Schlaf persistieren und durch Lautstärke und visuelle Reize (z. B. Licht) verstärkt werden können.

Die Erkrankungsdauer kann von 3–6 Wochen bis zu mehr als 2 Jahren reichen. Die mittlere Erkrankungsdauer beträgt 4–6 Monate.

● **FALLBEISPIEL**

Die Patientin ist eine 61-jährige Frau, die in einem Familienbetrieb als Restaurantbesitzerin arbeitet und zunehmend Schwierigkeiten hat, die Abendabrechnung, die sie bisher ohne Hilfe durchgeführt hat, abzuschließen. Innerhalb von drei Wochen müssen dies die Angehörigen übernehmen, da sie dazu nicht mehr in der Lage ist. Autofahren fällt ihr zunehmend schwerer, da sie über Sehstörungen und Orientierungsstörungen klagt. Die Untersuchung beim Augenarzt ist unauffällig. Immer häufiger geschieht es, dass sie in der Gastwirtschaft nicht die richtige Bestellung aufnimmt und zudem die falsche Bestellung serviert. 8 Wochen nachdem dies den Angehörigen erstmalig aufgefallen ist, Einweisung in das Krankenhaus. Kein Hinweis für Intoxikation oder Substanzabusus. Patientin nimmt keine Medikamente ein. Diagnose: Depressive Verstimmung, psychische und physische Überforderung. In den nächsten Wochen Zunahme der Orientierungsstörungen, zunehmendes Schlafbedürfnis, selbst einfache Rechenaufgaben sind nun nicht mehr möglich, ebenso ist ein Arbeiten ist in der Gastwirtschaft nicht mehr möglich. Weitere Klinikeinweisungen erfolgen ohne wegweisende Diagnostik und Therapie. Ca. 14 Wochen nach Symptombeginn zunehmende Bewusstseinstörungen. Aufnahme in der neurologischen Klinik mit folgenden Symptomen: Soporöse bis komatöse Bewusstseinslage, generalisierte Myokloni, die durch Lautreize („Klatschen") verstärkt werden, positives Babinski-Zeichen. Routinelabor: Mit Ausnahme einer leichten γ-GT-Erhöhung vollkommen unauffällig. EEG: Generalisierte Verlangsamung, intermittierend auftretende triphasische Komplexe. cCT: Unauffällig. Liquor: Routineparameter unauffällig. Protein 14–3–3 erhöht. Klinische Diagnose: Creutzfeldt-Jakob-Erkrankung. 16 Wochen nach Diagnosestellung verstirbt die Patientin an einer Pneumonie. Diagnose histologisch bestätigt.

Diagnostik
Die Diagnose sowohl der sporadischen als auch der familiären CJD wird vor allem klinisch anhand der Befundkonstellation einer rasch progredienten Demenz und Myoklonien gestellt. Gestützt wird die Diagnose durch den Liquorbefund, das EEG und auch die Bildgebung mit MRT.

Zu Anfang der Erkrankung findet sich im EEG oft ein Normalbefund. Im Verlauf schwindet der normale Grundrhythmus und wird durch eine generalisierte Verlangsamung ersetzt, die in der Regel assoziiert ist mit einem typischen Muster periodisch auftretender triphasischer Komplexe (s. o Abb. C 1.2).

Der Liquor ist bezüglich der routinemäßig untersuchten Parameter (Zellzahl, Bluthirnschrankenstörung, Ig-Synthese) unauffällig. Zusätzlich bestimmt man den Gehalt an Protein 14–3–3, Amyloid und der neuronenspezifischen Enolase (NSE). Dabei ist die NSE (> 35 ng/ml) ein Marker für die neuronale Degeneration. Höhere Sensitivität (94 %) und Spezifität (84 %) besitzt das 14–3–3-Protein. Es handelt sich um ein normal vorkommendes neuronales Protein, was bei raschem Zelluntergang freigesetzt wird.

Die Bildgebung ist zu Beginn meist unauffällig und wenig aussagekräftig. Sie dient zum Ausschluss anderer Erkrankungen. Im Verlauf der Erkrankung findet sich dann eine generalisierte Hirnatrophie. In der MRT-Diffusionswichtung finden sich später Diffusionsstörungen sowohl in den Basalganglien als auch kortikal.

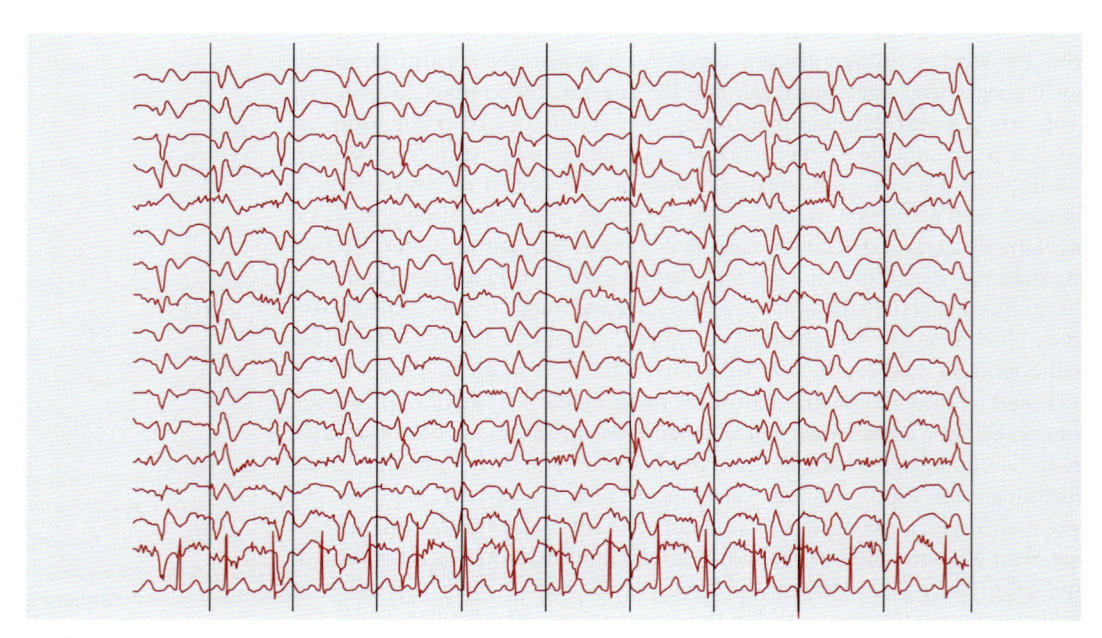

o **Abb. C 1.2** EEG eines Patienten mit sporadischer CJD.

Die sichere Diagnose einer CJD erfolgt anhand der charakteristischen histologischen Veränderungen, d. h. spongiforme Auflockerung des Neurophils (Gehirnparenchym), Gliose und Nervenzellverlust.

> **HINWEIS FÜR DIE PRAXIS**
>
> **Kriterien der Creutzfeldt-Jakob-Erkrankung**
> **Sicher:**
> - Neuropathologisch bestätigt und/oder
> - Immunhistochemisch bestätigt und/oder
> - Prion-Protein positiv (Westernblot).
>
> **Wahrscheinlich:**
> Progressive Demenz und mindestens 2 von den folgenden 4 klinischen Erscheinungsformen:
> 1. Myoklonus
> 2. Visuelle und/oder zerebelläre Symptome
> 3. Pyramidale und/oder extrapyramidale Störungen
> 4. Akinetischer Mutismus
>
> und typische EEG-Veränderungen (periodische Sharp-wave-Komplexe, PSWCs) oder Nachweis der 14–3–3-Proteine im Liquor bei Demenzdauer < 2 Jahren möglich.
>
> Progressive Demenz von weniger als 2 Jahren und 2 von den oben genannten 4 klinischen Befunden, jedoch kein vorliegendes EEG oder untypisches EEG und kein Nachweis der 14–3–3-Proteine im Liquor.
>
> **CJD unwahrscheinlich**
> Oben genannte Kriterien sind nicht vollständig erfüllt.

Infektiosität

Für den Umgang mit Patienten gilt, dass der direkte Kontakt mit Blut und anderen Flüssigkeiten vermieden werden sollte. Es gibt jedoch keinen Hinweis darauf, dass Prionkrankheiten im sozialen Umgang miteinander übertragen werden können. Hautkontakt mit Blut und Ausscheidungen jeder Art bergen kein erkennbares Infektionsrisiko. CJD-Patienten brauchen nicht isoliert zu werden. Kleidung und Bettwäsche – auch wenn mit Blut oder Liquor kontaminiert – werden normal gereinigt und desinfiziert. Bei invasiven Maßnahmen gelten die gleichen Vorsichtsmaßnahmen wie bei Hepatitis-C-Patienten. Während eine Übertragung einer sporadischen oder mit einer Mutation im Prionproteingen in Zusammenhang stehenden CJD bislang nicht erkennbar war, ist die BSE-assoziierte nvCJD durch Blutspenden übertragbar.

Verbrauchsmaterialien im Krankenhaus sollten in speziellen Müllbehältern gesammelt und als infektiöser Müll entsorgt werden. Gleiches gilt für EMG-Nadeln. Die Händedesinfektion nach Patientenkontakt erfolgt mit 0,1-molarer NaOH-Lösung. Für Operationsbesteck und Ähnliches kommt eine 1-molare Lösung zur Anwendung. Wichtig ist auch, dass Operationen und auch das Legen einer Magensonde nicht ohne Weiteres durchgeführt werden dürfen. Die zur Anlage einer PEG-Sonde benötigten Endoskope sind entweder speziell am Referenzzentrum für Prion-Erkrankungen in Göttingen anzufordern oder müssen anschließend in einem aufwendigen Sterilisationsprozess gereinigt werden.

● www.cjd-goettingen.de/index.htm

Weitere Informationen sind über die webpage der Prionforschungsgruppe Göttingen abzurufen.

Therapie
Eine kausale oder kurative Therapie steht nicht zur Verfügung. Bisher durchgeführte medikamentöse Behandlungen waren erfolglos. Aus kleinen Studien weiß man aber, dass die Myoklonien, die sehr belastend sein können, gut auf die Gabe von Clonazepam und auch Valproat ansprechen.

Bezüglich der nicht medikamentösen Therapie ist zu Beginn der Erkrankung die Durchführung von Krankengymnastik zum Erhalt der Selbstständigkeit sinnvoll. Im Verlauf ist eine gute Dekubitusprophylaxe wichtig, ebenso die ausreichende Ernährung und Flüssigkeitszufuhr von betroffenen Patienten. Weiterhin ist es von großer Bedeutung, die Patienten und auch die Angehörigen über den Verlauf und die Entstehung der Erkrankung aufzuklären.

Medikamentös gibt es bislang keine kausale Therapie.

Differenzialdiagnosen
1. Alzheimer-Demenz: Der Unterschied zwischen beiden Erkrankungen besteht insbesondere in dem langsameren Verlauf der kognitiven Leistungseinbuße. Myokloni sind zu Beginn der Erkrankung äußerst selten.
2. Zerebrale Vaskulitis: Eine Entzündung der hirnversorgenden Gefäße zeigt ein breites Spektrum an neurologischen Ausfällen in Abhängigkeit vom jeweiligen Befall der Gefäße. Daher gehört der Ausschluss einer Vaskulitis mittels Liquorpunktion und entsprechendem Labor zur Diagnostik bei V. a. Prion-Erkrankung dazu.
3. Neurosyphilis: Aufgrund steigender Inzidenz für sexuell übertragbare Krankheiten (STD) sollte bei der Befundkonstellation Myoklonien und Demenz eine Neurosyphilis ausgeschlossen werden. Hier steht wie bei der Vaskulitis der Liquorbefund und eine Serumserologie im Vordergrund.
4. Bei atypischem Beginn der CJD kann die Erkrankung wie ein Parkinson-Syndrom imponieren. Hier ist der klinische Verlauf und die Diagnostik bei Parkinsonerkrankungen entscheidend.
5. Hashimoto-Enzephalitis: Hierbei handelt es sich um eine progressive Enzephalopathie mit Myoklonien und triphasischen Komplexen im EEG. Die Diagnose wird im Labor mit Hilfe von Antikörpern gegen Thyreoglobulin und TPO gestellt. Zudem zeigen Betroffene deutliche Fluktuationen in der Klinik.
6. Intoxikationen und Substanzmissbrauch müssen ausgeschlossen werden (z. B. Intoxikation mit Lithium und Wismuth).

Varianten der CJD
Heidenhain-Variante
Patienten mit der Heidenhain-Variante weisen klassischerweise eine homonyme Hemianopsie auf bzw. es treten weitere visuelle Störungen bis zum Visusverlust auf. Zu den Symptomen zählen Visusverschlechterung, Verschwommensehen, Gesichtsfeldausfälle, gestörtes Farbsehen und Tunnelsicht. In der Regel stellen sich Patienten, die an der Heidenhain-Variante leiden, zuerst wegen der überwiegenden okulären Symptomatik in der Augenklinik vor, oft werden auch ver-

Ataktische Form nach Brownell und Oppenheimer
Diese Form ist klinisch zu Beginn der Erkrankung vornehmlich durch eine Ataxie und pathologisch durch einen ausgeprägten Befall des Kleinhirns charakterisiert.

C 1.4.3 New variant CJD

Definition und Ätiologie
Bei der nvCJD (nv: new variant) handelt es sich um eine atypische neue Variante, welche 1996 erstmals beschrieben worden ist. Bis zum 6. August 2007 sind 166 nvCJD-Fälle in England, 21 Fälle in Frankreich, vier Fälle in Irland, drei Fälle in den USA, zwei in den Niederlanden und Portugal und je ein Fall in Kanada, Italien, Japan, Saudi-Arabien, Spanien bestätigt worden. Derzeit ist kein Fall in Deutschland gemeldet worden. Epidemiologische und experimentelle Beobachtungen sprechen dafür, dass die nvCJD ihren Ursprung in der Rinderseuche BSE hat. Die genauen Übertragungswege vom Rind auf den Menschen sind allerdings bisher nicht bekannt. Man nimmt jedoch an, dass die bis jetzt in Großbritannien Erkrankten sich durch den Verzehr von erregerhaltigen Rinderhirn- und Rückenmarkprodukten infiziert haben. Auch ist bislang völlig unklar, warum vor allem junge Menschen betroffen sind.

• BSE: Bovine spongiforme Enzephalopathie

Eine denkbare Theorie ist, dass eine spezielle Konformation von PrP^{Sc}-Protein wegen seiner Hitzeresistenz selektioniert worden ist. Dieses Protein ist dann an Kühe verfüttert worden, in denen es zu einem erneuten Ausbruch der Erkrankung gekommen ist. Die betroffenen Tiere, welche in die Nahrungskette des Menschen eingebracht worden sind, stellen dann ein mögliches Erregerreservoir dar.

Klinik
Der klinische Verlauf unterscheidet sich deutlich von dem der sporadischen CJD-Krankheit. Die nvCJD betrifft vor allem junge Menschen und zeigt vor allem psychiatrische und sensorische Symptome, wohingegen sich eine demenzielle Entwicklung erst später manifestiert. Zudem konnte für alle in Großbritannien beschriebenen Fälle nachgewiesen werden, dass Erkrankte homozygot für Methionin auf Codon 129 gewesen sind. Obwohl die Zahl der Neuerkrankten seit 2000 deutlich rückläufig ist, gibt es Befürchtungen, dass der Polymorphismus auf Codon 129 möglicherweise eine erhöhte Anfälligkeit für die Erkrankung darstellt und eventuell die Inkubationszeit beeinflusst. Trifft das zu, könnte eine zweite Erkrankungswelle noch bevorstehen.

Typischerweise stellen sich die Patienten mit psychiatrischen Symptomen wie Depressionen, Angststörungen, Apathie und sozialem Rückzug vor. Weiterhin beobachtet man visuelle Symptome wie Doppelbilder oder Verschwommensehen und auch sensorische Ausfälle im Sinne von schmerzhaften Dysästhesien (s. □ Tab. C 1.4). Durchschnittlich sechs Monate nach Beginn der Erkrankung treten erste neurologische Ausfälle auf. Hierbei sind unwillkürliche

☐ **Tab. C 1.4** Vergleich zwischen sporadischer CJD und der neuen Variante der CJD bezüglich klinischer Parameter.

	CJD	nvCJD
Todesalter	65 J	30 J
Krankheitsdauer	6 Monate	14 Monate
Verlauf	Rasch progredienter Verlauf	Schleichender Beginn und protrahierter Verlauf
Klinik	Demenz, Myoklonien	Psychische Veränderungen, Ataxie
EEG	Triphasische Komplexe	Allgemeine Verlangsamung
Liquor: 14–3–3	94 % pos.	50 % pos.
Nachweis von Prion-Aggregaten in Tonsillen	–	+
Kernspintomografie	Hyperintensität im N. caudatus und Globus pallidus (T2-gewichtete Aufnahmen)	Hyperintensität im Pulvinar thalami (T2-, diffusionsgewichtete Aufnahmen)

Bewegungen ein konstantes Merkmal, aber auch Chorea und Dystonie ebenso wie Myoklonien kommen vor. Fast alle Patienten entwickeln eine Ataxie, gefolgt von einer progressiven Demenz (nach ca. 5 Monaten). Die mediane Erkrankungsdauer nach Symptombeginn beträgt ungefähr 14 Monate.

Diagnostik
Auch in der Diagnostik ergeben sich einige Unterschiede im Vergleich zur sporadischen CJD-Variante. Bei der nvCJD finden sich im MRT bilaterale Hyperintensitäten im Pulvinar. Das EEG zeigt üblicherweise eine langsame Aktivität ohne die typischen triphasischen Komplexe, kann aber auch normal sein, selbst nachdem sich neurologische Symptome entwickelt haben. Im Liquor sind die Routineparamter normal, der 14–3–3-Protein-Immunoassay ist in etwa der Hälfte der Fälle positiv.

Therapie
Eine kausale Therapie existiert derzeit nicht.

C 1.4.4 Gerstmann-Sträussler-Scheinker-Syndrom (GSS)

Definition
Bei dem GSS handelt es sich um eine seltene autosomal-dominant vererbbare neurodegenerative Krankheit, die durch die Mutationen P102L, P105L, A117V, F198S und Q217R des Prion-Proteingens (PRNP) auf Chromosom 20 hervorgerufen werden kann. Ein sporadisches Auftreten ist sehr selten.

Klinik

Zentrales Merkmal ist eine progrediente zerebelläre Ataxie bzw. eine spastische Paraparese, welche mit einer progredienten Demenz vergesellschaftet sind. Es kann jedoch auch zu weiteren fokal neurologischen Ausfällen kommen.

Die Krankheit beginnt häufig um das 40. Lebensjahr, typischerweise mit Gang- und Standunsicherheit, die zu wiederholten Stürzen führt (zerebelläre Ataxie): Man beobachtet ein ataktisches Gangbild, Intentionstremor, Dysdiadochokinesen, Dysarthrie und Dysphagie sowie einen Nystagmus. Dennoch kann man auch Störungen der anderen zerebralen Systeme beobachten. Psychoorganische Veränderungen wie Reizbarkeit, Gedächtnis- und Lernstörungen kommen häufig im weiteren Verlauf hinzu und es entwickelt sich eine progrediente Demenz. Insgesamt schreitet die Krankheit langsam fort, sodass Patienten in der Regel nach einigen Jahren schwer pflegebedürftig sind. Die Krankheitsdauer wird mit 2–17 Jahren (Mittel: 7,5 Jahre) angegeben.

Diagnostik

Zur Diagnostik des GSS ist vor allem die positive Familienanamnese und die nachfolgende genetische Analyse von Bedeutung. Im EEG findet sich gelegentlich eine unspezifische Häufung langsamer Frequenzen, doch das EEG ist mitunter noch in fortgeschrittenen Fällen normal. Die für CJD typischen langsamen triphasischen Potenziale werden bei den meisten Formen des GSS nicht beobachtet. Auch in der Bildgebung finden sich nicht regelmäßig Auffälligkeiten: Manchmal sieht man eine Atrophie der Großhirnhemisphären und auch des Kleinhirns.

C 1.4.5 Fatale familiäre Insomnie (FFI)

Definition

Bei der fatalen familiären Insomnie handelt es sich um eine Prion-Erkrankung, welche erstmals 1986 bei einer fünfköpfigen italienischen Familie beschrieben worden ist. Ursächlich ist eine Mutation der Aminosäure Aspartat in Asparagin im Codon 178 des Prion-Proteingens (PRNP) auf Chromosom 20. Im Labor ist die Übertragung der Erkrankung möglich, weshalb auch die FFI zu den übertragbaren spongiformen Enzephalopathien zählt. Von der familiären Form kann man, ähnlich wie beim GSS, noch eine sporadische Form unterscheiden.

Klinik

Der Ausbruch der Krankheit liegt meist etwa im 50. Lebensjahr mit einer mittleren Krankheitsdauer zwischen 13 bis 15 Monaten. Die Krankheit endet immer letal. Als unspezifische Frühzeichen werden Gewichtsverlust, Lethargie und eine ausgeprägte Tagesmüdigkeit beschrieben. Zu den Hauptsymptomen zählen ein gestörter Schlaf-/Wachrhythmus (Insomnie), eine Sympathikusüberaktivität sowie endokrine Störungen vor allem im Bereich des Hypothalamus (Störung der zirkadianen Taktgebung). Zu den autonomen Störungen zählen Impotenz, Hypersalivation, tachykarde Herzrhythmusstörungen, Hyperthermie, Sphinkterdysfunktionen und eine arterielle Hypertonie. Diese Störungen treten früh im Krankheitsverlauf auf und gehen vermutlich auf eine gestörte Signalgebung zwischen dem Thalamus und dem Hypothalamus zurück.

Im weiteren Verlauf treten zerebelläre Zeichen wie Ataxie, Dysmetrie und Intentionstremor, Pyramidenbahnzeichen, Spontan- und Reflexmyoklonien und gelegentlich auch eine Störung der Okulomotorik auf. Der kognitive Abbau beginnt später und ist vergleichsweise gering ausgeprägt. Zu Anfang imponieren vor allem Aufmerksamkeits- und Konzentrationsstörungen.

Diagnostik

Die Diagnostik besteht aus dem Routinelabor, dem EEG, einer Liquorpunktion und der Bildgebung. Dabei ist zu erwähnen, dass die laborchemische Diagnostik und die Liquorpunktion in der Regel unauffällig sind. Auch in der Bildgebung finden sich selten Auffälligkeiten. Das EEG ist zu Beginn normal und zeigt im Verlauf eine Verlangsamung. In der neuropsychologischen Testung kann man Aufmerksamkeits- und Gedächtnisdefizite objektivieren. Hinzu kommen Störungen des Frontalhirns ohne große Einbußen der Intelligenz. Wichtig zur Diagnose ist die Anamnese einschließlich der Familienanamnese und die genetische Untersuchung. Diagnostisch wegweisend ist die Polysomnografie mit einer typischen Störung der Schlafarchitektur.

C 1.4.6 Kuru

Epidemiologie

Kuru bedeutet „zittern" und beschreibt damit eines der Hauptsymptome der Krankheit, welche endemisch ist beim Volk der Fore in den Highlands von Neu-Guinea. Die Krankheit betrifft bis zu 1 % der Bevölkerung in einem umschriebenen geografischen Gebiet. Durch epidemiologische Studien konnte eine Übertragung der Krankheit durch Kannibalismus nachgewiesen werden. Seit dem gesetzlichen Verbot des Kannibalismus ist die Anzahl der Fälle deutlich rückläufig mit etwa 2 bis 3 Neuerkrankungen pro Jahr und steigendem Lebensalter bei Ausbruch der Erkrankung. Die Krankheitsdauer dieser ebenfalls tödlich endenden Krankheit beträgt zwischen 6 und 9 Monate. Man hat herausgefunden, dass homozygote Methioninträger auf Codon 129 jünger sind bei Ausbruch der Erkrankung.

Klinik

Das klinische Bild beginnt meistens mit unspezifischen Prodromi und wird dann von einem ziemlich einheitlichen Krankheitsbild mit drei Phasen gefolgt, wobei der Ausfall sämtlicher zerebellärer Funktionen im Vordergrund steht. Die erste Phase besteht aus einer langsam progredienten Gangstörung mit einem zunehmend breitbasigen Gangbild und Koordinationsschwierigkeiten. Der Tremor, nachdem diese Krankheit benannt worden ist, ist arrhythmisch und hat zu Anfang Ähnlichkeit mit einem Intentionstremor. Das Gedächtnis ist in dieser Phase meist erhalten. In der zweiten Phase sind die Patienten dann aufgrund der progredienten zerebellären Dysfunktion nicht mehr in der Lage, sich allein fortzubewegen und daher an den Rollstuhl gefesselt. Hieran schließt sich relativ schnell die dritte Phase an. Die Patienten sind bettlägerig und vollständig pflegebedürftig.

Internetadresse

Webpage der Prionforschungsruppe Göttingen: www.cjd-goettingen.de/index.htm

Weiterführende Literatur

Collins S, McLean CA, Masters CL (2001) Gerstmann-Sträussler-Scheinker syndrome, fatal familial insomnia, and kuru: a review of these less common human transmissible spongiform encephalopathies. J Clin Neurosc 8, 387
Cooper SA, Murray KL, Heath CA, Will RG, Knight RSG (2005) Isolated visual symptoms at onset in sporadic Creutzfeldt-Jakob disease: the clinical phenotype of the Heidenhain variant. Br J Ophthalmol 89, 1341
Johnson TJ (2005) Prion diseases. Lancet Neurology 4, 635
Hilton DA (2006) Pathogenesis and prevalence of variant Creutzfeld-Jakob disease. J Pathol 208, 134
Sanchez Gistau V, Pintor L, Matrai S, Saiz A (2006) Fatal Familial Insomnia. Psychosomatics 47, 6
Piao YS, Kakita A, Watanabe H, Kitamoto T, Takahashi H (2005) Sporadic fatal insomnia with spongiformdegeneration in the thalamus and widespread PrPSc deposits in the brain. Neuropathology 25, 144

Wiederholungsfragen

❶ Welche Untersuchungen ordnen Sie bei der Verdachtsdiagnose einer CJD an?

❷ Welche hygienischen Maßnahmen ergreifen Sie für sich und Ihre Mitarbeiter?

❸ Nennen Sie die verschiedenen Prion-Erkrankungen und ihre wichtigsten Charakteristika.

❹ Wie grenzen Sie die CJD von anderen neurodegenerativen Erkrankungen mit Leitsymptom Demenz ab?

C 2 Multiple Sklerose und andere demyelinisierende Erkrankungen des ZNS

● Stefan Nessler,
Bernhard Hemmer

EDITORIAL

Die Multiple Sklerose ist eine chronisch entzündliche, demyelinisierende Erkrankung des zentralen Nervensystems. Die Ursache dieser Erkrankung ist weiterhin ungeklärt, jedoch legt der therapeutische Erfolg von immunsupprimierenden Therapien eine autoimmune Pathogenese der Erkrankung nahe. Häufig auftretende neurologische Defizite bei MS-Patienten sind Sehstörungen, Extremitätenparesen, Sensibilitätsstörungen sowie Störungen der Koordination und Okulomotorik. Die meisten MS-Patienten haben zunächst einen schubförmigen Erkrankungsverlauf, der dann in eine sekundär progrediente Erkrankung übergeht. Die Akuttherapie des Schubs besteht aus intravenös applizierten Corticosteroiden, als Langzeittherapie und Schubprophylaxe werden Interferon-beta-Präparate und Glatirameracetat verwendet.

C 2.1 Multiple Sklerose (MS)

- ICD-10: 835

Definition
Die Multiple Sklerose ist eine chronische Erkrankung des zentralen Nervensystems (ZNS), die mit Entzündungsreaktion, Demyelinisierung und axonaler Schädigung einhergeht.

Epidemiologie

- Die MS ist in Äquatornähe selten, die Prävalenz nimmt in Richtung Nord- oder Südpol zu.

Die Prävalenz in Deutschland beträgt zwischen 80 und 120 Erkrankungen auf 100 000 Einwohner. Sie variiert weltweit von 1/100 000 (Asien, Afrika) bis 300/100 000 Einwohnern (Orkney-Inseln).

Die Multiple Sklerose manifestiert sich typischerweise zwischen dem 20. und 40. Lebensjahr. Ein Erkrankungsbeginn vor der Pubertät oder nach dem 50. Lebensjahr ist selten. Männer : Frauen = 1 : 2.

Genetik
Verwandte 1. und 2. Grades von MS-Patienten haben ein erhöhtes Risiko für diese Erkrankung. So ist das Lebenszeitrisiko für eineiige Zwillinge 25 %, für Geschwister 3–5 % und für Kinder 1–2 %. Das Erkrankungsrisiko wird höchstwahrscheinlich polygenetisch vererbt. Der einzig bisher gesicherte genetische Risikofaktor ist das HLA-DR2-Allel mit einer Risikoerhöhung um den Faktor 2–5.

Ätiologie, Pathologie, Pathophysiologie
Die Ätiologie der Multiplen Sklerose ist nach wie vor unbekannt.

Die ZNS-Läsionen sind charakterisiert durch Entzündung, Entmarkung, Oligodendrozyten- und Axonschädigung. Das entzündliche Infiltrat besteht meist aus T-Zellen, B-Zellen, Makrophagen und aktivierten Mikrogliazellen.

Es existieren 2 pathogenetische Modelle:
a) Autoimmunitätshypothese: Die chronische ZNS-Inflammation ist Folge einer autoreaktiven T- und B-Zell-Antwort (potenzielle Zielantigene sind Myelinproteine, neuronale Proteine).
b) Infektionshypothese: Die Immunantwort im ZNS ist Folge eines bisher nicht definierten, im ZNS persistierenden Erregers (potenzielle Erreger sind humanes Herpes-Virus Typ 6, Chlamydia pneumonia, Epstein-Barr-Virus).

Anamnese und Symptome

- RR-MS: schubförmig remittierender Verlauf
  PP-MS: primär progredienter Verlauf
  SP-MS: sekundär progredienter Verlauf

Bei 90 % der MS-Patienten liegt ein schubförmig remittierender Verlauf (relapsing-remitting, RR-MS) und bei 10 % ein primär progredienter Verlauf (PP-MS) vor.

RR-MS: Die Patienten berichten bereits zu Beginn der Erkrankung über das akute bis subakute Auftreten neurologischer Defizite (Sehstörungen, Doppelbilder, Schwindel, Gleichgewichtsstörungen, Blasenstörungen, Sensibilitätsstörungen und Gangstörungen), die mindestens 24 h andauern und sich meist spontan im Laufe von Wochen wieder bessern (Schub). Solche Episoden treten im Durchschnitt einmal pro Jahr auf, die Frequenz kann jedoch bei einzelnen Patienten sehr stark variieren. Bei Patienten mit RR-MS nimmt die Schubfrequenz mit zunehmender Krankheitsdauer ab, es entwickelt sich jedoch nach 10 Jahren bei 50% der Patienten eine sekundär progrediente Multiple Sklerose (SP-MS).

SP-MS: Die SP-MS ist durch ein schubunabhängiges Fortschreiten der neurologischen Defizite charakterisiert. Anfangs kann die Krankheitsprogredienz durch Schübe überlagert werden.

PP-MS: Die Patienten berichten über langsam einsetzende und fortschreitende neurologische Defizite, die typischerweise unterschiedliche Strukturen des ZNS einbeziehen (siehe RR-MS). Eine Rückbildung wird nicht beobachtet.

Körperliche Befunde
Es finden sich Zeichen einer multilokulären Schädigung des zentralen Nervensystems. Neurologische Defizite, die bei MS häufiger auftreten, sind nachfolgend aufgeführt:
- Visuelles System: einseitige Visusminderung, komplexe Okulomotorikstörung (z. B. internukleäre Ophthalmoplegie, s. Kasten).
- Koordination: Gang- und Standataxie, Extremitätenataxie.
- Motorisches System: spastische Para- oder Tetraparese mit gesteigerten Muskeleigenreflexen, ausgefallenen Bauchhautreflexen und positivem Zeichen nach Babinski. Tonuserhöhung der Muskulatur.
- Sensibles System: Lhermitte-Zeichen (Elektrisieren entlang der Wirbelsäule bei Nackenbeugung als Zeichen einer Myelitis), Parästhesien (Kribbelparästhesien im Bereich der Extremitäten, Korsettgefühl im Rumpfbereich), verminderte Sensibilitätswahrnehmung im Bereich der Extremitäten. Reduzierte Vibrationsempfindung (meist früh im Krankheitsverlauf).
- Vermehrter Harndrang, Urinretention, Inkontinenz.
- Patienten berichten außerdem häufig über eine Zunahme der Defizite nach Wärmeexposition (Uthoff-Phänomen).
- Ungewöhnlich, insbesondere in der Initialphase der Erkrankung, sind extrapyramidale Störungen (Akinese, Hyperkinese). Neuropsychologische Defizite treten meist erst im Verlauf der Erkrankung auf. Ein Befall des peripheren Nervensystems wird nicht beobachtet.

■ **MERKE**

Treten im jungen Erwachsenenalter mehrzeitig neurologische Symptome durch Schädigung des zentralen Nervensystems auf, die sich spontan zurückbilden, ist die schubförmig-remittierende Multiple Sklerose die wahrscheinlichste Diagnose. Dies trifft nicht zu, wenn sich die Beschwerden im Kindes- oder im fortgeschrittenen Erwachsenenalter erstmalig entwickeln.

- Ist zusätzlich die PPRF (paramedian pontine reticular formation) betroffen, kommt es zum Eineinhalbsyndrom (horizontale Blickparese ipsilateral und Adduktionsstörung kontralateral).

> **HINWEIS FÜR DIE PRAXIS**
>
> **Internukleäre Ophthalmoplegie (INO)**
> **Ätiologie:** Ein- oder doppelseitige Läsion des medialen Längsbündels (MLF). Heterogene Ursachen. Häufig sind entzündliche Läsionen (z. B. MS); auch vaskulär und tumorös bedingt.
> **Anamnese und Symptome:** dyskonjugierte Bulbusbewegung mit Adduktionsstörung ipsilateral bei erhaltener Konvergenz, dissoziierter Nystagmus kontralateral.
> **Diagnostik:** MRT, ggf. Liquorpunktion bei V. a. entzündliche Ursache. Diagnostik möglicher vaskulärer Ursachen.

Diagnostik

Beim klinischen Nachweis einer multilokulären Schädigung des zentralen Nervensystems ist eine weiterführende Diagnostik mittels Magnetresonanztomografie (MRT), Liquoranalyse und Elektrophysiologie notwendig.

MRT (Gehirn und Myelon)

Die Kernspintomografie dient zum Nachweis multilokulärer Läsionen in der weißen Substanz von Gehirn und Rückenmark. Typisch sind die Herde im Balken oder periventrikulär angeordnet. Die Läsionen sind oftmals ovoid und nehmen z. T. das Kontrastmittel Gadolinium auf (akute Entzündungsaktivität). Gefordert werden nach den Barkhof-Kriterien eine Gadolinium aufnehmende Läsion oder neun hyperintense Läsionen in T2, wovon ein Herd juxtakortikal und ein Herd infratentoriell liegen sollte. Die Kernspintomografie leistet einen wichtigen Beitrag, andere multilokuläre auftretende Erkrankungen des ZNS (z. B. multiple zerebrale Infarkte, Metastasen, hirneigener Tumor, Stoffwechselerkrankungen) auszuschließen.

- Viele Läsionen, die im MRT detektiert werden können, verlaufen subklinisch, d. h. die MRT-Aktivität ist in der frühen Erkrankungsphase deutlich höher als die Anzahl der Schübe.

Liquoruntersuchung

Untersucht werden die Zellzahl, das Zellbild, die Quotienten für Albumin und IgG (ggf. IgM und IgA) sowie die oligoklonalen IgG-Banden. Das Zellbild im Liquor ist lymphomonozytär bei normaler oder leicht erhöhter Zellzahl (< 50/µl). Es kommt zu einer intrathekalen IgG-Synthese mit oligoklonalen Banden in der isoelektrischen Fokussierung. Darüber hinaus dient die Liquoruntersuchung dem Ausschluss akuter und chronisch verlaufender Infektionen des ZNS (Lues, Borrelien, subakut sklerotisierende Panenzephalitis).

> **MERKE**
>
> Oligoklonale IgG-Banden finden sich bei 98 % aller MS-Patienten im Liquor. Der Befund ist allerdings nicht spezifisch für MS, da er bei vielen anderen entzündlichen Erkrankungen des Nervensystems beobachtet wird. Eine Multiple Sklerose ohne Nachweis von oligoklonalen IgG-Banden ist jedoch selten und bedarf immer besonderer Zusatzdiagnostik.

Evozierte Potenziale

Visuell evozierte Potenziale (VEP), somatosensibel evozierte Potenziale (SEP) vom N. tibialis (ggf. N. medianus) sowie motorisch evozierte Potenziale. Typischerweise werden bei Multipler Sklerose Latenzverzögerungen bei relativ gut erhaltenen Potenzialen beobachtet. Die evozierten Potenziale weisen somit die demyelinisierende Komponente der Erkrankung nach und bestätigen, dass die Schädigung des zentralen Nervensystems multilokulär ist.

Labordiagnostik

Laboruntersuchungen dienen zum Ausschluss anderer Ursachen einer chronischen demyelinisierenden Erkrankung des zentralen Nervensystems. Es empfiehlt sich die Bestimmung folgender Parameter:
1. BSG, CRP (systemische Vaskulitis oder Autoimmunerkrankung).
2. Vitamin B_{12}, MCV (funikuläre Myelose).
3. Serologische Untersuchungen auf HIV und Lues (chronische Infektion).
4. Bei Kindern und Jugendlichen: überlangkettige Fettsäuren (Adrenoleukodystrophie).

Beim Vorliegen atypischer klinischer Befunde oder insbesondere bei primär progredienter MS sind weitere Zusatzuntersuchungen notwendig, die im Kapitel Differenzialdiagnosen diskutiert werden.

Diagnosestellung

Nach den aktuellen Diagnosekriterien von McDonald wird die Diagnose einer Multiplen Sklerose durch den Nachweis einer Dissemination der Krankheitsaktivität in „Raum und Zeit" gestellt. Bei schubförmig remittierender Multipler Sklerose beinhaltet dies den Nachweis von zwei Krankheitsepisoden mit Läsionen in unterschiedlichen Regionen des zentralen Nervensystems. Zum Nachweis einer zeitlichen Dissemination dient neben der klinischen Untersuchung die kernspintomografische Diagnostik. Zur räumlichen Dissemination wird zusätzlich die elektrophysiologische Diagnostik eingesetzt. Die Diagnose einer primär progredienten Multiplen Sklerose kann gestellt werden, wenn neurologische Defizite in unterschiedlichen Regionen des zentralen Nervensystems auftreten und über mindestens 6 Monate progredient sind. Bei beiden Verlaufsformen kann die Diagnose nur gestellt werden, wenn die differenzialdiagnostisch infrage kommenden Erkrankungen ausgeschlossen wurden.

Differenzialdiagnose

Die Differenzialdiagnose der sich im frühen Erwachsenenalter manifestierenden schubförmig remittierenden Multiplen Sklerose bereitet meist keine Probleme. Im Gegensatz dazu ergeben sich eine große Zahl von Differenzialdiagnosen, wenn sich die schubförmig remittierende Multiple Sklerose bei Kindern oder im höheren Lebensalter manifestiert oder eine PP-MS vorliegt. Als Differenzialdiagnosen können folgende Erkrankungen relevant sein:

DD der schubförmig remittierenden Multiplen Sklerose:
- Rezidivierende zerebrale Infarkte.
- Vaskulitiden (Sjögren-Syndrom, Behçet-Syndrom, Wegener'sche Granulomatose).
- Mangelzustände (Vitamin B_{12}, Vitamin E).

- Zerebrale Raumforderungen (Metastasen, multilokuläre hirneigene Tumoren, rezidivierende intrazerebrale Blutungen (Amyloid-Angiopathie).
- Rezidivierende Infektionen des ZNS (z. B. bei Immunschwäche).
- Sarkoidose.

Zusätzliche DD bei primär progredientem Verlauf:
- Primär neurodegenerative Erkrankungen (z. B. Multisystematrophie, hereditäre Ataxien).
- Speichererkrankungen (Adrenoleukodystrophien, Glykogenspeichererkrankungen).
- Mikroangiopathie.
- Chronische Intoxikationen.
- Chronische Infektionen (Neuro-Lues, chronische Neuroborreliose, HIV, HTLV1).

● **FALLBEISPIEL**

Eine 25-jährige Frau stellt sich mit akut aufgetretenen horizontalen Doppelbildern beim Blick nach rechts in der Notaufnahme vor. Weitere Symptome werden verneint. In der Vorgeschichte berichtet die Patientin über einen eingeschlafenen Arm für mehrere Tage, dem sie jedoch vor 2 Jahren keine Beachtung geschenkt habe. In der neurologischen Untersuchung kann das linke Auge beim Blick nach rechts nicht über die Mittellinie adduzieren und auf dem rechten Auge kommt es zu einem Blickrichtungsnystagmus bei Abduktion. Die Konvergenzreaktion ist erhalten.

1. Wo befindet sich die Läsion der Patientin?
2. Was ist die wahrscheinlichste Ursache für die beschriebene Beschwerdesymptomatik und welches sind die relevanten Differenzialdiagnosen?
3. Welche Untersuchungen würden Sie anfordern oder durchführen, um Ihre Verdachtsdiagnose zu untermauern?

Therapie
Allgemeine Maßnahmen

Vor Beginn jeder Therapie sollte die Diagnose ausführlich mit der Patientin/dem Patienten besprochen werden. Dieses Gespräch sollte neben der Aufklärung über den Verlauf und die Prognose der Multiplen Sklerose auch die möglichen Therapieoptionen, deren Nebenwirkungen und deren zu erwartende Effekte beinhalten.

Schubtherapie mit Methylprednisolon (Urbason®)

● Hinsichtlich der Behandlung der Multiplen Sklerose ist zwischen der Behandlung des Schubes und der Langzeitbehandlung zu unterscheiden.

Der MS-Schub wird durch die intravenöse Gabe von Methylprednisolon (3–5 Tage 1 g/Tag) und einer sich anschließenden oralen Ausschleichphase (beginnend mit 100 mg oral, dann über 8 Tage reduzieren) behandelt. Vor Beginn der Steroidtherapie ist ein Infektausschluss (Pneumonie, Harnwegsinfekt) durch eine körperliche Untersuchung und die entsprechende Labordiagnostik (Blutbild, CRP, Urinstix) notwendig. Aufgrund der diabetogenen Wirkung von Corticosteroiden sollte vor und unter dieser Therapie der Blutzucker kontrolliert werden. Während der i. v.-Therapie ist eine Magen-Ulkus-Prophylaxe, insbesondere bei Patienten mit entsprechender Anamnese, empfehlenswert. Hoch dosierte

Corticosteroide sollten, da sie zu Schlafstörungen führen können, am Vormittag verabreicht werden. Bei Vorliegen einer Schwangerschaft, eines Diabetes mellitus oder psychiatrischer Erkrankungen ist die Indikation streng zu stellen.

Relevante Nebenwirkungen: Gewichtszunahme, psychische Störungen, Hyperglykämie, Hypokaliämie, vermehrte Infektanfälligkeit, gastrointestinale Nebenwirkungen.

■ MERKE

Die Behandlung mit Corticosteroiden beschleunigt die Rückbildung der neurologischen Defizite im Rahmen des akuten Schubes. Deshalb sollte jeder MS-Schub konsequent mit Corticosteroiden behandelt werden. Eine Dauerbehandlung der MS mit Corticosteroiden ist nebenwirkungsreich und unwirksam.

Schubtherapie durch Plasmapherese
Plasmapheresebehandlungen werden zur Therapie steroidrefraktärer Schübe eingesetzt.

Langzeittherapie
Zur Langzeitbehandlung der schubförmig remittierenden Multiplen Sklerose werden immunmodulatorische und immunsupprimierende Medikamente eingesetzt. Hierzu wird ein Eskalationsschema angewandt mit Interferon-β oder Glatirameracetat als Basistherapie und immunsupprimierenden Substanzen als Eskalationstherapie.

Interferon-β (Avonex®, Betaferon®, Rebif®): Für die Behandlung der RR-MS werden verschiedene Interferon-β-Präparate (i.m./s.c.-Anwendungen) eingesetzt. Die Gabe von Interferon-β führt zu einer deutlichen Reduktion der entzündlichen Läsionen im ZNS (nachgewiesen durch Kernspintomografie) und zu einer Reduktion der Schubrate um 30–40 %. Der Wirkmechanismus der Interferone bei der Multiplen Sklerose ist letztlich unverstanden, eine immunmodulatorische Wirkung wird jedoch angenommen. Die Indikation zur Therapie wird gestellt, wenn eine definitive Diagnose vorliegt und Schubaktivität nachweisbar ist (normalerweise mindestens 2 Schübe in 2 Jahren). Neuere Studien zeigen, dass diese Substanzen insbesondere in der Frühphase der Erkrankung wirksam sind. Deshalb sollten Patienten bereits in der Frühphase der Erkrankung nach dem ersten klinischen Schub bei hoher Krankheitsaktivität im Kernspintomogramm behandelt werden. Interferon-β ist in der sekundär progredienten Phase nicht oder nur noch gering wirksam. Ausschlusskriterien für diese Therapie sind bekannte schwere Depressionen, Schwangerschaft und Stillzeit. Zu den häufigsten Nebenwirkungen der Therapie mit Interferon-β gehört das Auftreten von grippalen Beschwerden und Hautreaktionen an den Injektionsstellen (insbesondere bei subcutaner Applikation). Zu den selteneren Nebenwirkungen gehören das Auslösen einer depressiven Episode, Leberenzymerhöhungen, Blutbildveränderungen und abnorme Ermüdbarkeit (Fatigue).

Glatirameracetat (Copaxone®): Glatirameracetat ist ein Polypeptid-Gemisch aus den Aminosäuren Alanin, Glutaminsäure, Lysin und Tyrosin. Die Aminosäuren sind in diesem Polypeptidgemisch anteilig entsprechend ihrer Verteilung im Myelin-basischen-Protein vorhanden. Die Substanz wurde mit der Idee entwickelt, Myelin-spezifische Immunzellen (Autoimmunitätshypothese) zu beeinflussen. Die Gabe von Glatirameracetat führt bei RR-MS zu einer Verringerung der Schubfrequenz um 30 % sowie zu einer leichten Reduktion der kernspintomografisch nachweisbaren Entzündungsreaktionen im ZNS. Eine Wirksamkeit nach Eintritt in die sekundär progrediente Phase ist unwahrscheinlich. Neben Lokalreaktionen an der Einstichstelle tritt häufig eine Flush-Symptomatik mit thorakalem Engegefühl auf. Schwerwiegende Nebenwirkungen wurden für Copaxone bisher nicht beschrieben. Die Schwangerschaft stellt eine Kontraindikation dar.

Natalizumab (Tysabri®): Natalizumab ist ein humanisierter monoklonaler Antikörper, der an ein Adhäsionsmolekül bindet und damit den Übertritt von Immunzellen über die Blut-Hirn-Schranke blockiert. Das Medikament ist als Eskalationstherapie für die hochaktive RR-MS zugelassen und führt zu einer deutlichen Reduktion der Schubrate und Krankheitsaktivität im ZNS. Unter einer krankheitsmodifizierenden Therapie mit Natalizumab ist es zu Todesfällen durch eine progressive multifokale Leukenzephalopathie (PML) gekommen (Risiko für das Entstehen einer PML etwa 1/1000). Deshalb wird dieses Medikament gegenwärtig nur bei RR-MS-Patienten eingesetzt, deren Krankheitsaktivität nicht durch Interferon-beta oder Glatirameracetat kontrolliert werden kann.

● Die PML ist eine durch das JC-Virus verursachte Entmarkungserkrankung des ZNS. Eine spezifische PML-Therapie gibt es nicht.

Mitoxantron (Ralenova®): Das Zytostatikum, das zur Therapie von Leukämien und Mamma-Karzinomen eingesetzt wird, ist bei aggressiven RR-MS Verläufen und bei der SP-MS wirksam. Mitoxantron wird vorwiegend bei Patienten eingesetzt, die unter der Therapie mit Interferon-β oder Glatirameracetat weiterhin Krankheitsaktivität zeigen oder in die sekundäre progrediente Verlaufsform übergehen. Wegen der möglichen schweren Nebenwirkungen sollte die Therapie nicht in der Frühphase oder bei mildem Krankheitsverlauf eingesetzt werden. Derzeit wird Mitoxantron als Infusionstherapie in 3-monatigem Abstand für etwa 2 Jahre verabreicht. Absolut kontraindiziert ist diese Therapie bei bestehender Schwangerschaft, während der Stillzeit und bei herzinsuffizienten bzw. knochenmarkssupprimierten Patienten. Die Therapiedauer mit Mitoxantron wird vor allem durch die kumulative Kardiotoxizität dieses Medikaments limitiert. Eine Mitoxantron-Therapie sollte nur in spezialisierten Zentren unter engen laborchemischen und echokardiographischen Kontrollen erfolgen. Bei der Langzeittherapie muss auch das karzinogene Risiko dieser Substanz beachtet werden.

Azathioprin (Imurek®): Azathioprin ist zur Behandlung der schubförmig remittierenden Multiplen Sklerose zugelassen. Auch diese Substanz reduziert die Schubrate, Vergleichsdaten zu anderen Substanzen liegen jedoch nicht vor. Azathioprin wird bei Patienten eingesetzt, die Betainterferon oder Glatirameracetat aufgrund von Nebenwirkungen oder fehlender Wirksamkeit absetzen müssen und für die eine Mitoxantrontherapie aufgrund bestehender Kontraindikationen nicht in Frage kommt. Vor Therapiebeginn muss eine Schwangerschaft ausgeschlossen werden. An Nebenwirkungen spielen neben den Komplikationen durch die immunsuppressive Behandlung gastrointestinale Unverträglichkeiten eine Rolle. Das Karzinomrisiko scheint auch unter Azathioprin leicht erhöht zu sein.

Weitere Medikamente, die zur Therapie der MS gelegentlich eingesetzt werden, sind Ciclosporin, Cyclophosphamid, Methotrexat und die intravenöse Gabe von Immunglobulinen. Da keine qualitativ hochwertigen Studien zum Einsatz dieser Substanzen bei Multipler Sklerose vorliegen, ist der Einsatz dieser Substanzen strittig und sollte – wenn überhaupt – nur in Einzelfällen durchgeführt werden.

Symptomatische Therapie
Für die Behandlung der Multiplen Sklerose ist neben der immunsupprimierenden/immunmodulierenden Therapie die symptomatische Therapie der neurologischen Beschwerden für die Lebensqualität der Patienten wichtig. Folgende Substanzen werden zur symptomatischen Therapie eingesetzt:
- Depression/Fatigue – Serotonin-Reuptakehemmer (SSRI), trizyklische Antidepressiva, Amantadin.
- Blasenstörung – Oxybutimin, Tolterodin.
- Spastik – Spasmolytika.
- Schmerzen – Trizyklische Antidepressiva, Antikonvulsiva.
- Tremor – Isoniazid, Clozapin.

> **MERKE**
>
> Blasenentleerungsstörungen und Harnwegsinfekte kommen bei MS-Patienten häufig vor. Vor einer medikamentösen Therapie der Blasenstörung sollte die Bestimmung der Restharnmenge und der Ausschluss eines floriden Harnwegsinfektes erfolgen. Bei Vorliegen einer Harnwegsinfektion erfolgt primär eine antibiotische Therapie. Bei Restharnbildung ist die Therapie der Wahl die Selbst- bzw. Fremdkatheterisierung. Sind Harnwegsinfekt und Restharnbildung ausgeschlossen, so liegt eine Detrusor-Hyperreflexie oder Detrusor-Sphinkterdyssynergie vor, die medikamentös therapiert werden kann.

Nicht-medikamentöse Therapie
Die nicht-medikamentöse Therapie ist ein wichtiger Bestandteil der MS-Therapie. Patienten ohne relevante Behinderung sollten in der Frühphase der Erkrankung zu körperlichem Training angehalten werden. Besonders geeignet sind Sportarten, die die Bewegungskoordination und muskuläre Ausdauer unterschiedlicher Muskelgruppen trainieren. Bei Patienten mit körperlicher Behinderung tritt zunehmend das Training unter physiotherapeutischer Anleitung in den Vordergrund. Diese ist vor allem für die funktionelle Rehabilitation der motorischen und koordinativen Ausfälle nach akuten Schüben sowie für die Therapie der Spastik wesentlich und dient dem Erhalt der größtmöglichen Selbstständigkeit der Patienten.

> **MERKE**
>
> Für die schubförmig verlaufende Multiple Sklerose stehen verschiedene medikamentöse Therapien zur Verfügung, die den Verlauf dieser Erkrankung beeinflussen können. Dem gegenüber konnte bisher keine wirksame Behandlung der primär progredienten MS etabliert werden. Beide Verlaufsformen sind jedoch symptomatischen Therapien zugänglich.

Verlauf und Prognose

Der Verlauf der Multiplen Sklerose ist wie ihr klinisches Erscheinungsbild überaus heterogen und zum Zeitpunkt der Diagnosestellung nicht vorhersagbar. Ein polysymptomatischer Beginn, eine hohe Schubfrequenz, die schlechte Rückbildung der Schübe, männliches Geschlecht, die Diagnosestellung im höheren Lebensalter und ein primär progredienter oder rasch einsetzender sekundär-progredienter Verlauf gelten als negative Prädiktoren. Nur in wenigen Fällen führt die Multiple Sklerose innerhalb der ersten 5 Jahre zu so starken Behinderungen, dass die Patienten pflegebedürftig werden. Nach älteren Studien ging man bisher davon aus, dass etwa ein Drittel der Patienten innerhalb von 15 Jahren schwerwiegende Behinderungen, ein Drittel leichte bis mäßiggrade Behinderungen und ein Drittel kaum Behinderungen entwickelt.

Neuere Studien deuten auf eine bessere Prognose dieser Erkrankung hin, da sich die diagnostischen und therapeutischen Möglichkeiten wesentlich verbessert haben.

C 2.2 Sonderformen der Multiplen Sklerose

C 2.2.1 Neuromyelitis optica (NMO)

- **ICD-10:** G36.0
- **Syn.:** Devic-Syndrom

Die NMO ist eine entzündlich demyelinisierende Erkrankung, die isoliert die Sehnerven und das Myelon betrifft und schubförmig verläuft. Die Erkrankung ist in Europa und den USA selten, tritt jedoch häufig in Asien auf. Typischerweise zeigt das Kernspintomogramm des Myelons eine sich über zwei oder mehr Wirbelsegmente ausdehnende transverse Myelitis, bei unauffälligem kraniellem MRT. Im Liquor findet sich oft eine deutliche Pleozytose (z. T. mit Granulozyten) und nur selten eine intrathekale IgG-Synthese. Bei 60–90 % der NMO-Patienten lässt sich im Serum ein Antikörper gegen Aquaporin-4 (AQP4) nachweisen. Anti-AQP4-Antikörper sind sehr spezifisch für die NMO, die pathogenetische Bedeutung dieser Antikörper ist jedoch noch ungeklärt.

- **AQP-4** ist ein Wasserkanal, der im ZNS an den perivaskulären Astrozytenfortsätzen vorkommt.

Zur Behandlung der NMO liegen keine kontrollierten Studien vor. Die Schubbehandlung erfolgt mit Steroiden, bei schweren Verläufen ggf. auch mit Plasmapherese. Zur Prophylaxe werden vorwiegend immunsuppressive Substanzen eingesetzt (Azathioprin, Mitoxantron), wohingegen immunmodulatorische Substanzen wenig wirksam zu sein scheinen. Die Prognose der Erkrankung ist im Vergleich zur MS schlecht, da die Entzündung häufig nekrotisierend ist. Innerhalb von 5 Jahren verlieren 50 % der Patienten die Gehfähigkeit und erblinden auf mindestens einem Auge.

C 2.2.2 Diffuse Sklerose

- **ICD-10:** G37.0
- **Syn.:** Schilder'sche Erkrankung

Die diffuse Sklerose ist eine sehr seltene Variante der Multiplen Sklerose und als eigenständige Erkrankung umstritten. Sie tritt typischerweise im Kindesalter auf. Die Erkrankung führt zu großen, raumfordernden entzündlichen Läsionen, die sich oftmals initial durch neuropsychiatrische Symptome manifestieren. Die neurologische Herdsymptomatik ist von der Lokalisation der Herde abhängig. Im Kernspintomogramm ähneln die Herde malignen Tumoren oder

Hirnabszessen. Die Diagnose wird normalerweise durch eine Biopsie gestellt. Kontrollierte Therapiestudien oder Verlaufsbeobachtungen liegen nicht vor.

C 2.3 Akut disseminierte Enzephalomyelitis (ADEM)

• **ICD-10:** G36.8

Definition
Die akut demyelinisierende Enzephalomyelitis ist eine akute, monophasisch verlaufende entzündlich demyelinisierende Erkrankung des ZNS.

Epidemiologie
Die ADEM tritt mit einer Inzidenz von 0,8:100 000/Jahr auf. Die Erkrankung ist wegen ihrer Assoziation mit bestimmten Infektionskrankheiten und Impfungen in Schwellen- oder Entwicklungsländern häufiger.

Die ADEM tritt überwiegend im Kindesalter auf. Nur gelegentlich werden Fälle im Erwachsenenalter beobachtet.

Ätiologie, Pathologie, Pathophysiologie
Wegen ihrer Assoziation mit bestimmten Infektionskrankheiten und Impfungen (z. B. Masernimpfung) geht man heute von einer Autoimmunpathogenese der Erkrankung aus. Es wird allgemein angenommen, dass durch die Impfung oder Infektion mit Erregerantigen eine kreuzreagierende Autoimmunantwort generiert wird, die sich gegen Myelinantigene richtet.

Es finden sich große entzündliche und demyelinisierende Läsionen mit perivenösen Infiltraten von mononukleären und neutrophilen Zellen. Klare histologische Kriterien zur Abgrenzung von einer MS-Läsion liegen nicht vor.

Anamnese und Symptome
Typisch ist das Auftreten neurologischer Symptome 1–2 Wochen nach einer Infektion oder Impfung. Kinder zeigen typischerweise hohes Fieber, Kopfschmerzen und neurologische Herdsymptome. Bei Erwachsenen stehen die neurologischen Herdsymptome im Vordergrund, Fieber und Kopfschmerzen sind seltener.

Die neurologischen Defizite sind von der Lokalisation der Läsionen abhängig. Typischerweise können Ataxie, Bewusstseinsstörung, Hirnstammsymptome und Querschnittssyndrome auftreten.

Diagnostik
Für die Abklärung der Symptome sind kernspintomografische Untersuchungen des ZNS und eine Liquoranalyse notwendig. Im MRT findet sich eine disseminierte ZNS-Demyelinisierung mit multifokalen und oft sehr großen Läsionen in der weißen Substanz. Balken- und periventrikuläre Herde sind seltener als bei der MS. Im Verlauf treten bei der ADEM (anders als bei der MS) keine neuen Herde auf. Im Liquor findet sich eine lymphozytäre Pleozytose mit leichter Schrankenstörung. Oligoklonale Banden sind nur bei einem Teil der Patienten vorhanden und bilden sich meist im Zeitverlauf wieder zurück.

Diagnosestellung
Die Diagnose einer ADEM wird durch die typische Anamnese und den Krankheitsverlauf in Zusammenschau mit den charakteristischen Veränderungen im MRT und Liquor gestellt. Oftmals ist die Abgrenzung einer ADEM vom ersten Schub einer MS bei Auftreten der Erkrankung nicht möglich. Erst wenn im weiteren Verlauf keine neuen Krankheitsschübe oder kernspintomografisch nachweisbaren Läsionen auftreten, kann die Diagnose einer ADEM sicher gestellt werden. Sehr große Läsionen können selten eine Biopsie erfordern, um die ADEM von Abszessen oder Hirntumoren abzugrenzen.

Differenzialdiagnose
Neben dem ersten Schub einer Multiplen Sklerose muss differenzialdiagnostisch vor allem an ZNS-Neoplasien, infektiöse Enzephalomeningitiden und an die Neurosarkoidose gedacht werden. Auch können metabolische Erkrankungen oder multiple zerebrale Ischämien ähnliche Symptome verursachen.

Therapie
Neben allgemeinen Maßnahmen (Infektbekämpfung, Fiebersenkung) wird die ADEM mit der hoch dosierten intravenösen Gabe von Corticosteroiden therapiert. Nur bei sehr schweren und therapierefraktären Defiziten wird eine Plasmapheresebehandlung notwendig. Wegen des monophasischen Verlaufs ist eine prophylaktische Therapie wie bei der MS nicht notwendig.

Verlauf und Prognose
Obwohl keine großen kontrollierten Studien vorliegen, muss von einer Letalität der ADEM von bis zu 5 % ausgegangen werden. Wird die Akutphase gut überstanden, ist die Prognose gut. Die Rückbildung der Symptome findet normalerweise in den ersten 6 Monaten statt.

C 2.4 Retrobulbärneuritis

Definition
Meist einseitig auftretende, innerhalb von wenigen Tagen sich entwickelnde Farbsinnesstörung, die sich bis zum kompletten Visusverlust verstärken kann. Meist besteht zusätzlich ein retrobulbärer Schmerz, der bei Bulbusbewegung verstärkt wird. Bei der initialen Funduskopie unauffälliger Augenhintergrund. Erst im Verlauf (meist nach 2–3 Wochen) temporale Abblassung der Papille. Die Rückbildung beginnt meist nach ca. 1–2 Wochen.

Ursachen
Meist bei Multipler Sklerose. Andere Ursachen: Neuroborreliose, Neurolues, Sarkoidose, Lupus erythematodes, Tbc, AIDS, virale Infektionen, Malignome.

Diagnostik
Ophthalmologisches Konsil, visuell evozierte Potenziale (p100-Latenz verzögert), Liquor, cMRT.

Therapie

Hochdosierte Methylprednisolon-Stoßtherapie mit 500–1000 mg/d über 3–5 Tage, danach Auschleichen oder Absetzen.

Weiterführende Literatur

Hemmer B et al. (2002) New concepts in the immunopathogenesis of multiple sclerosis. Nat Rev Neurosci 3, 291–301
Kesselring J (2004) Multiple Sklerose, Kohlhammer Verlag
Lennon VA et al. (2004) A serum autoantibody marker of neuromyelitis optica: distinction from multiple sclerosis. Lancet 11 (364), 2106–12
Noseworthy JH et al. (2000) Multiple sclerosis. N Engl J Med 28 (343), 938–52

Wiederholungsfragen

❶ Nennen Sie die wesentlichen Unterschiede zwischen einer NMO und einer MS. Warum ist eine möglichst frühe Unterscheidung dieser Erkrankungen für den/die Patienten/in wichtig?

❷ Bei einer MS-Patientin kommt es nach einer heißen Dusche zu einem kurzfristigen Verschwommensehen auf einem Auge. Wie heißt dieses Phänomen und was ist die pathophysiologische Grundlage dafür?

C 3 Gefäßerkrankungen des ZNS

EDITORIAL

Zerebrale Gefäßerkrankungen gehören zu den häufigsten und bezüglich Mortalität und Morbidität schwerwiegendsten neurologischen Erkrankungen. Es werden arterielle (z. B. Mediateilinfarkt) von venösen Durchblutungsstörungen (z. B. Sinusvenenthrombose) unterschieden. Hirninfarkte werden meist durch einen Gefäßverschluss, seltener durch Gefäßzerreißung (intrazerebrale Blutung) ausgelöst. Die Subarachnoidalblutung ist ein Sonderfall der intrakraniellen Blutung und entsteht durch Aneurysmaruptur. Die zerebrale Arteriosklerose spielt als Ursache häufig eine Rolle, jedoch muss an die kardiale Embolie, die Gefäßdissektion und die seltene Vaskulitis gedacht werden. Spinale Infarkte sind selten. Zerebrale Gefäßerkrankungen hinterlassen häufig eine Behinderung und werfen hohe Akut- und Folgekosten auf.

- Tobias Back

- Schlaganfall = ischämischer Infarkt, intrazerebrale Blutung und SAB

- BRD: ca. 300 000 neue Schlaganfälle/Jahr

- Genese:
  - embolisch
  - atherothrombotisch
  - mikroangiopathisch
  - hämodynamisch

- Bei Hemiparese, Aphasie, Sehstörung immer an Infarkt denken!

- Unterscheide den vorderen und hinteren Kreislauf anhand der Klinik!

- Diagnostik: cCT, cMRT, Doppler, Herzecho

- **ICD-10:**
  I63.3 Hirninfarkt durch Thrombose intrakranieller Arterien
  I63.4 Hirninfarkt durch Embolie intrakranieller Arterien

- Territorialinfarkt = häufigster Infarkt

C 3.1 Ischämischer Hirninfarkt

Unter einem zerebralen Gefäßinsult (Schlaganfall, Apoplexie) versteht man ischämische Hirninfarkte, spontane intrazerebrale Blutungen sowie Subarachnoidalblutungen (SAB). Von einem ischämischen Hirninfarkt spricht man, wenn ein umschriebenes Hirnareal aufgrund einer arteriellen Durchblutungsstörung geschädigt wird. Damit wird der ischämische Hirninfarkt abgegrenzt von intrazerebralen Blutungen und venösen Abflussstörungen. Er macht etwa 80 % aller zerebralen Gefäßinsulte aus und gehört zu den häufigsten Erkrankungen in der Neurologie mit 140 Neuerkrankungen auf 100 000/Jahr. In der Todesursachenstatistik steht der Hirninfarkt an dritter Stelle, bei Menschen über 70 Jahren an zweiter Stelle.

Arterielle Durchblutungsstörungen werden ausgelöst:
▶ Von thrombotischem Material, das über eine *Embolie* in den Hirnkreislauf gelangt.
▶ Von einer Thrombose, die lokal an arteriosklerotisch veränderten Hirngefäßen abläuft (atherothrombotischer Infarkt).
▶ Durch eine vorgeschaltete Stenose hirnversorgender Aterien (z. B. Karotisstenose).
▶ Durch einen Verschluss von kleinen Arterien, die hypertoniebedingte Veränderungen aufweisen (zerebrale Mikroangiopathie, subkortikale arteriosklerotische Enzephalopathie, Morbus Binswanger).

Charakteristisch ist das plötzliche Auftreten fokaler Symptome: Halbseitenlähmung oder Parese einer Extremität, Gesichtslähmung, Sprachstörung, Sehstörung (Verlust einer Gesichtsfeldseite), Koordinationsstörung oder Gefühlsstörung einer Körperseite, Angabe von Doppelbildern, Sprechstörung und Bewusstseinstrübung.

Aufgrund der Symptomkonstellation kann der Kliniker meist unterscheiden, ob der vordere (A. carotis interna, A. cerebri anterior und media) oder hintere Hirnkreislauf (A. basilaris, Aa. cerebelli, A. cerebri posterior) betroffen ist. Ausgehend von der Symptomschwere und dem Verlauf wird das Bild eingeteilt in einen voll ausgebildeten Hirninfarkt (major stroke), einen kleinen Infarkt, einen progredienten Infarkt oder eine transitorisch ischämische Attacke (TIA). Zur primären Diagnostik gehört die Durchführung eines kraniellen Computertomogramms (cCT), immer häufiger auch die Kernspintomografie (cMRT). Der extra- und intrakranielle Gefäßstatus wird mit der Doppler- und Duplexsonografie erhoben. Die Durchführung einer transthorakalen oder transösophagealen Echokardiografie klärt kardiale Emboliequellen. Seltenere Ursachen sind Herzanomalien, thrombophile Gerinnungsstörungen und eine Vaskulitis.

C 3.1.1 Territorialinfarkte: Atherothrombotisch und embolisch

Territorialinfarkte sind die häufigsten zerebralen Gefäßinsulte und machen etwa 45–50 % aller ischämischen Hirninfarkte aus. In der Regel entsteht ein bleibendes klinisches Defizit. Bei klinischer Verschlechterung spricht man von einem progredienten Schlaganfall.

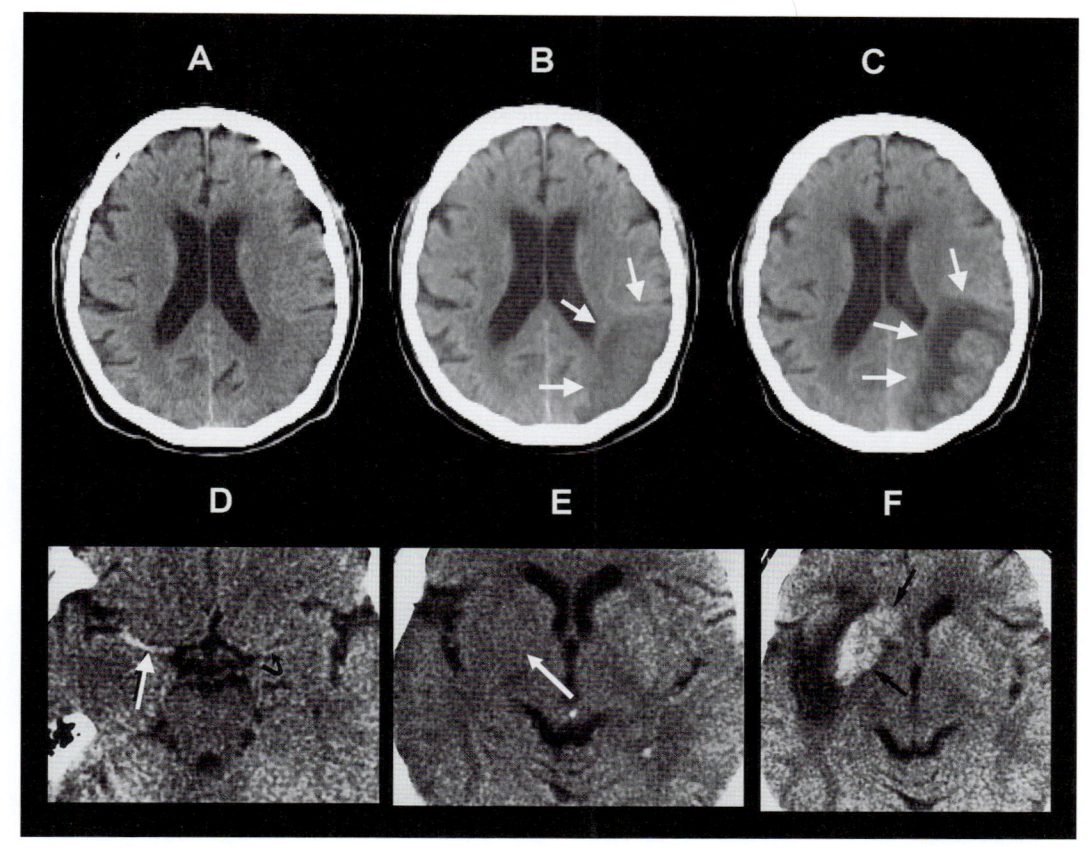

Abb. C 3.1 Der Mediateilinfarkt. A–C: Hinterer Mediateilinfarkt links, cCT an Tag 1 (A), Tag 2 (B) und Tag 6 (C). Beachte die Entwicklung der Hypodensität (Pfeile). D–F: Embolischer Mediaterritorialinfarkt rechts bei Vorhofflimmern: cCT an Tag 1 (D, E) und Tag 4 (F). Thrombus in der A. cerebri media (D), hypodenser Linsenkern (E) und später hämorrhagische Transformation des Striatums (F).

Definition

Territorialinfarkte entstehen durch den Verschluss einer intrakraniellen hirnversorgenden Arterie, in deren Territorium es zu einer Gewebenekrose kommt. Meist ist die A. cerebri media betroffen (s. **Abb. C 3.1**). Es werden atherothrombotische (lokale Thrombose) und embolische Infarkte (Hirnembolie) unterschieden.

- Meist Verschluss der MCA oder deren Äste.
- **Cave:** Atherothrombose vs. Embolie

Epidemiologie

In Deutschland ist mit 140 ischämischen Infarkten auf 100 000 Einwohner pro Jahr zu rechnen, die Hälfte davon sind Territorialinfarkte. Die Re-Infarktrate beträgt ein Viertel der Neuerkrankungen und steigt ebenfalls mit dem Alter steil an. In der Mortalitätsstatistik steht der Hirninfarkt an dritter Stelle, bei Menschen über 70 Jahren an zweiter Stelle. Die Folgemortalität im ersten Jahr nach Schlaganfall beträgt über 35 %. Eine relevante Behinderung ist als Folge in 40–60 % aller Schlaganfälle zu finden.

- Hirninfarkt = dritthäufigste Todesursache

- Jeder Zweite bleibt behindert.

Genetik
Vor kurzem wurde erstmals ein Genort auf Chromosom 5 beschrieben, der bei kardioembolischen Infarkten beteiligt sein soll. Ansonsten sind seltene Schlaganfall-Syndrome bekannt, die auf genetischen Erkrankungen, wie etwa CADASIL oder Mitochondriopathien, beruhen, jedoch wegen ihrer Seltenheit klinisch eine untergeordnete Rolle spielen.

Ätiologie

● Kardioembolie ist häufig!

● Auch an Dissektion oder Vaskulitis denken.

Meist liegt eine Kardioembolie oder arterio-arterielle Embolie (ca. 30 % der Hirninfarktursachen), häufig eine autochthone Thrombose der betreffenden Arterie (ca. 15–20 % der Ursachen) vor. Seltenere Ursachen sind die Gefäßdissektion und die Vaskulitis. Eine kardiale Streuung wird verursacht von Vorhofflimmern bei absoluter Arrhythmie, beim akuten Myokardinfarkt, nach Herzklappenersatz und bei Endokarditis. Andere mögliche Emboliequellen sind Stenosen der A. carotis interna und ulzerierte Plaques am Aortenbogen. Bei jüngeren Patienten muss an eine paradoxe Embolie beim persistierenden offenen Foramen ovale (PFO) gedacht werden. Hingegen steht die lokale Atherothrombose auf dem Boden arteriosklerotisch veränderter Zerebralgefäße. Die wichtigsten vaskulären Risikofaktoren (RF) sind arterielle Hypertonie, Diabetes, Rauchen, Fettstoffwechselstörung, Adipositas, metabolisches Syndrom, Hyperurikämie und Hyperhomozysteinämie.

● Junge Patienten: PFO?

● Vaskuläre RF: Hypertonie, Diabetes, Nikotin, hohes Cholesterin, Adipositas

Pathophysiologie

● Ischämie:
→ Funktionsstörung
→ Gewebeschaden

Der Verschluss einer Hirnarterie durch Embolus oder lokale Thrombose führt zu einer Unterversorgung des abhängigen Versorgungsgebietes mit Sauerstoff und Glukose (Ischämie). Werden kritische Durchblutungswerte unterschritten, kommt es zunächst zum Funktionsausfall (Minderung auf ca. 40 % des Normalen) oder zu einem irreversiblen Gewebeschaden (unterhalb von 20 % des Normalen). Die Güte der Kollateralversorgung (z. B. über piale Arterien) entscheidet über die Schwere der Ischämie. Dauert die Ischämie länger als 2–3 Stunden, muss mit bleibenden morphologischen Schäden gerechnet werden. Das ist nicht gleichbedeutend mit dem klinischen Defizit, weil verschiedene Hirnareale unterschiedlich viel zur Hirnfunktion beitragen („Eloquenz der Hirnregionen") und gelegentlich eine komplette Rückbildung der Symptome gesehen wird, obwohl die Bildgebung bleibende Läsionen nachweist.

Gefäß-Syndrome

● MCA-Syndrom: brachiofaziale Hemiparese

● Linke Hemisphäre: Aphasie

Infarkte im Territorium der vorderen Hirnarterie (ACA, anterior cerebral artery) verursachen häufig kontralateral eine Parese des Beines oder eine beinbetonte Hemiparese, Blasenstörungen oder das Syndrom der fremden Hand („alien hand-Syndrom"). Infarkte im Territorium der mittleren Hirnarterie (MCA, middle cerebral artery) sind sehr häufig und verursachen klassischerweise eine brachiofazial betonte Halbseitenlähmung durch Beteiligung der Capsula interna bzw. der (sub)kortikalen motorischen Bahn (s. ● Abb. C 3.2). Oft tritt ein Herdblick mit Blickwendung zur betroffenen Seite auf. Je nach Ausdehnung können auch sensible Ausfallserscheinungen, z. B. in Form einer sensomotorischen Halbseitensymptomatik, auftreten. Infarkte der in der Regel dominanten linken Hemisphäre können aphasische Störungen und eine Apraxie verursachen. Läsionen der nicht-dominanten Hemisphäre verursachen häufig ei-

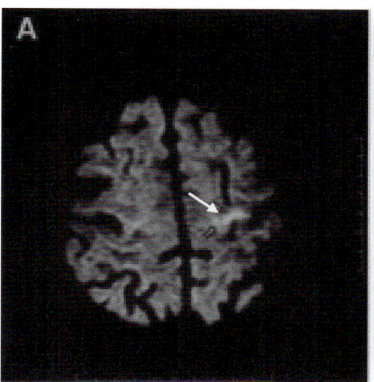

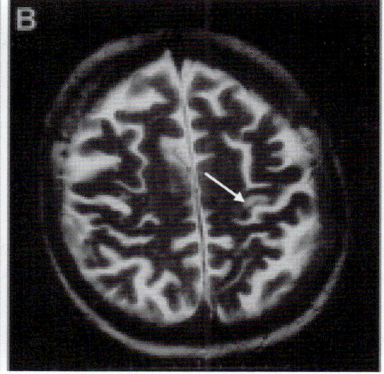

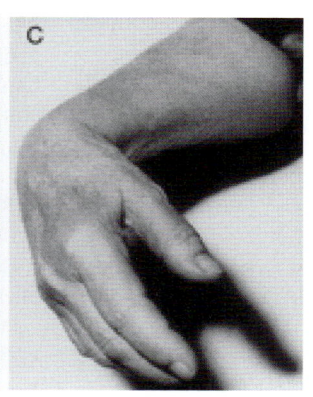

Abb. C 3.2 Embolischer Hirninfarkt im motorischen Handareal (Pfeil): Diffusionsgewichtetes MR-Bild (A), T2-gewichtetes MR-Bild (B), schlaffe Handparese (C).

nen kontralateralen Neglect. Infarkte der hinteren Gehirnarterie (PCA, posterior cerebral artery) ziehen Gesichtsfelddefekte, Sensibilitätsstörungen und neuropsychologische Auffälligkeiten nach sich.

Die A. basilaris versorgt weite Teile des Hirnstammes; ihre Thrombose führt zu einem sehr schweren Krankheitsbild, das von zunehmenden Hirnstammsymptomen und Bewusstseinsstörung gekennzeichnet ist (s. Kap. C 3.3.1). Kurze und lange Zirkumferenzarterien gehen direkt aus der A. basilaris hervor und führen bei Verschluss zu Brücken- bzw. Mittelhirninfarkten mit typischen Hirnstammsyndromen. Der Verschluss kleinhirnversorgender Arterien (jeweils paarig: A. cerebelli superior, Aa. cerebelli inferior anterior und cerebelli inferior posterior) führt zu klinischen Bildern mit Gleichgewichtsstörung, Hemiataxie, Dysarthrie und Augenbewegungsstörungen. Hier ist das **Wallenberg-Syndrom** zu nennen mit Verschluss der distalen A. vertebralis und einem lateralen Medullainfarkt. Klinisch besteht gleichseitig ein Horner-Syndrom und eine Gaumensegelparese mit Dysphagie, eine gekreuzte Sensibilitätsstörung für Körper und Gesicht, eine Gang- und Zeigeataxie sowie ein Nystagmus. Weitere Gefäßsyndrome lassen sich den Choroidalarterien zuordnen (A. choroidea anterior, aus der distalen A. carotis interna abgehend, und die A. choroidea posterior, aus der PCA abgehend).

Pathologie

Territorialinfarkte sind histologisch als Kolliquationsnekrose charakterisiert, d. h. dass alle Zelltypen und das Stroma des Gewebes gleichermaßen von einer Schädigung betroffen sind. Initial ist eine generalisierte Zellschwellung sichtbar, die zytotoxisches Ödem genannt wird. In den ersten Tagen kommt ein vasogenes Ödem hinzu und kann eine lokale Raumforderung bewirken. Nach Abheilung bleibt eine Glianarbe bestehen mit Schrumpfung des umgebenden Gewebes.

Anamnese

Charakteristisch ist das *plötzliche Auftreten* von Ausfallserscheinungen. Je nach Gefäßterritorium (s. oben) können fast alle denkbaren neurologischen Funktionen einzeln oder in Kombination gestört sein. Schmerzen treten dabei so gut

- Apraxie = Störung von zusammengesetzten Handlungs- oder Bewegungsfolgen

- Hinteres Stromgebiet: Dysarthrie, Ataxie, Okulomotorikstörung

- Wallenberg-Syndrom: Verschluss der distalen A. vertebralis

- Anamnese: plötzlicher Beginn, keine Schmerzen

wie nie auf und sollten primär an eine Aneurysmablutung oder Dissektion denken lassen. Sehr häufig lässt sich ein vaskuläres Risikoprofil erfragen: vorbestehende Hypertonie, Diabetes, koronare Herzerkrankung, Rhythmusstörungen, Adipositas, Hypercholesterinämie, Alkohol- und Nikotinabusus; bei jüngeren Patienten: Einnahme der Pille, Migräne, Drogenkonsum und Herzfehler.

● Bei Jüngeren: Pille? Migräne? Drogen?

Symptome

▶ Motorische Ausfälle: Monoparese, Hemiparese, Hemiplegie.
▶ Sensible Defizite: Hypästhesie, Anästhesie, Dysästhesie.
▶ Visuelle Symptome: Amaurosis, homonymer Gesichtsfeldausfall, Quadrantenhemianopsie.
▶ Störungen der Koordination: Ataxie, Hemiataxie, Fallneigung, Dysmetrie.
▶ Neuropsychologische Symptome: Aphasie, Apraxie, Neglect, Agrafie, Agnosie.
▶ Okulomotorische Störungen: Blickdeviation, nukleäre Augenmuskelparesen und komplexe Okulomotorikstörungen.

● Blickdeviation: Patient schaut den Herd an

Körperliche Befunde

● Immer nach Vorhofflimmern suchen!

In der Untersuchung sollte neben dem neurologischen Befund auf **internistische Befunde** geachtet werden. Die Herzauskultation kann Klappenfehler und Rhythmusstörungen nachweisen. Die Haut gibt Aufschluss über das biologische Alter des Patienten; der Habitus zeigt auf das Risikoprofil, z. B. in Form eines metabolischen Syndroms.

In der **neurologischen Untersuchung** ist besonders auf die Bewusstseinslage, Hirnnervenausfälle, motorische Defizite (**Cave:** latente Paresen), die Prüfung verschiedener sensibler Qualitäten und Koordinationsstörungen (Hemiataxie?) zu achten. Latente Paresen werden durch die Vorhaltversuche an Arm und Bein nachgewiesen! Die Muskeleigenreflexe zeigen in der Regel typische Befunde für zentrale Paresen, d. h. eine Reflexsteigerung an der paretischen Extremität. Dies kann initial fehlen.

> **■ MERKE**
>
> Rein kortikale Infarkte führen zu *schlaffen* Paresen (s. ● Abb. C 3.2)!

● Spastik braucht Zeit

Die Tonussteigerung zentraler Paresen kann im Laufe der ersten Krankheitstage nachweisbar werden. Die Entwicklung einer Spastik braucht Zeit! Die Babinski-Prüfung ist immer durchzuführen. Die tonische Dorsalextension der Großzehe nach Bestreichen des lateralen Fußrandes zeigt eine Schädigung der Pyramidenbahn an. **Cave:** Bei Patienten mit zerebraler Mikroangiopathie kann der positive Babinski vorbestehen. Ziel jeder körperlichen Untersuchung ist die Formulierung des klinischen Syndroms.

● Definition des positiven Babinski?

> **▶ PEARLS + PITFALLS**
>
> Bei der Untersuchung achten auf:
> Homonymer GF-Ausfall?
> Latente Paresen?
> Hemiataxie?
> Dissoziierte Gefühlsstörung (= erhaltener Berührungssinn bei gestörter Schmerzwahrnehmung)?

● Klinische Syndrome für den vorderen/hinteren Kreislauf

FALLBEISPIELE

Fallbeispiel für den vorderen Kreislauf: Ein 57-jähriger Patient bemerkt plötzlich, dass er Worte nicht mehr herausbringt und die rechte Körperseite nicht normal bewegen kann. RF: Hypertonie seit 4 Jahren, alter Herzinfarkt. Medikation: Betablocker und Aspirin®. Bei Aufnahme 1,5 Stunden nach Symptombeginn findet man ein linkshemisphärisches Syndrom mit sensomotorischer armbetonter Halbseitenlähmung, motorischer Aphasie und positivem Babinski-Zeichen, keine Blickdeviation, keine Vigilanzstörung. Das cCT ist altersgemäß und zeigt keine Blutung, keine sichere Ischämie. Im EKG Vorhofflimmern. Diagnose: dringender V. a. kardioembolischen Mediateilinfarkt links. Innerhalb von 3 Stunden nach Symptombeginn wird eine i. v.-Lyse mit Gewebeplasminogenaktivator durchgeführt. Der Patient behält Wortfindungsstörungen und eine Feinmotorikstörung der Hand zurück.

Fallbeispiel für den hinteren Kreislauf: Eine 73-jährige Patientin berichtet über plötzliche Gangunsicherheit und Doppeltsehen. RF: Diabetes Typ II, Hypertonie, Adipositas. Bei Aufnahme 5 Stunden nach Symptombeginn sieht man ein „gekreuztes" Hirnstamm-Syndrom: Okulomotoriusparese rechts, schwere Hemiataxie links mit Tremor sowie ein positives Babinski-Zeichen links. Es wird zunächst ein cCT durchgeführt, das keine Blutung, aber mikroangiopathische Veränderungen in Marklager und Hirnstamm aufweist. Ein cMRT zeigt einen umschriebenen (lakunären) Mittelhirninfarkt rechts als Ursache der klinischen Symptome. Dopplersonografie: ausgeprägte Plaquebildung ohne relevante Stenose. Keine Lysetherapie, sondern Gabe von 100 mg ASS. Die Patientin erholt sich nach Reha-Behandlung bis auf eine inkomplette III-Parese mit Augenfehlstellung.

Diagnostik

Die kranielle Computertomografie (cCT) ist immer noch als bildgebender Standard zu betrachten (s. o Abb. C 3.1). Die primäre Durchführung eines kraniellen MR-Tomogramms (cMRT) kann wegen des (noch) unsicheren Blutungsausschlusses nicht empfohlen werden. Im cCT sind frische Läsionen in den ersten 6–12 Stunden oft nur an sogenannten ischämischen Frühzeichen erkennbar: aufgehobene Mark-Rindengrenze, sehr dichte A. cerebri media („dense MCA sign"), nicht sicher abgrenzbarer Nucleus lentiformis.

- cCT = diagnostischer Standard
- cMRT = immer häufiger

MERKE

Ischämische Frühzeichen:
- Dichte Media.
- Aufgehobene Mark-Rindengrenze.
- Hypodenser Linsenkern.

Später lassen sich hypodense Areale als Infarktregion abgrenzen (s. o Abb. C 3.1). Eine intrazerebrale Blutung wird ausgeschlossen, weil sie sich allein klinisch nicht vom ischämischen Infarkt unterscheiden lässt. Auch bei Blutungen ist eine Symptomrückbildung nach mehreren Stunden möglich. Bei negativem cCT und Symptompersistenz kann an eine Sinusvenenthrombose gedacht werden, an das Vorliegen einer Migräne oder an eine Todd'sche Parese nach epileptischem Anfall. Das cMRT hat in der Akutphase durch eine spezielle Technik, sogenannte diffusionsgewichtete MR-Bilder, eine deutlich höhere Treffergenauigkeit im Nachweis von Ischämien als das cCT (s. ○ Abb. C 3.2). Bereits wenige Minuten nach Symptombeginn kann so der Hirninfarkt nachweisbar sein. Konventionelle MR-Bilder (T1, T2, Protonendichte) sind sehr gut geeignet, auch kleine ischämische Läsionen nachzuweisen, wobei die Einordnung in frische und alte Läsionen schwierig ist (s. ○ Abb. C 3.3). Spezielle Techniken wie die MR-Angiografie können arterielle und venöse Gefäße intrakraniell sehr gut darstellen und so z. B. eine Venenthrombose, einen proximalen Media-Verschluss (M1-Segment) oder eine Basilaristhrombose zeigen. Zur Basisdiagnostik gehört auch die Doppler/Duplexsonografie der extrakraniellen Gefäße. So können Stenosen oder Verschlüsse der A. carotis interna bzw. vertebralis erkannt werden oder andere pathologische Befunde, wie z. B. eine Dissektion, das Ausmaß einer generalisierten Makroangiopathie oder Hinweise auf intrakranielle Gefäßprozesse erhoben werden. Die transthorakale und/oder transösophageale Echokardiografie ist die Methode der Wahl, um eine kardiale Ursache des Infarktes nachzuweisen. Erweiterte Herzhöhlen, Klappenfehler und -vegetationen, Herzwandhypokinesien und -aneurysmata, ein persistierendes Foramen ovale (meist mit Vorhofseptumaneurysma) und intracavitäre Thromben können so diagnostiziert werden.

- Diffusions-MRT: hohe Sensitivität

- MR-Angio: Stenosen? Verschlüsse? intra/extrakraniell
- Doppler/Duplex = diagnostischer Standard

Differenzialdiagnose
Die wichtigsten Differenzialdiagnosen sind Migräne mit Aura, epileptischer Anfall, eingebluteter Tumor, Hypoglykämie und akuter Schub einer Multiplen Sklerose.

- DD: Migräne, Epilepsie, Tumor, Hypoglykämie

Praktisches Vorgehen
Nach Einlieferung wird jeder Patient als akuter Notfall behandelt. Blutnotfallwerte werden abgenommen (Glukose, Elektrolyte, Kreatinin, Leberwerte, kleines Blutbild, Thrombozyten, Gerinnung, C-reaktives Protein), ein EKG geschrieben, die Vitalparameter stabilisiert und evtl. Sauerstoff gegeben. Der körperlichen Untersuchung folgt so rasch wie möglich die cCT, in besonderen Fällen die cMRT. Neben dem Blutungsausschluss wird nach ischämischen Frühzeichen gesucht, um die Ausdehnung des Infarktes abzuschätzen. Diese Information wird mit dem klinischen Befund (Syndrom) verglichen und eine erste Einordnung nach topografischen und ätiologischen Gesichtspunkten versucht. Jetzt muss entschieden werden, ob eine Thrombolyse indiziert ist (s. unten). Eine neurosonologische Untersuchung schließt sich an, um pathologische Veränderungen der extrakraniellen Halsgefäße zu erkennen.

- Time is brain!
- Procedere: Notfallwerte, EKG, O2

- CT: Blutungsausschluss

- Einordnung:
- topografisch
- ätiologisch

▶ **PEARLS + PITFALLS**

Der Hirninfarkt ist eine heterogene Erkrankung, deshalb ist unbedingt die Benennung des *klinischen Syndroms* und eine *ätiologische Zuordnung* notwendig.

Therapie
Die European Stroke Organisation gibt regelmäßig evidenzbasierte Empfehlungen zur Therapie heraus [ESO 2008].

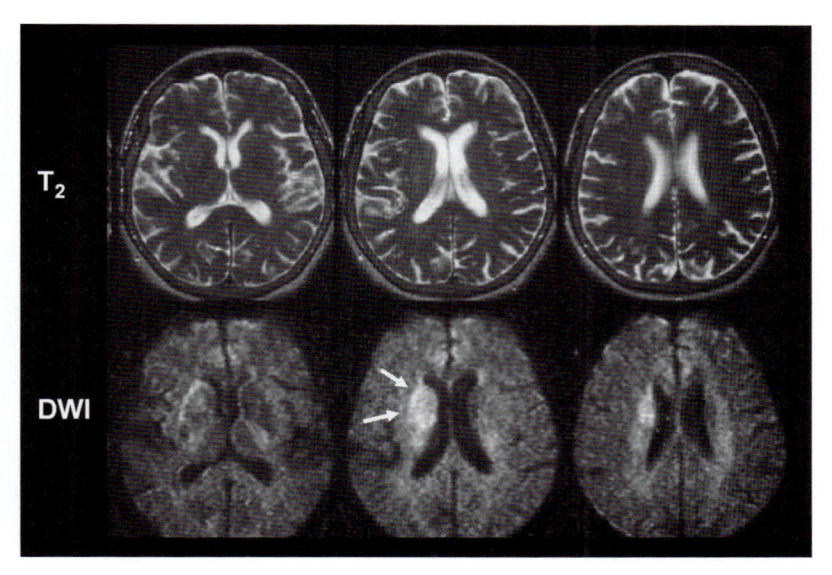

Abb. C 3.3 T2-gewichtete und diffusionsgewichtete MR-Bilder (DWI) bei einer 70-jährigen Patientin, die seit 3 Stunden über eine brachiofaziale Hemiparese links mit Hemineglect-Syndrom berichtet. Beachte, dass der subkortikale Infarkt nur in den DWI nachweisbar ist (Pfeile).

Generelle Maßnahmen

Ideal ist, wenn der Patient so rasch als möglich in die Hände eines Stroke-Unit-Teams übergeben werden kann und so eine durchgehende Überwachung und ein schnelles diagnostisches und therapeutisches Vorgehen möglich wird. Die Stroke-Unit-Behandlung verbessert das Outcome, senkt die Mortalität und verbessert die Langzeit-Lebensqualität. Nach der initialen Diagnostik wird ein Monitoring der Vitalparameter eingeleitet: Aufzeichnung von EKG, Blutdruck, Herzfrequenz, Sauerstoffsättigung, Atemfrequenz und Überwachen der Vigilanz. Diese Maßnahmen können auch in kleinerem Umfang auf einer Normalstation erfolgen. Der neurologische Status sollte anhand etablierter Skalen dokumentiert werden (z. B. National Institute of Health Stroke Scale). In der Regel sollte Bettruhe eingehalten werden. Die Körpertemperatur wird gemessen. Deutlich erhöhte Blutdruckwerte (systolisch > 180 mmHg) werden medikamentös gesenkt, moderat erhöhte Werte (systolisch 160–180 mmHg, diastolisch 100–105 mmHg) toleriert. Eingesetzt werden Captopril 6,25–12,5 mg p.o.; Urapidil 10–50 mg i. v. bzw. 4–8 mg/h i. v.; Clonidin (0,15–0,3 mg i. v.) oder Metoprolol (10 mg i. v.).

- Am besten: Stroke-Team und Stroke-Unit
- Stroke-Unit-Behandlung verbessert Outcome!
- Monitoring von: EKG, RR, SO_2, Vigilanz
- Moderate RR-Therapie

MERKE

Eine Hypoglykämie kann Infarktsymptome imitieren, deshalb immer den BZ bestimmen!

Erhöhte Blutzuckerwerte > 180 mg/dl (> 10 mmol/l) werden mit Human-Insulin behandelt. Auch leichtes Fieber wird mit Paracetamol oder Metamizol gesenkt. Eine Thromboseprophylaxe ist stets durchzuführen. Bereits in den ersten Behandlungstagen wird Krankengymnastik verordnet, die dem neurologischen Status angepasst werden muss. Bei Aphasien und neuropsychologischen Störungen wird eine logopädische bzw. ergotherapeutische Therapie durchgeführt.

- Immer: Thromboseprophylaxe

Spezielle Therapie

Es muss sehr rasch entschieden werden, ob eine thrombolytische Therapie indiziert ist. Derzeit ist für die intravenöse Lyse mit Gewebe-Plasminogenaktivator (t-PA) ein Zeitfenster von 3 Stunden zwischen Symptombeginn und Einleitung der Therapie gültig, im Falle einer angiografisch geführten lokalen Thrombolyse maximal 6 Stunden. Beide Therapien sind durch Studien gut belegt [NINDS Study Group 1995, Furlan et al. 1999] (s. o Abb. C 3.4).

● Lyse im 3 h-Fenster

Vorschlag eines Behandlungsprotokolls, das beispielhaft die Indikationsstellung beschreibt:

a) Die intravenöse Thrombolyse ist indiziert bei Patienten mit einem leichten bis mittelschweren Defizit (NIH Stroke Scale ≥ 4 und < 25) innerhalb der ersten 3 Stunden nach Symptombeginn. Das cCT ist unauffällig oder zeigt ischämische Frühzeichen in weniger als 33 % des Mediaterritoriums; im Zweifel wird ein diffusionsgewichtetes cMRT durchgeführt. Jede Minute zählt! Die Lyse erfolgt mit t-PA i. v., 0,9 mg/kg, maximal 90 mg, 10 % der Dosis als Bolus, der Rest über 60 Min. i. v.; im Anschluss über 24 Stunden keine Heparingabe, danach Thromboseprophylaxe und 100 mg ASS.

● Lokale Lyse im 3- bis 6-h-Fenster

b) In geeigneten Zentren können Patienten mit einem leichten bis mittelschweren Defizit zwischen 3 und 6 Stunden nach Symptombeginn einer intra-arteriellen Thrombolyse zugeführt werden. cCT-Kriterien wie oben. Nach angiografischer Darstellung des Verschlusses erfolgt die lokale Lyse mit t-PA (maximal 90 mg) oder Urokinase i.a. durch den Neuroradiologen. Wegen fehlender Zulassung handelt es sich bei der lokalen Lyse um einen individuellen Heilversuch.

● Basilaristhrombose: Angio

c) Bei Hirnstammsyndromen mit V. a. Basilaristhrombose wird auch bei unauffälligem cCT eine Angiografie durchgeführt: nach Darstellung des Verschlusses lokale Lyse mit t-PA i.a. durch den Neuroradiologen. Bei der Basilaristhrombose gilt: großzügige Indikationsstellung zur Thrombolyse wegen der schlechten Spontanprognose (ebenfalls Heilversuch ohne Zulassung).

Frühe Sekundärprophylaxe

● Frühe Prophylaxe: meist ASS

● Heparin i. v. nur bei hohem Thrombembolierisiko!

Besteht keine Indikation zur Lyse, wird eine frühe Sekundärprophylaxe angestrebt. Die Gabe von Aspirin (100–300 mg ASS/d p.o.) innerhalb von 48 Stunden senkt die Mortalität und Re-Infarktrate. Eine Antikoagulation mit Volldosis Heparin i. v. oder NMH ist indiziert bei sehr hohem Re-Emboliersiko (künstliche Klappen, Myokardinfarkt mit muralen Thromben, thrombophile Gerinnungsstörungen). Für eine generelle Hirninfarkttherapie mit i. v. appliziertem unfraktioniertem Heparin oder niedrig molekularen Heparinen liegen keine schlüssigen Studien vor. Die Rolle einer zweifachen Plättchenhemmung (ASS plus Clopidogrel) ist zurzeit nur beim akuten Koronarsyndrom belegt, beim Hirninfarkt jedoch nicht wirksam.

Operative Dekompression

● Hemikraniektomie zur Entlastung bei malignem Mediainfarkt

● Osmotherapie bei Raumforderung

Bei raumfordernden Infarkten der vorderen oder hinteren Schädelgrube, also (sub)totalen Mediainfarkten oder großen Kleinhirninfarkten, kann eine Hemikraniektomie bzw. eine Dekompression der hinteren Schädelgrube durchgeführt werden. Damit lässt sich die Mortalität von ca. 80 % auf 30 % senken. Alternativ wird bei solchen Patienten die Osmotherapie eingesetzt (z. B. 125 ml Mannit-Lösung 20 % als i. v. Kurzinfusion alle 4–8 Std.).

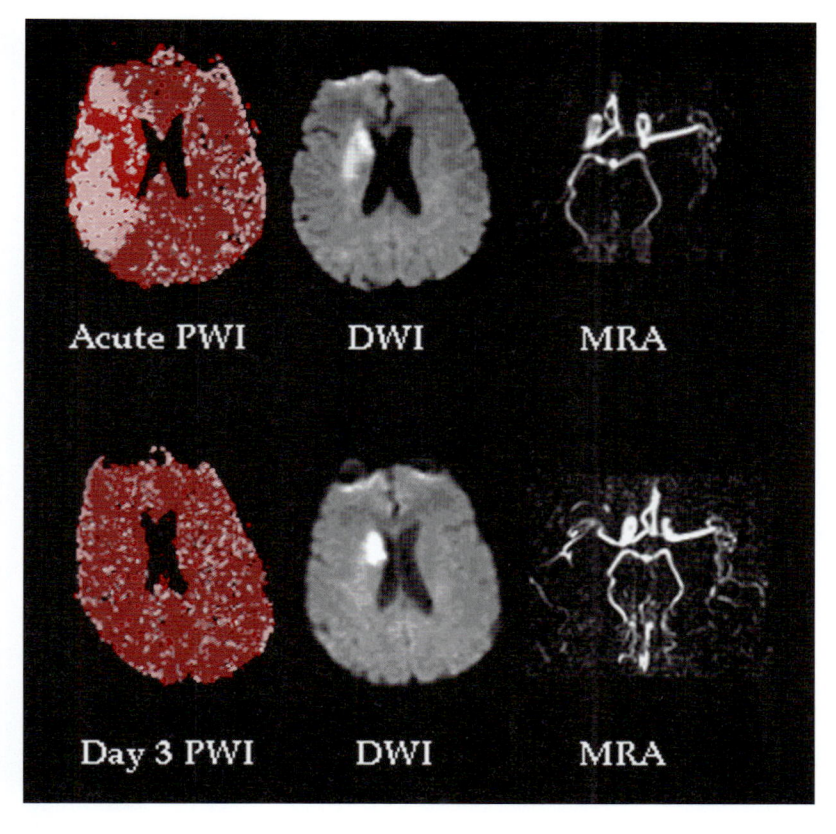

Abb. C 3.4 MR-Perfusionsbilder der mittleren Transitzeit (acute PWI), diffusionsgewichtete Aufnahmen (DWI) und MR-Angiografien (MRA) eines Patienten mit einem rechtshemisphärischen Syndrom vor (oben) und 3 Tage nach (unten) Thrombolysetherapie. Beachte das fehlende Fluss-Signal im proximalen Mediaabschnitt vor Lyse, der rekanalisiert wird. Das Perfusionsdefizit (in Pseudofarben rot und hellrot) normalisiert sich. Mit freundlicher Genehmigung aus: von Kummer, Back (eds.) MR Imaging in ischemic stroke. Springer 2005.

Weitere Sekundärprophylaxe

Im ersten Jahr nach Schlaganfall erleiden 8–15 % der Patienten ein Zweitereignis. Das Wiederholungsrisiko ist in den ersten Wochen nach Schlaganfall am höchsten. Die Thrombozytenaggregationshemmung senkt die Reinfarktrate um etwa 25 %. Niedrig- bis mittelhoch dosiertes Aspirin (50–325 mg Acetylsalicylsäure/Tag) ist das Medikament der ersten Wahl. Bei Patienten mit einem erhöhten Rezidivrisiko (> 4 %/Jahr) wird die Kombination ASS-Dipyridamol (50/400 mg/Tag) oder Clopidogrel (75 mg/Tag) empfohlen. Bei Unverträglichkeit oder Kontraindikation gegen ASS wird Clopidogrel 75 mg/Tag empfohlen. Nach Kardioembolie (z. B. bei Vorhofflimmern) ist eine orale Antikoagulation mit Phenprocoumon indiziert mit einer Ziel-INR von 2,0–3,0. Bei Z. n. mechanischem Klappeneinsatz kann eine schärfere Einstellung notwendig sein. In englischsprachigen Ländern wird Warfarin bevorzugt. Die Hochdruckbehandlung mit Ramipril, Perindopril + Indapamid oder Eprosartan hat einen zusätzlichen positiven Effekt auf die Reinfarktrate. Atorvastatin (80 mg/Tag) ist sekundärpräventiv wirksam bei Patienten mit erhöhtem Cholesterin.

● Späte Prophylaxe: ASS = 1. Wahl (100–300 mg) Alternativ: ASS-Dipyridamol, Clopidogrel

Verlauf und Prognose

Die Rückbildung oder Besserung des neurologischen Defizits erfolgt in der Regel innerhalb von 3 Monaten, kann aber auch deutlich längere Zeit beanspruchen. Mindestens die Hälfte aller Patienten behalten signifikante Defizite, etwa

● Besserung/Rückbildung innerhalb von 3 Monaten

40 % bleiben behindert und benötigen eine gezielte Rehabilitation. Patienten mit embolischen Infarkten haben im Vergleich zu anderen Infarkttypen die schlechteste Prognose. Zur frühen Rehabilitation zählt die Mobilisierung, die bei Patienten mit Paresen nach 2–3 Tagen angestrebt wird.

Ein multidisziplinäres Team behandelt den Patienten:
- Mit Schlaganfall erfahrene Ärzte und Pflegekräfte (Stroke-Team).
- Physiotherapeuten.
- Ergotherapeuten.
- Logopäden bzw. Neuropsychologen.
- Sozialarbeiter.

● **ICD-10:**
I67.3 Progressive subkortikale vaskuläre Enzephalopathie
I63.5 Hirninfarkt durch nicht näher bezeichneten Verschluss oder Stenose intrakranieller Arterien

● Mikroangiopathie = SAE
→ ML-Veränderungen
→ Lakunen

● Lakune ≤ 1,5 cm

● **Cave:** kognitive Defizite bei SAE!

○ **Abb. C 3.5** Multiple lakunäre Hirninfarkte (Pfeile) und Marklagerhypodensitäten (Blockpfeile) bei zerebraler Mikroangiopathie im kraniellen CT.

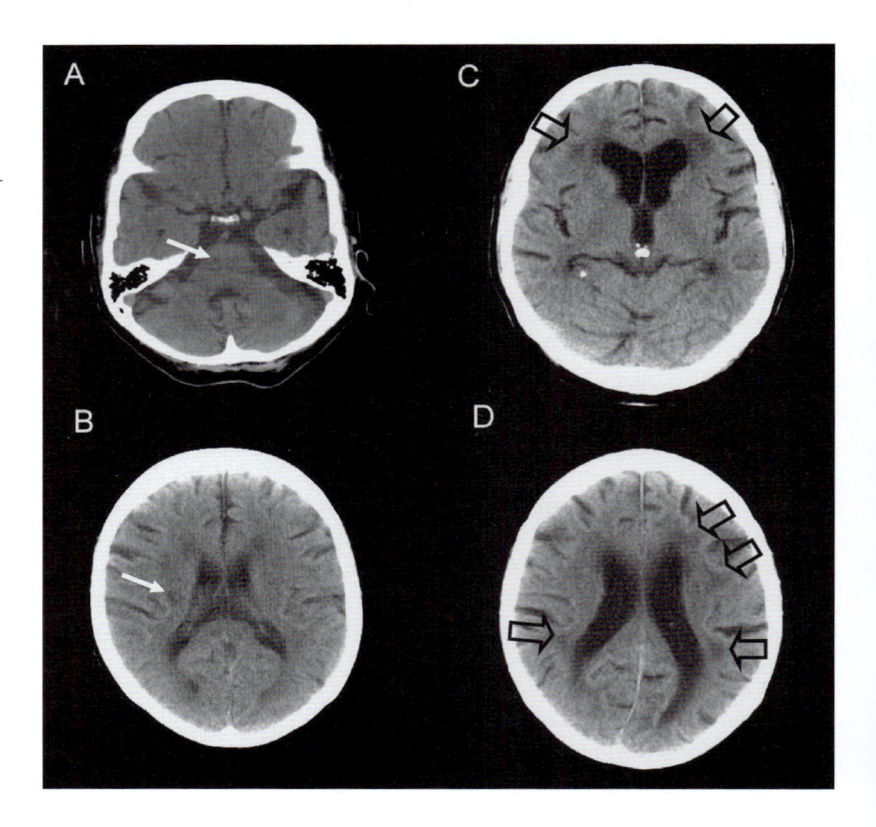

C 3.1.2 Zerebrale Mikroangiopathie

Hirninfarkte aufgrund einer zerebralen Mikroangiopathie treten als lakunäre Infarkte und konfluierende Marklagerveränderungen (subkortikale arteriosklerotische Enzephalopathie, SAE) auf. Andere Bezeichnungen sind: chronisch progressive vaskuläre Enzephalopathie, Morbus Binswanger.

Definition

Lakunäre Infarkte sind Infarkte mit einem Durchmesser ≤ 1,5 cm; sie treten subkortikal an typischen Lokalisationen auf: Basalganglien, Marklager, Brücke. Die flächigen Marklagerveränderungen sind meist bilateral und verlaufen progredient, oft verbunden mit kognitiven Defiziten (s. ○ Abb. C 3.5).

Epidemiologie
In Deutschland ist mit 30 neu aufgetretenen mikroangiopathischen Infarkten auf 100 000 Einwohner pro Jahr zu rechnen. Etwa jeder fünfte Hirninfarkt ist mikroangiopathisch bedingt.

Genetik
Eine sehr seltene genetische Form der mikroangiopathischen Demenz ist unter dem Namen CADASIL bekannt („cerebral autosomal dominant arteriopathy with subcortical infarcts and leukoencephalopathy").

● Monogene Mikroangiopathie = CADASIL (Notch 3-Mutation)

Ätiologie
Verschluss kleiner Arterien und Arteriolen infolge einer Lipohyalinose, bedingt durch arterielle Hypertonie, Nikotin und/oder Diabetes.

● Hyalinose der kleinen Arterien

Pathophysiologie/Pathologie
Wandhyalinose funktioneller Endarterien (Durchmesser 40–900 µm) ohne Kollateralisierung, vorwiegend in Endstromgebieten lokalisiert und im Verlauf meist progredient. Umschriebene Nekrosen oder konfluierende Marklagergliose.

Anamnese, Symptome, körperliche Befunde
Plötzliches Auftreten fokaler Defizite, häufig Crescendo-Charakter oder fluktuierend, rasche Rückbildung möglich.

Vier „klassische" lakunäre Syndrome:
- Rein motorische Hemiparese.
- Isolierte Hemihypästhesie.
- Hemiataktisches Syndrom.
- Dysarthria-clumsy hand-Syndrom: Ungeschicklichkeit der Hand mit Dysarthrie.

● Klinisch:
– Plötzlicher Beginn
– Crescendo
– Fluktuierend

Diagnostik
Kleine umschriebene Läsionen in cCT und cMRT an typischer Stelle (s. ● Abb. C 3.5). Im Marklager häufig Nachweis flächiger Veränderungen (Leukaraiose, s. ● Abb. C 3.6) oder eines Status lacunaris. Diffusions-MRT zum Nachweis frischer Läsionen. Hypertoniediagnostik (24-Std.-Blutdruckmessung), Diabetesnachweis (Glukosebelastungstest, HbA_{1C}), Suche nach anderen konkurrierenden Ursachen (Echokardiografie, Dopplersonografie).

Differenzialdiagnose wie in Kapitel C 3.1.1.

● In bis zu 20 % negative Bildgebung!

Praktisches Vorgehen, Therapie und Sekundärprophylaxe
Siehe Kapitel C 3.1.1. Im Vergleich zu Territorialinfarkten besteht bei Patienten mit zerebraler Mikroangiopathie eine erhöhte zerebrale Blutungsgefahr bei Thrombolyse oder Antikoagulation! Die Ausbildung von Charcot-Bouchard'schen Mikroaneurysmata dürfte hierfür der Grund sein. Der konsequenten Einstellung von RR und BZ kommt besondere Bedeutung zu. Frühzeitige Untersuchung kognitiver Funktionen zur Erkennung einer beginnenden vaskulären Demenz (s. ● Abb. C 3.6).

● SAE: erhöhtes zerebrales Blutungsrisiko!

● Kognition testen!

Verlauf und Prognose
Bei fast ³/₄ aller Patienten vollständige Rückbildung der Defizite, jährliche Re-Infarktrate etwa 10 %, jedoch häufig Progredienz infolge der Grunderkrankung

● Gute Rückbildungsrate, jedoch über Jahre häufig Progredienz

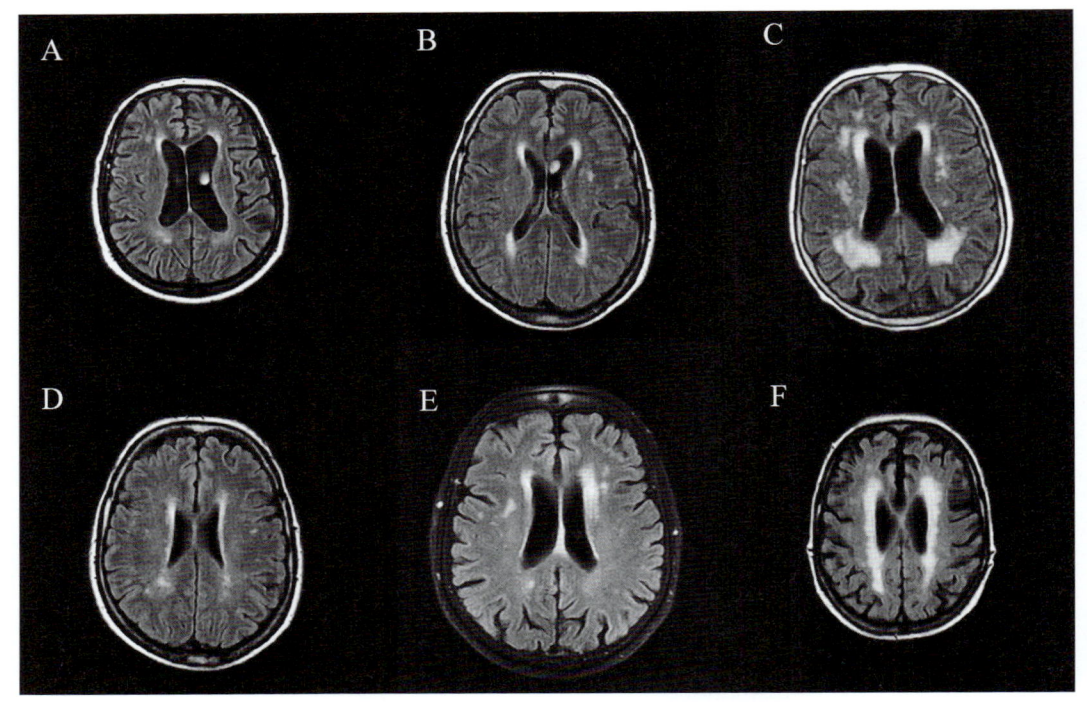

Abb. C 3.6 Verschiedene Stadien der zerebralen Mikroangiopathie in MR-Bildern (FLAIR). Beachte die verschieden starke Ausprägung der periventrikulären Veränderungen der weißen Substanz, die von geringer Kappenbildung um die Vorderhörner bis zu breiten, ringförmigen Hyperintensitäten um die Seitenventrikel reicht. Häufig sind diese Veränderungen mit kognitiven Störungen assoziiert. Mit freundlicher Genehmigung aus: von Kummer, Back (eds.) MR Imaging in ischemic stroke. Springer 2005.

und Entwicklung einer Demenz mit schwerwiegenden medizinischen und sozialen Folgen.

> ▶ **PEARLS + PITFALLS**
>
> Immer nach konkurrierenden Ursachen suchen! Diagnose wird aufgrund der Klinik gestellt, auch bei „negativer" Bildgebung. Eigene RR-Messung bei Patienten anregen!

C 3.1.3 Hämodynamischer Infarkt

ICD-10-Klassifikation
G45.1 Arteria-carotis-interna-Syndrom (halbseitig).
I63.2 Hirninfarkt durch nicht näher bezeichneten Verschluss oder Stenose der extrakraniellen hirnversorgenden Arterien.
Hämodynamische Infarkte in den sogenannten Grenzzonen können durch Stenosen der zuführenden hirnversorgenden Arterien bzw. durch Situationen mit schlechtem regionalen Perfusionsdruck im Rahmen von Hypotension ausgelöst werden. Es wird auch von Grenzzoneninfarkten oder vom „Syndrom der letzten Wiese" gesprochen.

● Syndrom der letzten Wiese

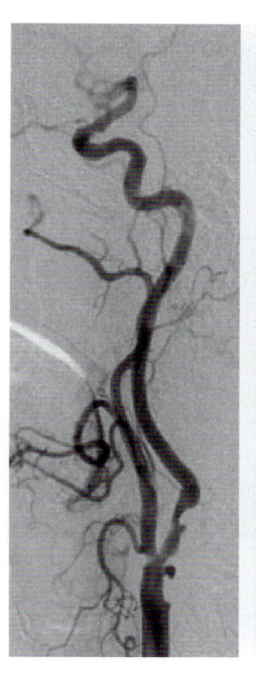

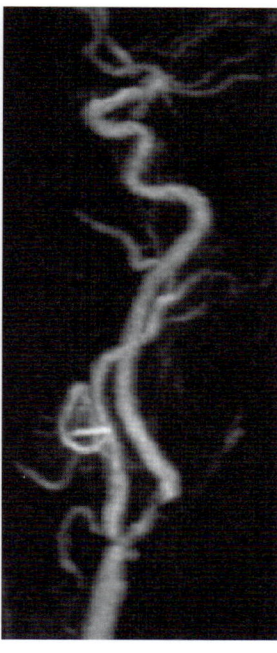

Abb. C 3.7 Hochgradige Arteria-carotis-interna-Abgangsstenose mit Ulzeration. Der Patient erlitt eine TIA der ipsilateralen Hemisphäre. Digitales Subtraktionsbild der Angiografie (links) und entsprechende Projektion der kontrastunterstützten MR-Angiografie (rechts). Mit freundlicher Genehmigung aus: von Kummer, Back (eds.) MR Imaging in ischemic stroke. Springer 2005.

Epidemiologie
Etwa jeder 10. Hirninfarkt entsteht durch eine hämodynamische Ursache.

● Hämodynamische Infarkte sind nicht häufig.

Ätiologie
Eine Karotisstenose ist die häufigste Ursache, jedoch können auch andere extrakranielle Prozesse wie eine A.-subclavia-Stenose mit Subclavian-steal-Syndrom zu hämodynamischen Infarkten führen. Ab einem Stenosegrad von etwa 70 % ist mit einer relevanten Flussminderung im betroffenen Gefäß zu rechnen (s. ○ Abb. C 3.7). Als Pathomechanismus kommt die Minderung des Perfusionsdruckes im abhängigen Gefäßgebiet infrage. Gefäßstenosen können auch Ausgangspunkt für Embolien sein.

● Karotisstenose wird als Infarktursache häufig überschätzt.

● Stenosen werden ab 70 % hämodynamisch wirksam

Pathophysiologie/Pathologie
Stenosierende oder okkludierende Makroangiopathie der extrakraniellen Arterien, meist im Abgangsbereich der A. carotis interna. Oft auch multiple Gefäßprozesse. Im Gehirn sind die Grenzzonen zwischen den drei großen Hirnarterien betroffen; es wird die vordere (zwischen ACA- und MCA-Territorien) von der hinteren Grenzzone (zwischen MCA- und PCA-Territorien) unterschieden (s. ○ Abb. C 3.8).

Anamnese, Symptome, körperliche Befunde
Siehe in Kapitel C 3.1.1. Die Auskultation der Halsgefäße kann ein Stenosegeräusch nachweisen, das umso lauter wird, je geringer der Stenosegrad ist, jedoch bei höchstgradigen Stenosen fehlen kann. Hämodynamische Infarkte können eine fluktuierende Symptomatik verursachen, die eine Abhängigkeit vom Blutdruck zeigt.

Abb. C 3.8 Hämodynamische Hirninfarkte der Grenzzonen bilateral, jedoch vorwiegend links (ACA-MCA und MCA-PCA), die in diffusionsgewichteten Bildern (DWI) gut sichtbar sind. T2-gewichtete MR-Bilder zeigen eine zerebrale Mikroangiopathie. 77-jährige Patientin, die im Anschluss an mehrere hypotone Episoden klinisch eine fluktuierende Halbseitenlähmung rechts entwickelte.

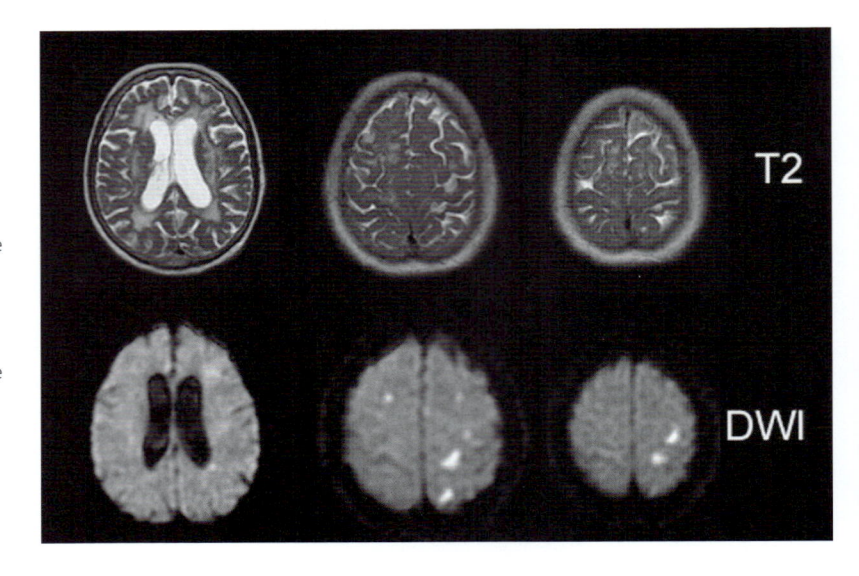

● Doppler: Stenosenachweis in %

● Immer weniger eingesetzt: die DSA

Diagnostik
Siehe unter Kapitel C 3.1.1. Die Dopplersonografie ist die Methode der Wahl zum Nachweis der Stenosen und ihrer hämodynamischen Wirksamkeit. Sie erlaubt eine genaue Gradeinschätzung der Stenose in %. Die konventionelle Angiografie (DSA) ist geeignet, um die Lokalisation, Stenosegrad und Kollateralversorgung zu untersuchen; immer besser gelingt dies auch mit der nicht-invasiven MR- oder CT-Angiografie. In cCT oder cMRT Nachweis von Läsionen in den Grenzzonen zwischen den großen Hirnarterien (ACA, MCA, PCA), gelegentlich auch bilaterale Läsionen (s. ● Abb. C 3.8).

Differenzialdiagnose
Hypoglykämie ausschließen, bildgebend nach anderen Infarkt-Mustern suchen.

Praktisches Vorgehen
Rasche Diagnostik zum Nachweis der Gefäßsituation. Stabilisierung des Blutdrucks auf hochnormale Werte, evtl. unter Einsatz von Plasmaexpandern oder Dopamingabe (**cave:** Herzinsuffizienz!).

● Hochnormalen RR anstreben

Therapie
Bei Nachweis einer über 70 %igen Karotisstenose auf der Seite des Hemisphäreninfarktes (in der Regel ACA- oder MCA-Territorium) innerhalb von 6 Monaten operative Thrombendarteriektomie (TEA), in der Regel mit Venenpatchplastik. Bei kleineren Infarkten rasche Operation innerhalb von 6 Wochen. Alternativ kann eine Stent-Einlage erfolgen, die nach bisherigen Ergebnissen der Chirurgie (noch) nicht gleichwertig ist. Die alleinige Angioplastie ohne Stent ist nicht mehr zeitgemäß. Die notfallmäßige operative Desobliteration ist indiziert bei flottierenden Thromben in der Karotisgabel oder bei einer in Thrombosierung begriffenen A. carotis interna. Patienten unter 75 J. profitieren von der Operation einer asymptomatischen Karotisstenose. Wegen des geringen Schlaganfallrisikos von 0,5 % pro Jahr sollte bei asymptomatischer Stenose die Indikation zur TEA vorsichtig erfolgen.

● TEA innerhalb von max. 6 Monaten

● Stenteinlage: etwas höheres periprozedurales Risiko als TEA

Verlauf und Prognose
Die Re-Insultrate beträgt innerhalb der ersten 30 Tage bis zu 8 %; die kombinierte Häufigkeit von Insult/Hirnblutung/Mortalität liegt bei früher und später TEA ähnlich niedrig. Deshalb wird immer häufiger ein rasches operatives Vorgehen gewählt (innerhalb von 3 Wochen nach TIA oder Infarkt).

• Immer häufiger frühe TEA nach TIA oder Stroke

> **▶ PEARLS + PITFALLS**
>
> Sorgfältige Indikationsstellung durch Neurologen und Gefäßchirurgen. Operation nur in Zentren mit einer perioperativen Morbidität von unter 5 %. Bei multiplen Gefäßbefunden diagnostische Angiografie! Keine drastische Blutdrucksenkung bei initial vorliegender Hypertension.

C 3.1.4 Transitorisch ischämische Attacke

ICD-10-Klassifikation
G45.3 Amaurosis fugax.
G45.8 Sonstige zerebrale transitorische ischämische Attacken und verwandte Syndrome.
G45.9 Zerebrale transitorische ischämische Attacke, nicht näher bezeichnet.
Unter einer transitorisch ischämischen Attacke (TIA) versteht man eine vorübergehende zerebrale Durchblutungsstörung mit fokal-neurologischen Ausfällen, die sich innerhalb von 24 Stunden komplett zurückbilden. Eine Sonderform ist die Amaurosis fugax mit retinaler Durchblutungsstörung.

• TIA = flüchtige Fokalsymptome ≤ 24 h

• Syn.: flüchtiger ischämischer Insult

• Amaurosis fugax = Sonderfall der TIA

Epidemiologie
Die Häufigkeit des erstmaligen Auftretens einer TIA liegt bei 31/100 000 Einwohner und steigt mit dem Alter auf 293/100 000 Einwohner bei den über 75-Jährigen. Mit einer erheblichen Dunkelziffer nicht registrierter TIAs muss gerechnet werden.

Ätiologie
Das ganze Spektrum der Hirninfarktursachen kommt in Frage, jedoch sind embolische oder lokal atherothrombotische Prozesse möglicherweise am häufigsten.

Pathophysiologie/Pathologie
Die gleichen Prozesse, die zu einem ischämischen Hirninfarkt führen, können eine TIA auslösen, auch wenn das vaskuläre Risikoprofil zwischen TIA- und Hirninfarktpatienten nicht identisch ist (s. Kap. C 3.1.1). Ursprünglich war man davon ausgegangen, dass eine TIA keinen morphologischen Schaden hinterlässt. Neue Bildgebungsbefunde zeigen jedoch, dass das klinische Bild einer TIA z. T. von kleinen Infarkten begleitet sein kann, die keine strategisch wichtigen Strukturen betreffen. Für das Outcome sind diese Läsionen jedoch wenig bedeutsam. In letzter Zeit wurde über spät einsetzende kognitive Defizite nach flüchtigen Insulten berichtet, deren Wertigkeit noch unklar ist.

• Bei TIA gelegentlich Nachweis kleiner Infarkte

Anamnese, Symptome, körperliche Befunde
Analog den Verhältnissen bei territorialen, mikroangiopathischen oder hämodynamischen Infarkten.

Diagnostik

- Jeder Zweite hat Veränderungen im Diffusions-MRT

Siehe in Kapitel C 3.1.1. Etwa die Hälfte der Patienten weist in diffusionsgewichteten MR-Bildern frische zerebrale Läsionen auf, die sich auf das neurologische Syndrom beziehen lassen und für einen bleibenden kleinen Infarkt sprechen.

> **MERKE**
>
> Bei Patienten mit sich rasch bessernden neurologischen Symptomen sollte von einer Thrombolyse Abstand genommen werden.

Praktisches Vorgehen: s. Kapitel C 3.1.1.

Differenzialdiagnose

Vor allem an eine Migräneaura denken und nach Kopfschmerzen fragen.

Therapie

- Prophylaxe wie bei Infarkt

Nach einer TIA wird eine Sekundärprophylaxe verschrieben wie nach einem kompletten Infarkt. Nach 5 symptomfreien Jahren unter Therapie kann ein Absetzen der Prophylaxe erwogen werden.

Verlauf und Prognose

- Meist Rückbildung innerhalb 1 h

Die meisten TIAs bilden sich innerhalb der ersten Stunde bereits zurück. Dauert die Symptomatik deutlich länger an, ist mit einem positiven bildgebenden Läsionsnachweis zu rechnen (cMRT). Die 5-Jahres-Mortalität nach TIA liegt bei 7–9 %; das Hirninfarktrisiko nach TIA beträgt innerhalb der ersten 5 Jahre durchschnittlich knapp 7 %. Gelegentlich wiederholt sich eine TIA-Symptomatik in gleicher Form mehrmals. Dann liegt meist ein sogenanntes capsular warning-Syndrom vor, das unbedingt eine weiterführende Diagnostik stimulieren sollte. Liegt klinisch ein transientes lakunäres Syndrom vor, spricht man von einer lakunären TIA.

> **▶ PEARLS + PITFALLS**
>
> Nach TIA sollte eine ausführliche vaskuläre Diagnostik erfolgen wie nach einem Hirninfarkt.

C 3.1.5 Infarkte durch andere, nicht-atheromatöse Ursachen

- **ICD-10:**
  I63.5 Hirninfarkt durch nicht näher bezeichneten Verschluss.

- Kindlicher Schlaganfall: Sichelzellanämie? Herzfehler?

Insbesondere bei jüngeren Patienten unter 45 Jahren mit einer Hirnischämie muss nach nicht-atheromatösen Ursachen gesucht werden. In erster Linie sind hier die Dissektion, thrombophile Gerinnungsstörungen, Drogenkonsum, die fibromuskuläre Dysplasie (FMD), die Moyamoya-Erkrankung und die zerebrale Vaskulitis zu nennen. Selten kann es bei Tumoren der vorderen Schädelbasis (Kraniopharyngiome, Hypophysentumoren, Meningeome) zum sogenannten Tumor-encasement mit Stenose oder Verschluss der intrakraniellen A. carotis interna kommen. Bei Kindern muss an eine Sichelzellanämie (Herkunft erfragen!) als Ursache gedacht werden. Kongenitale Durchblutungsstörungen/Hypoxie führen zu Bildern der Zerebralparese. Diese Erkrankungen machen

C 3.1.5 Infarkte durch andere, nicht-atheromatöse Ursachen

unter 5 % aller Hirninfarkte aus und sind lediglich in Jüngeren häufiger anzutreffen.

> **MERKE**
>
> Jüngere Schlagfälle:
> - Dissektion
> - Thrombophilie
> - Drogen
> - FMD
> - Moyamoya
> - Vaskulitis.

Grundlagen und klinische Bilder
Die Dissektion ist schmerzhaft und kann die Aa. carotis communis und/oder interna, die Aorta und die A. vertebralis betreffen. Ursachen sind z. B. ein Schlag an den Hals oder ein chiropraktisches Manöver; ein spontanes Auftreten ist jedoch häufiger. Die Dissektion der A. carotis führt meist begleitend zu einem Horner-Syndrom und zur Hypoglossus-Parese, die Vertebralis-Dissektion macht hartnäckige Nacken-/Halsschmerzen. Die Fokalsymptome werden meist durch lokal entstehende Thromben und Hirnembolie ausgelöst.

● Dissektion macht Schmerzen!

● Karotis-Dissektion
→ Horner-Syndrom
→ Zungenparese

Thrombophile Gerinnungsstörungen sind als Kofaktor in der Entstehung von Infarkten und Sinusthrombosen zu betrachten. Am häufigsten sind: Faktor-V-Leiden-Mutation, Prothrombin-Mutation, Antithrombin-III-Mangel und Störungen von Protein C und S. Hier ist immer nach früheren venösen Thrombosen und bei Frauen nach Spontanaborten zu fragen.

Die Einnahme von Drogen (Kokain, Amphetamine, oft in Kombination mit Alkoholexzessen und Nikotin) kann zerebrale Gefäßverschlüsse verursachen.

● **Cave:** oft multiple Drogen + Alkohol + Nikotin

Selten ist die fibromuskuläre Dysplasie (FMD), die vorwiegend an den extrakraniellen hirnversorgenden Arterien vorkommt und nicht nur zerebrale Emboli, sondern auch vermehrt intrakranielle Aneurysmablutungen hervorruft.

● Selten: FMD

Die seltene idiopathische progressive Arteriopathie des Kindesalters (Moyamoya) kommt vorwiegend in Japan vor und führt zu rezidivierenden Ischämien bei Stenose oder Verschluss der distalen ACI oder proximaler Zerebralarterien (ACA, MCA).

Die zerebrale Vaskulitis ist nur ganz ausnahmsweise eine isolierte Erkrankung der Gehirnarterien und in der Regel mit einer anderen Organvaskulitis assoziiert. Es wird eine infektiöse Vaskulitis (z. B. im Rahmen einer bakteriellen Meningitis, einer Neuroborreliose, einer tuberkulösen Meningitis oder verschiedener zerebraler Mykosen) von nicht-infektiösen Formen unterschieden. Hier sind zu nennen: zerebrale Vaskulitis bei Panarteriitis nodosa (Nierenbeteiligung!), bei der Wegener'schen Granulomatose (Foci im HNO-Bereich!) und bei Churg-Strauss-Syndrom (Asthma bronchiale!). Eine Vaskulitis beim systemischen Lupus erythematodes kann das zentrale und periphere Nervensystem befallen.

Gemeinsame Kennzeichen sind Kaliberschwankungen der intrakraniellen Arterien in der konventionellen Angiografie (nicht obligat!), untypische Lokalisation von ischämischen fokalen Läsionen, oft begleitet von multiplen Blutungsherden.

Diagnostik

- Bildgebung: Blutung + Ischämie, multiple Territorien

Die Diagnostik umfasst kranielle Bildgebung (multifokale Läsionen), Liquor (Pleozytose!), Dopplersonografie (Strömungsbeschleunigung) und das ganze Spektrum der internistischen Organdiagnostik. Die Grunderkrankung sollte gesichert werden. Die klinischen Bilder dieser Gruppe von Hirninfarkten lässt sich nicht von Infarkten anderer Ursache abgrenzen. Häufiger werden multifokale Läsionen beobachtet mit entsprechend komplexen klinischen Bildern.

Differenzialdiagnose

- DD der Vaskulitis: Meningitis, Enzephalitis

Die Diagnose einer isolierten ZNS-Vaskulitis ist eine Ausschlussdiagnose! An erregerbedingte Meningitis oder Enzephalitis denken.

Therapie und Verlauf

- Bei Dissektion: Heparin i. v.

Die Gefäßdissektion hat unter einer Antikoagulation (in der Regel über 6 Monate) eine gute Prognose. Ein arterieller oder venöser Hirninfarkt bei Thrombophilie sollte mit einer Antikoagulation behandelt werden; bestehen Kontraindikationen oder ein hohes Blutungsrisiko, wird ein Plättchenhemmer gegeben. Nicht-infektiöse Vaskulitiden werden so behandelt wie die Grunderkrankung, also z. B. mit Corticoiden oder einer Immunsuppression.

- ICD-10:
G95.1 Vaskuläre Myelopathie.

C 3.1.6 Spinale Infarkte

- Spinale Ischämie ist selten

Spinale Ischämien sind etwa 20-mal seltener als zerebrale Infarkte und haben eine heterogene Ätiologie. Es werden arterielle spinale Infarkte (embolisch und nicht-embolisch) unterschieden von venösen Stauungsinfarkten, wie sie etwa bei der periduralen AV-Fistel auftreten können.

Definition

Spinale Infarkte sind umschriebene Rückenmarksnekrosen, die auf dem Boden arterieller oder venöser Durchblutungsstörungen entstehen.

Epidemiologie

In der Regel handelt es sich um ischämische spinale Infarkte, sehr selten um spinale Blutungen. Auf 100 000 Einwohner kommen pro Jahr 10–20 Fälle. Über genetische Ursachen ist wenig bekannt; spinale Gefäßmissbildungen sind möglicherweise genetisch mitbedingt.

- Ursachen:
- Lokaler Gefäßkalk
- Embolie
- Aortendissektion
- Myelitis

Grundlagen

Die Makroangiopathie spinaler Arterien auf dem Boden einer generalisierten Arteriosklerose ist eine mögliche Ursache. Embolische Infarkte sind auch möglich, haben aber einen verzweigten Embolisierungsweg. Sekundäre Mechanismen sind: lokale Kompression spinaler Arterien durch epidurales spinales Hämatom (chirurgischer Notfall!), durch Aortendissektion mit Verschluss radikulärer Arterien, durch direkte traumatische Einwirkung oder durch lokale Inflammation z. B. bei infektiöser Myelitis oder Diszitis mit perispinalem Abszess.

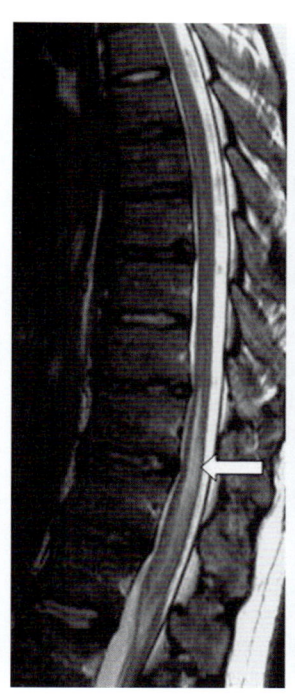

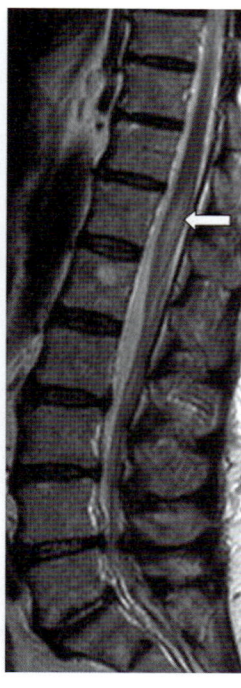

Abb. C 3.9 Zwei Fälle mit akuter ischämischer Myelomalazie. Die T2-gewichteten MR-Bilder zeigen im thorakolumbalen Übergang eine spindelförmige Signalhyperintensität, die den Rückenmarkinfarkt darstellt. Mit freundlicher Genehmigung aus: von Kummer, Back (eds.) MR Imaging in ischemic stroke. Springer 2005.

Die Besonderheiten der vaskulären spinalen Anatomie spielen eine Rolle: Das Myelon wird von einer unpaaren vorderen Spinalarterie und zwei Aa. spinales posteriores versorgt. Diese Arterien weisen eine gute Kollateralisierung auf und werden auf unterschiedlichen Höhen von radikulären Arterien versorgt mit großer Variationsbreite. Die wichtigste ist die A. radicularis magna Adamkiewicz, die meist in Höhe von Th9–Th12 einströmt und deren Verschluss zu einem sogenannten Spinalis-anterior-Syndrom führt mit Infarzierung der vorderen 2/3 des Rückenmarks (s. o Abb. C 3.9). Spinale Gefäßmissbildungen sind selten, können aber charakteristische Krankheitsbilder erzeugen, die oft verkannt werden. Unterschieden werden durale AV-Fisteln, die durch einen Kurzschluss zwischen duraversorgenden kleinen Arterien und medullären Venen entstehen, spinale AV-Angiome, die intra- und extradural liegen können, sowie kavernöse Hämangiome. Die beiden Letzteren können sich durch spinale Blutungen und Subarachnoidalblutungen bemerkbar machen. Die arteriovenöse Fistelbildung führt zu einem chronischen Druckanstieg im venösen System mit Erweiterung der abführenden medullären Venen und einem venösen Rückstau. Die spinale Ischämie wird durch ungenügenden venösen Abstrom und Stauungsblutungen verursacht. Spinale Angiome/Hämangiome können lokal raumfordernd sein, führen zur Dilatation intra- und perimedullärer Gefäße und können aufgrund der pathologischen Gefäßstruktur in die Umgebung bluten.

- Adamkiewicz-Arterie = tiefthorakaler Zufluss

- Spinale AVMs:
  - Durale AV-Fisteln
  - Spinale AV-Angiome
  - Spinale Hämangiome

Klinik

Das Spinalis-anterior-Syndrom lässt sich auf Schädigung der Strukturen der Vorderhörner und der zentralen Rückenmarksabschnitte beziehen: radikuläre Symptome in Höhe der spinalen Ischämie (z. B. gürtelförmige Schmerzen), ra-

- Klinisch:
  - Radikuläre Symptome
  - Para-/Tetraparese
  - Sensibilitätsstörung
  - Blasenstörung

sches Auftreten einer schlaffen Para- oder Tetraparese je nach Höhe der Ischämie mit dem Bild eines spinalen Schocks und ausgefallener Eigenreflexe. Sensible Ausfallserscheinungen im Sinne eines Querschnittsyndroms, die im Sinne einer dissoziierten Sensibilitätsstörung (Berührung erhalten, Schmerzwahrnehmung gestört) vorliegen; zusätzlich autonome Störung von Blasen-, Mastdarm- und Sexualfunktion. Die Paresen zeigen im Verlauf eine spastische Tonuserhöhung und positive Pyramidenbahnzeichen. Gelegentlich kann ein aufsteigender Verlauf gesehen werden; die obere Begrenzung der sensiblen Defizite kann seitendifferent sein. Venöse Stauungsinfarkte zeigen klinisch einen meist chronischen und protrahierten Verlauf, der von stufenförmigen Verschlechterungen und auch vorübergehenden Verbesserungen gekennzeichnet sein kann. Typische Symptome sind Sensibilitätsstörungen für Berührung oder Schmerz in der Regel an der unteren Extremität, Dysästhesien und die Kombination zentraler und peripherer Paresen an den Beinen, oft begleitet von Rücken- und Muskelschmerzen. Autonome Störungen sind häufig, aber am Anfang nicht obligat. Insgesamt lässt sich das Syndrom eines langsam aufsteigenden, inkompletten sensomotorischen Querschnitts diagnostizieren.

- Chronische fluktuierende oder progrediente Verläufe sind möglich

Diagnostik

Die Durchführung der spinalen MRT steht im Vordergrund. Infarkte lassen sich durch Veränderungen im T2-Bild oder auch in diffusionsgewichteten Bildern nachweisen (s. ○ Abb. C 3.9). Wichtige Differenzialdiagnosen können dabei erfasst werden: Bandscheibenvorfall, Myelitis, Epiduralhämatom, Diszitis etc. Bei Stauungsinfarkten zeigt sich eine stiftförmige Ödembildung am thorakolumbalen Übergang und im Conus medullaris mit Schrankenstörung. Steht eine spinale Gefäßmissbildung im Raum, kann eine Myelografie den Nachweis dilatierter perimedullärer Venen erbringen, die bei guter Technik auch in einer MR-Bildgebung zur Darstellung kommen. Dann sollte sich eine spinale Angiografie anschließen. Die Liquordiagnostik ist obligat: Hier können Hinweise auf eine Myelitis oder ein Guillain-Barré-Syndrom erhoben werden. Mittels Ultraschall sollte ein Bauchaortenaneurysma ausgeschlossen werden bzw. nach einer luetischen Mesaortitis gesucht werden. Bei akuter Querschnittsymptomatik sollte eine Myelonkompression durch Blutung oder Tumor sofort ausgeschlossen werden!

- Diagnostisch: spinales MRT

- Spinale AVMs: Myelografie, Angio

- Immer Ausschluss eines Aortenaneurysmas!
- Diagnose sofort sichern (bevor die Sonne untergeht)

Differenzialdiagnose

Wegen der Seltenheit sind andere, häufigere spinale Erkrankungen auszuschließen: Myelitis, Guillain-Barré-Syndrom, Bandscheibenvorfall, spinaler Tumor, spinale Epiduralblutung.

Therapie und Verlauf

Die Therapie richtet sich nach der zugrunde liegenden Ursache. Spinale Epiduralhämatome werden chirurgisch ausgeräumt, eine Diszitis mit Abszess ebenfalls chirurgisch/orthopädisch angegangen. Eine kausale Therapie des spinalen Infarktes ist nicht bekannt, jedoch ist eine Plättchenhemmung indiziert. **Cave:** vorsichtiger Einsatz von Antikoagulation bei venösen Stauungsinfarkten. Die Therapie spinaler Gefäßmissbildungen erfolgt chirurgisch und/oder interventionell. Bestimmte Erkrankungen können auch einer Strahlentherapie zugeführt werden.

Weiterführende Literatur

CAVATAS Investigators (2001) Endovascular versus surgical treatment in patients with carotid stenosis in the carotid and vertebral artery transluminal angioplasty study (CAVATAS): a randomised trial. Lancet 357, 1729–1737
European Stroke Organisation (ESO) Executive and Writing Committee (2008) Guidelines for management of ischaemic stroke and transient ischaemic attack 2008. Cerebrovasc Dis 25(5): 457–507
Fisher CM (1965) Lacunes: small, deep cerebral infarcts. Neurology 15, 774–784
Furlan A, Higashida R, Wechsler L, Gent M, Rowley H, Kase C, Pessin M, Ahuja A, Callahan F, Clark WM, Silver F, Rivera F (1999) Intra-arterial prourokinase for acute ischemic stroke. The PROACT II study: a randomized controlled trial. Prolyse in Acute Cerebral Thromboembolism. JAMA 282, 2003–2011
Gass A, Ay H, Szabo K, Koroshetz WJ (2004) Diffusion-weighted MRI for the "small stuff": the details of acute cerebral ischaemia. Lancet Neurol 3, 39–45
Gass A, Back T, Behrens S, Maras A (2000) MRI of spinal cord infarction. Neurology 54, 2195
Ghika J, Bogousslavsky J (1998) Subcortical arteriosclerotic encephalopathy (Binswanger's disease). In: Ginsberg MD, Bogousslavsky J (Eds) Cerebrovascular Disease: Pathophysiology, Diagnosis, and Management. Blackwell Science Inc., Malden MA, USA, Vol. 2, pp 1755–1771
Marini C, Totaro R, Carolei A (1999) Long-term prognosis of cerebral ischemia in young adults. National Research Council Study Group on Stroke in the Young. Stroke 30, 2320–2325
Melms A, Dichgans M (2003) Vaskulitiden des ZNS. In: Brandt T, Dichgans J, Diener HC (Eds) Therapie und Verlauf neurologischer Erkrankungen. Kohlhammer, Stuttgart, 4. Auflage, pp 377–398
Mull M, Thron A (2005) Spinal infarcts. In: Von Kummer R, Back T (Eds) MR Imaging in Ischemic Stroke, in der Reihe Medical Radiology – Diagnostic Imaging, Springer-Verlag, Berlin, Heidelberg, New York
NINDS rt-PA Stroke Study Group (1995) Tissue plasminogen activator for acute ischemic stroke. N Engl J Med 333, 1581–1587
Space Collaborative Group; Ringleb PA, Allenberg J, Bruckmann H, Eckstein HH, Fraedrich G, Hartmann M, Hennerici M, Jansen O, Klein G, Kunze A, Marx P, Niederkorn K, Schmiedt W, Solymosi L, Stingele T, Zeumer H, Hacke W (2006) 30 day results from the SPACE trial of stent-protected angioplasty versus carotid endarterectomy in symptomatic patients: a randomised non-inferiority trial. Lancet 368 (9543), 1239–47
Von Kummer R, Back T (Hrsg.) (2005) MR Imaging in Ischemic Stroke. In: Medical Radiology – Diagnostic Imaging. Springer-Verlag, Berlin, Heidelberg, New York

Wiederholungsfragen

1. Welche Hirnarterie ist am häufigsten von einer Durchblutungsstörung betroffen?
2. Nennen Sie 3 typische Befundkonstellationen bei Schlaganfällen.
3. Was gehört zur Primärdiagnostik des Hirninfarktes?
4. Nennen Sie mindestens 4 Risikofaktoren für die Arteriosklerose.
5. Welche Ursachen für kardiale Embolien kennen Sie?
6. Was ist die häufigste Ursache der zerebralen Mikroangiopathie?
7. Nennen Sie 3 lakunäre Syndrome!
8. Welche typische neurologische Störung wirft die meisten sozialen Probleme auf?
9. Nennen Sie die häufigste Lokalisation einer Stenosierung extrakranieller Halsgefäße!
10. Wann ist eine TEA indiziert?
11. Wie lautet die Definition einer TIA?
12. Wie gehen Sie diagnostisch vor?

C 3.2 Sinus- und Hirnvenenthrombosen

- Tobias Back

- Sinusthrombose vs. Hirnvenenthrombose

Venöse Hirninfarkte sind eine seltene Ursache zerebraler Gefäßinsulte. Der venöse Verschluss kann infolge einer Thrombose der größeren duralen Blutleiter (Sinus sagittalis superior, Sinus rectus, Sinus transversus und sigmoideus, Sinus petrosus, Sinus cavernosus) oder kleinerer Hirnvenen (Brückenvenen, tiefe innere Hirnvenen) entstehen. Das erste Krankheitsbild wird als Sinusvenenthrombose (SVT) bezeichnet, das zweite als Brückenvenenthrombose oder tiefe Hirnvenenthrombose. In der Genese wird die infektiöse (septische) SVT durch Fortleitung eines entzündlichen Mittelohr- oder Mastoid-Prozesses von der nichtinfektiösen, aseptischen SVT unterschieden. Letztere wird häufig durch thrombogene Gerinnungsstörungen (Prothrombin- und Faktor-V-Mutation), eine Polyzythämie, die Einnahme oraler Kontrazeptiva und eine Schwangerschaft bzw. postpartal hervorgerufen oder begünstigt. Die venösen Infarkte entstehen durch einen venösen Stau, der eine normale Oxygenierung des Gewebes verhindert.

- Genese: fortgeleitet (septisch) vs. aseptisch

Aufgrund der komplexen und verzweigten venösen Abflusswege führen häufig erst ausgedehnte venöse Thrombosen zu klinischen Symptomen. Die Symptomatik kann, im Gegensatz zum arteriellen Verschluss, subakut und progredient, gelegentlich auch fluktuierend sein. Am häufigsten wird chronischer Kopfschmerz geklagt, gefolgt von epileptischen Anfällen, Doppelbildern und anderen Sehstörungen. Häufig sind die Symptome der Patienten unspezifisch und die Diagnose ist allein aufgrund klinischer Kriterien schwierig zu sichern. In der Untersuchung ist auf ein Papillenödem zu achten. Neue bildgebende Verfahren (cMRT, MR-Venografie oder venöse MR-Angiografie genannt) haben deutliche Fortschritte in der Diagnostik der venösen Infarkte und der venösen Gefäßverschlüsse ermöglicht. Die kontrastangehobene CT-Venografie gewinnt zunehmend an Bedeutung. Im cCT finden sich typischerweise mitteliniennahe Läsionen, die oft primär hämorrhagisch sind. Die Lokalisation weist kein arterielles Muster auf. Die MR-Venografie zeigt venöse Thrombosen, die oft nur partiell sind und sehr ausgedehnt sein können. In der Behandlung steht bei der infektiös bedingten SVT die rasche Sanierung des Fokus im Vordergrund. Bei der aseptischen SVT wird eine Vollheparinisierung durchgeführt, auch wenn hämorrhagische Infarkte bestehen. Alternativ können NMH eingesetzt werden. Eine 6-monatige Sekundärprophylaxe mit Antikoagulation schließt sich an. Als Komplikation können arteriovenöse Fisteln auftreten. Bei frühzeitiger Therapie ist die Prognose nicht ungünstig.

- Symptome: Kopfschmerz, Anfälle, Sehstörung, HN-Ausfälle

- Papillenödem!

- **ICD-10:**
  I63.6 Hirninfarkt durch Thrombose der Hirnvenen, nichteitrig
  I67.6 Nichteitrige Thrombose des intrakraniellen Venensystems

- SVT ist mit hoher Morbidität belastet

C 3.2.1 Sinusvenenthrombose

Die Sinusvenenthrombose (SVT) ist eine seltene Ursache für Schlaganfälle. Sie ist jedoch eine wichtige Differenzialdiagnose wegen der relativ hohen Morbidität. Häufig sind die Symptome der Patienten untypisch, die Diagnose ist klinisch schwer zu sichern. In den letzten Jahren ist die Diagnose mithilfe moderner Untersuchungsmethoden (vor allem: cMRT, MR- und CT-Venografie) leichter zu stellen.

Definition
Sinusvenenthrombosen entstehen meist durch den Verschluss der äußeren zerebralen venösen Sinus (Sinus sagittalis superior, Sinus transversus und Sinus confluens), seltener durch den Verschluss der inneren Hirnvenen (z. B. V. cerebri magna).

● Meist sind die großen Sinus betroffen.

Epidemiologie
Frauen sind etwas häufiger (54 %) betroffen als Männer. Ältere Patienten, insbesondere mit Krebserkrankungen und Demenz sowie Neugeborene, die an Dehydratation leiden, sind besonders häufig betroffen.

Genetik
Genetische Störungen der Koagulation, wie z. B. bei Faktor-V-Mutation (Leiden) und Prothrombin-Mutation (20210GA), erhöhen das Risiko einer zerebralen Venenthrombose.

● Thrombophilie ist ein wichtiger Kofaktor.

Ätiologie
Generell unterscheidet man die aseptische von der septischen SVT.

Eine aseptische SVT kann verursacht werden durch: thrombogene Koagulationsstörungen (Faktor-V-Leiden-Mutation, Antiphospholipidsyndrom, nephrotisches Syndrom etc.), Polyzythämie, Hyperhomozysteinämie, orale Kontrazeptiva, Schwangerschaft und post partum, Schädelhirntrauma, venöse Kompression, Krebserkrankungen (direkte Invasion oder paraneoplastisch), Chemotherapie (L-Asparaginase) und Dehydratation (Kleinkinder).

Die septische SVT wird verursacht durch: Mastoiditis, Otitis media, Sinusitis (lokale Ausbreitung der Infektion) oder Sepsis (systemische Ausbreitung). Vor der Einführung von Antibiotika war die fortgeleitete SVT im Rahmen einer Schädelinfektion (Mastoiditis, Sinusitis, Otitis media etc.) häufiger als die aseptische und mit hoher Mortalität verbunden. Als Erreger kommen Nasen- und Rachenkeime (Staphylococcus epidermidis, Neisseria-Spezies, Bacteroides-Spezies), Staphylococcus aureus und, insbesondere bei Diabetikern, Aspergillen in Frage.

● Immer Fokus im Schädelbereich suchen!

Nach einer SVT kann es zu duralen arteriovenösen Fisteln kommen, die das wiederholte Auftreten von Thombosen begünstigen. In ungefähr 25 % der Patienten findet man keine Ursache.

Pathophysiologie/Pathologie
Der venöse Verschluss kann zu venösen Stauungsinfarkten führen. Venöse Infarkte sind häufig hämorrhagisch und in der grauen Substanz, insbesondere im Grenzbereich zwischen grauer und weißer Substanz zu finden (s. ○ Abb. C 3.10). Der Verschluss der tiefen zerebralen Venen (z. B. der Vena von Galen) kann zu einem beidseitigen Verschluss der inneren Hirnvenen mit hämorrhagischen Thalamusinfarkten führen.

● Hämorrhagische Infarkte nahe der Mittellinie (Thalamus, parietaler Kortex)

Gefäß-Syndrome
Zum Verständnis der Symptomatik bei SVT ist die zugrunde liegende Anatomie von großer Bedeutung, da die Symptome von der Hirnregion in der Nähe der Thrombose herrühren. Ein Verschluss des Sinus sagittalis superior und kortikaler Venen führt zu kortikalen venösen Infarkten. Die SVT der Sinus transversus

○ **Abb. C 3.10** Sinusvenenthrombose der beiden Sinus transversi mit einem hämorrhagischen Infarkt temporal rechts, der dem Abflussgebiet der Vena Labbé entspricht. Links oben: CT mit venösem Stauungsinfarkt temporal rechts; rechts oben: FLAIR-MR-Bild, das die Infarktausdehnung noch besser zeigt; links unten: diffusionsgewichtetes MR-Bild mit heterogenem Signal im Infarktbereich und rechts unten: MR-Venografie mit Verschluss der beiden Sinus transversi (Pfeile). Mit freundlicher Genehmigung aus: von Kummer, Back (eds.) MR Imaging in ischemic stroke. Springer 2005.

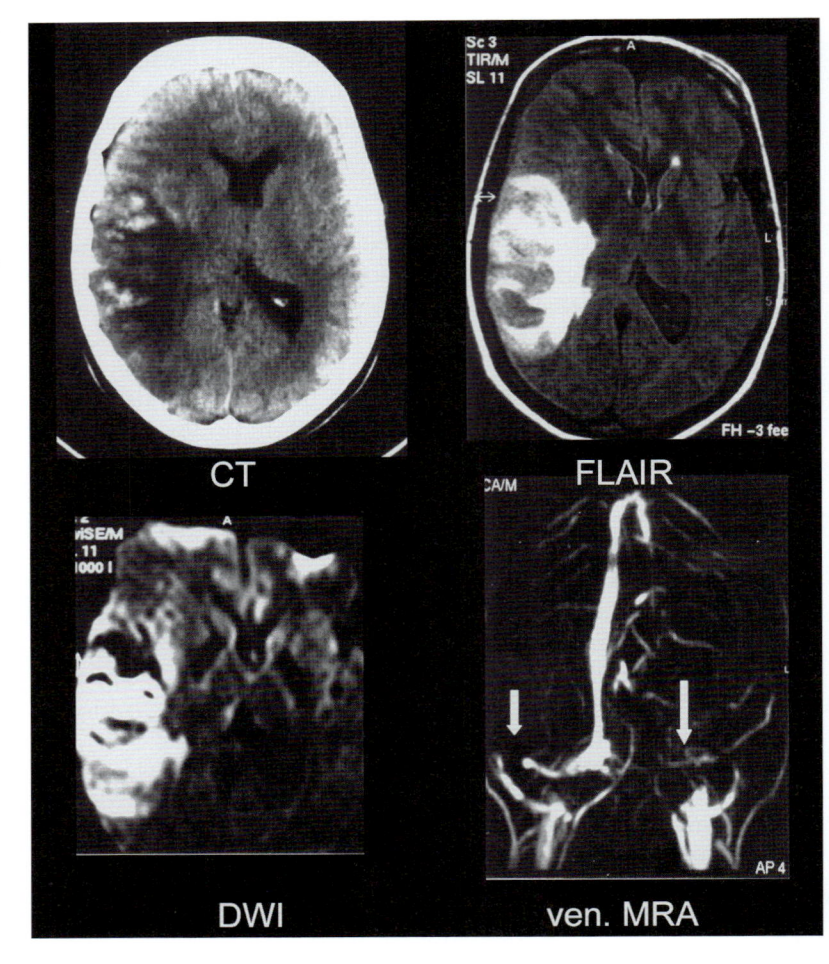

● Klinisch: Pseudotumor cerebri-ähnliches Bild

führt zu Kopfschmerz und einem Pseudotumor cerebri-ähnlichen Syndrom. Wenn sich die Thrombose in den Bulbus jugularis fortsetzt, kann ein Foramen-jugulare-Syndrom auftreten. Generell können Hirnnervenausfälle durch Kompression bei SVT entstehen.

Anamnese und Symptome
Die häufigsten Symptome sind Kopfschmerz (88 %, subakut, holozephal, selten Donnerschlagkopfschmerz), epileptische Anfälle (40 %), Doppelbilder (14 %) und Sehstörungen (13 %).

> **MERKE**
>
> Typische Symptome bei SVT:
> ▶ Kopfschmerz
> ▶ Epileptische Anfälle
> ▶ Sehstörungen
> ▶ HN-Ausfälle.

Die klinischen Zeichen können unspezifisch sein, was die Diagnose erschwert. Sie können auch subakut auftreten, weshalb sie gelegentlich als Neurose, Hysterie oder Depression fehlgedeutet werden. Bewusstseinsstörungen bis zum Koma sind typisch für Thrombosen der tiefen Hirnvenen (Vena von Galen), bei denen es zu Infarkten im Thalamus kommt. Zudem berichten die Patienten häufig über pulsatilen Tinnitus und Gesichtsfeldausfälle.

Körperliche Befunde
Papillenödem in 28 % der Fälle (deshalb muss jeder Patient mit Kopfschmerz fundoskopisch untersucht werden!), Augenlidödem, Protrusio bulbi, Hirnnervenläsionen (III, IV und VI), fokalneurologische Ausfälle (Sinus-sagittalis-superior-Thrombose).

● Fundoskopie obligat

> **PEARLS + PITFALLS**
>
> Die SVT ist eine wichtige DD bei allen Patienten mit Kopfschmerzen, insbesondere wenn fokale neurologische Symptome, wie etwa eine Hemiparese oder ein Hirnnervenausfall, vorliegen.

Diagnostik
Labortests
Antiphospholipid- und Antikardiolipinantikörper sollten untersucht werden, um ein Antiphospholipidantikörpersyndrom auszuschließen. Protein-C-, Protein-S-, Prothrombin-Mutation und Faktor-V-Leiden-Mutation sollten zur weiteren Ursachensuche untersucht werden. Wenn eine Sichelzellanämie in Frage kommt (farbige Patienten), sollte eine Hämoglobinelektrophorese durchgeführt werden. Bei weiblichen Patienten im reprodukiven Alter wird ein Schwangerschaftstest durchgeführt. Zudem sollte nach einer systemischen Vaskulitis, Kollagenose und Entzündung gesucht werden (ANA, ANCA, BSG, CRP, Blutkultur). D-Dimere können in der Diagnostik der SVT hilfreich sein. Insbesondere ein D-Dimer-Spiegel unter 500 ng/ml kann eine akute SVT bei Patienten mit Kopfschmerzen mit großer Sicherheit ausschließen. Der Test ist jedoch nicht in allen Krankenhäusern im Notfalllabor verfügbar. Bei Patienten mit subakuter Thrombose sind D-Dimere weniger zuverlässig.

● Breite Labordiagnostik einschl. Thrombophilie durchführen

Bildgebung
Moderne bildgebende Verfahren haben die Diagnose der SVT in den letzten Jahren wesentlich verbessert. In der cMRT zeigen sich zerebrale Infarkte, die von der anatomischen Verteilung typischer arterieller Infarkte abweichen. Gelegentlich kann man einen verminderten Fluss in den venösen Sinus erkennen. Eine exzellente Methode zur Darstellung der venösen Sinus ist die Magnetresonanzvenografie (MRV), mit der man Verschlüsse des Sinus transversus und Sinus sagittalis superior gut diagnostizieren kann (s. ○ Abb. C 3.10). Weniger genau ist dieser Test im Nachweis kortikaler, kleinerer Thrombosen (Labbé'sche Venen) oder tiefer Verschlüsse (Vena von Galen). Manchmal ist ein transverser Sinus dominant (häufig rechts). In diesem Fällen kann der relativ geringe Fluss auf der kontralateralen Seite als Thrombosezeichen missdeutet werden. Als Ergänzung oder Alternative gewinnt die kontrastangehobene CT-Venografie an Bedeutung. Die zerebrale Angiografie, insbesondere die digitale Subtraktionsangio-

● cMRT: atypisch gelegene Infarkte oder Diapedeseblutungen

● MR-Venografie: Nachweis der Verschlüsse großer Venen/Sinus

- Mortalität unbehandelt hoch!
- Zwei Drittel haben ein gutes Outcome.

- KM-CT: empty delta-Zeichen

- Primär MRT durchführen

grafie (DSA), ist das Verfahren mit der besten Sensitivität und Spezifität. Die Untersuchung ist jedoch invasiv und bei Kontrastmittelallergie kontraindiziert. Im klinischen Alltag kann bei korrekter Anamnese die Diagnose zumeist mit Hilfe der MRV gestellt werden. Das cCT ohne Kontrastmittel zeigt hämorrhagische Infarkte, die zumeist kortikal und nahe der Sinus gelegen sind. Rein ischämische Infarkte ohne hämorrhagischen Anteil können jedoch bis zu 12 Stunden nach Ereignis ohne Zeichen im cCT bleiben. Im Kontrastmittel-CT kann man das Zeichen des leeren Dreiecks sehen, wenn ein Thrombus im Sinus confluens von Kontrastmittel umströmt ist („empty delta sign"). Mit Spiral-CT wird eine dynamische CT-Venografie durchgeführt, die multiplanare Rekonstruktion ermöglicht (s. a. Kap. B 5). Es gibt Versuche, die SVT in der transkraniellen Ultraschalluntersuchung der Gehirnvenen (TCD) darzustellen. Dies ist jedoch recht unzuverlässig, sodass diese Untersuchung derzeit keine Rolle in der Diagnostik spielt.

Differenzialdiagnose

- Liquordruck messen!

Die wichtigste Differenzialdiagnose der SVT ist der Pseudotumor cerebri. Insbesondere Thrombosen des Sinus transversus und sigmoideus können mit chronischem Kopfschmerz, Papillenödem und Gesichtsfeldeinschränkungen einhergehen. Die MRV gilt heute als diagnostischer Standard bei jedem Patienten mit dem Verdacht auf Pseudotumor cerebri. Des Weiteren sind relevant: Hirntumoren, Abszesse, intrakranielle Blutungen, Subarachnoidalblutungen, ischämische Infarkte, Intoxikationen oder Meningitis.

Praktisches Vorgehen

Bei Verdacht auf SVT kann die Diagnose am besten mit Hilfe einer MR-Venografie gesichert werden.

Therapie

- Therapie: Heparin i. v.

Bei der aseptischen SVT: Heparingabe i. v., selbst wenn Diapedeseblutungen vorliegen, um das Fortschreiten der Thrombose zu verhindern. Es sollte eine PTT von 80–100 Sek. angestrebt werden. Einige Autoren berichten vom Einsatz niedrigmolekularer Heparine, es gibt jedoch keine erwiesene therapeutische Dosis für SVT und eine Überwachung des antikoagulatorischen Effektes ist in der Klinik nicht praktikabel. Eine lokale thrombolytische Behandlung durch einen Katheter, der in den Sinus eingeführt wird, ist beschrieben, muss jedoch zurzeit als experimentell eingestuft werden. Eine systemische Thrombolyse ist bei SVT nicht indiziert. Die septische SVT sollte primär infektiologisch behandelt werden. Bei Sinusitis und Mastoiditis kann eine chirurgische Sanierung neben der antibiotischen Therapie nötig sein.

- Basilaristhrombose: hohe Mortalität
- Septische SVT: schnelle Fokussanierung, am besten chirurgisch.
- Klinisch: progrediente Hirnstammsymptome + Bewusstseinsstörung
- Prophylaxe: Phenprocoumon.
- Lyse = Therapie der Wahl, aber nicht mehr bei verschleppten Fällen.

Sekundärprophylaxe

Wenn keine Kontraindikation vorliegt, sollte eine Antikoagulation mit Phenprocoumon fortgeführt werden. Zukünftig werden evtl. Thrombinhemmer verfügbar. Die Dauer der Therapie hängt im Wesentlichen von der zugrunde liegenden Erkrankung ab, die zur SVT geführt hat. Bei SVT nach Schwangerschaft oder oralen Kontrazeptiva: Antikoagulation für 6 Monate (INR 2,5–3,5). Bei thrombogener Koagulationsstörung: lebenslange Antikoagulation.

Verlauf und Prognose

Unbehandelt hat die SVT eine Mortalität von 14–48 %. Dabei bestimmt die zugrunde liegende Ursache das Outcome. Behandelt haben ungefähr 60 % aller Patienten mit SVT ein gutes Outcome nach 16 Monaten, 30 % ein bleibendes neurologisches Defizit und nur 5–10 % bleiben schwer behindert oder sterben. Ältere Patienten, Männer, komatöse Patienten, Patienten mit Tumorleiden und ZNS-Infektionen habe eine schlechtere Prognose. Nur 2–5 % erleiden eine erneute SVT oder eine systemische Thrombose. Etwa 11 % aller Patienten entwickeln im Verlauf epileptische Anfälle.

- Mortalität unbehandelt hoch!
- Zwei Drittel haben ein gutes Outcome.

Weiterführende Literatur

Bousser MG (1999) Cerebral venous thrombosis: nothing, heparin, or local thrombolysis. Stroke 30, 481–483

Einhäupl KM, Villringer A, Meister W, Mehraein S, Garner C, Pellkofer M, Haberl RL, Pfister HW, Schmiedek P (1991) Heparin treatment in sinus venous thrombosis. Lancet 338, 597–600

Ferro JM, Canhão P, Stam J, Bousser MG, Barinagarrementeria F for the ISCVT Investigators (2004) Prognosis of cerebral vein and dural sinus thrombosis. Stroke 35, 664–670

Wiederholungsfragen

1. Nennen Sie die wichtigsten Ursachen der Sinusvenenthrombose.
2. Welches ist das häufigste Symptom der SVT?
3. Welche Untersuchung eignet sich zum Nachweis einer SVT?
4. Nennen Sie eine wichtige Ursache der SVT im Säuglingsalter.
5. Wie behandelt man eine SVT, wenn die Ursache nicht septisch ist?

C 3.3 Vaskuläre Sonderfälle

- Tobias Back

Unter den vaskulären Sonderfällen nimmt die Basilaristhrombose eine Sonderstellung ein, weil sie mit einer sehr hohen Mortalität verknüpft ist und immer wieder klinisch verkannt wird. Es handelt sich um einen Verschluss der unpaaren A. basilaris, die mit ihren Ästen fast den gesamten Hirnstamm versorgt und deshalb für das Überleben in kürzester Zeit rekanalisiert werden muss. Ihre Thrombose zeigt sich klinisch an progredienten Hirnstammsymptomen, wie Schwindel, Doppelbilder, Ataxie, Dysarthrie, Ausfall kaudaler Hirnnerven und zunehmender Bewusstseinstrübung. Paresen und Sensibilitätsstörungen können die Symptomatik ergänzen. Entscheidend ist die rasche Diagnose durch Erkennen des klinischen Syndroms, cMRT und transkranielle Dopplersonografie, ergänzt durch eine CT/MR-Angiografie oder konventionelle Angiografie (DSA). Eine angiografisch geführte lokale oder systemische Thrombolyse ist die Therapie der Wahl.

- Basilaristhrombose: hohe Mortalität

- Klinisch: progrediente Hirnstammsymptome + Bewusstseinsstörung

- Lyse = Therapie der Wahl, aber nicht mehr bei verschleppten Fällen.

Ähnlich hoch ist die Mortalität beim malignen Mediainfarkt (ca. 80 %), der durch einen Verschluss des Hauptstamms der mittleren Hirnarterie oder einen Carotis-T-Verschluss (an der Aufzweigung in ACA und MCA) entsteht. Bei schlechter Kollateralisierung resultiert ein (sub)totaler Mediainfarkt, gelegentlich kombiniert mit einem Anteriorinfarkt. Das vasogene Ödem führt in den ersten Behandlungstagen zu ausgepressten inneren Liquorräumen und einer Mittellinienverschiebung um mehr als 1 cm. Es droht die unkale Herniation mit Mittelhirnkompression und sogenannter „oberer Einklemmung". Die maximale konservative Therapie umfasst intensivmedizinische Maßnahmen mit Hirndrucktherapie (z. B. osmotische Substanzen); bei Patienten ≤ 60 Jahren wird eine frühzeitige operative Dekompression durch Hemikraniektomie mit Duraplastik empfohlen. Ein neurochirurgischer Notfall ist auch ein raumfordernder Kleinhirninfarkt, der den 4. Ventrikel verlegt und der ebenfalls durch Entdeckelung und Einlage einer externen Ventrikeldrainage entlastet werden sollte.

Seltene Syndrome sind die hypertensive Enzephalopathie und das Hyperperfusionssyndrom nach rekanalisierender Therapie.

- Ein maligner Mediainfarkt entwickelt sich innerhalb der ersten 3 Tage.

- Gefahr der Einklemmung!

C 3.3.1 Basilaristhrombose, Basilariskopfsyndrom

Unter einer Basilaristhrombose versteht man den thrombotischen Teil- oder Komplettverschluss der A. basilaris einschließlich ihrer Äste. Ist der distale Abschnitt betroffen, spricht man von einem Basilariskopfsyndrom.

Epidemiologie
Die Basilaristhrombose ist deutlich seltener als Infarkte der vorderen Strombahn, jedoch ist es wichtig, sie wegen der Schwere des Krankheitsbildes und der hohen Mortalität früh zu erkennen.

Ätiologie
Bei etwa 80 % der Patienten lässt sich eine deutliche Arteriosklerose der A. basilaris sichern. In je etwa 20 % der Fälle wird eine kardioembolische und eine arterio-arteriell embolische Genese vermutet. Sehr selten ist eine Vaskulitis der A. basilaris, etwa bei Hirnstammenzephalitis oder Neuroborreliose.

Pathophysiologie/Pathologie
Es gelten die gleichen Grundsätze wie bei Territorialinfarkten (s. Kap. C 3.1.1). Eine Besonderheit ist, dass die unpaare A. basilaris kaum kollateralisiert werden kann und mit direkten Ästen weite Teile von Mesenzephalon, Pons, Medulla und Kleinhirn versorgt. Bereits eine Teilthrombose hat verheerende klinische Auswirkungen. Die meisten direkt abgehenden Zirkumferenzarterien sind funktionelle Endarterien und führen zu Territorialinfarkten des Hirnstamms. Eine Infarzierung des Hirnstamms ist nicht mit dem Leben vereinbar. Das Betroffensein von Kreislauf- und Atemzentren führt neben der Bewusstseinsstörung (Formatio reticularis) zur Notwendigkeit früher intensivmedizinischer Maßnahmen mit Intubation und künstlicher Beatmung.

Anamnese, Symptome, körperliche Befunde
Die ersten Symptome sind oft uncharakteristisch: Schwindel, Benommenheit, Dysarthrie und Gleichgewichtsstörungen. Meist liegt ein progredientes Hirn-

- **ICD-10:**
 I63.3 Hirninfarkt durch Thrombose intrakranieller Arterien.
 I63.4 Hirninfarkt durch Embolie in intrakraniellen Arterien.
- Basilaristhrombose ist selten, aber lebensbedrohlich.

- Wegen schlechter Kollateralen muss eine rasche Diagnose und Therapie angestrebt werden.

- Klinisch oft uncharakteristischer Beginn, dann progredientes Hirnstammsyndrom.

stammsyndrom vor, das sich innerhalb von wenigen bis mehreren Stunden, selten Minuten entwickelt. Hirnstammsymptome sind vorherrschend, insbesondere sind (aufsteigende) kaudale Hirnnervenausfälle hochverdächtig. Bereits früh tritt eine Bewusstseinsstörung auf, die rasch fortschreitet und das Koma erreichen kann. Begleitend können Paresen und Sensibilitätsstörungen auftreten.

> **MERKE**
>
> Aspirationsgefahr wegen Schluckstörung und Ateminsuffizienz bedrohen den Patienten bereits in einem frühen Stadium! Magensonde legen!

Diagnostik
Besteht der klinische Verdacht, ist ohne Zeitverzug die Diagnose zu sichern. Das cCT ist oft wenig ergiebig durch die Artefakte in der hinteren Schädelgrube. Das cMRT ist die Methode der Wahl und kann insbesondere mit diffusionsgewichteten Bildern das Ausmaß der Ischämie darstellen. Eine CT- oder MR-Angiografie sollte den Verschluss dokumentieren. Je nach Verfügbarkeit ist der frühere goldene Standard, die konventionelle Angiografie, ebenfalls zum Nachweis des Verschlusses geeignet. Die transkranielle Dopplersonografie kann als Bedside-Test eingesetzt werden.

● cMRT = Diagnostik der Wahl, anschließend Angio. Alternativ: CT-Angio, MR-Angio.

> **PEARLS + PITFALLS**
>
> Bei progredienten Hirnstammsymptomen immer an die Basilaristhrombose denken! Peripher-vestibuläre Störungen werden oft mit einer zentralen Hirnstammsymptomatik verwechselt!

Differenzialdiagnose
Peripher-vestibuläre Störungen (z. B. Neuritis vestibularis; auf sichere zentrale Hirnstammzeichen achten!), Kleinhirninfarkte, Basilaris-Migräne (Kopfschmerz!), Hirnstammenzephalitis (z. B. Listeriose).

Praktisches Vorgehen
Frühe und engmaschige Überwachung der Vitalparameter! Moderate Sauerstoffgabe. Bei drohender Ateminsuffizienz frühe Intubation, künstliche Beatmung und Kreislaufüberwachung, evtl. kreislaufstützende Therapie mit Katecholaminen. Ohne Zeitverzug bildgebende Diagnostik, Angiografie und transkraniellen Doppler zur Diagnosesicherung anstreben.

● Frühe Intubation und intensivmedizinische Therapie

Therapie
Der Patient sollte nach rascher Diagnostik unbedingt auf eine Überwachungsstation, falls irgend möglich eine neurologische Intensivstation aufgenommen werden. Die Grundsätze der Intensivmedizin finden Anwendung. Bei drohender Kreislauf- oder Ateminsuffizienz ist die Diagnostik nach Intubation/Stabilisierung durchzuführen. An eine konventionelle Angiografie mit Verschlussnachweis schließt sich die lokale Thrombolyse (z. B. mit bis zu 90 mg Gewebe-Plasminogenaktivator i.a.) an. Alternativ sollte eine systemische Lyse durchge-

● Procedere: Intensivtherapie + Lyse

führt werden (s. Kap. C 3.1.1). In verzweifelten Fällen kann ein Glykoprotein-IIb/IIIa-Antagonist, z. B. Tirofiban, eingesetzt werden (individueller Heilversuch). Für die sonstige Therapie gelten die allgemeinen Grundsätze der Schlaganfallbehandlung.

Verlauf und Prognose
Die Basilaristhrombose mit ausgedehnten Hirnstamm-/Kleinhirninfarkten ist trotz verbesserter Intensivmedizin, Diagnostik und Therapie immer noch mit einer sehr hohen Mortalität behaftet, die über 80 % beträgt. Verschlüsse des Basilariskopfes führen in der Regel zu einem schweren Mittelhirnsyndrom mit Tetraplegie, eingemauertem Blick, aber meist ungestörter Vigilanz („Locked-in-Syndrom"). Bei rascher Rekanalisierung kann die Mortalität etwa halbiert werden; es bleibt meist ein neurologisches Defektsyndrom zurück, das durch Symptome wie Paresen (Para-, Hemi- oder Tetraparese), Schluckstörung, gestörte Okulomotorik, Gleichgewichtsstörungen und Ataxie gekennzeichnet ist. Die Prognose hängt auch von der Länge der Intensivbehandlung und der künstlichen Beatmung ab.

- Basilariskopfsyndrom: Mittelhirninfarkte bds. mit Locked-in-Symptomatik

C 3.3.2 Maligner Mediainfarkt

Definition
Nach Verschluss des Hauptstamms der mittleren Zerebralarterie oder der (distalen) A. carotis interna kommt es häufig zu raumfordernden Mediainfarkten mit Hirnödementwicklung und Hirndruckerhöhung. Häufig führt die Hirndrucksteigerung zu einer klinischen Verschlechterung oder zum Tod. Dieses Syndrom wird als „maligner" Mediainfarkt bezeichnet.

- **ICD-10:** I63.3 Folgen eines Hirninfarktes
- Syn.: malignes Mediasyndrom.
- **Cave:** Einklemmungsgefahr bei großen Hemisphäreninfarkten.

Epidemiologie
Bis zu 10 % aller Hirninfarktpatienten entwickeln einen malignen Mediainfarkt. Jüngere Patienten, Patienten mit Bluthochdruck, Herzinsuffizienz, Zeichen einer systemischen Infektion (CRP- und Leukozytenerhöhung) und Patienten mit ausgedehnten ischämischen Frühzeichen im cCT (> 50 % des Mediastromgebietes) haben ein erhöhtes Risiko. Bis zu 8 % aller Hirninfarktpatienten sterben am malignen Mediainfarkt.

Ätiologie
Innerhalb von 72 Stunden nach Schlaganfall kommt es zu einer postischämischen Hirnödementwicklung im Infarktareal. Wenn der Infarkt groß ist, kann dies zur Hirndruckerhöhung führen. Patienten mit vorbestehender Hirnatrophie neigen weniger zu einem malignen Mediainfarkt, weil intrakraniell Reserveräume für die Infarktausdehnung vorhanden sind.

- Hirnödem erreicht meist nach 3 Tagen das Maximum

Pathophysiologie
Die Hirndruckerhöhung kann nur begrenzt kompensiert werden, weil der intrakranielle Raum knöchern begrenzt ist und nur aus drei Kompartimenten besteht: Gehirn, Liquor und Blut (Monroe-Kellie-Doktrin). Blut und Liquor sind nicht komprimierbar, lediglich die Liquorräume können ausgepresst werden. Danach führt eine weitere Ausdehnung des Gehirnvolumens zum intrakraniellen Druckanstieg und zur Massenverschiebung von Gehirngewebe unter die

- Monroe-Kellie-Regel

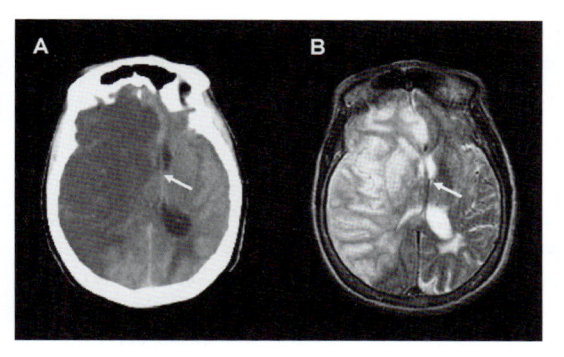

Abb. C 3.11 „Maligner" Media- und Anteriorinfarkt rechts mit Raumforderung und fatalem Ausgang bei einem Patienten mit distalem Karotis-interna-Verschluss: cCT (A) und T2-gewichtetes MR-Bild (B), Mittellinienverlagerung (Pfeil).

Falx cerebri (cinguläre Herniation) und unter das Tentorium (unkale Herniation). Eine weitere und beidseitige Druckerhöhung bewirkt eine zentrale transtentorielle Herniation mit Verschiebung des Dienzephalons durch die Incisura tentorii. In der hinteren Schädelgrube werden die Kleinhirntonsillen in das Foramen magnum verschoben und komprimieren dort die Medulla oblongata (foraminale Herniation).

● Es wird eine obere und untere Einklemmung unterschieden.

Anamnese
Patienten mit einem großen Mediainfarkt oder kombinierten Media-Anterior-Infarkt innerhalb der ersten 3 Erkrankungstage. Die Größe des Infarktes kann klinisch (Schwere des Hemisphärensyndroms), anhand des cCT (z. B. ischämische Frühzeichen) und des cMRT (T2, Diffusionsbilder) erfasst werden (s. o Abb. C 3.11).

Körperliche Befunde
Patienten mit einem malignen Mediainfarkt haben ausgeprägte neurologische Defizite, meistens eine hochgradige Hemiparese mit einem hemisensorischen Defizit, eine Hemianopsie (Beteiligung der Radiatio optica) und eine meist fixierte Blickdeviation in Richtung des Infarktes („der Patient schaut seinen Infarkt an.").

● Schwere klinische Bilder, häufig Bewusstseinsstörung

Liegt eine Quadrantenhemianopsie vor, deutet das auf einen Teilinfarkt hin. Bei einer Quadrantenhemianopsie nach oben ist der untere Anteil, bei Anopsie nach unten der obere Anteil des Mediaterritoriums betroffen. Die Blickdeviation deutet auf eine Beteiligung des frontalen Blickzentrums hin (Area 8 nach Brodmann). Zeigt der Patient eine Blickdeviation, Hemiparese und Hemianopsie, deutet das auf einen ausgedehnten Mediainfarkt hin. Dieser Patient hat ein hohes Risiko für die Ausbildung einer malignen Raumforderung. Der maligne Infarkt zeigt initial Veränderungen der Bewusstseinslage. Bei Einsetzen der Einklemmung sieht man eine Erweiterung der ipsilateralen Pupille (Anisokorie), eine Aufhebung des okulozephalen und des Kornealreflexes, Beugesynergismen bei Mittelhirnkompression und Strecksynergismen bei Kompression des unteren Hirnstammes.

● Fixierte Blickdeviation = Patient kann Herdblick nicht überwinden (schlechtes prognostisches Zeichen)

Praktisches Vorgehen
Patienten mit Schlaganfall sollten auf einer neurologischen Intensivstation oder spezialisierten Schlaganfallabteilung (Stroke Unit) überwacht werden. Ver-

● Engmaschige Kontrolle der Vigilanz

schlechtert sich der neurologische Befund, insbesondere die Bewusstseinslage, muss an den malignen Mediainfarkt gedacht werden. Es erfolgt eine umgehende Kontrollbildgebung.

Therapie
Konservative Therapie

- Falls möglich, invasive Messung des ICP

Intensivmedizinische Überwachung und Sicherung freier Atemwege. Patienten mit malignem Mediainfarkt müssen generell intubiert und beatmet werden. Der Oberkörper wird um 30° hochgelagert. Der Hirndruck kann mittels invasiver Hirndruckmessung (z. B. über subdurale oder intraventrikuläre Katheterdruckmessung) erfasst werden. Insbesondere achtet man hier auf den mittleren Hirnperfusionsdruck (MPP). Der MPP wird berechnet als der mittlere arterielle Blutdruck (MAP) minus dem intrakraniellen Druck (ICP, intracranial pressure). Er ist ein guter Marker für die Hirnperfusion. Bei Anstieg des ICP kann kurzfristig eine Senkung über eine moderate Hyperventilation erfolgen. Dabei strebt man CO_2-Werte von 32–34 mmHg für wenige Stunden an. Die konsekutive Vasokonstriktion der Hirnarterien senkt schnell den ICP. Innerhalb weniger Stunden kommt es jedoch zur Adaptation, der Effekt auf den ICP sistiert oder kehrt sich sogar um. Die hyperosmolare Therapie mit 20 % Mannitol oder hypertoner NaCl-Lösung ist zur Therapie des erhöhten ICP bei intrazerebraler Raumforderung mit vasogenem Ödem indiziert. In spezialisierten Zentren kann eine moderate Hypothermiebehandlung durchgeführt werden.

Operative Dekompression

- Hemikraniektomie bei Patienten < 55 Jahre

Bei jüngeren Patienten mit raumfordernden Infarkten kann eine Hemikraniektomie 12–36 Stunden nach Symptombeginn durchgeführt werden. Dabei wird die Schädelkalotte über dem Infarktgebiet entfernt. Das ödematös aufgequollene Gehirn kann nach außen vordringen, ohne zu Einklemmungssymptomen zu führen. Diese Behandlung ist sehr effektiv und kann die Mortalität des malignen Mediainfarktes deutlich senken. Interessanterweise können sogar Patienten mit ausgedehnten linksseitigen Infarkten (der sprachdominanten Hemisphäre) nach Kraniektomie eine deutliche Erholung der Sprachfunktion erleben. Dieser Effekt ist jedoch nur bei jüngeren Patienten unter 50 Jahren nachweisbar.

Sekundärprophylaxe
Siehe Kapitel C 3.1.1.

Verlauf und Prognose

- Operative Dekompression halbiert Mortalität, aber immer noch hohe Morbidität

Unbehandelt sterben etwa 80 % aller Patienten mit malignem Mediainfarkt. Mit einer Hemikraniotomie kann die Mortalität auf etwa 58 % gesenkt werden. Hyperventilation und hyperosmotische Therapie beeinflussen die Prognose kaum. Jüngere Patienten (unter 50 Jahre) scheinen am meisten von einer Kraniektomie zu profitieren. Die Mortalität nach Hemikraniektomie lag bei Patienten über 50 Jahren bei etwa 80 %, bei Patienten unter 50 Jahren bei etwa 30 %.

> **PEARLS + PITFALLS**
>
> Patienten mit einem großen Mediainfakt (oder Media-Anterior-Infarkt) sollten auf einer Intensivstation oder spezialisierten Schlaganfallabteilung (Stroke Unit) behandelt werden. Insbesondere Patienten mit Verschlechterung der Bewusstseinslage haben ein hohes Risiko, einen malignen Mediainfarkt zu entwickeln. Engmaschige cCT-Kontrollen und die frühe Intervention mit Hemikraniektomie sind derzeit die wichtigsten Maßnahmen, die zu einer verbesserten Prognose beitragen.

C 3.3.3 Hypertensive Enzephalopathie (HE)

Die hypertensive Enzephalopathie ist ein klinisch wichtiges Syndrom, weil die neurologischen Ausfallserscheinungen zum größten Teil reversibel sind, aber bei fehlender Therapie ein fataler Ausgang droht.

- **ICD-10:**
  G46.8 Sonstige Syndrome der Hirngefäße bei zerebrovaskulären Krankheiten.
- Hypertensive Enzephalopathie: reversible Fokalzeichen

Definition
Unter einer hypertensiven Enzephalopathie (HE) versteht man das Auftreten neurologischer Ausfälle bei schwerer oder maligner Hypertonie, die sich unter Blutdrucksenkung zurückbilden, ohne dass gleichzeitig eine Urämie vorliegt.

- Urämie ausschließen!

Epidemiologie
Es sind keine Angaben zur Häufigkeit bekannt. Die HE tritt in allen Altersgruppen auf und ist nicht an eine bestimmte Hypertonieursache gebunden.

Grundlagen, Klinik und praktisches Vorgehen
Die hypertensive Enzephalopathie tritt bei systolischen Blutdruckwerten über 200 mmHg und diastolischen Werten von über 130 mmHg auf. Die Patienten kommen meist als medizinischer Notfall in die Klinik. Neurologisch bestehen: Kopfschmerzen (in 70 %), Verwirrtheit, bis zum Delir reichend (in 28–35 %), und epileptische Anfälle. Meist zeigt sich ein Papillenödem mit retinalen Hämorrhagien oder „cotton wool"-Herden, die von einer Visusminderung (in 22 %) begleitet sind. Es können vegetative Symptome wie Übelkeit und Erbrechen (in 14–27 %) bestehen. Die Bewusstseinsstörung kann von einer Somnolenz über Desorientiertheit bis zum Koma reichen. Auch Paresen oder eine Aphasie können auftreten.

- Auftreten bei RR syst. > 200 mmHg, diast. > 130 mmHg
- Klinik ähnlich wie SVT oder Pseudotumor

Die häufigste Ursache der HE ist ein renal bedingter Bluthochdruck, z. B. infolge einer Nephritis, eines Phäochromozytoms oder eines nephrotischen Syndroms. Entscheidend für die Diagnose ist das gleichzeitige Bestehen hoher Blutdruckwerte und der Ausschluss anderer struktureller oder metabolischer Ursachen (wie z. B. eine Urämie). Symptome sind rückläufig, wenn der Blutdruck gesenkt wird.

- Renaler Hochdruck häufig

Eine seltene Sonderform ist die reversible posteriore Leukenzephalopathie, die bei Immunsuppression oder renalen Erkrankungen auftritt, klinisch dem Bild der HE entspricht und bildgebend (cCT, cMRT) ausgedehnte bilaterale Marklagerveränderungen (Ödem) zeigt. Unter Absetzen der Immunsuppression und antihypertensiver Medikation Rückbildung der Symptome innerhalb von 2 Wochen.

- Selten: reversible posteriore Leukenzephalopathie

Differenzialdiagnose
Andere Formen einer zerebrovaskulären Krankheit, Urämie, intrakranieller Tumor.

Therapie, Verlauf, Prognose
Die rasche und anhaltende Blutdrucksenkung ist die Therapie der Wahl. Dabei können sublingual Nifedipin, oral Prazosin und intravenös Dihydralazin oder Nitroprussid-Natrium eingesetzt werden. Die letzte Substanz sollte nur unter fortlaufendem Blutdruck-Monitoring verwendet werden wegen der Gefahr unkontrollierter Hypotension. Besser steuerbar ist Urapidil i. v. Begleitend kann Furosemid i. v. als Diuretikum verabreicht werden. Engmaschige Blutdruckkontrollen sind erforderlich! Die Prognose ist bei frühzeitig einsetzender antihypertensiver Therapie gut. Eine kranielle Bildgebung ist durchzuführen.

- RR-Senkung mit Nifedipin, Prazosin, Dihydralazin

C 3.3.4 Hyperperfusionssyndrom (HS)

Das Hyperperfusionssyndrom ist eine seltene Folgeerkrankung nach ischämischem Schlaganfall. Es entsteht durch eine Reperfusion in das ischämisch geschädigte Hirngewebe. Sundt beschrieb das HS erstmalig 1981 als Symptomtrias aus migräneartigen Kopfschmerzen, fokalen epileptischen Anfällen und intrazerebralen Blutungen nach Schlaganfallreperfusion.

- **ICD-10:**
  I69.4 Folgen eines Schlaganfalls, nicht als Blutung oder Infarkt bezeichnet.

Epidemiologie
Das Hyperperfusionssyndrom ist eine seltene Komplikation nach Karotis-Thrombendarteriektomie (TEA) und extra- oder intrakranieller Angioplastie mit Stenteinlage. Ungefähr 1–3 % der Patienten erleiden ein Hyperperfusionssyndrom nach TEA. In den letzten Jahren häufen sich die Berichte über Hyperperfusionssyndrom nach stentgeschützter Angioplastie bei vorangegangenem ischämischem Infarkt.

- Seltene Komplikation nach TEA, Stent, Angioplastie

Grundlagen
Die Größe des Infarktes und der Zeitpunkt der Reperfusion nach initialem ischämischem Ereignis stellen die Hauptrisiken für das Auftreten des Hyperperfusionssyndroms dar. Große ischämische Schlaganfälle, in denen zum Zeitpunkt der Reperfusion bereits ein irreversibler Gewebeschaden aufgetreten ist, haben das größte Risiko der Ausbildung eines Hyperperfusionssyndroms. Im geschädigten Hirngewebe kommt es zum Verlust der zerebrovaskulären Autoregulation und Schwächung der vaskulären Integrität. Eine ungestörte Autoregulation hält die Gehirndurchblutung über eine große Blutdruckspanne konstant.

Kommt es nun nach ischämischem Schlaganfall zur Reperfusion (spontan oder therapeutisch bedingt), kann der plötzliche Blutansturm auf das vorgeschädigte Gewebe unter Ödembildung zum Hyperperfusionssyndrom führen.

Klinik und praktisches Vorgehen
Das Hyperperfusionssyndrom tritt klassischerweise innerhalb von 5 bis 7 Tagen nach Reperfusion (TEA oder Angioplastie) auf.
Klinisch finden sich:
▶ Migränöse Symptome, wie Kopfschmerzen, Gesichtsschmerzen, Flimmerskotome und fokale neurologische Defizite mit Paresen und sensiblen Defiziten.

- Fokale epileptische Anfälle.
- Intrazerebrale Blutungen.

In der neurologischen Untersuchung fällt zumeist eine Verschlechterung der durch den initialen Schlaganfall verursachten Ausfallsymptomatik auf. Gelegentlich können auch vorübergehend neue neurologische Defizite auftreten. Bei Verdacht auf ein Hyperperfusionssyndrom sollte frühzeitig eine Bildgebung mit cCT oder cMRT zum Nachweis einer intrazerebralen Blutung erfolgen. Im kontrastmittelunterstützten cCT und cMRT lässt sich die Hyperperfusion durch Kontrastmittelanreicherung darstellen. Sie ist ebenfalls mittels der transkraniellen Dopplersonografie nachweisbar. Patienten nach spontaner oder therapeutischer Reperfusion sollten engmaschig überwacht werden. Es ist besonders wichtig, den arteriellen Blutdruck gut einzustellen, da ein erhöhter Blutdruck das Auftreten des Hyperperfusionssyndroms provozieren kann. Nach TEA sollte der systolische Blutdruck unter 180 mmHg gehalten werden.

- Meist Verschlechterung der vorbestehenden Symptome
- KM-CT/KM-MRT: Nachweis der Hyperperfusion

Therapie, Verlauf und Prognose

Die wichtigste Maßnahme ist die vorbeugende Behandlung nach Schlaganfall. Reperfusionsmaßnahmen sollten zurückhaltend eingesetzt werden, wenn in den bildgebenden Untersuchungen ein großes strukturelles Defizit nachgewiesen wurde. Zudem sollte nach erfolgter Reperfusion der arterielle Blutdruck gut kontrolliert werden. Da die Größe des Infarktes mit dem Auftreten eines Hyperperfusionssyndroms korreliert, führen die meisten Kliniker vor TEA oder Angioplastie/Stent ein diffusionsgewichtetes MRT durch. Bei großen Läsionen mit gestörter Diffusion sollte die Indikation für die frühe therapeutische Reperfusion zurückhaltend gestellt werden.

- **Cave:** Bei großen ischämischen Läsionen keine frühen reperfundierenden Maßnahmen!

Das Auftreten eines Hyperperfusionssyndroms erhöht die Morbidität und verschlechtert die kurzfristige neurologische Prognose nach Schlaganfall. Betrachtet man jedoch Patienten, die langfristig nach Schlaganfall überleben, so führt das Auftreten eines Hyperperfusionssyndroms zu keiner wesentlichen Verschlechterung des Outcome, weil die Hyperperfusionsschäden zumeist in dem zuvor bereits durch die Ischämie geschädigten Hirngewebe auftreten.

- Langfristig günstige Prognose

> **▶ PEARLS + PITFALLS**
>
> In den letzten Jahren werden zunehmend Verfahren der interventionellen Radiologie, wie stentgeschützte Karotisangioplastie zur Behandlung nach ischämischen Schlagänfallen eingesetzt (s. oben). Insbesondere bei Patienten mit schlecht kontrolliertem Blutdruck zeigt sich gehäuft das Auftreten eines Hyperperfusionssyndroms als Komplikation.

Weiterführende Literatur

Bereczki D, Mihalka L, Szatmari S, Fekete K, Di Cesar D, Fulesdi B, Csiba L, Fekete I (2003) Mannitol use in acute stroke: case fatality at 30 days and 1 year. Stroke 34, 1730–1735
Gupta R, Connolly ES, Mayer S, Elkind MSV (2004) Hemicraniectomy for massive middle cerebral artery territory infarction: a systematic review. Stroke 35, 539–543
Hacke W, Zeumer H, Ferbert A, Brückmann H, del Zoppo GJ (1988) Intra-arterial thrombolytic therapy improves outcome in patients with acute vertebrobasilar occlusive disease. Stroke 19, 1216–1222
Meyers PM, Higashida RT, Phatouros CC, Malek AM, Lempert TE, Dowd TE, Halbach VV (2000) Cerebral hyperperfusion syndrome after percutaneous transluminal stenting of the craniocervical arteries. Neurosurgery 47, 35–343

Tettenborn B (2001) Extended infarcts in the posterior circulation (brainstem/cerebellum). In: Bogousslavsky J, Caplan LR (Eds) Stroke Syndromes. Cambridge University Press, Cambridge, UK, 2nd Edition 2001, pp 557–563

Wiederholungsfragen

① Beschreiben Sie das klinische Bild der Basilaristhrombose!

② Wie hoch ist etwa die Mortalität der Basilaristhrombose?

③ Welche Diagnostik führen Sie bei Basilaristhrombose durch?

④ Welches ist das wichtigste klinische Zeichen eines malignen Mediainfarktes?

⑤ Wie viele Schlaganfallpatienten erleiden einen malignen Mediainfarkt?

⑥ Wie behandelt man den malignen Mediainfarkt?

● Bernhard Meyer

C 3.4 Spontane intrakranielle Blutungen

Die primäre, übergeordnete Differenzialdiagnose zum ischämischen („unblutigen") Schlaganfall ist die Gruppe der spontanen, nicht-traumatischen intrakraniellen Blutungen (traumatische intrakranielle Blutungen s. Kap. C 12). Sie können unter dem Oberbegriff des hämorrhagischen („blutigen") Schlaganfalls zusammengefasst werden und sind verantwortlich für 15–20 % aller Schlaganfälle. Nach ihrer Lokalisation können dabei in erster Linie Blutungen im Gehirnparenchym (intrazerebrale/-zerebelläre Blutung, ICB) und im Subarachnoidalraum (Subarachnoidalblutung, SAB) unterschieden werden. Spontane isolierte Einblutungen in den Subduralraum (subdurales Hämatom, SDH) sind dagegen extrem selten.

● **ICD-10:** I61.0–9

C 3.4.1 Intrazerebrale/intrazerebelläre Blutungen (ICB)

Definition

● Syn.: Intraparenchymatöses zerebrales/zerebelläres Hämatom

Jede fokale Blutansammlung im Parenchym des Gehirns ohne vorausgegangenes Trauma.

Epidemiologie

Die Inzidenz der spontanen ICB liegt bei 15 bis 35/100 000/Jahr (geschätzter weltweiter Durchschnitt bei etwa 20), wobei es ethnisch bedingte Unterschiede gibt. Überproportional (2–3-fach erhöhtes Risiko) häufig betroffen sind Personen asiatischer und afrikanischer Abstammung. Die Inzidenzrate steigt bis zum 65. Lebensjahr linear (dann: ca. 40) und danach exponentiell an (Inzidenzrate

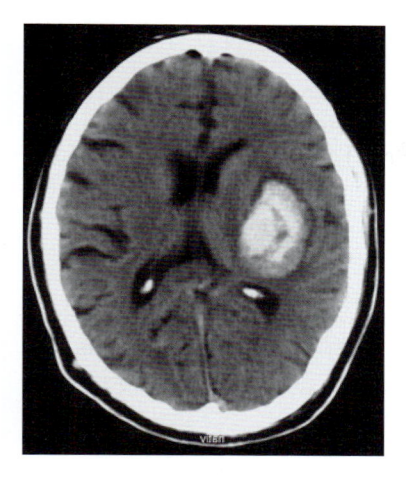

Abb. C 3.12 Spontane hypertensive Stammganglienblutung (= „Typische ICB") der rechten Seite in der Computertomografie.

nach dem 75. Lebensjahr: ca. 160); Männer sind geringfügig häufiger betroffen als Frauen.

Ätiologie, Pathophysiologie, Pathologie
Die Ursachen spontaner intraparenchymatöser Blutungen können in die weitaus häufigeren nicht-strukturellen und die selteneren strukturellen unterschieden werden.

Nicht-strukturelle Ursachen spontaner ICB
Die häufigste Ursache – mit ca. 60 % – für eine intrazerebrale Blutung ist ein unbehandelter oder nicht adäquat behandelter, chronischer arterieller Bluthochdruck. Prädilektionsort dieser Form sind die Basalganglien, da ihr eine Ruptur der kleineren, perforierenden Hirngefäße zugrunde liegt (s. o Abb. C 3.12). Aufgrund ihrer Häufigkeit wird die klassische hypertensive Stammganglienblutung daher auch im klinischen Alltag als „typische ICB" bezeichnet, womit sie sich von allen übrigen Formen abgrenzen soll. Weitere, aber seltenere Lokalisationen hyperton bedingter ICBs sind das Kleinhirn und der Hirnstamm. Hohes Alter und Hypertonus sind somit die beiden stärksten, unabhängigen Risikofaktoren für eine spontane intrazerebrale Blutung. Ebenfalls im Bereich der Stammganglien, aber auch lobär lokalisiert sind drogen-induzierte Blutungen bei jüngeren Patienten (< 40 Jahre). In allererster Linie ist dies bei Missbrauch von Kokain und anderen sympathisch stimulierenden Substanzen der Fall aufgrund von Alterationen der Hirngefäße (Kokain ist auch assoziiert mit Subarachnoidalblutungen und Hirninfarkten, s. Kap. C 3.1).

Im Unterschied hierzu ist das sogenannte Lobärhämatom (häufiger parietal/occipital als frontal) insbesondere bei wiederholten Blutungen im höheren Lebensalter typisch für die zerebrale Amyloidangiopathie (somit eigentlich auch eine „typische ICB"). Ursache sind eine arterioläre Degeneration der pialen Hirngefäße und isolierte Amyloidablagerungen ebenfalls in diesen Gefäßen. Ein Apolipoprotein E ε2- und ε4-Genotyp ist mit dieser Erkrankung assoziiert (s. weiterführende Literatur). Die Anfärbung des Amyloids in den Hirngefäßen mit Kongo-Rot hat früher zu der Bezeichnung „kongophile Angiopathie" geführt (s. o Abb. C 3.13).

● Der unblutige Schlaganfall ist mehr als 4-mal so häufig wie der blutige. Unter den blutigen Schlaganfällen ist die intrazerebrale Blutung doppelt so häufig wie die Subarachnoidalblutung.

● Der erste Gedanke bei älteren Patienten mit einer typischen Stammganglien-ICB ist „Hypertonus"!

● Repetitive Lobärhämatome bei älteren Patienten sind quasi beweisend für eine Amyloidangiopathie.

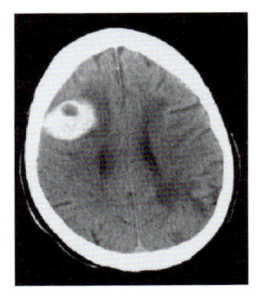

Abb. C 3.13 Lobärhämatom bei Amyloidangiopathie rechts frontal in der Computertomografie. Links parietal sind noch die Residuen einer früheren ICB zu erkennen.

● Die häufigste Ursache einer spontanen ICB bei Personen < 30 Jahre ist eine „Gefäßmalformation".

● **Cave:** Die hämorrhagische Form der Moya-Moya-Erkrankung ist bei Asiaten häufig.

● Das Charakteristikum der ICB ist die progressive Verschlechterung der Symptomatik.

Eine Gerinnungsstörung kann intrazerebrale Hämatome an jeder Stelle des Gehirns verursachen und ist häufiger aufgrund einer Antikoagulanzientherapie als aufgrund einer Erkrankung aus dem hämatologischen Formenkreis. Etwa 8 % aller ICBs sind darauf zurückzuführen. Nicht selten sind dabei Blutungen an mehreren Stellen gleichzeitig zu sehen, gelegentlich auch subdural. Seltenere Ursachen von (meist) Lobärblutungen sind hämorrhagisch transformierte, auch venöse, Infarkte (s. Kap. C 3.2).

Strukturelle Ursachen spontaner ICB

Hierunter sind in erster Linie Blutungen zu verstehen aufgrund angeborener oder erworbener Malformationen der Gehirngefäße. Zu den vier angeborenen vaskulären Malformationen zählen:
1. Arteriovenöse Malformation (AVM, „Angiom").
2. Venöse Malformation (VM, „venöses Angiom").
3. Cavernöse Malformation (CM, „Cavernom").
4. Capilläre Malformation (capM, „Teleangiektasie").

Die arteriovenösen Malformationen (AVM) zeichnen sich dabei durch den aggressivsten natürlichen Verlauf aus bei einem Blutungsrisiko von 2 %/Person/Jahr. Sie sind verantwortlich für 2 % aller spontanen ICBs, die überall lokalisiert sein können, am häufigsten jedoch lobär vorkommen. Sie sind mit mehr als 30 % die häufigste Ursache für eine intrazerebrale Blutung in der Gruppe sehr junger Patienten (< 30 Jahre). Die zweithäufigste Ursache einer ICB in dieser Altersgruppe sind Blutungen aus cavernösen Malformationen (ca. 1 % aller ICBs). Das jährliche Blutungsrisiko liegt deutlich unter 1 %/Patient bei der spontanen Form. Eine familiäre Form dieser Erkrankung (Genetik!) geht einher mit multiplen Cavernomen, einem Blutungsrisiko > 1,5 %/Jahr und einer de-novo-Formation (molekulargenetische Hinweise für „tumoröse" Form!). Sie sind häufiger mit einer venösen Malformation assoziiert, die für sich allein nur eine anlagebedingte Variante der normalen venösen Drainage darstellt und keinerlei Blutungsrisiko birgt (Exstirpation kontraindiziert!). Das Blutungsrisiko von Teleangiektasien ist nicht genau beziffert, scheint jedoch vernachlässigbar gering zu sein.

Im Unterschied zu den pialen AVM sind durale arteriovenöse Fisteln (dAVF) erworbene Läsionen (z. B. nach Sinusvenenthrombosen) und können selten Ursache einer Lobärblutung sein. Extrem selten bei uns ist die hämorrhagische Form der Moya-Moya-Erkrankung (s. Literatur).

Auch als strukturelle Ursachen kommen in seltenen Fällen Tumoreinblutungen (v. a. bei Metastasen eines malignen Melanoms) oder ein Aneurysma (s. Kap. C 3.4.2) infrage.

Anamnese, Symptome

Eine spontane intrazerebrale Blutung ist charakterisiert durch entweder das schlagartige Einsetzen eines neurologischen Symptoms oder vor allem – in 2/3 der Fälle – durch die graduelle neurologische Verschlechterung über Minuten bis Tage (viel häufiger als beim Infarkt und der SAB!). Ein Drittel der Patienten beklagt initial Kopfschmerzen (mehr als beim Infarkt, viel weniger als bei SAB!), ein Viertel ist primär komatös (viel mehr als beim Infarkt, genau wie bei der SAB!). Die Art der Symptomatik ist abhängig von der Lokalisation und Größe der Blutung, wobei am häufigsten eine Hemiparese – mit oder ohne Sprachstörung – begleitet von einer unterschiedlich stark ausgeprägten Bewusstseinstrübung gesehen wird.

> ■ **MERKE**
>
> Auf eine zerebelläre Symptomatik muss besonders geachtet werden, da infratentorielle ICBs eine höhere Dringlichkeit für die Abklärung und Therapie haben.

Fast alle Patienten zeigen in der Akutsituation deutlich erhöhte systolische/diastolische Blutdruckwerte, jedoch nur zwei Drittel leiden unter einer chronischen arteriellen Hypertonie.

Die wichtigsten (fremd-)anamnestischen Fragen beziehen sich daher auf das Vorliegen einer chronischen arteriellen Hypertonie, die Einnahme gerinnungshemmender Substanzen, die Einnahme von Drogen, frühere Schlaganfälle (auch bei blutsverwandten Angehörigen) und bekannte Erkrankungen aus dem hämatologischen/onkologischen Formenkreis.

● Klassische Henne/Ei-Falle! Erhöhte Blutdruckwerte bei Aufnahme eines Patienten mit ICB bedeuten nicht automatisch, dass es sich um eine hypertensiv bedingte Blutung handelt.

Körperliche Befunde
Die neurologische Untersuchung des Patienten sollte – in Zusammenschau mit der Anamnese – wegweisend sein für einen Schlaganfall und entsprechend der Befunde zumindest einen Verdacht über die Lokalisation des Geschehens erlauben.

Bei der eigentlichen körperlichen Untersuchung in dieser Situation liefern drei Befunde indirekte Hinweise auf eine ICB, ohne jedoch einen Infarkt als primäre Differenzialdiagnose auszuschließen:
▶ Äußere Zeichen eines arteriellen Hypertonus (z. B. Facies).
▶ Spontane Einblutungen in Haut und Schleimhäute (Gerinnungsstörung).
▶ Hinweise für Drogenmissbrauch (Injektionsstellen, Nasenschleimhautulzerationen etc.).

Diagnostik
Bildgebung
Die erste diagnostische Maßnahme bei Verdacht auf ICB ist eine kraniale Computertomografie (CT) ohne Kontrastmittel, da ihre Sensitivität hierfür bei fast 100 % liegt. Eine Gabe von Kontrastmittel ist eigentlich nicht indiziert, auch nicht wenn der Verdacht auf eine „untypische" (d. h. dann meist strukturelle) Genese besteht, da sie selten zur definitiven Ursachenklärung beiträgt. Hierfür ist entweder eine Magnetresonanztomografie (MRT) oder eine digitale Subtraktionsangiografie (DSA) der Hirngefäße geeignet.

● Nur sehr kleine Hirnstammblutungen werden durch die craniale CT nicht erfasst.

Die MRT besitzt nach neuesten Publikationen auch eine 100 %ige Sensitivität für ICBs und kann daher als primäre Screening-Methode auch hinsichtlich der DD eines ischämischen Schlaganfalls bei direkter Zuweisung in ein Schlaganfallzentrum zukünftig die CT ersetzen. In den meisten Fällen jedoch wird die CT in Zusammenschau von Blutungslokalisation, Vorgeschichte, Alter des Patienten, Befunden und Labor (s. u.) zur Klärung beitragen, ohne dass eine erweiterte Bildgebung notwendig ist. Diese sollte nur bei begründetem Verdacht auf das Vorliegen einer „atypischen" und behandelbaren Ursache gezielt eingesetzt werden. Die DSA ist nach wie vor Gold-Standard zum Nachweis von AVM, dAVF und Aneurysmen, wird jedoch zunehmend von der MR-Angiografie (MRA) ersetzt. Die MRT inklusive MRA-Sequenzen kann daher heute als primäre weiterführende radiologische Diagnostik eingesetzt werden. Sie wird in dieser Kombination die oben genannten strukturellen Ursachen meist nachweisen können. In manchen Fällen (Tumoreinblutung, Cavernome) kann eine Wiederholung der MRT im Intervall nach 6 Wochen (nach Resorption der Blutung) zum definitiven Nachweis/Ausschluss notwendig sein.

Da viele Patienten sich sekundär weiter verschlechtern –, insbesondere innerhalb der ersten 24 h –, wird in der Praxis sehr oft die CT wiederholt, welche in > 50 % der Fälle eine Zunahme des initialen Hämatoms zeigt. Eine Verschlechterung nach mehr als 72 h ist meist auf eine Zunahme des periläsionellen Ödems zurückzuführen. Die Frage, ob in beiden Fällen die CT wiederholt werden soll, wird kontrovers diskutiert und lässt sich momentan nicht abschließend beurteilen. Grundsätzlich sollte sie nur dann durchgeführt werden, wenn daraus auch eine therapeutische Konsequenz gezogen wird (s. Therapie).

Laborbefunde
Die entscheidenden und zeitnah einzuholenden Laborbefunde sind ein „großer" Gerinnungstest (inklusive Einzelfaktoren und Thrombozytenfunktionstest), ein Blutbild (plus Differenzialblutbild), Leberzellenzyme und Elektrolyte. Da eine hämorrhagische Diathese als Ursache einer ICB fast 10-mal so häufig exogener (Antikoagulanzien) als endogener (hämatologische/onkologische Erkrankungen, Leberschäden) Ursache ist, kann fokussiert vorgegangen werden. Nur bei Ausschluss einer exogenen Ursache müssen die Laboruntersuchungen hinsichtlich der endogenen Erkrankungen erweitert werden. Die Wiederholung der Gerinnungsdiagnostik ist zur Überwachung des Therapieerfolgs indiziert, wenn eine entsprechende Substitutionstherapie eingeleitet worden ist.

Zusätzliche Untersuchungen
- EKG zum Ausschluss begleitender kardialer Arrhythmien oder Ischämien.
- Lungenaufnahme bei bewusstseinsgetrübten Patienten (Aspiration!).
- Dopplersonografie bei V. a. hämorrhagisch transformierten Infarkt.

Konsile
Ein neurochirurgisches Konsil sollte eingeholt werden mit der Frage erstens nach der Notwendigkeit eines operativen Vorgehens (Kleinhirnblutung!) und zweitens nach dem eventuellen Vorliegen einer strukturellen Ursache (wird häufiger von Neurochirurgen gesehen). Ein internistisches Konsil ist notwendig bei V. a. eine hämatologische, onkologische Ursache.

● Eine ICB im Kleinhirn erfordert immer und sofort ein neurochirurgisches Konsil!

Praktisches Vorgehen
In der Praxis sollte die Diagnose einer ICB innerhalb der ersten Stunde nach Einlieferung immer sicher gestellt sein und in über 80 % der Fälle ihre Ursache dann auch bereits bekannt sein. Dies wird erreicht durch eine Notfall-CT mit simultaner Notfalllaborbestimmung sowie Einholung der wichtigsten anamnestischen Daten (s. oben). Die benannten typischen Konstellationen aus Lokalisation der ICB, hohem Alter, hypertoner Vorgeschichte, repetitiven Lobärblutungen und Gerinnungsstörungen sind wegweisend.

Diagnostische Schwierigkeiten werden sich nur in seltenen Fällen und dann bei jungen Patienten ergeben. Hier – aber auch im Zweifel bei älteren Personen – muss die weiterführende Diagnostik mit MRT und/oder DSA zeitnah forciert und ein neurochirurgisches Konsil eingeholt werden, vor allem bei einer temporalen ICB, die durch ein Aneurysma der A. cerebri media bedingt sein kann (Versorgungsnotfall).

Therapie
Prinzipiell gibt es nach EBM-Kriterien für die allgemeine und spezielle Therapie der ICB – mit Ausnahme der Notfallversorgung – keine Standards oder Leitlinien, sondern allenfalls unbewiesene Empfehlungen (s. Literatur).

Allgemeine Maßnahmen
Grundsätzlich ist die Versorgung einer ICB eine Notfallsituation, die ein lückenloses Monitoring (Oxygenierung, RR, EKG) bis zur Stabilisierung des Patienten und Aufnahme auf eine Überwachungsstation erfordert. Alle diagnostischen und therapeutischen Schritte müssen mit hoher zeitlicher Dringlichkeit durchgeführt werden, damit eine frühe prognostische Einschätzung ein differenziertes Vorgehen erlaubt.

Das primäre Vorgehen bei Aufnahme läuft – angepasst an die Schwere der Bewusstseinstrübung – nach der bekannten ABCDE-Regel ab. Insbesondere muss auf eine ausreichende Atmung und Oxygenierung geachtet werden.. Ein großlumiger peripher-venöser Zugang ist Pflicht, im Weiteren meist auch ein ZVK.

● Die Indikation zur Intubation sollte bei komatösen Patienten aufgrund der Aspirationsgefahr großzügig gestellt werden.

Für das initiale und weitere Management des Blutdrucks gelten folgende Grundsätze: vermeide exzessiv hohe Werte > 130 mmHg MABP (Nachblutung, Hämatomvergrößerung) ohne eine aggressive Absenkung – besonders bei Hypertonikern – unter diesen Wert zu forcieren (zerebraler Perfusionsdruck gefährdet).

▶ RR systolisch > 230 mmHg:
  – 25 mg Urapidil (Ebrantil® 25) i. v., bei Bedarf weitere 25 mg, dann 50 mg.
  – Alternativ: 0,15 mg Clonidin (Catapresan®) i. v. (bei Tachykardie) oder 6,25 mg Dihydralazin (Nepresol®) i. v. (bei Bradykardie).
▶ RR systolisch > 180–230 mmHg:
  – 10–20 mg Nifedipin (Adalat®) p.o.
  – Oder: 25 mg Urapidil (Ebrantil® 25) i. v.
▶ RR systolisch < 180 mmHg: keine Medikation.
▶ RR systolisch < 100 mmHg (selten):
  – Primär Volumenersatz nach ZVD (Ringer 0,9 %, Kolloide).
  – Wenn erfolglos: Dopaminperfusor 2–20 µg/kg/Min., Noradrenalinperfusor 0,05–0,2 µg/kg/Min.

Normovolämie mit ausgeglichenen Elektrolyten (Arrhythmien!) und Euthermie anstreben. Eine Hyperthermie ist ab 38,5 °C behandlungsbedürftig, eine milde Hypothermie akzeptabel.

Spezielle Maßnahmen
Spezielle Maßnahmen zielen in erster Linie auf die Senkung eines erhöhten Hirndrucks (= ICP > 20 mmHg für > 5 Min.) und Erhalt eines ausreichenden

zerebralen Perfusionsdrucks (CPP > 70 mmHg) ab. Bei spontan atmenden Patienten erfolgt die Therapie anhand der klinischen Beurteilung, bei intubierten Patienten ist hierzu eine ICP-Sonde (intraventrikulär!) notwendig. Die konservative Hirndruck-Therapie läuft nach dem standardisierten Stufenschema für ICP-Erhöhungen ab (= „critical pathway", s. Kap. C 12.1). Wie dort zählen die forcierte Hyperventilation und das Barbituratkoma zu den sog. „second-tier"-Optionen.

- Steroide sind nicht indiziert! (Mehr Schaden bei nicht nachweisbarem Nutzen!)

Operative Therapie

Die mit Abstand strittigste Frage in der Behandlung der ICB berührt die Indikation zum operativen Eingreifen gerade auch zur Senkung des erhöhten ICP. Vorab kann gesagt werden, dass keine Studie existiert, die einen Vorteil der operativen Hämatomentfernung bewiesen hätte (öfters das Gegenteil!), dies gilt für operative Standardverfahren (Mikrochirurgie) ebenso wie neuere minimal-invasive Techniken (stereotaktische Lyse etc.). Auch eine seit mehreren Jahren laufende multizentrische randomisierte kontrollierte Studie (STICH = surgical trial in intracerebral hemorrhage) scheint trotz hoher Erwartungen wahrscheinlich keine endgültige Klarheit zu bringen. Dennoch lautet die Regel, dass man im Einzelfall zwar zurückhaltend aber auch differenziert vorgehen und die letztendliche Entscheidung zusammen mit dem neurochirurgischen Konsiliarius treffen muss.

Folgende Empfehlungen können als Leitfaden dienen:

- Eine symptomatische Kleinhirnblutung erfordert fast immer eine sofortige Hämatomentlastung (= einzige klare chirurgische Indikation)!

Infratentorielle ICB: Die einzige Ausnahme von dieser Streitfrage betrifft die zerebellären ICB. Es herrscht Einigkeit, dass für eine Kleinhirn-ICB > 3 cm bzw. mit Bewusstseinstrübung eine absolut dringliche OP-Indikation besteht (nicht jedoch bei primär tiefem Koma = GCS < 4). Für alle anderen Fälle (nur zerebelläre Symptome) besteht eine lückenlose Überwachungspflicht für die ersten 3–5 Tage.

Blutungen im Hirnstamm sind entweder hypertensiv bedingt oder durch eine Gefäßmalformation (insbesondere cavernöse Malformationen). Im ersteren Fall ist die Prognose meist infaust (supportive Maßnahmen), im Letzteren jedoch – bei meist jüngeren Patienten – erstaunlich gut (Maximaltherapie). Eine Operation der Malformation (wenn überhaupt) ist jedoch immer erst im Intervall indiziert.

- Für alle typischen ICB bei älteren Patienten gilt die chirurgische Faustregel: „Besser Finger weg!"

Supratentorielle ICB: Bei allen typischen ICB (hypertensive Stammganglienblutung, Lobärblutung bei Amyloidangiopathie) besteht fast nie die Indikation zur Hämatomentlastung aufgrund des fehlenden Benefits. Die in der Praxis übliche Richtlinie, dass bei sekundärer neurologischer Verschlechterung eingegriffen werden sollte, begründet sich anekdotisch und muss heute als überholt gelten. Gerade für diese Situation ist bekannt, dass die Prognose am schlechtesten ist, egal wie man therapiert. Die einzige Hypothese, die mittels einer validen Studie überprüft werden muss, ist, ob ein Eingreifen **davor** einen günstigen Einfluss hat. Bei Lobärblutungen bei jungen Patienten sowie solchen aufgrund einer exogenen Gerinnungsstörung (nach notfallmäßigem Ausgleich der Gerinnung) kann im Einzelfall abgewogen werden.

Immer maximal therapiert werden muss bei sehr jungen Patienten und wenn eine strukturelle Ursache für die ICB vorliegt (meist gleichzeitig). Dabei muss nur das Aneurysma notfallmäßig versorgt werden, alle anderen Malformationen im Intervall (Ausnahme: raumfordernde ICB bei AVM mit progressiver Verschlechterung).

Prävention
Die beste therapeutische Maßnahme liegt in der Prävention, durch Reduktion der Risikofaktoren.
▶ Stringente RR-Kontrolle und Einstellung.
▶ Vermeidung von Alkohol- und Drogenmissbrauch.
▶ Straffe Kontrolle und Einstellung bei Antikoagulanzien.

Verlauf und Prognose

> **▶ PEARLS + PITFALLS**
>
> Unter allen Schlaganfallformen hat die ICB die schlechteste Prognose. Die Mortalität liegt bei 50 % und mehr als die Hälfte der Überlebenden bleibt schwer behindert. Höchstens 20 % aller Patienten erreichen wieder eine Unabhängigkeit.

Prediktoren für einen schlechten Verlauf sind :
▶ Großes Hämatomvolumen.
▶ Primäres oder sekundäres tiefes Koma (GCS < 7).
▶ Hohes Alter.
▶ Schwere Begleiterkrankungen.

Insbesondere junges Alter (< 40 Jahre) und eine strukturelle ICB-Genese sprechen für einen günstigen Verlauf.

Zum Beispiel beträgt die Mortalität einer ICB < 30 cm² mit einem GCS > 9 ca. 20 %, demgegenüber bei Hämatomvolumina > 60 cm² deutlich über 90 %. Nur etwa 2 % aller Patienten mit Hämatomvolumina > 30 cm² erreichen wieder eine Unabhängigkeit.

Für die Praxis gilt daher, dass fast jede ICB innerhalb der ersten Stunde stabilisiert und diagnostiziert sein sollte. Danach sollte rasch ein Überblick über die Gesamtsituation geschaffen sein (atypische ICB, junger Patient versus typische ICB, älterer, multimorbider Patient). Während für ersteres Extrem klar die Indikation zur Maximaltherapie besteht, sollte für die „Zwischenstufen" bis hin zum anderen Extrem – ohne dogmatisch zu sein – entsprechend der prognostischen Variablen eine individuelle Therapieentscheidung auch schon in Vorbereitung für Veränderungen der Situation getroffen werden. Dies gilt auch für den Abbruch der Therapie bei sekundärer Verschlechterung mit den oben genannten Ausnahmen. Eine hektische Polypragmasie sollte vermieden werden, insbesondere von chirurgischer Seite. Gerade der operative Reflex des „es muss doch gehandelt werden" entbehrt jeglicher rationalen und wissenschaftlich bewiesenen Grundlage. Zurückhaltung ist heutzutage die weitaus bessere Variante, bis harte Fakten vorliegen, die die Überlegenheit einer Therapieform beweisen. Allerdings ist dies in der Praxis oft schwer durchzuhalten. Nur so erklären sich regionale Unterschiede auch innerhalb deutscher Neurochirurgien. Solange es teils in unmittelbarer Nachbarschaft Kliniken gibt, von denen eine *keine einzige* und die andere *alle* ICB operativ versorgt, wird die Erwartungshaltung der Notärzte und Primärzuweiser entsprechend unterschiedlich ausfallen.

Differenzialdiagnose

Die primären Differenzialdiagnosen einer ICB sind der ischämische Schlaganfall und die SAB. Beide lassen sich sofort anhand der CT ausschließen, mit Ausnahme des hämorrhagisch transformierten Infarkts und der temporalen Begleit-ICB bei aneurysmatischer SAB. Die DD innerhalb der Gruppe der ICB hinsichtlich ihrer Genese sind oben beschrieben. Seltene Differenzialdiagnosen einer ICB sind alle intrazerebralen Raumforderungen mit progressiver Verschlechterung (in erster Linie Tumoren). Auch diese können bildgebend unterschieden werden.

Weiterführende Literatur

Broderick JP, Adams HP Jr., Barsan W, Feinberg W, Feldmann E, Grotta J, Kase C, Krieger D, Mayberg M, Tilley B, Zabramski JM, Zuccarello M (1999) Guidelines for the management of spontaneous intracerebral hemorrhage: A statement for healthcare professionals from a special writing group of the Stroke Council, American Heart Association. Stroke 30, 905–15

Gregson BA, Mendelow AD (2003) International variations in surgical practice for spontaneous intracerebral hemorrhage. Stroke 34, 2593–7

Ogilvy CS, Stieg PE, Awad I, Brown RD Jr., Kondziolka D, Rosenwasser R, Young WL, Hademenos G (2001) AHA Scientific Statement: Recommendations for the management of intracranial arteriovenous malformations: a statement for healthcare professionals from a special writing group of the Stroke Council, American Stroke Association. Stroke 32, 1458–71

- **ICD-10:** I60.0–9

C 3.4.2 Subarachnoidalblutungen (SAB)

Die spontane (nicht-traumatische) Form der SAB ist in den allermeisten Fällen gleichzusetzen mit der aneurysmatischen SAB (aSAB).

Definition

Jede flächige Blutansammlung im Subarachnoidalraum ohne vorausgegangenes Trauma.

Epidemiologie

Weltweit gesehen liegt die Inzidenz der SAB bei ca. 10/100 000/Jahr, wobei Frauen 1,5-mal häufiger betroffen sind als Männer und der Altersgipfel bei 50 Jahren liegt. Deutliche regionale/ethnische Unterschiede existieren allein in Europa (Frankreich 2 bis Finnland 37/100 000/Jahr). Die Prävalenz von Aneurysmen der basalen Hirnarterien – als häufigste Ursache einer nicht-traumatischen SAB – ist höher als die Inzidenz der Blutung und liegt bei ca. 5 %. Dies bedeutet, dass von 100 Personen in ihrer Umgebung etwa 5 Träger eines Aneurysmas sind. Sie werden in einem Neurozentrum 1–2 SABs pro Woche sehen.

Genetik

Zwei Punkte sprechen für den Einfluss genetischer Faktoren im Zusammenhang mit intrakraniellen Aneurysmen. Zum einen gibt es eine familiäre Form und zum anderen die Assoziation mit erblichen Bindegewebserkrankungen (polyzystische Nierenerkrankung, Ehlers-Danlos-Syndrom etc.). Verschiedene Gen-Loci wurden inzwischen identifiziert, jedoch bisher inkonsistent und regional sehr unterschiedlich (s. weiterführende Literatur).

Ätiologie, Pathophysiologie, Pathologie

Die weitaus häufigste Ursache einer spontanen SAB – in fast 85–90 % aller Fälle – ist ein Aneurysma der basalen Hirnarterien. Extrem selten (< 1 %) verursacht eine AVM eine isolierte SAB, der Rest bleibt ätiologisch ungeklärt und wird aufgrund seiner charakteristisch isolierten Blutverteilung um den Hirnstamm als perimesencephale SAB bezeichnet.

Die Mehrheit der Aneurysmen (> 95 %) sind sog. sakkuläre an den Aufzweigungsstellen der basalen Hirnarterien (Verteilung vorderer : hinterer Hirnkreislauf = 9 : 1), der Rest verteilt sich auf dissezierende, fusiforme, traumatische und „mykotische" (bei septischen kardialen Embolien) Formen. Die Ätiologie sakkulärer Aneurysmata ist multifaktoriell. Neben einer genetischen Komponente/Disposition spielen erworbene Faktoren eine erhebliche Rolle, deren gemeinsame Endstrecke in einer strukturellen Arterienwandschwächung (Media) liegt.

Deshalb finden sich in der Liste der bekannten **Risikofaktoren** einerseits solche, die den hämodynamischen Stress erhöhen (Prädilektionsort: Gefäßaufzweigung!) und andererseits solche, die per se zu Wandschädigungen führen. Als unabhängige Risikofaktoren gelten z. B. ein arterieller Hypertonus, Nikotinabusus, Drogenabusus (Kokain), Alkoholabusus, weibliches Geschlecht etc.

Deshalb sind Aneurysmen auch dynamische Läsionen, die sowohl im Laufe des Lebens neu entstehen und/oder an Größe zunehmen können. Es wird angenommen (cave: sehr strittiger Punkt), dass eine für jedes Aneurysma individuelle, kritische Größe erreicht werden kann, bei der es zur Ruptur am Dom der Aussackung kommt. Es wird angenommen (nicht bewiesen!), dass das Extravasat von wenigen ml Blut (< 150 ml) in den Subarachnoidalraum eine sofortige massive ICP-Erhöhung teils oberhalb des systolischen zerebralen Perfusionsdrucks hervorruft. Dieser zerebrale Kreislaufstillstand führe innerhalb von Sekunden zusammen mit der Tamponade im Subarachnoidalraum zur Unterbrechung der Blutung, wonach dann eine Thrombusformation einsetzt. Die Schwere der Blutung korreliert dabei mit der ICP-Erhöhung und Länge des Kreislaufstillstandes und somit der Schwere der zerebralen Ischämie, die simultan mit der SAB auftritt. Die Ausprägung dieses sog. primären neurologischen Defizits (PND) ist der entscheidende prognostische Faktor. Eine begleitende meist sehr geringe ICB (ca. 30 %), intraventrikuläre Blutung (ca. 25 %) oder subdurale Blutung (ca. 2 %) kann vorhanden sein. Eine isolierte raumfordernde ICB ebenso wie eine schwere symptomatische IVB ist ausgesprochen selten (ca. 5 %).

Die SAB ruft häufig eine akute und/oder chronische Liquorzirkulationsstörung mit konsekutivem Hydrozephalus hervor. Ein Charakteristikum der aSAB ist außerdem der sog. Vasospasmus, der zwischen dem 4. und 14. Tag nach Blutung (Maximum: 7. Tag) bei > 60 % aller Patienten auftritt und eigentlich mehr eine „inflammatorische" Proliferation der Gefäßwand ist. Folge ist eine fokale oder diffuse Einengung der Hirngefäße, die in der Hälfte der Fälle zu einer verzögerten Ischämie (delayed ischemic neurological deficit = DIND) führt. Bei insgesamt 15–20 % aller Betroffenen zieht dies Infarkte mit irreversiblen Defiziten oder Todesfolge nach sich. Die Ursache ist multifaktoriell und nicht genau geklärt. Primär werden Metaboliten aus dem Hämoglobinabbau beschuldigt.

● Bis zum Beweis des Gegenteils gilt jede spontane SAB als aneurysmatisch bedingt.

● Die SAB ist meist eine Kombination aus einem „blutigen" und zwei „unblutigen" Schlaganfällen.

Anamnese, Symptome
Das Kardinalsymptom einer SAB ist der schlagartig einsetzende Vernichtungskopfschmerz, der selbst von chronischen Kopfschmerz-Patienten sicher als „wie noch nie dagewesen" beschrieben wird. Meist ist dies verbunden mit Übelkeit, Erbrechen und einer vorübergehenden Bewusstlosigkeit. Nackenschmerzen und Meningismus sind ebenfalls für eine SAB sehr typische Symptome. Mehr als die Hälfte aller Patienten ist deutlich bewusstseinsgetrübt oder komatös. Fokale Zeichen wie Hirnnervendefizite (cave: Okulomotorius!) oder Hemiparesen sind dagegen selten (maximal in 20%). Bis zu 20% der Patienten sterben bereits unmittelbar an der initialen SAB vor Einlieferung in eine Klinik. Manchmal geht einer SAB auch ein geringeres Kopfschmerzereignis voraus (= „warning leak").

> **■ MERKE**
>
> Der plötzliche Kopfschmerz, die plötzliche Bewusstlosigkeit und der plötzliche Tod sind typisch für die SAB. Ein Patient der „plötzlich von den schlimmsten Kopfschmerzen seines Lebens" getroffen wurde, hat bis zum sofortigen Beweis des Gegenteils eine SAB erlitten.

Körperliche Befunde
Neben einer vollständigen neurologischen Untersuchung (inklusive des Augenhintergrundes) wird man keine zusätzlichen wegweisenden körperlichen Befunde erheben können. Bei Aufnahme werden SAB-Patienten entsprechend ihrem neurologischen Zustand standardmäßig anhand der sog. Hunt&Hess-Skala eingeteilt (s. Anhang) zur Abschätzung der Prognose und adäquaten Therapieschritte. Die WFNS-Skala (World Federation of Neurological Surgeons) ist ebenfalls weit verbreitet und basiert auf der Glasgow Coma Scale.

Eine Untersuchung des Augenhintergrundes wird retinale Blutungen bei etwa 25% der Patienten zeigen. Bei etwa 5% aller Patienten können stärkere Glaskörperblutungen mit Beeinträchtigungen des Visus vorhanden sein (Terson-Syndrom!).

Diagnostik
Nachweis der SAB
Die erste diagnostische Maßnahme bei V. a. SAB ist eine CT ohne Kontrastmittel, die im Akutstadium (< 24 h) die pathognomonische Blutverteilung in den basalen Zisternen in fast 95% aller Fälle zeigt (s. o Abb. C 3.14). Im Falle einer negativen CT (z. B. Blutung unter Nachweisgrenze oder älter 24 h), bei jedoch SAB-typischer Anamnese/Symptomatik ist im Zweifel immer eine Lumbalpunktion indiziert, die entweder frisches Blut, xanthochromen Liquor oder Siderophagen nachweisen kann. Die CT wird ebenfalls einen akut behandlungsbedürftigen Hydrozephalus in bis zu 30% aller Fälle zeigen.

Nachweis des Aneurysmas

Standard ist nach wie vor die selektive Katheterangiografie (DSA) aller 4 hirnversorgenden Gefäße, die nur in 10–15 % kein Aneurysma nachweisen wird. Ist eine negative DSA im Zusammenhang mit dem typischen CT-Bild einer sog. perimesencephalen SAB (Blut nur um den Hirnstamm), kann nach heutiger Meinung auf eine Wiederholung im Intervall nach 6 Wochen verzichtet werden. Ansonsten lassen sich nach dieser Zeit noch in 1–2 % der Fälle primär „übersehene" Aneurysmen nachweisen. Die CT-Angiografie (CTA) und die MRA als Alternative zur Katheterangiografie haben diese bis dato noch nicht abgelöst; zukünftig wird dies jedoch insbesondere für die CTA wahrscheinlich sein.

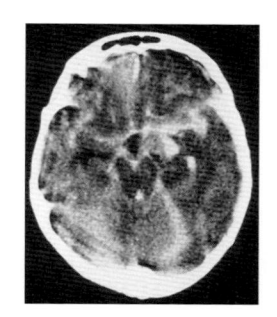

Zusatzuntersuchungen

Wie bei der ICB sollte bei Aufnahme neben einem EKG (Begleitarrhythmien!) ein Notfalllabor bestimmt werden.

○ **Abb. C 3.14** Typische Blutverteilung in der CT bei akuter SAB, in diesem Fall mit Betonung in der linken Sylvischen Fissur suggestiv für ein Aneurysma der Arteria cerebri media.

Untersuchungen im Verlauf

Standard im Verlauf der Erkrankung ist die tägliche transkranielle Dopplersonografie (TCD) zum Nachweis/Ausschluss von Vasospasmen, obwohl ihre Sensitivität hierfür eigentlich nicht sehr hoch ist (relativer Anstieg der Blutflussgeschwindigkeiten noch am besten). Nur eine wiederholte DSA wäre beweisend, sollte jedoch nur bei invasiver therapeutischer Konsequenz in Betracht gezogen werden (sehr strittig!). Die routinemäßige intra- oder postoperative DSA-Kontrolle des Aneurysmaverschlusses hingegen sollte – trotz vehementer Diskussionen – immer durchgeführt werden.

Konsile

Bei einer SAB muss sofort ein gemeinsames neuroradiologisches/neurochirurgisches Konsil stattfinden, das akut über die weiteren notwendigen Therapieschritte entscheidet.

Praktisches Vorgehen

In der Praxis sollte die Diagnose einer SAB und der Nachweis eines Aneurysmas innerhalb der ersten Stunde nach Einlieferung erfolgt sein und die Befunde zur Vorbereitung der Intervention vorliegen analog zum Vorgehen bei einer ICB. Bei der SAB jedoch muss eine DSA immer und notfallmäßig erfolgen.

Zeitliches Vorgehen bei V. a. SAB:
- Notfalllabor (plus Gerinnung und Blutgruppe) und EKG bei Aufnahme während der Untersuchung/Anamnese.
- Gleichzeitig Neurochirurgen und Neuroradiologen anfordern.
- Notfall-CT ohne KM.
- Falls CT negativ, im Anschluss LP.
- Falls per CT/LP Nachweis der SAB, sofortige DSA.
- Falls per CT Nachweis eines Hydrozephalus, Entscheidung über externe Liquordrainage vor DSA durch Neurochirurgen.
- Falls Aneurysma-Nachweis per DSA, adhoc Konsil (Neurochirurg/Neuroradiologe) über Therapieform.

Differenzialdiagnose
Die primären klinischen DD einer SAB sind alle anderen Formen des Schlaganfalls (insbesondere der ischämische; cave: selten auch eine „Hypophysen-Apoplexie"). Die sofortige Unterscheidung gelingt meist per CT. Bei negativem CT und negativer LP kommen alle nicht-strukturellen Ursachen plötzlicher Kopfschmerzen („thunderclap headache") in Betracht.

Die DD der Ursachen einer SAB nach Ausschluss einer traumatischen Genese (die häufigste Ursache überhaupt) sind in fallender Häufigkeit ein Aneurysma, die „benigne perimesenzephale" SAB, eine AVM und eine dAVF.

Therapie
Bis auf wenige Entscheidungen (s. unten) gibt es nach EBM-Kriterien auch für die allgemeine und spezielle Therapie der SAB – mit Ausnahme der Notfallversorgung – keine Standards oder Leitlinien, sondern allenfalls unbewiesene Empfehlungen (s. Literatur).

Allgemeine Maßnahmen
Analog zur ICB handelt es sich auch bei der SAB um einen lebensbedrohlichen Notfall, weshalb sich die allgemeinen Akutmaßnahmen bezüglich der Stabilisierung der Vitalparameter und des Blutdruckmanagements nicht unterscheiden.

Spezielle Maßnahmen in der Akutsituation
Bei akutem symptomatischem Hydrozephalus sollte notfallmäßig und möglichst vor Ort („bedside") eine externe Ventrikeldrainage angelegt werden, ebenso bei V. a. erhöhten ICP aufgrund einer schweren SAB (Hunt&Hess-Grade 4 und 5). In letzterem Fall müssen ebenso konservative Therapien zur Hirndrucksenkung begonnen werden (s. Kap. C 12). Das Hauptaugenmerk gilt der Vermeidung einer in ca. 80 % fatalen Rezidivblutung (Risiko: 30 % innerhalb der ersten 30 Tage; 4 % an Tag 1, danach ca. 1 %/Tag). Bis vor kurzem war die mikrochirurgische Clipausschaltung die Therapie der Wahl und zwar im Sinne einer Frühoperation (< 72 h nach SAB = vor Einsetzen der Vasospasmusphase) für die Hunt&Hess-Grade 1 bis 4. Die Ergebnisse des „International Subarachnoid Aneurysm Trial" (ISAT-Studie, Klasse-I-Evidenz nach EBM-Kriterien) haben gezeigt, dass die 1992 eingeführte interventionelle Coilembolisation durch die Neuroradiologie (Applikation von Platinspiralen über einen Angiografiekatheter) in etwa 70 % aller Fälle das überlegene Verfahren ist (wird noch heftig diskutiert). Patienten mit SAB des Grad 5 nach Hunt&Hess (Mortalität: 95 %) werden dagegen fast nie früh versorgt, sondern nur später (bisher nach 2 Wochen = Ende der Vasospasmen), falls es mit intensivmedizinischen Maßnahmen gelingt, den Zustand zu verbessern. Für die Entscheidung, welches Verfahren zum Einsatz kommt, gibt es keine 100 %ig klaren Kriterien, sodass noch im Angiografieraum eine individuelle Entscheidung in interdisziplinärer Absprache getroffen werden muss.

Spezielle Maßnahmen im Verlauf
Zur Behandlung von Vasospasmen (Tag 4–14) wird heute in erster Linie die sogenannte HHH-Therapie (sprich: „triple H") eingesetzt. Diese entspricht einer **H**ämodilution (wird nicht mehr favorisiert), einer **H**ypervolämie (cave: Hyponatriämie) und induzierten **H**ypertension zur Aufrechterhaltung eines ausrei-

● HHH („triple H"): Hämodilution, Hypervolämie, Hypertension.

chenden CPP mittels isotonem Volumenersatz/Kolloiden und Vasopressoren (s. Kap. C 3.4.1). Bei wachen Patienten wird diese Therapie bis zum Verschwinden des neurologischen Defizits titriert. Seit vielen Jahren etabliert (Klasse-I-Evidenz nach EBM-Kriterien) ist der Einsatz des Calcium-Kanal-Antagonisten Nimodipin (Nimotop® 2 mg/h i. v. einschleichend wegen RR Abfall). Allerdings wird das Medikament trotz der scheinbar eindeutigen Daten vielerorts nicht mehr verwendet, da sein Nutzen hinsichtlich der Gesamt-Morbidität/Mortalität nicht signifikant ist und es gleichzeitig die induzierte Hypertension erschwert, die als wesentlich wichtiger zu erachten ist. Keine andere Pharmakotherapie hat bisher einen erwiesenen Nutzen erbracht. Invasive Kathetertechniken (Ballonangioplastie/lokale intraarterielle Papaveringabe) werden teilweise durchgeführt, ohne dass ihre Effektivität nachgewiesen wäre.

Ab dem 14. Tag steigt das Risiko eines posthämorrhagischen/malresorptiven Hydrozephalus, der bei insgesamt 25 % der Patienten eine permanente Shuntanlage erfordert.

Verlauf und Prognose
Die deletäre Prognose des natürlichen Verlaufs einer aSAB (ca. 60 % Mortalität, 20 % schwere Behinderung, 20 % „akzeptabler" outcome) konnte nach Etablierung der Frühversorgung und Triple-H-Therapie – in erster Linie durch die Verhinderung einer Rezidiv-Blutung – deutlich verbessert werden (ca. 25 % Mortalität, 20 % schwere Behinderung, 55 % „akzeptabler" outcome). Dabei steigt die Morbidität und Mortalitäts-Rate linear mit dem Schweregrad der initialen SAB (0–5 % Grad 1 bis 90–95 % Grad 5) an. Klar konstatiert werden muss jedoch, dass sich nach heutigen Maßstäben innerhalb der akzeptablen Gruppe sehr viele Behinderungen vor allem im neuropsychologischen Bereich verbergen. Die Überlegenheit des Coiling ist in erster Linie auf eine Reduktion der prozeduralen Komplikationen (bisher ca. 20 %) zurückzuführen und wahrscheinlich eine geringere Rezidivblutungsrate (frühere definitive Versorgung). Diese Zahlen gelten nur für diejenigen Patienten, die lebend die Klinik erreichen. Somit bleibt trotz aller Fortschritte die aSAB für die Mehrheit aller Patienten ein katastrophales und lebensveränderndes Ereignis. Die Vermeidung einer SAB durch Ausschaltung des Aneurysmas vor seiner Ruptur wäre ideal und wird auch praktiziert. Allerdings gibt es hierzu ausgesprochen ernüchternde Studien und stark divergierende Meinungen, da vor allen Dingen das Blutungsrisiko nicht exakt zu beziffern ist und sehr kontrovers diskutiert wird (s. Literatur). Klar ist, dass eine Ausschaltung der Hauptrisikofaktoren (Nikotinabusus und arterieller Hypertonus) das Blutungsrisiko signifikant erniedrigt.

> **PEARLS + PITFALLS**
>
> Nach heutigem Wissen sollte die Behandlung einer aSAB nur noch in interdisziplinären Zentren vorgenommen werden. Alle Versorgungsmodalitäten und intensivmedizinischen Möglichkeiten müssen an einem Ort vorhanden sein.

Weiterführende Literatur

International Study of Unruptured Intracranial Aneurysms Investigators (ISUIA). Unruptured intracranial aneurysms – risk of rupture and risks of surgical intervention. N Engl J Med (1998), 339(24), 1725–33. Erratum in: N Engl J Med (1999), 340(9), 744

Molyneux A, Kerr R, Stratton I, Sandercock P, Clarke M, Shrimpton J, Holman R. International Subarachnoid Aneurysm Trial (ISAT) Collaborative Group (2002) International Subarachnoid Aneurysm Trial (ISAT) of neurosurgical clipping versus endovascular coiling in 2143 patients with ruptured intracranial aneurysms: a randomised trial. Lancet, 360(9342), 1267–74

Schievink WI (1997) Intracranial aneurysms. Review. N Engl J Med, 336(1), 28–40

Wiederholungsfragen

1. Wieviel Prozent aller ICBs bei jungen Erwachsenen sind auf Missbildungen der Hirngefäße zurückzuführen?
2. Was ist das Kardinalsymptom einer SAB?

C 4 Anfallserkrankungen

EDITORIAL

Anfallserkrankungen sind paroxysmal auftretende Störungen von Wahrnehmung, Motorik, Bewusstsein/Verhalten oder des autonomen Systems. Die zu den Anfallserkrankungen zählenden Erkrankungen werden meist nach ihrer Ätiologie klassifiziert. Es handelt sich um Epilepsien und nicht epileptische Anfallserkrankungen wie Synkopen, Drop attack, paroxysmale Bewegungsstörungen, Parasomnien, Hyperventilationstetanie und psychogene Anfälle. Anfallserkrankungen sind häufig und haben erhebliche psychosoziale Konsequenzen, da in der Regel die Fahreignung, z. T. die Arbeitsfähigkeit eingeschränkt sind und oft ein erhöhtes Unfallrisiko besteht. Differenzialdiagnostisch spielen neben der Anamnese und Fremdanamnese EEG, Video-EEG-Monitoring, EKG, Langzeit-EKG, MRT, Schellong-Test und Kipptisch-Untersuchung eine bedeutsame Rolle.

- Felix Rosenow

C 4.1 Epilepsie

C 4.1.1 Grundlagen

C 4.1.1.1 Definition, Klassifikation und Epidemiologie

Epilepsien sind durch das wiederholte, unprovozierte Auftreten von ≥ 2 epileptischen Anfällen gekennzeichnet. Neuere Definitionen lassen die Stellung der Diagnose auch dann zu, wenn erst ein Anfall aufgetreten ist, aber sich Hinweise, z. B. durch Nachweis epilepsietypischer Potenziale im EEG oder einer Läsion im MRT, für eine dauerhaft erhöhte zerebrale Erregbarkeit ergeben.

Mit einer Punktprävalenz von etwa 0,6 % der Bevölkerung gehören die Epilepsien zu den häufigsten chronisch-neurologischen Erkrankungen und sind etwa so häufig wie der Diabetes mellitus.

Epilepsien betreffen dabei in besonderem Maße Kinder und Jugendliche sowie ältere Menschen im Alter über 60 Jahren.

> **MERKE**
>
> ▶ Die Epilepsie ist eine der häufigsten chronisch-neurologischen Erkrankungen und betrifft oft auch junge Menschen.
> ▶ Wenn > 2 unprovozierte epileptische Anfälle auftreten, kann die Diagnose gestellt werden.

Epilepsien werden eingeteilt:
1. Nach Lokalisation der epileptogenen Zone in fokale und generalisierte Epilepsien.
2. Nach Ätiologie in idiopathische, d. h. überwiegend genetisch determinierte, und symptomatische Formen.

- Klassifikation:
  - Nach Lokalisation der epileptogenen Zone (fokal vs. generalisiert)
  - Nach Ätiologie (idiopathisch vs. symptomatisch).

Der ältere Begriff einer „kryptogenen Epilepsie" wird derzeit durch den Begriff einer „wahrscheinlich symptomatischen Epilepsie" ersetzt (s. ▫ Tab. C 4.1).

C 4.1.1.2 Diagnose

Die Diagnose ruht auf mehreren Säulen: Anamnese, Fremdanamnese, neurologische Untersuchung, EEG, MRT und seltener Laboruntersuchungen einschließlich genetischer Testung.

- Wichtigstes diagnostisches Verfahren ist die Eigen- und vor allem auch die Fremdanamnese (Anfallszeuge).

- Wichtige Fragen: Anfallsbeginn, das Auftreten von lateralisierenden Zeichen, postiktale Symptome und bisher schon aufgetretene andere Anfallstypen.

Anamnese und Fremdanamnese sind von zentraler Bedeutung. Hilfreich sind insbesondere die Fragen nach dem Beginn eines Anfalls, insbesondere ob eine Aura aufgetreten ist oder sich eine anderweitige fokale Symptomatik zeigte (z. B. klonischer Anfall linke Hand). Eigenanamnestisch muss auch ermittelt werden, ob andere stereotype Episoden von maximal 1–2 Minuten Dauer beobachtet wurden, ob nach einem Anfall mit Bewusstseinsverlust und Sturz Muskelkater, Zungenbiss und protrahierte Reorientierung aufgetreten sind. Die klinische Forschung hat zur Identifikation vieler lateralisierender (s. ▫ Tab. C 4.2) und lokalisierender Anfallssymptome geführt, welche bei fokalen Epilepsien auftreten. So spricht z. B. eine olfaktorische Aura für einen Anfallsursprung im mesialen Temporallappen einschließlich des Amygdalons. Wenn eine epigastri-

□ **Tab. C 4.1** Internationale Klassifikation der Epilepsien und Epilepsie-Syndrome (Kurzfassung nach Commission on Classification and Terminology der ILAE 1989).

1.	**Fokale (lokalisationsbezogene, lokale, partielle) Epilepsien und Syndrome**
1.1	Idiopathisch (mit altersgebundenem Beginn) ▸ Gutartige Epilepsie des Kindesalters mit zentrotemporalen Spikes ▸ Epilepsie des Kindesalters mit okzipitalen Paroxysmen ▸ Primäre Leseepilepsie
1.2	Symptomatisch ▸ Chronisch progrediente Epilepsia partialis continua (Kojewnikow-Syndrom) des Kindesalters ▸ Syndrome mit spezifischer Anfallsauslösung („Reflexepilepsien") ▸ Temporallappenepilepsien ▸ Frontallappenepilepsien ▸ Parietallappenepilepsien ▸ Okzipitallappenepilepsien
1.3	Kryptogen (wahrscheinlich symptomatisch)
2.	**Generalisierte Epilepsien und Syndrome**
2.1	Idiopathisch (mit altersgebundenem Beginn, nach Erkrankungsalter geordnet) ▸ Benigne familiäre Neugeborenenkrämpfe ▸ Benigne Neugeborenenkrämpfe ▸ Benigne myoklonische Epilepsie des Kleinkindesalters ▸ Absencen-Epilepsie des Kindesalters ▸ Juvenile Absencen-Epilepsie ▸ Juvenile myoklonische Epilepsie (Impulsiv-Petit-mal-Epilepsie) ▸ Aufwach-Grand-mal-Epilepsie ▸ Andere generalisierte idiopathische Epilepsien ▸ Epilepsien mit spezifischen Anfallsauslösern („Reflexepilepsien")
2.2	Kryptogen oder symptomatisch (geordnet nach Erkrankungsalter) ▸ West-Syndrom (Epilepsie mit Blitz-Nick-Salaam-Anfällen) ▸ Lennox-Gastaut-Syndrom ▸ Epilepsie mit myoklonisch-astatischen Anfällen ▸ Epilepsie mit myoklonischen Absencen
2.3	Symptomatisch
2.3.1	Unspezifische Ätiologie
2.3.2	Spezifische Syndrome
3.	**Epilepsien und Syndrome, die nicht als fokal oder generalisiert bestimmbar sind**
3.1	Mit sowohl generalisierten als auch fokalen Anfällen
3.2	Ohne eindeutige generalisierte oder fokale Zeichen
4.	**Spezielle Syndrome**
	Gelegenheitsanfälle ▸ Fieberkrämpfe ▸ Isolierte Anfälle oder isolierter Status epilepticus ▸ Anfälle, die ausschließlich bei akuten metabolischen oder toxischen Ereignissen auftreten

□ **Tab. C 4.2** Lateralisierende Anfallssymptome.

Symptom	Anfallsursprung, Spezifität
Forcierte Kopfwendung vor sekundärer Generalisierung	Kontralateral, 95 %
Iktale Dystonie	Kontralateral, 90 %
Iktale Sprache	Nondominante Hemisphäre, > 90 %
Erhaltenes Bewusstsein bei iktalen Automatismen	Nondominante Hemisphäre, > 90 %
Postiktale Sprachstörung	Dominante Hemisphäre, 80–90 %
Postiktales Nasereiben	Ipsilateral, > 90 %
Aura mit unilateralem Sinneseindruck	Kontralateral, > 90 %

sche Aura vor einem Anfall mit Automatismen im Bereich der Hände oder oroalimentären Automatismen gefolgt ist, so liegt in > 90 % der Fälle ein temporaler Anfallsursprung vor.

Zu Anamnese gehört die Befragung zum Vorliegen von Risikofaktoren für das Auftreten einer Epilepsie: positive Familienanamnese, perinatale Schädigung, anamnestische Hinweise auf Hirnschäden.

Neben der Anamnese kommt dem EEG eine große Bedeutung zu. Zwar ist die Sensitivität eines ersten Routine-EEGs für den Nachweis epilepsietypischer Potenziale (ETP) mit 30–50 % relativ gering. Bei Nachweis von ETP ist allerdings der Verdacht auf das Vorliegen einer Epilepsie deutlich erhärtet, und oft erlaubt es die Einordnung als generalisierte oder fokale Epilepsie. Der Nachweis von ETP nach einem ersten Anfall belegt eine erhöhte Rezidivwahrscheinlichkeit (s. Kap. B 4.1).

■ **MERKE**

Jeder Patient mit V. a. Epilepsie sollte ein EEG erhalten. Zeigen sich keine epilepsietypischen Potenziale, so ist ein Schlafentzugs-EEG indiziert.

● Das MRT ist die bildgebende Methode der Wahl, ein CT ist nur selten indiziert.

● Bis auf Patienten mit einer eindeutigen idiopathischen Epilepsie sollte immer ein MRT durchgeführt werden.

Die strukturelle Bildgebung wurde mit Einführung und Entwicklung der MRT revolutioniert: Heute gelingt bei fokalen Epilepsien häufig der Nachweis einer Läsion. Hierfür ist allerdings eine der Fragestellung angepasste spezielle Schnittführung und der Einsatz bestimmter Sequenzen (dünnschichtige koronare T2, FLAIR, T1-Volumendatensatz, T2*) erforderlich.

Der Nachweis fokaler neurologischer Defizite in der neurologischen Untersuchung spricht für das Vorliegen einer fokalen Epilepsie.

Laboruntersuchungen von Serum und Liquor spielen vor allem in der Diagnostik akuter symptomatischer Anfälle (z. B. bei Meningitis), bei Stoffwechselerkrankungen und seltener zur genetischen Testung eine Rolle.

Ziel der prächirurgischen Epilepsiediagnostik ist es, die Lage und Ausdehnung der epileptogenen Zone und von benachbart liegenden eloquenten Bahnen und Kortexarealen zu bestimmen. Die Resektion der epileptogenen Zone führt dabei per definitionem zur Anfallsfreiheit. Kern dieser Diagnostik ist das Video-EEG-Monitoring, bei dem mit EEG interiktale epilepsietypische Potenziale (irritative Zone) und Anfallsursprungszone bestimmt werden. Das Video erlaubt die Lokalisierung der symptomatogenen Zone und damit der Hemisphäre oder auch Region des Anfallsursprungs (s. oben). Zum Einsatz kommen auch neuropsychologische Testung, Sphenoidalelektroden, und seltener iktales SPECT, subdurale Plattenelektroden und der Wada-Test (intrakarotidale Amobarbitalgabe zur kurzzeitigen Inaktivierung jeweils einer Hemisphäre), der die Lateralisierung von Sprache und Gedächtnisfunktionen erlaubt [Rosenow & Lüders 2004].

● FALLBEISPIEL

Ein 42-jähriger Dachdecker wird vorgestellt, nachdem er am Vortag in einer Arbeitspause vor dem Gerüst stehend gestürzt ist und generalisiert gezuckt hat. Er berichtet, vor dem Anfall Pünktchen vor den Augen gesehen zu haben.
DD: Konvulsive Synkope vs. erster generalisierter tonisch klonischer Anfall.
Für einen generalisierten tonisch-klonischen Anfall spricht, dass er über Muskelkater berichtet, dass die CK erhöht ist, dass fremdanamnestisch eine Anfallsdauer von mehreren Minuten mit nachfolgender protrahierter Reorientierungsphase berichtet wird. Es stellt sich also nunmehr die Frage, ob es sich um einen ersten Anfall (fehlende Fahreignung für 3–6 Monate, medikamentöse Therapie nicht unbedingt erforderlich) oder um eine beginnende Epilepsie handelt (Fahreignung erst nach 1-jähriger Anfallsfreiheit und Indikation zur medikamentösen Therapie gegeben) und ob diese ggf. fokal oder generalisiert ist. Auf gezielte Nachfrage gibt der Patient an, dass die von ihm vor dem Anfall gesehenen Pünktchen in oberen rechten Quadranten seines Gesichtsfeldes aufgetreten und von zentral zur Peripherie gewandet seien, bevor er das Bewusstsein verlor. Es handelt sich also um eine visuelle Aura, die es erlaubt, den Anfallsursprung im linken Okzipitallappen, Area 17, infracalcarin polnah zu lokalisieren. Er berichtet ferner, dass er in den letzten Monaten schon mehrfach in stereotyper Weise diese visuelle Aura erlebt habe. Es besteht also eine Okzipitallappenepilepsie links, eine Behandlung ist indiziert und die Fahreignung ist erst wieder gegeben, wenn einjährige Anfallsfreiheit besteht. Zudem ist die Arbeitsfähigkeit als Dachdecker nicht mehr gegeben. Hierzu ist eine intensive Beratung erforderlich.

C 4.1.1.3 Therapie

Die Therapie der Epilepsien muss individuell erfolgen. Sie besteht aus Beratung und Schulung, ggf. medikamentöser Therapie und bei fokalen, Medikamentenresistenten Epilepsien z. T. in der Epilepsiechirurgie.

Beratung und Schulung
Wichtiger und erster Bestandteil der Therapie ist die Beratung und Schulung, welche sich auf die Krankheit und Therapie bezogene Einschränkungen (Fahreignung, Arbeit an gefährlichen Geräten) und Risiken (Ertrinkungsunfälle, Frakturen im Anfall, Teratogenität der Antiepileptika) sowie auf die Syndromprognose und das Konzept einer Dauerbehandlung sowie die Bedeutung der Compliance beziehen. Wichtig ist ggf. das Meiden anfallsfördernder Faktoren

wie Schlafentzug, Alkoholgenuss oder von spezifischen Triggern, falls anamnestisch relevant.

> ■ **MERKE**
>
> Die Beratung von Patienten ist von großer Bedeutung. Sie verbessert die Compliance und ermöglicht die Meidung von Auslösern und gefährlichen Situationen.

Medikamente

● Für die medikamentöse Therapie spielen nur 10 Antiepileptika eine wesentliche Rolle.

Heute stehen 19 verschiedene Antiepileptika zur Verfügung, von denen ca. 10 häufiger eingesetzt werden. Die Auswahl eines Medikamentes erfolgt individuell und hängt ab von:
- Epilepsiesyndrom: fokal oder generalisiert.
- Anfallsfrequenz und -folgen.
- Weiterer Medikation des Patienten.
- Patientenmerkmalen wie: Alter, Geschlecht, Kinderwunsch, Begleiterkrankungen (v. a. Nieren- oder Leberinsuffizienz)
- Zulassungsindikation und Nebenwirkungsprofil des Medikamentes.

Die Antiepileptika können nach verschiedenen Kriterien eingeteilt werden:
- Etablierte Wirkstoffe (Carbamazepin, Phenytoin, Valproat, Phenobarbital) vs. neue Wirkstoffe (Felbamat, Gabapentin, Lamotrigin, Levetiracetam, Pregabalin, Tiagabin, Topiramat, Vigabatrin, Zonisamid)
- Hepatische Enzyminduktoren (Carbamazepin, Phenytoin, Phenobarbital) vs. Enzyminhibitoren (Valproat, Felbamat) vs. Antiepileptika ohne Beeinflussung des hepatischen Metabolismus
    - Enzyminduktoren können zu einer deutlichen Verkürzung der Eliminationshalbwertszeit anderer Medikamente führen. Beispiel: Hinzugabe von Carbamazepin bei Marcumartherapie: Marcumarspiegel sinkt, Quick steigt/INR sinkt
    - Enzyminhibitoren verlangsamen den Abbau anderer Medikamente. Beispiel: Hinzugabe von Valproat bei Lamotrigintherapie: Lamotriginspiegel steigt deutlich
- Medikamente mit breitem Wirkspektrum, die bei fokalen und generalisierten Epilepsien wirken (Valproat, Lamotrigin, Levetiracetam, Phenobarbital) vs. solche mit auf fokale Epilepsien begrenzter Wirkung, welche idiopathisch generalisierte Epilepsien sogar verschlechtern können.

Die meisten Antiepileptika lösen häufig dosisabhängige Nebenwirkungen wie Müdigkeit, Ataxie etc. aus. Seltener verursachen sie spezifische, z. T. schwere Nebenwirkungen. Beispiel: Valproat. Sehr selten Leberversagen. Häufiger: Gewichtszunahme, Tremor, Teratogenität (ca. 10 % schwere Missbildungen).

Etwa 50–60 % der Patienten mit einer neu aufgetretenen Epilepsie werden unter der initialen Monotherapie anfallsfrei. Von den nicht anfallsfreien Patienten werden 25 % unter einer 2. oder 3. Monotherapie anfallsfrei. Eine Kombinationstherapie führt bei unter 10 % der verbleibenden Patienten zur Anfallsfreiheit, der Rest der Patienten kann als Medikamenten-resistent eingestuft werden [Kwan & Brodie 2000] und sollte in einer spezialisierten Einrichtung vorgestellt werden [Schmidt & Elger 1999, aktuelle Leitlinien der DGN].

MERKE

Etwa 50 % der Patienten mit symptomatischen fokalen Epilepsien bleiben Medikamenten-resistent. In dieser Situation ist zu prüfen, ob ein epilepsiechirurgischer Eingriff eine Option ist.

FALLBEISPIEL

Ein 16-jähriges Mädchen wird nach einem 1. generalisierten tonisch-klonischen Anfall vorgestellt, der kurz nach dem Erwachen im Bad aufgetreten sei. Am Vorabend sei sie auf einer Party gewesen (Schlafentzug und Alkohol). Zu Beginn des Anfalls sei sie noch wach gewesen, während bereits beide Arme gezuckt hätten, wobei ihr die Zahnbürste aus der Hand gefallen sei. Sie berichtet, bereits seit einem Jahr immer in der ersten Stunde nach Erwachen armbetonte bilaterale Zuckungen bemerkt zu haben. Das EEG zeigt generalisierte irreguläre Spike-Wave-Komplexe. Es wird die Diagnose einer juvenilen myoklonischen Epilepsie (JME, Janz-Syndrom) gestellt. Es handelt sich um eine idiopathisch generalisierte Epilepsie. Die JME spricht in der Regel sehr gut auf eine Monotherapie mit Valproinsäure an (etwa 85 % der Patienten werden hierunter anfallsfrei). Allerdings ist eine langjährige Therapie erforderlich (> 90 % Rezidive bei Absetzen). Die Patientin ist über die folgenden relevanten Nebenwirkungen aufzuklären: Teratogenität, insbesondere ein 20-fach erhöhtes Risiko einer Spina bifida (Folsäuregabe und genetische Beratung vor einer Schwangerschaft); Gewichtszunahme (häufig, Diät!); Tremor, Thrombopenie und Haarausfall als seltenere NW und schwere z. T. tödlich verlaufende Hepatopathie als sehr seltene NW. Alternativ kommen bei diesem Epilepsiesyndrom Lamotrigin, Topiramat und Levetiracetam infrage, während die meisten anderen Antiepileptika zu einer Anfallsverstärkung führen können.

Epilepsiechirurgie

Bei Medikamenten-resistenten fokalen Epilepsien mit erheblichem Einfluss auf die Lebensqualität und ausreichender psychischer Stabilität sollte geprüft werden, ob ein epilepsiechirurgischer Eingriff zur Anfallsfreiheit führen könnte. Nach Durchführung einer prächirurgischen Diagnostik kommen verschiedene resektive Eingriffe infrage:
- Bei TLE: klassische 2/3-Resektion des Temporallappens, eine „key-hole-Resektion" oder eine selektive Amygdalohippokampektomie (sAHE)
- Bei Läsionen: eine Läsionektomie oder Topektomie (Resektion der Läsion und von umliegendem epileptogenem Gewebe), multilobäre Resektion, Hemisphärektomie.

Hierbei sind Anfallsfreiheitsraten zwischen 30 und 80 % zu erwarten. Daneben werden palliative Eingriffe angewandt, welche nie oder nur sehr selten zu Anfallsfreiheit führen: Callosotomie, multipe subpiale Transsektion (MST) und der Vagus-Nerv-Stimulator (VNS) [Rosenow & Lüders 2004].

● Je nach Befundlage sind Anfallsfreiheitraten zwischen 30 und 80 % zu erwarten.

FALLBEISPIEL

Eine 25-jährige rechtshändige Frau stellt sich vor, weil sie seit dem 12. Lebensjahr 2–4 epileptische Anfälle im Monat erleidet, obwohl Sie bereits 6 verschiedene Antiepileptika, zum Teil in Kombination, eingenommen hat. Die Anfälle beginnen mit einer epigastrischen Aura, dann kommt es zum Bewusstseinsverlust, begleitet von Nesteln und Schmatzen (automotorischer Anfall). Nach 2–3 Minuten kommt es zur Normalisierung des Verhaltens mit initial noch deutlicher Aphasie. Diese Anfallssymptomatik spricht mit > 90 %iger Wahrscheinlichkeit für das Vorliegen einer Temporallappenepilepsie links. Das EEG zeigt Sharp-waves, regional links temporal und das MRT (mit koronaren Schichten!) eine Hippokampusklerose links. Nach der Literatur liegt die Wahrscheinlichkeit, bei diesen Patienten durch eine medikamentöse Therapie Anfallsfreiheit zu erreichen, bei maximal 10 %. Andererseits ist gut belegt, dass etwa 50–70 % 5 Jahre nach einem epilepsiechirurgischen Eingriff (Temporallappenteilresektion) anfallsfrei sind.

C 4.1.2 Fokale Epilepsien

● 60 % der Epilepsien sind fokal.

Fokale Epilepsien sind meist symptomatisch, vor allem bei Erwachsenen.

C 4.1.2.1 Symptomatische fokale Epilepsien

Symptomatische fokale Epilepsien können durch eine Vielzahl unterschiedlicher Ätiologien bedingt sein. Kortikale Dysplasien und andere angeborene Hirnschäden treten dabei am häufigsten im Kindesalter auf, posttraumatische Epilepsien bei Jugendlichen und Erwachsenen, Tumor-bedingte Epilepsien bei Erwachsenen und neurodegenerativ oder vaskulär bedingte Epilepsien vor allem im höheren Lebensalter.

Fokale Epilepsien werden, wenn möglich, weiter nach der lobären Lage der epileptogenen Zone bzw. der Anfallsursprungszone eingeteilt.

Temporallappenepilepsie (TLE)

● Hippokampusklerose = Ammonshornsklerose

Die Temporallappenepilepsie gehört zu den häufigsten fokalen Epilepsien. Es werden mesiale (ca. 90 %) von lateralen (ca. 10 %) Temporallappenepilepsien (TLE) unterschieden. Eine häufige Ursache der mesialen TLE ist die Hippokampusklerose (s. ○ Abb. C 4.1). In 40 % der Fälle treten bis zum 5. Lebensjahr (oft komplizierte) Fieberkrämpfe auf. Nach einem meist mehrjährigen anfallsfreien Intervall kommt es in der Jugend zu epileptischen Anfällen. Typischerweise treten überwiegend komplex fokale Anfälle mit epigastrischer, olfaktorischer oder psychischer Aura gefolgt von einem automotorischen Anfall mit einer Frequenz von 2–8/Monat auf.

Neurologisch besteht besonders bei mesialer TLE der dominanten Hemisphäre oft eine Kurzzeitgedächtnisstörung.

Nur etwa 10 % der Patienten mit einer mesialen TLE bei Hippokampusklerose werden durch Antiepileptika anfallsfrei. Anderseits werden etwa 70 % dieser Patienten durch einen epilepsiechirurgischen Eingriff anfallsfrei, weshalb ein solcher frühzeitig erwogen werden sollte.

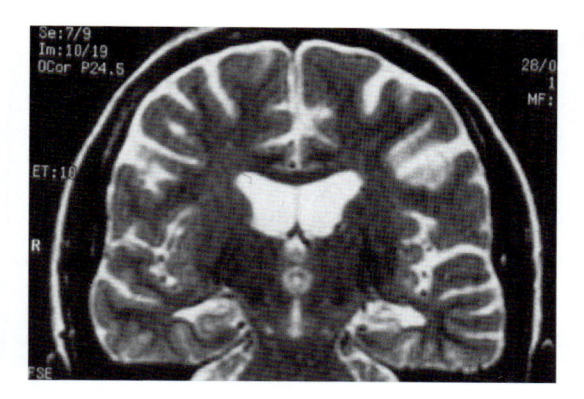

○ **Abb. C 4.1** Das koronare (90° zur hippokampalen Längsachse), T2-gewichtete MRT zeigt eine Hippokampussklerose mit Volumenminderung, Hyperintensität und Verlust der inneren Struktur auf der betroffenen Seite.

MERKE

Temporallappenepilepsien sind die häufigsten fokalen Epilepsien, in 90 % der Fälle liegt die epileptogene Zone im mesialen Temporallappen. Häufig ist eine Hippokampussklerose ursächlich. Patienten mit einer mesialen Temporallappenepilepsie sind oft Medikamenten-resistent, werden aber nach epilepsichirurgischen Eingriffen in 50–70 % der Fälle anfallsfrei.

Laterale, neokortikale TLE haben andere symptomatische Ätiologien, können selten aber auch genetisch bedingt sein (z. B. die „Familiäre TLE mit akustischen Symptomen").

Frontallappenepilepsie

Frontallappenepilepsien (FLE) sind die zweithäufigste Form fokaler Epilepsien. Die Anfallssymptomatik ist häufiger als bei der TLE durch tonische, klonische, versive, sekundär generalisierte tonisch-klonische oder auch hypermotorische Anfälle geprägt. Bei den hypermotorischen Anfällen handelt es sich um meist kurze, bilaterale, proximal betonte, heftige repetetive Bewegungen, die bei erhaltenem Bewusstsein auftreten können. Sie werden deshalb oft fälschlicherweise für psychogene Anfälle gehalten, lassen sich aber aufgrund ihrer Kürze, Stereotypie und ihres meist nächtlichen Auftretens (NREM-Schlaf) von solchen abgrenzen.

● Die Anfälle bei Frontallappenepilepsie sind oft durch motorische Symptome geprägt und treten gerne schlafgebunden auf.

Parieto-, Okzipitallappenepilepsie

Epilepsien des Parietallappens und des Okzipitallappens sind relativ selten (s. ○ Abb. C 4.2). Die Anfälle können rasch propagieren. Interiktale epilepsietypische Potenziale sind seltener und können entfernt, z. B. über dem Temporallappen auftreten. Patienten mit einer (kontralateralen) visuellen Aura oder anderen lateralisierenden Anfallssymptomen weisen nach epilepsiechirurgischem Eingriff eine gute Prognose auf [Bösebeck et al. 2002].

Abb. C 4.2 Transversale Schicht A) mit T1-Wichtung: Eine frischere Cavernomblutung rechts okzipital, schlecht sichtbar und B) mit T2* (Gradienten-Echo-Sequenz): Multiple Cavernome mit Hämosiderinsaum kommen deutlich zur Darstellung. Die Wahl der richtigen Sequenz hat sichtbar großen Einfluss auf die Sensitivität der MRT.

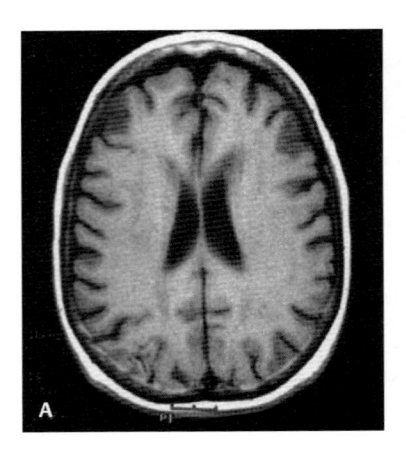

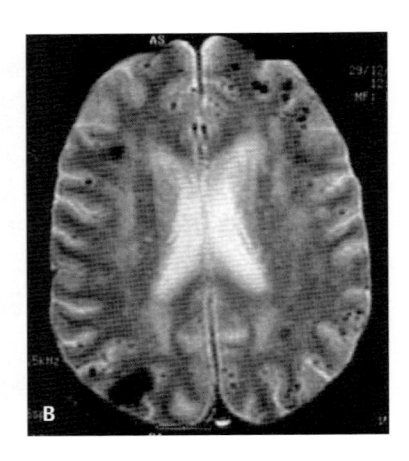

C 4.1.2.2 Idiopathische fokale Epilepsien

Zu den idiopathischen fokalen Epilepsien gehören die benigne Epilepsie des Kindesalters mit zentrotemporalen Spikes (Rolandoepilepsie), die Epilepsie des Kindesalters mit okzipitalen Paroxysmen und die primäre Leseepilepsie. Darüber hinaus wurden in den letzten Jahren monogene fokale Epilepsien beschrieben.

Benigne fokale Epilepsie des Kindesalters mit zentrotemporalen Spikes

- Syn.: Rolandoepilepsie.

Es handelt sich um eine häufige (ca. 20 % der Epilepsien zwischen 5 und 15 Jahren), in aller Regel gutartige, typischerweise zwischen dem 4. und 11. Lebensjahr auftretende Epilepsie des Kindesalters, die regelhaft bis zum Ende der Pubertät ausheilt. Oft treten insgesamt auch ohne Therapie nur wenige Anfälle auf. Es handelt sich um fokal motorische, meist im Gesicht beginnende, nicht selten sekundär generalisierte tonisch-klonische Anfälle, die meist aus dem Schlaf heraus auftreten.

- Die Rolandoepilepsie ist die häufigste idiopathisch-fokale Epilepsie.

Das EEG zeigt charakteristische abgestumpfte ein- oder beidseitige zentrotemporale Spikes, die von einer Welle mit der halben Amplitude des Spikes gefolgt sind und im Schlaf massiv aktiviert werden. Bis zu 88 % der Kinder mit diesen typischen, familiär gehäuft auftretenden „Rolandospikes" entwickeln keine Anfälle. D. h. Rolandospikes sind zwar ein „genetischer Marker", aber nicht sehr spezifisch für das Auftreten einer Epilepsie [Lüders et al. 1987]. In Deutschland gilt Sultiam als Therapie der ersten Wahl, welches z. B. in den USA nicht zugelassen ist, dort wird meist Carbamazepin eingesetzt.

Monogene fokale Epilepsien

- Autosomal-dominant vererbte monogene Epilepsien machen heute weniger als 1 % der Epilepsien aus.

In den letzten Jahren gelang es für einige sehr seltene autosomal-dominant vererbte fokale Epilepsien, den Genort und das Gen zu identifizieren. Als Beispiel sei hier die autosomal-dominante nächtliche Frontallappenepilepsie (ADNFLE) genannt. Die Patienten weisen überwiegend nachts auftretende motorische Anfälle auf. Ursächlich sind Mutationen in den Genen von Cholinrezeptoren. Drei verschiedene Mutationen verursachen dasselbe klinische Syndrom (Polygenie): ADNFLE1, Genort: 20 q13, Gen: CHRNA4; ADNFLE 2, Genort: 1 q21, Gen: CHRNB2; ADNFLE 3, Genort: 15 q24, Gen: unbekannt. Weitere Beispiele sind die autosomal-dominante laterale Temporallappenepilepsie (ADLTE, Genort: 10 q23–26, Gen: LGI1) sowie die familiäre partielle Epilepsie mit variablen Foci (FEPEVF, Genort: 22 q11–12, Gen: unbekannt).

C 4.1.3 Generalisierte Epilepsien

Generalisierte Epilepsien sind Epilepsien, bei denen Anfälle entweder im gesamten Großhirn (nahezu) gleichzeitig beginnen oder bei denen alle Regionen des Großhirns Anfälle generieren können. Sie sind häufig idiopathisch und seltener symptomatisch bedingt.

● Generalisierte Epilepsien sind oft idiopathisch und treten dann mit altersbezogenem Beginn auf.

C 4.1.3.1 Idiopathische generalisierte Epilepsien (IGE)

Idiopathische, d. h. überwiegend genetisch determinierte, generalisierte Epilepsien sind meist oligo- oder polygenetisch verursacht. Das Vererbungsrisiko liegt bei etwa 5–7 %. Die Therapieresponse ist besser als bei den fokalen Epilepsien, etwa 60–80 % der Patienten werden unter Medikation anfallsfrei. Sie treten regelhaft altersgebunden auf, was auch Bedeutung für die Klassifikation gewonnen hat.

Absencenepilepsien

Typische Anfallsform idiopathischer generalisierter Epilepsie ist die Absence. Myoklonische oder generalisiert tonisch-klonische Anfälle können ebenfalls auftreten, was ggf. mit einer schlechteren Prognose assoziiert ist. Während der Absencen zeigt das EEG ein 3-Hz-Spike-Wave-Muster (s. Kap. B 4.2). 10 % der Patienten sind fotosensibel. Bei vielen der betroffenen Kinder und Jugendlichen können Anfälle durch Hyperventilation (Hypokapnie) ausgelöst werden.

● Bei den Absencenepilepsien können Anfälle oft mit Hyperventilation ausgelöst werden.

Unterschieden wird die Absencenepilepsie des Schulkindesalters (Auftreten bis zum 10. LJ, etwas bessere Prognose) von der juvenilen Absencenepilepsie (Auftreten nach dem 10. LJ).

Therapeutisch werden Valproat, Lamotrigin und Ethosuximid, welches nur gegen Absencen wirkt, eingesetzt. Viele andere Antiepileptika können zur Anfallshäufung führen.

Juvenile myoklonische Epilepsie (Janz-Syndrom)

Bei diesem häufigen Syndrom treten bei Jugendlichen (Altersgipfel 14. LJ) bevorzugt in der ersten Stunde nach dem Erwachen myoklonische Zuckungen v. a. der oberen Extremitäten und der Extensoren auf, welche zum Fallenlassen von Gegenständen führen. Im Verlauf treten generalisierte myoklonisch-tonisch-klonische Anfälle hinzu. Alkohol und Schlafentzug (der Morgen nach einer Party) wirken anfallsprovozierend. Das EEG zeigt irreguläre 3- bis 4-Hz-Spike-Wave-Komplexe, 30 % der Patienten sind fotosensibel (**cave** Flickerlicht). Die

● Die juvenile myoklonische Epilepsie ist häufig, anamnestisch und mit EEG leicht zu diagnostizieren.

- Unter einer Valproat-Dauertherapie werden die meisten Patienten anfallsfrei.

Patienten werden überwiegend unter Valproat rasch anfallsfrei, bedürfen aber der Dauertherapie, um Rezidive zu vermeiden. Topiramat, Lamotrigin und Levetiracetam (add-on-Zulassung) sind Alternativen.

Aufwach-Grand-Mal-Epilepsie

Primär generalisierte tonisch-klonische Anfälle, die im Erwachen auftreten, sich im jungen Erwachsenenalter manifestieren und meist eine relativ geringe Frequenz aufweisen. Im Krankheitsverlauf geht die tageszeitliche Bindung allerdings bei einem Großteil der Patienten verloren [Janz 1969].

C 4.1.3.2 Generalisierte symptomatische Epilepsien

Nach diffusen Hirnschäden, z. B. posthypoxisch oder nach Enzephalitis, können generalisierte symptomatische Epilepsien auftreten. Beispielsweise ist das im Kindesalter auftretende Lennox-Gastaut-Syndrom (mentale Retardierung, Mikrozephalie, multiple, u. a. tonische Anfälle und 2,5-Hz-Slow-Spike&Wave-Komplexe im EEG) oft symptomatisch bedingt.

Siehe auch Kapitel C 4.2, Degenerative Erkrankungen mit Epilepsie.

C 4.1.4 Reflexepilepsien

- Bei den Reflexepilepsien werden Anfälle durch spezifische sensorische Reize ausgelöst.

Bei wenigen Patienten treten epileptische Anfälle nur oder ganz überwiegend auf spezifische Trigger hin auf. Hierbei kann es sich um Flickerlicht, Muster, schreckhafte akustische Reize, das Lösen von mathematischen Aufgaben, aber auch um viele andere, z. T. sehr spezifische Auslöser (z. B. das Reiben von Sand zwischen Zeigefinger und Daumen) handeln.

C 4.1.5 Status epilepticus

Von einem Status epilepticus spricht man, wenn ein anhaltender epileptischer Zustand eingetreten ist. Die Inzidenz liegt bei minimal 20/100 000. Klassischerweise wurde die Dauer mit > 30 Minuten angegeben, beim Status epilepticus generalisierter tonisch-klonischer Anfälle sollte die Therapie jedoch spätestens nach 5–10 Minuten eingeleitet werden.

Nach Ausschluss einer Hypoglykämie und eines psychogenen Status wird die medikamentöse Ersttherapie eingeleitet. Diese besteht aus der i. v.-Gabe eines Benzodiazepins (z. B. 2 mg Lorazepam, ggf. wiederholen bis 0,1 mg/kg). Bei Persistenz des Status epilepticus wird üblicherweise Phenytoin (20 mg/kg, maximal 50 mg/Min. über separaten Zugang) gegeben. Bei weiterer Persistenz folgt Phenobarbital (20 mg/kg, 100 mg/Min.). Wenn der Status epilepticus nicht innerhalb einer Stunde durchbrochen wurde („refraktärer Status epilepticus"), ist beim Status epilepticus generalisierter motorischer Anfälle eine Intubationsnarkose mit Trapanal, Midazolam oder Propofol indiziert. Neben den Benzodiazepinen und Phenytoin stehen mit Valproat und Levetiracetam weitere intravenös applizierbare Antiepileptika zur Verfügung, die derzeit allerdings nicht explizit zur Status-Therapie zugelassen sind.

> **MERKE**
>
> Der Status epilepticus ist ein neurologischer Notfall, der mit erheblicher Letalität assoziiert ist. Die unbedingt rasch einzuleitende Therapie besteht aus einem Benzodiazepam gefolgt von Phenytoin. Bei refraktärem Status ist eine Intubationsnarkose indiziert.

Die effiziente Behandlung einer ggf. vorhandenen Grunderkrankung, ein EEG-Monitoring und die Vermeidung von Komplikationen (z. B. Blutdruckabfall, Rhabdomyolyse, Hyperthermie) sind weitere wichtige Komponenten der Therapie [Rosenow et al. 2002]. Die Letalität des Status epilepticus liegt bei etwa 10–20 % und ist überwiegend durch die Grunderkrankung bedingt.

C 4.2 Degenerative Erkrankungen mit Epilepsie

● Felix Rosenow, Konrad J. Werhahn

Bei degenerativen Erkrankung sind epileptische Anfälle häufig. Es lassen sich Krankheiten, welche durch epileptische Anfälle als Haupt- und häufig Erstsymptom charakterisiert sind (v. a. die progressiven Myoklonusepilepsien) von solchen unterscheiden, bei denen epileptische Anfälle selten, aber noch deutlich häufiger als durchschnittlich auftreten (z. B. Demenz vom Alzheimer-Typ).

C 4.2.1 Progressive Myoklonusepilepsien (PME)

Die unter der Sammelbezeichnung progressive Myoklonusepilepsien (PME) zusammengefassten zumeist genetisch bedingten Krankheiten sind charakterisiert durch spontane, Bewegungs- oder Reflex-induzierte Myoklonien, epileptische Anfälle mit einem mehr oder weniger rasch progredienten Verlauf und Demenz sowie Ataxie [Berkovic et al. 1993]. Myoklonien und epileptische Anfälle, die häufig durch Photostimulation ausgelöst werden können, stehen dabei im Vordergrund. Die Bezeichnung progressive Myoklonusataxie (PMA) wird für ein Syndrom verwandt, bei dem eine progrediente zerebelläre Ataxie mit spontanen, bei Bewegungen oder reflektorisch auftretenden Myoklonien, selteneren epileptischen Anfällen und nur schwach ausgeprägten oder fehlenden kognitiven Defiziten kombiniert ist. Myoklonien und Ataxie stehen dabei gegenüber den epileptischen Anfällen und den demenziellen Symptomen im Vordergrund.

● Myoklonische Anfälle sind ein häufigerer Anfallstyp und Leitsymptom progressiver Myoklonusepilepsien.

C 4.2.1.1 Unverricht-Lundborg-Erkrankung

● Selten. Beginn zwischen dem 6.–15. Lebensjahr, langsam progredienter Verlauf.

Die Unverricht-Lundborg Erkrankung [Lehesjoki 2002] hat einen autosomal-rezessiven Vererbungsmodus und wurde früher nach dem geografischen Vorkommen in eine baltische und eine mediterrane Form unterteilt. Die einheitliche Erkrankung ist mittlerweile in verschiedenen Teilen der Erde angetroffen worden und hat z. B. in Finnland eine Inzidenz von 5 : 100 000 und eine Prävalenz von 1 : 20 000. Der zugrunde liegende genetische Defekt konnte auf dem Chromosom 21 q22 lokalisiert werden. Im Urin finden sich vermehrt Mucopolysaccharide. Muskel- und Hautbiopsie sind, im Gegensatz zu den Mitochondriopathien, der Lafora-Einschlusskörperchen-Erkrankung und den Ceroid-Lipofuszinosen (s. u.), unauffällig.

Die Krankheit beginnt in der Regel mit 6–15 Jahren. Der Verlauf ist langsam progredient mit irregulären, asynchronen spontanen, Reflex- oder Bewegungs-induzierten Myoklonien, die in proximalen Muskeln betont sind. Daneben treten zumeist generalisierte tonisch-klonische Anfälle, Ataxie, Tremor, Gang- und Standstörungen und ein leichter intellektueller Abbau auf. Viele Patienten erreichen eine normale Lebensspanne.

C 4.2.1.2 Lafora-Einschlusskörperchen-Erkrankung

● Selten. Beginn zwischen dem 10.–18. Lebensjahr. Rasch progredienter Verlauf. Die Patienten versterben innerhalb von 2–10 Jahren.

Gegenüber der Unverricht-Lundborg-Erkrankung ist der Verlauf der ebenfalls autosomal-rezessiven Lafora-Einschlusskörperchen-Erkrankung [Minassian 2002] rasch progredient und die meisten Patienten versterben innerhalb von 10 Jahren ab Erkrankungsbeginn. Bis zu 80 % der Patienten haben eine Mutation im sog. EPM2A-Gen. Der Erkrankungsbeginn liegt etwas später im Alter von 10–18 Jahren. Die Myoklonien sind anfänglich milde und selten, verschlimmern sich aber unaufhaltsam bis sie kontinuierlich auftreten. Sie gehen einher mit Apraxie, Visusverlust und einem deutlichen demenziellen Verfall. Die Diagnose wird neben der genetischen Testung durch den Nachweis von zytoplasmatischen Einschlusskörperchen, die in der Haut, im Gehirn, der quer gestreiften Muskulatur und der Leber vorkommen, gestellt.

C 4.2.1.3 Myoklonusepilepsie mit ragged-red fibers (MERRF)

● Die MERRF ist die häufigste PME und beginnt um das 20 Lebensjahr.

MERRF (Myoclonus epilepsy and ragged-red fibers) [Fukuhara 1991] ist eine mitochondrial (maternal/zytoplasmatisch) vererbte Erkrankung mit Myoklonien (in der Regel in Form von kortikalen Reflexmyoklonien), epileptischen Anfällen und sogenannten ragged-red fibers, die sich muskelbioptisch nachweisen lassen und subsarcolemmalen Aggregationen von Mitochondrien entsprechen. Daneben können Demenz, Dysarthrie, kurzer Körperbau, Hörverlust, Optikus-Atrophie, Neuropathien und Migräne bei diesem Krankheitsbild vorkommen [Berkovic et al. 1989]. MERRF gehört zu den häufigsten Ursachen der progressiven Myoklonusepilepsie und beginnt um das zwanzigste Lebensjahr.

C 4.2.2 Epileptische Anfälle bei anderen degenerativen Erkrankungen

C 4.2.2.1 Morbus Alzheimer (DAT)

● Der Morbus Alzheimer ist eine häufige Ätiologie der Altersepilepsie.

Beim Morbus Alzheimer treten in Querschnitts-Untersuchungen myoklonische Anfälle mit einer Häufigkeit von 1150/100 000 Personenjahre auf. Andererseits wird die kumulative Inzidenz von Myoklonien, d. h. die Wahrscheinlichkeit, dass Myoklonien irgendwann im Verlauf der Erkrankung auftreten, auf 15–50 % geschätzt [Caviness 2002, Hesdorffer et al. 1996].

C 4.2.2.2 Down-Syndrom (Trisomie 21)

Auch bei der Trisomie 21 sind symptomatische Epilepsien häufig. Ihre Prävalenz steigt mit dem Alter: So sind 9 % der über 18-jährigen und 46 % der über 50-jährigen Patienten betroffen [McVicker et al. 1994]. Während bei Kleinkindern häufig ein West-Syndrom auftritt, leiden Kinder und Jugendliche überzufällig oft an schreckinduzierten Anfällen [Guerrini et al. 1990] und ältere Patienten, wie beim Morbus Alzheimer, besonders oft an myoklonischen Anfällen [Möller et al. 2001].

- Viele Patienten mit Trisomie 21 entwickeln im Verlauf Epilepsien.

C 4.3 Nicht-epileptische Anfälle

- Felix Rosenow

Im Patientengut einer Notfallaufnahme wird bei Patienten mit den Leitsymptomen Sturz und Bewusstlosigkeit nur in der Minderzahl die Diagnose einer Epilepsie oder eines epileptischen Anfalls gestellt. Am häufigsten sind Synkopen und unklassifizierbare Anfälle gefolgt von psychogenen Anfällen, hypoglykämischen Anfällen und seltener TIA, TGA und Migräne mit Aura [Kapoor 1990].

C 4.3.1 Synkopen

Es lassen sich nach Ätiologie kardiogene, vaso-vagale (Syn.: neurokardiogene), orthostatische und reflektorische Synkopen unterscheiden. Nach Phänomenologie können non-konvulsive von konvulsiven Synkopen unterschieden werden. Synkopen unterscheiden sich von epileptischen Anfällen durch die Dauer des Bewusstseinsverlusts (kürzer) und der Reorientierung (kürzer), das Auftreten vegetativer Zeichen (Blässe, Schwitzen) vor dem Sturz und das Vorhandensein von Auslösern (schlechte Luft, Schmerz, langes Stehen, Miktion etc.). Klonische Entäußerungen dagegen sind auch bei Synkopen häufig und haben kaum differenzialdiagnostische Bedeutung.

- Synkopen sind die wichtigste DD epileptischer Anfälle.

C 4.3.2 Drop attack

Drop attack ist die Bezeichnung für plötzliche Stürze ohne Bewusstseinsverlust, meist bei Älteren. Die Ätiologie ist unklar, möglicherweise handelt es sich um eine Gruppe von Ursachen.

Differenzialdiagnostisch abzugrenzen sind Synkopen, astatische epileptische Anfälle, Stürze bei orthopädisch oder neurologisch bedingten Gangstörungen.

C 4.3.3 Tetanie

Tetanien sind entweder normokalzämisch im Rahmen einer Hyperventilation (Hypokapnie) oder hypokalzämisch bei Hypoparathyreoidismus (iatrogen oder selten idiopathisch) ausgelöste neuromuskuläre Übererregbarkeitszustände mit tonischer Muskelverkrampfung, perioralen und manuellen Parästhesien. Die Dauer ist variabel, jedoch oft länger als 2 Minuten. Nach den Episoden kann Muskelkater resultieren. Therapeutisch ist die Rückatmung aus einer vor den Mund gehaltenen Papiertüte und ggf. Beruhigung wirksam.

- Hyperventilationstetanien sind häufig und können durch Rückatmung in eine Papiertüte terminiert werden.

c 4.3.4 Psychogene Anfälle

● Psychogene Anfälle sind oft von langer Dauer. Iatrogene Schädigungen sind zu vermeiden.

Psychogene Anfälle sind nicht selten und erweisen sich regelhaft als Medikamenten-resistent. Es besteht die Gefahr iatrogener Schäden wie z. B. Intubation, paravenöse Injektion, Anlage eines Venenports etc. Im Vergleich zu epileptischen Anfällen helfen folgende Merkmale: Dauer (meist länger als 2 Minuten), die geringere Stereotypie und die Semiologie (Tremor statt Klonus, geschlossene Augen, undulierende Anfallsstärke, wechselnde Reaktivität). Therapeutisch kommt die Information über die psychische Bedingtheit und eine Psychotherapie infrage. Die Prognose hängt von der Dauer der Erkrankung und den Begleiterkrankungen (z. B. Borderline-Störung) ab.

Weiterführende Literatur

Berkovic SF, Carpenter S, Evans A, Karpati G, Shoubridge EA, Andermann F, Meyer E, Tyler JL, Diksic M, Arnold D (1989) Myoclonus epilepsy and ragged-red fibres (MERRF). 1. A clinical, pathological, biochemical, magnetic resonance spectrographic and positron emission tomographic study. Brain 112, 1231–1260
Berkovic SF, Cochius J, Andermann E, Andermann F (1993) Progressive myoclonus epilepsies: clinical and genetic aspects, Epilepsia 34 Suppl 3, S19–S30
Bösebeck F, Schulz R, May T, Ebner A (2002) Lateralizing semiology predicts the seizure outcome after epilepsy surgery in the posterior cortex. Brain 125, 2320–31
Caviness JN (2002) Epidemiology of myoclonus. Adv Neurol 89, 19–22
Fukuhara N (1991) MERRF: a clinicopathological study. Relationships between myoclonus epilepsies and mitochondrial myopathies. Rev Neurol (Paris) 147, 476–9
Guerrini R, Genton P, Bureau M, Dravet C, Roger J (1990) Reflex seizures are frequent in patients with Down syndrome and epilepsy. Epilepsia 31, 406–415
Hesdorffer DC, Hauser WA, Annegers JF, Kokmen E, Rocca WA (1996) Dementia and adult-onset unprovoked seizures. Neurology 46, 727–30
Janz D (1969) Die Epilepsien – Spezielle Pathologie und Therapie. Thieme, Stuttgart
Kapoor WN (1990) Evaluation and outcome of patients with syncope. Medicine 69, 160–75.
Kwan P, Brodie M (2000) Early identification of refractory epilepsy. New Eng J Med 342, 314–9.
Lehesjoki AE (2002) Clinical features and genetics of Unverricht-Lundborg disease. Adv Neurol 89, 193–7
Leitlinien der DGN. www.dgn.org
Lüders H, Lesser R, Dinner DS, Morris HH 3rd. (1987) Benign focal epilepsy of childhood. In: Lüders H und Lesser R (Hrsg). Epilepsy – Electroclinical Syndromes. Springer-Verlag, Heidelberg. S. 303–46
McVicker RW, Shanks OE, McClelland RJ (1994) Prevalence and associated features of epilepsy in adults with Down's syndrome. Br J Psychiatr 164, 528–532
Minassian BA (2002) Progressive myoclonus epilepsy with polyglucosan bodies: Lafora disease. Adv Neurol 89, 199–210
Möller JC, Hamer HM, Oertel WH, Rosenow F (2001) Late onset myoclonic epilepsy in Down's syndrome (LOMEDS). Seizure 10, 303–305
Rosenow F, Baulac M, Arzimanoglu A (2002) Recent developments in treatment of status epilepticus – a review. Epileptic Disord 4 (Suppl.2), 41–51
Rosenow F, Lüders HO (eds) (2004) Volume: Pre-surgical assessment of the epilepsies with clinical neurophysiology and functional imaging. In: Daube J, Maugiere F (eds): Handbook of Clinical Neurophysiology. International Federation of Clinical Neurophysiology, Elsevier Science
Schmidt D, Elger CE (1999) Praktische Epilepsiebehandlung. Georg Thieme Verlag, Stuttgart

Wiederholungsfragen

❶ Nennen Sie 3 wichtige Differenzialdiagnosen einer Epilepsie.

❷ Nennen Sie 4 wesentliche Bestandteile der Diagnosestellung bei Epilepsie.

❸ Welche gesundheitlichen und sozioökonomischen Folgen haben Epilepsien?

❹ Was sind die Voraussetzungen für einen epilepsiechirurgischen Eingriff?

C 4.4 Schwindelsyndrome

● Michael Strupp, Miriam Glaser

Schwindel ist keine Krankheitseinheit, sondern umfasst multisensorische und sensomotorische Syndrome unterschiedlicher Ätiologie und Pathogenese. Schwindel stellt neben Kopfschmerz eines der häufigsten Leitsymptome nicht nur in der Neurologie dar. Je nach Alter liegt dessen Prävalenz zwischen 17 % und 39 %. Physiologischer Reizschwindel (Bewegungskrankheit, Höhenschwindel) und pathologischer Läsionsschwindel (einseitiger Labyrinthausfall, Vestibulariskernläsion) sind trotz der unterschiedlichen Pathomechanismen durch eine ähnliche Symptomkombination – bestehend aus Schwindel, Übelkeit, Nystagmus und Ataxie – charakterisiert. Die Störungen im Bereich der Wahrnehmung (Schwindel), der Blickstabilisation (Nystagmus), der Haltungsregulation (Fallneigung, Ataxie) und des Vegetativums (Übelkeit) entsprechen den Hauptfunktionen des vestibulären Systems und können unterschiedlichen Orten im Hirn zugeordnet werden.

In einer überregionalen Spezialambulanz für Schwindel ist der benigne periphere paroxysmale Lagerungsschwindel (BPPV) mit 18,8 % die häufigste Ursache. Die mit 16,0 % am zweithäufigsten gestellte Diagnose ist der phobische Schwankschwindel, gefolgt von zentralen vestibulären Schwindelformen überwiegend bei vaskulären und entzündlichen Erkrankungen (lakunäre Infarkte bzw. Plaques bei Multipler Sklerose) des Hirnstamms oder Kleinhirns. Die Basilarismigräne bzw. vestibuläre Migräne liegt bezüglich der Häufigkeit an vierter Stelle, vor der Neuritis vestibularis und dem Morbus Menière.

C 4.4.1 Peripherer vestibulärer Schwindel

Periphere vestibuläre Schwindelattacken sind meist durch heftigen Drehschwindel und Spontannystagmus in eine Richtung, Fallneigung in die andere Richtung, Übelkeit und Erbrechen gekennzeichnet. Im Folgenden werden die Charakteristika und die Therapie von benignem peripherem paroxysmalem Lagerungsschwindel, Neuritis vestibularis, Morbus Menière und Vestibularisparoxysmie beschrieben.

C 4.4.1.1 Benigner peripherer paroxysmaler Lagerungsschwindel

Definition

Rezidivierende, jeweils durch Kopf- oder Körperlageänderung ausgelöste, bis zu einer Minute dauernde Drehschwindelattacken, verursacht durch eine sog. Canalolithiasis („Steine im Bogengang") des meist hinteren Bogengangs. Alle Patienten lassen sich durch sog. Befreiungsmanöver erfolgreich therapieren.

● Häufigste Schwindelform

Epidemiologie

Der benigne periphere paroxysmale Lagerungsschwindel (BPPV) ist die häufigste Schwindelform, vor allem des höheren Alters. Er ist so häufig, dass etwa ein Drittel aller über 70-Jährigen ihn schon einmal oder mehrfach erlebt hat.

Ätiologie

● Canalolithiasishypothese

Nach der gut belegten Canalolithiasishypothese liegen im meist posterioren Bogengang frei bewegliche, aus vielen Otokonien zusammengesetzte Agglomerate, die sich bei Kopflageänderungen relativ zur Schwerkraft bewegen (s. ○ Abb. C 4.3) und dadurch Schwindel und Nystagmus auslösen.

Anamnese, Symptome, Befunde

Er ist charakterisiert durch kurze Drehschwindelattacken mit gleichzeitigem rotierendem Lagerungsnystagmus zur Stirn und zum unten liegenden Ohr, ausgelöst durch Kopfreklination oder Kopf- bzw. Körperseitlagerung zum betroffenen Ohr. Drehschwindel und Nystagmus treten nach der Lagerung mit einer kurzen Latenz von Sekunden in Form eines Crescendo-Decrescendo-Verlaufs von maximal 30 bis 60 Sekunden auf. Der Nystagmus entspricht einer ampullofugalen Erregung des hinteren vertikalen Bogengangs des unten liegenden Ohrs (s. ○ Abb. C 4.3).

○ **Abb. C 4.3** Nach der Canalolithiasishypothese liegen Agglomerate aus Otokonien im meist hinteren Bogengang und bewegen sich bei Kopflageänderungen entsprechend der Schwerkraft nach unten und lösen so Schwindel und Nystagmus aus.

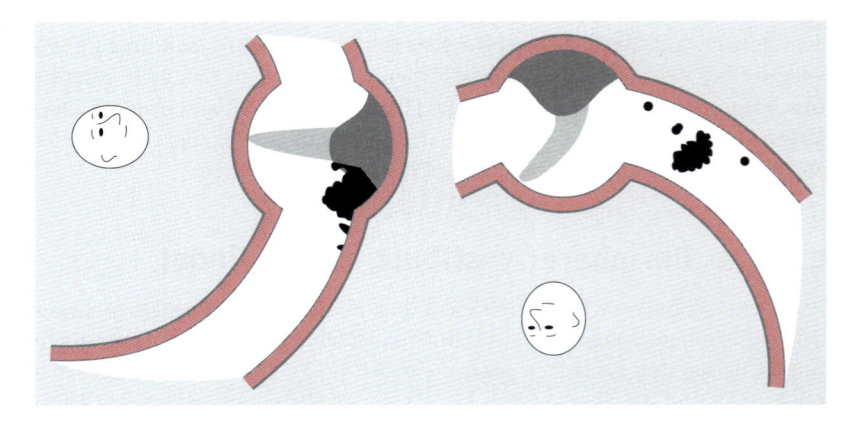

Therapie

Durch rasche Kopflagerungen (sog. Befreiungsmanöver) kann der Pfropf aus dem Bogengang herausgespült werden und verursacht dann keinen Lageschwindel mehr. Es gibt drei Arten von Befreiungsmanövern (nach Brandt/Daroff, Sémont und Epley), die alle wirksam sind und nach einigen Tagen zur Beschwerdefreiheit führen. Das von Sémont 1988 beschriebene Befreiungsmanöver ist in o Abbildung C 4.4 dargestellt; diese Übungen sollten dreimal morgens und mittags bis zur Beschwerdefreiheit durchgeführt werden.

● Befreiungsmanöver

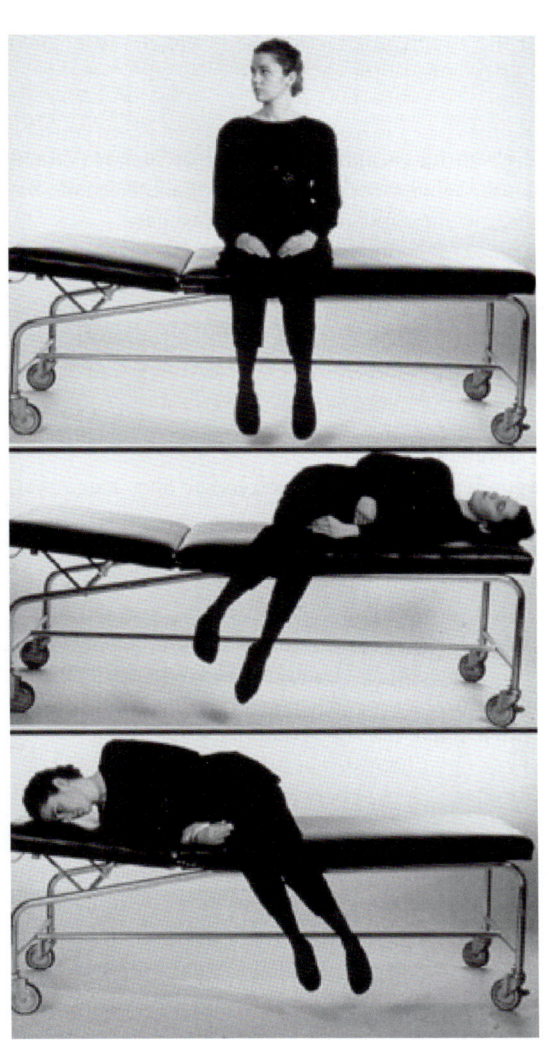

o Abb. C 4.4 „Befreiungsmanöver" zur Behandlung des benignen peripheren paroxysmalen Lagerungsschwindels, hier dargestellt für den **linken** posterioren Bogengang. In sitzender Position soll der Patient den Kopf um 45° nach rechts drehen und sich dann auf die linke Körperseite legen, dies löst den Schwindel aus. In dieser Position soll er etwa 2 Min. bleiben, anschließend erfolgt eine Lagerung um 180° zur Gegenseite („großer Wurf") unter Beibehaltung der Kopfrotation um 45° nach rechts, sodass er auf der rechten Stirnseite zu liegen kommt; auch in dieser Position etwa 2 Min. bleiben, dann aufrichten. Häufigster Fehler bei den Befreiungsmanövern ist die falsche Kopfhaltung.

C 4.4.1.2 Akuter einseitiger partieller Vestibularisausfall: Neuritis vestibularis

Definition
Der akute einseitige Labyrinthausfall ist durch innerhalb von meist Minuten einsetzenden, über viele Tage anhaltenden Dauerdrehschwindel mit Scheinbewegungen der Umwelt, Fallneigung und Übelkeit gekennzeichnet und meist durch eine Neuritis vestibularis verursacht.

Epidemiologie
Die Neuritis vestibularis ist die zweithäufigste Ursache peripher vestibulären Schwindels (Inzidenz etwa 4/100 000).

Ätiologie

● HSV I

Eine entzündliche Genese der Neuritis (Reaktivierung einer latenten HSV-I-Infektion) ist wahrscheinlich, bisher aber nicht endgültig bewiesen. Folgende Befunde unterstützen die Annahme einer inflammatorischen Genese:
a) Autoptische Studien, die eine entzündliche Degeneration des Vestibularnerven zeigten.
b) Der Nachweis von HSV-I-DNA in vestibulären Ganglienzellen beim Menschen mittels PCR.
c) Die Auslösung einer Neuritis vestibularis im Tierversuch durch Inokulation von HSV I.

Anamnese, Symptome und Befunde
Die Neuritis vestibularis ist durch meist subakut einsetzenden, über Tage anhaltenden Drehschwindel, Fallneigung und Übelkeit charakterisiert. Es lassen sich sog. statische Symptome/klinische Zeichen (s. ● Abb. C 4.5), die auch ohne Kopfbewegungen auftreten, von dynamischen unterscheiden.

Als *statische* Symptome treten unmittelbar nach der Schädigung auf:
a) Ein horizontaler und rotierender Spontannystagmus, dessen schnelle Phase zur nicht betroffenen Seite schlägt. Dieser Nystagmus ist häufig nach einigen Tagen durch Fixation unterdrückbar, weswegen er unter der Frenzel-Brille (+16 dpt) untersucht werden sollte, um die Fixation auszuschalten.
b) Ein Dauerdrehschwindel zur nicht betroffenen Seite.
c) Eine Fallneigung zur betroffenen Seite. Diese kann klinisch im Romberg-Versuch nachgewiesen werden.

Bei den *dynamischen* Symptomen/klinischen Zeichen stehen Störungen des horizontalen und vertikalen vestibulo-okulären Reflexes im Vordergrund. Sie äu-

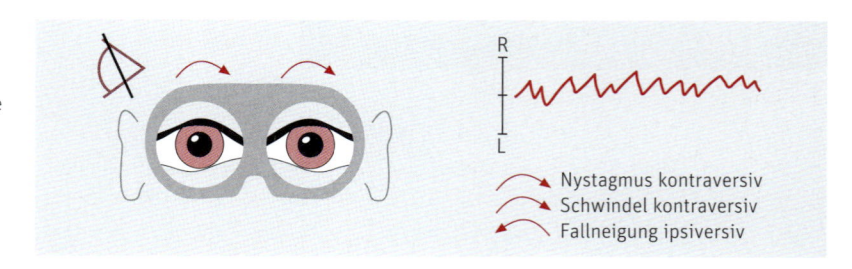

● **Abb. C 4.5** Symptome und klinische Zeichen eines akuten einseitigen Labyrinthausfalls (hier rechte Seite ausgefallen).

Nystagmus kontraversiv
Schwindel kontraversiv
Fallneigung ipsiversiv

ßern sich als Verschwommensehen bei raschen Kopfdrehungen in Richtung des betroffenen Labyrinths und lassen sich mit dem klinisch sehr wichtigen sog. **Halmagyi-Curthoys-Test** nachweisen (rascher Kopfdrehtest bei gleichzeitiger Beobachtung der kompensatorischen Augenbewegungen).

Diagnostik

Die wichtigste apparative Zusatzuntersuchung bei der Verdachtsdiagnose einer Neuritis vestibularis ist die kalorische Prüfung in der Elektronystagmografie, mit welcher sich Ausmaß und Verlauf der peripher-vestibulären Funktionsstörung quantitativ dokumentieren lassen. Dazu werden die äußeren Gehörgänge mit 30 °C kühlem und 44 °C warmem Wasser gespült, während gleichzeitig die Augenbewegungen registriert werden. Die Kaltspülung führt zur Hemmung, die Warmspülung zur Erregung des horizontalen Bogenganges. In Zweifelsfällen (DD: „Pseudoneuritis vestibularis" mit Läsion im Eintrittsbereich des Nervus vestibularis in den Hirnstamm, s. u.) sind eine MRT, Liquorpunktion und Dopplersonografie indiziert.

Verlauf

Bei etwa einem Drittel der Patienten normalisiert sich die kalorische Erregbarkeit nach einem Jahr, in einem weiteren Drittel bleibt ein partielles und bei den restlichen Patienten ein permanentes Defizit bestehen. Nach einseitigem Labyrinthausfall setzt eine „zentral-vestibuläre Kompensation" der Tonusimbalance ein, die nach Wochen bis Monaten bei den meisten Patienten zu weitgehender Beschwerdefreiheit führt: Selbst wenn sich die peripher-vestibuläre Funktion nicht mehr normalisiert, sind die statischen Defizite nach dieser Zeit nicht mehr nachweisbar, das dynamische Defizit bleibt jedoch bestehen und führt zu Verschwommensehen bei raschen Kopfwendungen zur Seite des ausgefallenen Labyrinths.

● Die statischen Defizite verschwinden, das dynamische Defizit bleibt.

Therapie

- Symptomatische Behandlung von Übelkeit, Erbrechen und Drehschwindel mit Antiemetika (z. B. Vomex® A Supp. 1–3/Tag).
- Ein Gleichgewichtstraining führt nachweislich zu einer Verbesserung der zentral-vestibulären Kompensation.
- Steroide: Urbason® 100 mg/Tag, jeden dritten Tag um 20 mg reduzieren (nach einer neueren prospektiven randomisierten Placebo-kontrollierten Studie [Strupp et al. 2004]).

Ein Virostatikum (Valacyclovir 3 x 1 g/Tag für 7 Tage) hat weder einzeln noch in Kombination einen positiven Effekt.

C 4.4.1.3 Morbus Menière

Definition

Der Morbus Menière ist durch rezidivierende, meist Stunden anhaltende Attacken mit Drehschwindel, Hörminderung (Hypakusis) und Tinnitus gekennzeichnet und beruht auf einem Endolymphhydrops, der zu einem rezidivierenden Einreißen der Endolymphmembran führt.

● Trias: Drehschwindel, Tinnitus und Hörminderung.

Epidemiologie
Die Inzidenz beträgt etwa 40–50/100 000. Der Beginn der Erkrankung liegt meist zwischen der 4. und 6. Lebensdekade (Männer etwas häufiger als Frauen), selten in der Kindheit.

Ätiologie und Pathophysiologie

- Endolymphhydrops

Der M. Menière entsteht durch einen endolymphatischen Labyrinthhydrops mit periodischen Rupturen der Trennmembran zwischen Endolymph- und Perilymphraum, welche anfallsartig die Minuten bis Stunden dauernden Attacken durch Austritt der kaliumreichen Endolymphe auslösen. Ursache ist eine Resorptionsstörung im Saccus endolymphaticus durch perisacculäre Fibrose, möglicherweise als Folge einer Immunreaktion bzw. einer Obliteration des Ductus endolymphaticus mit Unterbrechung der sog. longitudinalen Endolymphzirkulation.

Anamnese, Symptome und Befunde
Die Menière-Attacke ist meist durch die klassische Trias Drehschwindel, Tinnitus und Hörminderung gekennzeichnet; häufig kommt ein einseitiges Ohrdruckgefühl hinzu. Während der Attacke, die man nur selten beobachten kann, sieht man bei der klinischen Untersuchung einen horizontal rotierenden Nystagmus, eine gerichtete Fallneigung sowie Blässe, Schweißneigung und Erbrechen. Die Menière-Attacke klingt in einem langsamen Decrescendo über viele Minuten bis zu mehreren Stunden langsam ab. Im Anfang ist die Diagnose häufig schwierig. Später ist die persistierende, fluktuierende und häufig progrediente Hörstörung, meist im Tieftonbereich, wichtiger diagnostischer Hinweis.

Diagnostik
Die typische Anamnese ist der Schlüssel zur Diagnose. Die otoneurologische und neuro-ophthalmologische Untersuchung zeigt im Intervall eine fluktuierende, insgesamt progrediente Hörminderung und seltener ein peripheres vestibuläres Funktionsdefizit (je nach Befall einseitig oder beidseitig). Wichtig sind audiometrische Untersuchungen einschließlich akustisch evozierter Potenziale und Elektro- oder Videookulographie mit kalorischer Prüfung.

Therapie
Die akute Attacke ist selbst begrenzt. Schwindel und Nausea können durch Antivertiginosa vermindert werden, wie sie auch zur Behandlung anderer akuter Labyrinthfunktionsstörungen eingesetzt werden: Dimenhydrinat 100 mg als Suppositorien bzw. Infusion (1–3 x 100 mg/Tag) oder Benzodiazepine. Wichtiger ist eine prophylaktische Therapie, deren Ziel es ist, den Endolymphhydrops zu vermindern. Mittel der Wahl sind Betahistin und Diuretika. Bei mehr als ein bis zwei Attacken pro Monat, evtl. mit fluktuierender Innenohrschwerhörigkeit, Tinnitus und/oder Ohrdruck sind indiziert: Betahistin (z. B. Aequamen® oder Vasomotal®), 3 x 2 Tbl./Tag à 24 mg über 6 bis 12 Monate mit Dosisreduktion je nach Verlauf; zusätzlich zum Betahistin Therapieversuch mit Hydrochlorothiazid plus Triamteren (z. B. Dytide® H $1/2$–1 Tbl. morgens). Selten ergibt sich bei medikamentös therapieresistenten häufigen Menière-Attacken mit oder ohne Innenohrschwerhörigkeit die Indikation für eine intratympanale Instillation ototoxischer Antibiotika (1–2 ml mit einer Konzentration von 20–40 mg/ml Gentamycin) in mehrwöchentlichem Abstand.

C 4.4.1.4 Vestibularisparoxysmie

Die Vestibularisparoxysmie ist durch meist wenige Sekunden anhaltende und bis zu 30-mal pro Tag auftretende, in der Regel monosymptomatische Drehschwindelattacken gekennzeichnet.

Ätiologie
Als Ursache wird ebenso wie bei der Trigeminusneuralgie eine hirnstammnahe neurovaskuläre Kompression angesehen (Gefäßnerv-Kontakt mit ephaptischer Erregungsübertragung).

Klinik
Rezidivierende, Sekunden bis Minuten dauernde Schwindelattacken (meist Drehschwindel), Attacken häufig – aber nicht immer – durch Kopflageänderung ausgelöst, in der Attacke und/oder im Intervall häufig Hypakusis oder Tinnitus.
  In der Attacke Spontannystagmus, Fallneigung.

Diagnostik
Peripher-vestibuläre Störung oder Hörstörung häufig, im MRT Gefäßnerv-Kontakt (findet sich auch bei 30 % der Gesunden!). Ausschluss z. B. zentraler Ursachen mittels MRT, Liquorpunktion und evozierten Potenzialen.

Therapie
Behandlungsversuch mit Carbamazepin (3 x 100 – 2 x 400 mg/Tag, Tegretal®, Timonil®, Mittel der ersten Wahl), bei Entwicklung einer Allergie oder fehlender Wirkung Phenytoin (Zentropil® 1–2 x 100 mg/Tag) oder Pimozid (Orap® 1 mg/Tag).

● Ein wichtiges Kriterium zur möglichen Sicherung der Diagnose ist ein Auslassversuch nach erfolgreicher medikamentöser Therapie.

C 4.4.2 Zentrale vestibuläre Syndrome

Ätiologie
Die zentralen vestibulären Syndrome entstehen überwiegend durch Läsionen der vestibulären Bahnen, die von den Vestibulariskernen im kaudalen Hirnstamm sowohl zum Zerebellum als auch zum Thalamus und vestibulären Kortex ziehen oder durch eine Schädigung des Vestibulozerebellums, selten durch „pathologische Erregung" (paroxysmale Hirnstammattacken mit Ataxie bei MS; vestibuläre Epilepsie).

▶ **HINWEIS FÜR DIE PRAXIS**

Die wichtigsten Ursachen zentral-vestibulären Schwindels sind:
- Ischämien/Blutungen im Hirnstamm- oder Kleinhirnbereich
- Basilarismigräne
- Multiple Sklerose mit Plaques im Hirnstamm
- Tumoren/Gefäßmissbildungen
- Intoxikationen, Medikamente
- Angeborene Fehlbildungen, z. B. Arnold-Chiari-Malformation.

Klinik, Diagnostik, Therapie

Bei der **basilären Migräne** bzw. **vestibulären Migräne** können Schwindelattacken, Sehstörungen, Ataxie, andere Hirnstammausfälle und häufig (aber nicht obligat) Kopfschmerzen auftreten. Hinweisend für die Diagnose sind ferner abrupter Beginn, kurze Dauer und Reversibilität der Symptome bei oft positiver Familienanamnese. In manchen Fällen lässt sich die Diagnose nur *ex juvantibus* durch das Ansprechen auf die medikamentöse Behandlung der Attacke bzw. die Wirksamkeit der prophylaktischen Therapie stellen, die der der Migräne entspricht (s. Kap. C 9.1.2).

Andere zentral-vestibuläre Störungen im Bereich des Hirnstamms und Kleinhirns sind überwiegend **ischämischer, hämorrhagischer, entzündlicher (MS) oder neoplastischer Genese**. Lage und Ausdehnung der Läsion bestimmen hierbei Art und Ausmaß der Ausfälle. Die Therapie richtet sich nach der jeweiligen Ursache. Häufig bestehen neben persistierendem bzw. bei TIAs auch attackenhaft auftretendem Schwindel und Nystagmus andere Symptome von Seiten des Hirnstamms, vor allem zentrale Okulomotorikstörungen (s. Kasten). Die Kombination dieser Symptome, insbesondere bei akutem Beginn und Progredienz, rechtfertigt die sofortige Klinikeinweisung allein unter dem V. a. ischämische/hämorrhagische Hirnstammläsion. Bei der weiteren Diagnostik sind neben dem klinischen Befund bildgebende Verfahren (MRT), Dopplersonografie und ggf. Liquorpunktion entscheidend.

▶ **HINWEIS FÜR DIE PRAXIS**

Charakteristika des zentral vestibulären Schwindels
- ▶ Dreh- oder Schwankschwindel unterschiedlicher Dauer mit/ohne Übelkeit oder Erbrechen
- ▶ In der Regel *zentrale Okulomotorikstörungen* wie:
  - Sakkadierte Blickfolge (horizontal oder vertikal)
  - Blickrichtungsnystagmus
  - Dysmetrische oder verlangsamte Sakkaden
- ▶ Häufig Begleitsymptome wie:
  - Doppelbilder
  - Ataxie
  - Periorale Parästhesien
  - Fazialisparese
  - Schluck-, Sprechstörungen
  - Paresen, Sensibilitätsstörungen.

C 4.4.3 Phobischer Schwankschwindel

● Insgesamt die zweithäufigste Ursache für Schwindel.

Der phobische Schwankschwindel stellt insgesamt die zweithäufigste und in der Altersgruppe der 20- bis 50-Jährigen die häufigste Schwindelursache dar.

Klinik

Patienten mit dieser – noch nicht zum diagnostischen Repertoire der meisten Neurologen/HNO-Ärzte gehörenden – Erkrankung berichten über meist fluktuierenden Dauerschwankschwindel mit subjektiver Stand- und Gangunsicherheit, die oft – aber nicht immer – von Angst begleitet und situationsabhängig ist (z. B. Menschenansammlungen oder Warten an der Kasse im Kaufhaus), was häufig zu typischem Vermeidungsverhalten führt.

> **HINWEIS FÜR DIE PRAXIS**
>
> **Charakteristika des phobischen Schwankschwindels**
> - Subjektiv Schwankschwindel mit Gang- und Standunsicherheit bei meist normalem neurologischem Befund und unauffälliger Zusatzdiagnostik
> - Fluktuierende Unsicherheit von Stand und Gang mit attackenartiger Fallangst ohne Stürze
> - Während oder kurz nach den Attacken: Angst und vegetative Missempfindungen
> - Auslösung oder Verstärkung der Attacken in typischen Situationen, z. B. Menschenansammlungen, leere Räume, Autofahren
> - Häufig Besserung der Symptomatik durch leichten Alkoholgenuss
> - Meist Entwicklung eines zunehmenden Vermeidungsverhaltens
> - Persönlichkeitszüge: meist zwanghaft oder reaktiv-depressiv
> - Am Beginn der Erkrankung häufig vestibuläre Störung (z. B. Neuritis vestibularis) oder besondere psychosoziale Belastungssituation.

Diagnostik
Neurologische Untersuchung und technische Zusatzuntersuchungen erbringen keine relevanten pathologischen Befunde.

Therapie
Behandlungsverfahren der Wahl sind – nach kompletter Diagnostik – die Aufklärung des Patienten über die psychogene Natur seiner Beschwerden und Verhaltenstherapie, in diesem Fall Desensitisierung durch Eigenexposition, d. h. bewusstes Aufsuchen Schwindel auslösender Situationen. Mit dieser Therapie lässt sich bei mehr als 70 % der betroffenen Patienten – auch nach langjährigem Krankheitsverlauf – eine deutliche Besserung erreichen.

● Therapieerfolg: ca. 2/3 deutlich gebessert

> **HINWEIS FÜR DIE PRAXIS**
>
> **Therapeutisches Vorgehen**
> 1. **Komplette Diagnostik**, um den Patienten von der Furcht zu befreien, unter einer schweren organischen Erkrankung zu leiden.
> 2. **„Psychoedukative Therapie"**: Erklärung des Pathomechanismus und der provozierenden Faktoren/Situationen.
> 3. **Desensitisierung** durch Eigenexposition, d. h. bewusstes Aufsuchen der den Schwindel auslösenden Situationen, zusätzlich leichten Sport.
> 4. Bei Persistenz: **Pharmakotherapie** z. B. mit Paroxetin (Seroxat®) und/oder **Verhaltenstherapie**.

Weiterführende Literatur

Baloh RW, Halmagyi GM (1996) Disorders of the vestibular system. Oxford University Press, New York, Oxford
Brandt T (1999) Vertigo; its multisensory syndromes. Springer, London
Brandt T, Dieterich M 1986 Phobischer Attacken-Schwankschwindel, ein neues Syndrom. MMW 128, 247–250
Brandt T, Dieterich M (1994) Vestibular paroxysmia: Vascular compression of the 8th nerve? Lancet 343, 798
Brandt T, Dieterich M, Strupp M (2004) Vertigo – Leitsymptom Schwindel. Steinkopff, Darmstadt
Brandt T, Steddin S, Daroff RB (1994) Therapy for benign paroxysmal positioning vertigo, revisited. Neurology 44, 796–800
Dieterich M, Brandt T (1999) Episodic vertigo related to migraine (90 cases): vestibular migraine? J Neurol 246, 883–892
Halmagyi GM, Curthoys IS (1988) A clinical sign of canal paresis. Arch Neurol 45, 737–739
James A, Thorp M (2002) Menière's disease. Clin Evid 7, 458–465
Lee RJ, Zee DS (1999) The neurology of eye movements. Oxford University Press, New York, Oxford
Luxon ML, Furmann IM, Martini A, Stephens D, Dunitz M (Eds.) (2003) Textbook of Audiological Medicine, London
Schuknecht HF, Kitamura K (1981) Vestibular neuritis. Ann Otol Rhinol Otolaryngol 90 Suppl. 78, 1–19
Semont A, Freyss G, Vitte E (1988) Curing the BPPV with a liberatory manoevre. Adv Otorhinolaryngol 42, 290–293
Strupp M, Arbusow V, Brandt T (1998) Vestibular exercises improve central vestibulo-spinal compensation after vestibular neuritis. Neurology 51, 838–844
Strupp M, Huppert D, Frenzel C, Wagner J, Zingler V, Mansmann U, Brandt T (2008) Longterm prophylactic treatment of attacks of vertigo in Menière's disease – comparison of a high with a low dosage of betahistine in an open trial. Acta Otolaryngol 128 : 520–524
Strupp M, Zingler V, Arbusow V et al. (2004) Effects of methylprednisolone, valacyclovir or the combination in vestibular neuritis. New Engl J Med 351, 354–61

Wiederholungsfragen

1. Welche ist die häufigste Schwindelform?
2. Beschreiben Sie die Symptome bei der Neuritis vestibularis.
3. Wie behandeln Sie den benignen peripheren paroxysmalen Lagerungsschwindel?
4. Wie lautet die klassische Trias bei der M. Menière-Attacke?

C 5 Basalganglienerkrankungen und andere neurodegenerative Erkrankungen

EDITORIAL

Die Basalganglien haben einen wesentlichen Einfluss auf motorische und nicht-motorische Funktionen. Sie spielen insbesondere eine wichtige Rolle bei der Planung und Durchführung von Bewegungen. Früher wurden die Basalganglien auch als extrapyramidales System bezeichnet. Funktionell bestimmen die Basalganglien die Ausprägung der verschiedenen Aspekte (z. B. Geschwindigkeit, Amplitude) einer einfachen Bewegung (motorisches Programm), die Zusammensetzung mehrerer motorischer Programme zu komplexen Bewegungen bzw. zu Bewegungsfolgen und deren Durchführung und Kontrolle. Weitere Funktionen der Basalganglien sind eine selektive Förderung oder Hemmung bestimmter Bewegungsmuster, der Vergleich von Informationen präzentraler motorischer Felder mit der propriozeptiven Rückkopplung der erfolgten Bewegung, das Mitwirken beim Initiieren der Bewegung.

Zu den Basalganglienerkrankungen werden u. a. die Parkinson-Krankheit, die atypischen Parkinson-Syndrome, die Chorea Huntington, die Dystonien, der M. Wilson gezählt.

Unter den Begriff neurodegenerative Erkrankungen werden u. a. die Parkinson-Krankheit, die atypischen Parkinson-Syndrome, die Chorea Huntington, Ataxien und die heterogene Gruppe der Demenzen gefasst.

Zu den Erkrankungen, bei denen eine Demenz auftreten kann, gehören die Demenz vom Alzheimer-Typ, die Demenz vom Lewy-Körper-Typ, die vaskuläre Demenz sowie die frontotemporalen Demenzen.

- Jan-Philipp Bach,
Richard Dodel,
Wolfgang H. Oertel

- IPS; Morbus Parkinson

C 5.1 Parkinsonsyndrome

C 5.1.1 Idiopathisches Parkinsonsyndrom

Das idiopathische Parkinsonsyndrom ist die zweithäufigste neurodegenerative Erkrankung nach der Alzheimer-Krankheit mit einem chronisch progredienten Verlauf. Schätzungen zufolge leidet circa 1 % der über 60-Jährigen an einem IPS. Typische klinische Merkmale sind Hypokinese, Ruhetremor und Rigor. Dabei sind früh im Verlauf auftretende autonome Symptome wie Inkontinenz, Impotenz und klinisch merkbare orthostatische Dysregulation eher untypisch für ein IPS und weisen auf ein atypisches Parkinsonsyndrom (Multisystem-Atrophie) hin. Die Diagnose des IPS wird vor allem klinisch gestellt, die apparative Diagnostik dient der Abgrenzung des IPS gegenüber einem atypischen oder vaskulären Parkinsonsyndrom. Hier kommen MRT und SPECT-Untersuchungen zum Einsatz.

Die Therapie des IPS ist abhängig vom Alter und den Komorbiditäten des Patienten. Ziel ist eine Erhöhung des Dopaminspiegels im ZNS, was medikamentös auf verschiedenen Wegen erreicht werden kann. Beispiele sind die Gabe von L-Dopa, Dopaminagonisten und Medikamenten, welche den Abbau von Dopamin hemmen (COMT-Hemmer, MAO-B-Inhibitoren). In ausgeprägten Krankheitsstadien besteht die Möglichkeit der stereotaktischen Implantation eines Tiefenhirnstimulators.

C 5.1.1.1 Epidemiologie und Genetik

Epidemiologie

Die Parkinson-Erkrankung tritt typischerweise zwischen dem 50. und 65. Lebensjahr auf. Dabei handelt es sich beim IPS um eine sporadisch auftretende Erkrankung mit einer Prävalenz von 100–200/100 000, welche im Alter noch deutlich zunimmt (bis auf 1/100 bei Menschen > 65 Jahre). Die Anzahl der Neuerkrankungen (Inzidenz) wird auf 20/10 000 Einwohner und Jahr geschätzt und ist für Männer etwas höher als für Frauen. Die Erkrankung selber betrifft alle ethnischen Gruppen und obwohl es mittlerweile eine symptomatisch wirksame medikamentöse Therapie gibt, ist die Erkrankung immer noch mit einer erhöhten Mortalität assoziiert.

Genetik

Bei etwa 5 % aller Betroffenen ist eine familiäre Form erfragbar. Für diese familiären Formen konnten bislang einige Loci und Gene identifiziert werden, welche mitverantwortlich sind für den Parkinson-Phänotyp. Diese sind in ▫ Tabelle C 5.1 zusammengetragen.

C 5.1.1.2 Pathophysiologie und Pathogenese

Pathophysiologie

Die Parkinsonsyndrome werden durch Veränderungen der neuronalen Aktivitäten in der Schleife vom Neokortex über die Basalganglienkerne und den Thalamus zurück zum Kortex ausgelöst. Neurophysiologische Studien legen nahe, dass die entscheidende Funktion der Basalganglien eine Kontrolle der motori-

C 5.1.1 Idiopathisches Parkinsonsyndrom

□ **Tab. C 5.1** Monogenetisch vererbte Parkinsonsyndrome. Bisher bekannte Genloci, die mit der Parkinson-Krankheit assoziiert wurden (ad: autosomal dominant, ar: autosomal rezessiv).

Locusname	Genlocus	*Gen*, Protein	Typ	Vererbungsmodus	Erkrankungsalter
PARK 1/PARK 4	4q21–23	*SNCA*, α-Synuclein	Mutationen, Multiplikationen	ad	mittel
PARK 2	6q25–27	*Parkin*, Parkin	Mutationen, Deletionen	ar	juvenil
PARK 3	2p13	unbekannt	Linkage	ad	spät
PARK 5	4p14	*UCH-L1*, UCH-L1	Mutation	–	mittel
PARK 6	1p35-p36	*PINK1*, PINK1	Linkage	ar	früh
PARK 7	1p36	*DJ-1*, DJ-1	Mutationen, Deletionen	ar	früh
PARK 8	12p11-q13	*LRRK2*, Dardarin (LRRK2)	Mutationen	ad, sporadisch	mittel
PARK 9	1p36	ATP13A2	Mutationen	ar	früh
PARK 10	1p32	–	Linkage	–	spät
PARK 11	2q36–37	GIGYF2	Linkage	–	spät
PARK 12	Xq21–25	–	–	–	mittel
PARK 13	2p12	Omi/HtrA2	Mutation	–	mittel
PARK 14	22q13.1	PLA2G6	Mutationen	–	juvenil
PARK 15	22q12-q13	FBXO7	Mutationen	–	früh

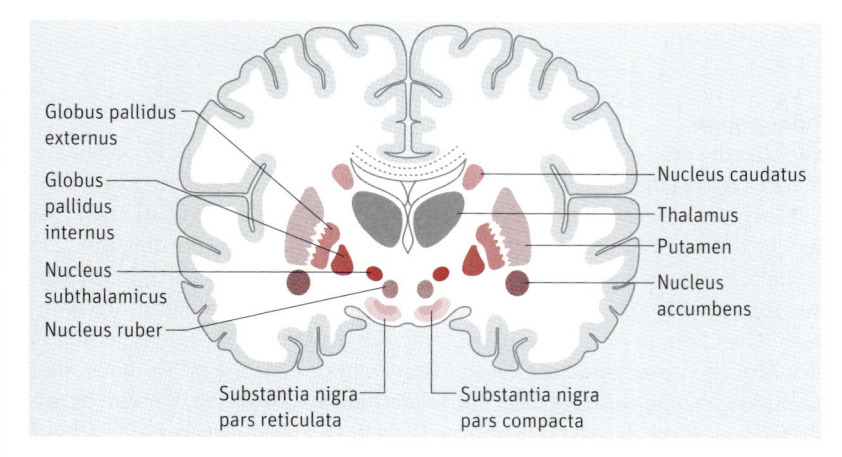

● **Abb. C 5.1** Anatomie der Basalganglien (aus W.H. Oertel, Basalganglienerkrankungen; in: W. Siegenthaler, Klinische Pathophysiologie. Thieme Verlag, Stuttgart).

schen Funktionen ist. Dabei wird ihnen in erster Linie eine modulierende Wirkung zugesprochen. Zu den Basalganglien gehören folgende Strukturen (s. ● Abb. C 5.1): Corpus striatum (Nucleus caudatus und Putamen), der Globus pallidus (laterales und mediales Segment), der Nucleus subthalamicus und die Substantia nigra (pars compacta und pars reticulata). Die Basalganglien sind durch verschiedene Faserverbindungen untereinander sowie mit benachbarten Kerngebieten und kortikalen Arealen verbunden (s. ● Abb. C 5.2). Als Neurotransmitter fungieren biogene Amine (Dopamin, Noradrenalin, Serotonin), Acetylcholin und Aminosäuren (z. B. Glutamat, γ-Amino-Buttersäure).

● γ-Amino-Buttersäure = GABA

Abb. C 5.2 Schematisierte Darstellung der Basalganglien-Schaltkreise. (+: aktivierende Neuronen; –: inhibitorische Neuronen; aus W.H. Oertel, Basalganglienerkrankungen; in: W. Siegenthaler, Klinische Pathophysiologie. Thieme Verlag, Stuttgart).

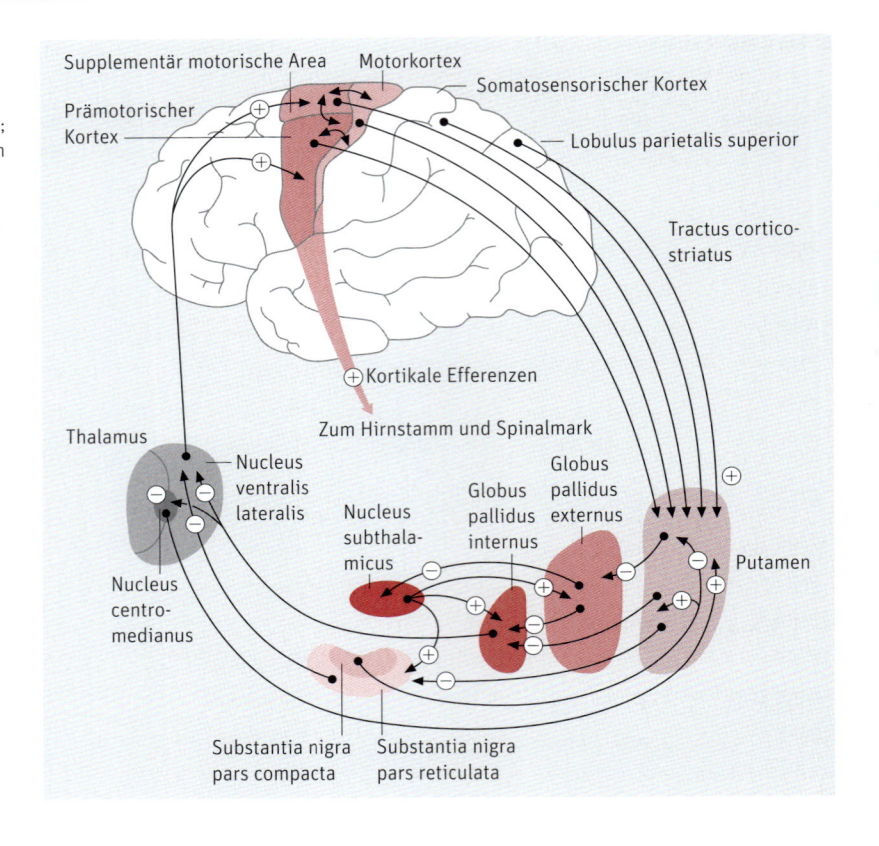

● MPTP: 1-*methyl*-4-*phenyl*-1,2,3,6-*tetrahydro*-*pyridin*

Pathogenese

Die Ursache der Neurodegeneration ist immer noch unklar. Von Personen, die in den 1970er Jahren Designerdrogen eingenommen haben und ein akutes Parkinsonsyndrom entwickelt haben sowie aus Tierexperimenten weiß man, dass in sehr seltenen Fällen eine Parkinson-Symptomatik durch Exposition mit dem Toxin MPTP induziert werden kann. Dieses wird aufgenommen und in ein aktives Toxin (MPP$^+$) umgewandelt und in Zellen der Substantia nigra aufgenommen. Dort kommt es zu einer Hemmung der oxidativen Phosphorylierung in den Mitochondrien und nachfolgend zum Zelltod. Zudem wird vermutet, dass es zur Freisetzung von Radikalen und oxidativem Stress kommt. Für eine detaillierte Darstellung der Hypothesen zur Ursache der Neurodegeneration sei auf die Spezialliteratur verwiesen. Nach Brack et al. (2003) und aufgrund der Erkenntnisse der genetischen Forschung in den letzten 10 Jahren der Parkinson-Krankheit liegt den meisten Fällen eine Proteinaggregationsstörung (α-Synukleinopathie) zugrunde.

Für das Auftreten der motorischen Symptomatik spielt die Degeneration von Dopamin-produzierenden Neuronen in der Substantia nigra pars compacta eine entscheidende Rolle (s. ▫ Tab. C 5.2). Als Folge tritt neurochemisch ein Dopaminmangel im Innervationsgebiet dieser Neurone, insbesondere im Striatum auf. Pathognomonisch ist der Nachweis von Einschlusskörperchen (sog. Lewy-Körper), die sich aus verschiedenartigen Proteinablagerungen zusam-

□ **Tab. C 5.2** Läsionsorte in den Basalganglien und die assoziierten Erkrankungen.

Erkrankung	Läsion in den Basalganglien
Ballismus	Nucleus subthalamicus
Chorea	Corpus striatum, Nucleus caudatus
Dystonie	Corpus striatum, Putamen; seltener Globus pallidus
Myoklonus	Verschiedene Läsionsorte inner- und außerhalb der Basalganglien
Parkinsonsyndrom	Substantia nigra pars compacta
Tics	Unbekannt
Tremor	Verschiedene Läsionsorte

mensetzen. Hauptbestandteil dieser Lewy-Körper ist das α-Synuclein. Weitere Proteine sind u. a. Ubiquitin, Synphilin-1 und Parkin.

Klinisch symptomatisch wird der Zellmangel, wenn mehr als 70 % der dopaminergen Zellen degeneriert sind.

C 5.1.1.3 Klinik und Verlauf

FALLBEISPIEL

Ein 62-jähriger Mann stellt sich wegen eines neu aufgetretenen Tremors der linken Hand vor. Zudem klagt er über ein Gefühl der Schwere in diesem Arm. In der körperlichen Untersuchung finden sich ein Ruhetremor links, welcher bei Bewegung der linken Hand verschwindet, sowie ein diskreter Rigor in Handgelenk und Ellenbogengelenk, eine Verlangsamung bei schnellem Drehen der linken Hand im Handgelenk und ein vermindertes Mitschwingen des linken Armes beim Gehen. Zudem berichtet der Patient auf Nachfrage über eine Geruchsempfindungsstörung.
Die Beschreibung des Patienten gibt die klassische Trias der Erkrankung wieder: Akinese, Rigor und Ruhetremor. Im Verlauf der Erkrankung tritt eine Störung der Halte- und Stellreflexe hinzu, die mit dem „Pull-Test" untersucht werden kann (s. Kap. A 1.2.6). Die Symptome der Erkrankung sind anfangs meist einseitig lokalisiert, im weiteren Krankheitsverlauf gehen sie auch auf die Gegenseite über, bleiben aber asymmetrisch.

Klinik
Siehe □ Tab. C 5.3.

Akinese (Hypokinese): Unter Akinese versteht man die Verlangsamung (Bradykinese), Verminderung (Hypokinese) bzw. den Verlust (Akinese) spontaner Bewegungen. Die Bewegungsstörung kann sich in einer gestörten Feinmotorik (z. B. Schwierigkeiten beim Schreiben, „Mikrografie", oder Knöpfen), einer verminderten Gesichtsmimik (Hypomimie), oder einem kleinschrittigen Gangbild mit vermindertem Mitschwingen der Arme und erhöhter Wendeschrittzahl manifestieren (s. **o** Abb. C 5.3).

Unter **Rigor** versteht man eine wächserne Tonuserhöhung bei passiver Bewegung eines Gelenks. Bei gleichzeitig vorhandenem Tremor tritt das sog. Zahn-

● Trias: Akinese, Rigor, Tremor

☐ **Tab. C 5.3** Klinische Diagnose, Kriterien des idiopathischen Parkinsonsyndroms.

1. Diagnose eines Parkinsonsyndroms	Bradykinese und mindestens eines der folgenden Symptome: ▸ Rigor ▸ 4–6 Hz Ruhetremor ▸ Verminderung der Stellreflexe, die nicht durch eine Störung des visuellen, vestibulären, zerebellären oder propriozeptiven Systems erklärt werden kann
2. Ausschlusskriterien	▸ Anamnese rezidivierender zerebraler Ischämien und schubförmiger Verschlechterung des Parkinsonsyndroms ▸ Anamnese rezidivierender Schädel-Hirn-Traumen ▸ Anamnese einer definitiven Enzephalitis ▸ Okuläre Krisen ▸ Andauernde Remission ▸ Frühe schwere Demenz mit Störung des Gedächtnisses, der Sprache und der visuokonstruktiven Praxis ▸ Diagnose eines zerebralen Tumors oder eines kommunizierenden Hydrozephalus ▸ Behandlung mit Neuroleptika bei Beginn der Symptome ▸ Pyramidenwarnzeichen ▸ Streng einseitige Symptome drei Jahre nach Erkrankungsbeginn ▸ Supranukleäre Blickparese ▸ Zerebelläre Symptome ▸ Frühe schwere autonome Dysfunktion ▸ Mehr als ein betroffener Verwandter ▸ Exposition zu Toxinen (z. B. MPTP)
3. Unterstützende Kriterien	▸ Drei oder mehr Symptome sind für die definitive Diagnose eines Morbus Parkinson erforderlich (einseitiger Beginn) ▸ Ruhetremor vorhanden ▸ Progrediente Erkrankung ▸ Persistierende Asymmetrie ▸ Exzellentes Ansprechen auf L-Dopa ▸ Schwere L-Dopa-induzierte Chorea ▸ Positives Ansprechen auf L-Dopa für mehr als 5 Jahre ▸ Dauer der Erkrankung mehr als 10 Jahre

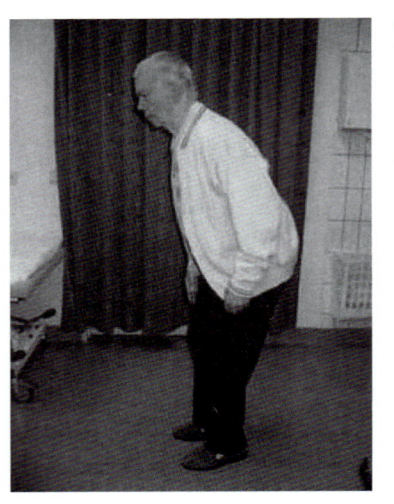

○ **Abb. C 5.3** Patient mit Parkinsonsyndrom. Typisch sind die nach vorn übergebeugte Haltung, die nach vorne fallenden Schultern, die adduzierten und im Ellenbogen gebeugten Arme. Hüfte und Knie gebeugt. Kleinschrittiges Gangbild.

radphänomen auf (die Tonuserhöhung gibt unter einer passiven Bewegung nicht gleichmäßig, sondern ruckartig nach). Akinese und Rigor führen häufig zu Schmerzen, wie z. B. Schulterbeschwerden, die als Frühsymptom verkannt werden können.

Der **Ruhetremor**, der bei der Parkinson-Erkrankung beobachtet werden kann, ist typischerweise ein Agonisten-Antagonistentremor mit einer Frequenz von 4–6 Hz, der in Ruheposition auftritt und sich bei emotionaler Anspannung oder Stress verstärkt. Bei Willkürbewegungen kommt es in der Regel zu einem Sistieren des vor allem distal lokalisierten Tremors. Bei 30–60 % der Patienten tritt zudem ein begleitender Haltetremor auf.

Entsprechend dem führenden klinischen Symptom werden der Tremordominanztyp (Tremor >> Akinese), der hypokinetisch-rigide Typ (Akinese >> Tremor) und der Äquivalenztyp (Akinese = Tremor) unterschieden. Diese Einteilung lässt zudem eine gewisse Abschätzung auf Therapie und Prognose zu: Patienten vom akinetisch-rigiden Typ zeigen ein besseres Ansprechen auf eine L-Dopa-Therapie, während L-Dopa beim Tremordominanztyp gelegentlich weniger wirksam ist. Hingegen ist die Progredienz beim Tremordominanztyp weniger rasch.

● Tremordominanztyp, hypokinetisch-rigider Typ, Äquivalenztyp

Nicht-motorische klinische Symptome, die beim idiopathischen Parkinsonsyndrom auftreten können, betreffen das autonome Nervensystem: Hier kommt es zu orthostatischer Dysregulation, zu Hyperhydrose („Salbengesicht") oder auch Hypohydrose. Im fortgeschrittenen Stadium beklagen die Patienten gehäuft Potenzstörungen und eine Inkontinenz. Treten autonome Symptome deutlich ausgeprägt schon im sehr frühen Krankheitsverlauf auf, kann dies als Hinweis auf das Vorliegen eines atypischen Parkinsonsyndroms gewertet werden (s. Kap. C 5.1.1.4). Hinzu kommen Inappetenz, Obstipation und trophische Störungen der Haut.

Patienten mit einem IPS leiden zudem häufig an psychiatrischen Störungen wie Depression (bei ca. 40 % der Patienten), Denkverlangsamung, Antriebsverlust, Stimmungslabilität und Psychosen. Letztere treten häufig als Komplikationen der Anti-Parkinson-Medikation auf. Im Verlauf der Erkrankung steigt zudem das Risiko für die Entwicklung einer Demenz (Parkinsonerkrankung mit Demenz). Im Gegensatz zu der Demenz vom Alzheimer-Typ sind Gedächtnisstörungen eher nachrangig, man findet frühe Störungen z. B. der räumlichen Wahrnehmung. Tritt bei einem Patienten innerhalb eines Jahres eine Kombination eines IPS und einer Demenz auf, wird diese Symptomkombination per definitionem als Demenz mit Lewy-Körperchen (DLB, s. Kap. C 5.5.5) bezeichnet. Der Typ der Demenz bei idiopathischem Parkinsonsyndrom mit Demenz und DLB ist weitestgehend identisch.

Verlauf der Erkrankung

Beim IPS handelt es sich um eine chronisch progrediente Erkrankung. Erkrankte haben ein deutlich erhöhtes Risiko, im Verlauf der Erkrankung eine Pflegebedürftigkeit zu entwickeln. Die mittlere Krankheitsdauer beträgt zwischen 13 und 20 Jahren. Die insgesamt beste Prognose haben Patienten mit einem Tremordominanztyp. Die häufigsten Todesursachen verteilen sich wie in der Normalbevölkerung auf Neoplasien, kardiovaskuläre und zerebrovaskuläre Erkrankungen sowie bronchopulmonale Infektionen. Zudem haben die Patienten eine vermehrte Infektanfälligkeit.

C 5.1.1.4 Einteilung

Die Parkinson-Syndrome werden klinisch in vier Gruppen eingeteilt:
1. **Familiäre Formen** (mit genetischer Ursache).
2. Primäres bzw. **idiopathisches Parkinsonsyndrom**.
3. Sekundäres oder **symptomatisches Parkinsonsyndrom:** Schließt vaskuläre Ursachen ebenso wie medikamentös induzierte Formen ein.
4. **Atypische Parkinsonsyndrome.** Diese zeichnen sich dadurch aus, dass im Rahmen anderer neurodegenerativer Erkrankungen ein Parkinson-Syndrom auftritt. Zu dieser Gruppe zählen unter anderen die α-Synukleinopathien, Multisystematrophie (MSA) und die Demenz vom Lewy-Körpertyp (DLB) (s. Kap. C 5.5.5) sowie die Tauopathien progressive supranukleäre Blickparese (PSP) und die kortikobasale Degeneration (CBD) (s. Kap. C 5.1.3).

Das heißt, gegenüber der klinisch-symptomatisch orientierten Einteilung setzt sich immer mehr eine ätiologisch-pathogenetisch orientierte Einteilung durch. Hier werden die Erkrankungen ätiologisch nach α-Synukleinopathien, Tauopathien, sekundären Parkinson-Syndromen und anderen Erkrankungen mit Parkinson-Syndrom unterschieden (s. ◻ Tab. C 5.4).

Der Schweregrad der Erkrankung kann mit verschiedenen Skalen erfasst werden. Die gängigsten im klinischen Gebrauch befindlichen Skalen sind die Hoehn-und-Yahr-Skala, die die Erkrankung entsprechend der Behinderung kategorisiert sowie die sehr umfangreiche United Parkinson's Disease Rating Scale (UPDRS). Sie findet insbesondere in klinischen Studien Anwendung, erfasst das Ausmaß der Erkrankung multidimensional und erlaubt Therapieeffekte nachzuweisen. Beide Skalen finden sich im Anhang.

C 5.1.1.5 Diagnostik

Anamnese

In der Anamnese fragt man nach dem Beginn der Symptomatik, feinmotorischen Störungen (z. B. Mikrografie, Schwierigkeiten beim Knöpfen), dem Verlauf der Symptome über die Zeit (einseitig) und auslösenden Faktoren. Zudem ist es wichtig nach Schlafstörungen zu fragen, da eine bestimmte Schlafverhaltensstörung (sog. Rapid Eye Movement (REM) Behavioral Disorder) der Erkrankung vorausgehen kann. Darunter versteht man eine Störung des REM-Schlafs mit Verlust der physiologischen Atonie während des Traums, die zum Ausagieren des Traums im Schlaf bis hin zur (Selbst-)Verletzungsgefahr führt.

Zudem leiden Patienten an einer Riechstörung, die sie gelegentlich auch selber bemerken. Wichtig ist außerdem eine genaue Anamnese über vegetative Symptome, insbesondere mit der Frage, ob Inkontinenz, Impotenz oder orthostatische Dysregulation vorliegen. Das Vorliegen dieser Symptome zu Erkrankungsbeginn kann ein Anhaltspunkt für ein atypisches Parkinsonsyndrom sein. Anhaltspunkte für eine Depression sind gezielt zu erfragen, da diese gehäuft mit einer Parkinson-Erkrankung einhergeht. Anamnestisch sollte nach Medikamenten gefragt werden, die ein Parkinsonsyndrom auslösen können, wie beispielsweise Neuroleptika und Calciumantagonisten (s. ◻ Tab. C 5.5).

C 5.1.1 Idiopathisches Parkinsonsyndrom

Tab. C 5.4 Klinisch-pathologische Einteilung der Parkinsonsyndrome.

Degenerative α-Synukleinopathien	▶ Hereditäre familiäre Parkinsonsyndrome ▶ Idiopathisches Parkinsonsyndrom ▶ Demenz vom Lewy-Körper Typ (DLB) ▶ Multisystematrophie (MSA)
Tauopathien	▶ Progressive supranukleäre Blickparese (PSP) ▶ Kortikobasale Degeneration (CBD) ▶ Fronto-temporale Demenz mit Parkinsonismus (FTDP-17) ▶ Andere Erkrankungen mit Parkinsonsyndromen
Andere Erkrankungen mit Parkinson-Symptomatik	▶ Morbus Wilson ▶ Morbus Huntington ▶ Spinozerebelläre Ataxien (SCA) ▶ Dopa-responsive Dystonie ▶ Frontotemporale Demenzen ▶ Neuroakanthozytose
Sekundäre Parkinsonsyndrome	▶ Medikamenten-induzierte Parkinsonsyndrome ▶ Metabolische Parkinsonsyndrome ▶ Toxische Parkinsonsyndrome ▶ Infektiöse und parainfektiöse Parkinsonsyndrome

Tab. C 5.5 Medikamente, die ein Parkinsonsyndrom induzieren können.

Amiodaron	Clopamid-Pindolol-Kombination
Amoxapin	Ciclosporin A
Amphotericin B	Cytosine-Arabinoside
Antidopaminerge Medikamente	Diazepam
▶ Klassische Neuroleptika	Disulfiram
▶ Atypische Neuroleptika (Risperdon, Olanzapin)	5-Fluorouracil
▶ Tiaprid	Hexamethylmelamin
▶ Metoclopramid (MCP)	Interferon-α
▶ Reserpin	Lithium
▶ Tetrabenazin	Meperidine
Aprindine	α-Methyldopa
Buphormine	Phenytoin
Calciumkanal-Blocker	Procain
▶ Amlodipin	Pyridostigmin
▶ Cinnarizin, Flunarizin	Serotonin-Wiederaufnahmehemmer
▶ Diltiazem	▶ Citalopram (Escitalopram)
▶ Manidipin	▶ Fluoxetin
▶ Verapamil	▶ Paroxetin
Captopril	▶ Sertaline
Cephaloridine	Trazodon
Cimetidin	Valproat

Weiterhin spielen die Vorerkrankungen des Patienten (z. B. häufige Schädel-hirntraumata; Boxer-Enzephalopathie) und die Familienanamnese eine wichtige Rolle.

Körperlicher Untersuchungsbefund
In der körperlichen Untersuchung achtet man zunächst auf die Kardinalsymptome. Dabei handelt es sich bei dem Tremor typischerweise um einen 4–6 Hz Ruhetremor, welcher bei Anspannung oder emotionaler Belastung zunimmt. Er ist insbesondere an der Hand und den Fingern („Pillendrehertremor") zu beobachten. Man sieht eine rhythmische Extensions-/Flexionsbewegung. Für die Patienten am belastendsten ist jedoch die Hypokinese. Diese äußert sich in einer Verlangsamung der Willkürbewegung. Jede Bewegung wird für den Patienten mühsam und gerichtete Bewegungen werden langsamer und in ihrer Amplitude geringer (s. Kap. C 5.1.1.3). Beim Gehen schwingen die Arme verringert mit. Die Gesichtsmimik ist reduziert (Hypomimie). Ferner achte man schon während der Anamnese auf eine Hypophonie. Der Rigor als weiteres Symptom wird durch passives Bewegen der Gelenke untersucht und kann durch Faustschluss der Gegenseite verstärkt werden.

Bei der Stand- und Gangprüfung findet man ein kleinschrittiges Gangbild, im fortgeschrittenen Stadium mit „Trippelschritten", eine erhöhte Wendeschrittzahl, Schwierigkeiten bei der Initiation des Gehens und Stoppens („freezing"), gelegentlich auch ein vornübergebeugtes Gangbild mit angewinkelten Armen.

Wichtig sind die Stellreflexe als möglicher Hinweis auf eine Fallneigung. Hierzu wird der Patient von hinten bzw. von vorne an beiden Schultern ohne Vorwarnung leicht angestoßen („Pull-Test"). Bei Störung der Halte- und Stellreflexe benötigt der Patient mehr als einen Korrekturschritt, um das Gleichgewicht zu erhalten. Als Untersucher sollte man in diesem Fall immer in Fallrichtung des Patienten stehen.

Labor
Blutbild, Gerinnung, Elektrolyte, TSH (Frage nach Schilddrüsenfunktion), Blutzucker (metabolische Situation), Kreatinin und Harnstoff (Nierenfunktion), Transaminasen (Leberfunktion, erhöht auch bei Morbus Wilson), Wilsondiagnostik bei Patienten mit einem Krankheitsbeginn vor dem 50. Lebensjahr (Coeruloplasmin im Serum, Kupfer im 24-Std.-Sammelurin, freies Kupfer und Gesamtkupfer im Serum).

Apomorphintest
Dieser in der Regel stationär durchzuführende Test wird gelegentlich zu Beginn der Diagnostik durchgeführt. Apomorphin ist ein stark wirksamer Dopaminagonist, welcher dem Patienten subkutan injiziert wird. Unmittelbar vor dem Test erfolgt eine klinische Untersuchung anhand eines standardisierten Bogens (UPDRS-Teil Motorik). 30 Minuten später wird diese wiederholt und mittels Punktscore ermittelt, ob die Parkinson-Symptome des Patienten sich verbessern. Dabei gilt eine Verbesserung des Scores um 30 % als klinisch relevant. Aus dem Testergebnis alleine kann jedoch noch keine Abgrenzung eines IPS gegenüber einem atypischen Parkinsonsyndrom erfolgen. Man kann lediglich folgern, dass der Patient von einer dopaminergen Therapie profitiert. Dieser Test

sollte möglichst nach zweitägiger Gabe von Domperidon, einem peripheren Dopamin-2-Rezeptorblocker (3 × 20 mg) durchgeführt werden, da Apomorphin zudem stark emetisch wirkt. Der Test kann alternativ mit 200 mg L-Dopa unter Domperidonschutz durchgeführt werden.

Tremorvarianzanalyse
Die Tremoranalyse mittels Multi-Kanal-Ableitung bietet die Möglichkeit der genaueren Einordnung des Tremors und ggf. auch eine Abgrenzung gegenüber dem essenziellen Tremor.

EEG
Im EEG sind lediglich unspezifische Veränderungen im Sinne einer Verlangsamung zu sehen. Man kann aber bei Vorliegen von vaskulären Läsionen regionale Auffälligkeiten feststellen. Es gibt keinen typischen EEG-Befund für ein IPS.

● Es besteht beim idiopathischen Parkinsonsyndrom keine Indikation zur Durchführung eines EEG.

Dopplersonografie der hirnversorgenden Gefäße
Die Dopplersonografie wird durchgeführt bei Patienten mit Verdacht auf vaskuläres Parkinsonsyndrom und Hirninfarkten in der Eigenanamnese bzw. bei Vorliegen von mehreren Risikofaktoren für eine zerebrovaskuläre Erkrankung.

● Zur Diagnose eines IPS nicht erforderlich.

Bildgebung
Initial sollte eine MRT-Untersuchung des Schädels mit besonderer Darstellung der Basalganglien erfolgen. Dies dient vor allem zur Beurteilung eines vaskulären Syndroms und zur Abgrenzung von atypischen Parkinsonsyndromen. Bei einer Multisystematrophie (MSA) kann man im MRT in der T2-Wichtung unter Umständen eine Hypodensität des Putamens und eine Hyperdensität am Rand des Putamens sehen. Bei einer progressiven supranukleären Blickparese (PSP) ist mitunter eine Verschmälerung der Mittelhirnschenkel zu sehen („Mickey Mouse sign"). Im Falle einer vaskulären Enzephalopathie finden sich periventrikuläre Veränderungen im Sinne mikroangiopathischer Veränderung als Folge eines langjährigen Hypertonus. Gelegentlich finden sich auch Hinweise für stattgehabte Schlaganfälle.

Ein idiopathisches Parkinsonsyndrom kann auf diese Art und Weise weder diagnostiziert noch ausgeschlossen werden. Besteht weiterhin der klinische Verdacht auf ein idiopathisches Parkinsonsyndrom, so kann anschließend eine SPECT-Untersuchung mit dem Tracer FP-CIT angeschlossen werden, bei welcher der präsynaptische Dopamintransporter dargestellt wird. Typischerweise kommt es zu einer herabgesetzten Signalgebung durch eine verminderte Transporterdichte. Allerdings ist diese sowohl beim typischen als auch beim atypischen Parkinsonsyndrom vermindert. Liegt dagegen ein vaskuläres oder ein Neuroleptika-induziertes Parkinsonsyndrom vor, finden sich in der FP-CIT Untersuchung in der Regel keine Auffälligkeiten.

Um weiter zwischen einem typischen und einem atypischen Parkinsonsyndrom zu unterscheiden, schließt sich dann eine weitere SPECT-Untersuchung an. Hierbei wird der postsynaptische Dopamin-2-Rezeptor dargestellt (IBZM-SPECT). Bei einem atypischen Parkinson sieht man hier eine Signalabschwächung. Diese kann man jedoch auch bei Patienten unter Therapie mit Dopaminagonisten beobachten.

Neuropsychologische Testung

Zur Beurteilung der kognitiven Leistung des Patienten sollte zudem ein Mini-Mental Status Test (MMST) oder der spezifischere für die Parkinson-Krankheit entwickelte PANDA-Test durchgeführt werden. Dieser einfache und schnell durchführbare Test zeigt ggf. vorhandene kognitive Defizite und lässt eine erste orientierende Einschätzung im stationären Alltag zu. Bei Verdacht auf eine demenzielle Erkrankung sollte dann eine weitere ausgiebige neuropsychologische Testung erfolgen. Hierzu stehen verschiedene Verfahren zur Verfügung (s. Kap. C 5.5.3).

C 5.1.1.6 Differenzialdiagnosen

Differenzialdiagnostisch kommen bei einem Parkinsonsyndrom folgende Diagnosen in Betracht (s. ◻ Tab. C 5.4):

1. **Atypisches Parkinsonsyndrom:** Dieses stellt sicherlich die wichtigste Differenzialdiagnose dar. Typischerweise finden sich hier bereits früh im Verlauf auftretende autonome Störungen, Fallneigung, Augenbewegungsstörungen und ein demenzielles Syndrom. Zur Abgrenzung hilft das MRT (s. oben) und die unter Kapitel C 5.1.1.5 beschriebenen SPECT-Untersuchungen. Zu den atypischen Parkinsonsyndromen zählen die Multisystematrophie (MSA, s. Kap. C 5.1.2.1), die progressive supranukleäre Blickparese (PSP, s. Kap. C 5.1.2.2) und die kortikobasale Degeneration (CBD, s. Kap. C 5.1.3).
2. **Sekundäres Parkinsonsyndrom:** Hier spielt vor allem das vaskuläre Parkinsonsyndrom eine Rolle. Als Risikofaktor ist die arterielle Hypertonie bekannt. Im MRT sieht man periventrikuläre Marklagerveränderungen als Zeichen der Mikroangiopathie. Ferner können verschiedene Medikamente wie klassische Neuroleptika eine Parkinsonsymptomatik auslösen (s. ◻ Tab. C 5.5). Wichtig ist die gründliche Anamnese.
3. **Normaldruckhydrozephalus** (s. a. Kap. B 2.3.1). Hier steht die Trias aus Gangstörung, Demenz und Inkontinenz im Vordergrund.
4. **Chorea Huntington** (sog. Westphalvariante): ausführliche Familienanamnese! Es gibt allerdings auch sporadische Mutationen mit negativer Familienanamnese, dann sind klinisch vor allem Hyperkinesien (unwillkürliche plötzliche rasche Bewegungen), psychische Veränderungen und eine Demenz zu beobachten.
5. **Morbus Wilson:** Bei der körperlichen Untersuchung sucht man insbesondere nach Kayser-Fleischer-Kornealringen und einer möglichen Hepatomegalie. Zudem sollte eine Laboruntersuchung mit Kupfer im 24-Std.-Sammelurin, Coeruloplasmin im Serum und die Bestimmung der Transaminasen erfolgen. Klinisch zeichnen sich die Patienten zudem durch psychische Veränderungen aus, gelegentlich lässt sich auch ein Tremor beobachten. Im MRT des Schädels finden sich bei Morbus Wilson in der T2-Wichtung hyperintense Läsionen in den Basalganglien.
6. **Essenzieller Tremor:** Dieser beginnt oft schon in jungen Jahren und tritt klassischerweise als bilateraler Halte- und/oder Aktionstremor auf. Häufig findet sich eine positive Familienanamnese. Patienten berichten über eine Besserung der Symptomatik nach Alkoholkonsum.
7. **Demenz vom Lewy-Körper-Typ:** siehe Kapitel C 5.5.5.

● Bei Patienten unter 50 Jahren sollte immer der Ausschluss einer Wilsonerkrankung erfolgen.

C 5.1.1.7 Therapie

Nicht medikamentöse Therapie

Hier steht vor allem die Aufklärung des Patienten über den chronischen Verlauf der Erkrankung im Vordergrund. Wichtig ist zu betonen, dass die Krankheit über Jahrzehnte chronisch progredient mit einer ausgeprägten Variation zwischen einzelnen Patienten verläuft. Patienten sollten über die Bedeutung regelmäßiger sportlicher Betätigung unterrichtet werden. Hierzu gehören im Verlauf auch Physiotherapie, Logopädie und Ergotherapie, um die Mobilität der Patienten so lange wie möglich zu erhalten. Auch sollte den Patienten die Teilnahme in Selbsthilfegruppen angeboten werden. Hierbei ist zu bedenken, dass diese Erfahrung bei Patienten und ihren Angehörigen zu Anfang auch negative Reaktionen auslösen kann, da sie dort mit Patienten in weit fortgeschrittenen Stadien zusammentreffen. Dennoch sollte dem Patienten eine solche Teilnahme angeboten werden.

Medikamentöse Therapie

Da die Parkinson-Krankheit mit einem zentralen Dopamindefizit einhergeht, zielt die medikamentöse Behandlung auf eine Erhöhung der Dopaminkonzentration ab. Pharmakologisch kann dies zum einen durch Gabe von L-Dopa, der Vorläufersubstanz von Dopamin, erzielt werden. Weiterhin gibt es Substanzen, die direkt den Dopaminrezeptor aktivieren (Dopaminagonisten) sowie zwei weitere Substanzklassen, welche den Abbau von Dopamin blockieren (MAO-B-Hemmer; COMT-Hemmer) und die NMDA-Rezeptorantagonisten. Im Folgenden werden die gängigen Medikamente dargestellt. Es handelt sich um eine Dauertherapie der Erkrankung.

L-Dopa

L-Dopa ist die Substanz mit der besten Wirkung beim IPS. L-Dopa ist die Vorstufe von Dopamin, gelangt im Gegensatz zu Dopamin über die Blut-Hirnschranke ins ZNS und wird dort in den verbleibenden dopaminergen Neuronen und der Glia zu Dopamin metabolisiert. Diese Decarboxylierungsreaktion kann allerdings auch in der Peripherie erfolgen, sodass L-Dopa immer mit einem peripheren Hemmstoff dieses Enzyms (Benserazid, Carbidopa) verabreicht wird, um systemische Nebenwirkungen von Dopamin (kardiovaskulär) zu verhindern.

● Eine Therapie mit reinen L-Dopa-Präparaten ist heute obsolet.

Zunächst sollte morgens mit einer Dosis von ca. 50 mg L-Dopa begonnen werden. Der Effekt tritt in der Regel nach 30–40 Min. auf und hält in der Frühphase der Erkrankung ca. 4–6 Std. an. Alle 3–7 Tage sollte eine Erhöhung um 50–100 mg bis maximal 3 × 100–200 mg vorgenommen werden. Es gibt L-Dopa darüber hinaus auch als schnell wirksame, lösliche Tabletten, die insbesondere bei morgendlichen schweren Hypokinesien eingesetzt werden können und als Retard-Präparate.

Wichtig ist die Einnahme der L-Dopa-Präparate ca. 30 Min. vor dem Essen bzw. 1½ Std. nach dem Essen, da L-Dopa wie andere Aminosäuren über einen aktiven Transport-Mechanismus im Dünndarm aufgenommen wird.

In zahlreichen Studien konnte belegt werden, dass L-Dopa in der Parkinsontherapie eine sehr gute Wirksamkeit besitzt. Nachteil dieser Therapie ist, dass es im Verlauf der Therapie zu einer Verkürzung der Wirkdauer nach ca. 3 Jahren

(„wearing off") kommt und im weiteren Verlauf schwere Wirkungsfluktuationen beobachtet werden können (s. Kasten). Insbesondere entwickeln jüngere Patienten unter einer L-Dopa-Therapie rasch auch Dyskinesien. Dabei sinkt die Schwelle für das Auftreten von motorischen Komplikationen mit zunehmender Dauer der Therapie. In der Regel treten zuerst sog. peak-dose-Dyskinesien auf, wenn das Maximum der L-Dopa-Konzentration erreicht ist. Im weiteren Verlauf kann es während der gesamten on-Phase zu Dyskinesien kommen.

> **HINWEIS FÜR DIE PRAXIS**
>
> **Symptome des L-Dopa-Spätsyndroms**
> - Motorfluktuation „end-of-dose-Akinese" (wearing off)
> - On-off-Phänomene
> - Paroxysmales on-off-Freezing
> - Dyskinesien
>   - peak-dose-Dyskinesien
>   - off-dose-Dystonie (early morning dystonia)
>   - biphasische Dyskinesien
> - Nicht motorische Symptome: Depression, Angst, Schlafstörung, autonome Störungen

Eine weitere Komplikation der L-Dopatherapie stellen Psychosen da. Initial leiden die Patienten vor allem an lebhaften Träumen und visuellen Verkennungen, d. h. sie sind in der Lage, diese als Trugwahrnehmung zu identifizieren. Im Laufe der Zeit entwickeln sich jedoch Halluzinationen, d. h. der Patient kann sich davon nicht distanzieren. Häufig entwickeln Betroffene auch einen Verfolgungswahn. Therapeutisch sollten nach Ausschluss anderer Ursache (Infektion, Dehydratation, Hyperthyreose) zunächst die Medikamente mit höherem Psychoserisiko reduziert bzw. abgesetzt werden. Hierzu gehören Anticholinergika, MAO-B-Inhibitoren und die Amantadin-Salze. Stellt sich auch nach Absetzen des Dopaminagonisten keine Besserung ein, sollte eine Behandlung mit einem atypischen Neuroleptikum erfolgen, da dieses keine extrapyramidalen Störungen verursacht. Hier sind Quetiapin (25–450 mg/Tag) und Clozapin (6,25–50 mg) die Mittel der Wahl.

Weitere Nebenwirkungen von L-Dopa sind vor allem in der Anfangsphase eine orthostatische Dysregulation sowie Übelkeit und Erbrechen. Hier kommt es oft zu einer Gewöhnung im Verlauf. Zur Prävention sollte während der Eindosierung von L-Dopa eine gleichzeitige Therapie mit einem nur peripher wirksamen Dopaminantagonisten wie Domperidon erfolgen, welcher im Laufe der Zeit wieder abgesetzt werden kann.

Dopaminagonisten

Dopaminagonisten wirken direkt an den postsynaptischen Dopamin-Rezeptoren. Chemisch lassen sich Ergotderivate (Bromocriptin, Cabergolin, α-Dihydroergocryptin, Lisurid, Pergolid) von Non-Ergotpräparaten (Piribedil, Pramipexol, Ropinirol, Rotigotin) unterscheiden (s. ◻ Tab. C 5.6). Sie differieren in ihrer Wirkdauer und unterschiedlichen Affinitäten zu den verschiedenen Dopaminrezeptor-Subtypen (D1–D5). Dabei besitzen Ergotpräparate ein ausgepräg-

□ **Tab. C 5.6** Medikamente, die zur Behandlung des Parkinsonsyndroms eingesetzt werden (nach Oertel et al. 2005).

Arzneistoff	HWZ [h]	Beginn [mg]	Steigerung [mg/Woche]	Zieldosis [mg/Tag]	Handels-name®	L-Dopa Äquivalenz-dosen [mg]	Besonder-heiten
L-Dopa	1–2	3 × 50	Alle drei Tage um 50 mg steigern	Enddosis individuell bis ca. 1000 mg/Tag	Z. B. Madopar, Nacom, Isicom	100	Einnahme ½ h vor oder 1½ h nach den Mahlzeiten
Dopaminagonisten (Ergot-Derivate)							
Bromocriptin	6	1,25	1,25–5	7,5–30	Z. B. Pravidel, Kirim	10–15	
Cabergolin	65	0,5–1,0	1	3–6	Cabaseril	2	Längste HWZ
α-Dihydro-cryptin	10–16	2 × 5	5	60–120	Almirid, Cripar	20–40	
Lisurid	2	0,1	0,1–0,2	1,2–3	Dopergin	1	Kurze HWZ
Pergolid	7–14	0,05	0,05	1,5–5	Parkotil	1	Rezeptoraffinität ähnlich L-Dopa
Dopaminagonisten (Non-Ergot-Derivate)							
Piribedil	1,7–6,9	1 × 50	Jede Woche um 50 mg steigern	150–250	Clarium, Trivastal	6,25	α2-Noradrenerge Wirkung
Pramipexol	8–12	3 × 0,088	2. Woche: 3 × 0,18 3. Woche: 3 × 0,35 Weiter wöchentlich um 3 × 0,18 mg	1,05–2,1	Sifrol	0,7	Hohe D3-Affinität
Ropinirol	6–9	1	1 mg	9–24	Requip	3–5	Hohe D2-Affinität
Rotigotin	5–7	2 mg/ 24 Std.	Um 2 mg/ 24 Std.	6 mg/ 24 Std.	Neupro	2	
Apomorphin	0,5	3–10	Nach Bedarf und NW	30–100	ApoGo u. a.	3–5 (40–50 μg/kg)	Nur s.c. (Pen oder Pumpe)
COMT-Inhibitor							
Entacapon	1–2	200 mg zu jeder L-Dopa-Gabe		Abh. von der L-Dopa-dosis	Comtess		Häufig Diarrhoe (5%), Urinverfärbung
Tolcapone	2	100 mg zu jeder L-Dopa-Gabe		3 × 100 mg	Tasmar		Hepatotoxisch

□ **Tab. C 5.6** Medikamente, die zur Behandlung des Parkinsonsyndroms eingesetzt werden (nach Oertel et al. 2005, Fortsetzung).

Arzneistoff	HWZ [h]	Beginn [mg]	Steigerung [mg/Woche]	Zieldosis [mg/Tag]	Handelsname®	L-Dopa Äquivalenzdosen [mg]	Besonderheiten
MAO-B-Hemmer							
Selegilin	Wochen	5	Max. 2×/Tag	5–10	Z. B. Antiparkin Movergam		
Rasagilin	Wochen	1		1 mg	Azilect		
Anticholinergika							
Biperiden	18–24	2 × 1		6–10	Akineton		Neg. psychotrop
Bornaprin u.v.m.		1 × 2		8–12	Sormodren		Neg. psychotrop
Metixen		3 × 2,5		15–30	Tremarit		s. oben
NMDA-Antagonisten							
Amantadin[1]	9–15	100	Tgl. 100	300–600	Z. B. PK-Merz		Nicht abends
Budipin	31	3 × 10	2. Woche 3 × 20	60	Parkinsan		QT-Zeit-Verlängerung
Kombinationspräparate							
L-Dopa, Carbidopa, Entacapon						50/12,5/200 100/37,5/200 150/37,5/200	

[1] Auch als Infusion erhältlich. 500 ml enthalten 200 mg Amantadin.

teres Nebenwirkungsprofil gerade bei älteren Menschen. Es kommt vermehrt zu schwerer orthostatischer Dysregulation, Übelkeit und Erbrechen (Gabe von Domperidon zu Therapiebeginn). Ferner können Ergotpräparate eine kardiopulmonale Fibrose induzieren. Daher gelten derzeit Non-Ergot-Dopaminagonisten als Mittel der ersten Wahl. Der Vorteil dieser Medikamente im Vergleich zu L-Dopa besteht vor allem in einer längeren Wirkdauer sowie in dem verminderten Auftreten von medikamenteninduzierten Dyskinesien und Wirkungsschwankungen unter einer Langzeittherapie („L-Dopa-Spätsyndrom"). Daher sollte bei Patienten, die vor dem 65.–70. Lebensjahr an einem idiopathischen Parkinsonsyndrom erkranken, die Therapie mit einem Dopaminagonisten begonnen werden. Im Vergleich zu L-Dopa kann es allerdings einige Wochen dauern, bis ein Wirkungseintritt bemerkt wird. Zudem werden die motorischen Beschwerden durch Dopaminagonisten nicht in demselben Ausmaß gebessert wie mit einer L-Dopatherapie. Bei älteren Menschen (> 70. Lebensjahr) beginnt man daher mit L-Dopa.

Neben den schon erwähnten Nebenwirkungen ist bei Dopaminagonisten eine Steigerung der Libido bekannt.

Dosierung, Halbwertszeiten und weitere wichtige Daten sind in der □ Tabelle C 5.6 zusammengefasst.

Catechol-O-Methyl-Transferase (COMT)-Inhibitoren
Der Abbau von L-DOPA und Dopamin in der Peripherie und im ZNS wird unter anderem durch das Enzym COMT vermittelt. Daher werden periphere COMT-Hemmer vor allem bei Wirkungsfluktuationen eingesetzt. Denn durch eine Hemmung von peripheren COMT kann eine Verzögerung des Abbaus und damit eine Verlängerung der Halbwertzeit von L-Dopa z. B. im Plasma erzielt werden. Durch den verzögerten Abbau von L-DOPA kann es unter einer COMT-Therapie zu verstärkten on-Dyskinesien kommen. Hier empfiehlt sich eine Dosisreduktion von L-Dopa um 10–15 %. Der periphere COMT-Hemmer Entacapon wird mit jeder L-Dopa-Einnahme gegeben, muss nicht eingeschlichen werden und wirkt ab dem ersten Tag der Einnahme. Die Nebenwirkungen bestehen vor allem in schwerer Diarrhoen, welche bei ca. 5 % der Patienten auftreten und das Absetzen des Medikaments bedingen. Ähnliches gilt für Tolcapon. Seit 2003 ist eine Dreifachkombination aus Levodopa, Carbidopa und Entacapon in einer Tablette zugelassen.

● COMT = Catechol-O-Methyltransferase

Monoaminoxidase-B(MAO-B)-Inhibitoren
Selegilin hemmt den oxidativen Abbau von Dopamin im ZNS und wird daher gelegentlich in Kombination mit L-Dopa gegeben, wodurch eine Dosisreduktion des L-Dopa erzielt werden kann. Eine Monotherapie mit Selegilin kann den Beginn einer L-Dopatherapie um einige Zeit herauszögern, nimmt jedoch keinen Einfluss auf das Auftreten von Dyskinesien im Verlauf. Die Substanz sollte morgens und/oder mittags gegeben werden, da eine abendliche Gabe zu Schlafstörungen führen kann. An Nebenwirkungen werden eine Verstärkung der Dyskinesien, orthostatische Dysregulation und kardiale Regulationsstörungen beschrieben. Im fortgeschritteneren Stadium der Erkrankung können vermehrt Psychosen auftreten. Zudem stellt die gleichzeitige Gabe von SSRI eine Kontraindikation dar, da es aufgrund der Gefahr eines Serotoninsyndroms zu starken Blutdruckschwankungen, Vigilanzstörungen und Hyperthermie kommen kann.

Amantadin
Amantadin wirkt antagonistisch am N-Methyl-D-Aspartat-(NMDA-)Rezeptor. Die Substanz beeinflusst vornehmlich Akinese und Rigor, daneben kann aber auch eine Linderung des Tremors beobachtet werden. Amantadin kann L-Dopa induzierte Dyskinesien reduzieren. Bei einer oralen Therapie sollte 2–3 × 100 mg bis maximal 2–3 × 200 mg verschrieben werden. Bei Niereninsuffizienz sollte die Dosis verringert werden. Für die Therapie der akinetischen Krise ist Amantadin auch als Infusion verfügbar.

Anticholinergika
Die Wirkung dieser Substanzklasse wird durch eine zentrale Blockade muskarinerger Rezeptoren im Striatum vermittelt. Anticholinergika wirken vor allem gegen Rigor und Tremor, sind allerdings auch mit einer Reihe von Nebenwirkungen assoziiert. Hierzu zählen Mundtrockenheit, Sehstörungen, Blasenentleerungsstörungen, tachykarde Herzrhythmusstörungen und Einschränkungen der kognitiven Leistungsfähigkeit. Daher sind Anticholinergika bei Vorliegen einer Demenz kontraindiziert. Sie sollten nur vereinzelt zur Anwendung kommen. Die Behandlung sollte einschleichend erfolgen und ein abruptes Absetzen ist zu vermeiden (s. □ Tab. C 5.6).

Operative Therapie

Die neurochirurgischen Behandlungsmöglichkeiten haben sich in den vergangenen Jahren zu einer Therapiealternative entwickelt. Als eine operative Möglichkeit ist die stereotaktisch durchgeführte Implantation von Elektroden zur Hochfrequenzstimulation im Nucleus subthalamicus zugelassen. Diese Technik basiert auf einer elektrischen Überstimulation im Nucleus subthalamicus, wodurch es im Gesamteffekt zu einer Abnahme der hemmenden Impulse aus den Basalganglien kommt, was zu einer Verbesserung der Symptome führen kann. Die Indikation ist gegenwärtig gegeben bei Patienten mit ausgeprägten Wirkungsfluktuationen, ohne begleitende psychiatrische Erkrankungen und bei medikamentös schwer einstellbarer Erkrankung. Vor der Operation sollte nach Absetzen der Medikation und erneuter hochdosierter L-Dopa-Gabe eine klinische Besserung von mindestens 30 % sichtbar sein, da der Eingriff dann gute Erfolgschancen hat. Präoperativ erfolgt ein Planungs-CT und -MRT in Vollnarkose. Danach erfolgt die Überlagerung von CT- und MRT-Bild am Computer und die Lokalisation des Nucleus subthalamicus. Die Operation wird dann in Lokalanästhesie durchgeführt. Nach Bohrlochtrepanation werden die Elektroden mit 3D-Navigation in die Zielregion geführt, anschließend erfolgt noch intraoperativ eine elektrische Stimulation, um zu sehen, inwieweit es zu einer Besserung der Symptomatik kommt. Nach Abschluss der Operation erfolgt die medikamentöse Neueinstellung, wobei die Dosis normalerweise deutlich erniedrigt werden kann.

Praktisches Vorgehen

● Pat. > 70 J.: L-Dopa

Allgemein gilt, dass bei einem Patienten über 70 Jahren eine initiale Monotherapie mit L-Dopa anzustreben ist, beispielsweise mit drei Einnahmezeitpunkten täglich. Stellt sich hierunter kein ausreichender Behandlungserfolg ein, so besteht die Möglichkeit einer Dosiserhöhung. Alternativ kann eine Kombinationstherapie mit einem Dopaminagonisten erfolgen. Möglich ist auch die Eindosierung eines COMT-Inhibitors zusätzlich zu den L-Dopa-Einnahmezeitpunkten.

● Pat. < 70 J.: Dopaminagonist

Patienten unter 70 Jahren sollten dagegen initial mit einem Dopaminagonisten therapiert werden. Wichtig ist in beiden Fällen, die Betroffenen darüber aufzuklären, dass der Tremor häufig nur unzureichend therapiert wird. Bei Persistenz des Tremors kann eine Kombinationstherapie von L-Dopa mit einem Dopaminagonisten diskutiert werden. Alternativ besteht die Möglichkeit der Gabe eines Anticholinergikums. Handelt es sich überwiegend um einen Aktions- bzw. Haltetremor, so kann ein Therapieversuch mit einem nicht selektiven Betablocker (Propanolol) erfolgen.

Stellen sich im Verlauf einer Behandlung Wirkungsschwankungen ein, sollte eine Anpassung der Medikation erfolgen, in schweren Fällen auch unter stationären Bedingungen. Hierzu sollte von den Patienten ein Bewegungsprotokoll ausgefüllt werden, in welchem die Patienten On/Off-Phasen sowie Dyskinesien vermerken können. Anhand dieses Tagesprofils kann dann eine individuelle Umstellung der Medikation erfolgen.

Wirkungsfluktuationen

Wirkungsfluktuationen treten im Verlauf häufig auf und können sowohl durch die Erkrankung als auch durch die medikamentöse Therapie bedingt sein. Man unterscheidet „On"-Phasen mit einer guten Beweglichkeit von „Off"-Phasen, in denen die Patienten an einer verminderten Beweglichkeit leiden. Oft sind diese motorischen Off-Phasen von nicht-motorischen Off-Phänomenen begleitet.

Off-Phasen/wearing off/End-of-dose
Hierunter versteht man das Abklingen der Wirkung von L-Dopa am Ende eines Einnahmeintervalls. Typischerweise zeigen sich diese zu Anfang in Form von nächtlichen/frühmorgendlichen Akinesien. Im Verlauf ist dieses Wiederauftreten der Symptome vor Wirkungseintritt der nächsten L-Dopa-Dosis zu beobachten. Noch später kommt es zu einem plötzlichen Wirkungsverlust, gefolgt von einem raschen Wiedereintritt der Beweglichkeit (paroxysmales on-off). Als Freezing wird der plötzliche Arrest der Bewegung bezeichnet. Therapeutisch bietet sich zur Nacht die Gabe von L-Dopa in Retard-Form an. Tagsüber kann die Eindosierung eines Dopaminagonisten oder eines COMT-Inhibitors erfolgen.

Dopamimetika-induzierte Dyskinesien
Diese treten nach einigen Jahren in Folge der Medikamentenwirkung ein. Hierbei handelt es sich um Überbewegungen („Chorea") vornehmlich an den distalen Extremitäten und seltener der Nacken- und Rumpfmuskulatur. Initial treten diese als „peak-dose"-Dyskinesien auf, im Verlauf der Erkrankung sind sie während der gesamten „On"-Phase sichtbar. Therapeutisch sollte das L-Dopa reduziert werden. Ggf. kann durch eine zusätzliche Kombination mit COMT-Hemmern und/oder einem Dopaminagonisten die Dyskinesie reduziert werden.

Therapie von Begleitsymptomen und nicht motorischen Symptomen
Probleme der Orthostase als Folge der dopaminergen Therapie zeigen im Verlauf in der Regel eine Besserung, da der Körper sich adaptiert. Persistieren die Beschwerden, sollten Stützstrümpfe sowie eine salzreiche Diät erwogen werden.

Miktionsstörungen treffen bis zu 65 % der Patienten und sollten urologisch abgeklärt werden, um eine Unterteilung in Detrusorhyperaktivität und -hypoaktivität machen zu können. Bei einer Überaktivität sind trizyklische Antidepressiva von Nutzen. Kommt es früh im Verlauf zu Potenzstörungen, spricht dies gegen die Diagnose eines IPS. Dennoch kommt es im Spätstadium des IPS zu solchen Störungen, welche in Kooperation mit den Urologen therapiert werden sollten. Hier stehen sowohl Phosphodiesterasehemmer als auch die intrakavitäre Injektion von Vasokonstringenzien zur Verfügung.

Die Hypersalivation beruht auf einer verminderten Schluckfrequenz und spricht gut auf eine anticholinerge Therapie an. Hier muss aber berücksichtigt werden, dass eine anticholinerge Therapie auch einen Einfluss auf die Blasenfunktion haben kann.

> **HINWEIS FÜR DIE PRAXIS**
>
> **Akinetische Krise**
> Die akinetische Krise ist eine lebensbedrohliche Komplikation des Parkinson-Syndroms. Sie kann sich über Wochen langsam oder auch innerhalb von 24 Stunden entwickeln und über Tage anhaltend zu einer völligen Immobilisierung des Patienten führen. Häufig treten sekundär

Komplikationen wie Dehydrierung, Venenthrombosen, Harnwegsinfektionen oder Pneumonien auf.

Als auslösende Faktoren kommen vor allem eine Unterdosierung bzw. Aussetzen der dopaminergen Medikation in Frage. Des Weiteren können auch neu aufgetretene Störungen der Resorption sowie interkurrierende Infektionen zu einer akinetischen Krise führen. Ist die akinetische Krise auf ein Absetzen der L-Dopa-Medikation zurückzuführen, ist die Therapie zunächst mit einer etwas niedrigeren Dosis als vor dem Absetzen zu initiieren. In den folgenden Tagen soll die Dosis dann schnell gesteigert werden. Weitere Therapiemöglichkeiten sind subkutane Apomorphin-Injektion oder Amantadin 0,2–0,6 g pro Tag langsam intravenös sowie intensivmedizinische Maßnahmen nach klinischem Bild.

- Thomas Klockgether

- **Syn.:** Sporadische olivopontozerebelläre Atrophie, striatonigrale Degeneration, Shy-Drager-Syndrom

C 5.1.2 Multisystemdegenerationen (atypische Parkinsonsyndrome)

C 5.1.2.1 Multisystematrophie (MSA)

Definition

Die MSA ist eine nicht erbliche, neurodegenerative Erkrankung, bei der es zu Nervenzelldegeneration in den Basalganglien, im Hirnstamm und in den Seitenhörnern kommt. Der Begriff MSA fasst die früher üblichen Entitäten sporadische olivopontozerebelläre Atrophie, striatonigrale Degeneration und Shy-Drager-Syndrom zusammen.

Epidemiologie

Die Prävalenz der MSA beträgt 4/100 000. Das Erkrankungsalter der MSA liegt meist zwischen dem 50. und 60. Lebensjahr. Beide Geschlechter sind gleich häufig betroffen.

Ätiologie, Pathophysiologie, Pathologie

Ätiologie und Pathogenese der MSA sind unbekannt. In den betroffenen Arealen des Zentralnervensystems (Striatum, Substantia nigra, pontine Kerne, untere Olive, Kleinhirnrinde, Seitenhörner des Rückenmarks) kommt es zum Verlust von Nervenzellen und zur Zunahme von Gliazellen. Hoch charakteristisch für MSA ist der neuropathologische Nachweis von oligodendroglialen zytoplasmatischen Einschlusskörpern, die α-Synuklein enthalten. MSA zählt damit zusammen mit der Parkinson-Krankheit und der Demenz mit Lewy-Körpern zur Gruppe der sogenannten Synukleinopathien.

- Synukleinopathien: MSA, Parkinson-Krankheit, Demenz mit Lewy-Körperchen

Anamnese und Symptome

Typisch für MSA ist die Kombination aus motorischen Störungen und schwerem autonomem Versagen. Die häufigsten motorischen Symptome sind Verlangsamung, Gangunsicherheit, Fallneigung, Ungeschicklichkeit, Zittern sowie undeutliche und leise Sprechweise. Das autonome Versagen manifestiert sich in

Form von Urininkontinenz, Erektionsstörungen bei Männern, Schwindel und Neigung zu Synkopen.

Befunde der körperlichen Untersuchung
Die klinische Untersuchung zeigt bei der Mehrzahl der Patienten ein schlecht auf L-Dopa ansprechendes Parkinson-Syndrom (MSA-Parkinson-Typ). Anders als bei der Parkinson-Krankheit ist der Beginn häufig symmetrisch. Bei anderen MSA-Patienten steht die zerebelläre Ataxie im Vordergrund (MSA-zerebellärer Typ). Parkinson-Syndrom und zerebelläre Ataxie können auch gemeinsam vorkommen. Weitere motorische Symptome sind Reflexsteigerung, positives Babinski-Zeichen und spastische Erhöhung des Muskeltonus als Zeichen der Pyramidenbahnschädigung. Häufig sind Myoklonien und auffällig kalte Extremitäten („cold hand sign") vorhanden. Im Schellong-Test kommt es bei vielen MSA-Patienten zu einem pathologischen Blutdruckabfall von mehr als 30 mmHg systolisch (orthostatische Hypotonie). Nach wenigen Erkrankungsjahren sind die meisten MSA-Patienten rollstuhlpflichtig und Träger eines Urinkatheters.

Diagnostik
- Labor: keine auffälligen Befunde.
- Kernspintomografie: Atrophie des Kleinhirns und Hirnstamms (olivopontozerebelläre Atrophie), Signalveränderungen im Putamen (Hypointensität auf T2-gewichteten Bildern) und Pons (Hyperintensität).
- Autonome Funktionsdiagnostik: Störungen des sympathischen und parasympathischen Nervensystems mit pathologischem Blutdruckabfall und fehlendem Frequenzanstieg im Schellong-Test sowie verminderter Herzratenvariabilität.
- FDG-PET: reduzierte lokale Stoffwechselrate im Kleinhirn, Hirnstamm und Striatum.
- SPECT des dopaminergen Systems: Kombination aus präsynaptischer (FP-CIT-SPECT) und postsynaptischer Degeneration (IBZM-SPECT).
- MIBG-Szintigrafie: normale myokardiale Anreicherung als Zeichen einer präganglionären Degeneration des sympathischen Nervensystems.

Praktisches Vorgehen
Die Diagnose lässt sich nach Ausschluss erblicher und erworbener Krankheitsursachen aufgrund klinischer Kriterien stellen. Als beweisend für die Diagnose gilt die Kombination aus motorischen Störungen (schlecht auf L-Dopa ansprechendes Parkinson-Syndrom und/oder zerebelläre Ataxie) und schwerem autonomem Versagen (Urininkontinenz oder Blutdruckabfall von mehr als 30 mmHg systolisch im Schellong-Test). Die klinische Diagnose lässt sich durch typische Befunde in der Kernspintomografie und nuklearmedizinischen Verfahren untermauern.

Therapie
Das im Rahmen einer MSA auftretende Parkinson-Syndrom spricht nur schlecht auf L-Dopa an. Im Vergleich zur Parkinson-Krankheit sind daher von Beginn an höhere Dosen erforderlich. Die zerebelläre Ataxie ist keiner medikamentösen Behandlung zugänglich. Zur Blutdruckstabilisierung werden neben physikalischen Maßnahmen (Stützstrümpfe, ausreichende Salz- und Flüssig-

keitszufuhr). Mineralokortikoide und Sympathikomimetika eingesetzt. Eine medikamentöse Behandlung der Blasenstörungen ist selten erfolgreich, sodass meist eine Katheterversorgung vorgenommen werden muss.

Verlauf und Prognose
50 % der MSA-Patienten werden etwa 4 Jahre nach Krankheitsbeginn rollstuhlpflichtig. Die Lebenserwartung liegt im Durchschnitt bei 9 Jahren nach Krankheitsbeginn.

Differenzialdiagnose
Zu Beginn der Erkrankung ist die Abgrenzung zur Parkinson-Krankheit und zur sporadischen Ataxie (SA) schwierig. Mit dem (obligaten) Auftreten autonomer Funktionsstörungen lässt sich im weiteren Krankheitsverlauf die Diagnose einer MSA klinisch sichern.

C 5.1.2.2 Progressive supranukleäre Blickparese (PSP)

● Engl.: progressive supranuclear palsy, PSP

Bei der progressiven supranukleären Blickparese (Steele-Richardson-Olszewski-Syndrom) handelt es sich um eine sporadisch auftretende neurodegenerative Erkrankung, welche zu den Tauopathien gezählt wird. Es kommt zur Ausbildung von Neurofibrillen, in welchen das mit Mikrotubuli assoziierte Protein Tau vorkommt. Weiterhin kommt es zu einem Neuronenuntergang und Gliose in den Basalganglien, der Pons, dem Mittelhirn und gelegentlich auch dem Zerebellum.

Die Erkrankung ist charakterisiert durch ein symmetrisches, axial betontes, hypokinetisch-rigides Syndrom mit einer ausgeprägten Haltungsinstabilität sowie einer supranukleären vertikalen Blickparese vorwiegend nach unten. Die ersten Krankheitszeichen sind oft unspezifisch, was die große diagnostische Unsicherheit erklärt. Eine posturale Instabilität mit Stand- und Gangunsicherheit führt meist bereits im frühen Erkrankungsstadium zu Stürzen typischerweise nach hinten.

Epidemiologie
Die Prävalenz der Erkrankung ist ähnlich der MSA, wird mit 6 pro 100 000 Einwohner angegeben und ist somit sehr viel seltener als das idiopathische Parkinsonsyndrom. Das mittlere Erkrankungsalter liegt bei ca. 60 Jahren, wobei Männer etwas häufiger betroffen sind als Frauen (2 : 1).

Genetik
Die Erkrankung tritt in aller Regel sporadisch auf.

Pathophysiologie
Neuropathologisch ist die PSP durch einen Neuronenverlust in Arealen des Hirnstammes (Formatio reticularis) und der Basalganglien (Substantia nigra, Globus pallidus und Nucleus subthalamicus) charakterisiert. Diese Neurodegeneration ist durch spezifische neurofibrilläre Stäbchen in betroffenen Neuronen und Glia gekennzeichnet, die aus Aggregaten des Tauproteins bestehen. Daher wird die PSP, die kortikobasale Degeneration wie auch die senile Demenz vom Alzheimer-Typ, die frontotemporale Demenz oder die FTDP 17 (frontotempo-

rale Demenz und Parkinsonismus Chromosom 17) zu den sogenannten Tauopathien gerechnet.

● Tauopathien: PSP, Alzheimer-Demenz, frontotemporale Demenz, FTDP 17, kortikobasale Degeneration

Klinik

Die klinisch verwendeten Diagnosekriterien sind im Kasten aufgeführt. Typisch für die Erkrankung ist die vertikale Blickparese vor allem beim Blick nach unten. Weitere Kriterien sind: Krankheitsbeginn nach dem 40. Lebensjahr, progredienter rascher Verlauf der Parkinson-Symptomatik, Hypokinese, axialer Rigor stärker als Extremitätenrigor, Dysarthrie, Dysphagie und häufig Stürze nach hinten bereits früh im Erkrankungsverlauf.

> **HINWEIS FÜR DIE PRAXIS**
>
> **Diagnosekriterien der PSP: klinisch wahrscheinliche PSP**
> ▶ Langsam progrediente Erkrankung
> ▶ Erkrankungsbeginn nach dem 40. Lebensjahr
> ▶ Ausschluss anderer Erkrankungen PSP-ähnlichen Verlaufs
> ▶ Vertikale supranukleäre Blickparesen nach oben oder unten
> ▶ Gangunsicherheit mit Stürzen im ersten Erkrankungsjahr.

Körperliche Untersuchung

In der körperlichen Untersuchung zeigen sich meist ein axial ausgeprägter Rigor im Gegensatz zum idiopathischen Parkinsonsyndrom, bei dem eher ein Extremitätenrigor beobachtet werden kann, Hypomimie mit nahezu fehlendem spontanem Blinzeln, Akinese und eine posturale Instabilität. Ein Tremor wird nur selten beobachtet.

Therapie

Im Gegensatz zum typischen idiopathischen Parkinsonsyndrom ist die medikamentöse Therapie bei PSP unbefriedigend. Nur bei etwa 10% der PSP-Patienten lässt sich mit einer L-Dopa-Therapie oder Dopaminagonisten eine mäßige Besserung erringen, wobei hohe Dosen (bis zu 1000 mg/d) eingesetzt werden müssen. Geringe positive Effekte können bei Einzelpatienten durch die orale Einnahme von Amitryptilin-Derivaten erzielt werden. Andere anticholinerg wirksame Substanzen sollten vermieden werden, da sie die kognitive Störung verstärken können. Die Störung der Okulomotorik kann gelegentlich mit Zolpidem gebessert werden.

Im Vordergrund steht aber die krankengymnastische, ergotherapeutische und logopädische Behandlung mit Gleichgewichtstraining und der Versorgung mit den entsprechenden Hilfsmitteln. Bei fortgeschrittener Erkrankung mit ausgeprägter Dysphagie kann eine Magensonde in Erwägung gezogen werden.

Klinischer Verlauf

Die Erkrankung beginnt typischerweise zwischen dem 60. und 65. Lebensjahr. Eine Erkrankung vor dem 40. Lebensjahr ist bisher nicht dokumentiert. Die mediale Krankheitsdauer beträgt ca. 6 Jahre. Dabei werden die Patienten im Verlauf in der Regel schwer pflegebedürftig.

C 5.1.3 Kortikobasale Degeneration (CBD)

Die kortikobasale Degeneration wurde erstmals in den späten 1960er-Jahren beschrieben. Diese ebenfalls zu den atypischen Parkinsonsyndromen zählende Erkrankung betrifft neben dem nigrostriatalen System noch Thalamus, Globus pallidum, Ncl. subthalamicus und Kleinhirnkerngebiete. Ferner ist eine sehr ausgeprägte fronto-parietal betonte Degeneration zu beobachten. Die diagnostische Abgrenzung der CBD von der PSP, aber auch von anderen neurodegenerativen Erkrankungen wie den frontotemporalen Demenzen kann erhebliche Schwierigkeiten bereiten und gelingt häufig erst im Verlauf der Erkrankung.

Epidemiologie

Es handelt sich um eine sehr seltene Erkrankung mit einer Prävalenz von ca. 1,7 pro 100 000 Einwohner und gehört somit zu den seltenen Erkrankungen der Basalganglien, die mit einem Parkinsonsyndrom vergesellschaftet sind. Männer und Frauen sind gleich häufig betroffen.

Pathologie

Neuropathologisch findet sich vor allem eine asymmetrische kortikale Atrophie des Frontallappens in der Makropathologie. In den verbleibenden Neuronen finden sich exzentrische und geschwollene Nuklei. In der Substantia nigra finden sich globulöse neurofibrillierende Stäbchen, ähnlich wie bei der PSP. Es wird nach wie vor diskutiert, ob die CBD eine eigene Erkrankungsentität darstellt oder eine Unterform der PSP ist. Die neuropathologischen und molekulargenetischen Befunde belegen eine wesentliche Rolle des Proteins Tau in der Ätiologie und der Pathogenese der CBD, sodass diese Erkrankung zu den Tauopathien gezählt wird.

Klinik

Die klinische Präsentation dieser Erkrankung kann sehr variabel sein, sodass hier die Differenzialdiagnose problematisch sein kann. Wesentlicher Bestandteil der Diagnosekriterien ist das Vorhandensein von gleichzeitig kortikalen Störungen und Symptomen einer Basalganglien-Dysfunktion. Die Asymmetrie der Symptome bei Erkrankungsbeginn ist häufig. Hinzu kommen Dysfunktionen höherer kortikaler Funktionen, wie Apraxie oder kortikale Sensibilitätsstörungen oder ein „Alien-Limb-Phänomen". Hierbei kommt es zu unwillkürlichen Bewegungen der Extremitäten mit durchaus zielgerichteten Bewegungen, während die Patienten das Gefühl haben, dass die sich bewegende Extremität nicht zu ihnen gehört. Ursächlich hierfür ist die Degeneration des Parietallappens. Weiter können Bewegungsstörungen wie ein akinetisch-rigides Syndrom ohne oder mit geringer L-Dopa-Responsivität, eine dystone Extremitätenhaltung (bei ca. 80 %), ein Aktionstremor und spontane oder Stimulus-sensitive fokale Myokloni beobachtet werden.

Verlauf

Der klinische Verlauf der CBD ist rasch progedient und deutlich ungünstiger als der des idiopathischen Parkinsonsyndroms und der anderen atypischen Parkinsonsyndrome. Das mittlere Erkrankungsalter beträgt etwa 63 Jahre mit einer Erkrankungsdauer bzw. Überlebenszeit von ca. 7,9 Jahren.

Therapie

Die Therapie ist vor allem Symptom-orientiert. Eine kausale oder protektive Therapie steht derzeit für die CBD nicht zur Verfügung. Bei Vorliegen einer hypokinetisch-rigiden Symptomatik gibt es Berichte, dass eine Therapie mit L-Dopa bei einigen Patienten die Symptome verbessern kann. Dopaminagonisten dagegen sind weniger erfolgreich eingesetzt worden. Für andere Medikamente, die bei idiopathischem Parkinsonsyndrom eingesetzt werden (s. Kap. C 5.1.1.7), liegen noch weniger Untersuchungen vor, sodass keine Angaben bezüglich der Wirksamkeit gemacht werden können

Für die Dystonie gibt es kleine retrospektive Untersuchungen, die die Wirksamkeit von Anticholinergika, Clonazepam und Baclofen untersucht haben und hier eine gewisse Wirksamkeit gefunden haben. Auch ist die lokale Gabe von Botulinumtoxin bei Dystonien erfolgreich durchgeführt worden. Myoklone Entäußerungen sprechen gut auf Clonazepam und gelegentlich auch auf Valproat an. Für alle anderen mit der CBD assoziierten Symptome gibt es bislang keine wirksamen Therapien. Wichtigste Maßnahmen sind krankengymnastische, ergotherapeutische und logopädische Übungen. Grundsätzlich gelten die gleichen therapeutischen Prinzipien wie in der Behandlung der PSP (s. Kap. C 5.1.2.2).

Weiterführende Literatur

Eggert KM et al. (2008) Parkinson-Syndrome. In: Diener HC, ed. Leitlinien für Diagnostik und Therapie in der Neurologie, 48–71. Thieme, Stuttgart
Schulz JB, Gasser T (2007) Parkinson-Syndrome. In: Brandt T, Dichgans J, Diener HC, ed. Therapie und Verlauf neurologischer Erkrankungen, 961–1007. Kohlhammer
Poewe W, Wenning GK (2007) In: Brandt T, Dichgans J, Diener HC, ed. Therapie und Verlauf neurologischer Erkrankungen, 1008–1026. Kohlhammer
Schwarz J, Storch A (2007) Parkinson-Syndrome. Kohlhammer

C 5.2 Tremorsyndrome

● Jan-Philipp Bach, Wolfgang H. Oertel

Der Tremor ist definiert als rhythmische unwillkürliche Bewegung eines Körperteils. Tremor entsteht durch eine alternierende Aktivierung von agonistisch und antagonistisch wirkenden Muskelgruppen. Bei der Beschreibung des Tremor sollte man
1. die Frequenz beurteilen,
2. feststellen, ob der Tremor vornehmlich in Ruhe, bei Halteposition oder bei Bewegung,
3. einseitig oder beidseitig auftritt und
4. bei Intention zu- oder abnimmt.

Neben der phänomenologischen Einteilung ist auch eine syndromale Einteilung der verschiedenen Tremorformen in Gebrauch [nach Deuschl et al. 1998]:
▸ Verstärkter physiologischer Tremor
▸ Klassischer essenzieller Tremor
▸ Orthostatischer Tremor
▸ Dystoner Tremor
▸ Parkinson-Tremor

- Zerebellärer Tremor
- Holmes-Tremor
- Medikamentös induzierter und toxischer Tremor
- Tremor bei peripheren Neuropathien
- Psychogener Tremor.

Epidemiologie und Vorkommen

Der Tremor gehört zu den häufigsten Bewegungsstörungen überhaupt. Einige Tremorformen sind typisch für bestimmte Erkrankungen (z. B. Ruhetremor bei Parkinsonkrankheit, Intentionstremor bei Multipler Sklerose).

Weiterhin ist zwischen Tremor als Teil einer neurologischen Grunderkrankung, symptomatischem Tremor bei internistischen Erkrankungen (z. B. Hyperthyreose) sowie Tremor als Medikamenten-Nebenwirkung (Spasmolytika, Antiepileptika) zu unterscheiden.

Klinik

Physiologischer Tremor

Der physiologische Tremor ist typischerweise asymptomatisch und von hoher Frequenz. Er betrifft bevorzugt die obere Extremität. Durch Verstärkung kann dieser Tremor symptomatisch werden. Auslösende Faktoren hierzu stellen Angst, Aufregung, Hypoglykämie, aber auch Kälte und Ermüdung dar. Der physiologische Tremor besitzt meist keinen Krankheitswert. Die Diagnose eines verstärkten physiologischen Tremors ist letztlich eine Ausschlussdiagnose, wenn sich keine Hinweise auf eine therapiebedürftige Grunderkrankung ergeben.

Essenzieller (familiärer) Tremor

Der essenzielle Tremor ist die häufigste Tremorform. Nicht selten sind andere Familienmitglieder betroffen, die Erkrankung folgt typischerweise einem autosomal-dominanten Erbgang mit deutlich verminderter Penetranz. Es handelt sich dabei um einen Halte- und Aktionstremor, dessen Frequenz typischerweise höher ist (7 Hz oder höher) als bei einem idiopathischen Parkinsonsyndrom (4–6 Hz). Die Erkrankung tritt typischerweise im zweiten Lebensjahrzehnt auf und verläuft dann meist langsam chronisch progredient. Die Patienten werden durch den Tremor im täglichen Leben erheblich beeinträchtigt. Etwa 25 % aller Patienten sind gezwungen, aufgrund der Krankheit den Beruf zu wechseln, oder sich frühzeitig pensionieren zu lassen. Die Notwendigkeit einer Behandlung der Erkrankung sollte deshalb nicht unterschätzt werden.

Der Tremor macht sich insbesondere bei Aktivitäten des täglichen Lebens wie Schreiben, Trinken oder Essen bemerkbar und wird durch Aufregung und Kaffee verstärkt. Pathognomonisch ist ein Sistieren oder eine Verbesserung der Symptomatik nach Genuss von Alkohol.

● Besserung durch Alkoholgenuss

Therapie

Mittel der ersten Wahl ist Propanonol (80–120 mg/Tag, max. Dosis 320 mg/Tag verteilt auf 3 Gaben). Daneben konnte auch gezeigt werden, dass das Antiepileptikum Primidon bei einer Untergruppe effektiv ist (2 × 125 mg/Tag, max. Dosis 3 × 250 mg/Tag). Auch Gabapentin kann den essenziellen Tremor günstig beeinflussen (2–3 × 100 mg). Anticholinergika oder Dopamimetika (L-Dopa, Dopaminagonisten) sind ohne Effekt.

Diagnostik

Die elektrophysiologische Tremoranalyse mittels EMG kann bei einer nicht sicheren Zuordnung eine diagnostische Hilfe leisten. In der kontinuierlichen Mehrkanal-Untersuchung kann die Frequenz und die Tremorform bestimmt werden.

Andere Tremorsyndrome

Bei Läsionen von Kleinhirn, Olive und Nucleus ruber können niederfrequente Tremorformen (2–4 Hz) auftreten. Der *zerebelläre Tremor* zeigt sich vor allem bei Zielbewegungen, während der *Holmes-Tremor* eher ein Haltetremor ist, sich aber gegen Ende von Zielbewegungen noch weiter verstärkt und meist nach Läsionen mit einer Latenz von Monaten auftritt. Der *orthostatische Tremor* ist selten und tritt meist an den Beinen mit einer Frequenz von 13–18 pro Sek. auf, sobald die Patienten stehen. Er führt dazu, dass die Patienten schwanken und stürzen können. Eine Läsion konnte bisher nicht zugeordnet werden. Zur Behandlung wird Clonazepam oder Gabapentin empfohlen. Der *psychogene Tremor* ist gekennzeichnet durch einen schweren, plötzlich einsetzenden Halte- und Bewegungstremor von wechselnder Stärke, der oft von bekannten Tremorformen abweicht. Die Behandlung dieses Tremors ist schwierig und bedarf einer Therapie durch den Psychiater oder Psychotherapeuten.

> **▶ HINWEIS FÜR DIE PRAXIS**
>
> **Asterixis**
> Bei der Asterixis („flapping-Tremor") handelt es sich nicht um einen Tremor, sondern um einen negativen Myoklonus. Bei Asterixis wirkt ein sehr unregelmäßiges langsames Zittern dem plötzlichen Tonusverlust entgegen. Er beginnt meist an den Händen und breitet sich dann aus. Asterixis tritt bei metabolischer Enzephalopathie (z. B. hepatorenale Ursachen, Morbus Wilson) auf; auch bei einer Überdosierung von Antiepileptika (Carbamazepin, Phenytoin, Valproat) kann eine Asterixis beobachtet werden.

C 5.3 Hyperkinetische Bewegungsstörungen

● Jan-Philipp Bach, Wolfgang H. Oertel

C 5.3.1 Chorea

Der Ausdruck Chorea beschreibt eine hyperkinetische Bewegungsstörung mit unwillkürlichen und typischerweise asymmetrisch einschießenden Muskelkontraktionen („Veitstanz"). Es wird zwischen der autosomal-dominant erblichen Chorea Huntington und der symptomatischen Chorea unterschieden.

C 5.3.1.1 Chorea Huntington

Definition

Die Chorea Huntington ist eine autosomal-dominant vererbte Erkrankung, die durch Expansion einer instabilen CAG Trinucleotid-Sequenz im Gen für Huntington verursacht wird. Die Erkrankung ist bestimmt durch die Trias choreatische Bewegungsstörung, Persönlichkeitsveränderung (z. B. Psychose) und Demenz.

Epidemiologie
Die Chorea Huntington tritt etwa in 5–10 Fällen pro 100 000 Personen auf.

Genetik
Die Chorea Huntington wird autosomal-dominant mit hoher Penetranz vererbt. Die pathologische Verlängerung einer CAG-Repeat-Sequenz im Huntington-Gen auf mehr als 39 CAG-Einheiten ist mit einer erhöhten Krankheitswahrscheinlichkeit assoziiert. Der Beginn der Erkrankung ist invers mit der Länge des CAG-Repeats korrelierend, d. h. je länger die Sequenz, desto früher beginnt die Erkrankung.

Klinik
Die Krankheit manifestiert sich typischerweise im 4. oder 5. Lebensjahrzehnt. Neben den choreatisch überschießenden Bewegungen kommt es auch zu einer demenziellen Entwicklung, zu psychiatrischen Störungen wie Persönlichkeitsveränderungen, Depression und Psychosen. Nicht selten gehen die psychiatrischen Störungen der Bewegungsstörung voraus. Eine genetische Testung ermöglicht die Bestätigung der klinischen Verdachtsdiagnose. Diese sollte allerdings nur an spezialisierten Zentren nach ausführlicher genetischer Beratung (auch der Familienangehörigen) durchgeführt werden.

Therapie und Verlauf
Eine kausale Therapie ist zum gegenwärtigen Zeitpunkt nicht möglich. Eine symptomatische Therapie steht im Vordergrund. Die Hyperkinesen werden häufig von Angehörigen und vom Patienten selbst als störend empfunden. Ein Therapieversuch mit Sulpirid (Initialdosis 100 mg/Tag, therapeutischer Bereich 200–1200 mg/Tag) oder anderen Dopaminrezeptorantagonisten kann in schweren Fällen unternommen werden. Die Therapie mit Neuroleptika ist aber nur dann angezeigt, wenn die Hyperkinesen zu einer wesentlichen Behinderung führen, da Neuroleptika zu motorischen Nebenwirkungen und somit zu einer zusätzlichen Behinderung führen können. Die choreatische Bewegungsstörung nimmt im Verlauf meist ab.

Im Gegensatz können psychiatrische Symptome, insbesondere depressive Verstimmungen, aber auch aggressive Verhaltensstörungen pharmakologisch oft gut beeinflusst werden. Dazu werden trizyklische Antidepressiva oder SSRI eingesetzt. Kognitive Störungen und Demenz sind einer Pharmakotherapie zum gegenwärtigen Zeitpunkt nicht zugänglich.

C 5.3.1.2 Symptomatische Chorea

Choreatische Bewegungsstörungen können auch bei anderen neurologischen Erkrankungen (Neuroakanthozytose, Morbus Wilson, spinozerebelläre Degenerationen etc.), bei medikamentös induzierter Chorea (L-Dopa, Dopaminagonisten, Antikonvulsiva, Steroide etc.) sowie bei internistischen Grunderkrankungen (z. B. Vaskulitis) beobachtet werden. Besondere Formen stellen die Chorea Sydenham nach Streptokokkeninfekt sowie die Chorea gravidarum, die während der Schwangerschaft auftritt, dar.

Die Chorea Sydenham ist eine Erkrankung des Kindes- und Jugendalters mit einer über Tage bzw. Wochen progredienten Entwicklung choreatischer Hyperkinesen. Die Chorea Sydenham ist eines der Hauptsymptome des rheumatischen Fiebers. Sie wird durch eine autoimmunologisch vermittelte Störung von Basalganglienstrukturen hervorgerufen, die durch eine vorangegangene Infektion durch β-hämolysierende Streptokokken der Gruppe A induziert wird. Die Infektion geht der Bewegungsstörung in der Regel 1–6 Monate voraus.

Patienten mit rheumatischem Fieber sollten antibiotisch für 10 Tage (z. B. Penicillin V) und dann sekundärprophylaktisch für 5 Jahre behandelt werden. Für die Behandlung der motorischen Störungen ist Valproat Mittel der Wahl.

C 5.3.2 Dystonien

Definition
Dystonien sind unwillkürliche Muskelkontraktionen, die zu schraubenden, sich wiederholenden Bewegungen von Muskelgruppen führen und die Einnahme von unnatürlichen Stellungen der betroffenen Extremität bzw. des Rumpfes bedingen. Grundsätzlich wird zwischen primären (idiopathisch, familiär, sporadisch) und sekundären Formen unterschieden.

Die Klassifikation der Dystonie erfolgt nach der Art des Auftretens (fokal, segmental, multifokal, generalisiert, Hemidystonie), dem Erkrankungsalter und der zugrunde liegenden Ursache (primär oder sekundär).

Bei den fokalen und segmentalen Dystonien handelt es sich um auf eine Körperregion begrenzte (z. B. Blepharospasmus) oder auf zwei benachbarte Körperregionen begrenzte Dystonien (z. B. Tortikollis).

Epidemiologie
Kombiniert man alle Formen der Dystonie, findet sich eine Prävalenz von 39/100 000 Personen. Typischerweise liegt der Beginn der Erkrankung im mittleren Erwachsenenalter. Die Tendenz zu einer Generalisierung zeigt sich im Gegensatz zu den im Kindes- und Jugendalter beginnenden Dystonien nicht. Am häufigsten sind kraniozervikale Dystonien, fokale Dystonien der mimischen Muskulatur oder Beschäftigungsdystonien (z. B. Schreibkrampf).

Genetik
Bei etwa der Hälfte aller generalisierten Dystonien im Kindes- und Jugendalter findet man Mutationen im DYT-1-Gen. Unklar bleibt derzeit noch, inwieweit genetische Veränderungen bei der Entwicklung bei der wesentlich häufigeren nicht familiären fokalen idiopathischen Dystonie beteiligt sind.

C 5.3.2.1 Torticollis spasmodicus

● „Schiefhals"

Beim Torticollis spasmodicus handelt es sich um eine segmentale Dystonie des Halsbereiches.

Klinik

Der Erkrankungsbeginn liegt zwischen dem 30. und 50. Lebensjahr, wobei beide Geschlechter gleichmäßig betroffen sind. Der Beginn ist oftmals schleichend und ohne erkennbaren Anlass. Die klinische Symptomatik ist entweder durch eine tonische oder ruckartige Drehbewegung oder Neigung des Kopfes bestimmt. Wie bei anderen Basalganglienerkrankungen verstärkt sich die Wendebewegung bei emotionaler Belastung oder im Stress. Viele Patienten können die dystone Bewegung des Kopfes durch Hilfsgriffe mildern und die Ausprägung reduzieren.

Genetik

Eine genetische Veranlagung ist in sehr seltenen Fällen nachweisbar (Mutation DYT1–12). Selten spielen auch symptomatische Ursachen eine Rolle, wie Stoffwechselerkrankungen (Morbus Wilson, Fettstoffwechselerkrankung, Morbus Fahr) oder strukturierte Läsionen, vor allem der Basalganglien.

Diagnostik

Die Diagnose wird klinisch gestellt, unterstützend kann eine Untersuchung mittels EMG durchgeführt werden.

Therapie

Eine orale medikamentöse Therapie ist häufig frustran, jedoch kann ein Versuch mit L-Dopa oder einem Anticholinergikum (z. B. Trihexiphenidyl) in langsam aufsteigender Dosierung unternommen werden.

Bei Torticollis kann die lokale Injektion von Botulinumtoxin A eine zum Teil hervorragende Besserung der Symptomatik bewirken. Ziel der Behandlung ist eine funktionelle Denervierung und damit Verminderung der Hyperaktivität in den dyston aktiven Muskeln. Die Auswahl der zu injizierenden Muskeln wird klinisch, bei komplexeren Formen mittels EMG getroffen. Der Effekt tritt meist nach ca. 1 Woche ein und hält normalerweise über einen Zeitraum von ca. 2–3 Monaten an. Danach muss eine erneute Injektion erfolgen. Gelegentlich können sich Antikörper gegen Botulinumtoxin bilden, was zu einer reduzierten Wirkung führt. Hier wird dann der Einsatz eines anderen Serotyps z. B. Botulinumtoxin B empfohlen. Als Nebenwirkungen der Therapie können eine zu stark ausgeprägte Schwäche der Muskulatur und Schluckstörungen entsprechend dem Injektionsbereich entstehen. Diese Nebenwirkungen sind reversibel.

C 5.3.2.2 Blepharospasmus

Beim Blepharospasmus handelt es sich um eine fokale Dystonie mit meist bilateralen symmetrischen tonischen, aber auch klonischen Kontraktionen der Musculi orbicularis oculi. Die Behandlung erfolgt durch lokale Injektion von Botulinumtoxin A.

Das **Meige-Syndrom** geht mit einem Blepharospasmus und Hyperkinesien in der mimischen Muskulatur, der Zungen-, der Schlund- und der Phonationsmuskeln einher. Die Ausdehnung kann sehr unterschiedlich ausgeprägt sein. Die Behandlung des Meige-Syndroms ist schwierig. Es bietet sich die Injektion von Botulinumtoxin, aber auch eine medikamentöse Therapie an.

Differenzialdiagnose

Differenzialdiagnostisch muss das Meige-Syndrom gegenüber dem psychogenen Gesichts-Tic und dem Spasmus hemifacialis, der nur einseitig auftritt, und gegenüber Frühdyskinesien nach Gabe von Neuroleptika abgegrenzt werden.

Frühdyskinesien: Bei den Frühdyskinesien sollte wenn möglich das auslösende Medikament (z. B. Neuroleptika) sofort abgesetzt werden. Anticholinergika (z. B. Trihexyphenidyl) sind hier sehr effektiv, müssen aber zum Teil i. v. oder i.m. verabreicht werden.

Spätdyskinesien: Diese bessern sich nur selten auf Anticholinergika. Ggf. kann die Gabe von Sulprid oder Tetrabenazin eine Linderung der Beschwerden bewirken. Auch hier ist eine Dosisreduzierung bzw. ein Absetzen des verursachenden Medikaments anzustreben. Ist eine Fortführung der neuroleptischen Therapie nötig, so sollte eine Umstellung auf ein atypisches Neuroleptikum erfolgen, da sich unter diesen Substanzen in geringerem Maße Spätdyskinesien entwickeln.

C 5.3.2.3 Generalisierte Dystonien

Epidemiologie

Die Prävalenz generalisierter Dystonien liegt bei ca. 3–4/100 000 Personen mit einer Inzidenz von 0,2/100 000. Die Erkrankung beginnt bei etwa 60 % der Patienten zwischen dem 6. und 10. Lebensjahr.

Genetik

Die generalisierten Dystonien mit einem Krankheitsbeginn in den ersten Lebensjahren sind in den meisten Fällen hereditär. Etwa die Hälfte kann auf eine heterogene Mutation auf dem langen Arm vom Chromosom 9 q32–34 (DYT-1) zurückgeführt werden, die dann autosomal-dominant vererbt wird.

Klinik

Der Erkrankungsbeginn ist meist in der ersten Lebensdekade und schreitet wellenförmig langsam fort. Es besteht eine hohe Variabilität der klinischen Symptomatik und in den durch die Erkrankung betroffenen Muskelpartien.

Symptomatische Formen der generalisierten Dystonie können nach perinataler Hirnschädigung, Icterus neonatorum, Enzephalitis, hepatolentikulärer Degeneration und als akute Überempfindlichkeit gegenüber Psychopharmaka beobachtet werden.

Therapie

Eine Botulinumtoxin-Injektion kann bei den am stärksten betroffenen Muskeln eingesetzt werden. Es kann eine Therapie mit Trihexyphenidyl (Artane 30–120 mg/Tag), Clonazepan oder L-Dopa versucht werden. Atypische Neuroleptika wie Tetrabenazin können in Einzelfällen helfen. Bei Patienten mit schwer ausgeprägten generalisierten Dystonien oder Versagen der medikamentösen Therapie ist eine Implantation von Stimulationselektroden (in der Regel im Globus pallidum) an spezialisierten Zentren möglich.

● Kirsten Müller-Vahl

C 5.3.3 Ticstörungen und Tourette-Syndrom

Ticstörungen sind viel häufiger, als dies in der Vergangenheit angenommen wurde. Mehrheitlich ist der Verlauf gutartig, oft handelt es sich – insbesondere bei Kindern – um vorübergehende Tics. In aller Regel sind Ticstörungen auf eine hirnorganische Veränderung zurückzuführen und nur in seltenen Ausnahmefällen psychogen bedingt. Die Diagnose ist stets klinisch zu stellen. Im Erwachsenenalter stellt das Tourette-Syndrom, die Kombination von motorischen und vokalen Tics, die häufigste Ticstörung dar. Bei starker Symptomausprägung kann zur Verminderung der Tics eine symptomatische Behandlung mit einem Dopaminrezeptor-Antagonisten (Neuroleptikum) erfolgen. In der Betreuung und Behandlung von Tourette-Patienten ist zu berücksichtigen, dass in der Mehrzahl der Fälle neben den Tics Verhaltensauffälligkeiten auftreten wie Zwang, Aufmerksamkeitsdefizit-Hyperaktivitäts-Syndrom (ADHS), Depression, Angst, Autoaggression und Impulsivität.

● **ICD-10:** Ticstörungen (ICD-10 F95) (allgemeiner Überbegriff), alle weiteren Begriffe stellen eine Spezifizierung hinsichtlich Dauer und Art der Tics dar: vorübergehende (transiente) Ticstörung (ICD-10 F95.0), chronische motorische oder vokale Ticstörung (ICD-10 F95.1). Kombinierte vokale und multiple motorische Tics, Gilles de la Tourette-Syndrom (GTS), Tourette-Syndrom (TS) (ICD-10 F95.2)

Definition

Ticstörungen sind Syndrome, bei denen das vorrangige Symptom ein Tic ist. Tics werden in Bewegungs- (motorische) Tics und Geräusch- (vokale oder phonische) Tics unterteilt. Das Tourette-Syndrom wird diagnostiziert, wenn neben verschiedenen motorischen Tics mindestens ein vokaler Tic besteht, der Erkrankungsbeginn vor dem 21. Lebensjahr liegt und die Dauer länger als ein Jahr beträgt, die Tics im Verlauf hinsichtlich Art, Lokalisation und Ausprägung schwanken und andere Erkrankungen, die mit Tics einhergehen können, ausgeschlossen sind. Das Tourette-Syndrom stellt im Erwachsenenalter die häufigste Ticstörung dar. Eine transiente Ticstörung ist durch eine Erkrankungsdauer von weniger als einem Jahr definiert und vor allem bei Kindern zu beobachten. Chronisch motorische und mehr noch chronisch vokale Ticstörungen sind durch das Auftreten nur einer Ticform charakterisiert und stellen Raritäten dar.

Epidemiologie

Tics sind ein häufiges Symptom. Nach Schätzungen treten bei etwa jedem 8. bis 10. Kind im Grundschulalter Tics auf, die oft jedoch vorübergehend sind und sich meist auf einen oder wenige, gering ausgeprägte motorische Tics beschränken. Multiple und andauernde Tics treten bei etwa 4–6 von 100 Personen auf. Ein Tourette-Syndrom findet man nach derzeitigem Kenntnisstand bei 1–11 von 1000 Kindern und bei 1–2 von 1000 Erwachsenen. Da die Ausprägung der Tics – auch beim Tourette-Syndrom – oft gering ist, werden Patienten mit Ticstörungen nur selten stationär behandelt, dann zumeist – je nach klinischer Symptomatik – auf einer neurologischen oder psychiatrischen Station. Aus nicht geklärter Ursache tritt das Tourette-Syndrom bei Jungen/Männern 3- bis 4-mal häufiger auf als bei Mädchen/Frauen.

● In Deutschland vergehen auch heute noch im Mittel 10 Jahre zwischen Erkrankungsbeginn und korrekter Diagnose.

Genetik

Familien- und Zwillingsstudien lassen den Schluss zu, dass dem Tourette-Syndrom eine polygenetische Vererbung mit unvollständiger und variabler Penetranz zugrunde liegt. Bisher sind nur sehr wenige Genveränderungen bekannt, die bei einer kleinen Zahl von Tourette-Patienten krankheitsrelevant sind (SLITRK1, TPH2). Vermutlich sind zur Krankheitsmanifestation zusätzlich nichtgenetische Faktoren notwendig. Die zuletzt viel diskutierte Annahme, dass Ticstörungen – analog der Chorea Sydenham – immunvermittelte Streptokokken-Folgeerkrankungen sein könnten (*pediatric autoimmune neuropsychiatric disorder associated with streptococcal infection, PANDAS*), konnte durch neuere Untersuchungen nicht bestätigt werden.

Pathogenese

Ticstörungen sind hirnorganisch bedingte Erkrankungen. Nur in seltenen, gut begründeten Ausnahmefällen sollte die Diagnose einer psychogen bedingten Ticstörung (d. h. einer Konversionsstörung) gestellt werden. Mehrheitlich wird von einer Störung in kortiko-striato-thalamo-kortikalen Regelkreisen (insbesondere dem motorischen, limbischen und dorsolateralen präfrontalen) ausgegangen. Seitdem Anfang der 1960er-Jahre nachgewiesen wurde, dass Dopaminrezeptor-Antagonisten (Neuroleptika) wie Haloperidol zu einer Verminderung von Tics führen, wird angenommen, dass dem dopaminergen System eine pathophysiologische Bedeutung zukommt. Bis heute ist jedoch ungeklärt, an welcher Stelle dieses System eine ursächliche Veränderung vorliegt. Zudem gibt es Hinweise darauf, dass auch in anderen Neurotransmitter-Systemen wie dem serotonergen System Veränderungen vorliegen.

Klinik und Diagnose

Tics werden in einfache und komplexe Tics unterteilt. Am häufigsten finden sich einfache motorische Tics, d. h. unwillkürliche, meist rasche, wiederholte, nichtrhythmische Bewegungen umschriebener Muskelgruppen wie Augenblinzeln, Grimassieren, Kopfrucken oder Schulterzucken. Unter komplexen motorischen Tics werden umfassendere, scheinbar absichtsvolle Bewegungen wie Springen, Hüpfen und das Drehen um die eigene Achse verstanden. Als Sonderformen komplexer motorischer Tics sind die Kopropraxie (das Zeigen obszöner Gesten) und die Echopraxie (das Imitieren von Bewegungen anderer, manchmal auch das Übernehmen von Tics anderer Patienten) anzusehen.

Einfache vokale Tics sind unwillkürliche, absichtslose Lautäußerungen wie Räuspern, Husten, Schniefen oder andere Nasal- und Rachenlaute. Selten kommen vokale Tics von erheblicher Lautstärke vor. Die Koprolalie (das Aussprechen obszöner Wörter) ebenso wie die Palilalie (das Wiederholen selbst ausgesprochener Wörter ähnlich einem Stottern) und die Echolalie (das Wiederholen von gehörten Geräuschen oder Wörtern) stellen Sonderformen komplexer vokaler Tics dar. Anders als oft angenommen, ist die Koprolalie kein obligates Diagnosekriterium und tritt in nur etwa 10–30 % auf.

Die Diagnose einer Ticstörung bzw. eines Tourette-Syndroms wird grundsätzlich klinisch gestellt. Hierbei ist die Anamnese überaus hilfreich. Neben dem typischen Verlauf (s. unten) finden sich oft folgende Charakteristika: Mehr als 70 % der Patienten beschreiben ein den Tics vorangehendes, zumeist umschriebenes Vorgefühl. Fast 90 % der Patienten sind in der Lage, die Tics vorübergehend, d. h. für Sekunden oder wenige Minuten, willentlich zu unterdrücken. Im Schlaf sind Tics zumeist nur sehr gering ausgeprägt. Apparative Zusatzuntersuchungen dienen in begründeten Einzelfällen lediglich dem Ausschluss differenzialdiagnostisch in Erwägung gezogener Erkrankungen (s. unten).

Bei der Mehrzahl der Tourette-Patienten, seltener bei transienten und chronisch motorischen Ticstörungen, bestehen neben den Tics verschiedene Komorbiditäten. Dabei nimmt mit zunehmender Anzahl der Komorbiditäten die Schwere der Ticstörung zu. Häufige derartige Verhaltensstörungen sind Zwangshandlungen und -gedanken, Aufmerksamkeitsdefizit-Hyperaktivitäts-Syndrom (ADHS), Depression, Angststörungen, Autoaggression und Schlafstörungen. Nach diesen Störungen muss gezielt gefragt werden, da Patienten darüber oft nicht spontan berichten oder nicht wissen, dass auch diese Symptome als Teil des Tourette-Syndroms aufgefasst werden.

Therapie und Verlauf

Der Erkrankungsbeginn von Ticstörungen liegt meist zwischen dem 6. und 8. Lebensjahr, selten erst in der Pubertät. Typischerweise treten motorische Tics 2–3 Jahre früher auf als vokale Tics. Anfangs besteht oft nur ein einzelner einfacher motorischer Tic wie Augenblinzeln oder Grimassieren in geringer Ausprägung. Frühestens nach Ablauf eines Jahres ist eine Differenzialdiagnose zwischen Tourette-Syndom, transienter Ticstörung und chronisch motorischer Ticstörung möglich. Im Verlauf sind Fluktuationen obligat („ein Tic löst den nächsten ab"). Neben spontanen Fluktuationen hinsichtlich Art, Ausprägung und Lokalisation berichten fast alle Patienten über situative Einflussfaktoren mit einer vorübergehenden Zunahme der Tics durch Stress, Aufregung aber auch Freude und eine Verminderung durch Ruhe und Entspannung. In der Regel zeigen Tics zudem eine Altersabhängigkeit mit stärkster Ausprägung zwischen dem 10. und 14. Lebensjahr. Hingegen tritt im Erwachsenenalter beinahe regelhaft eine spontane Verbesserung ein.

● Insgesamt ist in mehr als 90 % aller Patienten mit Ticstörungen von einem gutartigen Verlauf auszugehen.

Die Behandlung von Tics erfolgt symptomatisch und beeinflusst weder die Ursache noch die Prognose. Daher ist zunächst gemeinsam mit dem Patienten zu klären, ob überhaupt eine Therapie erfolgen soll. Nach oft jahrelanger Unklarheit über die Diagnose stellt für viele bereits eine umfassende Information eine große Entlastung dar. Bei Kindern ist die Aufklärung des sozialen Umfeldes (Schule) oft sehr hilfreich. Ist dennoch eine medikamentöse Therapie notwendig, so ist zunächst zu klären, welches der bestehenden Symptome die größte Beeinträchtigung hervorruft. Der Arzt, nicht der Patient, muss dabei die geschilderten Beschwerden richtig einordnen und beispielsweise Tics von Zwängen, allgemeiner Hyperaktivität oder Autoaggression differenzieren.

In der Behandlung von Tics gelten Dopaminrezeptor-Antagonisten (Neuroleptika) als Substanzen der 1. Wahl, ohne dass geklärt wäre, welches die am besten geeignete Substanz ist. Bei Kindern hat sich Tiaprid bewährt. Bei Erwachsenen werden insbesondere klassische Neuroleptika wie Sulpirid und Pimozid sowie atypische Neuroleptika wie Risperidon und Aripiprazol eingesetzt. Zwänge werden mit Serotoninwiederaufnahme-Hemmern (SSRI) behandelt. Eine Verhaltenstherapie scheint bei Tourette-Patienten weniger effektiv als bei Patienten mit isolierter Zwangsstörung zu sein. Andere Symptome wie Angst, Depression oder ADHS werden entsprechend den allgemeinen Empfehlungen unabhängig von der Ticstörung behandelt. Entspannungsverfahren wie das autogene Training und eine tiefenpsychologisch ausgerichtete Psychotherapie sind zur Behandlung von Tics ungeeignet, können jedoch zur Therapie begleitender Störungen in Betracht kommen.

Differenzialdiagnose

Differenzialdiagnostisch sind alle hyperkinetischen Bewegungsstörungen in Betracht zu ziehen, wobei die typische Anamnese und der ansonsten regelrechte formale neurologische Untersuchungsbefund oft wegweisend sind. Die zahlreichen Komorbiditäten können ebenfalls zur Diagnosefindung beitragen. Allerdings müssen entsprechende isoliert auftretende psychiatrische Störungen (wie ADHS, Zwangsstörung, Depression oder Angsterkrankungen) auch in die differenzialdiagnostischen Überlegungen einbezogen werden. Da therapeutisch von hoher Relevanz, sollte im Zweifelsfall ein Morbus Wilson laborchemisch ausgeschlossen werden. Schwierig kann zuweilen die Abgrenzung zu dissoziativen Bewegungsstörungen (Konversionsstörungen) sein.

● Morbus Wilson ausschließen!

Weiterführende Literatur

Freeman RD, Fast DK, Burd L, Kerbeshian J, Robertson MM, Sandor P, Tourette Syndrome International Database Consortium (2000) An international perspective on Tourette syndrome: Selected findings from 3500 individuals in 22 countries. Dev Med Child Neurol 42, 436–447
Jankovic J (2001) Tourette's syndrome. N Engl J Med 345, 1184–1192
Müller-Vahl KR (2002) The treatment of Tourette's syndrome: current opinions. Expert Opin Pharmacother 3, 899–914
Robertson MM (2000) Tourette syndrome, associated conditions and the complexities of treatment. Brain 123, 425–462

Internetadresse

Homepages der Selbsthilfegruppe Tourette Gesellschaft Deutschland e.V:
www.tourette.de, www.tourette-gesellschaft.de

C 5.3.4 Andere Bewegungsstörungen

Ballismus

Es besteht eine plötzlich einschießende grob schleudernde Bewegung, die meist nur eine Extremität bzw. eine Körperhälfte betrifft. Ursache ist in der Regel eine vaskuläre Läsion des Nucleus subthalamicus. Ein symptomatischer Therapieversuch mit Benzodiazepin oder Neuroleptika kann in manchen Fällen Linderung bewirken. In der Regel bildet sich diese Störung innerhalb von Wochen oder Monaten zurück. Ballismus ist die Extremform der Chorea.

Myoklonus

Myoklonien sind durch plötzlichen Beginn, kurze Dauer und abruptes Sistieren gekennzeichnet, können sich wiederholen oder stereotyp ablaufen, aber im Gegensatz zum Tic nicht willentlich unterdrückt werden. Myoklonien finden sich häufig bei Patienten mit hypoxischer Hirnschädigung und dabei metabolischen Störungen, z. B. beim Morbus Wilson. Diese Bewegungsstörung kann aber auch im Rahmen einer Epilepsie oder anderen neurologischen Grunderkrankung auftreten.

● J. Carsten Möller

C 5.4   Morbus Wilson

Der Morbus Wilson wurde erstmals 1912 beschrieben [Wilson 1912]. Aufgrund ihrer unterschiedlichen Manifestationen erfordern die Diagnose und Therapie dieser Krankheit in der Regel eine interdisziplinäre Zusammenarbeit zwischen Neurologen, Psychiatern, Internisten und ggf. Pädiatern.

Epidemiologie
Die Schätzungen bzgl. der Prävalenz des Morbus Wilson variieren z. T. beträchtlich, sie dürfte aber bei etwa 30/1 000 000 liegen. Somit kann in Deutschland mit etwa 2 000–3 000 Patienten gerechnet werden.

Genetik
Der Morbus Wilson ist eine autosomal-rezessive Erkrankung. Ursächlich sind Mutationen im ATP7B-Gen auf Chromosom 13 q14.3. Es sind über 200 unterschiedliche Mutationen im ATP7B-Gen bekannt, von denen die Mehrzahl *missense*-Mutationen sind. Viele Wilson-Patienten sind sogenannte *compound heterozygotes*, d. h. dass sie 2 unterschiedliche krankheitsverursachende Mutationen tragen. Am häufigsten wird die H1069Q-Mutation nachgewiesen. Die genetische Diagnose des Morbus Wilson bleibt weiterhin mühsam, weil sie in der Regel eine Sequenzierung des gesamten Gens erfordert.

Pathophysiologie
ATP7B ist ein Kupfer bindendes Protein in der Leber. Normalerweise ist es im Golgi-Komplex lokalisiert und dort an dem Einbau von Kupfer in das Coeruloplasmin beteiligt, welches wiederum als Transportprotein für Kupfer im Serum dient. Bei erhöhten Kupferspiegeln transloziert ATP7B in zytoplasmatische Vesikel, transportiert Kupfer zu den Gallengängen und sorgt auf diese Art und Weise für dessen Exkretion. Daher kommt es bei einer Dysfunktion oder einem Mangel des ATP7B zu einem Kupferüberschuss mit konsekutiver Ablagerung des Kupfers im Gewebe, v. a. der Leber und dem ZNS. Die erhöhten Kupferkonzentrationen führen u. a. zu einer Aktivierung der sauren Sphingomyelinase mit nachfolgender Produktion von Ceramid und Einleitung von Apoptose [Lang et al. 2007].

Klinik
Bei einem Erkrankungsbeginn zwischen dem 5.–20. Lebensjahr überwiegt die hepatische Verlaufsform, welche sich in Form einer asymptomatischen Hepatomegalie, einer akuten oder chronischen Hepatitis, einer fulminanten Hepatitis mit der Notwendigkeit einer Lebertransplantation oder einer progredienten Leberzirrhose äußern kann.

Bei einem Erkrankungsbeginn zwischen dem 20.–45. Lebensjahr stehen neuropsychiatrische Symptome im Vordergrund der Erkrankung. Aus neurologischer Sicht lassen sich insbesondere Bradydiadochokinese, Haltetremor, Dystonien, Dysarthrie, Dysphagie und/oder Gangataxie nachweisen.

Es wurde vorgeschlagen, dass drei neurologische Subtypen (Pseudoparkinson-Subtyp, pseudosklerotischer Subtyp mit Ataxie und Tremor, Subtyp mit Dystonien und Dysarthrie) unterschieden werden können, jedoch findet sich in

● Ein Erkrankungsbeginn nach dem 45. Lebensjahr gilt als Rarität.

der Praxis eine erhebliche Überlappung zwischen diesen Formen. Aus psychiatrischer Sicht liegen relativ häufig eine Persönlichkeitsänderung mit vermehrter Reizbarkeit, depressive Symptome und leichte Gedächtnis- und Konzentrationsstörungen vor.

Diagnostik
Nach den Diagnosekriterien von Ferenci et al. (2003) werden eine Spaltlampen-Untersuchung zum Nachweis eines Kayser-Fleischer-Kornealrings, das Vorhandensein für einen Morbus Wilson typischer neuropsychiatrischer Symptome, Kupfer im 24-Std.-Sammelurin, Coeruloplasmin im Serum, das Vorliegen einer Coombs-negativen hämolytischen Anämie, eine quantitative Kupferbestimmung in der Leberbiopsie und die Ergebnisse einer genetischen Testung für die Bestimmung der Diagnosewahrscheinlichkeit berücksichtigt.

Im klinischen Alltag wird man bei neurologischen Patienten mit Verdacht auf einen Morbus Wilson – neben den Transaminasen – Gesamtkupfer, freies Kupfer und Coeruloplasmin im Serum bestimmen. Das Coeruloplasmin ist beim Morbus Wilson – wahrscheinlich durch eine Synthesestörung infolge des Mangels bzw. der Dysfunktion des ATP7B – häufig erniedrigt, in 5–15 % der Fälle aber auch normal. Während das Gesamtkupfer beim Morbus Wilson aufgrund des Coeruloplasminmangels oft ebenfalls erniedrigte Werte aufweist, ist das freie Kupfer üblicherweise erhöht. Große Bedeutung kommt dem Nachweis einer erhöhten Kupferausscheidung im 24-Std.-Sammelurin zu. Ferner gehören eine Spaltlampenuntersuchung (neurologische Symptome in Abwesenheit eines Kayser-Fleischer-Kornealrings sind eine Rarität) und eine Kernspintomografie des Schädels zum Routinemanagement eines Patienten mit Verdacht auf Morbus Wilson. Zudem kann eine transkranielle Sonografie durchgeführt werden [Walter et al. 2005]. In der Regel gelingt mit diesen diagnostischen Maßnahmen der Nachweis bzw. der Ausschluss dieser Krankheit, sodass eine Leberbiopsie bei neurologischen Patienten meist nicht notwendig ist. Eine genetische Testung ist zur Diagnose eines Morbus Wilson nicht zwingend erforderlich, sollte aber, wenn verfügbar, angestrebt werden.

● Bei einem neu diagnostizierten Morbus Wilson sollte ein Familien-Screening erfolgen.

Differenzialdiagnosen
Die neurologischen Differenzialdiagnosen hängen von der jeweiligen Manifestation ab. Im Wesentlichen kommen eine *early-onset*-Parkinson-Krankheit, fokale und generalisierte Dystonien, ein essenzieller Tremor, eine Pantothenat-Kinase-assoziierte Neurodegeneration (früher: Hallervorden-Spatz-Krankheit) oder die juvenile Form einer Huntington-Krankheit in Betracht.

> ■ **MERKE**
>
> Bei jeder Bewegungsstörung mit Beginn vor dem 45. Lebensjahr muss ein Morbus Wilson ausgeschlossen werden.

Therapie
Die Therapie des Morbus Wilson beruht auf einer „Entkupferung" des Patienten. Hierbei handelt es sich um eine lebenslange Therapie. Üblicherweise wird ein neurologisch symptomatischer Patient zunächst mit dem Chelator D-Peni-

cillamin (z. B. Metalcaptase® 150/300) behandelt. Dieses Medikament wird langsam bis auf eine durchschnittliche Tagesdosis von 600–1500 mg/Tag eindosiert. Alternativ kann Trien (z. B. Trientine; über internationale Apotheke) schrittweise auf eine durchschnittliche Tagesdosis von 1200–2400 mg/Tag gesteigert werden. Das Therapiemonitoring erfolgt über eine Kontrolle der Kupferausscheidung im 24-Std.-Sammelurin. Nach erfolgter „Entkupferung" kann die Therapie mit D-Penicillamin oder Trien ggf. auf eine Monotherapie mit einem Zinkpräparat (z. B. Zinkacetat; Wilzin® 25/50) umgestellt werden. Einige Autoren favorisieren in neurologisch symptomatischen Patienten bereits eine initiale Therapie mit einem Zinkpräparat, da es unter einer Therapie mit D-Penicillamin oder Trien zu einer möglicherweise irreversiblen neurologischen Verschlechterung kommen kann. Aktuelle Studien weisen auf eine anscheinend gute Wirksamkeit und Verträglichkeit von Tetrathiomolybdat in der Therapie von neurologisch symptomatischen Patienten hin [Brewer et al. 2006]. Diese Substanz ist allerdings zurzeit in Deutschland nicht erhältlich.

Bei asymptomatischen Patienten ist ein Beginn und eine anschließende Fortführung der Therapie mit einem Zinkpräparat wahrscheinlich ausreichend. Allerdings ist aktuell – insbesondere in neurologisch symptomatischen Patienten – die Studienlage nicht gut genug, um ausreichend fundierte Therapieempfehlungen abgeben zu können.

Weiterführende Literatur

Brewer GJ, Askari F, Lorincz MT et al. (2006) Treatment of Wilson disease with ammonium tetrathiomolybdate: IV. Comparison of tetrathiomolybdate and trientine in a double-blind study of treatment of the neurologic presentation of Wilson disease. Arch Neurol 63, 521–527
Ferenci P, Caca K, Loudianos G et al. (2003) Diagnosis and phenotypic classification of Wilson disease. Liver Int 23, 1–4
Lang PA, Schenck M, Nicolay JP et al. (2007) Liver cell death and anemia in Wilson disease involve acid sphingomyelinase and ceramide. Nat Med 13, 164–170
Walter U, Krolikowski K, Tarnacka B, Benecke R, Czlonkowska A, Dressler D (2005) Sonographic detection of basal ganglia lesions in asymptomatic and symptomatic Wilson disease. Neurology 64, 1726–1732
Wilson SAK (1912) Progressive lenticular degeneration: A familial nervous disease associated with cirrhosis of the liver. Brain 34, 295–507

C 5.5   Demenzen

Das Statistische Bundesamt schätzt, dass sich die Zahl der Personen, die älter als 80 Jahre sind, in den nächsten Jahren verdreifachen wird. Da die Krankheitsinzidenz und -prävalenz der Demenzen mit dem Alter zunimmt, wird folglich die Zahl der Krankheitsfälle deutlich steigen. Derzeit leiden etwa 5–6 % der über 65-Jährigen (40 % der über 90-Jährigen) in Deutschland an einer mittleren bis schweren Demenz, bei denen zu 50–80 % die Alzheimer-Krankheit (AD) als Ursache zugrunde liegt. Die Zahl der leichten Fälle liegt noch etwas höher. Bereits heute leiden deutschlandweit ca. 1,2 Mio. Menschen an einer Demenz. Die Zahl der Demenzen wird epidemiehaft in den nächsten 50 Jahren bis um das Dreifache steigen und stellt deswegen eine der größten gesundheitspolitischen und sozioökonomischen Herausforderungen unserer Gesellschaft dar.

Das Demenzsyndrom umfasst definitionsgemäß eine Vielzahl kognitiver Symptome, wobei Störungen der Merkfähigkeit (explizites, episodisches Gedächtnis) in Kombination mit weiteren Werkzeugstörungen, wie Aphasie, Apraxie, Agnosie oder eine Beeinträchtigung der Exekutivfunktionen im Vordergrund stehen. Bei fehlender Bewusstseinsstörung führen die kognitiven Defizite zu einer zunehmend individuellen Beeinträchtigung der Selbstständigkeit im Alltag.

Liegt auf syndromaler Ebene eine Demenz vor, ist es unbedingt notwendig, die genaue Ursache aufzuklären. Dabei können primäre (Ursache der Erkrankung liegt direkt im Gehirn) und sekundäre Demenzformen (Folge einer anderen körperlichen Erkrankung) unterschieden werden.

C 5.5.1 Allgemeines zu Demenzen

- Harald Hampel, Christian Graz, Stefan Teipel
- **ICD-10:** F0 (demenzielles Syndrom)

Synonyme
Hirnleistungsstörung (globaler, unscharfer Begriff, der nicht verwendet werden sollte), hirnorganisches Psychosyndrom (HOPS, obsolet), zerebrovaskuläre Insuffizienz (suggeriert unzulässigerweise, dass es sich vorwiegend um Gefäßveränderungen handelt).

Definition
Der Begriff Demenz ist definiert als ein **Syndrom multipler kognitiver Defizite**, die insbesondere das Gedächtnis (v. a. explizites episodisches und semantisches Gedächtnis, Neugedächtnis, Merkfähigkeit), das Denken, die Urteilsfähigkeit, die Sprache sowie die zeitliche und örtliche Orientierungsfähigkeit betreffen. Dabei ist das Demenzsyndrom durch das **Fehlen einer Bewusstseinsstörung** gekennzeichnet. Die kognitiven Defizite müssen definitionsgemäß zu einer individuell zu bewertenden relevanten Beeinträchtigung der Alltagsaktivitäten führen und für mindestens 6 Monate (Zeitkriterium) bestehen.

Definition der Demenz auf Syndrom-Ebene (nach ICD-10):
▸ Multiple kognitive Defizite (im Vordergrund meist Gedächtnisstörungen)
▸ Alltagsrelevanz
▸ Keine qualitativen Bewusstseinsstörungen
▸ Mindestdauer der Symptome: 6 Monate.

Epidemiologie
Prävalenz (Krankenbestand zum Zeitpunkt der Untersuchung) der Demenzen in Deutschland: etwa 7 % bei den über 65-Jährigen.

Inzidenz (Rate der Neuerkrankungsfälle) der Demenzen in Deutschland: etwa 2 % bei den über 65-Jährigen (dementsprechend aktuell ca. 200 000 neue Fälle von Demenzerkrankungen pro Jahr in Deutschland mit kontinuierlich anwachsendem Potenzial).

- Die Anzahl demenzieller Erkrankungen wird sich nach aktuellen Prognoserechnungen bis zum Jahre 2030 in Deutschland etwa verdoppeln, bis zum Jahre 2050 etwa verdreifachen.

Die Prävalenz der Demenz bei Frauen ist etwa doppelt so hoch im Vergleich zu Männern (u. a. begründet durch die Überpräsentation von Frauen in der Altenbevölkerung sowie durch genetische und hormonelle Faktoren). Darüber hinaus gibt es geschlechtsbezogene Differenzen bezüglich der Ursache einer Demenz (Alzheimer-Demenz häufiger bei Frauen, vaskuläre Demenz häufiger bei Männern); siehe auch ● Abb. C 5.4.

○ **Abb. C 5.4** Prozentualer Anteil verschiedener Demenzformen (FTD: frontotemporale Demenzen; DLK: Demenz von Lewy-Körper-Typ, VaD: vaskuläre Demenz).

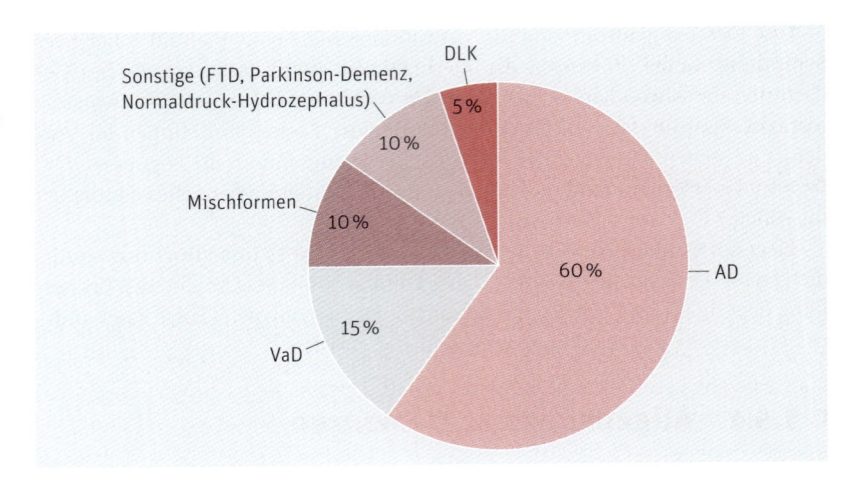

□ **Tab. C 5.7** Primäre und sekundäre Demenzformen.

Ursache	Beispiel
Primäre Demenzformen (Häufigkeit ca. 90 %)	
Neurodegenerative Erkrankungen	Alzheimer-Krankheit (AD), Demenz mit Lewy Body (LBD), frontotemporale Demenz (FTD)
Zerebrovaskuläre Erkrankungen	Vaskuläre Demenz (VaD), Multiinfarktdemenz
Systematrophien	Parkinson-Demenz, progressive supranukleäre Blicklähmung (PSB)
Gestörte Liquorzirkulation	Normaldruck-Hydrozephalus
Intrakraniale Neoplasmen/Raumforderungen	Hirntumoren, Schädelbasistumoren, chronisch subdurales Hämatom
Sekundäre Demenzformen (Häufigkeit ca. 10 %)	
Infektionen	Enzephalitis, HIV, Enzephalopathie
Intoxikationen	Alkohol, Medikamente: Cortisol, Anticholinergika
Extrazerebrale Tumoren	Paraneoplastisches Syndrom
Endokrinologische/metabolische Störungen	Hypo-, Hyperthyreose, Hypoglykämie, Leber-, Niereninsuffizienz
Vitaminmangel	Vit.-B_{12}-, -B_1-Mangel, Folsäuremangel

Ätiopathogenese

Ätiopathogenetisch unterscheidet man zwischen **primären Demenzen**, deren Ursachen direkt im Gehirn liegen, und **sekundären Demenzformen**, die Folge einer anderen körperlichen Erkrankung sind (s. □ Tab. C 5.7).

Anamnese, Symptome, körperliche Befunde

Symptomatisch beinhaltet die Demenz ein ausgesprochen **komplexes Störungsmuster höherer kognitiver Leistungen.** Das häufigste Symptom ist eine

Störung des Gedächtnisses für kurz zurückliegende Ereignisse und Inhalte sowie der Lernfähigkeit. Weitere häufige Störungen sind Unschärfen in der zeitlichen und örtlichen Orientierung, in späteren Krankheitsstadien kommt es zudem zur Verkennung von Situation und Person.

> **MERKE**
>
> Entwicklung der Orientierungsstörungen:
> Zeit → Ort → Situation → Person (ZOSP).

Weitere komplexe neuropsychologische Störungen, die in der Literatur häufig als sog. **Werkzeugstörungen** bezeichnet werden, sind Wortfindungsstörungen oder eine eingeschränkte Rechen-, Lese- oder Sprachfähigkeit. Mit zunehmender Krankheitsdauer können komplexere Handlungsabläufe nicht mehr durchgeführt werden. Auch die visuell räumlichen Fähigkeiten, wie die Orientierung in fremder, später auch zunehmend in gewohnter Umgebung, sind häufig betroffen.

> **HINWEIS FÜR DIE PRAXIS**
>
> **Werkzeugstörungen bei Demenz**
> **Häufiger**
> - Aphasie (zentrale Sprachstörung, z. B. Wortfindungsstörungen)
> - Akalkulie (Störung der Rechenfähigkeit)
> - Apraxie (Störung von Handlungs- und Bewegungsabläufen)
> - Störung der Visuokonstruktion (visuell räumliche Desintegration)
>
> **Seltener**
> - Agnosie (Störung des Erkennens von Personen bzw. Gegenständen)
> - Alexie (Störung der Lesefähigkeit)
> - Agrafie (Störung der Schreibfähigkeit).

Eine Vielzahl psychopathologischer Symptome kann zu den kognitiven Störungen hinzutreten oder diese überlagern.

Im Frühstadium einer Demenz bestehen häufig affektive Verstimmungen im Sinne einer depressiven Verarbeitung der selbsterlebten Störung, Störungen der Affektkontrolle, psychovegetative Beschwerden. Im Spätstadium einer Demenz treten häufiger Störungen des psychomotorischen Antriebes mit Unruhe oder Apathie, Störungen der Impulskontrolle und Aggressivität auf.

In ▫ Tabelle C 5.8 werden kognitive Defizite, zusätzliche psychopathologische Begleitsymptome, typische somatische Symptome und Bereiche der gestörten zwischenmenschlichen Interaktion bei demenziellen Erkrankungen aufgeführt.

Diagnostik

Die diagnostischen Kriterien einer Demenz nach den operationalisierten Klassifikationssystemen ICD-10 und DSM-IV (s. ▫ Tab. C 5.9) stimmen in wesentlichen Charakteristika überein: Obligat fordern beide Kataloge **das Vorliegen einer Gedächtnisstörung** und das **Fehlen einer qualitativen Bewusstseinsstörung** (im Gegensatz beispielsweise zum Delir). Nach ICD-10 müssen die Symp-

□ **Tab. C 5.8** Symptome bei demenziellen Erkrankungen.

Kognitive Defizite	▸ Verminderte Konzentrationsfähigkeit ▸ Merkfähigkeitsstörung ▸ Vergesslichkeit ▸ Störung des Kurzzeitgedächtnis ▸ Orientierungsstörungen („ZOSP") ▸ Verlangsamtes Denkvermögen ▸ Verminderte Kritikfähigkeit ▸ Verminderte Auffassungsgabe ▸ Vermindertes Abstraktionsvermögen ▸ Gestörte Sprache ▸ Gestörte Visuokonstruktion ▸ Werkzeugstörungen (s. Kasten) ▸ Störungen der Exekutivfunktionen
Akzessorische Begleitsymptome	▸ Affektive Störungen (niedergedrückte Stimmungslage, flache Euphorie) ▸ Antriebsstörungen (gemindert, gehemmt, gesteigert) ▸ Angst/innere Unruhe ▸ Reizbarkeit/Aggressivität ▸ Störungen der Psychomotorik (reduziert, motorisch unruhig) ▸ Zirkadiane Besonderheiten (z. B. Tag-Nacht-Umkehr) ▸ Enthemmung ▸ Wahn ▸ Wahrnehmungsstörungen (Halluzinationen, illusionäre Verkennungen)
Körperliche Symptome	▸ Schwindel ▸ Gangunsicherheit ▸ Appetitlosigkeit ▸ Müdigkeit ▸ Störungen des Psychovegetativums
Sonstiges	▸ Inadäquates Sozialverhalten ▸ Gestörte zwischenmenschliche Interaktion ▸ Soziale Isolierung ▸ Persönlichkeitsveränderungen ▸ Vernachlässigung der Körperhygiene.

□ **Tab. C 5.9** Kriterien der Demenz nach ICD-10 und DSM-IV.

ICD-10	DSM-IV
▸ Abnahme des Gedächtnisses sowie Beeinträchtigung weiterer höherer kortikaler Funktionen (Denkvermögen, Urteilsfähigkeit, Ideenfluss, Informationsverarbeitung etc.) ▸ Beeinträchtigung in den Aktivitäten des täglichen Lebens ▸ Ausschluss qualitativer Bewusstseinsstörungen ▸ Mindestdauer der Symptome: > 6 Monate ▸ Schweregrade leicht, mittel, schwer ▸ Chronischer Verlauf (nur selten reversible Demenzen)	▸ Nachweis einer Gedächtnisstörung **und** Nachweis mindestens eines weiteren kognitiven Bereiches (Aphasie, Apraxie, Agnosie, Abstraktions-, Urteilsvermögen etc.) ▸ Beeinträchtigung der sozialen und beruflichen Leistungsfähigkeit ▸ Bewusstseinsklarheit ▸ Kein explizites Zeitkriterium ▸ Schweregrade leicht, mittel, schwer ▸ Chronischer Verlauf (nur selten reversible Demenzen)

tome **mindestens seit 6 Monaten** bestehen. Insgesamt müssen die kognitiven Defizite eine Verschlechterung gegenüber einem früheren Leistungsniveau darstellen. Darüber hinaus müssen die kognitiven Störungen **Alltagsrelevanz** haben.

Erst in Zusammenschau aller verfügbaren Informationen (Eigen-, Fremdanamnese, psychopathologischer Befund, psychometrische Testung) kann man die Diagnose einer Demenz auf Syndrom-Ebene stellen und eine **Schweregradeinteilung** (leicht-, mittel-, schwergradig) vornehmen. Dabei kann das Ergebnis eines kurzen kognitiven Screening-Tests, des sog. **MMSE** (Mini-Mental-State Examination; deutsch: Mini-Mental Status-Test), Richtwerte geben (s. Anhang). Der MMSE untersucht kognitive Bereiche wie Orientierungsvermögen, Merkfähigkeit, Aufmerksamkeit, Rechenfähigkeit, Sprachvermögen und Sprachverständnis. Bei Personen mit mindestens abgeschlossener Primärschulausbildung deutet eine Leistung von weniger als 24 Punkten auf ein beginnendes demenzielles Syndrom hin.

● Der MMSE-Test kann in der hausärztlichen Praxis durch geschultes Assistenzpersonal innerhalb von 5–10 Min. durchgeführt werden.

Nach der syndromalen Diagnose erfolgt in einem zweiten Schritt die nosologische Zuordnung durch Bestimmung der zugrunde liegenden Ursache der Demenz.

MERKE

Ein frühzeitiges Erkennen kognitiver Störungen, die rechtzeitige Einordnung auf syndromaler Ebene und letztlich die rasche nosologische Zuordnung durch Bestimmung der zugrunde liegenden Ätiologie sind entscheidend für die Initiierung der spezifisch wirksamen Therapie.

● Symptome → Syndrom → Diagnose anhand der international gültigen Kriterienkataloge.

Wesentliche Elemente der Diagnostik bilden der psychopathologische Befund, die körperlich-neurologische Untersuchung und neuropsychologische Testverfahren, laborchemische Untersuchungen wie Blut- und Liquoranalysen, elektrophysiologische Untersuchungen (EEG) sowie strukturelle bzw. funktionelle bildgebende Verfahren (MRT, CT, SPECT, PET).

● Bestandteil der Basisdiagnostik: Anamnese, körperliche Untersuchung, Basislabor, cCT oder cMRT.

HINWEIS FÜR DIE PRAXIS

Elemente der Demenz-Diagnostik
▶ Anamnese
▶ Psychopathologischer Befund
▶ Allgemein somatische Basisdiagnostik
▶ Neuropsychologische Testung (MMSE, CERAD)
▶ Blutuntersuchung
▶ Strukturelle/funktionelle Bildgebung (MRT, CT, SPECT, PET)
▶ Neurophysiologische Verfahren (EEG)
▶ Liquoruntersuchung.

Differenzialdiagnose

Differenzialdiagnostisch ist die Abgrenzung zwischen einer Demenz und einer Depression besonders wichtig. Gerade bei älteren Patienten kommt es oft zu Überlappungen der Symptomatik beider Krankheitsbilder (s. ▢ Tab. C 5.10).

● In 30 % der Fälle geht eine erstmalige depressive Episode im Alter einer späteren Demenz voraus.

◻ **Tab. C 5.10** Klinische Differenzialdiagnose von Demenz und Depression.

Demenz	Depression
▸ Meist allmählicher schleichender Beginn (außer VaD), kein Zeitpunkt bestimmbar	▸ Beginn deutlich erinnerlich, rasche Entwicklung, nach kurzer Zeit keine Progression der Störung
▸ Häufig Bagatellisierung der Symptomatik	▸ Aggravation (Pat. stellt Defizite besonders heraus)
▸ Stimmung fluktuiert (mitunter Suizidgedanken)	▸ Stimmung ständig depressiv (häufig Suizidgedanken)
▸ Orientierung (zeitlich, örtlich) häufig gestört	▸ Keine Orientierungsstörungen
▸ Störung des Tag-Nacht-Rhythmus	▸ Morgendliches Früherwachen, Morgentief
▸ Neuropsychologisch häufig: Wortfindungsstörungen, Aphasie, Agnosie, Apraxie, Akalkulie, Agraphie	▸ Neuropsychologisch gelegentlich bei ausgeprägten Konzentrationsstörungen, Antriebshemmung und Interessenverlust: Wortfindungsstörungen, Akalkulie
▸ Ansprechen auf Antidementiva/Nootropika	▸ Ansprechen auf Antidepressiva

Eine weitere wichtige Differenzialdiagnose des Demenz-Syndroms ist das Delir, das im Gegensatz zur Demenz eine **akute** organische psychische Störung mit Bewusstseinsbeeinträchtigung darstellt (s. ◻ Tab. C 5.11).

Darüber hinaus müssen andere chronisch organische psychische Störungen, die mit kognitiven Störungen einhergehen, von der Demenz differenzialdiagnostisch unterschieden werden, wie organische affektive Störungen, organisch bedingte Persönlichkeitsstörungen, leichte kognitive Störungen etc. (s. Kasten).

▸ **HINWEIS FÜR DIE PRAXIS**

Andere organische psychiatrische Störungen nach ICD-10
Symptome – Syndrome – Diagnose (nach ICD-10)
1. Symptome: z. B. progredient zunehmende Störung des Kurzzeitgedächtnisses, Orientierungsstörung, Apraxie.
2. Syndrome: z. B. leichtgradig demenzielles Syndrom.
3. Psychiatrische Erkrankung.

Nach weiterführender Diagnostik Diagnose nach ICD-10:

F00/G30	Demenz bei Alzheimer-Erkrankung
F01	Vaskuläre Demenz
F02	Demenzen andernorts klassif. Krankheiten
F03	Nicht näher bezeichnete Demenz
F04	Organisch amnestisches Syndrom
F05	Delir
F06	Andere psych. Störung (z. B. leichte kognitive Störung)
F07	Persönlichkeits- und Verhaltensstörung aufgrund einer Gehirnfunktionsstörung.

Therapie
Die therapeutischen Maßnahmen unterscheiden sich nach der Ursache der Demenz. Bei den selteneren sekundären Demenzen kann sich die Symptomatik bei

□ **Tab. C 5.11** Klinische Differenzialdiagnose von Demenz und Delir.

Demenz	Delir
▶ Allmählicher Beginn, Zeitpunkt unbestimmbar	▶ Beginn plötzlich, Zeitpunkt bekannt
▶ Keine Bewusstseinstrübung	▶ Bewusstseinstrübung
▶ Verlauf chronisch, über Jahre fortschreitend	▶ Verlauf akut, kurze Dauer
▶ Orientierungsstörung häufig im Verlauf	▶ Orientierungsstörungen früh im Verlauf
▶ Geringe Schwankungsbreite der Störungen	▶ Schwankungen der kognitiven Leistungen
▶ Sehr selten Halluzinationen in Spätstadien	▶ Oft visuelle Halluzinationen
▶ Selten psychomotorische Veränderungen	▶ Ausgeprägte psychomotorische Veränderungen
▶ Geringe körperliche Befunde	▶ Körperliche Befunde ausgeprägt (Schwitzen, Zittern etc.)
▶ Zeitkriterium: Symptome > 6 Monate	▶ Zeitkriterium: Symptome < 6 Monate

adäquater und rechtzeitiger Therapie vollständig oder zumindest teilweise zurückbilden. Dagegen stehen für die häufigen primären Demenzen (neurodegenerative, vaskuläre bzw. „gemischte" Krankheitsprozesse) bisher keine ursächlichen Behandlungen zur Verfügung. Im Vordergrund steht deshalb eine symptomatisch wirksame Therapie mit sog. Antidementiva, die das Fortschreiten der kognitiven Störungen verlangsamt.

■ **MERKE**

Wesentliche Komponente in der Behandlung demenzieller Erkrankungen ist die frühzeitige Einbeziehung der Angehörigen (Lebensplanung, Krankheitsbewältigung). Viele Angehörige erkranken im Verlauf der Betreuung der Demenzpatienten (80 % der Patienten sind in häuslicher Betreuung) an Depressionen oder körperlichen Beschwerden infolge einer chronischen Überbelastung.

● Nur wenn es dem Angehörigen gut geht, kann es auch dem Patienten gut gehen.

Verlauf und Prognose
Je nach ätiopathogenetischem Prozess kann eine Demenz reversibel oder irreversibel sein. Der Krankheitsverlauf und die Prognose hängen dabei wesentlich vom Zeitpunkt der Diagnosestellung und von der Verfügbarkeit effektiver therapeutischer Interventionen ab.

● Eine frühe Diagnose ermöglicht einen frühen Behandlungsbeginn und damit einen besseren Behandlungserfolg.

● Harald Hampel, Christian Graz, Stefan Teipel

C 5.5.2 Leichte kognitive Störung (LKS)

Der Begriff leichte kognitive Störung (LKS) stellt ein ätiologisch, psychopathologisch und prognostisch uneinheitliches Syndrom dar. Kennzeichnend sind erworbene Zustände geistiger Funktionseinschränkung kognitiver Domänen (z. B. Merkfähigkeitsstörung, Aufmerksamkeitsdefizite, gemindertes Denkvermögen), die sich psychometrisch und neuropsychologisch objektivieren lassen, jedoch **keine** Auswirkung auf die individuelle Funktionsfähigkeit im Alltag haben. Häufig treten zusätzliche psychopathologische Begleitsymptome wie vermehrte Reizbarkeit und Stimmungslabilität hinzu. Insgesamt erreicht die Ausprägung der kognitiven (bzw. nicht-kognitiven) Symptome nicht den Grad einer Demenz (**keine** Alltagsrelevanz der Defizite). Allerdings haben betroffene Patienten ein generelles, deutlich erhöhtes Risiko, im weiteren Verlauf ein demenzielles Syndrom zu entwickeln (Konversionsrate zu manifester Alzheimer-Erkrankung zwischen 10 und 25 % pro Jahr). Insgesamt ist die LKS eine sehr häufige Erkrankung im Alter (Prävalenz von bis zu 50 % bei über 65-Jährigen). Erste Anzeichen leichter Merkfähigkeitsstörungen müssen immer ernst genommen werden und bedürfen unbedingt einer ärztlichen Abklärung.

Synonyme
Mild cognitive impairment (MCI), „fragliche Demenz", „leichte kognitive Beeinträchtigung im Alter", „kognitive Beeinträchtigung ohne Demenz", „leichte neurokognitive Störung", „geringe kognitive Leistungseinbußen".

Definition
Ebenso uneinheitlich wie die synonymen Begriffe und die heterogenen Ursachen für die leichte kognitive Störung sind ihre diagnostischen Kriterien. Die Bestimmungsmerkmale der zahlreichen Kriteriensätze unterscheiden sich teils erheblich in Bezug auf Art und Anzahl der betroffenen kognitiven Bereiche oder Auswirkung auf soziale oder berufliche Funktionen. Eine große praktische Bedeutung haben neben den Kriterien nach ICD-10 die Petersen-Kriterien, die das psychopathologische Spektrum auf Gedächtnisstörungen begrenzen (sog. amnestischer Typ der LKS).

LKS nach ICD-10

- Beeinträchtigung in mindestens einem Teilbereich: Gedächtnis, Aufmerksamkeit, Denken, Sprache, visuell-räumliche Fähigkeiten.
- Objektivierung der kognitiven Defizite durch psychometrische Testverfahren. Reine Gedächtnisstörungen sind nicht obligat.
- Keine Alltagsrelevanz der kognitiven Defizite.
- Dauer der Symptome seit mindestens 2 Wochen.
- Ausschlussdiagnostik: Demenz, Delir, organisch amnestisches Syndrom, organisches Psychosyndrom nach Schädelhirntrauma, kognitive Störung aufgrund psychotroper Substanzen, andere Ursachen.

LKS nach Petersen-Kriterien

- Vom Patienten beklagte Gedächtniseinbußen.
- Sonstige kognitive Funktion unauffällig.
- Neuropsychologische Gedächtnisdefizite, die über die Altersnorm hinausgehen.
- Fehlendes demenzielles Syndrom.
- Keine Auswirkung auf individuelle Funktionsfähigkeit im Alltag.
- Kein Zeitkriterium.

Epidemiologie
Die unterschiedlichen Definitionen der leichten kognitiven Störung machen Aussagen zur Epidemiologie schwierig. Je nach Studie bzw. diagnostischen Kriterien kommt man bei den über 65-Jährigen zu Prävalenzraten zwischen 15 und 30 %. Übereinstimmend zeigen alle Studien, dass das Risiko zur Entwicklung einer LKS mit dem Alter ansteigt. Häufig entwickelt sich eine LKS im Verlauf zu

einem demenziellen Syndrom mit einer Konversionsrate zu einer manifesten Alzheimer-Erkrankung (AD) von 10 bis 25% pro Jahr.

Ätiopathogenese
Die Ätiopathogenese der LKS ist heterogen. Da jedoch ein nicht unbeträchtlicher Teil der Patienten mit LKS im Verlauf eine Alzheimer-Demenz entwickelt, können bereits in diesem „Prädemenz-Stadium der Alzheimer-Demenz" neuropathologische Merkmale der Alzheimer-Demenz vorliegen (s. Kap. C 5.5.3). Mit geringerer Häufigkeit finden sich Kennzeichen anderer Formen zerebraler Pathologien, wie z. B. der vaskulären Demenz (Konzept der vaskulären LKS), der frontotemporalen Demenz oder der Demenz mit Lewy-Körperchen.

Anamnese und Symptome
Eigen- und fremdanamnestisch wird meist über eine schleichend einsetzende Verschlechterung der Merkfähigkeit (vorwiegend explizites, episodisches Gedächtnis) berichtet, die über die Altersnorm hinausgeht, jedoch **nicht** zu einer individuell relevanten Beeinträchtigung der Alltagsaktivitäten führt.

Charakteristisch auftretende Symptome sind leichte Konzentrations- und Merkfähigkeitsstörungen, zunehmende Vergesslichkeit sowie Beeinträchtigungen in der Aufmerksamkeit und Geschwindigkeit der Informationsverarbeitung (verlangsamtes formales Denkvermögen). Seltener finden sich bereits Störungen der Exekutivfunktionen und der Sprache (v. a. Störungen der Wortfindung und des Benennens).

Diagnostik und Differenzialdiagnose
Zurzeit werden leider die meisten Patienten mit einer leichten kognitiven Störung noch nicht diagnostiziert, trotz des deutlich erhöhten Risikos einer beginnenden neurodegenerativen chronischen Erkrankung.

In einem ersten Schritt gilt es, in Zusammenschau aller verfügbaren Informationen und Beobachtungsebenen (Eigen-, Fremdanamnese, psychopathologischer Befund, psychometrische Testung auf Symptomebene), die Diagnose einer LKS auf Syndrom-Ebene zu stellen. Dabei müssen vom Patienten kognitive Symptome (Gedächtnisstörungen) beklagt werden, die über das Altersmaß hinausgehen und sich neuropsychologisch objektivieren lassen. Definitionsgemäß darf kein demenzielles Syndrom vorliegen (keine Alltagsrelevanz der kognitiven Defizite).

● 1. Schritt: Diagnose auf Syndrom-Ebene.

Nach der syndromalen Einordnung erfolgt in einem zweiten Schritt die nosologische Zuordnung durch Bestimmung der zugrunde liegenden Ursache der LKS. In diesem Zuge ist die differenzialdiagnostische Abgrenzung gegenüber nicht progredienten kognitiven Beeinträchtigungen ohne Krankheitswert einerseits und weiteren psychoorganischen Syndromen (Demenz, Delir) andererseits ganz entscheidend. Die Klärung der ätiologischen Ursache der LKS im klinischen Alltag ist nach wie vor eine Ausschlussdiagnose. Somit ist der Nachweis hirnorganischer Ursachen der LKS häufig unscharf und problematisch. Ein Grund dafür ist der geringere, klinisch wie pathophysiologisch fassbare Ausprägungsgrad der infrage kommenden Krankheit. Wesentliche Elemente der Basisdiagnostik bilden eine gründliche internistische und neurologische Untersuchung, der differenziert erhobene psychopathologische Befund (mit Schwerpunkt auf die kognitiven Achsen) und psychometrische/neuropsychologische Testverfahren, Blut-

● 2. Schritt: ätiologische Zuordnung.

und Liquoranalysen, neurophysiologische Untersuchungen (EEG) sowie strukturelle und funktionelle bildgebende Verfahren (z. B. MRT, CT, SPECT, PET).

Therapie
Bisher liegt kein speziell zugelassener Behandlungsansatz zur Therapie einer LKS vor. Falls nach abgeschlossener Diagnostik überhaupt eine Therapie initiiert wird, dann werden oftmals unspezifisch wirksame und in ihrer Wirksamkeit unterschiedlich gut belegte sog. „hirnleistungsfördernde" Substanzen (Nootropika) eingesetzt. Die spezifisch für die Alzheimer-Demenz zur Verfügung stehenden pharmakologischen Substanzen sind zurzeit noch nicht für Patienten mit einer LKS zugelassen (z. B. Cholinesterasehemmer, Memantine). Gegenwärtig befinden sich jedoch zahlreiche Wirkstoffe völlig unterschiedlicher chemischer Substanzen und Wirkansätze (z. B. Cholinesterasehemmer, Piracetam, Vitamin E, COX-2-Inhibitoren) in der präklinischen und klinischen Arzneimittelprüfung zur Behandlung der LKS. Da in einem beträchtlichen Anteil der Fälle das Syndrom der LKS ein Prodromalstadium der Alzheimer-Demenz darstellt, zielt die pharmakologische Therapie primär auf ein Aufhalten oder Modifizieren der Progredienz der kognitiven Störungen ab (Ansatz der sekundären Prävention). Allerdings liegen bisher kaum umfangreichere klinische Erfahrungen zu möglichen Wirkungen (und in Relation dazu auch Nebenwirkungen) der einzelnen Prüfsubstanzen in dieser Indikation vor.

● Harald Hampel, Christian Graz, Stefan Teipel

● **Syn.:** Alzheimer-Krankheit (AD), Demenz vom Alzheimer-Typ, Morbus Alzheimer.

C 5.5.3 Alzheimer-Demenz

Mit etwa 60–80 % aller Fälle ist die Alzheimer-Demenz (AD) die häufigste Ursache für eine Demenz im Erwachsenenalter.

Die Alzheimer-Demenz ist eine **neurodegenerative Erkrankung**, die Nervenzellen mit bevorzugter Lokalisation in den temporalen und parietalen Hirnlappen zerstört. Neuropathologisch lassen sich die Ablagerung von extrazellulärem, kristallinem, schwerlöslichem β-Amyloid sowie intrazelluläre Neurofibrillenveränderungen bedingt durch vermehrte pathologische Phosphorylierung des Tau-Proteins nachweisen. Die Ätiologie dieser Veränderungen ist bisher unklar, neben genetischen Faktoren werden Fehler des neuronalen Stoffwechsels und immunologische Prozesse diskutiert.

Die Alzheimer-Demenz führt zu Störungen spezifischer synaptischer Neurotransmittersysteme in bestimmten Hirnarealen. Gut belegt ist eine Störung des cholinergen Systems (Hypothese des cholinergen Defizits), daneben werden Störungen des serotonergen, noradrenergen oder GABA-ergen Systems beschrieben.

Syndromatisch steht bei der Alzheimer-Demenz die **Entwicklung multipler kognitiver Defizite** im Vordergrund, die schleichend beginnen und stetig zunehmen. In ihrer Gesamtheit führt die Veränderung des kognitiven Leistungsniveaus zu einer **relevanten Beeinträchtigung der Selbstständigkeit im Alltag**.

Nicht selten geht die Alzheimer-Demenz stadienabhängig mit „nicht-kognitiven" Störungen im Sinne **zusätzlicher psycho-pathologischer Symptome** (affektive Störungen, Angst, Wahn, psychomotorische Unruhe, Aggressivität) einher. Derartige Verhaltensstörungen stellen häufig für Patienten und Angehörige eine große Belastung dar, weshalb der Behandlung dieser akzessorischen Begleitsymptome eine zentrale Bedeutung zukommt.

Definition

Die Alzheimer-Demenz ist eine neurodegenerative Erkrankung mit bevorzugter Lokalisation in den Temporal- und Parietallappen. Neuropathologische Kennzeichen sind Nervenzellverlust, β-Amyloid-Ablagerung, senile Plaques und Neurofibrillenveränderungen.

Die Alzheimer-Demenz ist durch eine **stetige Verschlechterung kognitiver Leistungen** gekennzeichnet. Die operationalisierten Kriterienkataloge ICD-10 und DSM-IV unterscheiden beide eine Alzheimer-Demenz mit frühem und spätem Beginn (Erkrankungsbeginn vor bzw. nach dem 65. Lebensjahr). Die Unterschiede beider Kriterien-Kataloge sind gering: Die DSM-IV fordert z. B. im Gegensatz zu der ICD-10 kein Zeitkriterium. Darüber hinaus unterteilt man nach DSM-IV im Gegensatz zur ICD-10 die Alzheimer-Demenz nach dem Schweregrad in eine leichte, mittlere und schwere Demenzausprägung (s. Tab. C 5.12).

Tab. C 5.12 Diagnostische Kriterien für eine Alzheimer-Demenz nach ICD-10, DSM-IV, NINCDS-ADRDA (APA 1994, WHO 1993, McKhann 1984).

	ICD-10	DSM-IV	NINCDS-ADRDA
Kognitives Störungsprofil	Abnahme des Gedächtnisses und anderer kognitiver Funktionen (Urteilskraft, Denkvermögen, Ideenfluss, Informationsverarbeitung), die eine Abnahme im Vergleich zum prämorbiden Niveau darstellen	Nachweis einer Gedächtnisstörung und mindestens eine der folgenden kognitiven Störungen: Aphasie, Apraxie, Agnosie, Störung der Exekutivfunktionen	Defizite in 2 oder mehreren Bereichen der Kognition; progrediente Verschlechterung des Gedächtnisses und anderer kognitiver Funktionen
Alltagsbeeinträchtigung	Beeinträchtigung der Aktivitäten des täglichen Lebens (Waschen, Ankleiden, Essen und persönliche Hygiene)	Beeinträchtigung in sozialen und beruflichen Funktionsbereichen und deutliche Verschlechterung gegenüber einem früheren Leistungsniveau	Beeinträchtigung nicht explizit gefordert; Beurteilung sollte erfolgen zur Unterstützung der Diagnose
Verlauf	Schleichender Beginn und zunehmender kognitiver Abbau. Im weiteren Verlauf kann ein Plateau erreicht werden. Früher (< 65 Jahre) und später Beginn (> 65 Jahre)	Schleichender Beginn und zunehmender kognitiver Abbau. Früher (< 65 Jahre) und später Beginn (> 65 Jahre)	Zunehmende Verschlechterung von Gedächtnis und anderen kognitiven Funktionen. Beginn zwischen 40. und 90. Lebensjahr, meist nach 65
Ausschlussdiagnostik	Fehlen klinischer Hinweise oder spezieller Untersuchungsbefunde für eine andere Demenzursache, eine systemische Erkrankung, Alkohol- oder Drogenmissbrauch	Ausschluss von ▸ Anderen ZNS-Erkrankungen, die progrediente kognitive Defizite verursachen ▸ Systemischen demenzverursachenden Erkrankungen ▸ Substanzinduzierten Erkrankungen ▸ Anderen Achse-I-Störungen	Plötzlicher apoplektiformer Beginn, fokale neurologische Defizite, Anfallsleiden oder Gangstörungen früh im Krankheitsverlauf
Bewusstseinsklarheit	Ausschluss qualitativer Bewusstseinsstörungen	Die Defizite treten nicht ausschließlich im Verlauf eines Delirs auf	Keine Bewusstseinsstörung
Zeitkriterium	Dauer der Symptome seit mindestens sechs Monaten	Kein Zeitkriterium	Kein Zeitkriterium

Abb. C 5.5 Prävalenzrate der AD. Altersspezifische Raten nach der Rotterdam-Studie [Ott et al. 1995] und daraus abgeleitete Schätzung der Anzahl von Erkrankten in Deutschland. Die durch Linien verbundenen Punkte zeigen die altersspezifischen Prävalenzraten der AD, die an der rechten Größenachse abzulesen sind, für drei Altergruppen an. Die Balken veranschaulichen die Absolutzahl von Krankheitsfällen – abzulesen an der linken Größenachse –, die sich ergibt, wenn man die alters- und geschlechtsspezifischen Raten der Rotterdam-Studie auf die Altenbevölkerung Deutschlands mit ihren knapp 13 Mio. Menschen über 64 Jahre überträgt. Unter der Annahme, dass in Deutschland dieselben Morbiditätsverhältnisse herrschen wie in Rotterdam, wären danach rund 750 000 Menschen in Deutschland an der AD erkrankt.

Epidemiologie

Die **Prävalenz** (Krankenbestand, s. **Abb. C 5.5**) nimmt für die Alzheimer-Demenz ab dem 60. Lebensjahr rasch zu: Die Prävalenzrate von 0,9 % in der Gruppe der 65- bis 75-jährigen Patienten steigt bei den über 85-Jährigen auf etwa 30 % an.

Die **Inzidenz** (Rate der Neuerkrankungsfälle, s. **Abb. C 5.6**) bei der Alzheimer-Demenz steigt von 0,1 % in der Gruppe der 65- bis 69-Jährigen auf nahezu 7 % bei den über 90-jährigen Patienten an. Für Deutschland ergeben sich demnach in absoluten Zahlen etwa 120 000 neue Fälle von Alzheimer-Demenz pro Jahr, zwei Drittel der Betroffenen sind älter als 80 Jahre.

Internationale Studienergebnisse zur Epidemiologie der Alzheimer-Demenz zeigen, dass auf die Frauen mehr als drei Viertel der Erkrankungen entfallen (Mann : Frau ~ 1 : 3), was nur z. T. durch die höhere Lebenserwartung bei Frauen erklärbar wird.

Genetik

Unter genetischen Gesichtspunkten unterteilt man die Alzheimer-Demenz in eine **sporadische Form**, die mit etwa 90 % weit häufiger auftritt, und eine **familiäre Form** der Erkrankung mit einer Häufigkeit von etwa 5–10 % (s. **Tab. C 5.13**). Die familiären Formen sind genetisch heterogen und weisen verschiedene autosomal-dominant vererbte Genmutationen auf. Die häufigste Variante (~70 %) weist Mutationen des Präsenilin-1-Gens auf Chromosom 14 auf. Auch für Alzheimer-Demenz ohne familiäre Häufung (sporadische Form) gibt es verschiedene Hinweise auf eine genetische Prädisposition, die allerdings polygen vermittelt sein dürfte; bisher sind über 30 Genloci beschrieben worden, die mit der Auftretenswahrscheinlichkeit der Alzheimer-Demenz assoziiert sein

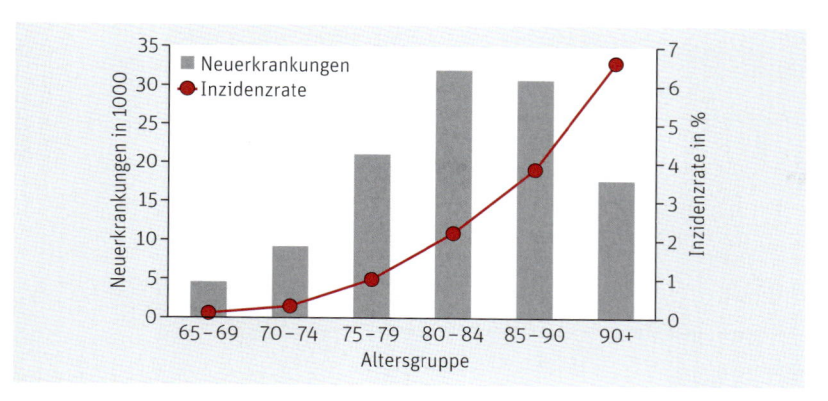

Abb. C 5.6 Inzidenzrate der AD. Altersspezifische Raten nach der EU-RODEM-Studie [Launer et al. 1999] und daraus abgeleitete Schätzung der Anzahl von Neuerkrankungen pro Jahr in Deutschland. Die mit Linien verbundenen Punkte zeigen den Prozentsatz der jährlich neu erkrankenden Menschen nach Altersgruppen an, die Balken drücken die Absolutzahl der neuen Fälle nach Übertragung der Inzidenzraten auf die deutsche Altersbevölkerung aus. Demzufolge steigt die Ersterkrankungsrate der AD von 0,1 % in der jüngsten Gruppe bis auf 6,6 % unter den über 90-Jährigen an.

Tab. C 5.13 Genetische Varianten der AD.

AD-Variante	Genort	Chromosom	Anzahl der Mutationen
AD3: Familiäre Form mit frühem Beginn (< 50 Jahre) und autosomal-dominantem Erbgang	Präsenilin-1 (PS-1)	14 (q24.3)	> 50
AD4: Familiäre Form mit autosomal-dominantem Erbgang	Präsenilin-2 (PS-2)	1 (q31-q42)	3
AD1: Familiäre Form mit frühem Beginn (< 50 Jahre) und autosomal-dominantem Erbgang	Amyloid-Precursor-Protein (APP)	21 q21	5
AD2: Sporadische Form mit spätem Beginn (> 50 Jahre) und genetischen Polymorphismen	Apolipo-Protein E (ApoE)	19 (cen-q13.2)	(ε2/ε3/ε4)

sollen. Dabei ist die Bedeutung des **Apolipoproteins E** (ApoE) auf Chromosom 19 am besten erforscht: Von den drei Hauptallelen des ApoE-Gens ist das Allel ε4 bei Patienten mit sporadischer Alzheimer-Demenz überrepräsentiert und wird als Risikofaktor beschrieben.

Ätiopathogenese

Die Alzheimer-Demenz ist eine primär degenerative Gehirn-Erkrankung, die zu einer progredienten temporoparietal und frontal betonten Hirnatrophie führt mit daraus resultierenden Ventrikelvergrößerungen. Das allmähliche Absterben funktionell miteinander verbundener Nervenzellen im Gehirn führt zu dem klinischen Bild des sukzessiven Ausfalls kognitiver Funktionen. Ursache dieses progredienten Verlustes funktionsfähiger Neurone ist ein komplexer pathophysiologischer Prozess (s. **Abb. C 5.7**), dessen Hintergrund bislang nur

• Eine Bestimmung des ApoE-Gentyps ist allerdings unter diagnostischen Gesichtspunkten nicht indiziert, da er im Einzelfall keine Wahrscheinlichkeitsaussagen für das Vorliegen einer AD zulässt.

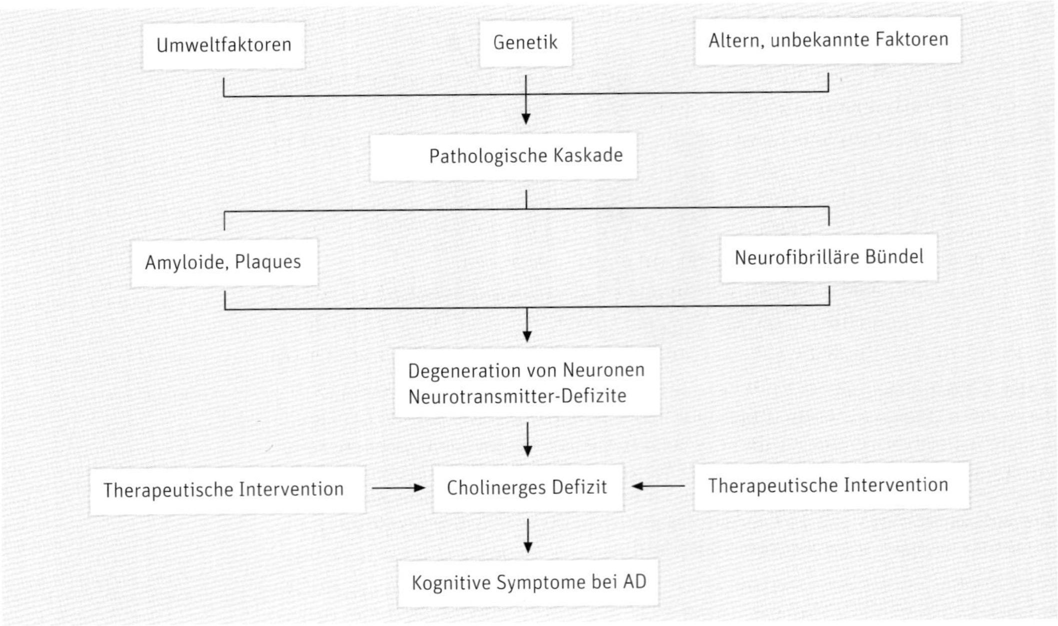

```
Umweltfaktoren      Genetik      Altern, unbekannte Faktoren
                       ↓
              Pathologische Kaskade
                       ↓
  Amyloide, Plaques ←→ Neurofibrilläre Bündel
                       ↓
           Degeneration von Neuronen
           Neurotransmitter-Defizite
                       ↓
Therapeutische Intervention → Cholinerges Defizit ← Therapeutische Intervention
                       ↓
           Kognitive Symptome bei AD
```

Abb. C 5.7 Ätiopathogenese der Alzheimer-Demenz – Interaktionsmodell.

unvollständig geklärt werden konnte, der jedoch durch die bereits Anfang des vorigen Jahrhunderts von Alzheimer beschriebenen charakteristischen histopathologischen Befunde gekennzeichnet ist: amyloide (senile) Plaques und Gliaaktivierung.

● Histopathologisches Korrelat der AD
 – Amyloide (senile) Plaques
 – Gliaaktivierung

Amyloide (senile) Plaques sind verdichtete Proteinablagerungen v. a. im zerebralen Kortex, Hippokampus und Entorhinalkortex. Sie liegen anfangs in einer diffusen Form vor und reifen dann weiter zu einer kompakten, fibrillären Form, welche von dystrophen Neuriten und Gliazellen umgeben ist. Die in verschiedenen Stadien vorliegenden Plaques sind extrazellulär lokalisiert. Ihre Proteinhauptkomponente ist das fibrilläre Aβ-Peptid, das ein durch atypisch veränderte Sekretasen gespaltenes Produkt des größeren Amyloid-Precursor-Proteins (APP) darstellt.

Das zweite wesentliche Merkmal der AD-Pathologie sind die **neurofibrillären Bündel** (Alzheimer-Fibrillen, neurofibrillary tangles/NFT). Ihr Hauptbestandteil sind die gepaarten helikalen Filamente (PHF). Sie bestehen vor allem aus hyperphosphoryliertem Tau-Protein.

Physiologische Aufgabe des Tau-Proteins scheint die Stabilisierung der Mikrotubuliaggregate des Zytoskeletts zu sein. Atypische Phosphorylierung des Tau-Proteins im Rahmen der Alzheimer-Demenz ändert dessen Bindungseigenschaften. Es wird angenommen, dass das hyperphosphorylierte Tau-Protein zunächst intrazellulär akkumuliert und in gepaarte helikale Filamente (PHF) aggregiert. Da das PHF-Tau-Protein seine Eigenschaft, an Mikrotubuli zu binden, variiert, kann hieraus eine mikrotubuläre Depolymerisation mit Unterbrechung des axonalen Transportes resultieren, die letztlich zur neuronalen Dysfunktion und Degeneration führt. Ob die Entstehung neurofibrillärer Bündel vorausgeht, die Ablagerung von Amyloid die NFB-Akkumulation initiiert oder beide Veränderungen wechselseitig einander bedingen, wird kontrovers diskutiert.

Weitere ätiopathogenetische Mechanismen der Alzheimer-Demenz umfassen die **Gliaaktivierung**, die Expression von Zytokinen sowie die Aktivierung des klassischen Komplementweges. Die Bedeutung immunologischer und inflammatorischer Prozesse wird v. a. durch die Ergebnisse epidemiologischer Studien unterstützt, die zeigen konnten, dass die Therapie mit Glucocorticoiden oder nicht-steroidalen Antirheumatika (NSAR) mit einem verminderten Risiko verbunden war, an einer Alzheimer-Demenz zu erkranken.

Die hier nur angedeutete, sehr komplizierte neuropathologische Kaskade der Alzheimer-Demenz führt letztlich zu einem Ungleichgewicht der verschiedenen Neurotransmitter-Systeme: Die **Hypothese des cholinergen Defizits** bei der Alzheimer-Demenz gewinnt in diesem Zusammenhang eine besondere Bedeutung und hat zu der therapeutischen Intervention geführt, das durch die Neurodegeneration verursachte cholinerge Defizit durch Hemmung des Enzyms Cholinesterase auszugleichen.

Risikofaktoren für die Entstehung einer Alzheimer-Demenz sind v. a. hohes Alter, das Vorliegen leichter kognitiver Störungen, demenzielle Erkrankungen bei Verwandten 1. Grades sowie heterozygote und besonders homozygote Träger des ε4-Allels des Gens für Apo-E auf Chromosom 19. Andere erworbene Faktoren (z. B. umweltbedingt) werden noch kontrovers diskutiert.

Anamnese, Symptome, körperliche Befunde

Anamnestisch wird meist über eine **schleichend zunehmende Vergesslichkeit** berichtet. Im Verlauf besteht eine zunehmende Gedächtnisstörung mit zusätzlicher Beeinträchtigung weiterer kognitiver Funktionen. Die kognitiven Defizite (s. Tab. C 5.14) führen in ihrer Gesamtheit zu einer **relevanten Beeinträchtigung der Selbstständigkeit im Alltag**. In späteren Krankheitsphasen zeigen sich ausgeprägte Beeinträchtigungen in nahezu allen Lebensbereichen mit völliger Desintegration kognitiver und motorischer Funktionen. Begleitende somatische Symptome führen zu Pflegebedürftigkeit und Bettlägerigkeit gefolgt von raschem körperlichem Verfall mit Gewichtsverlust und Immunschwäche. In der körperlich-neurologischen Untersuchung können sich bereits in Frühstadien diskrete neurologische Symptome wie erhöhter Muskeltonus und gesteigerte Muskeleigenreflexe zeigen. Im Verlauf können ein positiver Babinski-Reflex, Primitivreflexe (Saug-, Schnauz-, Greif- und Glabella-Reflex), Störungen der Körperhaltung, Harn- und Stuhlinkontinenz, Myoklonien und Krampfanfälle hinzutreten.

> ▶ **HINWEIS FÜR DIE PRAXIS**
>
> **Wichtige Fragen an Patienten (bzw. Angehörige) bei der Anamneseerhebung**
> Haben Sie in letzter Zeit Schwierigkeiten (bzw. bemerken Sie beim Patient Schwierigkeiten):
> ▶ Sich an wichtige Daten von Familienangehörigen und Freunden zu erinnern (Beruf, Geburtstag, Adresse)?
> ▶ Sich an Dinge zu erinnern, die kürzlich geschehen sind?

☐ **Tab. C 5.14** Kognitive Beeinträchtigungen bei AD (modifiziert nach Ehrhardt und Plattner 1999).

Betroffener kognitiver Bereich	Neuropsychologischer Teilleistungsbereich
Gedächtnis	▸ Kurzzeitgedächtnis: Aufnahme, Speicherung und Wiedergabe neuer Informationen ▸ Langzeitgedächtnis: Episodisches und semantisches Gedächtnis
Denkvermögen	▸ Verlangsamung ▸ Ideenfluss ▸ Kritik- und Urteilsfähigkeit ▸ Problemlösendes Denken ▸ Erfassen von Zusammenhängen ▸ Abstraktes Denken
Sprache	▸ Wortflüssigkeit ▸ Wortfindung ▸ Satzbau ▸ Informationsgehalt der Gesprächsbeiträge
Orientierung	▸ Zeitliche Orientierung ▸ Örtliche Orientierung (zunächst in unbekannter, dann in bekannter Umgebung beeinträchtigt) ▸ Situative Orientierung ▸ Orientierung zur Person
Aufmerksamkeit	▸ Fokussieren der Aufmerksamkeit ▸ Vorschnelle Ermüdbarkeit
Visuokonstruktive Fähigkeiten	▸ Nachzeichnen von zwei- oder dreidimensionalen Figuren
Rechenvermögen	▸ Rechnen (Akalkulie)
Praktische Fähigkeiten	▸ Planen von Einzelbewegungen oder von Bewegungsabläufen bei intakten motorischen und sensorischen Funktionen (Apraxie)
Erkennen	▸ Erkennen von Gesichtern (Prosopagnosie) ▸ Bedeutung von Gegenständen erkennen (Objektagnosie)
Exekutive Funktionen	▸ Fähigkeit, komplexes zielgerichtetes Verhalten zu planen, zu initiieren und zu steuern

▸ Sich an Gespräche zu erinnern, die vor einigen Tagen stattfanden?
▸ Sich an Adressen und Telefonnummern zu erinnern?
▸ Zu wissen, welcher Tag und Monat ist?
▸ Sich in vertrauter bzw. fremder Umgebung zu orientieren?
▸ Sich zu erinnern, wo Sachen üblicherweise aufbewahrt werden?
▸ Sachen wieder zu finden?
▸ Mit vertrauten Haushaltsgeräten umzugehen?
▸ Zu lernen, neue Haushaltsgeräte zu bedienen?
▸ Neues zu erlernen?
▸ Einer Handlung in einem Buch oder Fernsehen zu folgen?
▸ Entscheidungen in täglichen Angelegenheiten zu treffen?
▸ Mit Geld umzugehen beim Einkaufen?
▸ Finanzielle Angelegenheiten zu regeln (Rente, Zahlungsverkehr mit Bank/Post)?
▸ Alltägliche Aufgaben zu lösen, die rechnerische Fähigkeiten voraussetzen?

Mögliche akzessorische psychopathologische Symptome der AD

- Affektive Störungen (niedergedrückte Stimmungslage, flache Euphorie)
- Antriebsstörungen (gemindert, gehemmt, gesteigert)
- Angst/innere Unruhe
- Reizbarkeit/Aggressivität
- Störungen der Psychomotorik (reduziert, motorisch unruhig)
- Störungen des Psychovegetativums (verändertes Schlaf- und Essverhalten)
- Zirkadiane Besonderheiten (z. B. Tag-Nacht-Umkehr)
- Inadäquates Sozialverhalten
- Enthemmung
- Wahn
- Wahrnehmungsstörungen (Halluzinationen, illusionäre Verkennungen)
- Persönlichkeitsveränderungen.

Häufige Merkmale des psychopathologischen Befundes bei der AD

- Bewusstsein: meist ohne pathologischen Befund.
- Orientierung: häufig Unschärfen in der zeitlichen und örtlichen Orientierung. In späteren Stadien auch Desorientierung zur Situation und Person.
- Aufmerksamkeit und Gedächtnis: häufig (in der Ausprägung je nach Stadium leicht- bis schwergradige) Auffassungs-, Konzentrations-, Merkfähigkeits- und Gedächtnisstörungen (zunächst Kurzzeitgedächtnis-, später auch Langzeitgedächtnis- und Zeitgitterstörungen).
- Formales Denken: Der formale Gedankengang ist häufig weitschweifig und verlangsamt, gelegentlich inhaltlich eingeengt auf für den Patienten vertraute Themata (z. B. früherer Beruf). In späteren Phasen der Alzheimer-Demenz kann er inkohärent/zerfahren sein.
- Befürchtungen und Zwänge: gelegentlich misstrauische Grundhaltung in der Exploration mit Bagatellisierungstendenzen. Jedoch meistens unauffällig.
- Wahn, Sinnestäuschungen und Ich-Störungen: sehr selten als akzessorische Begleitsymptome.
- Affekt: affektiv häufig ratlos, hoffnungslos, dysphorisch. In späteren Phasen der Erkrankung auch flache Euphorie oder innerlich unruhiger, gereizter Affekt.
- Antrieb und Psychomotorik: zunächst häufiger antriebsgemindert, ggf. aber auch antriebsgesteigert mit motorischer Unruhe.
- Zirkadiane Besonderheiten: gelegentlich Tag-Nacht-Umkehr mit Schlaf- und Vigilanzstörungen.
- Andere Störungen: häufig sozialer Rückzug mit dysphorischer Grundhaltung, teils mit passiven Todeswünschen. Gelegentlich mangelhafte Krankheitseinsicht mit Ablehnung der Behandlung.

● Unbedingt Frage der Suizidalität abklären!

● **FALLBEISPIEL**

Herr Müller, ein 65-jähriger berenteter Elektromeister, sucht in Begleitung der Ehefrau seinen Hausarzt auf. Er sorge sich wegen einer zunehmenden Vergesslichkeit. So vergesse er des Öfteren Namen von Bekannten und Verwandten. Auch bemerke er mitunter Wortfindungsstörungen im Gespräch mit seiner Frau. Manchmal sei er etwas niedergedrückter Stimmung, ansonsten gehe es ihm gut. Fremdanamnestisch berichtet die Ehefrau, ihr Mann habe seit etwa 2

Jahren große Probleme, sich zu konzentrieren. Gesprächsinhalte müsse sie immer wiederholen, ihr Mann könne sich nichts merken. Darüber hinaus finde er seine Sachen nicht mehr, räume sinnlos Gegenstände in der Wohnung hin und her und könne keine Ordnung halten. Die meiste Zeit sitze er auf der Couch und schaue Fernsehen. Früher hätten sie viel gemeinsam unternommen, seit einigen Monaten wolle ihr Mann nicht mehr das Haus verlassen, nachdem er sich vor einiger Zeit nach einem Einkauf verlaufen hätte und nicht mehr nach Hause gefunden habe.

Der Hausarzt nimmt die Beschwerden ernst und macht einen kurzen Screeningtest für Gedächtnisstörungen. Herr Müller erreicht im Mini-Mental-Status-Test 19 von 30 Punkten, der orientierende körperliche Untersuchungsbefund ist unauffällig, der Patient wird in eine ambulante Spezialeinrichtung zur Abklärung von demenziellen Syndromen überwiesen.

Dort wird die Krankenanamnese bestätigt. Psychiatrische Anamnese sowie Suchtmittel-, Medikamenten- und Familienanamnese des Patienten sind unauffällig. In der internistischen Untersuchung zeigt sich neben einer Übergewichtigkeit eine arterielle Hypertonie. Sonst sind Herz, Lunge und Abdomen klinisch unauffällig. Die neurologische Untersuchung ist altersentsprechend unauffällig.

Im Vordergrund des psychopathologischen Befundes stehen Unschärfen in der zeitlichen und örtlichen Orientierung. In der Exploration fallen darüber hinaus Aufmerksamkeits- und Merkfähigkeitsstörungen auf, die Auffassungsgabe und das Abstraktionsvermögen sind stark reduziert. Der formale Gedankengang ist verlangsamt und weitschweifig. Demgegenüber besteht kein Anhalt für eine Bewusstseinsstörung, für Wahrnehmungsstörungen, psychotisches Erleben oder Ich-Störungen. Affektiv ist der Patient herabgestimmt, dysphorisch und ratlos. Suizidalität wird glaubhaft verneint.

In der psychometrischen Testung erreicht Herr Müller im Mini-Mental-Status-Test identische Werte wie beim Hausarzt (19 von möglichen 30 Punkten). In der CERAD-Batterie, einer erweiterten psychometrischen Testung, zeigen sich v. a. deutliche Defizite im Lernen und Abrufen von Wörtern. Im Uhrzeichentest (s. ○ Abb. C 5.8) zeigt sich eine mittelgradig visuell-räumliche Desorganisation.

Im EKG und im EEG ergeben sich Normalbefunde. Das Routinelabor – einschließlich Leberenzymen, Vitamin B_{12}, Folsäure, TSH und Entzündungsparametern – ist ohne pathologischen Befund. Im Liquor findet sich ebenso ein Normalbefund, es ergibt sich kein Anhalt für eine entzündliche Veränderung oder eine Schrankenstörung. In der erweiterten Liquordiagnostik findet sich ein erhöhtes Gesamt-Tau-Protein. Bei den Bildgebungsbefunden zeigt sich in der magnetresonanztomografischen Untersuchung eine diskrete Erweiterung der inneren und äußeren Liquorräume.

Der PET-Befund zeigt einen deutlichen Hypometabolismus temporoparietal sowie parietookzipital rechts.

Beurteilung: Anamnestisch besteht eine seit 2 Jahren in ihrer Ausprägung langsam zunehmende Gedächtnisstörung. Zudem besteht fremdanamnestisch der Anhalt für Orientierungsstörungen. Psychopathologisch stehen Merkfähigkeits- und Orientierungsstörungen sowie ein reduziertes Abstraktionsvermögen und eine eingeschränkte Auffassungsgabe im Vordergrund. Die psychometrischen Testergebnisse zeigen deutliche kognitive Defizite im Lernen und Abrufen von Begriffen sowie in der Visuokonstruktion. Die kognitiven Defizite ha-

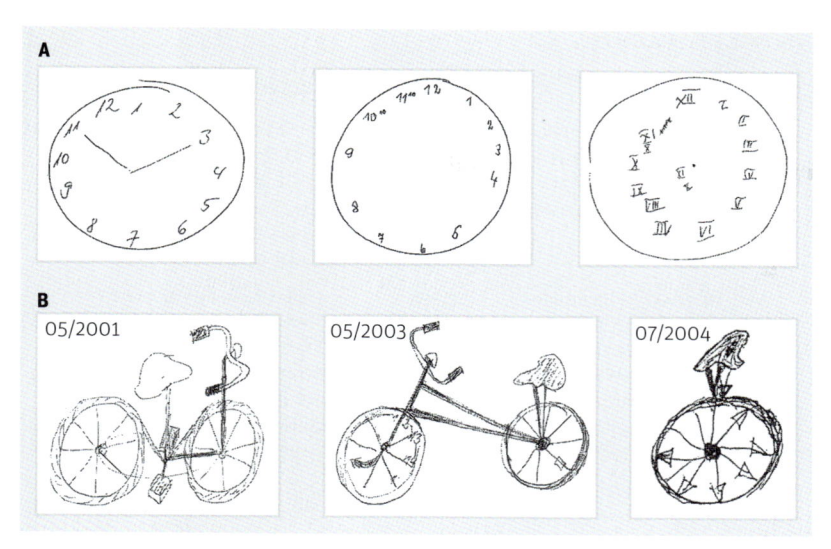

Abb. C 5.8 Typische Befunde bei Testung der visuokonstruktiven Fähigkeiten bei Alzheimer-Demenz. A) Uhrzeichentest im Krankheitsverlauf. Links: Leichte Desorganisation mit Verschiebung der nächtlichen Position der Ziffern; Uhrzeit (11.10 Uhr) wird nicht mehr korrekt eingezeichnet. Mitte: Deutliche Desorganisation, Zifferposition unregelmäßig, Einzeichnen der Zeiger nicht möglich; Uhrzeit (11.10 Uhr) wird in die Uhr hineingeschrieben. Rechts: Desorganisation, Verlust des Konzeptes eines Zifferblattes. B) Fahrradzeichentest im Krankheitsverlauf. Links: Fahrrad im Wesentlichen erkennbar, aber Details nicht mehr richtig erfasst. Mitte: Normale Grobstruktur erhalten. Rechts: Konzept „Fahrrad" vollständig verloren gegangen.

ben Alltagsrelevanz. Syndromatisch handelt es sich um ein leichtgradig demenzielles Syndrom. Angesichts des langsam progredienten Krankheitsverlaufes, der führenden Gedächtnisstörung, der hinzutretenden Orientierungsstörungen, des Fehlens fokalneurologischer Zeichen in der körperlich-neurologischen Untersuchung und in Zusammenschau der apparativen Befunde (MRT, Liquorpunktion, PET) wird die Diagnose einer Demenz bei wahrscheinlicher Alzheimer-Krankheit mit frühem Beginn (ICD-10: F00.0/G30 0) gestellt.

Diagnostik

Die Alzheimer-Demenz ist eine klinische Diagnose. Diese umfasst die Eigen- und Fremdanamnese, eine körperlich-neurologische Untersuchung, den psychopathologischen Befund und eine neuropsychologische Testuntersuchung – u. a. der Bereiche Intelligenz, Sprache, verbales und visuelles Gedächtnis und Visuokonstruktion (s. ◻ Tab. C 5.15). Standardisierte Screening-Tests (z. B. der MMSE, ADAS-cog, CERAD-Batterie) geben eine zuverlässige Einschätzung der kognitiven Leistungen und erlauben eine Abgrenzung gegen altersbedingte Veränderungen der Gedächtnisfunktionen. Laborchemische Untersuchungen im Blut und Liquor, neurophysiologische Untersuchungen wie das EEG sowie bildgebende Verfahren (CT, MRT, PET) dienen dem Ausschluss anderer Ursachen einer Demenz (z. B. entzündliche, vaskuläre, tumoröse Ursachen).

□ **Tab. C 5.15** Neuropsychologische Testverfahren bei AD.

Testung	Untersuchungsebene	Information	Auswertung/ Dauer
MMSE – Mini Mental State Examination (Folstein et al. 1975)	Orientierungsvermögen, Merkfähigkeit, Aufmerksamkeit und Rechnen, Erinnerungsfähigkeit, Sprachvermögen und Verständnis	Patient	0–30 Punkte: 0–11 Schwergradige Demenz 12–18 Mittelgradige Demenz 19–23 Leichtgradige Demenz 24–26 Kognitive Beeinträchtigung Dauer ca. 5 Min.
CERAD-Batterie – Consortium to Establish a Registry for Alzheimer's Disease (Einheitliches Dokumentationssystem für AD seit 1986)	Wortschatztest (Prämorbider Verbal-IQ), MMSE, Subtests Wörter lernen, Wörter erinnern Wiedererkennen, Wortflüssigkeit, Benennen, Abzeichnen, Zahlenverbindungstest	Patient	Liefert keinen Gesamtwert. Transformation der Rohwerte in Standardwerte (Mittelwert 100, Standardabweichung 10) anhand der publizierten Originalangaben zu Gesunden und AD-Patienten. Dauer ca. 45 Min.
ADAS-cog – Alzheimer's Disease Assessment Scale-cognitive subscale (Rosen et al. 1984)	Gedächtnis, Orientierung, Aufmerksamkeit, Urteilsvermögen, Sprache, praktische Fähigkeiten (eine Art erweiterter MMSE)	Patient	0–70 Punkte: 0 Keine Störung 70 Schwere Störung Dauer ca. 40 Min.

Weitere klinische Ratingskalen zur Beurteilung der AD u. a. auch fremdanamnestisch durch die Angehörigen: ADFACS, CIBIC-plus, NPI, CDR-SB, GBS, GDS, DAD, IDDD total score (s. weiterführende Literatur).

> **HINWEIS FÜR DIE PRAXIS**
>
> **Elemente der Diagnostik bei Alzheimer-Demenz**
> - Eigen- und Fremdanamnese
> - Psychopathologischer Befund
> - Neuropsychologische Testung
> - Laborchemische Untersuchungen
> - Allgemein somatische Basisdiagnostik
> - Neurophysiologische Verfahren
> - Strukturelle/funktionelle Bildgebung (CT, MRT, PET).
>
> **Empfohlene Blutanalysen bei AD zum Ausschluss anderer Demenzursachen**
> - Großes Blutbild
> - Differenzialblutbild
> - Klinische Chemie: Leberwerte (auch Ammoniak), alkalische Phosphatase, Nierenfunktionswerte, Serumglukose (evtl. HbA_{1c}), LDH, Lipidstoffwechsel, Thiamin (B_1), Cobalamin (B_{12}), Folsäure, Kupfer, Coeruloplasmin
> - Elektrolyte
> - CRP, Blutkörperchensenkungsgeschwindigkeit
> - Schilddrüsenwerte (TSH basal, evtl. FT3, FT4, Autoantikörper)
> - Gerinnung
> - Vaskulitisparameter
> - TPHA (Luesserologie)
> - Lymeserologie
> - Suchtstoffscreening (z. B. Benzodiazepine)
> - Evtl. HIV-Test
> - Immunelektrophorese.

Parameter der Liquoruntersuchung bei AD
- Farbe (normal: klar, durchsichtig, farblos)
- Glukosekonzentration (um ca. 30% niedriger als Serumwert)
- Laktatkonzentration (Normalwerte altersabhängig: ~ 18 mg/dl)
- Zellzahl (normal: bis 4 Leukozyten/μl, 2/3 Lymphozyten, 1/3 Monozyten, keine Erythrozyten, Plasmazellen, Granulozyten und Makrophagen im Liquor)
- Eiweißgehalt (normaler Gesamtproteingehalt).

Veränderungen dieser Liquorparameter können auf entzündliche oder infektiöse Gehirnerkrankungen hinweisen.

Demenzdiagnostikwerte: Die Kombination aus erhöhtem Tau-Protein und erniedrigtem Beta-Amyloid 1–42 ist pathognomonisch für die Alzheimer-Demenz.

Elektrophysiologische Methoden bei AD
Die quantitative und topografische EEG-Auswertung (ereigniskorrelierte Potenziale, P300) kann Informationen über die Verteilung des Krankheitsprozesses der Alzheimer-Demenz im Gehirn liefern, während das native EEG für die Diagnosesicherung weniger hilfreich ist.

Typische Befunde bei Alzheimer-Demenz:
- Verlangsamung des Alpha-Grundrhythmus (< 8/Sek.)
- Anstieg der Theta-Aktivität
- Abnahme der Alpha- und Beta-Aktivität
- Zunahme der Delta-Aktivität
- Amplituden-Abnahme und Latenz-Zunahme der P300.

Struktur- bzw. funktionsdarstellende Bildgebung bei AD
Strukturdarstellend: V. a. mit der Magnetresonanztomografie (MRT) lassen sich AD-typische Veränderungen darstellen wie Erweiterung der Ventrikelräume (außen > innen), Atrophien im temporoparietalen Bereich sowie insbesondere der Sylvischen Fissur, Hippokampusatrophie, Corpus-callosum-Ausdünnung (s. o Abb. C 5.9).

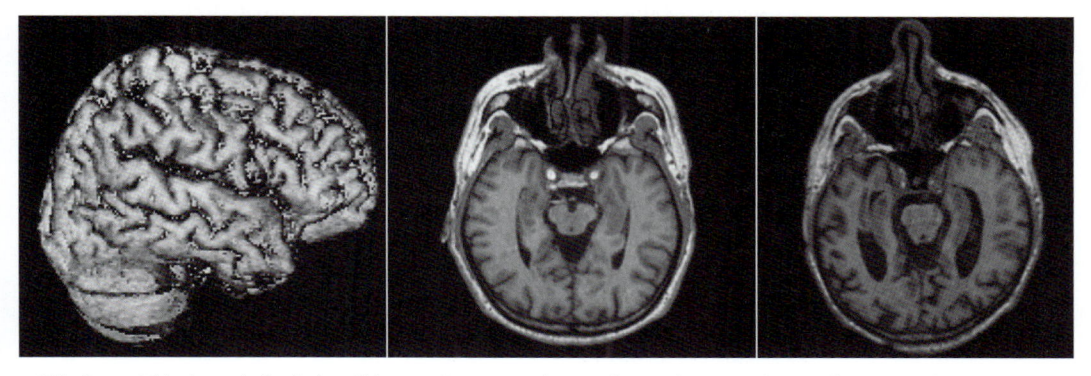

o **Abb. C 5.9** Bildgebungsbefunde bei Alzheimer-Demenz und Gesunden. Links: Vergrößerung der Hirnwindungen, insbesondere temporal, frontal und parietal. Mitte: Normaler Hippocampusbefund. Rechts: Hippocampusatrophie.

Funktionsdarstellend: Durch Untersuchungen des regionalen Glukosestoffwechsels mit der Positronen-Emissionstomografie (PET) und durch Messung der regionalen Gehirndurchblutung mittels Single-Photon-Emmisionstomografie (SPECT) kann man die bei AD-Patienten typische temporoparietale Lokalisation des neurodegenerativen Prozesses in vivo darstellen (Minderung des Stoffwechsels bzw. der Hirnperfusion).

Differenzialdiagnose

● Ausschlussdiagnose!

Die Alzheimer-Demenz ist eine Ausschlussdiagnose. Es gilt nahezu hundert Erkrankungen auszuschließen, die zu AD-ähnlichen Symptomen führen können.

Hilfreich bei dem Prozess der Diagnosestellung ist eine Unterteilung in primäre und sekundäre Demenzformen: Neurodegenerative, vaskuläre und gemischte Pathologien führen zu den primären Demenzformen (z. B. Alzheimer-Demenz, Lewy-Körperchen-Demenz, Demenz vom Parkinson-Typ, frontotemporale Demenz sowie vaskuläre Demenzformen). Zu den wesentlich selteneren sekundären Demenzformen (Verhältnis primär:sekundär ~ 9:1) zählen infektiöse Hirnerkrankungen, zerebrale Raumforderungen, Hydrozephalus sowie metabolische (z. B. Hypothyreose, Vit.-B$_{12}$-Mangel), toxische (z. B. Überdosierung von Hypnotika oder Sedativa) und traumatische Ursachen einer Demenz. Die meisten sekundären Demenzformen sind bei rechtzeitiger Diagnosestellung und entsprechender Therapie potenziell reversibel, bei den primären Demenzen kann ggf. eine weitere Progredienz der Erkrankung durch adäquate Behandlungsmaßnahmen (Antidementiva) aufgehalten werden.

● Wichtige DD: Depression.

Von entscheidender Bedeutung ist die differenzialdiagnostische Abgrenzung einer beginnenden Demenz gegen eine Depression. Häufig kommt es zu ausgeprägten Symptomüberlappungen beider Erkrankungen, da oft enge funktionelle Beziehungen zwischen niedergedrückter Stimmungslage, mnestischen und exekutiven Defiziten bestehen.

Medikamentöse Therapie

Die aktuell verfügbaren Antidementiva (s. ● Abb. C 5.10) stellen verschiedene chemische Stoffgruppen mit völlig unterschiedlichen Wirkmechanismen dar. Sie wirken zentralnervös und sollen höhere integrative Hirnfunktionen (Gedächtnisleistungen, Lernfähigkeit, Auffassungsgabe, Abstraktionsvermögen, Denkprozesse, Konzentrationsfähigkeit) positiv beeinflussen. Ziel der antidementiven Therapie ist es, das Fortschreiten der Kernsymptomatik der Alzheimer-Demenz zu verhindern, um so die Lebensautonomie und die Alltagskompetenz des Patienten möglichst lange aufrechtzuerhalten. Ein modernes Antidementivum sollte auf mehreren Ebenen wirken (Mehrebenen-Konzept): der kognitiven Ebene (Gedächtnis, Sprache, Visuokonstruktion, Orientierung etc.), der funktionalen Ebene (Aktivitäten des täglichen Lebens), der Beurteilungsebene der Belastung von Angehörigen bzw. Pflegepersonen und letztlich der globalen Ebene (klinischer Gesamteindruck durch den Arzt). Die aktuell verfügbaren Therapieansätze sollten möglichst früh eingesetzt werden, sodass die Patienten von der Verzögerung der Symptomprogression maximal profitieren können.

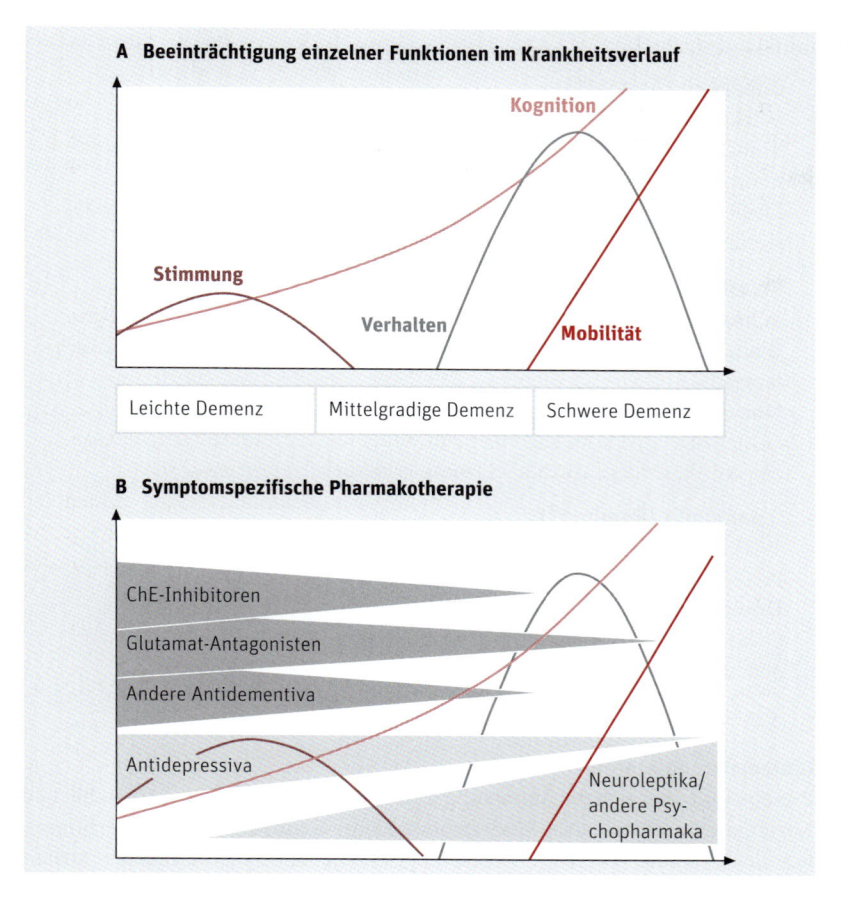

Abb. C 5.10 Beeinträchtigung einzelner Funktionen (A) und medikamentöse Therapie (B) der Alzheimer-Demenz.

Cholinesterasehemmer

Die Hypothese eines cholinergen Defizits bei der Alzheimer-Demenz führte zu der Vermutung, dass eine Besserung der cholinergen Neurotransmission positive Effekte auf gestörte Lern- und Gedächtnisleistungen haben könnte.

Indikation: leichte bis mittelgradige Alzheimer-Demenz.

Typische Nebenwirkungen: Durchfall, Erbrechen, Übelkeit, gastrointestinale Beschwerden, Schwindel, Müdigkeit, Kopfschmerz.

Wirkungsmechanismus: Tatsächlich führte die Substanzgruppe der Cholinesterasehemmer (ChE-Hemmer), die den Abbau des Acetylcholins im synaptischen Spalt hemmt, übereinstimmend in zahlreichen multizentrischen placebokontrollierten Studien zu positiven Effekten auf die primären Wirkvariablen kognitive Leistung, Alltagsfähigkeiten, funktionale Ebene und Beurteilungsebene der Belastung von Angehörigen und Pflegepersonen.

Substanzen: Derzeit stehen drei zugelassene Substanzen aus der Gruppe der Cholinesterasehemmer (2. Generation) für die Indikation einer leicht- bis mittelgradigen Alzheimer-Demenz zur Verfügung, die als Therapie der 1. Wahl („Goldstandard") gelten: Donepezil, Rivastigmin und Galantamin.

> **HINWEIS FÜR DIE PRAXIS**

Donepezil (Aricept®)
Wirkungsmechanismus: durch reversible Acetylcholinesterasehemmung Ausgleich des bei Alzheimer-Demenz bestehenden Acetylcholinmangels.
Dosierung: einmal täglich 5–10 mg p.o. Langsam einschleichende Dosierung mit Dosissteigerung auf 10 mg nach 4–6 Wochen.

Rivastigmin (Exelon®)
Wirkungsmechanismus: durch *pseudo-irreversible* Cholinesterasehemmung Ausgleich des bei Alzheimer-Demenz bestehenden Acetylcholinmangels.
Dosierung: zweimal täglich 1,5–6 mg p.o., langsam einschleichende Dosierung mit Dosissteigerung um 3 mg/Tag mit mindestens vierwöchigen Abständen. Auch als Lösung erhältlich.

Galantamin (Reminyl®)
Wirkmechanismus: reversible Acetylcholinesterasehemmung und modulierende Wirkung auf nikotinerge Acetylcholinrezeptoren.
Dosierung: Zweimal täglich 4–12 mg p.o., langsam einschleichende Dosierung mit Dosissteigerung um 8 mg/Tag in vierwöchigen Abständen, auch als Lösung erhältlich.

Glutamatmodulatoren
Zunehmend setzt sich die Auffassung durch, dass Acetylcholin im menschlichen Kortex die Funktion eines Moderators anderer Neurotransmitter übernimmt, v. a. des Glutamatsystems. Pharmakologische Behandlungsansätze der Alzheimer-Demenz versuchen deshalb, direkt auf das Glutamatsystem einzuwirken. Ein vor kurzem zur Behandlung der mittleren bis schweren Demenz bei AD zugelassener Glutamatmodulator ist der NMDA-Rezeptor-Antagonist Memantine (Ebixa®, Axura®).

> **HINWEIS FÜR DIE PRAXIS**

Memantine (Ebixa®, Axura®)
Wirkungsmechanismus: nicht-kompetitiver niederaffiner NMDA-Antagonist, Modulator der glutamatergen Neurotransmission, neuroprotektiv.
Indikation: mittel- bis schwergradige Alzheimer-Demenz.
Nebenwirkungen: dosisabhängig Schwindel, innere und motorische Unruhe und Übererregung, Müdigkeit, Kopfdruck und Übelkeit. In Einzelfällen wurde bei Patienten mit erhöhter Anfallsbereitschaft eine Absenkung der Krampfschwelle beobachtet.
Dosierung: einschleichende Gabe. 1. Woche bis 5 mg/Tag, 2. Woche bis 10 mg/Tag, 3. Woche bis 15–20 mg/Tag, ggf. wöchentlich weitere Steigerung bis 30 mg, 1–2 x täglich, nicht mehr nach 14.00 Uhr.

Nootropika

Neben den genannten Substanzen, denen jeweils ein spezifisches Konzept zur Pathophysiologie der Alzheimer-Demenz zugrunde liegt, gibt es eine Vielzahl anderer Stoffe, denen weniger genau definierte und sehr heterogene Wirkmechanismen zugrunde liegen und die häufig unter dem Begriff **Nootropika** zusammengefasst werden. Die wichtigsten und am besten dokumentierten Medikamente aus dieser Gruppe sind die **Ginkgo-biloba-Extrakte**. Dabei handelt es sich um Phytopharmaka mit einem komplexen Wirkprofil, die u. a. Radikalfängereigenschaften haben.

> **HINWEIS FÜR DIE PRAXIS**
>
> **Ginkgo Biloba Spezial Extrakt EGb761 (Tebonin®)**
> **Wirkungsmechanismus:** Phytopharmakon, komplexes neuroprotektives Wirkprofil, u. a. Radikalfängereigenschaften.
> **Indikation:** hirnorganisches Psychosyndrom unterschiedlicher Genese.
> **Nebenwirkungen:** Magendarmbeschwerden, Kopfschmerzen, allergische Hautreaktionen.
> **Dosierung:** 3 x 1–2 Tabletten (Tebonin® Forte)/Tag p.o.

Inzwischen liegen auch für etliche andere Nootropika Studienergebnisse vor, die eine antidementive Wirksamkeit belegen, sodass Substanzen wie **Piracetam, Nimodipin, Nicergolin, Pyritinol** und **Dihydroergotoxin** vom Bundesinstitut für Arzneimittel und Medizinprodukte (BfArM) im Rahmen der Aufbereitung positiv monografiert und nach dem Arneimittelgesetz zugelassen wurden. Dennoch ist die Datenlage zur Wirksamkeit dieser Nootropika bei der Therapie der Alzheimer-Demenz insgesamt noch als inkonsistent zu werten, sodass derzeit die antidementive Wirkung der einzelnen Substanzen nicht endgültig beantwortet werden kann (s. weiterführende Literatur).

Therapie akzessorischer Begleitsymptome

Gegenwärtig stehen verschiedene Medikamente aus den Substanzgruppen der Antidepressiva, Benzodiazepine, Antipsychotika und Antiepileptika zur Behandlung akzessorischer Begleitsymptome zur Verfügung, für die eine Wirksamkeit erwiesen ist (s. ◻ Tab. C 5.16). Folgende Prinzipien bei der Behandlung akzessorischer Begleitsymptome sollten eingehalten werden:

- Niedrige Anfangsdosierung, allmähliche Dosissteigerung • „start low, go slow"
- Häufig niedrigere Erhaltungsdosis
- Möglichst Vermeidung einer polypharmakologischen Behandlung
- Bei Umstellung einer Medikation größere Pausen einhalten.

Psychotherapeutische Verfahren bei AD

- Kognitive Verfahren
  - Kognitives Training
  - Realitätsorientierungstraining
- Psychosoziale Verfahren
  - Verhaltenstherapeutische Interventionen
  - Psychoedukative Maßnahmen

□ **Tab. C 5.16** Substanzgruppen und Wirkstoffe zur Behandlung begleitender psychopathologischer Störungen bei demenziellen Erkrankungen.

Depressive Symptomatik	
SSRI	Citalopram, Sertralin
Serotonerg	Trazodon
MAO-A-Hemmer	Moclobemid
Cave trizyklische Antidepressiva: Nachteil unerwünschter anticholinerger Nebenwirkungen, die sich insbesondere bei Alzheimer-Patienten negativ auf die kognitiven Leistungen auswirken können. Weitere Nebenwirkungen: Bewusstseinsstörungen, Krampfanfälle, tachykarde und bradykarde Herzrhythmusstörungen, Hypotension etc. Trizyklische Antidepressiva sollten also eher zurückhaltend eingesetzt werden.	
Angstsymptome	
SSRI	Citalopram, Sertralin
Serotonerg	Trazodon, Buspiron
MAO-A-Hemmer	Moclobemid
Cave Benzodiazepine: Aufgrund eines ungünstigen Nebenwirkungsprofils (übermäßige Sedierung, Zunahme kognitiver Beeinträchtigungen, Koordinationsstörungen, Sturzneigung etc.) und wegen des hohen Abhängigkeitspotenzials sollte der Einsatz von Benzodiazepinen kritisch überdacht werden. Paradoxe Arzneimittelreaktionen bei Gabe von Benzodiazepinen im Alter.	
Unruhezuständen	
Niedrigpotente NL	Pipamperon, Melperon, Prothipendyl
Trizyklische NL	Zuclopenthixol
Psychotische Symptome	
Atypische NL[1]	Risperidon[2], Clozapin[3], (Olanzapin)[4], Sertindol
Aggressivität	
Atypische NL	Risperidon[2], Clozapin[3]
Antikonvulsiva	Carbamazepin, Valproat
Serotonerg	Buspiron, Trazodon
SSRI	Citalopram, Sertralin
Sonstige	β-Blocker, Lithium, Tiaprid, Selegilin

[1] Mit den atypischen Neuroleptika stehen Substanzen zur Verfügung, die – bei den aufgeführten Indikationen – im Vergleich zu den klassischen Neuroleptika eine bessere Verträglichkeit (deutlich reduziertes EPS-Risiko) bei gleicher Wirksamkeit zeigen.
[2] Indikation eingeschränkt auf schwerwiegende psychotische Symptome.
[3] Bei psychotischen Symptomen bei Morbus Parkinson.
[4] Nach neuesten Studienergebnissen wird Olanzapin wegen unerwünschter Nebenwirkungen (erhöhte Mortalität, erhöhte Inzidenz zerebrovaskulärer Ereignisse, diabetogene Effekte) nicht mehr zur Behandlung Demenz-assoziierter Psychosen empfohlen.

▶ Persönlichkeitsstützende Verfahren
   – Selbsterhaltungstherapie
   – Validationstherapie.

Verlauf und Prognose

Das Fortschreiten der Alzheimer-Demenz weist interindividuelle Unterschiede auf, letztlich entscheidet der klinische Verlauf über die Prognose der AD. Die

Überlebenszeit wird bei den 65- bis 80-jährigen Patienten mit AD zum Manifestationsbeginn mit leichten kognitiven Defiziten auf etwa 8 Jahre geschätzt (statistisches Mittel), nach Stellung der klinischen Diagnose in mittleren bzw. schweren Krankheitsstadien auf etwa 4 Jahre. Der Verlauf muss aber immer individuell betrachtet werden und kann in Schweregrad, Komplexität der Symptome und Zeitdauer erheblich variieren. Zahlreiche Studien zeigen, dass ein frühzeitiges Erkennen der AD und damit verbunden eine frühzeitige antidementive Behandlung der Patienten den Krankheitsverlauf und die Prognose günstig beeinflussen. Primäres Ziel muss also die **Frühdiagnose der Alzheimer-Demenz** sein, um rechtzeitig die materiellen und immateriellen Belastungen der Patienten, der Angehörigen und der sozialen Systeme zu reduzieren.

C 5.5.4 Frontotemporale Demenzen

● Harald Hampel, Christian Graz, Stefan Teipel

Im Vergleich zur Alzheimer-Erkrankung (AD) stellen frontotemporale Demenzen mit etwa 5–15 % eine weniger häufig vorkommende Demenzform dar. Der Krankheitsbeginn kann bereits um das 40. Lebensjahr liegen mit einem Häufigkeitsgipfel zwischen dem 50. und 60. Lebensjahr.

Frontotemporale Demenzen können sich in drei unterschiedlichen, klinisch charakteristischen Erscheinungsbildern präsentieren:
- Frontotemporale Demenz (FTD) im engeren Sinne
- Semantische Demenz (SD)
- Primär progressive Aphasie (PPA).

● Frontotemporale Demenz (FTD) Semantische Demenz (SD) Primär progressive Aphasie (PPA)

Während bei der FTD im Vordergrund der Symptomatik Persönlichkeitsveränderungen, gestörtes Sozialverhalten sowie Veränderungen des Antriebes stehen, findet sich bei der semantischen Demenz vornehmlich ein Verlust von semantischem Wissen (Bedeutungsinhalt der Sprache) und bei der primär progressiven Aphasie phonologische und syntaktische Störungen der Sprachleistungen (Störungen der Sprachexpression).

Die Symptome aller Subtypen der frontotemporalen Demenzen beginnen schleichend und nehmen langsam progredient zu. Es kommt zu frühzeitigem Verlust der Krankheitseinsicht. Gedächtnisfunktionen und Orientierungsfähigkeit sind zunächst weitgehend unauffällig. Auffälligkeiten in der körperlich-neurologischen Untersuchung, wie beispielsweise Primitivreflexe, Akinese, Rigor, Tremor und Inkontinenz, können die Diagnose unterstützen.

Unter dem Terminus der frontotemporalen Demenzen bzw. ihrer drei Subformen wird eine heterogene Gruppe von Erkrankungen zusammengefasst, die sich – neben der oben genannten klinischen Ausprägung der Kernsymptome – zusätzlich auch morphologisch in der Bildgebung und histopathologisch bzw. ätiologisch voneinander unterscheiden lassen.

Bei der **FTD** im engeren Sinne handelt es sich um eine „präsenile" neurodegenerative Hirnerkrankung mit einer fokalen, linksseitigen oder bilateralen, meist asymmetrischen, kortiko-subkortikalen Atrophie v. a. des anterioren Temporal- und/oder Frontallappens. Bei der **SD** und **PPA** finden sich in der Bildgebung meist unilaterale, selten auch bilaterale fokal-kortikale Atrophiezonen im frontalen und kortikalen Bereich, die zusätzlich die zentrale Sprachregion einschließen.

Die genaue Ätiopathogenese der verschiedenen Varianten der Frontotemporalen Demenzen ist noch weitgehend ungeklärt. Nach Stand der Forschung scheint der neurodegenerative Prozess teilweise mit pathologischen Ablagerungen des abnorm phosphorylierten Tau-Proteins assoziiert zu sein. Histopathologisch kennzeichnend für den sog. Pick-Typ der frontotemporalen Demenzen sind intrazytoplasmatische, tau- und ubiquitinhaltige Einschlusskörperchen („Pick-Körperchen"). Histologische Veränderungen im Sinne von Tau-Ablagerungen sind jedoch nicht spezifisch und können fehlen.

Da die Häufigkeit von Sekundärfällen in der Verwandtschaft betroffener Patienten mit einer FTD bei bis zu 50 % liegt, werden auch genetische Faktoren diskutiert. Derzeit konnte in einigen familiären Fällen der FTD, die zusätzlich mit parkinsonähnlichen Symptomen oder Motoneuron-Erkrankungen einhergehen, eine Assoziation mit Chromosom 17 (Abschnitt 17 q21–22) und Chromosom 9 gefunden werden.

Definition
Insgesamt müssen bei allen Subtypen die allgemeinen Kriterien für eine Demenz nach ICD-10 erfüllt sein (Alltagsrelevanz der Beeinträchtigungen, keine qualitativen Bewusstseinsstörungen, Mindestdauer der Symptome seit 6 Monaten; s. Kap. C 5.5.3). Nach den klinischen Diagnosekriterien, die aus der Zusammenarbeit der Forschergruppen aus Lund (Schweden) und Manchester (England) hervorgingen („Lund- und Manchester-Kriterien"), sind gemeinsame Kernsymptome aller Subtypen schleichender Beginn sowie langsame Progredienz der Symptomatik. Es besteht meist keine Krankheitseinsicht der betroffenen Patienten. Entscheidend ist, dass bei den jeweiligen Varianten unterschiedlich ausgeprägte Sprachstörungen, eine Wesensänderung sowie unspezifische Verhaltensauffälligkeiten im Vordergrund stehen (s. ◻ Tab. C 5.17–5.19).

Epidemiologie
Präzise epidemiologische Aussagen zur Prävalenz und Inzidenz der verschiedenen Subtypen der frontotemporalen Demenzen lassen sich nicht treffen. Die Krankheitsbilder der FTD, SD und PPA wurden in den letzten Jahrzehnten häufig übersehen bzw. verkannt, möglicher Grund dafür sind die bis vor kurzem uneinheitlichen Diagnosekriterien. Den Ergebnissen verschiedener Autopsiestudien zufolge stehen frontotemporale Demenzen anteilsmäßig unter den neurodegenerativen Demenzformen mit 5–15 % an dritter Stelle nach der Alzheimer-Demenz und der Lewy-Körper-Demenz. Frauen und Männer sollen gleich häufig betroffen sein, der Erkrankungsgipfel liegt im 5. bis 6. Lebensjahrzehnt. Die Prognose ist infaust mit einer durchschnittlichen Krankheitsdauer von etwa 8 Jahren. Häufige Todesursachen sind Infektionskrankheiten.

Ätiopathogenese und Genetik
Neuroradiologisch findet sich bei der FTD eine schwerpunktmäßig ausgeprägte Atrophie im medialen, dorsolateralen und orbitalen Frontallappen, bei der SD oder PPA finden sich in der Bildgebung unilaterale (seltener bilaterale) fokalkortikale Atrophiezonen im frontalen und temporalen Bereich, die die zentrale Sprachregion einschließen. Wie es ätiopathogenetisch zu der jeweiligen Neurodegeneration kommt, ist weitgehend unbekannt. Bei der Krankheitsentstehung der FTD scheint das Mikrotubuli-assoziierte Protein Tau (bzw. dessen abnorme Phosphorylierung), das eine wichtige Funktion für das Zytoskelett und den neuronalen Transport spielt, eine wesentliche Rolle zu spielen. Sechs Isoformen werden im Gehirn des Erwachsenen exprimiert. Während beim Gesunden eine

C 5.5.4 Frontotemporale Demenzen

□ **Tab. C 5.17** Klinisch diagnostische Merkmale der frontotemporalen Demenz (Lund- und Manchester-Kriterien).

Hauptmerkmale	Unterstützende Merkmale	Beispiele zu A–D
Schleichender Beginn Allmähliche Progredienz	A: Verhalten	▸ Nachlassen der Körperhygiene ▸ Mentale Starrheit, Inflexibilität ▸ Ablenkbarkeit, Unbeständigkeit ▸ Hyperoralität, Änderung der Essgewohnheiten ▸ Stereotypien, Perseverationen ▸ Sinnlose Aktivität
Vernachlässigung sozialer Konventionen	B: Sprache und Sprechen	▸ Veränderung der Sprachproduktion ▸ Verlust der Spontansprache ▸ Sprechdrang ▸ Stereotypien ▸ Echolalie ▸ Perseveration ▸ Mutismus
Verlust der Selbstregulation	C: Körperlich-neurologische Befunde	▸ Primitivreflexe ▸ Inkontinenz ▸ Akinese, Rigor, Tremor ▸ Niedriger, labiler Blutdruck
Emotionales Abstumpfen	D: Weiterführende Untersuchungen	▸ Neuropsychologie: Beeinträchtigung frontaler Funktionen ohne schwere Gedächtnisstörung, Aphasie oder Defizite des optisch-räumlichen Vorstellungsvermögens ▸ EEG: Normalbefund ▸ Bildgebung: V. a. frontale und/oder temporale Normabweichungen
Verlust der Einsichtsfähigkeit		

□ **Tab. C 5.18** Klinisch diagnostische Merkmale der semantischen Demenz (Lund- und Manchester-Kriterien).

Hauptmerkmale	Unterstützende Merkmale	Beispiele zu A–D
Schleichender Beginn Allmähliche Progredienz	A: Verhalten	▸ Verlust des Mitgefühls ▸ Einengung der Interessen auf wenige Tätigkeiten ▸ Geiz
Sprachstörungen (flüssige, inhaltsarme Sprache; Verlust des Wortsinns; semantische Paraphasien)	B: Sprache und Sprechen	▸ Sprechdrang ▸ Eigenartiger Wortgebrauch ▸ Keine phonematischen Paraphasien ▸ Lexikalische Dyslexie und Dysgraphie ▸ Erhaltene Rechenfähigkeit
Wahrnehmungsstörungen (Prosopagnosie; assoziative Agnosie)	C: Körperlich-neurologische Befunde	▸ Keine Primitivreflexe (oder erst spät im Krankheitsverlauf) ▸ Akinese, Rigidität, Tremor
Ungestörtes Zuordnen von Bildern und Abzeichnen	D: Weiterführende Untersuchungen	▸ EEG: Normalbefund ▸ Bildgebung: Symmetrische oder asymmetrische Normabweichunge v. a. im anterioren Temporallappen
Ungestörte Fähigkeit, einzelne Worte zu wiederholen		
Ungestörte Fähigkeit, laut vorzulesen und nach Diktat Worte zu schreiben, deren Orthografie der Aussprache entspricht		

□ **Tab. C 5.19** Klinisch diagnostische Merkmale der primär progressiven Aphasie (Lund- und Manchester-Kriterien).

Hauptmerkmale	Unterstützende Merkmale	Beispiele zu A–D
Schleichender Beginn Allmähliche Progredienz	A: Verhalten	▸ Zunächst Erhalt sozialer Fähigkeiten ▸ Später im Krankheitsverlauf wie bei FTD
Zögerliche, mühsame Spontansprache (mind. eine der folgenden Auffälligkeiten: Agrammatismus, phonematische Paraphasien, Anomie	B: Sprache und Sprechen	▸ Stottern oder orale Apraxie ▸ Unfähigkeit zu wiederholen ▸ Alexie, Agraphie ▸ Zunächst Erhalt des Wortverständnisses ▸ Später im Krankheitsverlauf: Mutismus
	C: Körperlich-neurologische Befunde	Meist erst spät im Krankheitsverlauf: ▸ Primitivreflexe ▸ Akinese, Rigor, Tremor
	D: Weiterführende Untersuchungen	▸ Neuropsychologie: Nicht flüssige Aphasie ohne Gedächtnisstörung oder Defizite des optisch-räumlichen Vorstellungsvermögens ▸ EEG: Normalbefund oder geringgradige, asymmetrische Verlangsamung ▸ Bildgebung: Asymmetrische Normabweichung, v. a. die dominante (meist linke) Hemisphäre betreffend

gleiche Menge dieser Isoformen exprimiert werden, liegen bei der FTD bestimmte Isoformen vermehrt als aggregierte Ablagerungen vor, die zu einem Absterben von Nervenzellen und damit zur Neurodegeneration führen.

Genetische Untersuchungen fanden zudem heraus, dass möglicherweise Mutationen im Tau-Gen auf Chromosom 17 (Abschnitt 17 q21–22) eine Rolle in der Pathogenese der FTD spielen können. Dieser Genort soll auch für starke familiäre Häufungen der FTD mitverantwortlich sein.

● Bei der FTD besteht **kein** cholinerges Defizit.

Im Gegensatz zur Alzheimer-Demenz liegt kein cholinerges Defizit vor. Demgegenüber zeigt sich ein ausgeprägtes postsynaptisches serotonerges Defizit bei betroffenen Patienten. Deshalb werden derzeit u. a. Substanzen in der Behandlung der frontotemporalen Demenzen überprüft, die in den Serotonin-Stoffwechsel eingreifen (Serotonin-Wiederaufnahme-Hemmer, SSRI).

Anamnese, Symptome, körperliche Befunde

Häufig besteht keine Krankheitseinsicht der betroffenen Patienten, sodass fremdanamnestische Angaben für den Arzt große Bedeutung haben. Die Symptome beginnen **schleichend** und schreiten **langsam progredient** fort. Kennzeichnend für die **FTD** ist das Überwiegen von Frontalhirnsymptomen, wie Persönlichkeitsveränderungen mit emotionaler Verflachung, Vergröberung des Sozialverhaltens, Enthemmung, Apathie oder Ruhelosigkeit sowie Sprachstörungen. Gedächtnisfunktionen und Orientierungsfähigkeit (eher Parietallappenfunktionen) können zu Krankheitsbeginn weitgehend intakt sein. Bei der **SD** und der **PPA** steht die Sprachstörung im Vordergrund. Andere kognitive Leistungen sowie die Persönlichkeit des Patienten bleiben dagegen vergleichsweise gut erhalten. Die SD ist gekennzeichnet von Störungen des Bedeutungsinhaltes der Sprache (Semantik). Auffällig ist das gestörte Verständnis des Wortsinnes (semantische Aphasie) und das gestörte Wissen um Objekte (assoziative Agnosie). Im Vordergrund der PPA stehen dagegen Störungen der Sprachexpression mit einer zögerlichen, mühsamen Spontansprache (Agrammatismus, phonematische Paraphasien, Anomie).

Die klinische Symptomatik ist insgesamt bei allen drei Subtypen sehr vielfältig, wobei Wahrnehmung, optisch-räumliche Fähigkeiten und Gedächtnis zunächst relativ gut erhalten sind. In der körperlich-neurologischen Untersuchung zeigen sich häufiger Primitivreflexe, Inkontinenz, Akinese, Rigor, Tremor sowie ein niedriger und labiler Blutdruck.

Diagnostik

Wesentliche Elemente der Diagnostik bilden Fremdanamnese (Verhaltensbeobachtungen durch das soziale Umfeld), psychopathologischer Befund, psychometrische und neurolinguistische (v. a. bei der SD und PPA) Testung, Labor- und ggf. Liquoruntersuchung sowie eine kranielle Bildgebung. Vorsicht ist geboten bei der Interpretation von Ergebnissen der gängigen psychometrischen Demenztests (MMSE, CERAD-Batterie). Diese sind auf die Erkennung der Alzheimer-Demenz angelegt und können gerade bei beginnender FTD unauffällig sein. Aktuell werden verschiedene Fragebogen und Tests entwickelt, die die Diagnose der FTD gezielter ermöglichen sollen (Bewertung der Verhaltensauffälligkeiten, der sprachlichen Defizite etc.). Zur Orientierung dienen hauptsächlich die Lund- und Manchester-Kriterien.

In der strukturellen Bildgebung (MRT, ggf. CT) kann die Atrophie im Bereich des Frontal- und Temporallappens dargestellt werden. In der kranialen SPECT und PET zeigt sich in den betroffenen Arealen häufig eine Hypoperfusion bzw. ein Hypometabolismus.

In der Liquoruntersuchung kann die Konzentration des Tau-Proteins erhöht sein.

Differenzialdiagnose

Aufgrund der vielfältigen Symptomatik der FTD ist die differenzialdiagnostische Abgrenzung gegenüber anderen organischen und nicht-organischen Erkrankungen sehr komplex und häufig schwierig. Je nach vorherrschenden Symptomen und Krankheitsstadium der FTD müssen andere Demenzformen (Alzheimer-Demenz, Lewy-Körper-Demenz, vaskuläre Demenz), affektive Erkrankungen (Depression, Manie), aber auch schizophrene Störungen und Zwangserkrankungen ausgeschlossen werden.

Therapie

Derzeit liegen keine antidementiven Therapiestrategien bzw. Wirkprinzipien zur medikamentösen Behandlung der FTD vor. Im Gegensatz zur Alzheimer-Demenz findet sich keine Beteiligung des cholinergen Systems, sodass die Gabe von Cholinesterasehemmern vermutlich keinen positiven Effekt bei frontotemporalen Patienten hat. Derzeit beschränkt sich die Behandlung auf die im Vordergrund stehenden psychopathologischen Verhaltensauffälligkeiten. Das häufig ausgeprägte postsynaptische serotonerge Defizit ist Grundlage für die Behandlung mit Substanzklassen, die in den Serotonin-Spiegel mit eingreifen. Niedergedrückte Stimmungslage und Anergie, aber auch Enthemmung und Hyperphagie sprechen in der Tat gut auf selektiv serotonerge Antidepressiva (z. B. Sertralin, Citalopram) an.

Substanzen, die in das dopaminerge Neurotransmittersystem eingreifen (z. B. Bromocriptin), werden zur Behandlung von Apathie und Antriebslosigkeit empfohlen.

Agitiertheit, Aggressivität und Unruhezustände sind weitere Begleitsymptome, die sich gerade bei der FTD finden und mit atypischen Neuroleptika behandelt werden sollten.

● Jan-Philipp Bach, Richard Dodel

C 5.5.5 Demenz vom Lewy-Körper-Typ

Die Demenz vom Lewy-Körper-Typ ist nach der Alzheimer-Erkrankung und der vaskulär bedingten Demenz die dritthäufigste degenerative demenzielle Erkrankung.

Die Demenz vom Lewy-Körper-Typ ist charakterisiert durch eine progrediente Demenz, Einschränkungen der kognitiven Leistungsfähigkeit, visuelle Halluzinationen (szenisch), Symptome eines Parkinsonsyndroms und durch eine Überempfindlichkeit gegen Neuroleptika (diagnostische Kriterien s. Kasten).

Epidemiologie

In neuropathologischen Untersuchungen ist die Demenz vom Lewy-Körper-Typ (DLK) mit einem Anteil von 20 bis zu 30 % als die zweithäufigste Form der Demenz nach der Alzheimer-Erkrankung identifiziert worden. Epidemiologische Studien haben aber gezeigt, dass die Häufung von der DLK bei bis zu 8 % der Erkrankungen mit Demenz einhergeht. Die Erkrankung beginnt in der Regel jenseits des 55.–60. Lebensjahres. Männer sind etwas häufiger betroffen als Frauen (2 : 1). Die mittlere Erkrankungsdauer beträgt ca. 3–6 Jahre.

Genetik

Die Demenz vom Lewy-Körper-Typ tritt meist sporadisch auf, kann aber auch in seltenen Fällen mit einem autosomalen Erbgang vergesellschaftet sein.

Pathologie

● Fritz Lewy, geb. in Berlin 1885; gest. 1950 in Pennsylvania/USA

Die Lewy-Körper sind erstmalig von dem Neurologen Fritz Lewy beschrieben worden, der mit Alois Alzheimer zusammenarbeitete. Sie bestehen vorwiegend aus dem zytoplasmatischen Protein α-Synuclein. Lewy-Körperchen sind runde ovoide intraneuronale oder intraneuritische Gebilde mit einer Größe von 3–20 µm. Im Hirnstamm sind sie dichter und mit einem hellen Randsaum. Kortikale Lewy-Körper sind kleiner und ein heller Randsaum fehlt meist. Ähnlich wie die Lewy-Körper finden sich in den Neuriten fibrilläre Aggregate (Lewy-Neuriten).

Lewy-Körperchen finden sich in der Substantia nigra, im limbischen System und dem Kortex. Entsprechend werden drei Typen unterschieden:
▶ Diffuser Typ: zahlreiche Lewy-Körperchen im Hirnstamm und Zwischenhirn, im Kortex und in den Basalganglien, häufig anzutreffen mit Plaques und Neurofibrillen (Alzheimer-typische Veränderungen).
▶ Intermittierender Typ: zahlreiche Lewy-Körperchen im Hirnstamm und Zwischenhirn und im limbischen System, weniger zahlreich in Kortex und Stammganglien.
▶ Hirnstammtyp: viele Lewy-Körperchen im Hirnstamm und Zwischenhirn, nur vereinzelt im Kortex und in den Basalganglien.

Klinik

Die Erkrankung beginnt meist schleichend mit einer demenziellen Entwicklung, wobei räumlich-visuelle sowie visuokonstruktive Störungen im Vordergrund stehen. Letztere sind weitaus stärker ausgeprägt als bei Patienten, die an einer Demenz vom Alzheimer-Typ erkrankt sind. Gedächtniseinbußen sind zu Beginn der Erkrankung deutlich geringer ausgebildet sind, als bei einem Patienten mit einer Demenz vom Alzheimer-Typ.

● Gedächtnisstörungen sind geringer ausgeprägt als bei der Demenz vom Alzheimer-Typ.

Die Parkinson-Symptomatik ist meist symmetrisch ausgebildet und mehr oder minder stark ausgeprägt. Bei etwa einem Drittel der Fälle ist das Parkinsonsyndrom die erste Auffälligkeit, kognitive Störungen treten dann später hinzu.

Definitionsgemäß spricht man von einer Demenz vom Lewy-Körper-Typ, wenn die Demenz innerhalb eines Jahres nach Beginn der Parkinson-Symptomatik einsetzt.

● Die 1-Jahresregel gilt als Differenzierungskriterium zur Parkinson-Krankheit mit Demenz.

Darüber hinaus ist für die Erkrankung typisch das Auftreten von visuellen Halluzinationen, die typischerweise Gestaltcharakter haben und detailliert sind sowie eine fluktuierende Bewusstseinslage mit ausgeprägten Schwankungen in der Aufmerksamkeit und Wachheit. Diese Symptome treten im Gegensatz zur Parkinson-Erkrankung mit Demenz früh im Stadium der Erkrankung auf.

Neurologische Untersuchung

In der klinischen Untersuchung findet sich ein Parkinsonsyndrom mit Ruhetremor (meist kein typischer pillendreherartiger Tremor wie beim idiopathischen Parkinsonsyndrom), gelegentlich ein Aktionstremor, Bradykinese und Rigor. Die Symptome sind meist symmetrisch ausgeprägt und milder als bei der Parkinson-Erkrankung ausgeprägt.

Neuropsychologischer Befund

Im Gegensatz zur Demenz vom Alzheimer-Typ finden sich Defizite weniger im Bereich des Gedächtnisses und aprakischer sowie aphasischer Störungen, sondern es finden sich häufig Störungen der Aufmerksamkeit, der exekutiven Funktionen sowie der Wahrnehmung. Gut ausgestaltete und detaillierte visuelle Halluzinationen sind typisch. Gelegentlich treten auch Halluzinationen in anderen Modalitäten auf. Häufig sind depressive Episoden, die bei ca. 33–50 % der Patienten auftreten können.

● Störungen der Visuokonstruktion stehen im Vordergrund.

Diagnostik

Bisher gibt es keine Laboruntersuchungen oder bildgebende Verfahren, die klar eine Demenz vom Lewy-Körper-Typ diagnostizieren lassen. Mit den im Kasten dargestellten diagnostischen Kriterien kann jedoch eine hohe Spezifität erreicht werden, wobei die Sensitivität deutlich niedriger ist. Die Untersuchung des Liquors ist normal. Inwieweit der Nachweis von Synuclein im Liquor/Serum in Zukunft wegweisend ist, wird noch erforscht. Die Bestimmung von β-Amyloid und Tau (normal) kann nicht als differenzialdiagnostisches Kriterium verwendet werden. Im EEG finden sich eine Verlangsamung des Grundrhythmus sowie temporal langsame transiente Wellen, die bei der Demenz vom Lewy-Körper-Typ stärker ausgeprägt sind als bei der Alzheimer-Demenz. Diagnostisch kann dies jedoch nicht genutzt werden.

Bildgebung

Die zerebrale Computertomografie oder Magentresonanztomografie zeigt häufig symmetrische Atrophien, die überwiegend im Temporallappen und Hippokampus lokalisiert sind. Jedoch sind diese Befunde unspezifisch.

SPECT-Untersuchungen mit FP-CIT können zur differenzialdiagnostischen Abgrenzung gegenüber der Demenz vom Alzheimer-Typ herangezogen werden. Hier findet sich eine Minderanreicherung bei der DLK in den Basalganglien, die bei der Demenz vom Alzheimer-Typ fehlt.

Untersuchungen mit Fluoroxyglukose mittels PET zeigten bei der Lewy-Körper-Demenz ausgeprägte okzipitale hypometabolische Areale, insbesondere im Bereich des visuellen Kortex. Im Gegensatz hierzu finden sich bei der Demenz vom Alzheimer-Typ eher hypometabolische Regionen im Temporallappen.

▶ **HINWEIS FÜR DIE PRAXIS**

Konsensus-Kriterien für die Diagnose der DLK nach McKeith

Hauptmerkmal
(Bestimmend für die Diagnose einer möglichen oder wahrscheinlichen DLK)
- Progressive kognitive Einbuße, die mit der normalen sozialen oder beruflichen Funktion interferiert.
- Eine prominente oder persistierende Gedächtnisstörung muss in den frühen Stadien der Erkrankung nicht vorhanden sein, tritt aber bei Fortschreiten der Erkrankung meist auf.
- Defizite sind besonders bei Tests der Aufmerksamkeit, der exekutiven Funktionen und der räumlich-visuellen Fähigkeit nachzuweisen.

Kernmerkmale
(Zwei Merkmale sind ausreichend für die Diagnose einer wahrscheinlichen DLK, ein Merkmal für die Diagnose einer möglichen DLK)
- Fluktuierende Bewusstseinslage mit ausgeprägten Schwankungen in der Aufmerksamkeit und Wachheit.
- Wiederkehrende visuelle Halluzinationen, die typischerweise Gestaltcharakter haben und detailliert sind.
- Spontane Parkinson-Symptomatik.

Verdachtsmerkmale
- REM-Schlafstörung.
- Ausgeprägte Empfindlichkeit auf Neuroleptika.
- Reduzierte Speicherung des Dopamin-Transporter-Liganden in den Basalganglien (SPECT oder PET).

Unterstützende Merkmale
- Häufige Stürze und Synkopen.
- Transienter Bewusstseinsverlust.
- Schwere autonome Funktionsstörung.
- Halluzinationen in anderen Modalitäten.
- Wahn.
- Depression.
- Medialer Temporallappen im CT/MRT wenig verändert.

- Niedrige Aufnahme im SPECT/PET Perfusionsscan bei reduzierter okzipitaler Aktivität.
- Abnorme niedrige Aufnahme in der MIBG Myokard-Szintigrafie.
- Prominente slow wave-Aktivität im EEG mit temporalen transienten scharfen Wellen.

> **HINWEIS FÜR DIE PRAXIS**
>
> **Befunde, die die Diagnose wenig wahrscheinlich machen**
> - Schlaganfall.
> - Andere medizinische oder neurologische Erkrankungen.
> - Wenn Parkinson-Symptome zum ersten Mal im schweren Stadium der Demenz auftreten.
>
> **Zeitliche Abfolge der Symptome**
> Die Diagnose der DLK sollte erfolgen, wenn die Demenz vor oder gleichzeitig mit den Symptomen der Parkinson-Krankheit auftritt. Der Begriff Parkinson mit Demenz sollte verwendet werden, um eine Demenz zu beschreiben, die im Rahmen einer lange bestehenden Parkinson-Krankheit auftritt.
> In wissenschaftlichen Studien sollte die 1-Jahresregel verwendet werden, um eine Unterscheidung zwischen DLK und Parkinson-Erkrankung mit Demenz zu treffen.

Differenzialdiagnose

Die Abgrenzung zur reinen idiopathischen Parkinson-Krankheit oder zur Demenz vom Alzheimer-Typ ist oftmals nicht einfach, insbesondere da eine Überlappung der Symptome in allen drei Erkrankungen auftreten kann.

Therapie

Parkinson-Symptomatik

Die motorischen Symptome bei der Demenz vom Lewy-Körper-Typ sprechen meist nur gering auf eine L-Dopa oder Dopaminagonistentherapie an. Ein Therapieversuch, auch mit höheren Dosen, sollte dennoch unternommen werden. Für die kognitiven Störungen hat sich der Einsatz von zentral wirksamen Cholinesterasehemmern bewährt. Durch diese Therapie können andere psychopathologische Symptome wie Psychose, Halluzinationen, Erregungszustände gebessert werden. Die Indikation und Einschränkung der Therapie sowie Nebenwirkungen entsprechen im Wesentlichen denen bei der Demenz vom Alzheimer-Typ (s. Tab. C 5.20).

Häufige Nebenwirkungen sind Übelkeit, Appetitlosigkeit, Völlegefühl, Durchfall, Erbrechen, Schlaflosigkeit, Muskelkrämpfe und Erregungszustände. Sollte die Therapie mit zentral wirksamen Cholinesterasehemmern bei Erregungszuständen und ausgeprägter psychotischer Symptomatik nicht greifen,

● Mittel der Wahl sind Cholinesterasehemmer.

☐ **Tab. C 5.20** Charakteristika gegenwärtig verfügbarer Cholinesterase-Inhibitoren.

	Donezepil	**Rivastigmin**	**Galantamin**
Tagesdosen	1	2	2
Initialdosis	5	1,5–3	8
Dosiszunahme	4–6 Wochen	2 Wochen	4 Wochen
Klinisch wirksame Dosis	5–10 mg	6–12 mg	16–24 mg
Gabe zum Essen	+	+/-	+
CYP450	+	(+/-)	+
Proteinbindung	96 %	40 %	18 %
Leber-/Niereninsuffizienz	+	+	(-)
Nebenwirkungen	Cholinerg: Übelkeit, Erbrechen, Durchfall (10–17 %), Muskelkrämpfe, Müdigkeit, Schlaflosigkeit, Kopfschmerzen, Schwindel (> 5 %)	Cholinerg: Übelkeit, Erbrechen, Durchfall (10–17 %), Muskelkrämpfe, Müdigkeit, Schlaflosigkeit, Kopfschmerzen, Schwindel (> 5 %)	Cholinerg: Übelkeit, Erbrechen, Durchfall (27–35 %), Muskelkrämpfe, Müdigkeit, Schlaflosigkeit, Kopfschmerzen, Schwindel (> 5 %)

kann ein Therapieversuch mit atypischen Neuroleptika versucht werden, da typische Neuroleptika zu einer ausgeprägten Verschlechterung der Parkinson-Symptomatik bis hin zum neuroleptisch malignen Syndrom führen können. Diese können auch bei atypischen Neuroleptika auftreten, sodass eine langsame Aufdosierung und regelmäßige Wiedervorstellung des Patienten dringend zu empfehlen ist. Eine Initialdosis von Quetiapin 12,5–75 mg bzw. von Clozapin 6,25 bis zu 50 mg (cave: anticholinerge Wirkung) ist notwendig. Bei der Behandlung der Depression können Antidepressiva, z. B. MAO-B-Hemmer oder SSRI zur Anwendung kommen, jedoch sollte das anticholinerge Nebenwirkungsprofil beachtet werden und klassische tri- oder tetrazyklische Antidepressiva deshalb nicht eingesetzt werden.

Verlauf und Prognose

Die Progredienz der Erkrankung ist deutlich rascher als beim idiopathischen Parkinson-Syndrom. Die kognitive Verschlechterung verläuft ähnlich der Alzheimer-Demenz. Die Erkrankungsdauer beträgt in der Regel 3–6 Jahre. Die Patienten versterben meist an Aspirationspneumonien oder anderen interkurrenten Infekten.

Weiterführende Literatur

Birks JS, Grimley EV, Van Dongen M (2002). Ginkgo biloba for cognitive impairment and dementia. Cochrane Library

Birks JS, Grimley Evans J, Iakovidou V, Tsolaki M (2000). Rivastigmine for Alzheimer's disease. Cochrane Library

Birks JS, Melzer D, Beppu H (2002). Donepezil for mild and moderate Alzheimer's disease. Cochrane Library

Hampel H, Möller H-J, Padberg F (Hrsg.) (2003). Alzheimer Demenz: Klinische Verläufe, diagnostische Möglichkeiten, moderne Therapiestrategien. Wissenschaftliche Verlagsgesellschaft, Stuttgart

McKeith IG et al. (2005) Diagnosis and management of dementia with Lewy bodies: third report of the DLB Consortium. Neurology 65(12), 1863–72

Möller H-J, Laux G, Deister A (Hrsg.) (2001). Psychiatrie und Psychotherapie. Duale Reihe. Thieme, Stuttgart
Olin J, Schneider L (2002). Galantamine for Alzheimer's disease. Cochrane Library
Petersen RC, Smith GE, Waring SC, Ivnik RJ, Tangalos EG, Kokmen E. (1999) Mild cognitive impairment: clinical characterization and outcome. Arch Neurol 56, 303–308
Reisberg B, Doody R, Stoffler A, Schmitt F, Ferris S, Mobius HJ (2003). Memantine in moderate-to-severe Alzheimer's disease. N Engl J Med 348, 1333–1341
Themen-DVD „Alzheimer Demenz" (auch als Video erhältlich). Deutscher Apotheker Verlag Videopharm 2004 (PN 0342)

Wiederholungsfragen

1. Definieren Sie den Begriff Demenz.
2. Nennen Sie sekundäre Demenzformen.
3. Zählen Sie die häufigsten Ursachen für ein Demenzsyndrom auf.
4. Kennen Sie akzessorische Begleitsymptome (zusätzliche psychopathologische Symptome) einer Demenz? In welchen Demenzstadien (leicht-, mittel-, schwergradig) treten diese typischerweise auf?
5. Welchen kurzen Screening-Test kennen Sie zur Beurteilung kognitiver Störungen?
6. Nennen Sie Elemente der Demenz-Diagnostik.
7. Bitte grenzen Sie differenzialdiagnostisch die Demenz von einem Delir und einer Depression ab.
8. Beschreiben Sie typische Symptome einer AD.
9. Nennen Sie neuropathologische Kennzeichen der AD.
10. Unter genetischen Gesichtspunkten wird die AD in zwei Unterformen eingeteilt – benennen Sie diese und treffen Sie Aussagen über deren Häufigkeit.
11. Wie gehen Sie bei der Anamneseerhebung der AD vor? Welche Fragen scheinen relevant?
12. Kennen Sie akzessorische Begleitsymptome der AD?
13. Welche neuropsychologische Testuntersuchung können Sie als niedergelassener Hausarzt anwenden, um sich in kurzer Zeit einen ersten Eindruck über die kognitiven Defizite Ihres Patienten zu verschaffen? Welche Untersuchungsebenen werden hierbei geprüft?
14. Nennen Sie wesentliche Elemente der Diagnostik bei der AD.
15. Benennen Sie die wichtigsten primären und sekundären Demenzformen, die differenzialdiagnostisch gegenüber der AD abgeklärt werden müssen.
16. Welches sind die diagnostischen Kriterien für die Demenz vom Lewy-Körper-Typ?
17. Welche Medikamentengruppe setzen Sie zur Behandlung der kognitiven Störungen und Verhaltensstörung bei der Lewy-Körper-Demenz ein?
18. Weshalb können klassische Neuroleptika nicht zur Therapie bei der Lewy-Körper-Demenz eingesetzt werden?

- Thomas Klockgether

C 5.6 Ataxien

Als Ataxie-Erkrankungen werden eine Reihe progredient verlaufender neurologischer Erkrankungen bezeichnet, deren führendes Symptom Ataxie ist. Neuropathologisch liegt diesen Erkrankungen meist eine Degeneration des Kleinhirns und des Rückenmarks zugrunde. Zusätzlich sind häufig auch degenerative Veränderungen im peripheren Nervensystem, im Hirnstamm, in den Basalganglien und im zerebralen Kortex vorhanden.

Die Ataxie-Erkrankungen lassen sich in erbliche Ataxien, nicht erbliche degenerative Ataxien und erworbene Ataxien unterteilen. Die häufigsten autosomal-rezessiv vererbten Ataxien sind die Friedreich-Ataxie (FRDA) und die Ataxie-Teleangiektasie (AT). Die autosomal-dominant vererbten Ataxien sind eine genetisch und klinisch heterogene Gruppe von Erkrankungen, die auch als spinozerebelläre Ataxien (SCA) bezeichnet werden. Erworbene Ataxien entstehen am häufigsten als Folge von chronischem Alkoholismus (alkoholische Kleinhirndegeneration) oder – immunologisch vermittelt – als paraneoplastische Kleinhirndegeneration.

Multisystematrophie siehe Kapitel C 5.1.2.1.

- ICD-10: G11.1

C 5.6.1 Friedreich-Ataxie (FRDA)

Definition

Die FRDA ist eine meist im Jugendalter beginnende, autosomal-rezessiv vererbte Ataxie-Erkrankung.

Epidemiologie

Die Prävalenz der FRDA in europäischen Ländern liegt bei 1–4/100 000. Die FRDA beginnt meist im Jugendalter mit einem durchschnittlichen Erkrankungsalter von 15 Jahren. In Einzelfällen kann sich die Erkrankung bereits in der frühen Kindheit oder erst im mittleren Erwachsenenalter manifestieren. Beide Geschlechter sind gleich häufig betroffen.

Genetik

Nahezu alle FRDA-Patienten sind homozygot für eine Repeat-Expansions-Mutation des Frataxin-Gens.

Ätiologie, Pathophysiologie, Pathologie

Der durch die Mutation verursachte Frataxin-Mangel führt zu einer verminderten Aktivität der mitochondrialen Atmungskette und zu oxidativem Stress. Bei der FRDA degenerieren die langen spinalen Bahnsysteme, während das Kleinhirn nur gering betroffen ist. Zusätzlich sind eine axonale Neuropathie und eine hypertrophe Kardiomyopathie vorhanden.

Anamnese und Symptome

Das wichtigste Symptom der FRDA ist die schleichend voranschreitende Ataxie, die zunächst Gang und Stand betrifft, im Krankheitsverlauf jedoch auch auf die Arme übergreift. Zusätzlich entwickelt sich eine Schwäche der Arme und Beine. Bei allen Patienten wird die Sprechweise verwaschen und undeutlich. Bei weniger als 20 % der FRDA-Patienten kommt es zu Seh- und Hörstörungen.

Befunde der körperlichen Untersuchung

Hauptbefund bei der klinischen Untersuchung ist eine afferente Ataxie, die Gang und Stand, Arm- und Bein-Bewegungen sowie das Sprechen betrifft. Die Okulomotorik ist fast immer gestört.

Bei den meisten FRDA-Patienten fehlen die Muskeleigenreflexe an den Beinen. Das Babinski-Zeichen ist in der Regel positiv. Bei fortgeschrittener Erkrankung zeigen sich an Armen und Beinen distal zunehmende atrophische Paresen. Es findet sich fast immer eine Beeinträchtigung der Tiefensensibilität (Vibrations-, Lageempfinden).

Neben den neurologischen Störungen haben etwa die Hälfte der FRDA-Patienten Zeichen einer hypertrophischen Kardiomyopathie. Bei 20 % der FRDA-Patienten tritt ein Diabetes mellitus auf. Vor allem bei Kindern mit FRDA sind Skelettdeformitäten (Skoliose, Hohlfuß) vorhanden.

Diagnostik

- Labor: molekulargenetischer Nachweis der FRDA-Mutation.
- Kernspintomografie: Atrophie des zervikalen Rückenmarks, allenfalls leichte zerebelläre Atrophie.
- Neurophysiologische Diagnostik: vorwiegend sensible, axonale Polyneuropathie.
- EKG: Repolarisationsstörungen.
- Echokardiografie: Nachweis einer hypertrophen Kardiomyopathie.

Praktisches Vorgehen

Die Diagnose der FRDA lässt sich in vielen Fällen allein aufgrund des typischen klinischen Bilds bestehend aus progredienter Ataxie, Krankheitsbeginn vor dem 20. Lebensjahr, fehlenden Muskeleigenreflexen der Beine, positivem Babinski-Zeichen und Störungen der Hinterstrangsensibilität stellen. Wenn diese Kriterien erfüllt sind, dient die Molekulargenetik lediglich zur Bestätigung der klinischen Diagnose. Etwa 30 % aller FRDA-Patienten haben ein atypisches klinisches Bild mit erhaltenen Muskeleigenreflexen und/oder einem Krankheitsbeginn nach dem 20. Lebensjahr. Die molekulargenetische FRDA-Diagnostik sollte daher bei allen Ataxie-Patienten nach Ausschluss anderer Krankheitsursachen veranlasst werden.

Differenzialdiagnose

Die Differenzialdiagnose der FRDA umfasst alle rezessiv vererbten Ataxien. Da sich die Diagnose der FRDA molekulargenetisch sichern lässt, stellt die Differenzialdiagnose kein praktisches Problem dar.

Therapie

Eine wirksame Therapie der FRDA ist nicht bekannt.

Verlauf und Prognose

FRDA-Patienten verlieren etwa 10 Jahre nach Krankheitsbeginn ihre Gehfähigkeit und sind auf einen Rollstuhl angewiesen. Die meisten FRDA-Patienten versterben zwischen dem 40. und 50. Lebensjahr.

- **ICD-10:** G11.3
- **Syn.:** AT, Louis-Bar-Syndrom

C 5.6.2 Ataxie-Teleangiektasie (AT)

Definition
Die AT ist eine meist im Kindesalter beginnende autosomal-rezessiv vererbte multisystemische Erkrankung, die durch progrediente Ataxie, okulokutane Teleangiektasien, gehäuftes Auftreten bösartiger Neoplasien und rezidivierende sinopulmonale Infekte gekennzeichnet ist.

Epidemiologie
Die Prävalenz der AT beträgt 1 : 100 000, die Inzidenz 0,3 : 100 000 Lebendgeburten. Die Erkrankung beginnt meistens zwischen dem 2. und 4. Lebensjahr. Beide Geschlechter sind gleich häufig betroffen.

Genetik
Ursache der AT sind Mutationen im ATM-Gen. Es wurden bisher mehr als 200 über das gesamte Gen verteilte Mutationen beschrieben.

Ätiologie, Pathophysiologie, Pathologie
Das Genprodukt des ATM-Gens ist eine intrazelluläre Kinase, die spezifische Funktionen bei der zellulären Antwort auf ionisierende Strahlung und DNA-Schäden besitzt. Als Folge der Mutationen sind die DNA-Reparaturmechanismen schwer gestört. Während sich damit das vermehrte Auftreten maligner Neoplasien erklärt, ist der Mechanismus der Neurodegeneration nicht aufgeklärt. Degenerative Veränderungen finden sich bei der AT vorwiegend in der Kleinhirnrinde, den Hinter- und Seitensträngen des Rückenmarks, im Vorderhorn des Rückenmarks und im peripheren Nervensystem.

Anamnese und Symptome
Hauptsymptom der AT ist die bald nach dem Erlernen des Laufens auftretende Ataxie, oft begleitet von unwillkürlichen Bewegungen. Manchen Eltern fällt auf, dass ihre betroffenen Kinder Schwierigkeiten bei schnellen Blickwechseln haben. Zusätzlich haben die Kinder gehäuft Infekte im Bereich der Nasennebenhöhlen und Atemwege. Das Risiko maligner Neoplasien v. a. des hämatopoetischen Systems ist bei AT-Patienten massiv erhöht. Die für die Erkrankung namengebenden Teleangiektasien sind nicht immer auffällig und finden sich vor allem an den Konjunktiven und den Ohrmuscheln.

Befunde der körperlichen Untersuchung
Der Hauptbefund der klinischen Untersuchung ist ein zerebelläres Syndrom mit Gang- und Standataxie, Ataxie der Arm- und Bein-Bewegungen sowie ataktischer Sprechstörung. Bei vielen Patienten findet man zusätzlich Basalgangliensymptome in Form einer Choreoathetose oder Dystonie. Die Muskeleigenreflexe sind abgeschwächt oder fehlen vollständig. AT-Patienten haben eine okulomotorische Apraxie. Es handelt sich um die Unfähigkeit, horizontale Blickbewegungen zu initiieren, die von den betroffenen Kindern durch schleudernde Kopfbewegungen kompensiert werden.

Diagnostik
- Labor: α-Fetoprotein im Serum erhöht, Immunglobuline im Serum erniedrigt, abnormer Lymphozyten-Radiosensitivitäts-Assay, molekulargenetischer Nachweis von Mutationen im ATM-Gen.
- Kernspintomografie: Atrophie des Kleinhirns.
- Neurophysiologische Diagnostik: motorische und sensible, axonale Polyneuropathie.

Praktisches Vorgehen
Der Verdacht auf eine AT besteht bei Kindern mit progredienter Ataxie, okulomotorischer Apraxie, Infektanfälligkeit und/oder Teleangiektasien. Ist auch α-Fetoprotein erhöht, sollte ein Lymphozyten-Radiosensitivitäts-Assay veranlasst werden. Eine definitive Diagnose ist nur durch Nachweis von Mutationen in beiden Allelen des ATM-Gens möglich. Aufgrund der vielen unterschiedlichen Mutationen wird eine genetische Untersuchung allerdings nicht routinemäßig durchgeführt und ist bei typischem Phänotyp und eindeutigen Befunden in der übrigen Labordiagnostik auch nicht erforderlich.

Differenzialdiagnose
Ein andere autosomal-rezessiv vererbte Ataxie-Erkrankung, die Ataxie mit okulomotorischer Apraxie (AOA), führt zu einer ähnlichen neurologischen Symptomatik wie die AT. Die für die AT typischen zusätzlichen nicht-neurologischen Symptome fehlen aber bei der AOA. Da α-Fetoprotein bei der AOA ebenfalls erhöht sein kann, lässt sich eine sichere Unterscheidung nur durch den Lymphozyten-Radiosensitivitäts-Assay treffen.

Therapie
Eine wirksame Behandlung der AT ist nicht bekannt. Infektionen müssen möglichst früh und lange behandelt werden. In der Regel ist dabei die orale oder intravenöse Gabe von Breitbandantibiotika notwendig. Bei häufigen Infekten kann eine Therapie mit Immunglobulinen eingeleitet werden. Die Behandlung von Malignomen stellt ein besonderes Problem dar, da AT-Patienten besonders sensitiv gegenüber Bestrahlung und Chemotherapie sind. Eine konventionelle Bestrahlung sollte daher vermieden und eine Chemotherapie nur auf individueller Basis mit gegebenenfalls reduzierter Dosis durchgeführt werden.

- Wegen der erhöhten Radiosensitivität sollten Röntgen-Untersuchungen möglichst vermieden werden.

Verlauf und Prognose
Die meisten Patienten sind im Alter von 10 Jahren auf einen Rollstuhl angewiesen und sterben zwischen dem 20. und 30. Lebensjahr an Infekten oder Neoplasien.

C 5.6.3 Spinozerebelläre Ataxien (SCA)

Definition
Die SCA sind eine klinisch und genetisch heterogene Gruppe autosomal-dominant vererbter Ataxie-Erkrankungen. Bis heute sind mehr als 20 verschiedene SCA-Genloki bzw. Gene bekannt.

- **ICD-10:** G11.8
- **Syn.:** Autosomal dominante zerebelläre Ataxie (ADCA), dominante Ataxie, dominante olivo-ponto-zerebelläre Atrophie (dOPCA), Nonne-Marie-Erkrankung

Epidemiologie
Die Prävalenz der SCA liegt bei 3 : 100 000. Das Erkrankungsalter der SCA variiert zwischen früher Kindheit und hohem Erwachsenenalter. Die meisten SCA beginnen zwischen dem 30. und 40. Lebensjahr. Beide Geschlechter sind gleich häufig betroffen.

Genetik
Die Genloki der verschiedenen Unterformen der SCA sind über das gesamte Genom verteilt. Bei einigen SCA-Erkrankungen kennt man nicht nur den Genlokus, sondern auch das betroffene Gen und die ursächliche Mutation. Der Mehrheit der genetisch geklärten SCA-Erkrankungen liegt eine Repeat-Expansions-Mutation zugrunde.

Ätiologie, Pathophysiologie, Pathologie
SCA-Erkrankungen haben keine einheitliche Pathogenese, da ihnen Mutationen in unterschiedlichen Genen zugrunde liegen. Bei den durch eine Repeat-Expansions-Mutation verursachten SCA entsteht die Neurodegeneration durch die schädigende Wirkung abnorm verlängerter Krankheitsproteine.

Neuropathologisch lassen sich zwei Haupttypen der Neurodegeneration unterscheiden. Bei den meisten SCA-Erkrankungen kommt es zu einer Degeneration der Kleinhirnrinde mit zusätzlichen Veränderungen im Hirnstamm, Rückenmark, Basalganglien und Kortex (olivo-ponto-zerebelläre Atrophie). Eine kleinere Gruppe von SCA-Erkrankungen ist dagegen durch eine isolierte Kleinhirndegeneration gekennzeichnet.

Anamnese und Symptome
SCA-Patienten klagen in erster Linie über schleichend voranschreitende Ataxie-Symptome, d. h. Gangunsicherheit, Ungeschicklichkeit und undeutliche Sprechweise. Der entscheidende anamnestische Hinweis, der zur Diagnose einer SCA führt, ist die Angabe, dass eine ähnliche Symptomatik bei einem der Eltern bestand.

Befunde der körperlichen Untersuchung
Der Hauptbefund der klinischen Untersuchung ist ein zerebelläres Syndrom mit Gang- und Standataxie, Ataxie der Arm- und Beinbewegungen, Okulomotorikstörung und ataktischer Sprechstörung. Darüber hinaus können eine Vielzahl anderer neurologischer Symptome, wie Hirnnervenstörungen, Blickparesen, Spastik, Dystonie, Sensibilitätsstörungen und hirnorganisch-psychische Störungen auftreten.

Diagnostik
- Labor: molekulargenetischer Nachweis einer SCA-Mutation.
- Kernspintomografie: Atrophie des Kleinhirns, oft in Kombination mit Atrophie von Hirnstamm und Rückenmark.
- Neurophysiologische Diagnostik: motorische und sensible, axonale Polyneuropathie.

Praktisches Vorgehen
Für die Diagnose einer SCA reichen der klinische Nachweis einer progredienten Ataxie und die positive Familienanamnese mit einer ähnlichen Erkrankung bei

einem der Eltern. Es sollte dann eine molekulargenetische Untersuchung der bekannten SCA-Gene veranlasst werden. Bei mehr als der Hälfte der betroffenen Familien lässt sich mit den verfügbaren Gentests eine Mutation nachweisen. Bei den anderen Familien ist eine noch nicht identifizierte dominante Mutation in einem unbekanntem Gen zu vermuten.

● Ein negatives Ergebnis der molekulargenetischen Tests schließt eine SCA nicht aus, da nur ein Teil der ursächlichen Mutationen bekannt ist und getestet werden kann.

Differenzialdiagnose
Bei positiver Familienanamnese stellt die Differenzialdiagnose kein praktisches Problem dar.

Therapie
Eine wirksame Behandlung der SCA ist nicht bekannt.

Verlauf und Prognose
Etwa 15 Jahre nach Auftreten der ersten Ataxie-Symptome verlieren SCA-Patienten ihre Gehfähigkeit. Die Lebenserwartung liegt bei 60–70 Jahren.

C 5.6.4 Sporadische, im Erwachsenenalter beginnende Ataxie unklarer Genese (SA)

● **ICD-10:** G11.2
● **Syn.:** Idiopathische zerebelläre Ataxie

Definition
Die SA ist eine nicht erbliche, degenerative Ataxie-Erkrankung.

Epidemiologie
Die Prävalenz der SA beträgt 9 : 100 000. Das Erkrankungsalter der SA liegt meist zwischen dem 50. und 60. Lebensjahr. Beide Geschlechter sind gleich häufig betroffen.

Ätiologie, Pathophysiologie, Pathologie
Unbekannt.

Anamnese und Symptome
SA-Patienten klagen in erster Linie über schleichend voranschreitende Ataxie-Symptome, d. h. Gangunsicherheit, Ungeschicklichkeit und undeutliche Sprechweise. Die Famlienanamnese ist negativ.

Befunde der körperlichen Untersuchung
Der Hauptbefund der klinischen Untersuchung ist ein zerebelläres Syndrom mit Gang- und Standataxie, Ataxie der Arm- und Beinbewegungen, Okulomotorikstörung und ataktischer Sprechstörung. Darüber hinaus ist der neurologische Befund weitgehend unauffällig. Bei manchen Patienten finden sich Zeichen einer milden Polyneuropathie.

Diagnostik
▶ Labor: keine auffälligen Befunde.
▶ Kernspintomografie: Atrophie des Kleinhirns, gelegentlich in Kombination mit Atrophie des Hirnstamms.
▶ Neurografie: motorische und sensible, axonale Polyneuropathie bei einem Teil der Patienten.

Praktisches Vorgehen
Da es keine beweisenden Befunde für die SA gibt, lässt sich die Diagnose nur durch Ausschluss anderer Ataxie-Erkrankungen und einer Multisystematrophie stellen. Dazu sind Labordiagnostik, Tumorsuche und autonome Funktionsdiagnostik erforderlich. Auch bei negativer Familienanamnese ist molekulargenetische Diagnostik (FRDA, SCA) sinnvoll, da SCA-Mutationen spontan auftreten können und FRDA in Einzelfällen erst im mittleren Erwachsenenalter beginnt.

Differenzialdiagnose
Differenzialdiagnostisch kommen alle im Erwachsenenalter beginnende Ataxien, d. h. erworbene Ataxien, SCA und spät beginnende FRDA in Frage. Die größte diagnostische Herausforderung stellt die Abgrenzung zur Multisystematrophie (s. Kap. C 5.1.2.1) vom zerebellären Typ dar.

Therapie
Eine wirksame Behandlung der SA ist nicht bekannt.

Verlauf und Prognose
SA-Patienten sind etwa 10 Jahre nach Krankheitsbeginn auf Gehhilfen angewiesen. Die Lebenserwartung ist nicht wesentlich eingeschränkt.

C 5.6.5 Alkoholische Kleinhirndegeneration

- **ICD-10:** G31.2
- **Syn.:** Alkohol-induzierte Ataxie

Definition
Die alkoholische Kleinhirndegeneration ist eine erworbene Ataxie-Erkrankung, die als Folge von Alkohol-Missbrauch auftritt.

Epidemiologie
Es gibt keine verlässlichen Daten zur Epidemiologie der alkoholischen Kleinhirndegeneration. Es wird vermutet, dass 25 % aller Alkohol-Kranken jenseits des 40. Lebensjahres eine alkoholische Kleinhirndegeneration haben.

Ätiologie, Pathophysiologie, Pathologie
Die alkoholische Kleinhirndegeneration entsteht durch die toxische Wirkung von Alkohol und seinem Hauptabbauprodukt Acetaldehyd. Zusätzlich spielt ein durch Fehlernährung verursachter Mangel an Vitamin B_1 (Thiamin) eine entscheidende Rolle. Die alkoholische Kleinhirndegeneration betrifft in erster Linie die Purkinje-Neurone des Kleinhirnwurms und -vorderlappens.

Anamnese und Symptome
Hauptsymptom der alkoholischen Kleinhirndegeneration ist ataktischer Gang mit Fallneigung, der auch in Phasen von Nüchternheit vorhanden ist.

Befunde der körperlichen Untersuchung
Hoch charakteristisch für die alkoholische Kleinhirndegeneration ist eine ausgeprägte Gang- und Standataxie mit einem oft rhythmischen 3-Hz-Schwanken des Rumpfs nach vorne und hinten. Andere Zeichen einer zerebellären Störung wie Ataxie der Arm- und Beinbewegungen, Störungen der Okulomotorik und ataktische Sprechstörungen sind oft vergleichsweise mild oder fehlen ganz.

Diagnostik
- Labor: Erhöhung der Leberwerte, des MCV und CDT.
- Kernspintomografie: Atrophie des Kleinhirnwurms und -vorderlappens.

Praktisches Vorgehen
Für die Diagnosestellung ist es entscheidend, die zugrunde liegende Alkohol-Krankheit zu erkennen. Dazu sind neben klinischem Gespür eine genaue Eigen- und Fremdanamnese, sorgfältige körperliche Untersuchung und die oben genannten Laborwerte hilfreich.

Differenzialdiagnose
Bei eindeutigen Hinweisen auf eine Alkohol-Krankheit stellt die Diagnose kein Problem dar. Ist eine Alkohol-Krankheit nicht eindeutig zu beweisen, müssen differenzialdiagnostisch alle erworbenen und nicht erblichen degenerativen Ataxien in Erwägung gezogen werden.

Therapie
Eine Behandlung der Alkohol-Krankheit mit anhaltender Alkoholkarenz ist die wirksamste therapeutische Maßnahme bei der alkoholischen Kleinhirndegeneration. Zusätzlich sollte Vitamin B_1 (Thiamin) verabreicht werden.

Verlauf und Prognose
Die alkoholische Kleinhirndegeneration verläuft entweder rasch innerhalb von Wochen und Monaten oder langsam progredient über Jahre. Entscheidend für die Prognose ist der weitere Alkoholkonsum. Bei vollständiger Karenz kann es zu einer deutlichen Besserung kommen, während sich Patienten, die weiter Alkohol trinken, kontinuierlich verschlechtern.

C 5.6.6 Paraneoplastische Kleinhirndegeneration

- **ICD-10:** C80
- **Syn.:** paraneoplastisch bedingte Ataxie

Definition
Die paraneoplastische Kleinhirndegeneration ist eine erworbene Ataxie-Erkrankung, die durch einen immunologischen Mechanismus als Folge eines bösartigen extrakraniellen Tumors entsteht.

Epidemiologie
Es gibt keine verlässlichen Daten zur Epidemiologie der paraneoplastischen Kleinhirndegeneration.

Ätiologie, Pathophysiologie, Pathologie
Die häufigsten der paraneoplastischen Kleinhirndegeneration zugrunde liegenden Tumoren sind das kleinzellige Bronchialkarzinom, Mammakarzinom und maligne Lymphome. Viele Patienten haben zirkulierende antineuronale Antikörper, die aber die Kleinhirndegeneration nicht verursachen. Vielmehr entsteht die paraneoplastische Kleinhirndegeneration durch eine T-Zell-vermittelte Immunattacke gegen zerebelläre Purkinjezellen.

Anamnese und Symptome
Typisch für die paraneoplastische Kleinhirndegeneration ist das im Vergleich zu anderen Ataxie-Erkrankungen ungewöhnlich rasche Auftreten schwerer Ataxie-Symptome, d. h. Gangunsicherheit, Ungeschicklichkeit und undeutliche

Sprechweise, innerhalb von Wochen. Bei manchen Patienten ergibt die Anamnese Hinweise auf die zugrunde liegende Tumor-Erkrankung (Gewichtsverlust, Fieber, Nachtschweiß, Husten, Lymphknotenschwellung).

Befunde der körperlichen Untersuchung
Der Hauptbefund der klinischen Untersuchung ist ein zerebelläres Syndrom mit Gang- und Standataxie, Ataxie der Arm- und Beinbewegungen, Okulomotorikstörung und ataktischer Sprechstörung. Darüber hinaus ist der neurologische Befund weitgehend unauffällig.

Diagnostik
- Labor: Nachweis antineuronaler Antikörper.
- Kernspintomografie: oft unauffälliger Befund, erst nach längerem Verlauf Auftreten einer Kleinhirnatrophie.
- Tumorsuche.

Praktisches Vorgehen
Der Verdacht auf eine paraneoplastische Kleinhirndegeneration besteht bei allen Patienten, bei denen sich eine schwere Ataxie innerhalb von Wochen bis Monaten entwickelt. Für die Diagnosestellung ist es entscheidend, den zugrunde liegenden bösartigen Tumor zu finden. Sollte die Tumorsuche ohne Ergebnis bleiben, muss sie in halbjährlichem Abstand über mindestens drei Jahre wiederholt werden.

Differenzialdiagnose
Aufgrund ihres raschen Fortschreitens lässt sich die paraneoplastische Kleinhirndegeneration meist gut von anderen Ataxie-Erkrankungen abgrenzen. Differenzialdiagnostisch kommt in erster Linie eine Creutzfeldt-Jakob-Erkrankung infrage.

Therapie
Eine wirksame Behandlung der paraneoplastischen Kleinhirndegeneration ist nicht bekannt. Der zugrunde liegende bösartige Tumor sollte in üblicher Weise behandelt werden.

Verlauf und Prognose
Die paraneoplastische Kleinhirndegeneration führt meist innerhalb von Monaten zu schwerer Ataxie und Rollstuhlpflicht. Die Lebenserwartung hängt von dem zugrunde liegenden Tumor ab.

Weiterführende Literatur

Klockgether T (2000) Handbook of Ataxia Disorders. Marcel Dekker Ltd. New York
Schmitz-Hübsch T, Klockgether T (2008) An update on inherited ataxias. Curr Neurol Neurosci Rep 8(4):310-9

Wiederholungsfragen

1. Bitte beschreiben Sie die Symptome der Friedreich-Ataxie.
2. Welche Erkrankungsgruppen werden bei Ataxien unterschieden? Bitte nennen Sie jeweils ein Beispiel.
3. Welche Ataxie-Erkrankung tritt am häufigsten auf?

C 6 Motoneuronerkrankungen

● Johannes Bufler

EDITORIAL

Motoneuronerkrankungen sind eine Gruppe von Erkrankungen, bei denen selektiv das 1. und/oder 2. Motoneuron befallen sind. Die klinisch-neurologische Symptomatik lässt sich entsprechend als eine Kombination von peripheren und/oder zentralen Paresen beschreiben. Die häufigste Erkrankung aus diesem Formenkreis ist die Amyotrophe Lateralsklerose (ALS), bei der es zu einer Degeneration zentraler Pyramidenbahnzellen und im Vorderhorn des Rückenmarkes gelegener α-Motoneuronen kommt. Die Patienten entwickeln relativ rasch Muskelatrophien und zentrale Paresen. Die Lebenserwartung ist sehr limitiert, die Patienten versterben im Mittel innerhalb von drei Jahren an den Folgen der Erkrankung. Ähnlich wie Morbus Alzheimer und Morbus Parkinson ist die ALS eine neurodegenerative Erkrankung mit selektiver Degeneration einer ganz umschriebenen Neuronenpopulation. Die Frage der selektiven Vulnerabilität ist eines der großen ungelösten Probleme der Neurologie. Wesentlich seltener als die ALS sind erbliche Erkrankungen mit Befall des 1. oder 2. Motoneurons wie die bulbospinale Muskelatrophie vom Typ Kennedy, die spinomuskulären Atrophien oder die primäre spastische Spinalparalyse. Die bekannteste infektiöse Ursache für eine Motoneurondegeneration ist die Polio-Erkrankung.

C 6.1 Amyotrophe Lateralsklerose

Definition
Die Amyotrophe Lateralsklerose (ALS) ist eine Erkrankung, bei der selektiv das 1. und 2. Motoneuron zugrunde geht. Die Erkrankung wurde erstmals im 19. Jahrhundert von Charcot beschrieben. Zugrunde lagen Beobachtungen über Patienten, bei denen selektiv Paresen der Extremitäten und Störungen des Schluck- und Sprechvorganges auftraten. Diese Symptome waren isoliert ohne Beteiligung anderer Systeme. Es fanden sich keine sensiblen Störungen, und auch die kognitiven Funktionen blieben weitgehend unbeeinträchtigt. Die ersten umfassenden Monographien von Charcot zeigen, dass neben dem Vorliegen von schlaffen Paresen bei diesen Patienten regelmäßig auch Zeichen der Spastik vorliegen, d. h. es besteht eine Störung des zentralen motorischen Systems. Er stellte außerdem die sehr eingeschränkte Überlebenszeit dieser Patienten heraus. Charcot lieferte auch die erste neuropathologische Erklärung für die ALS. Er konstatierte, dass „bei dieser Erkrankungsform die spinale Affektion in einer obligatorischen Kombination von Erkrankung der vorderen grauen Substanz mit primärer symmetrischer Sklerose der weißen Seitenstränge besteht".

Im amerikanischen Sprachraum wird die ALS auch als Lou Gehrig's-Erkrankung bezeichnet; dies nach dem bekannten amerikanischen Baseballspieler, der Anfang des 20. Jahrhunderts an einer ALS erkrankte. Gegenwärtig wurde die Erkrankung einer größeren Öffentlichkeit durch die Erkrankung des britischen Physikers Stephen Hawking bekannt, der an einer sehr langsamen Verlaufsform der Amyotrophen Lateralsklerose leidet.

Epidemiologie

● In Deutschland leben etwa 6000 ALS-Patienten.

Die ALS gehört in die Gruppe seltener Erkrankungen. Die Inzidenz liegt bei ungefähr 1 : 100 000 Einwohner/Jahr, die Prävalenz bei ungefähr sechs Erkrankten/100 000 Einwohner. Männer sind etwa doppelt so häufig betroffen als Frauen. Das mittlere Erkrankungsalter liegt bei ca. 60 Jahren, wobei die Daten in verschiedenen Studien um ca. 10 Jahre schwanken. Nach Diagnosestellung liegt die mittlere Überlebensdauer bei zwei bis drei Jahren. Ein kleiner Prozentsatz von Erkrankten (< 10 %) erlebt einen länger als fünfjährigen Krankheitsverlauf.

> **PEARLS + PITFALLS**
>
> Eine Ausnahme ist das Auftreten von Erkrankungs-Clustern in Neu-Guinea in den 1960er-Jahren. Auf einzelnen Inseln wurde eine Inzidenz von bis zu 1000 Erkrankungen/100 000 Einwohnern beschrieben. Die Patienten litten an einer, wahrscheinlich toxisch ausgelösten, kombinierten ALS-Parkinson-Demenz-Erkrankung, deren Ursache bis heute nicht geklärt ist.

Genetik
Ein kleiner Prozentsatz von Patienten mit ALS (ca. 5–10 %) weist eine positive Familienanamnese auf. Die vererbte familiäre Form der ALS (fALS) folgt bei variabler Penetranz meist einem autosomal-dominanten Erbgang. In 10 % der fa-

miliären Fälle findet sich ein Gendefekt im Bereich der Superoxyddismutase (SOD1). Klinisch sind die Patienten nicht von denen, die an einer sporadischen Form der ALS leiden, zu differenzieren. Tendenziell erkranken Patienten mit fALS früher, und die Erkrankung beginnt eher an den unteren Extremitäten. Die Ursache der sporadischen ALS ist nicht geklärt. Verschiedenste Ursachen der Erkrankung wie Traumata, vermehrte körperliche Belastung, z. B. bei Profisportlern, verschiedentliche Intoxationen oder infektiöse Ursachen wurden diskutiert. Ein sicherer Zusammenhang entsprechender Expositionen mit der sporadischen Form der ALS konnte jedoch nicht belegt werden.

Pathophysiologie

Bei der ALS kommt es zu einer selektiven Degeneration umschriebener Nervenzellpopulationen, nämlich den Betz'schen Riesenzellen in der 5. Schicht des primär motorischen Kortex und der Pyramidenbahn sowie den α-Motoneuronen im Vorderhorn des Rückenmarks. Aus dem Ausfall dieses Systems lässt sich zwanglos die klinisch-neurologische Symptomatik ableiten. Histopathologisch findet man eine Atrophie der Zellkörper mit Waller'scher Degeneration. Es finden sich Ubiquitin und phosphorylierte Filamente enthaltende Einschlusskörperchen. Daneben liegt eine reaktive Gliose des Myelons mit Proliferation von Astrozyten vor.

● Ähnlich wie Morbus Alzheimer und Morbus Parkinson ist die ALS eine neurodegenerative Erkrankung mit selektiver Degeneration einer ganz umschriebenen Neuronenpopulation.

Als ursächlich für den frühzeitigen Neuronenuntergang werden verschiedenste Mechanismen diskutiert. Eine wichtige Ursache ist die Glutamat-induzierte Exzitotoxizität. Chronische Exzitotoxizität bedeutet Dysbalance der Calciumhomöostase durch glutamaterge Überstimulation. Es wird postuliert, dass die glutamaterge Überstimulation motorischer Neurone zu einer Dysbalance der intrazellulären Calciumkonzentration und über die Induktion verschiedener Enzymkaskaden zum apoptotischen Zelltod führt. Besondere Bedeutung gewann diese Theorie bei der ALS, da die antiglutamaterg wirksame Substanz Riluzole therapeutisch eine leichte Verzögerung der Krankheitsprogression bewirkt. In einigen Studien konnte gezeigt werden, dass das Expressionsprofil der Glutamat-Rezeptoren bei der ALS im Vergleich zu Kontrollgewebe verändert ist. So ist die Untereinheit des Rezeptorproteins (GluR2), das für die Regulation der Calciumpermeabilität der AMPA-Typ-Glutamat-Rezeptoren verantwortlich ist, reduziert exprimiert. Außerdem fanden sich Hinweise für pathologische Veränderungen der Glutamattransporter und es wurde eine verminderte Expression der Calcium-bindenden Proteine Parvalbumin und Calbinin in vulnerablen spinalen und kortikalen Motoneuronen nachgewiesen, während die nicht betroffenen Augenmuskelkerne Parvalbumin in höherer Konzentration exprimieren. Als weitere Ursachen wurden Veränderungen der Expression neurotropher Faktoren und Veränderungen der Neurofilamente diskutiert. In einigen Studien konnten auch Autoimmunreaktionen gegen spannungsaktivierte Calciumkanäle gezeigt werden, sodass auch autoimmunologische Mechanismen im Zusammenhang mit der Krankheit angesehen werden. Aktuell ist die Hypothese einer veränderten Zytokinexpression (TNF-α) bei ALS-Patienten mit Induktion des progredienten Zelltodes.

5 bis 10 % der Patienten mit ALS leiden an einer autosomal-dominant vererbten Form der Erkrankung. Ungefähr 10–20 % dieser Patienten weisen Mutationen im Bereich der Cu-Zn-Superoxyddismutase 1 (Cu/Zn SOD1) auf. Das am weitesten verbreitete Tiermodell der ALS wird durch eine zusätzliche Inser-

tion von mutierter SOD1 in das Wirtsgenom verursacht. Somit gilt auch das Auftreten zytotoxischer intrazellulärer Radikale und deren reduzierte Detoxifikation durch Cu-Zn-SOD als wichtiger Pathomechanismus.

Die kurz skizzierten ätiologischen und pathogenetischen Überlegungen der ALS umreißen das momentane Hypothesengebilde, das die Neurodegeneration erklären könnte. Grundsätzlich sind die Pathogenese und insbesondere die Ursache der selektiven Vulnerabilität von Motoneuronen jedoch in weiten Teilen bis heute nicht ausreichend verstanden.

Klinik

Bei der ALS zeigt sich ein kombinierter Ausfall des kortiko-spinalen Systems, der Motoneurone in den Hirnnervenkernen und im Vorderhorn des Rückenmarks. Nicht beteiligt sind motorische Neurone, die die Okulomotorik und Blasen- bzw. Mastdarmfunktionen steuern. Auch die klinisch-neurologische Symptomatik ist entsprechend durch ein Nebeneinander peripherer und zentraler motorischer Störungen charakterisiert. Der Ausfall des 1. Motoneurons verursacht Symptome einer peripheren Lähmung mit schlaffen Paresen und Muskelatrophien, Faszikulationen und schmerzhaften Muskelkrämpfen. Durch die Degeneration des kortiko-spinalen Systems und der Pyramidenbahn kommt es zu Zeichen der zentralen Parese, d. h. einer Spastik mit spastisch erhöhtem Muskeltonus, dem Auftreten pathologischer Reflexzeichen aus der Babinski-Gruppe (positives Babinski-, Kernig- oder Bruzinski-Zeichen), kloniform gesteigerten Reflexen und verbreiterten Reflexzonen. Die Paresen beginnen typischerweise asymmetrisch an der oberen Extremität distal betont mit Atrophie der kleinen Handmuskulatur (s. ○ Abb. C 6.1). Typisch ist die Atrophie der Thenarmuskulatur der Hände. Im weiteren Verlauf breiten sich die Paresen und Atrophien auf den gesamten Muskelapparat aus. Ein primärer Beginn an der unteren Extremität, z. B. im Sinne einer Peronaeusparese, ist seltener. Quälend können die häufig nächtlich auftretenden Muskelkrämpfe sein. Bei der Inspektion imponieren generalisiert auftretende sichtbare Faszikulationen, die spontanen Entladungen einzelner motorischer Einheiten entsprechen.

Typisch für die Erkrankung sind bulbäre Symptome. Diese sind verursacht durch einen Ausfall der Neurone der motorischen Nervenkerne der Nn. glossopharyngeus, vagus und hypoglossus im unteren Hirnstamm. Bei der Inspektion

● Ausfall Pyramidenbahn → spastische Parese
Ausfall Motoneuron → schlaffe Parese

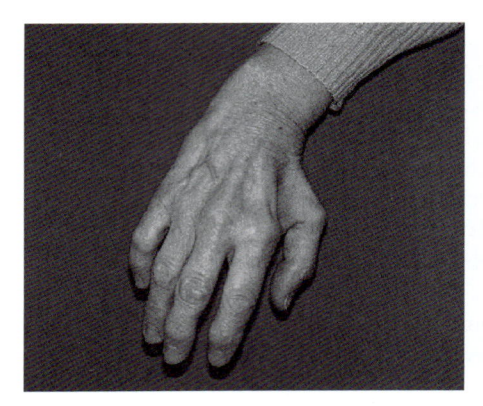

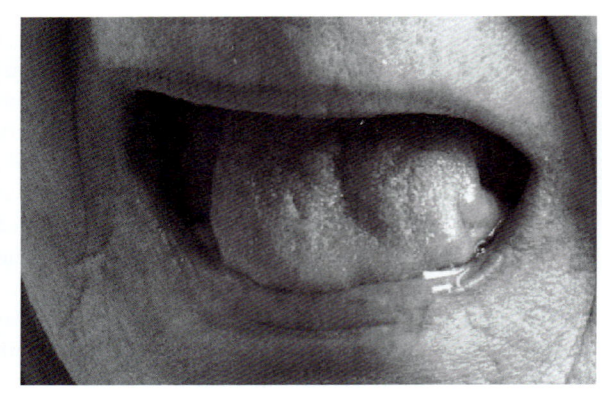

○ **Abb. C 6.1** Klinische Symptome bei ALS.

fällt häufig, besonders in fortgeschrittenen Fällen, eine atrophische Zunge mit sichtbaren Faszikulationen auf (s. ○ Abb. C 6.1). Die Sprache ist undeutlich kloßig und verwaschen im Sinne einer Dysarthrie, durch die Dysphagie ergeben sich Schwierigkeiten bei der Ernährung und Gewichtsverlust. In ungefähr einem Viertel der Fälle beginnt die Erkrankung primär bulbär. Okulomotorikstörungen und Beteiligung der Sphinktermuskulatur treten bei der ALS nicht auf. Sensibilitätsstörungen finden sich nicht, Schmerzen sind im weiteren Verlauf als Sekundärkomplikation, z. B. durch langes Liegen, Muskelverspannungen und Gelenkfehlbelastungen anzusehen. In der Spätphase der Erkrankung tritt durch die respiratorische Insuffizienz Dyspnoe auf.

● Okulomotorik und Beckenbodenmuskulatur sind nie betroffen, keine sensiblen Symptome!

Eine Verschlechterung der Kognition im Sinne einer Demenz wird bei der ALS nur selten klinisch manifest. Es lassen sich jedoch durch neuropsychologische Tests regelhaft Hinweise für frontale Hirnfunktionsstörungen nachweisen. Außerdem gibt es Überlappungsformen, bei denen eine Motoneuronerkrankung und eine Demenz gemeinsam im Sinne eines ALS/Demenz-Komplexes auftreten.

Diagnostik

Die typische klinische Symptomatik mit schlaffen Paresen, Muskelatrophien und Spastik erlaubt die klinische Verdachtsdiagnose der ALS. Durch Anwendung der El-Escorial-Kriterien kann die Diagnosesicherheit erhöht werden. Dies ist besonders zur Durchführung klinischer Studien wichtig.

● El-Escorial-Kriterien: www.wfnals.org/guidelines/1998 elescorial/elescorial1998.htm

Eine Bestätigung bzw. Erhärtung der Verdachtsdiagnose wird durch klinischneurophysiologische Zusatzuntersuchungen erreicht:

● Es ist kein beweisender biologischer Marker für die ALS bekannt.

▸ In der Neurografie finden sich Zeichen der axonalen Schädigung mit normalen Nervenleitgeschwindigkeiten und erniedrigten Amplituden.
▸ Die Elektromyografie ist zur Bestätigung der Diagnose entscheidend. Es finden sich Zeichen der akuten Denervierung im Sinne von pathologischer Spontanaktivität mit Fibrillationen und positiven scharfen Wellen (s. ○ Abb. C 6.2), Zeichen der chronischen Denervierung mit vergrößerten und überhöhten Willkürpotenzialen.
▸ Die transkranielle Magnetstimulation kann eine Verzögerung der zentralmotorischen Leitungszeiten aufweisen.

Die weitere apparative und laborchemische Zusatzdiagnostik dient in erster Linie dem Ausschluss anderer Ursachen:
▸ Es muss eine Kernspintomografie des Gehirns und der gesamten Neuroachse zum Ausschluss morphologischer Veränderungen durchgeführt werden. Prozesse im Bereich des Halsmarks können Symptome, die der ALS entsprechen, hervorrufen.
▸ Durch die Liquorpunktion werden entzündliche Prozesse des zentralen Nervensystems ausgeschlossen.

In Entwicklung sind derzeit zahlreiche bildgebende Verfahren (funktionelle Kernspintomografie, voxel-basierte Morphometrie, Diffusion-Tensor-Imaging), die die Diagnosesicherheit erhöhen sollen. Die Wertigkeit dieser Untersuchungen für die Diagnostik der ALS kann zum momentanen Zeitpunkt noch nicht abschließend eingeschätzt werden. Die Laborparameter zeigen keine typischen Befunde, die CK ist leicht bis mittelgradig erhöht.

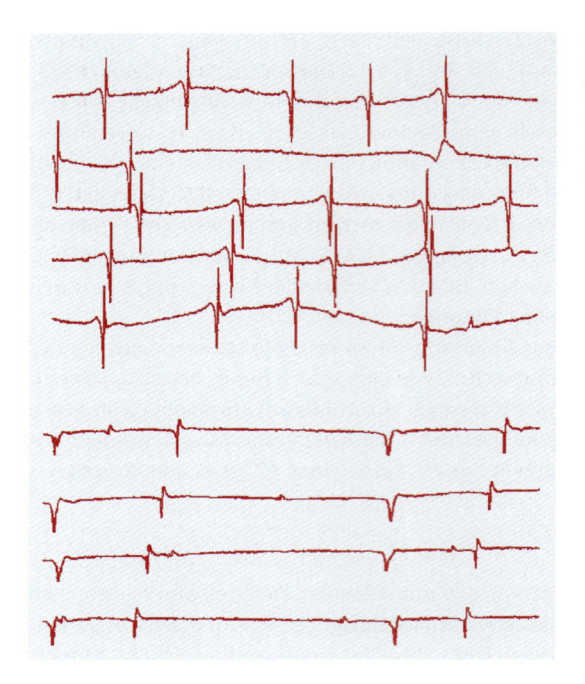

Abb. C 6.2 Pathologische Spontanaktivität: Fibrillationen (obere Stromspuren) und positive scharfe Wellen (untere Stromspuren) bei ALS.

Differenzialdiagnose

Zur Differenzialdiagnose der ALS gehören einige hereditär oder sporadisch auftretende Erkrankungen mit Befall des 1. und 2. Motoneurons, entzündliche Infektionserkrankungen wie die Polio-Erkrankung (s. Kap. C 6.4) oder entzündliche axonal betonte motorische Neuropathien. Darüber hinaus können auch andere Erkrankungen wie z. B. die Myasthenia gravis, vor allem wenn sie überwiegend bulbär beginnt, oder Läsionen im Bereich des Hirnstammes (Blutung, Ischämie, Tumoren) die bulbäre Symptomatik einer ALS imitieren. Auch Prozesse im Halsmark wie z. B. eine zervikale Enge mit zervikaler Myelopathie, eine Syringomyelie oder spinale Astrozytome können zur Verwechslung mit einer ALS Anlass geben. Primär chronisch progrediente Verlaufsformen der Multiplen Sklerose mit langsam progredienten spastischen Paresen (Paraspastik, Tetraspastik) gehören ebenfalls mit zur Differenzialdiagnose. Wegen völlig unterschiedlicher Therapieansätze ist die sorgfältige Ausschlussdiagnostik bei der ALS von größter Bedeutung.

Therapie und Verlauf

Die ALS ist gekennzeichnet durch einen gleichmäßig progredienten Verlauf ohne Remissionen. Die Geschwindigkeit der Symptomverschlechterung ist interindividuell recht unterschiedlich. Die durchschnittliche Überlebenszeit nach Diagnosestellung liegt bei etwa 3 Jahren. Es gibt jedoch längere Verläufe, zehnjährige und längere Überlebenszeiten sind bei einem geringen Prozentsatz von Patienten möglich. Der Tod tritt zumeist im Zusammenhang mit der progredienten Ateminsuffizienz ein.

Grundsätzlich muss man bei der ALS zwischen kausaler und symptomatischer Therapie unterscheiden. Bis heute existiert jedoch kein gut wirksames Medikament. In Studien nachgewiesen ist eine Verlängerung der Überlebenszeit um einige Monate durch die antiglutamaterge Substanz Riluzole. Weitere pharmakologische therapeutische Studien mit Nervenwachstumsfaktoren, verschiedenen antiepileptisch wirksamen Substanzen oder Antioxidanzien zeigten bisher keinen Erfolg. Die zusätzliche Einnahme von Vitamin C und E kann momentan nicht empfohlen werden.

Wichtiger als die medikamentöse Behandlung ist die symptomatische Therapie und insbesondere die Hilfsmittelversorgung. Bei der bulbären Symptomatik tritt häufig schon frühzeitig ein für den Patienten sehr quälender Speichelfluss auf. Dieser lässt sich unter Ausnutzung ihrer anticholinergen Nebenwirkungen mit trizyklischen Antidepressiva behandeln. Daneben besteht die Möglichkeit, Atropin-Tropfen einzusetzen. Als invasive Behandlung ist die Injektion von Botolinum-Toxin in die Speicheldrüsen sehr wirksam. Da bei der ausgeprägten Dysarthrie häufig keine Kommunikation mehr möglich ist, existieren computerbasierte Kommunikationshilfen. Muskelkrämpfe lassen sich gut mit Chinin-Präparaten oder antiepileptischen Substanzen wie Carbamazepin behandeln. Wichtig ist die zeitnahe Versorgung mit verschiedenen Gehhilfen (Peronaeusschiene, Rollstuhl). Bei Ernährungsproblemen infolge von Schluckstörungen müssen die Patienten über die Möglichkeit der Anlage einer gastrointestinalen Magensonde (PEG) informiert werden. Dyspnoe-Beschwerden infolge eines Ausfalls der Atemmuskulatur lassen sich, besonders wenn sie mit Angstzuständen vergesellschaftet sind, mit Benzodiazepinen behandeln. In fortgeschrittenen Stadien ist die Versorgung mit Sauerstoff, insbesondere mit nicht-invasiver Maskenbeatmung, indiziert.

▶ PEARLS + PITFALLS

Bei der sehr schweren Erkrankung mit einer äußerst limitierten Lebenserwartung ist es sehr wichtig, dass sich die Patienten frühzeitig über den weiteren Verlauf Gedanken machen und evtl. in einer Patientenverfügung niederlegen, inwieweit sie invasiv mit lebenserhaltenden Maßnahmen behandelt werden möchten.

● Patientenverfügung!

Seltene Verlaufsformen der ALS

Unter der **primären Lateralsklerose** versteht man eine langsam progrediente Erkrankung mit Degeneration der Pyramidenbahn und folglich Auftreten von rein spastischen – zumeist beinbetonten – Symptomen. Die Diagnose kann nur nach aufwendiger Ausschlussdiagnostik gestellt werden. Der Verlauf ist im Allgemeinen über viele Jahre langsam progredient und wesentlich günstiger als eine klassische ALS. Einige der Patienten, jedoch bei weitem nicht alle, gehen in eine klassische ALS mit Ausfall der Vorderhornzellen über, sodass derzeit nicht sicher ist, ob es sich bei der primären Lateralsklerose um eine eigene Entität oder eine Sonderform der ALS handelt.

Die **progressive Bulbärparalyse** ist eine weitere seltene Verlaufsform, die im Beginn mit einer ausschließlichen bulbären Symptomatik klinisch manifest wird. Die Erkrankung ist rasch progredient und geht fast immer in eine ALS über. Die Prognose ist im Allgemeinen ungünstiger als die der klassischen ALS. Die Erkrankung muss differenzialdiagnostisch vom prognostisch wesentlich günstigeren Kennedy-Syndrom (SMA Typ IV, s. Kap. C 6.2.2) abgegrenzt werden.

Sehr selten tritt eine ALS in Kombination mit einer Demenz bzw. einem Parkinsonsyndrom im Sinne eines ALS/Parkinson-Demenz-Komplex auf. Eine entsprechende Sonderform der ALS tritt endemisch im westlichen Pazifik auf (s. oben).

C 6.2 Progressive spinale Muskelatrophien (SMA)

Im Gegensatz zur ALS sind die spinalen Muskelatrophien in der Mehrzahl der Fälle hereditär bedingt. Anders als die ALS beschränken sie sich auf einen Befall spinaler Vorderhornzellen, d. h. der α-Motoneurone.

C 6.2.1 SMA Typ I–III

Die Klassifikation der spinalen Muskelatrophien in eine akute kongenitale Form mit tödlichem Ausgang vor dem 3. Lebensjahr (SMA Typ I, Wernicke-Hoffmann-Erkrankung), eine intermittierende Form (SMA Typ II) und eine chronische, juvenile Form mit gutartigem Verlauf (SMA Typ III, Kugelberg-Welander) verlor durch die moderne genetische Diagnostik an Wichtigkeit. Der Vererbungsmodus dieser Erkrankungen ist zumeist autosomal-rezessiv, in seltenen Fällen auch autosomal-dominant. Es findet sich der Nachweis eines gemeinsamen Gendefektes auf dem Chromosom 5 q im Sinne von Deletionen/Mutationen auf dem Exon 7 und 8 des telomerischen Gens, wobei die Anzahl der Genkopien den klinischen Phänotyp der SMA determiniert. Es handelt sich bei den klinisch beschriebenen verschiedenen SMA-Formen um ein Kontinuum von frühkindlich letalen, rasch progredient verlaufenden Fällen bis hin zu erst im Erwachsenenalter auftretenden, gutartigen Verlaufsformen. Die Behandlung erfolgt rein symptomatisch mit zum Teil operativ stabilisierenden Maßnahmen der Wirbelsäule und anderer Hilfsmitteln. Eine wirksame pharmakologische Therapie gibt es derzeit nicht.

C 6.2.2 SMA Typ IV, Kennedy-Syndrom

Definition, Ätiologie und Epidemiologie

Das Kennedy-Syndrom ist gekennzeichnet durch eine langsam progrediente spinale und bulbäre Muskelatrophie. Die Erkrankung ist X-chromosomal rezessiv vererbt und zählt mit einer Inzidenz von 2 : 100 000 zu den häufigsten spinalen Muskelatrophien mit Beginn im Erwachsenenalter. Die Symptomatik manifestiert sich breit gestreut zwischen dem 20. und 50. Lebensjahr und betrifft als X-chromosomal-rezessiv vererbte Erkrankung ausschließlich Männer. Die Erkrankung wird entweder über den erkrankten Vater oder über die Mutter als Konduktorin übertragen.

Die molekulare Ursache der Erkrankung ist eine Expansion von CAG-Triplets in der kodierenden Region des ersten Exons des Androgen-Rezeptor-Gens. Während bei Gesunden in der Regel 16 bis 66 Triplets vorhanden sind, ist die Anzahl beim Kennedy-Syndrom auf 40 bis 88 Triplets erhöht. Es besteht, wie dies häufig bei Triple-Repeat-Erkrankungen zu beobachten ist, eine inverse Korrelation zwischen der Länge der CAG-Repeats, dem Manifestationsalter und der Schwere der Erkrankung.

Klinik

Klinisch-neurologisch ist das Kennedy-Syndrom durch eine langsam fortschreitende proximal betonte Muskelschwäche und Muskelatrophien mit ubiquitären Faszikulationen charakterisiert. Die ausgeprägte bulbäre Symptomatik mit Dysarthrie (jedoch keine Anarthrie wie häufig bei der ALS) bei deutlicher Zungenatrophie sticht frühzeitig als charakteristisches Symptom ins Auge. Eine Dysphagie entwickelt sich zumeist nicht. Die Paresen und Muskelatrophien sind proximal betont und auch nach sehr langen Verläufen relativ milde ausgeprägt. Die Gehfähigkeit bleibt in der Regel bis über das 60. Lebensjahr hinaus erhalten. Die Muskeleigenreflexe sind meist abgeschwächt oder nicht auslösbar. Häufig klagen die Patienten über Muskelkrämpfe. Gelegentlich werden zum Teil auch distal betonte Sensibilitätsstörungen angegeben. Neben diesen neurologischen Symptomen zeigen die Patienten häufiger auch endokrinologische Symptome. Die Patienten entwickeln eine Gynäkomastie sowie Hodenatrophie und Oligospermie, selten ist die dadurch bedingte Infertilität Erstsymptom der Erkrankung. 10 bis 20 % der Patienten mit Kennedy-Syndrom entwickeln einen Typ-II-Diabetes.

● Häufig treten hormonelle Störungen mit Gynäkomastie, testikuläre Atrophie und Infertilität sowie ein Diabetes mellitus (10–20 %) im Verlauf der Erkrankung auf.

Diagnostik

Zur Diagnostik finden sich in der Elektromyografie Zeichen der akuten Denervierung mit pathologischer Spontanaktivität und des chronischen neurogenen Umbaus mit hochamplitudigen und aufgesplitterten Potenzialen der motorischen Einheiten sowie ein gelichtetes Interferenzmuster bei Maximalinnervation. Die Neurografie ergibt bei normaler Leitgeschwindigkeit eine Reduzierung der Amplituden im Sinne eines axonalen Schadens. Laborchemisch lassen sich bei mehr als 80 % der Betroffenen leicht- bis mittelgradig erhöhte Werte der Kreatinkinase nachweisen.

Verlauf und Prognose

Der Verlauf der Erkrankung ist gutartig mit sehr langsamer Progredienz der Beschwerdesymptomatik. Auch nach jahrzehntelangem Verlauf sind die Patienten noch gehfähig. Die Lebenserwartung der Patienten ist nicht oder nur unwesentlich reduziert. Eine kausale Therapie der Erkrankung existiert bisher nicht. Eine kontinuierliche physiotherapeutische Behandlung ist wünschenswert, um den Behinderungsgrad der Patienten über die Zeit möglichst gering zu halten. Es bleibt abzuwarten, inwieweit die zunehmende Aufklärung der molekularen Pathogenese Möglichkeiten einer spezifischen, evtl. auch gentherapeutischen Behandlung ermöglichen wird.

C 6.3 Hereditäre spastische Paraparese

Die hereditäre spastische Paraparese ist zumeist autosomal-dominant vererbt. Bei der Erkrankung treten sehr langsam progredient im Erwachsenenalter spastische Lähmungen auf. Die Symptomatik beginnt überwiegend an den unteren Extremitäten. Typisch ist das Gangbild mit Adduktorenspasmus, das die Patienten aufweisen. Bei der langsamen Progredienz wird eine Versorgung mit Gehhilfen bzw. Rollstuhl erst im höheren Lebensalter notwendig. Bei einigen Patienten kann eine frontale Hirnatrophie beobachtet werden. Die Lebenserwartung ist normal. Therapeutisch ist in manchen Fällen neben der Physiotherapie eine Behandlung mit antispastischen Medikamenten wie Baclofen sinnvoll.

C 6.4 Polio-Erkrankung und Post-Polio-Syndrom

Die Polio-Erkrankung ist eine durch Tröpfchen-Infektion hervorgerufene Infektionserkrankung, die selektiv die α-Motoneurone im Rückenmark befällt und zum Absterben bringt. Die Erkrankung tritt gehäuft im Säuglings- bzw. Kindesalter auf. Es kommt je nach Ausmaß des Befalles nach einem Inkubationsstadium zum schmerzlosen Auftreten von Lähmungen, die im Verlaufe von einigen Tagen ein Maximum erreichen. Es können tetraplegische Zustände bis hin zur Atemlähmung auftreten. Die Symptome bilden sich in umgekehrter Reihenfolge ihres Auftretens wieder zurück. Im Unterschied zur ALS sind häufiger die unteren Extremitäten als die oberen betroffen. Es handelt sich bei der Polio-Erkrankung klinisch um schlaffe Paresen mit nachfolgenden Muskelatrophien, im Erwachsenenalter kommt es überwiegend zu orthopädischen Problemen, klinisch-neurologisch imponieren fokal umschriebene asymmetrische Muskelatrophien häufiger der unteren als der oberen Extremität.

Nachdem die Polio-Erkrankung durch die Schutzimpfung weitgehend ausgerottet ist, spielen Symptome, die Jahrzehnte nach durchgemachter akuter Polio-Erkrankung neu auftreten, eine gewisse Rolle in der neurologischen Praxis. Patienten mit einem sog. Post-Polio-Syndrom klagen über vermehrte Erschöpfung und Ermüdbarkeit, diffuse Muskel- und Gelenkschmerzen sowie allgemeine Leistungseinbußen. Ein kleiner Teil dieser Patienten zeigt eine Verschlechterung der Kraft, vorwiegend im Bereich der ursprünglich betroffenen Extremitäten. Die elektromyografische Zusatzuntersuchung zeigt die typischen Zeichen einer chronischen Denervierung mit Riesenpotenzialen, zumeist jedoch keine Zeichen einer akuten Denervierung im Sinne pathologischer Spontanaktivität. Die Behandlung erfolgt symptomatisch durch moderate Krankengymnastik sowie Aufklärung der Patienten über die gute Prognose. Die Verabreichung schnell wirksamer Energieträger wie z. B. Kreatin oder Coenzym Q ist gelegentlich symptomatisch wirkungsvoll.

● Das EMG zeigt die klassischen Zeichen der chronischen Denervierung: Riesenpotenziale und gelichtetes Interferenzmuster.

C 6.5 Autoimmunologisch verursachte Neuropathien oder Myopathien

C 6.5.1 Multifokale motorische Neuropathie

Bei der multifokalen motorischen Neuropathie mit Leitungsblöcken handelt es sich um eine Erkrankung, die klinisch zunächst sehr große Ähnlichkeiten zur ALS aufweisen kann. Es treten distal betonte Paresen und Muskelatrophien auf. Die Erkrankung zeigt im Unterschied zur ALS einen wesentlich gutartigeren Verlauf und ist verursacht durch eine Autoimmunreaktion gegen Axone. Charakteristisch ist in der Elektroneurografie das Auftreten von typischen Leitungsblöcken (s. o Abb. C 6.3) und positive Titer für Anti-GM1-Antikörper (50–60 % der Fälle). Es sind vorrangig die Arme mit distaler Betonung betroffen. Die Erkrankung ist chronisch progredient. Therapeutisch wirksam sind bei der multifokal motorischen Neuropathie intravenös applizierte Immunglobuline in hoher Dosierung. Die Behandlung muss in Abständen von 2 bis 3 Monaten über lange Zeit fortgeführt werden. Andere immunsuppressive Medikamente wie z. B. Cortison sind nicht wirksam.

C 6.5.2 Einschlusskörperchen-Myositis

Eine weitere seltene Erkrankung ist die Einschlusskörperchen-Myositis, die ebenfalls langsam chronisch progredient und mit Bevorzugung der oberen Extremität verläuft. Es handelt sich um eine degenerative Muskelerkrankung mit entzündlichen Anteilen, deren Pathogenese weitgehend ungeklärt ist. Zur Diagnostik ist die Durchführung einer Muskelbiopsie notwendig. Therapeutisch ist ein Therapieversuch mit hochdosierten Immunglobulinen gerechtfertigt, wobei die Studienlage keine so deutlichen Therapieeffekte zeigt wie bei der multifokalen motorischen Neuropathie mit Leitungsblöcken.

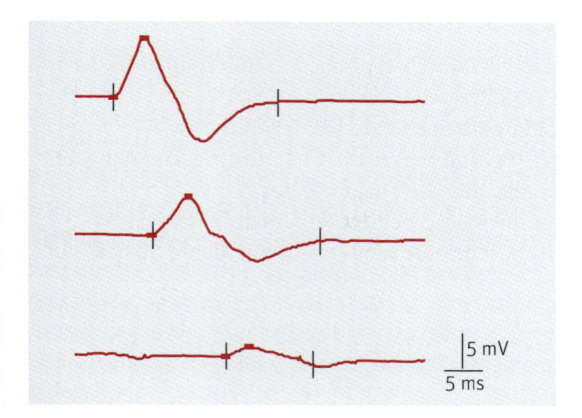

o **Abb. C 6.3** Leitungsblock des distalen Anteils des N. ulnaris bei multifokaler Neuropathie mit Leitungsblöcken (beachte den Amplitudensprung zwischen den beiden unteren Stromspuren).

Weiterführende Literatur

Azulay JP, Blin O, Pouget J, Boucraut J, Bille-Ture F, Carles G, Serratrice G (1994) Intravenous immunoglobulin treatment in patients with motor neuron syndromes associated with anti-GM Antibodies: a double-blind, placebo-controlled study. Neurology 44, 429–32

Bensimon G, Laconblez L, Meininger V (1994) A controlled trial of riluzole in amyotrophic lateral sclerosis. ALS/Riluzole Study Group. N Engl J Med 330, 585–91

Brown RH Jr, Meininger V, Swash M (Hrsg) (2000) Amyotrophic Lateral Sclerosis. Martin Dunitz Ltd.

Dengler R, Ludolph A, Zierz St (Hrsg) (2000) Amyotrophe Lateralsklerose 2. Aufl. Thieme, Stuttgart New York

Rosen DR, Siddique T, Patterson D, Figlewicz DA, Sapp P, Hentati A, Donaldson D, Goto J, O'Regan JP, Deng HX et al. (1993) Mutations in Cu/Zn superoxide dismutase gene are associated with familial amyotrophic lateral sclerosis. Nature 362, 59–62

Wiederholungsfragen

1 Welche der folgenden Erkrankungen gehört nicht zur Gruppe der Motoneuronerkrankungen?
a) ALS
b) Kennedy-Syndrom
c) Spinale Muskelatrophie
d) Multifokale motorische Neuropathie
e) Polio

2 Welche Aussage zur Pathogenese der ALS trifft nicht zu?
a) Der überwiegende Anteil der ALS-Fälle ist hereditär verursacht.
b) Chronische Exzitotoxizität führt durch eine glutamaterge Überstimulation zu einer Dysbalance der intrazellulären Calcium-Homöostase.
c) Die genaue Ursache für die selektive Vulnerabilität der Motoneurone ist nicht geklärt.
d) Bei der ALS kommt es zu einer selektiven Degeneration der Betz'schen Riesenzellen im präzentralen Kortex und der α-Motoneurone im Vorderhorn des Myelon.
e) Bei der ALS findet man typischerweise intrazelluläre Ubiquitineinschlüsse in betroffenen Motoneuronen.

3 Welche Aussage trifft zu?
a) Die Diagnose der ALS wird durch typische Veränderungen in der Kernspintomografie gestellt.
b) Es existieren die Krankheit beweisende Laborparameter.
c) Neben dem klinischen Befund liefert die Elektromyografie die wichtigsten Surrogatparameter für die Diagnose der ALS.
d) Symptomatische Therapien sind bei der ALS nicht wichtig.
e) Beim Kennedy-Syndrom tritt eine langsam progrediente Spastik auf.

C 7 Neoplasien

EDITORIAL

Tumoren des ZNS sind nicht häufig. Aber sie sind nicht nur aufgrund ihres Stigmas in der Bevölkerung eine besondere Herausforderung an Patienten, Angehörige und behandelnde Ärzte. Für ZNS-Tumoren gelten zum Teil andere Regeln als in der allgemeinen Onkologie. So sind histologisch gutartige Tumoren bei ungünstiger Lage nicht komplett resezierbar und werden dadurch unheilbar; maligne Tumoren können nicht im Gesunden entfernt werden, da sonst eloquente Areale zerstört werden; Zytostatika erreichen die Tumoren wegen der Blut-Hirn-Schranke schlecht. Selbst langsam wachsende Prozesse können durch Kompression wichtiger Strukturen akute Verschlechterungen und für den Patienten bedrohliche Situationen verursachen. Dagegen metastasieren Hirntumoren so gut wie nie außerhalb des ZNS. Ein optimales Behandlungsergebnis können nur besonders erfahrene Neurologen, Neurochirurgen, Strahlentherapeuten und Onkologen erreichen. Doch sollte auch der mit betreuende Hausarzt die Grundprinzipien der Behandlung kennen und nebenwirkungsreiche Fehler vermeiden helfen.

Tumoren können das zentrale oder periphere Nervensystem betreffen. Neben der lokalisatorischen Unterscheidung in Tumoren des Gehirns und seiner Hüllen, des Rückenmarks und des peripheren Nervensystems sind die primär vom Nervensystem ausgehenden von den metastatischen Neubildungen und jenen unbekannter Herkunft zu differenzieren. Tumoren können von allen Zellen des ZNS ausgehen, wenn auch mit unterschiedlicher Häufigkeit – also von Astrozyten, Oligodendrozyten, Ependymzellen, Plexuszellen, Hüllstrukturen, Neuronen und Lymphozyten; zudem von undifferenzierten, vermutlich pluripotenten Zellen.

Aufgrund vieler gemeinsamer Aspekte werden in diesem Kapitel in der allgemeinen Neuroonkologie gemeinsame Kriterien von klinischem Erscheinungsbild, Diagnostik und Therapie aller ZNS-Tumoren behandelt. Die weiteren Unterkapitel gehen auf die Aspekte einzelner Tumorentitäten ein.

● In der Neuroonkologie gelten eigene Regeln! Einige Grundprinzipien sollte auch der Allgemeinarzt kennen.

● Herwig Strik

C 7.1 Tumoren des ZNS

C 7.1.1 Allgemeine Neuroonkologie

Einteilung und Klassifikation der Tumoren

Meningeome gehen von den Hüllstrukturen des ZNS aus, den arachnoidalen Deckzellen. Gliome werden der astrozytären Reihe (Astrozytome und Glioblastome), den Oligodendrozyten als den „Isolierzellen" der ZNS-Neurone (Oligodendrogliome) oder den Ependymzellen, den Epithelzellen der Ventrikel (Ependymome), zugeordnet. Mischformen kommen vor (Oligoastrozytome). Aus Nervenzellen entstehen die seltenen Neurozytome und Gangliozytome (Mischform Gangliogliome). Besonders im Kindesalter treten Tumoren aus primitiven, undifferenzierten Zellen auf. Es handelt sich um neuroektodermale Tumoren (PNET und Medulloblastome), deren Herkunft unklar ist. Eine Sonderstellung nehmen die primären ZNS-Lymphome ein, die sich aus Lymphozyten entwickeln, aber nur selten außerhalb des ZNS metastasieren.

> ■ **MERKE**
>
> Von allen Zellen des Nervensystems und seiner Hüllstrukturen können Neoplasien ausgehen, allerdings mit unterschiedlicher Häufigkeit (s. ▫ Tab. C 7.1). Eine Sonderstellung nehmen die primären ZNS-Lymphome ein, die zu den hirneigenen ZNS-Tumoren gezählt werden.

● Malignität wird in 4 WHO-Grade eingeteilt: Nur WHO-Grad I ist wirklich gutartig.

Vom Nervensystem oder seinen Hüllstrukturen ausgehende Tumoren werden nach der WHO-Klassifikation in vier Malignitätsgrade unterteilt. Grad I entspricht einem gutartigen, chirurgisch heilbaren Tumor. Grad II wird häufig als „semibenigne" bezeichnet, obwohl er durch infiltratives Wachstum gekennzeichnet und nicht heilbar ist. Tumoren vom Grad III und IV sind maligne.

> ● **FALLBEISPIEL**
>
> Ein 59-jähriger Patient wird wegen eines erstmaligen generalisierten Krampfanfalles in die neurologische Notaufnahme eines größeren Krankenhauses eingeliefert. Die Fremdanamnese ergibt, dass der Anfall linksseitig fokal eingeleitet, also sekundär generalisiert war. Der Patient berichtet, in den letzten Wochen vermehrt unter Kopfschmerzen, Müdigkeit und Konzentrationsstörungen gelitten zu haben. Zudem ist ihm in letzter Zeit eine Ungeschicklichkeit der linken Hand aufgefallen. Die neurologische Untersuchung zeigt eine Absinktendenz des linken Armes im Vorhalteversuch sowie eine leichte linksseitige Steigerung der Muskeleigenreflexe. Computertomografisch findet sich nativ eine hypodense Struktur rechts parietal mit Perifokalödem, die girlandenförmig Kontrastmittel aufnimmt, in der MRT zusätzlich eine zentrale Kontrastmittelaussparung im Sinne einer Nekrose. Die Raumforderung wird drei Tage später reseziert. Die histologische Aufarbeitung bestätigt den klinischen Verdacht auf ein Glioblastom.

C 7.1.1 Allgemeine Neuroonkologie

Tab. C 7.1 Übersicht über die wichtigsten Neoplasien des Nervensystems. MPJ = Neuerkrankungen pro Million Einwohner pro Jahr (pro Million pro Jahr). VHL = von-Hippel-Lindau-Erkrankung. NF-1, NF-2 = Neurofibromatose Typ 1 + 2.

Tumor	Subtyp, WHO-Grad	Lokalisation	Häufigkeit MPJ	Erkrankungsalter (Jahre)	Behandlung	Prognose/med. Überleben	Besonderheit
Gliome							
Astrozytom	Pilozytisch I (III)	Mittellinie: Kleinhirn, Hirnstamm, Optikus	3	1–19	OP	Gut	Assoziation NF-1
	Grad II: Fibrillär, protoplasmatisch, mikrozystisch, gemistozytisch	Großhirnhemisphären	2	34	OP	Ca. 5 Jahre	
	Grad III anaplastisch	Großhirnhemisphären	5	50	OP, Radiatio, Chemo	Ca. 2 Jahre	
Oligodendrogliom	Grad II	Frontal, temporal	2	42	OP	Besser als Astro	
	Grad III anaplastisch	Frontal, temporal	1	49	OP, Radiatio, Chemo	Besser als Astro	
Oligo-Astrozytom	Grad II	Großhirnhemisphären	<1	45	OP, Radiatio, Chemo	> Astro, < Oligo	
	Grad III	Großhirnhemisphären	<1	45		> Astro, < Oligo	
Ependymom	Grad I Subependymom	Stammganglien		ca. 60–70	Ggf. OP	gut	
	Grad I myxopapillär	Cauda equina		36	OP	gut	
	Grad II	Infratentoriell, Seitenventrikel, spinal	3	6 + 35	OP; Resttumor: Radiatio	5 Jahre	
	Grad III				OP, Radiatio, evtl. Chemo		
Glioblastom	Grad IV: Kleinzellig, riesenzellig, Gliosarkom	Fronto-temporal, parietal	20–30	45–70	OP, Radiatio, Chemo	Ca. 10 Monate	

Klinisches Erscheinungsbild

Unabhängig von der Art manifestieren sich die meisten Tumoren durch allgemeine und/oder fokale Symptome. Als allgemeine Symptome treten Krampfanfälle oder Hirndruckzeichen wie Kopfschmerzen, Übelkeit und Bewusstseinsstörungen auf. Fokale Symptome sind oft eine Halbseitenlähmung oder Hirnnervenparesen. Häufig manifestieren sich intrakranielle Tumoren durch einen erstmaligen epileptischen Anfall. Die fokalen Symptome wie Halbseitenparesen

● Symptome nehmen meist langsam zu oder fluktuieren.

◻ **Tab. C 7.1** (Fortsetzung)

Tumor	Subtyp, WHO-Grad	Lokalisation	Häufigkeit MPJ	Erkrankungsalter (Jahre)	Behandlung	Prognose/med. Überleben	Besonderheit
Herkunft unklar							
Gliomatosis cerebri	Grad III oder IV	Diffus, >2 Lobi befallen, evtl. bilateral	Sehr selten	40–50	OP, Radiatio, Chemo empirisch	Monate	
Hämangioblastom	Grad I	Kleinhirn	1	29	OP	Gut	Assoziation VHL
ZNS-Lymphom	B-Zellreihe, diffus großzellig, hochmaligne	Supratentoriell, Marklager, ggf. multilokulär	3	60–70	Nur Biopsie Ganzhirnradiatio, Chemo (HD-MTX)	Sehr variabel, median max. 48 Monate	Befall v. Liquor + Glaskörper, extra-ZNS-Filiae, kein Cortison prä-OP!
Undifferenzierte und Keimzelltumoren							
Medulloblastom	Grad IV; klassisch, desmoplastisch	Kleinhirnwurm, KH-Hemisphären	5 (Kinder) <1 (Erw.)	7 Jahre + 30–40 Jahre	OP, Radiatio, Chemo	85% >5 J. (Kinder)	Liquoraussaat, extra-ZNS-Filiae
PNET	Grad IV	Supratentoriell	15% ZNS-Tumoren	Ca. 6–8 Jahre	OP, Radiatio, Chemo	34% >5 J. (Kinder)	Liquoraussaat
Germinom	Nicht klassifiziert	Sellaregion, Pinealisregion	<1	11–20	OP, Radiatio	70% >10 J.	Liquoraussaat, extra-ZNS-Filiae
Tumoren der Hüllstrukturen							
Meningeom	Grad I, versch. Subtypen	Supratentoriell, KH-Brückenwinkel, spinal	Ca. 50	50–59	OP	7–20% Rezidiv	
	Grad II, atypisch	s. Grad I	Ca. 4		OP, evtl. Radiatio	29–38% Rezidiv	
	Grad III, anaplastisch	s. Grad I	Ca. 1		OP, Radiatio	50–78% Rezidiv	
Schwannom	Grad I	Peripherer Nerv	8% Hirn-TU, 29% spinale TU	40–60	OP/Radiatio (HNVIII)	Gut	
Neurofibrom	Grad I	Hautäste	Häufig	Jedes Alter	OP	Gut	
MPNST	Grad III oder IV	Nervenstämme	Sehr selten	30–60	OP, Radiatio von Resten	<5 Jahre	

□ **Tab. C 7.1** (Fortsetzung)

Tumor	Subtyp, WHO-Grad	Lokalisation	Häufigkeit MPJ	Erkrankungsalter (Jahre)	Behandlung	Prognose/ med. Überleben	Besonderheit
Metastasen							
Bronchial-Ca	Kleinzellig, nicht-kleinzellig	Gehirn, Wirbelsäule, Liquor	60–80	60–70	OP, Radiatio; kleinzellig: Chemo	Ca. 8 Monate (nur kleinzellig)	
Mamma-Ca					OP, Radiatio, Chemo, Hormonbehandlung	Ca. 15 Monate	
Malignes Melanom					OP, Radiatio, Chemo	6–9 Monate	

entwickeln sich nur dann schlagartig (apoplektiform), wenn eine Einblutung in den Tumor stattfindet. Typischer ist ein fluktuierender Beginn der Symptomatik (wichtige Differenzialdiagnose bei stotterndem Symptomverlauf: Karotisstenose mit rezidivierenden fokal-neurologischen Ausfällen).

▶ **PEARLS + PITFALLS**

Hellhörig sollte man werden bei neu aufgetretener Epilepsie, ungewöhnlich lang anhaltenden oder starken Kopfschmerzen, einem langsam zunehmenden Psychosyndrom oder langsam zunehmender Fokalneurologie.

Diagnostik

Die Diagnostik stützt sich im Wesentlichen auf die bildgebenden Verfahren. Im Computertomogramm findet sich nativ in der Regel eine hypodense Signalveränderung mit Verdrängung von Umgebungsstrukturen und einem Perifokalödem. Insbesondere die malignen Tumoren reichern Kontrastmittel an. In der weiterführenden Diagnostik und präoperativen Vorbereitung ist inzwischen die MRT-Untersuchung Standard, um Tumorgrenzen bestimmen und weitere kleine Raumforderungen ausschließen zu können. Eine zerebrale Angiografie ist nur noch selten indiziert.

Serumuntersuchungen bringen bei Hirntumoren wegen der Blut-Hirn-Schranke keinen diagnostischen Nutzen. Im Liquor kann ein Tumormarker bei Metastasen (CEA) oder Keimzelltumoren (AFP, β-HCG) richtungsweisend sein. Zytologische Untersuchungen des Liquors sind bei klinischem Verdacht auf eine Tumorzellaussaat oder bei Tumoren mit häufiger Tumorzellaussaat in den Liquor erforderlich. Ein EEG ist zur Beurteilung einer erhöhten Anfallsbereitschaft sinnvoll. Verlaufsuntersuchungen werden meist mit der MRT vorgenommen, bei malignen Tumoren in vierteljährlichen, bei benignen in jährlichen Abständen.

Therapie

Neben der histologischen Diagnose sind einige Besonderheiten der ZNS-Tumoren für die Behandlung von praktischer Bedeutung und entscheidend für das Schicksal der Patienten. Da das Gehirn auf kleinstem Raum wichtige Funktionen steuert, kann das Prinzip einer Resektion im Gesunden – wie es z. B. bei Darmtumoren mit entsprechendem Sicherheitsabstand praktiziert wird – nicht angewendet werden. Zudem hat die Erfahrung gezeigt, dass radikale Operationen den Patienten keinen wesentlichen Überlebensvorteil bringen. Deshalb ist oberstes Gebot für den Neurochirurgen, keine weitere neurologische Störung zu verursachen.

Bei malignen Tumoren wird von den meisten Arbeitsgruppen eine möglichst weitgehende, aber schonende Operation zur lokalen Dekompression, Verkleinerung der Tumormasse und Gewebeentnahme für die histologische Diagnose angestrebt. Man spricht nicht von Exstirpation, sondern von makroskopisch kompletter Resektion. Bei schwieriger Tumorlokalisation – etwa an der Schädelbasis – können auch gutartige Tumoren oft nicht vollständig entfernt werden und sind damit unheilbar.

Die Strahlentherapie ist seit Jahrzehnten in ihrer Effizienz bei malignen ZNS-Tumoren gut etabliert. Durch die Fokussierung des Strahlenfeldes auf das Tumorbett (nicht bei zerebralen Lymphomen, Medulloblastomen/PNET, Germinomen) konnte bei den meisten Tumorarten die Nebenwirkungsrate bei gleicher Wirksamkeit deutlich gesenkt werden.

Die Chemotherapie hat sich in den letzten Jahren bei den meisten primären malignen ZNS-Tumoren zunehmend durchgesetzt. Allerdings ist die Effizienz begrenzt durch die Blut-Hirn-Schranke. Zwar ist dieser Schutzmechanismus für das Gehirn im Bereich des Tumors gestört. Dennoch ist die Wirkung der Zytostatika beschränkt, nicht zuletzt in der Infiltrationszone, in der die Tumorzellen in einen Bereich mit intaktem Gefäßsystem vorgewachsen sind. Darum ist der Einsatz kleinmolekularer, lipophiler Substanzen sinnvoll.

- Resektion im Gesunden ist am Nervensystem nicht möglich. Oberstes Prinzip: nicht zusätzlich schaden!

- Strahlentherapie ist für die meisten ZNS-Tumoren gut etabliert und wird meist fokal auf das Tumorbett verabreicht.

■ **MERKE**

Chemotherapie hat eine Wirkung bei den meisten ZNS-Tumoren. Wegen der Blut-Hirn-Schranke ist die Liquorgängigkeit der Substanzen bedeutsam.

Nebenwirkungen antineoplastischer Therapie

In den letzten Jahren konnte die Nebenwirkungsrate durch eine sinnvolle Begrenzung der Behandlungsmaßnahmen erheblich gesenkt werden. Wichtig war dabei der Verzicht auf die Ganzhirnbestrahlung bei Tumoren mit beschränkter Infiltrationstendenz. Akute Nebenwirkungen wie das sofortige leichte Strahlenödem oder Übelkeit und Blutbildveränderungen unter Chemotherapie sind meist gut beherrschbar. Schwierig zu behandeln ist jedoch eine nach Monaten auftretende postradiogene Nekrose als sogenannte Frühschädigung. Die differenzialdiagnostische Abgrenzung zum Tumorrezidiv ist stets sehr schwierig und oft allein nach dem Verlauf zu entscheiden. Neben einer operativen Entfernung der Nekrose kann das begleitende Ödem nur medikamentös behandelt werden.

- Langfristige und schwer behandelbare Therapiefolgen sind die Strahlennekrose und Erschöpfung der Knochenmarksreserve nach längerer Chemotherapie.

In der Pädiatrie ist vor allem die geistige Retardierung nach Bestrahlung von Kleinkindern gefürchtet. Deshalb wird angestrebt, eine Strahlenbehandlung erst bei Kindern über vier Jahren durchzuführen.

Zytostatika können psychische Veränderungen hervorrufen, die akut und passager (Procarbazin, Cytosin-Arabinosid, Cyclophosphamid) oder chronisch und persistierend (Methotrexat-MTX) verlaufen. Insbesondere eine Kombination von Methotrexat und Bestrahlung kann eine fortschreitende und schwer behindernde Leukenzephalopathie hervorrufen.

> **MERKE**
>
> Schwer wiegende kognitive Einbußen sind bei bestrahlten Kleinkindern und der Kombination von Bestrahlung und Hochdosis-MTX-Therapie bei Erwachsenen zu befürchten.

Vincristin verursacht periphere Polyneuropathien, die für länger überlebende Gliompatienten unangenehm sind.

C 7.1.2 Gliome

Definition und Epidemiologie

Gliome sind mit 30–40 % die häufigsten intrakraniellen Tumoren. Je nach Entität treten sie meist im 3. bis 5. Lebensjahrzehnt auf.

Unter Gliomen werden astrozytäre (Astrozytome, Glioblastome), oligodrogliale (Oligodendrogliome) und ependymale (Ependymome) Tumoren subsummiert. Die bösartigste Form wird als Glioblastom bezeichnet und dem WHO-Grad IV zugeordnet. Die häufigsten Tumoren niedrigeren Malignitätsgrades (I–III) sind die Astrozytome. Oligodendrogliome und Ependymome entsprechen dem Grad II und III.

Therapie und Prognose

Eine operative Heilung ist nur bei kompletter Resektion eines Astrozytoms Grad I möglich, das als pilozytisches Astrozytom vorkommt und aufgrund seiner Genetik vermutlich keine echte Verwandtschaft mit den Astrozytomen höherer Grades besitzt. Im Erwachsenenalter sind Astrozytome und Glioblastome am häufigsten, die mit unterschiedlicher Latenz postoperativ rezidivieren. Trotz der Tendenz zur Infiltration der weiteren Umgebung rezidivieren Gliome paradoxerweise lokal.

Eine Verlängerung der Überlebenszeit lässt sich mit postoperativer Bestrahlung und anschließender Chemotherapie erzielen.

Eine Besonderheit stellen die Oligodendrogliome dar, die bei bestimmten genetischen Veränderungen häufiger als Astrozytome auf Chemotherapie ansprechen. Ependymome sind sehr selten, weshalb größere Behandlungsserien nicht existieren und in der Behandlung von den Ergebnissen bei den astrozytären Tumoren rückgeschlossen werden muss. Da Ependymome häufig in den Liquorraum metastasieren, muss der Liquor regelmäßig zytologisch untersucht werden.

Neben der Operation und der – inzwischen fokalen – Bestrahlung hat sich in den letzten Jahren der Einsatz einer Chemotherapie etabliert. Die besten Ergebnisse wurden mit einer Kombination des Nitrosoharnstoffes ACNU (Nimustin) mit VM 26 (Teniposid) publiziert. Für anaplastische Astrozytome und Oligodendrogliome WHO-Grad III ist ein Vorteil von PCV (Procarbazin, CCNU = Lomustin, Vincristin) gegenüber alleiniger Strahlentherapie beschrieben. Vor kurzem konnte nachgewiesen werden, dass gleich gute Ergebnisse mit Temozolomid erzielt werden können, das neben seiner oralen Verfügbarkeit ein sehr gutes Nebenwirkungsprofil aufweist. Das in manchen Ländern noch eingesetzte BCNU (Carmustin) sollte trotz guter Wirksamkeit wegen teils fatal verlaufender Lungenfibrosen nicht mehr eingesetzt werden.

C 7.1.2.1 Astrozytome

Pilozytische Astrozytome (WHO-Grad I)

Definition und Epidemiologie

Pilozytische Astrozytome kommen zu 75 % in den ersten beiden Lebensdekaden vor und machen etwa 85 % der zerebellären Astrozytome dieser Altersgruppe aus. Inzidenz: 3/Mio. Einwohner.

Eine Assoziation der pilozytischen Astrozytome mit der Neurofibromatose Typ I (s. Kap. C 7.1.7.4) ist bekannt. Lange, fadenförmige („pilozytische") Ausläufer der Zellkörper haben dem überwiegend gutartigen Tumor (Grad I) seinen Namen gegeben. Häufige Lokalisationen sind im Hirnstamm (Hirnstammgliome) und am Chiasma opticum (Optikusgliome).

● Das gutartige pilozytische Astrozytom ist ein Tumor der ersten beiden Lebensdekaden. Es ist das einzige Gliom, das bei günstiger Lage operativ heilbar ist.

Diagnostik

Da pilozytische Astrozytome trotz niedrigen Malignitätsgrades Gefäßanomalien zeigen, können diese Tumoren eine relativ kräftige Kontrastmittelaufnahme in der Bildgebung aufweisen.

Therapie

Als einzige Form der Gliome sind pilozytische Astrozytome chirurgisch heilbar. Möglicherweise ist dies nicht nur durch den niedrigen Malignitätsgrad bedingt, sondern auch durch ein genetisches Muster, das sich von dem der anderen astrozytären Tumoren klar unterscheidet. Allerdings können pilozytische Astrozytome bei inkompletter Resektion rezidivieren, wie dies häufig z. B. bei Optikusgliomen oder Hirnstammgliomen der Fall ist. Wenn eine Rezidivoperation nicht möglich ist, kann eine Kontrolle des weiteren Wachstums durch Bestrahlung angestrebt werden.

Astrozytome WHO-Grad II

Epidemiologie

Die sogenannten niedriggradigen Astrozytome treten typischerweise im jüngeren Erwachsenenalter auf, meist im vierten Lebensjahrzehnt. Die Erkrankung ist mit 2/Mio. Einwohner selten.

Genetik

Eine genetische Prädisposition ist nur für das sehr seltene Li-Fraumeni-Syndrom mit Keimbahnmutation des p53-Gens bekannt.

Histologie

Histologisch werden sie auch als differenzierte Astrozytome bezeichnet und in verschiedene Untergruppen eingeteilt – fibrillär, gemistozytisch, protoplasmatisch. Prognostisch hat dies lediglich eine Bedeutung für die gemistozytischen Astrozytome, die rascher rezidivieren können als die anderen histologischen Subtypen. Wesentlich ist auch die Anzahl in Teilung befindlicher Zellen, die sogenannte Proliferationsrate.

> **MERKE**
>
> Niedriggradige Astrozytome WHO-Grad II treten meist im jüngeren Erwachsenenalter auf. Aufgrund des langsamen Wachstums und der Lokalisation manifestieren sie sich häufig durch epileptische Anfälle.

Klinik

Bei Erwachsenen entstehen differenzierte Astrozytome meist in den Großhirnhemisphären und manifestieren sich häufig durch Krampfanfälle.

Diagnostik

Radiologisch sind niedriggradige Astrozytome durch eine fehlende oder geringe Kontrastmittelaufnahme gekennzeichnet. Ein Nachweis gelingt am besten in der MRT, die einen glatt begrenzten Tumor oder auch nur eine diffuse Verquellung eines Hirnareals zeigt.

Therapie und Prognose

Der wesentliche Unterschied zu den pilozytischen Astrozytomen ist die makroskopisch und mikroskopisch diffuse Abgrenzung zum umgebenden Hirngewebe. Bereits bei diesem niedrigen WHO-Grad ist deshalb eine mikroskopisch komplette Tumorresektion nicht möglich. Vielmehr verbleibt immer eine gewisse Anzahl von Tumorzellen, die nicht entfernt werden kann. Die Therapie der Wahl ist chirurgisch. Ein Nutzen einer primären Strahlentherapie konnte bislang nicht nachgewiesen werden. Auch die Wirksamkeit einer Chemotherapie ist unklar. Deshalb sind diese Therapieformen der Rezidivtherapie vorbehalten. Die Prognose der niedriggradigen Astrozytome liegt median bei etwa 8 Jahren. Das Schicksal der Patienten wird wesentlich dadurch bestimmt, ob der Tumor im Verlauf zum Grad III oder IV malignisiert.

Anaplastische Astrozytome WHO-Grad III

Definition und Epidemiologie

Astrozytäre Tumoren mit höherer Zelldichte, erheblichen Kernunregelmäßigkeiten (Kernpleomorphie) und einer Häufung von Kernteilungsfiguren bei noch normalen Gefäßen werden als anaplastisch bezeichnet und dem WHO-Grad III zugeordnet. Diese Tumoren sind mit etwa 5 Erkrankten/Mio. Einwohner häufiger als die niedriggradige Variante. Das Durchschnittsalter liegt bei etwa 50 Jahren.

● Je älter der Patient, desto bösartiger das Gliom!

Klinik
Aufgrund des schnelleren Wachstums werden die Patienten nicht nur durch Krampfanfälle, sondern auch häufiger durch fokale neurologische Zeichen und Hirndrucksymptome auffällig.

Diagnostik
Im Gegensatz zu den niedriggradigen Varianten zeigen die anaplastischen Astrozytome radiologisch meist eine Kontrastmittelaufnahme, die schon z. T. inhomogen sein kann. Zudem ist häufig ein Perifokalödem nachweisbar. Aufgrund der Schwierigkeit, intraoperativ die Tumorgrenzen genau zu definieren, sollte postoperativ bei Tumoren Grad III und auch Grad IV mit der MRT innerhalb von 72 Stunden eine Überprüfung des Ausmaßes der Resektion erfolgen.

● Langsam wachsende Gliome manifestieren sich eher durch epileptische Anfälle, schnell wachsende eher durch fokale neurologische Zeichen.

Therapie
Neben der operativen Resektion ist bei diesen Tumoren eine nachfolgende Strahlenbehandlung angezeigt. Mit einer solchen kombinierten Behandlung liegen die medianen Überlebenszeiten bei etwa zwei Jahren. Größere Serien zu einer adjuvanten Chemotherapie fehlen. Jedoch ist ein positiver Effekt – analog zu den Ergebnissen bei Glioblastomen – anzunehmen. Ein direkter Vergleich der am häufigsten eingesetzten Schemata PCV, ACNU/VM26 und Temodal erfolgte bislang nicht.

> **MERKE**
>
> Ab dem WHO-Grad III ist eine postoperative Bestrahlung indiziert. Eine zusätzliche Chemotherapie hat einen weiteren günstigen Effekt.

C 7.1.2.2 Glioblastome WHO-Grad IV – Glioblastoma multiforme

Epidemiologie
Leider sind die bösartigsten Gliome vom WHO-Grad IV auch die häufigsten. Etwa 30/Mio. Menschen erkranken an einem Glioblastom, mit einem Altersgipfel bei etwa 60 Jahren.

● Je bösartiger ein Gliom, desto häufiger und desto älter der Patient!

Histologie
Das histologische Bild ist durch erhebliche Kernpleomorphie, pathologische Gefäße – Endothelkonvolute – und strichförmige oder flächenhafte Nekrosen charakterisiert. Dies spiegelt sich im radiologischen Erscheinungsbild durch eine inhomogene, sogenannte girlandenförmige Kontrastmittelaufnahme und zentrale Aussparungen als Korrelat von Nekrosen wieder. Meist findet sich auch ein ausgeprägtes Perifokalödem, das sich entlang dem Marklager ausdehnt und dadurch fingerförmig erscheint. Makro-pathologisch zeigt sich ebenfalls ein irreguläres Bild mit Nekrosen und Einblutungen, deshalb „multiforme".

Therapie und Prognose
Therapeutisch ist auch bei Glioblastomen neben der Operation die Effizienz der Strahlentherapie im Sinne einer Verlängerung der medianen Überlebenszeit belegt. Eine zusätzliche Chemotherapie ist wirksam, wobei der Erfolg beim einzel-

nen Patienten nicht vorhergesagt werden kann. Trotz kombinierter Behandlungsansätze liegen die medianen Überlebenszeiten in Gesamtkollektiven weiterhin nur bei etwa 12 Monaten. Bessere Ergebnisse können nur in Einzelgruppen mit günstigen prognostischen Voraussetzungen erzielt werden. Dabei ist weniger ein gleichmäßiges Anheben der Überlebenszeit aller Patienten zu beobachten, sondern ein relativ gutes Ansprechen einer Teilgruppe. Dies spiegelt sich darin wieder, dass unter Chemotherapie die Rate von „Langzeit-Überlebenden" (über 2 Jahre) von 5 % auf über 20 % ansteigt, das mediane Überleben aber nur um wenige Monate. Mit der Erkennung der MGMT als prognostischen Faktor, der die alkylierende Wirkung vieler Chemotherapeutika aufhebt, konnte ein wichtiger Schritt zum verbesserten Verständnis der Chemotherapieresistenz maligner Gliome getan werden. Künftige Strategien der Chemotherapie werden auf eine Überwindung der MGMT-vermittelten Chemotherapieresistenz zielen. Andere Therapieansätze, wie z. B. Hemmung des Gefäßwachstums oder immunologische Strategien, sind über das experimentelle Stadium bislang nicht hinausgelangt.

● MGMT: O-6-Methylguanine-DNA Methyltransferase

MERKE

Glioblastome sind durch rasches Wachstum und relative primäre Resistenz gegen Bestrahlung und Chemotherapie gekennzeichnet. Dennoch kann durch eine Kombination von Bestrahlung und Chemotherapie für eine Teilgruppe von Patienten eine deutlich bessere Überlebenszeit erreicht werden.

C 7.1.2.3 Oligodendrogliome

Oligodendrogliom WHO-Grad II

Epidemiologie
Inzidenz: 2/Mio. Einwohner.

Klinik
Wegen ihres langsamen Wachstums und der oft rindennahen Lokalisation manifestieren sich Oligodendrogliome noch häufiger als Astrozytome durch epileptische Anfälle und selten durch Hirndruckzeichen.

Histologie
Oligodendrogliome sind in der niedriggradigen Form vom WHO-Grad II durch ein charakteristisches „Spiegelei"-Muster in der Histologie gekennzeichnet und ähneln damit den „Isolierzellen" der Neurone. Aufgrund ihres genetischen Musters wird angezweifelt, dass sie tatsächlich von Oligodendrozyten ausgehen, jedoch ist diese Frage noch nicht endgültig geklärt.

Diagnostik
Das typische radiologische Zeichen intratumoraler Verkalkungen ist in etwa der Hälfte der Patienten nachzuweisen und durch regressive Veränderungen bei langsamer Wachstumsprogredienz zu erklären.

● Das klassische radiologische Zeichen von Oligodendrogliomen – die intratumorale Verkalkung – findet sich in etwa 50 %.

Therapie und Prognose
Auch bei Oligodendrogliomen ist eine alleinige Operation weiterhin Standard. Ein Vorteil einer zusätzlichen Bestrahlung oder Chemotherapie wurde bislang noch nicht in größeren Serien nachgewiesen. Die Prognose oligodendroglialer Tumoren ist besser als bei der astrozytären Variante. Allerdings sind exakte Aussagen schwer, da durch einen Wandel in der histologischen Diagnostik Oligodendrogliome häufiger diagnostiziert werden und verlässliche Zahlen nicht zu erhalten sind.

> **MERKE**
>
> Oligodendrogliome haben eine bessere Prognose als astrozytäre Varianten. WHO-Grad-II-Tumoren sollten außerhalb von klinischen Studien primär nur operativ behandelt werden.

Anaplastisches Oligodendrogliom WHO-Grad III

Histologie und Genetik
Bei der maligneren Form, dem anaplastischen Oligodendrogliom WHO-Grad III, sind eine höhere Zelldichte und Häufung von Mitosen zu beobachten. Als Besonderheit können Endothelproliferate vorkommen, die sonst nur bei Glioblastomen auftreten. Mittlerweile konnte eine genetische Assoziation zu einer sog. loss of heterozygosity (LOH) auf den Chromosomen 1 p und 19 q nachgewiesen werden.

Therapie
Anaplastische Oligodendrogliome werden bestrahlt und chemotherapiert.

In den letzten Jahren wurde deutlich, dass Oligodendrogliome auf eine antineoplastische Therapie besser ansprechen als Astrozytome. Derzeit wird in Studien getestet, ob eine primäre Chemotherapie verabreicht und die Strahlentherapie im Rezidiv appliziert werden kann.

- Möglicherweise wird das Oligodendrogliom der erste Hirntumor sein, bei dem eine genetische Charakterisierung in die Therapieplanung einbezogen wird.

Von den chemotherapeutischen Schemata wurde lange Zeit das PCV-Regime am besten evaluiert und wird von den meisten Arbeitsgruppen favorisiert. Jedoch zeichnet sich ab, dass auch ACNU/VM26 und Temozolomid effektiv sind, wobei sich wegen des günstigen Nebenwirkungsprofils zunehmend Temozolomid durchsetzt. Die Prognose ist auch hier wegen der veränderten histologischen Zuordnung nicht exakt anzugeben, aber auf jeden Fall besser als bei den anaplastischen Astrozytomen.

C 7.1.2.4 Oligoastrozytäre Mischgliome – Oligoastrozytome

- Oligoastrozytome weisen oligodendrogliale und astrozytäre Anteile auf und liegen in der Prognose zwischen beiden Entitäten.

Oligoastrozytome Grad II oder III weisen histologische Merkmale von Astrozytomen wie auch von Oligodendrogliomen auf. Sowohl niedriggradige als auch anaplastische Tumoren kommen vor.

Inzidenz: 1/Mio. Einwohner.

Die Prognose liegt etwa zwischen der von Astrozytomen und den günstiger verlaufenden Oligodendrogliomen. Die Therapie wird ebenfalls an der Malignität ausgerichtet.

C 7.1.2.5 Ependymome

Epidemiologie
Diese bei Erwachsenen seltenen Tumoren machen etwa ein Drittel aller ZNS-Tumoren bei Kindern unter drei Jahren aus. Insgesamt treten 2–3 Erkrankungen/Mio. Einwohner und Jahr auf.

Histologie und Lokalisation
Ependymome gehen von den Ependymzellen aus, den Deckzellen der Liquorräume und des Zentralkanals im Rückenmark. Bei Kindern liegen sie meist infratentoriell, bei Erwachsenen sind sie vorwiegend spinal lokalisiert. Am häufigsten sind es niedrig maligne Ependymome vom Grad II, die histologisch in zellulär, papillär, klarzellig und nadelzellig (tanyzytisch) unterteilt werden. Die WHO-Grade bei Ependymomen sind histologisch und prognostisch weniger gut definiert als bei den astrozytären Tumoren.

Diagnostik
Radiologisch fallen diese Tumoren durch ihre Nähe zum Ventrikelsystem und ihre unregelmäßige Kontrastmittelaufnahme auf. Aufgrund ihrer engen Beziehung zu den Liquorräumen ist eine Aussaat maligner Zellen in den Liquor häufiger als bei den anderen Gliomen. Dies muss bei der Erstdiagnostik abgeklärt werden, sofern nicht ein Hydrozephalus eine Lumbalpunktion aufgrund der Gefahr einer unteren Einklemmung verbietet.

> **PEARLS + PITFALLS**
>
> Ependymome haben Verwandtschaft zu den Zellen, die den Ventrikel auskleiden. Aufgrund der Nähe zum Liquorraum muss immer die Möglichkeit einer Tumorzellaussaat in den Liquor geprüft werden.

Therapie
Durch eine komplette Resektion wird die Wahrscheinlichkeit eines soliden oder Liquorrezidivs erheblich verringert. Aufgrund der geringen Fallzahlen in den Studien ist der Stellenwert einer Bestrahlung bei Tumoren Grad II unklar und wird nur bei inkompletter Resektion empfohlen. Bei kleinen Kindern unter vier Jahren strebt man an, durch eine primäre Chemotherapie ein weiteres Wachstum des Tumors zu verhindern. Dadurch wird der Zeitpunkt der Bestrahlung hinausgezögert, um eine geistige Retardierung zu vermeiden.

Die Effizienz einer Chemotherapie bei anaplastischen Ependymomen ist nicht belegt. Aus pragmatischen Gründen wird in Analogie zu den astrozytären Tumoren behandelt.

Die WHO-Gradierung ist bei Ependymomen weniger eindeutig als bei den astrozytären Tumoren. Aufgrund des seltenen Vorkommens ist auch die Therapie weniger gut evaluiert und orientiert sich pragmatisch an der Behandlung anderer Gliome. Aufgrund der Neigung zur Aussaat in den Liquorraum ist eine regelmäßige Kontrolle der Liquorzytologie zu empfehlen.

Ependymoblastome Grad IV als bösartigste Variante werden trotz gleichen Namens und histomorphologischer Verwandtschaft den unreifen, neuroektodermalen Tumoren zugeordnet und **nicht** den Gliomen!

> **PEARLS + PITFALLS**
>
> Ependymoblastome sind zwar histologisch mit Ependymomen verwandt, werden aber zu der völlig verschiedenen Entität der primitiv neuroektodermalen Tumoren (PNET) gerechnet.

Weitere gutartige Entitäten der Ependymome sind lokalisationsgebunden: Myxopapilläre Ependymome des Filum terminale (WHO-Grad I) sind operativ heilbar. Subependymome (WHO-Grad I) entstehen intraventrikulär und wachsen so langsam, dass sie häufig nur zufällig diagnostiziert werden. Eine Resektion ist nur bei Verlegung der Liquorwege erforderlich.

C 7.1.3 Neuronale und gemischt neuronal-gliale Tumoren

Gangliozytome und **Gangliogliome** sind selten, sie machen nur etwa 0,4 % aller ZNS-Tumoren aus. Gangliozytome sind histologisch durch eine neuronale Differenzierung charakterisiert. Gangliogliome weisen eine zusätzliche astrozytäre Komponente auf. Beide Tumoren können an allen Lokalisationen des ZNS auftreten. Gangliozytome entsprechen WHO-Grad I, Gangliogliome Grad I oder II. Sehr selten kommen anaplastische Gangliogliome vor.

Zentrale **Neurozytome** treten bei jungen Erwachsenen auf, sind in der Umgebung der Foramina Monroi lokalisiert und machen etwa 0,5 % aller intrakraniellen Tumoren aus. Sie werden dem WHO-Grad II zugeordnet. Die Therapie ist chirurgisch, die Prognose gut.

Dysembryoplastische neuroepitheliale Tumoren wurden erst vor einigen Jahren beschrieben und sind durch ein Gemisch von astrozytären und neuronalen Komponenten gekennzeichnet. Sie sind im Kortex lokalisiert, meist temporal. Klinisch manifestieren sich diese Tumoren meist durch therapieresistente Epilepsien. Die Therapie der Wahl dieser WHO-Grad-I-Tumoren ist chirurgisch, die Prognose gut.

C 7.1.4 Neuroepitheliale Tumoren unklarer Herkunft

Einige Tumorentitäten können in ihrer Herkunft nicht sicher bestimmt werden. Durch das seltene Auftreten muss die Behandlung pragmatisch aus der Erfahrung mit anderen ZNS-Tumoren erfolgen.

C 7.1.4.1 Gliomatosis cerebri

Diese sehr seltene Erkrankung stellt vermutlich eine eigene Entität dar, die sich auch genetisch von den soliden Gliomen unterscheidet. Gliomatosis cerebri ist eine diffuse Ausbreitung maligner, gliomartig erscheinender Zellen. Wesentlich ist der Befall von mehr als zwei Hirnlappen. Die Herkunft gilt als unklar. Im Gegensatz zur Nomenklatur liegt eine maligne Proliferation von Gliomzellen und im Unterschied zu den soliden Tumoren eine disseminierte Ausbreitung zugrunde. Die Diagnose wird nicht allein histologisch gestellt. Vielmehr muss klinisch-radiologisch der Befall von mehr als zwei Hirnlappen mit mehreren soliden oder diffusen gliomatösen Raumforderungen nachgewiesen werden.

Die Ätiologie der atypisch disseminierten Ausbreitung ist unklar. Auch bei histologischem Bild eines Grad II wird eine Gliomatose dem Grad III zugerechnet. Aufgrund der geringen Fallzahlen sind validierte Therapieempfehlungen nicht möglich. Neben der zumeist durchgeführten Ganzhirnbestrahlung gibt es Hinweise auf eine Wirksamkeit einer Chemotherapie sowohl mit PCV als auch mit Temozolomid. Die Prognose ist ungünstig. Viele Krankheitsverläufe entsprechen denen bei Glioblastomen.

> **PEARLS + PITFALLS**
>
> Ebenfalls unklarer Herkunft sind die sehr seltenen **Astroblastome** und polaren **Spongioblastome**, für die lediglich anekdotische Berichte über Vorkommen und Verlauf existieren.

C 7.1.4.2 Hämangioblastome

Unbekannter Herkunft sind die kapillären Hämangioblastome, die durch zahlreiche Kapillaren und sog. Stromazellen gekennzeichnet sind. Obwohl der Name Malignität suggeriert, sind diese Tumoren gutartig und dem WHO-Grad I zugeordnet. Inzidenz ca. 1/Mio. Einwohner. Die Therapie der Wahl ist die komplette Resektion. Die Prognose ist gut.

Etwa ein Viertel der Hämangioblastome tritt im Rahmen des autosomal-dominanten von-Hippel-Lindau-Syndroms auf. Dies ist gekennzeichnet durch kapilläre Hämangioblastome des Kleinhirns oder der Retina, Nierenzellkarzinome, Phäochromozytome und viszerale Zysten. Es beruht auf einer Mutation des sogenannten VHL-Gens auf Chromosom 3 p25–26.

C 7.1.5 Embryonale Tumoren: Medulloblastome und primitiv neuroektodermale Tumoren (PNET), Neuroblastome

Nur durch die Lokalisation unterscheiden sich zwei histologisch gleichartige Tumoren: Während Medulloblastome im Kleinhirn lokalisiert sind, entstehen primitiv neuroektodermale Tumoren (PNET) im Großhirn. Beide Entitäten sind sich histomorphologisch sehr ähnlich und können in ihrem Ursprung keiner differenzierten Zellart zugeordnet werden. Rein morphologisch werden sie aufgrund ihrer Größe und ihrer chromatinreichen, dunkel anfärbenden Kerne im angloamerikanischen Schrifttum treffenderweise als klein-blauzellige (small blue cell) Tumoren bezeichnet. Eine Zusammenfassung beider Tumoren zu einer Entität wurde bislang nicht vorgenommen, da sie sich unter anderem in der Prognose deutlich unterscheiden.

Das Wachstum ist durch hohe Proliferationsrate, ausgeprägte Infiltrationstendenz und Neigung zur Tumorzellaussaat in den Liquorraum charakterisiert. Wie bei einigen anderen schnell wachsenden Tumoren ist das Problem in der

● Medulloblastome (infratentoriell) und PNET (supratentoriell) sind sich histologisch sehr ähnlich. Sie unterscheiden sich aber nicht nur in ihrer Lokalisation, sondern auch deutlich in der Prognose.

Behandlung nicht die initiale Reaktion auf Bestrahlung oder Chemotherapie, sondern die Neigung zu raschen Rezidiven. Trotz dieser ungünstig erscheinenden Voraussetzungen gehören Medulloblastome zu den wenigen ZNS-Neoplasien, bei denen eine Heilung möglich ist.

C 7.1.5.1 Medulloblastome

Epidemiologie

- Medulloblastome treten meist im Kindesalter auf.

Etwa drei Viertel der Medulloblastome treten im Kindesalter mit einer Inzidenz von etwa 5/Mio. auf. Bei Erwachsenen dagegen liegt die Häufigkeit weit unter 1/Mio.

Klinik und Diagnostik

- Klinik der Medulloblastome: Gangstörungen, Hirnnervenausfälle oder/und Hirndruckzeichen.

Klinisch manifestieren sich Medulloblastome wegen ihrer Lage im Kleinhirn meist durch Gangstörungen und Doppelbilder oder andere Hirnnervenstörungen in Verbindung mit Hirndruckzeichen wie Kopfschmerz und Erbrechen. Während der präoperativen diagnostischen Abklärung muss zusätzlich zur Bildgebung mit MRT eine zytologische Untersuchung des Liquors erfolgen, die wegen des oft erst später auftretenden Liquorbefalls regelmäßig wiederholt werden sollte. Im Krankheitsverlauf können als Ausnahme von der bei ZNS-Tumoren geltenden Regel auch systemische Metastasen vor allem der Knochen auftreten. Ob eine Streuung der Tumorzellen durch den relativ häufig erforderlichen ventrikuloperitonealen Shunt begünstigt wird, konnte bislang nicht geklärt werden.

- Neben dem Liquorbefall können auch Knochenmetastasen auftreten!

In der bildgebenden Diagnostik nehmen Medulloblastome meist kräftig Kontrastmittel auf. In der MRT stellen sich die Tumoren in der T2-Wichtung hyperintens dar. Einblutungen und Nekrosen können ein inhomogenes Bild erzeugen.

Therapie

Die besten Daten zur Therapie entstammen aufgrund der höheren Inzidenz den pädiatrischen Studien. Eine möglichst vollständige Resektion ist die beste Voraussetzung für eine erfolgreiche weitere Therapie. Eine sorgfältige Planung der Bestrahlung mit Einbeziehung aller Tumoranteile ist ein weiterer wichtiger Faktor für eine Optimierung der Behandlung. Die besten Ergebnisse konnten mit einer Ganzhirnbestrahlung mit Konzentration auf das Tumorbett und – wegen der Neigung zur Disseminierung – einer Bestrahlung der gesamten Neuroachse, d. h. des Rückenmarks einschließlich seiner Liquorräume, erzielt werden. Analog zu den kindlichen Medulloblastomen erhalten inzwischen auch Erwachsene meist eine Chemotherapie. Entsprechend den Protokollen der pädiatrischen HIT-Studien enthalten die Schemata Vincristin, CCNU und Cisplatin, ggf. auch Ifosfamid, Methotrexat, VP-16 und Ara-C.

Eine Besonderheit ergibt sich bei kleinen Kindern, die durch die Bestrahlung eine erhebliche mentale Retardierung erleiden. Deshalb wird bei Kindern unter vier Jahren eine primäre Chemotherapie angestrebt, um die Strahlentherapie auf einen späteren Zeitpunkt verschieben zu können, wenn das Gehirn besser ausgereift ist.

> **MERKE**
>
> Wegen der ausgeprägten Infiltrationstendenz muss der gesamte Liquorraum bestrahlt werden. Eine Chemotherapie wird bei Kindern unter 4 Jahren primär, bei älteren Kindern anschließend an die Bestrahlung verabreicht.

C 7.1.5.2 Supratentorielle primitiv neuroektodermale Tumoren – PNET

In der supratentoriellen Region können PNET hemisphärisch oder in der Pinealisregion (als **Pineoblastome**) vorkommen. Die Behandlung der supratentoriellen PNET erfolgt analog zu den Medulloblastomen, die allerdings eine bessere Prognose haben.

Nicht sicher ist die ätiologische Zuordnung der **Ästhesioneuroblastome**, die von der olfaktorischen Mukosa der Schädelbasis ausgehen und diese häufig durchbrechen. Sie werden möglichst weitgehend reseziert, da der Stellenwert der Bestrahlung und Chemotherapie nicht gut evaluiert ist.

C 7.1.6 Tumoren der Meningen

C 7.1.6.1 Meningeome

Epidemiologie

Diese von den arachnoidalen Deckzellen ausgehenden Tumoren sind mit einer Inzidenz von 60/Mio. Einwohner vergleichsweise häufig. Die Frequenz steigt kontinuierlich mit dem Lebensalter.

● Meningeome sind Tumoren des höheren Lebensalters und werden nicht selten als asymptomatische Nebenbefunde entdeckt.

Ätiologie

Zur Ätiologie ist außer einer Assoziation mit Bestrahlung (typischer Fall: Jahrzehnte nach prophylaktischer Schädelbestrahlung bei kindlicher Leukämie) nichts bekannt.

Klassifikation

Meningeome können sich praktisch an allen Lokalisationen des ZNS intrakraniell oder spinal aus den Hüllstrukturen entwickeln und werden in drei WHO-Grade eingeteilt. Davon sind ca. 90 % gutartig (WHO-Grad I). Meningeome sind aber ein klassisches Beispiel dafür, dass die Einteilung in gut- und bösartig im ZNS nur relativ sein kann: Auch histologisch als gutartig eingestufte Tumoren können eine Infiltration in die Dura mater oder sogar in das Hirnparenchym aufweisen. Selbst bei kompletter Resektion treten bei bis zu 20 % Rezidive auf, die dann häufig nicht mehr radikal zu operieren sind. Ein weiterer Teil ist so ungünstig gelegen, dass eine Komplettresektion primär nicht möglich ist. Deshalb ist bei Progredienz von Resten eines Tumors Grad I sowie bei Tumoren Grad II und III eine primäre Bestrahlung indiziert.

● Trotz meist gutartigem Wachstumsverhalten sind durch ungünstige Lage oder Rezidiv nicht alle Meningeome heilbar.

Therapie und Prognose

Obwohl die in etlichen Meningeomen nachweisbaren Progesteronrezeptoren eine Bedeutung zu haben scheinen, konnte die Wirksamkeit einer hormonellen

Therapie bislang nicht nachgewiesen werden. Dagegen gibt es Hinweise auf eine Effizienz einer Chemotherapie mit Hydroxyurea.

Benigne Meningeome WHO-Grad I

Gutartige Meningeome WHO-Grad I werden in verschiedene histologische Typen unterteilt, z. B. meningotheliomatös, fibroblastisch oder psammomatös. Jedoch hat die histologische Einteilung keine prognostische Bedeutung. Prädiktoren eines ungünstigen Verlaufes sind eine inkomplette Tumorresektion, die Infiltration von Hirngewebe, eine höhere Expression des Proliferationsmarkers KI67 (MIB-1) und fehlende Expression von Progesteronrezeptoren. Die Möglichkeit einer Resektion wird erheblich von der Tumorlage bestimmt. Eine lokale Beziehung zu eloquenten Hirnarealen oder ein Wachstum im Schädelbasisbereich erschweren die komplette Entfernung erheblich. Deshalb wird häufig ein Tumorrest verbleiben. In diesem Fall empfiehlt sich bei den gutartigen Meningeomen eine Beobachtung mit jährlichen Kontrollen der Bildgebung. Doch selbst bei kompletter Resektion wird eine Rezidivrate von bis zu 20 % innerhalb von 20 Jahren berichtet. Wächst ein Tumorrest erneut oder ist ein Rezidiv inoperabel, wird bestrahlt. Nur bei weiterem Wachstum ist eine medikamentöse Behandlung zu erwägen. In diesem Fall ist am ehesten von Hydroxyurea eine Wirkung zu erwarten.

● Prognostisch günstig sind komplette Resektion, geringe Proliferationsrate, keine Infiltration in umgebende Strukturen und Expression von Progesteronrezeptor.

● Inoperable Reste oder Rezidive werden bei Progredienz bestrahlt.

● Chemotherapie ist bei Meningeomen wenig wirksam.

Atypische Meningeome WHO-Grad II

Histologisch durch eine beginnende Auflösung des geordneten Wachstumsmusters, eine gesteigerte Mitoserate und einen erhöhten Proliferationsindex gekennzeichnet, gehören die sogenannten atypischen Meningeome dem WHO-Grad II an. Die Rezidivwahrscheinlichkeit ist bei diesen Tumoren bereits deutlich auf 29–38 % erhöht. Deshalb wird in den meisten Zentren eine postoperative Bestrahlung empfohlen. Eine Chemotherapie ist nur im Falle eines Rezidivs oder einer Progression eines Resttumors zu erwägen.

Anaplastische Meningeome WHO-Grad III

Die bösartige Variante der Meningeome ist histologisch durch eine weitgehende Entdifferenzierung des Wachstumsmusters und eine deutlich gesteigerte Mitoserate gekennzeichnet. Zudem finden sich in erhöhtem Maße eine Infiltration in Dura und Hirn und sogar Einbrüche in Blutgefäße. Auch diese Tumoren können als Ausnahme von der Regel außerhalb des ZNS metastasieren. Aufgrund der Rezidivneigung gehört eine postoperative Bestrahlung zur Standardtherapie. Bei den in bis zu 78 % auftretenden Rezidiven kann eine Chemotherapie mit kontinuierlicher Gabe von Hydroxyurea erwogen werden.

● Anaplastische Meningeome wachsen aggressiv und können außerhalb des ZNS metastasieren.

● Postoperative Bestrahlung ist Standard, Rezidive sind dennoch häufig.

C 7.1.6.2 Hämangioperizytome

Wegen der häufigen räumlichen Beziehung zur Dura und histologischer Ähnlichkeiten wurden die seltenen Hämangioperizytome früher als Subtyp der Meningeome klassifiziert. Jedoch ist ihre genaue Herkunft nicht klar, weshalb sie mittlerweile als eigene Entität angesehen werden. Den Namen haben diese Tu-

● Hämangioperizytome werden nicht mehr den Meningeomen zugerechnet und haben mit Hämangioblastomen nichts zu tun.

moren vom Reichtum an charakteristischen, „hirschgeweihartigen" Gefäßen. Mit Hämangioblastomen (s. Kap. C 7.1.4.2) haben sie nichts zu tun. Tumoren Grad II werden meist postoperativ nur nachbeobachtet. Tumoren Grad III sollten nachbestrahlt werden.

C 7.1.7 Tumoren der Nervenscheiden

Tumoren der Nervenscheiden sind meist benigne, können aber auch maligne sein. Sie treten prinzipiell an jeder Lokalisation von peripheren Nerven auf. Dabei gibt es eine Präferenz von Schwannomen für ZNS-nahe Lokalisationen intrakraniell an den Hirnnerven und an den spinalen Nervenwurzeln. Maligne periphere Nervenscheidentumoren bevorzugen große Nervenäste und Neurofibrome meist kleine Hautästchen. Alle Nervenscheidentumoren haben eine Häufigkeit von etwa 10/Mio. Einwohner, wobei die malignen glücklicherweise selten sind.

C 7.1.7.1 Schwannome

Definition
Aus den Schwann'schen Zellen, den Hüllstrukturen des peripheren Nervensystems, gehen die Schwannome hervor. Der häufig noch gebrauchte Ausdruck Neurinom ist irreführend. Schwannome können prinzipiell an jeder Lokalisation eines peripheren Nerven entstehen, auch an den Nervenwurzeln.

Eine Besonderheit stellen die vom Nervus vestibularis ausgehenden Schwannome dar („Akustikusneurinome"), die trotz ihrer intrakraniellen Lage an dem Hirnnerv aus der Hüllstruktur eines peripheren Nervs entstehen.

● Korrekt ist Schwannom, häufig wird noch der Ausdruck Neurinom gebraucht.

● Auch intrakraniell haben Hirnnerven eine Umhüllung wie am peripheren Nervensystem, aus der ein Schwannom entstehen kann.

Epidemiologie und Ätiologie
Schwannome machen etwa 10% aller intrakraniellen und ca. 25% aller intraspinalen Tumoren aus. Die Ätiologie ist wie bei allen anderen Tumoren des Nervensystems unklar. Allerdings treten Schwannome gehäuft bei der Erbkrankheit Neurofibromatose (früher M. Recklinghausen) auf.

Histologie
Schwannome sind histologisch durch ein sehr geordnetes Wachstumsmuster und eine geringe Proliferationsaktivität, aber relativ häufige kleine Einblutungen gekennzeichnet.

● Die gutartigen Tumoren vom WHO-Grad I sind durch komplette Resektion chirurgisch heilbar.

Diagnostik des N.-vestibularis-Schwannoms
Ein spezielles Vorgehen erfordern die im Kleinhirnbrückenwinkel gelegenen Schwannome des N. vestibularis. Diese Tumoren fallen häufig durch eine Hörminderung auf. In den akustisch evozierten Potenzialen (AEP) zeigen sich bei den meisten Patienten pathologische Muster. Die Diagnosesicherung erfolgt durch eine MRT mit Feinschichtung der Schädelbasis und Kontrastmittelgabe. Nur sehr große Tumoren lassen sich mit der CT darstellen.

● Zur Diagnostik gehören Audiogramm, AEP und Feinschicht-MRT der Schädelbasis.

Therapie des N.-vestibularis-Schwannoms
Sehr kleine Tumoren, die als Zufallsbefunde diagnostiziert wurden oder keine wesentliche Beeinträchtigung des Hörvermögens verursachen, können zunächst kontrolliert werden. Erst bei relevanter Beeinträchtigung des Hörvermö-

● Erst bei relevanter Hörminderung muss operiert oder bestrahlt werden.

gens oder radiologisch nachweisbarer Progredienz ist eine therapeutische Intervention indiziert.

Die klassische Therapie besteht in der operativen Resektion mit dem Risiko einer bleibenden Hörminderung. Als Alternative hat sich in den letzten Jahren eine fokussierte Bestrahlung etabliert, die gute Ergebnisse bezüglich einer Wachstumskontrolle erzielt. Jedoch ist das Risiko einer Hörminderung gegenüber der Operation nicht wesentlich geringer. Letztlich spielt auch ein psychologischer Faktor für den Patienten eine Rolle, der nach einer Bestrahlung um einen weiterhin vorhandenen Tumor weiß. Deshalb muss die Wahl zwischen beiden Therapieoptionen in enger Absprache mit dem Patienten erfolgen.

C 7.1.7.2 Neurofibrome

Neurofibrome sind von den Schwannomen durch bindegewebige Fasern und eine größere Komponente an Nervenfasern abgegrenzt. Sie stellen eine eigene Entität dar, die nicht mit dem obsoleten Ausdruck Neurinom (für Schwannome) zu verwechseln ist. Wie Schwannome können sie an jeder Lokalisation auftreten, an der periphere Nerven zu finden sind. Neurofibrome treten nicht nur solitär, sondern auch multilokulär auf. Neben einem knotenförmigen Wachstum kommen auch sogenannte plexiforme, also netzartig wachsende Neurofibrome solitär oder multilokulär vor. Beide Formen können in Assoziation mit einer Neurofibromatose Typ 1 (NF-1) auftreten. Die Therapie erfolgt chirurgisch. Allerdings ist bei ungünstiger Lage, multiplen Tumoren und insbesondere bei den diffus wachsenden und schlecht abgegrenzten plexiformen Neurofibromen eine Komplettresektion häufig nicht möglich. In diesem Falle ist eine Tumorkontrolle durch Bestrahlung anzustreben.

> **■ MERKE**
>
> Plexiforme Neurofibrome wachsen netzartig diffus und sind nur schwer resezierbar. Eine Assoziation besteht zur Neurofibromatose Typ 1.

C 7.1.7.3 Maligner peripherer Nervenscheidentumor

● MPNST ist die maligne Variante der Nervenscheidentumoren.

Ein maligner peripherer Nervenscheidentumor (MPNST) entsteht durch Entartung der Zellen des peripheren Nervensystems und (histologischer) Differenzierung zu Nervenscheidengewebe. Diese Tumoren werden in WHO-Grad III oder IV eingestuft. Eine Unterscheidung zwischen Schwannom oder Neurofibrom ist meist nicht mehr möglich. Die Häufigkeit ist sehr gering. Die Tumoren bevorzugen große und mittlere Nerven wie z. B. den N. ischiadicus oder andere Nerven an den Extremitäten, oder sind im Bereich des Plexus brachialis lokalisiert, und wachsen infiltrierend mit Durchsetzung aller Nervenfaszikel. Entsprechend ist eine Heilung nur durch eine radikale Operation mit Resektion befallener Nerven möglich. Ggf. ist sogar eine Amputation betroffener Extremitäten erforderlich. Die Effizienz adjuvanter Therapie ist aufgrund der geringen Zahlen nur schwer einzuschätzen. Während bei inoperablen Tumoren oder Tumor-

● Eine Komplettresektion ist oft nicht möglich, begleitend nur eine Bestrahlung sinnvoll.

resten eine Bestrahlung sinnvoll erscheint, wird einer adjuvanten Chemotherapie keine wesentliche Bedeutung beigemessen.

C 7.1.7.4 Neurofibromatosen Typ I und II

Neurofibromatose Typ 1

Die Neurofibromatose Typ 1 (NF-1, früher Morbus Recklinghausen) ist eine autosomal-dominante Erbkrankheit. Seit einigen Jahren ist die Mutation des NF-1-Gens auf Chromosom 17 q12 bekannt. Die Inzidenz beträgt etwa 1 : 3000. Zur Hälfte liegen Neumutationen vor. Neben den bekannten Café-au-lait-Flecken treten gehäuft Neurofibrome, aber auch maligne periphere Nervenscheidentumoren, Optikusgliome oder andere Astrozytome auf. Der Verlauf ist sehr variabel, kann aber insbesondere bei Befall des ZNS nur schwer beeinflusst werden.

Neurofibromatose Typ 2

Auch die NF-2 wird autosomal-dominant vererbt. Jedoch ist nur einer von ca. 40 000 Menschen in der Bevölkerung betroffen. Charakteristisch sind bilaterale Vestibularisschwannome.

Neben generalisiertem Auftreten von Schwannomen sind die Patienten vermehrt von Meningeomen betroffen, aber auch von Gliomen, Hamartomen und spinalen Ependymomen. Bei bilateralen Vestibularisschwannomen, einseitigem Vestibularisschwannom und multiplen Meningeomen oder einer Kombination von Neurofibrom, Meningeom, Gliom, Schwannom, präseniler Katarakt oder zerebralen Verkalkungen bei einem Verwandten ersten Grades eines NF-2-Patienten ist eine NF-2 zu diagnostizieren.

> **MERKE**
>
> ▶ NF-1 und -2 werden beide autosomal-dominant vererbt, aber NF-1 ist wesentlich häufiger. Beide gehen mit einer Häufung von Tumoren des zentralen und peripheren Nervensystems einher.
> ▶ NF 2 = auf 2 Seiten Vestibularisschwannome („Akustikusneurinome").

C 7.1.8 Primäre ZNS-Lymphome

Epidemiologie
Mit ca. 1 % der intrakraniellen Tumoren sind primäre ZNS-Lymphome selten.

Ätiologie
Bekannt ist eine Assoziation mit einer Immunsuppression, entweder medikamentös bei Patienten nach Organtransplantation oder bei HIV-Infektion. Jedoch steigt gerade auch die Zahl der immunkompetenten Patienten mit ZNS-Lymphomen aus bislang nicht bekannten Gründen. Zwar weiß man heute, dass das Gehirn nicht komplett immunkomprimiert ist, wie früher angenommen.

Trotz der Kenntnis um „patrouillierende" Lymphozyten im Gehirn ist die Genese der primären ZNS-Lymphome jedoch weiterhin unklar. Es handelt sich um eine seltene, in der Häufigkeit aber zunehmende Proliferation von Lymphozyten fast ausschließlich der B-Zell-Reihe und nur selten außerhalb des ZNS metastasierend. Dabei wird wegen der engen Beziehung zur liquordurchflossenen Optikusscheide ein Glaskörperbefall des Auges zum ZNS-Befall gerechnet. Lymphome wachsen infiltrierend, meist benachbart zu den Ventrikelräumen, und streuen oft in den Liquorraum im Sinne einer Meningeosis neoplastica bzw. lymphomatosa.

● FALLBEISPIEL

Ein 30-jähriger Patient geht wegen einer progredienten Müdigkeit, Verlangsamung und frontalen Kopfschmerzen zum Neurologen. Eine kraniale MRT zeigt einen homogen Kontrastmittel aufnehmenden frontalen Tumor, der als Meningeom gedeutet und komplett reseziert wird. Die Histologie zeigt aber ein hochmalignes Lymphom. Die weitere Diagnostik schließt systemische Manifestationen aus, womit sich die Diagnose eines primär zerebralen Lymphoms ergibt. Noch im Verlauf der diagnostischen Abklärung kommt der Patient notfallmäßig wegen einer erneuten Verlangsamung und Kopfschmerzen zur stationären Aufnahme. Die MRT zeigt nur vier Wochen nach Operation einen gleich großen Tumor wie zuvor. Dieser spricht auf hochdosiertes Corticosteroid und hochdosierte Chemotherapie mit Methotrexat (MTX) gut an und der Patient ist über 1 Jahr stabil. Dann kommt es zu erneuten Kopfschmerzen und radikulären Symptomen. Die Liquoruntersuchung zeigt einen Befall mit Lymphomzellen, also eine Meningeosis lymphomatosa. Diese kann trotz Behandlung mit MTX in den Liquor und erneute systemische MTX-Behandlung nicht kontrolliert werden. Der Patient verstirbt 18 Monate nach der Erstdiagnostik.

Diagnostik

Diagnostisch kann außer den unspezifischen Zeichen einer Raumforderung bei den zerebralen Lymphomen ein organisches Psychosyndrom mit Wesensveränderung ein Hinweis sein. Radiologisch zeigt sich eine diffuse Begrenzung in Kombination mit einem für die Tumorgröße relativ geringen Perifokalödem. Eine Kontrastmittelaufnahme kann, muss aber nicht homogen sein. Trotz der häufigen Liquorbeteiligung kann die Diagnose meist nicht anhand der Liquorzytologie gestellt werden, sondern muss histologisch am Gewebeschnitt erfolgen. Wegen der Neigung zu sehr raschen postoperativen Rezidiven (manchmal innerhalb von vier Wochen!) ist bei ZNS-Lymphomen operativ lediglich eine Biopsie zur Diagnosesicherung angezeigt.

Therapie

Schlechte Abgrenzbarkeit der ZNS-Lymphome und Neigung zur Generalisierung erfordern eine Ganzhirnbestrahlung mit Einbeziehung des oberen Halsmarkes. Dabei wird eine geringere Strahlendosis gewählt als bei der fokalen Bestrahlung der Gliome, meist im Bereich von 54 Gy. Jedoch kann die Strahlentherapie nicht vor frühen Rezidiven schützen, weshalb früher das mediane Überleben der Patienten nicht besser war als bei Glioblastomen.

● Lymphome wachsen infiltrierend, rezidivieren rasch und streuen häufig in den Liquor.
● Eine Komplettresektion ist wegen der Neigung zu raschen Rezidiven bei zerebralen Lymphomen nicht sinnvoll.

Erst durch die Einführung der Hochdosis-Chemotherapie mit Methotrexat (MTX) konnten mediane Überlebenszeiten von mehreren Jahren erzielt werden. Allerdings ist die akute Toxizität ein Problem, sodass Patienten in schlechtem Allgemeinzustand oder mit internistischen Vorerkrankungen mit diesem Regime nicht behandelt werden können. Auch eine relativ hohe Rate an Leukenzephalopathien – eine Degeneration der weißen Substanz mit teils schwerster Behinderung – bedeutet eine Einschränkung dieser Therapieform. Obwohl bereits früh festgestellt wurde, dass die Rate an Leukenzephalopathien bei MTX-Therapie nach der Bestrahlung erhöht ist, konnte auch eine Umstellung der zeitlichen Therapieabfolge mit primärer Chemotherapie diese Komplikation nicht auf ein akzeptables Maß reduzieren. Inwieweit erste Berichte über ein gutes Ansprechen von ZNS-Lymphomen auf eine verträgliche Chemotherapie mit Temozolomid in größeren Serien bestätigt werden können, bleibt abzuwarten.

Unklar ist die Rolle der Liquoraussaat bei Lymphomen. Da die Hochdosis-Chemotherapien ausreichende Konzentrationen im Liquor erreichen, halten viele Arbeitsgruppen ein regelmäßiges Liquormonitoring für entbehrlich. Allerdings wird dies durch Einzelfallbeobachtungen relativiert, dass bei engmaschiger Beobachtung Tumorzellen im Liquor erstes Zeichen eines Rezidivs sein können. Zudem zeigte sich, dass sich die Ergebnisse erfolgreicher Studien nach Verzicht auf eine intraventrikuläre Chemotherapie dramatisch verschlechterten.

● Neben der Bestrahlung hat sich eine Hochdosis-Chemotherapie mit Methotrexat etabliert.

● Wegen der systemischen Akuttoxizität und chronischen Neurotoxizität von MTX besteht Bedarf für eine Therapie mit einer besseren Relation von Wirkung zu Nebenwirkung.

● Durch regelmäßige Liquorkontrollen auch in Remission können Rezidive möglicherweise früher erkannt werden.

C 7.1.9 Tumoren der Sellaregion

Anatomie und Histologie

Zur Sellaregion wird die Sella turcica mit der intrasellär gelegenen Hypophyse gezählt, nach oben begrenzt durch das Chiasma opticum und den Boden des III. Ventrikels, nach rostral durch die Keilbeinhöhle, nach dorsal durch den Pons und nach lateral durch Temporallappen, Karotiden und Sinus cavernosus.

Histologisch handelt es sich in absteigender Häufigkeit um Hypophysenadenome, Kraniopharyngeome und paraselläre Meningeome.

Klinik und Therapie

Raumforderungen der Sellaregion verursachen durch ihre besondere Nähe zu Strukturen des visuellen Systems und der hormonproduzierenden Hypophyse häufig eine Kombination aus endokrinen Symptomen und Sehstörungen. Im fortgeschrittenen Stadium können sich Kopfschmerzen und Hirndruckzeichen hinzugesellen.

Obwohl es sich überwiegend um histologisch gutartige Prozesse handelt, kann es durch Einblutung oder Infarkte zu einer rapiden Verschlechterung – häufig mit akuter Sehverschlechterung – kommen, die notfallmäßig neurochirurgisch behandelt werden muss. Ausgedehnte Prozesse können neben einer Kompression des Chiasma opticum durch Ummauerung der Karotiden und Einbruch in den Sinus cavernosus das intrakranielle Gefäßsystem affizieren und sind dann operativ nicht komplett zu entfernen. In diesem Fall kann eine Bestrahlung meist einen Wachstumsstillstand erreichen. Eine medikamentöse Therapie ist nur bei hormonaktiven Hypophysenadenomen Erfolg versprechend. Insbesondere Prolaktinome sprechen meist so gut auf Dopaminagonisten an, dass auf eine Operation verzichtet werden kann.

● In der Sellaregion häufig sind Hypophysenadenome, Kraniopharyngeome und Meningeome.

● Tumoren der Sellaregion manifestieren sich durch Seh- oder/und Hormonstörungen.

Endokrinologische Störungen zeigen sich entweder bei einer Überproduktion hormonaktiver Tumoren oder bei Ausfallserscheinungen anderer hormoneller Achsen aufgrund des Kompressionseffektes (s. Kap. C 7.1.9.1). Erst in späteren Stadien oder bei hormoninaktiven Tumoren werden Zeichen der lokalen Kompression manifest, zunächst als Sehstörungen – klassischerweise im Sinne einer bitemporalen Hemianopsie – und bei stärkerer Kompression bis zur Erblindung. Zudem kann eine Kompression der Foramina Monroi einen Hydrozephalus verursachen. Eine ausgeprägte paraselläre Ausbreitung kann zu Störungen des N. oculomotorius oder sogar des N. trigeminus führen. Obwohl Tumoren der Sellaregion in der Regel langsam wachsen, können Einblutungen oder Infarkte akute Verschlechterungen sowohl der Verdrängungseffekte als auch der endokrinologischen Situation zur Folge haben (s. Kap. C 7.1.9.1).

● Rasche Verschlechterungen können durch Einblutung eintreten und einen notfallmäßigen neurochirurgischen Eingriff erforderlich machen.

C 7.1.9.1 Hypophysenadenome

Primäre Neoplasien der Hypophyse betreffen ausschließlich die Adenohypophyse, während die Neurohypophyse lediglich von Metastasen befallen wird.

Klinik
Meist sind es hormonaktive Zellen, die neoplastisch proliferieren, was in einer Überproduktion der entsprechenden Hormone resultiert. In der Reihenfolge ihrer Häufigkeit treten folgende Adenome und klinischen Syndrome auf: Prolaktinome (Amenorrhoe, Galaktorrhoe), Wachstumshormon-produzierende (STH, englisch GH = growth hormone: Akromegalie) und ACTH-produzierende Adenome (Morbus Cushing).

> **■ MERKE**
>
> Hypophysenadenome produzieren meist Prolaktin, Wachstumshormon oder ACTH mit den charakteristischen Folgen Amenorrhoe/Galaktorrhoe, Akromegalie oder Morbus Cushing.

Dagegen sind TSH- (Hyperthyreose) und FSH/LH-produzierende Adenome (klinisch inapparent) sehr selten.

> **● FALLBEISPIEL**
>
> Eine 40-jährige Patientin geht wegen einer innerhalb von 2 Tagen eingetretenen Sehverschlechterung und Kopfschmerzen zum Augenarzt, der eine bitemporale Hemianopsie feststellt. Die sofort veranlasste kraniale MRT zeigt einen ausgedehnten Hypophysentumor, der sich nach suprasellär ausbreitet, das Chiasma opticum nach oben verdrängt und die Karotiden ummauert. Erst in Kenntnis dieses Befundes erklärt sich, dass die in den letzten Jahren schleichend entstandene Vergröberung der Gesichtszüge und Vergrößerung von Händen und Füßen, die Schlafapnoe, das Karpaltunnelsyndrom und die allgemeine Leistungsminderung keine isolierten Symptome sind, sondern alle im Rahmen einer Akromegalie erklärt werden können. Die Operation erfolgt komplikationslos transnasal, da die lateral der Karotiden gelegenen Anteile ohnehin nicht reseziert werden können. In den Monaten nach der Operation verbessern sich

Schlafapnoe, Karpaltunnelsyndrom und körperliche Leistungsfähigkeit stetig bis fast zur Normalität. Die Werte von Wachstumshormon und Insulin-like growth factor (IGF) normalisieren sich aber erst nach Zugabe von Bromocriptin zum Somatostatin, sodass auf eine Bestrahlung der Tumorreste verzichtet wird. Unter diesem Regime bleibt der Befund bei allgemeinem Wohlbefinden stabil.

Histologie
Die histologische Unterteilung in basophile, azidophile und chromophobe Adenome stammt aus der Zeit vor der Einführung der Immunhistochemie und wird seit der Differenzierungsmöglichkeit nach einzelnen hormonproduzierenden Zelltypen zunehmend verlassen. Hypophysenkarzinome als sehr seltene Variante sind nicht histologisch charakterisiert, sondern werden bei klinisch aggressivem Wachstum mit Metastasierung innerhalb des Gehirns diagnostiziert.

Diagnostik
Bei klinischem Verdacht auf eine endokrinologische Störung sollte eine differenzierte Diagnostik erfolgen. Da auch plurihormonelle Adenome vorkommen, ist eine Bestimmung der Basalwerte aller Hormonachsen sinnvoll, ggf. auch Suppressionstests, um autonome Störungen zu erfassen. Zu beachten ist, dass mäßig erhöhte Prolaktinspiegel keineswegs beweisend für ein Adenom sind. Solche Werte können durch Stress oder bei Kompression des Hypophysenstiels durch einen Ausfall des prolaktininhibitorischen Faktors (PIF) verursacht sein. In der erweiterten Diagnostik muss eine augenärztliche Untersuchung mit Spiegelung des Augenhintergrundes zur Frage einer Stauungspapille und mit Gesichtsfeldprüfung erfolgen.

• Die Diagnostik erfolgt klinisch, endokrinologisch und radiologisch mit Feinschicht-MRT der Sellaregion.

Die radiologische Methode der Wahl ist die MRT mit Feinschichtung der Sellaregion und Kontrastmittelgabe. Hypophysenadenome reichern – im Gegensatz zu den meisten anderen Tumoren – weniger Kontrastmittel an als das gut durchblutete normale Hypophysengewebe, sodass sich eine Kontrastmittel-Aussparung zeigt. Die radiologische Einteilung erfolgt nach der Größe: Tumoren unter 10 mm Durchmesser werden als Mikroadenome bezeichnet, über 10 mm als Makroadenome.

Therapie
Eine medikamentöse Behandlung ist insbesondere bei Prolaktinomen Erfolg versprechend. Dopaminagonisten (Bromocriptin, Lisurid, Pergolid, Metergolid, Cabergolin) erzielen meist eine rasche Normalisierung der Prolaktinwerte und eine Tumorverkleinerung. Bei STH (GH) produzierenden Tumoren sind Dopaminagonisten weniger wirksam. Seit einigen Jahren steht eine Therapie mit Somatostatin zur Verfügung, das allerdings vorwiegend zur Rezidivbehandlung oder zur Überbrückung bis zur Bestrahlung eingesetzt wird.

• Die Produktion von Prolaktin und STH kann medikamentös gehemmt werden.

Medikamentös nicht behandelbare oder hormoninaktive Hypophysentumoren müssen operativ behandelt werden. Ziel sind eine möglichst selektive Resektion des Adenoms unter Erhalt des normalen Hypophysengewebes sowie eine Normalisierung der Hormonüberproduktion. Der operative Zugang ist heute meist minimal invasiv transnasal/transsphenoidal durch die Keilbeinhöhle

• Neben der Operation kann durch Bestrahlung eine Kontrolle von Wachstum und Hormonproduktion erreicht werden.

möglich. Nur ausgedehnte, parasellär ausgebreitete Prozesse müssen über einen transkraniellen Zugang reseziert werden. Wenn wichtige Strukturen wie das Chiasma opticum, die Karotiden, N. oculomotorius oder Sinus cavernosus eingemauert sind und sich nicht vom Tumor isolieren lassen, wird nur eine inkomplette Resektion möglich sein.

Die Nachsorge muss mit regelmäßiger Überwachung von Hormonstatus sowie augenärztlichen und radiologischen Untersuchungen stattfinden. Bei inkomplett resezierten Adenomen muss sie engmaschig erfolgen, ggf. unterstützt durch den Versuch einer medikamentösen Tumorkontrolle. Bei Progression ist eine sorgfältig geplante Bestrahlung indiziert, deren maximale Wirkung allerdings erst verzögert (nach Monaten bis Jahren) eintritt.

C 7.1.9.2 Hypophyseninfarkte

● Starke Kopfschmerzen, Sehverschlechterung, Hormonmangel und Bewusstseinsstörung können Zeichen eines Hypophyseninfarktes sein.

Makroadenome können in seltenen Fällen hämorrhagisch infarzieren. Starke Kopfschmerzen, Sehverschlechterung oder sogar Erblindung, begleitet von einer Insuffizienz aller hormonellen Achsen (Panhypopituitarismus) sind die Folge, im Extrem mit Bewusstseinsstörung. In diesem Fall muss rasch durch augenärztliche und endokrinologische Untersuchungen der klinische Status erhoben und durch eine MR-Tomographie das Ausmaß einer evtl. Raumforderung erfasst werden. Neben einer Hormonsubstitution muss ggf. eine operative Entlastung erfolgen.

C 7.1.9.3 Kraniopharyngeome

Kraniopharyngeome entwickeln sich aus den Epithelzellen der ehemaligen Rathke'schen Tasche und können sowohl kaudal als auch apikal des Sellabodens wachsen.

Histologie
Histologisch wird der adamantinöse vom papillären (epithelialen) Subtyp unterschieden. Typisch sind epitheliale Zellen, mit maschinenölartiger Flüssigkeit gefüllte Zysten und kristallartig geformte, optisch leere Räume, die durch herausgelöste Cholesterinkristalle entstehen.

Klinik

● Kraniopharyngeome manifestieren sich klinisch durch Kompression: Chiasma opticum, N. oculomotorius, Insuffizienz von Adeno- und Neurohypophyse.

Klinisch manifestieren sich Kraniopharyngeome vorwiegend durch den Druck auf das Chiasma opticum, aber auch den N. oculomotorius, mit Hydrozephalus und hypothalamischen Störungen, ggf. sogar Hirnstammsymptomen. Hormonelle Insuffizienzen entstehen durch die Kompression der Adenohypophyse. Im Gegensatz zu den Hypophysenadenomen ist aber nicht selten auch die Neurohypophyse mit einem Diabetes insipidus betroffen.

Diagnostik
Radiologisch findet sich eine Mischung aus soliden und zystischen Anteilen. Im MRT stellt sich der Tumor in T1-Wichtung meist hypointens, in T2 hyperintens dar und reichert Kontrastmittel an.

Therapie
Leider ist bei Diagnosestellung wegen der extensiven Ausdehnung und Infiltration umliegender Strukturen eine Komplettresektion oft nicht möglich. Die Operation muss meist transkraniell durchgeführt werden. Bei inkompletter Resektion ist eine Bestrahlung zur Verbesserung der Tumorkontrolle zu empfehlen.

C 7.1.9.4 Paraselläre Meningeome

Meningeome der Sellaregion können von den Hirnhäuten des Tuberculum sellae, der medialen Keilbeinflügel, der Klinoidprozesse, des Diaphragma sellae oder des Sinus cavernosus ausgehen. Bei einem Anteil von etwa 20 % Meningeomen an der Inzidenz der Hirntumoren sind ca. 25 % parasellär gelegen. Ca. 10 % der Tumoren der Sellaregion sind Meningeome. Auffällig werden diese Tumoren meist durch die Einschränkungen von Visus und Gesichtsfeld und durch Hormonstörungen. In der MRT kann eine lokale Hyperostose oder ein streifenförmiges Auslaufen des Duraansatzes („dural tail") richtungsweisend sein. Therapie siehe Kapitel C 7.1.6.

C 7.1.9.5 Seltene Tumoren der Sellaregion

Metastasen befallen häufiger die Neurohypophyse als die Adenohypohyse. Entsprechend kann eher als bei Adenomen ein Diabetes insipidus auftreten.

Germinome als Keimzelltumoren können primär und ausschließlich im Gehirn vorkommen. Ca. 20 % entstehen im suprasellären Raum. Wegen der Neigung zur Metastasierung über den Liquorraum müssen Liquor und Rückenmark bei Erstdiagnostik und Nachsorge sorgfältig untersucht werden. Deshalb müssen auch die spinalen Liquorräume bestrahlt werden.

Chordome gehen oft vom Klinoid oder den Klinoidfortsätzen aus und neigen zu infiltrativem Wachstum. Klinisch wird eher der Kompressionseffekt als eine endokrine Störung apparent. Häufig ist nur eine inkomplette Resektion möglich und eine Nachbestrahlung anzuraten.

Sehr selten sind die **Granularzelltumoren** der Neurohypophyse sowie die gutartigen Hamartome und Epidermoidzysten. An Fehlbildungen treten Rathke'sche Zysten und Arachnoidalzysten auf, die auch raumfordernd wirken können.

C 7.1.10 Metastasen

Definition und Epidemiologie
Eine Metastasierung systemischer Tumoren kann in das Gehirn, das Rückenmark oder durch Tumorzellaussaat in den Liquorraum als Meningeosis neoplastica erfolgen. Hirnmetastasen sind mittlerweile so häufig, dass sie die Rate der primären Hirntumoren überschreiten.

In Autopsieserien von Krebspatienten finden sich bis zu 30 % Hirnmetastasen, spinale Metastasen sind mit 5 % wesentlich seltener. Bei etwa 10 % der Patienten ist der Primärtumor zum Zeitpunkt der Diagnose einer ZNS-Metastase

● Metastasen sind inzwischen häufiger als primäre ZNS-Tumoren.

nicht bekannt. Unter einer solitären Hirnmetastase versteht man eine einzelne Metastase im Hirn, unabhängig von der systemischen Metastasierung. Eine singuläre Metastase bedeutet, dass außer der Hirnmetastase keine weitere Metastasierung bekannt ist.

Primärtumor und Lokalisation

Die verschiedenen systemischen Tumoren metastasieren mit unterschiedlicher Frequenz in das Zentralnervensystem. Sowohl als Primärtumor bei Hirnmetastasen als auch bei der Metastasierung von Systemtumoren in das Gehirn sind Bronchialkarzinome, Brustkrebs, malignes Melanom und urogenitale Tumoren an erster Stelle zu nennen. Die meisten kleinen Hirnmetastasen bevorzugen die Mark-Rindengrenze. Große Metastasen treten häufiger supratentoriell als infratentoriell auf. Aber auch die Hypophyse, die Glandula pinealis oder der Plexus choroideus sind in seltenen Fällen betroffen.

- Die häufigsten Primärtumoren sind Bronchial-Ca, Mamma-Ca, Melanom und urogenitale Tumoren.

Klinik

Klinisch manifestieren sich Metastasen öfter durch fokale neurologische Zeichen, seltener durch diffuse Symptome wie Kopfschmerzen, Müdigkeit oder ein organisches Psychosyndrom. Wenn fokale Zeichen nicht dem bekannten soliden Herd zuzuordnen sind oder multilokuläre Symptome auftreten, z. B. multiple Hirnnervenparesen mit radikulären Symptomen, sollte an eine Meningeosis neoplastica gedacht werden.

- Bei diffusen Symptomen muss an eine Meningeose gedacht werden.

Diagnostik

Während größere zerebrale Herde und ein Befall der Schädelbasis computertomografisch erfasst werden können, sind Herde im Hirnstamm oder spinal eine Domäne der MRT. Auch für die Therapieplanung ist die genaue Anzahl der Metastasen im MRT mit Kontrastmittel zu ermitteln. Bei Leukosen, die häufig einen Liquorbefall verursachen, und bei klinisch nicht eindeutig fokalen Zeichen sollte durch Zytologie eine meningeale Aussaat ausgeschlossen werden.

Für die operative Planung muss geklärt werden, ob der Primärtumor bekannt ist. Eine ZNS-Metastase kann durchaus die Erstmanifestation darstellen, sodass mit der präoperativen Abklärung eine Primärtumorsuche erfolgen muss. Neben der klinischen Untersuchung ist aber nur eine Computertomografie von Thorax und Abdomen zur Tumorsuche sinnvoll, da die operative und adjuvante Behandlung der ZNS-Metastase nicht verzögert werden darf. Die Zahl der Metastasen ist ebenfalls wichtig. Bei bis zu drei Metastasen kann eine Resektion sinnvoll sein, um die Ausgangssituation für die adjuvante Therapie zu verbessern. Multiple Metastasen oder ungünstige Lage erfordern eine Probengewinnung für die histologische Diagnostik. Histologisch und immunhistochemisch können der Gewebetyp (Karzinom, Leukose) bestimmt und Hinweise auf das Ursprungsorgan gewonnen werden. Allerdings lässt sich oft die Herkunft histopathologisch nicht sichern, sodass der Primärtumor durch die klinische und bildgebende Diagnostik identifiziert werden muss. Das Prozedere bei unbekanntem Primärtumor wird in Kapitel C 7.1.10.4 beschrieben.

- Die Primärtumorsuche sollte auf ein sinnvolles Maß beschränkt werden, um die Behandlung nicht zu verzögern.

Therapie

Bei Hirnmetastasen wird wegen der Möglichkeit einer multiplen Mikrometastasierung, die auch der MRT entgeht, meist eine Ganzschädelbestrahlung mit einer relativ niedrigen Gesamtdosis von 10×3 Gy appliziert. Bei vorbehandelten

- Die Bestrahlung erfasst meist den gesamten Schädel.

Patienten (Operation, Ganzhirnbestrahlung) oder Kontraindikationen gegen eine Operation können wenige kleine Metastasen (bis zu 3 × 3 cm) durch das sogenannte Gamma-Knife oder einen Linearbeschleuniger sehr lokalisiert in einer einzigen Sitzung mit etwa 20 Gy bestrahlt werden (sogenannte „Radiochirurgie").

Zum Nutzen der Chemotherapie liegen aufgrund der sehr unterschiedlichen Ausgangssituationen keine gut vergleichbaren Daten vor. Allerdings gibt es zunehmend Hinweise, dass eine adjuvante Chemotherapie vorteilhaft ist, insbesondere wenn der systemische Primärtumor chemosensibel ist. Offenbar sind dabei auch wenig liquorgängige Substanzen effizient, vermutlich wegen der gestörten Blut-Hirn-Schranke im Tumorbereich. Deshalb orientiert sich die Chemotherapie für die ZNS-Metastasen an den Schemata für den systemischen Tumor.

● Die Chemotherapie orientiert sich an den Schemata für den Primärtumor.

C 7.1.10.1 Primärtumor Bronchialkarzinom

Etwa bei der Hälfte der Hirnmetastasen sind Bronchialkarzinome die Primärtumoren. Die Metastasierung kann sowohl zu Beginn der Erkrankung als auch im fortgeschrittenen Stadium auftreten. Die klinische Manifestation entspricht der einer Raumforderung mit entsprechender fokaler Symptomatik. Die Therapie orientiert sich an der Histologie des Tumors. Kleinzellige Karzinome werden primär chemotherapiert und bestrahlt, nicht-kleinzellige Tumoren (Plattenepithel-, Adenokarzinome) operiert und nachbestrahlt. Die letzteren beiden Entitäten sind kaum chemosensibel.

> **■ MERKE**
>
> Kleinzeller sprechen gut auf Betrahlung und Chemotherapie an. Bei nicht-kleinzelligen Bronchialkarzinomen kann vor allem durch die Operation die Prognose verbessert werden.

Kleinzellige Bronchialkarzinome reagieren in einem hohen Prozentsatz auf Cyclophosphamid, Methotrexat, Procarbazin, Etoposid, Ifosfamid, Vincaalkaloide und Dacarbazin. Rezidive können auf Topotecan ansprechen. Letztlich ist aber eine Überlegenheit der kombinierten Strahlen- und Chemotherapie gegenüber der alleinigen Bestrahlung bei ZNS-Metastasen nicht erwiesen.

Nicht-kleinzellige Karzinome sollten bei einer singulären oder ggf. bis zu drei operablen Metastasen vor einer Bestrahlung reseziert werden. Bei diesem Vorgehen ist ein signifikant besseres Überleben zu erwarten als bei alleiniger Strahlentherapie.

C 7.1.10.2 Primärtumor Mammakarzinom

Bei Mammakarzinomen tritt ein ZNS-Befall meist erst im Spätstadium auf. Fast immer liegt eine multiple Metastasierung vor.

Neben dem etablierten CMF-Schema mit Cyclophosphamid, Methotrexat und 5-Fluoruracil wird häufig auch das EC-Schema mit Epirubicin und Cyclophosphamid angewandt. Bei vorbehandelten Patientinnen kann eine Zweitthe-

● Neben der Chemotherapie hat die hormonelle Behandlung einen wichtigen Stellenwert beim Mamma-Ca.

rapie mit Topotecan appliziert oder ein Taxan, z. B. Paclitaxel, verabreicht werden. Die Einführung des Antiöstrogens Tamoxifen bedeutete bei rezeptorpositiven Tumoren einen wesentlichen Fortschritt in der Hormontherapie. Mittlerweile stehen mit Aromasin und Femara neuere Antiöstrogene zur Verfügung, die begleitend zur Chemotherapie als Dauermedikation appliziert werden können. Einen weiteren Fortschritt brachte die Einführung von Herceptin zur Blockade des HER-1-Rezeptors. Allerdings treten unter dieser Therapie häufig ZNS-Metastasen trotz Kontrolle der systemischen Filiae auf. Verbesserungen können hier möglicherweise Substanzen bringen, die sowohl den HER-1- als auch den HER-2-neu-Rezeptor blockieren.

Mit der Bestrahlung als effizientester Therapieform strebt man frühzeitig eine Tumorkontrolle an.

Aufgrund des hohen Anteils von Mammakarzinomen an Meningeosen sollte sorgfältig auf klinische Zeichen geachtet und im Zweifelsfall eine entsprechende Diagnostik veranlasst werden (Liquorzytologie, MRT mit KM). Die Behandlung wird den Versuch einer intrathekalen, ggf. einer systemischen Chemotherapie und eine Bestrahlung fokaler solider Knoten beinhalten.

C 7.1.10.3 Primärtumor Malignes Melanom

Melanome können bereits im Frühstadium zerebral metastasieren. In fortgeschrittenen Stadien ist etwa die Hälfte der Patienten von Hirnmetastasen betroffen. Bei singulären Metastasen wird eine operative Resektion angestrebt. Eine Ganzhirnbestrahlung kann eine zeitweilige Tumorkontrolle erzielen. Durch fokale Einzeitbestrahlung („Radiochirurgie") ist bei geeigneter Größe eine Tumorkontrolle möglich, die der nach operativer Behandlung gleichwertig zu sein scheint. Melanome gehören zu den wenig chemosensiblen Tumoren. Ansprechraten von ca. einem Viertel werden für Fotemustin berichtet. Das gut liquorgängige Temodal, das auch in der Therapie des Primärtumors eingesetzt wird, konnte nach den Daten einer retrospektiven Studie die Rate der Hirnmetastasen senken.

C 7.1.10.4 Hirnmetastasen bei unbekanntem Primärtumor (CUP)

Bei etwa 10 % der Patienten mit Primärmanifestation des Tumorleidens als ZNS-Metastase kann der Primärtumor initial nicht gefunden werden. Dann spricht man von einem Karzinom mit unbekanntem Primarius (Carcinoma of unknown primary = CUP). Häufig handelt es sich um kleinzellige Bronchialkarzinome, deren Metastasen größer sind und früher symptomatisch werden als der Ursprungstumor. Dieser kann so klein sein, dass er unentdeckt bleibt. Kleinere Studien zeigten, dass auch eine aufwendige Diagnostik meist kein Ergebnis bringt, wenn die erste Suche nicht zum Erfolg führte. Deshalb sollte nach klinischer Untersuchung, Labor, Röntgen-Thorax, Abdomensonografie und Computertomografie von Abdomen und Thorax keine Zeit mit weiteren Untersuchungen verloren werden. Vielmehr sollte man anstreben, durch Resektion oder Biopsie eine histologische Eingrenzung des Ursprungsgewebes vorzunehmen. Je nach Zelltyp, z. B. kleinzelliges Karzinom, Adenokarzinom oder Leukose, kann die Behandlung mit Bestrahlung und/oder – je nach zu erwartender Sensitivität – auch mit Chemotherapie geplant werden.

> **MERKE**
>
> Wenn der Primärtumor nicht mit den ersten diagnostischen Maßnahmen gefunden wird, sollte man den Typ der Neoplasie aus der Histologie der ZNS-Metastase bestimmen und die Behandlung zügig entsprechend den Schemata für CUPs einleiten.

C 7.1.10.5 Spinale Metastasen

Spinale Metastasen kommen nicht selten bei Bronchialkarzinomen und Mammakarzinomen vor. Im Unterschied zu primären ZNS-Tumoren an spinaler Lokalisation, die überwiegend subdural und intramedullär gelegen sind, gehen spinale Metastasen meist von den Wirbelkörpern aus und komprimieren von extradural das Rückenmark. Intramedulläre Metastasen sind eine Seltenheit.

Entscheidend für die Verhinderung einer Querschnittslähmung ist es, bei bekannter Tumorerkrankung fortschreitende Rückenschmerzen, Sensibilitätsstörungen, Lähmungserscheinungen und Blasen-Mastdarmstörungen nicht zu übersehen. Selbst ein sensibles Querschnittssyndrom ist ein Notfall und muss **sofort** einer geeigneten Diagnostik und Therapie zugeführt werden! Die Diagnostik ist aufwendig und wird ohne MRT-Darstellung nicht auskommen.

Eine frühzeitige Überweisung in ein geeignetes Zentrum ist erforderlich. Bei Nachweis einer Raumforderung wird eine operative Entlastung angestrebt. Sofern dies nicht möglich ist, sollte unverzüglich eine Strahlentherapie eingeleitet werden, durch die häufig eine Entlastung möglich ist. Über eine anschließende Chemotherapie wird in Abhängigkeit von der Tumorart entschieden. Je nach Zustand des Patienten und Ausmaß des lokalen Befalls sollte zytologisch untersucht werden, ob eine Aussaat in den Liquor im Sinne einer Meningeosis neoplastica stattgefunden hat. Sofern nicht rein palliativ nur eine kurzfristige Tumorkontrolle zu realisieren und deshalb die Belastung des Patienten so gering wie möglich zu gestalten ist, muss die Meningeose gesondert behandelt werden.

● Ein Querschnittssyndrom ist **immer** ein Notfall und muss **sofort** einer raschen Diagnostik und Therapie zugeführt werden!

C 7.1.10.6 Meningeosis neoplastica

Bei einer Tumorerkrankung muss jede diffuse Symptomatik, die nicht eindeutig einem fokalen Herd zugeordnet werden kann, an eine Meningeosis neoplastica denken lassen. Sie entsteht bei einer disseminierten Aussaat von Tumorzellen in den Liquor, die einen gleichmäßigen Belag, in fortgeschrittenem Stadium knötchenförmige solide Absiedelungen entlang den Meningen bilden.

Eine Meningeose ist stets eine sehr ernsthafte Erkrankung mit einer medianen Überlebenszeit von lediglich wenigen Monaten. Die Patienten sterben meist an Befall und Infiltration von Hirnstammregionen. Die Behandlungsplanung muss unter Berücksichtigung der Gesamtsituation des Patienten erfolgen.

● Bei diffuser Symptomatik sollte immer an eine meningeale Tumoraussaat gedacht werden.

Primärtumoren

Unter den primären ZNS-Tumoren streuen Medulloblastome/PNET, Ependymome und zerebrale Lymphome am häufigsten in den Liquorraum. Dagegen verursachen astrozytäre und oligodendrogliale Gliome sehr selten eine Meningeose. Von den systemischen Neoplasien sind an erster Stelle Leukosen, Mammakarzinome, Bronchialkarzinome und maligne Melanome zu nennen.

Klinik

Entsprechend der disseminierten Verteilung ist das klinische Bild bunt und kann keiner fokalen Symptomatik zugeordnet werden. Neben Kopfschmerzen leiden die Patienten vor allem unter Ausfällen eines oder mehrerer Hirnnerven, einer polyradikulären Symptomatik oder einem Psychosyndrom.

Diagnostik

In der Diagnostik ist das Wichtigste, an die Möglichkeit eines Liquorbefalls zu denken. Für den Nachweis eines leptomeningealen Befalls ist die zytologische Untersuchung weiterhin der Goldstandard, allerdings durch einige Faktoren begrenzt: Zum einen spiegelt der lumbale Liquor nicht zwingend die Situation des ventrikulären Liquors wieder, da die Liquorzirkulation beeinträchtigt sein kann und Tumorzellen z. B. aus den Seitenventrikeln nicht nach lumbal gelangen müssen. Zudem ist im Anfangsstadium nur eine geringe Zahl von Tumorzellen unter den normalen Liquorzellen vorhanden. Während liquorfremde Zellen mit etwas Erfahrung leicht als maligne zu erkennen sind, ist die Unterscheidung entzündlich veränderter Lymphozyten von neoplastischen Lymphomzellen oft schwer. Von Zusatzuntersuchungen kann am ehesten die Immunzytologie wichtige Hinweise bieten, z. B. durch den Nachweis epithelialer Oberflächenmarker, die bei Liquorzellen nicht vorkommen. Dagegen brachten Zusatzmethoden wie Polymerase-Kettenreaktion (PCR), Flusszytometrie (FACS) oder Fluoreszenz-In-situ-Hybridisierung (FISH) bislang noch keine klare Verbesserung der diagnostischen Sicherheit. Gegebenenfalls muss die diagnostische Sicherheit durch wiederholte Liquoruntersuchungen erhöht werden. Eine Kontrastmittelaufnahme entlang der Hirnhäute in der MRT ist meist erst in fortgeschrittenen Stadien zu erkennen. Die bildgebende Diagnostik kann allerdings bei kranialen Meningeosen mit Liquorzirkulationsstörung sensitiver sein als die lumbal gewonnene Zytologie.

Therapie

Zur Therapieplanung müssen die Herkunft der Tumorzellen und das Ausmaß des Befalls der Meningen sowie das Tumorstadium bekannt sein. Stammen die Zellen aus einem ZNS-Herd und beschränkt sich der Befall auf eine Liquordisseminierung, so kann gerade bei Leukosen eine Chemotherapie in den Liquor (intrathekal) genügen.

> **▶ PEARLS + PITFALLS**
>
> Zwingend muss auch darauf geachtet werden, dass die Liquorpassage nicht blockiert ist, da sonst nach einer lumbalen Eingabe das Chemotherapeutikum sich nicht verteilt und durch die hohe lokale Konzentration neurotoxische Nebenwirkungen bis hin zum Querschnittssyndrom verursachen kann.

Nach den ersten lumbalen Eingaben wird oft ein ventrikulärer Katheter mit subkutanem Reservoir (Rickham-Kapsel oder Ommaya-Reservoir) an der Schädelkalotte gelegt. Damit ist ein einfacher Zugang zum Liquorraum für weitere diagnostische Entnahmen und medikamentöse Eingaben mit lediglich subkutaner Punktion gewährleistet. Die Behandlung sollte zwei- bis dreimal wöchentlich erfolgen. Intrathekal gegeben werden können Methotrexat, Cytarabinosid und DTIC. Zudem steht nun mit liposomal verkapseltem Cytarabinosid (Handelsname Depocyt®) ein Präparat zur Verfügung, das durch eine längere Verweildauer im Liquor nur 14-tägig appliziert werden muss und eine bessere Wirkung zu haben scheint als die freien, unverkapselten Substanzen.

Falls der Liquor nach drei intrathekalen Applikationen nicht frei von Tumorzellen ist, muss eine Eskalation der Therapiemaßnahmen erwogen werden. Handelt es sich um eine Meningeose bei Karzinom, dann ist die Wirkung der intrathekalen Therapie meist begrenzt und eher palliativ. Studien mit vergleichbaren Kollektiven existieren nur sehr wenige. Da Karzinom-Meningeosen jedoch häufig von Wirbelkörpermetastasen ausgehen und Anschluss an die Blutbahn haben, ist eine systemische Chemotherapie alleine oder kombiniert mit einer intrathekalen Behandlung zu diskutieren.

● Kann der Liquor mit drei intrathekalen Gaben von Chemotherapie nicht von Tumorzellen gesäubert werden, ist eine systemische Chemotherapie zu erwägen.

Eine Strahlentherapie der Meningeose bezieht die gesamte Neuroachse ein, also Rückenmark einschließlich Thekalsack. Dies ist jedoch bei Erwachsenen mit erheblichen Nebenwirkungen behaftet. Deshalb beschränken sich die meisten Zentren darauf, nur symptomatische solide Absiedelungen entlang des Liquorraumes fokal zu bestrahlen und auf eine Neuraxisbestrahlung zu verzichten.

C 7.1.11 Supportive Maßnahmen bei Tumoren des ZNS

Die supportiven Maßnahmen gelten den Begleiterscheinungen sowohl der Tumorerkrankung selbst als auch der antineoplastischen Therapie. Dazu gehören Analgetika, Antiepileptika, antiödematöse Maßnahmen, Psychopharmaka, aber auch Aufklärung und Begleitung von Patienten und Angehörigen.

Aufklärung

Das Aufklärungsgespräch muss unter Einbeziehung der wichtigsten Familienangehörigen in ruhiger Atmosphäre und mit ausreichend Zeit stattfinden. Es sollte die Information über den Charakter der Erkrankung beinhalten und die wesentlichen Therapieoptionen mit ihren Chancen und Nebenwirkungen erläutern. Eine zeitliche Einschätzung der Prognose sollte – soweit überhaupt möglich – nur bei expliziter Nachfrage gegeben werden. Jedoch sollte das Aufklärungsgespräch so ausgerichtet sein, dass Patient/in und Familie die Möglichkeit haben, die weitere Lebens-, Berufs- und Vermögensplanung darauf abzustellen. Da die Information über eine bösartige Erkrankung ein Schock ist, sollte zusätzlich nicht nur schriftliches Informationsmaterial ausgehändigt, sondern unbedingt die Gelegenheit zu einem Zweitgespräch angeboten werden.

Corticoide

Ein häufiger Fehler bei den supportiven Maßnahmen ist die zu lange und/oder zu hohe Verabreichung von Corticoiden zur Behandlung eines Perifokalödems. Die antiödematöse Therapie ist in der perioperativen Phase indiziert, sollte aber

● Cortison wird häufig zu hoch dosiert und zu lange gegeben.

nach der Bestrahlung möglichst ausgeschlichen oder zumindest deutlich reduziert werden. Dabei kann man anhand der bildgebenden Diagnostik nur grob abschätzen, inwieweit eine langfristige Cortisonbehandlung überhaupt erforderlich ist. Entscheidend ist der klinische Zustand des Patienten mit den Parametern Kopfschmerz und Übelkeit. Bei längerfristiger Gabe sind Wirkung und Nebenwirkungen von Prednison etwas günstiger als bei dem häufig eingesetzten Dexamethason. Durch oral appliziertes Glyzerin (3 × 40 ml 85 %) oder hoch dosierte Boswelliasäure kann ggf. Cortison eingespart werden.

Schmerztherapie

- Neben den klassischen Analgetika sollten bei neurogenen Schmerzen Antiepileptika und Antidepressiva eingesetzt werden.

Schmerzen stehen bei Hirntumorpatienten oft nicht im Vordergrund. Kopfschmerzen lassen sich mit einer Kombination aus peripher (kein Aspirin wegen der Thrombozytenaggregationshemmung!) und zentral wirksamen Analgetika meist gut beherrschen. Kopfschmerzen im Rahmen eines Hirnödems müssen antiödematös und analgetisch mit Corticoiden und ggf. Osmotherapie behandelt werden. Neurogene Schmerzen, z. B. bei einer Meningeosis carcinomatosa, können oft durch Antiepileptika (z. B. Gabapentin – Neurontin®, Carbamazepin oder Pregabalin – Lyrica®), Antidepressiva (Amitriptylin) oder Neuroleptika gelindert werden.

Antiepileptische Therapie

- Eine antiepileptische Behandlung ist nur bei Anfällen nach der perioperativen Phase erforderlich.

Epileptische Anfälle bei Hirntumoren sind häufig, aber nicht die Regel. Die Anfälle können einfach partiell, komplex partiell oder fokal eingeleitet und sekundär generalisiert sein. Eine prophylaktische Behandlung aller Patienten hat sich nicht bewährt. Nur bei Anfallsereignissen nach der perioperativen Phase sollte eine Dauerbehandlung erfolgen. Am besten erprobt sind die klassischen Antiepileptika Carbamazepin, Phenytoin und Valproat, von denen die ersten beiden durch ihre enzyminduzierende Wirkung den Effekt von Chemotherapeutika abschwächen können und deshalb nicht mehr favorisiert werden. Zu bevorzugen sind vielmehr Valproat oder neuere Antiepileptika wie Lamotrigin, Gabapentin und Topiramat. Initial ist immer eine Monotherapie anzustreben. Als Kombinationspräparat mit günstigem Nebenwirkungsspektrum hat sich Levetiracetam (Keppra®) bewährt.

Therapie psychischer Veränderungen

Psychische Veränderungen können depressiver oder psychotischer Art und durch den Tumor, aber auch reaktiv oder medikamentös induziert sein. Die psychiatrische Behandlung sollte frühzeitig medikamentös erfolgen, da dadurch Patient und Angehörige erheblich entlastet werden können. Symptomorientiert wird antidepressiv oder neuroleptisch behandelt, aufgrund der besonderen Anfälligkeit der Hirntumorpatienten für Nebenwirkungen bevorzugt mit modernen, nebenwirkungsarmen Substanzen. Stets sollte man auch an eine iatrogene Psychose („Steroidpsychose", Procarbazin, Cyclophosphamid) denken!

Weiterführende Literatur

Grisold W, Krauseneck P, Müller B (2000) Praktische Neuroonkologie. Springer Verlag, Wien
Kleihues P, Cavenee WK (2000) Pathology & Genetics, Tumours of the Nervous System. IARC, Lyon
Schlegel U, Weller M, Westphal M (2003) Neuroonkologie. Thieme Verlag, Stuttgart
Stupp R, Mason WP, van den Bent MJ, Weller M, Fisher B, Taphoorn MJ, Belanger K, Brandes AA,

Marosi C, Bogdahn U, Curschmann J, Janzer RC, Ludwin SK, Gorlia T, Allgeier A, Lacombe D, Cairncross JG, Eisenhauer E, Mirimanoff RO (2005) Radiotherapy plus concomitant and adjuvant temozolomide for glioblastoma. N Engl J Med 352, 987–996

Weller M, Müller B, Koch R, Bamberg M, Krauseneck P (2003) Neuro-Oncology Working Group 01 trial of nimustine plus teniposide versus nimustine plus cytarabine chemotherapy in addition to involved-field radiotherapy in the first-line treatment of malignant glioma. J Clin Oncol 21, 3276–3284

Wiederholungsfragen

1. Können maligne Tumoren des Nervensystems in der Regel im Gesunden reseziert werden?
2. Metastasieren Hirntumoren typischerweise außerhalb des ZNS?
3. Mit welchen Symptomen manifestieren sich Hirntumoren meist klinisch?
4. Welches sind die häufigsten malignen Hirntumoren?
5. Wodurch wird die Therapie von Hirntumoren erschwert?
6. Was ist der wichtigste bekannte Mechanismus der Chemotherapieresistenz maligner Gliome?
7. Wodurch unterscheiden sich Medulloblastome und PNET?
8. Welche WHO-Grade gibt es bei Meningeomen?
9. Sind gutartige Meningeome immer durch Operation heilbar?
10. Welche Neurofibromatose ist häufiger? Wodurch sind die 2 Typen charakterisiert?
11. Ist eine Komplettresektion eines primär zerebralen Lymphoms sinnvoll?
12. Welche Verlaufsuntersuchungen sind bei zerebralen Lymphomen sinnvoll?
13. Welches sind die 3 häufigsten Typen von Hormon produzierenden Hypophysenadenomen?
14. Kann ein Hypophysenadenom nur operativ behandelt werden?
15. Welches sind die häufigsten systemischen Tumoren, die in das ZNS metastasieren?
16. Ist bei Hirnmetastasen primär eine fokale Bestrahlung nur des Tumorherdes sinnvoll?
17. Wann nennt man eine Metastase solitär, wann singulär?
18. Welche Arten von Bronchialkarzinomen sprechen üblicherweise gut auf Chemotherapie an, welche nicht?
19. An welche Art von Tumorbefall muss bei diffusen Symptomen gedacht werden, die nicht auf eine einzelne Lokalisation im Nervensystem zurückgeführt werden können?
20. Macht es bei ZNS-Metastasen Sinn, mit der Therapie so lange zu warten, bis ein unbekannter Primärtumor gefunden wurde?

● Annika Spottke

C 7.2 Paraneoplastische Erkrankungen

Paraneoplastische Erkrankungen können bösartigen Neubildungen bis zu einigen Jahren vorausgehen oder diese begleiten. Als paraneoplastisch werden Erkrankungen bezeichnet, die zwar mit einem Malignom assoziiert, jedoch nicht direkt durch Metastasen oder im zentralen Nervensystem durch eine Meningeosis carcinomatosa verursacht sind. Sowohl das zentrale Nervensystem (limbische Enzephalitis, Hirnstamm-Enzephalitis, Opsoklonus-Myoklonus-Syndrom, Zerebellitis), Sinnesorgane (paraneoplastische Retinopathie) als auch das periphere Nervensystem (subakute sensorische Neuropathie, autonome Neuropathie), die neuromuskuläre Übertragung (Stiff-Person-Syndrom, Lambert-Eaton-Syndrom) und die Muskeln (Polymyositis, Dermatomyositis) können betroffen sein. Gemeinsam ist den genannten Syndromen, dass häufig Auto-Antikörper nachweisbar sind. Diese sind im Serum und/oder Liquor zu finden und richten sich entweder gegen extrazelluläre oder intrazelluläre Strukturen. Die Gesamtinzidenz für paraneoplastische Veränderungen beträgt etwa 0,5–3 % aller Patienten mit Tumorleiden.

C 7.2.1 Grundlagen

> **HINWEIS FÜR DIE PRAXIS**
>
> **Klassische und nicht-klassische paraneoplastische Syndrome**
> **Syndrome des ZNS:**
> ▶ Enzephalomyelitis
> ▶ Limbische Enzephalitis
> ▶ Hirnstammenzephalitis
> ▶ Subakute Kleinhirndegeneration
> ▶ Opsoklonus-Myoklonus-Syndrom
> ▶ Tumor-assoziierte Retinopathie
> ▶ Optische Neuritis
> ▶ Stiff-Person-Syndrom
> ▶ Motoneuron-Erkrankung.
>
> **Syndrome des PNS:**
> ▶ Subakute sensorische Neuropathie
> ▶ Akute sensomotorische Neuropathie
> ▶ Autonome Neuropathie
>   – Chronische gastrointestinale Pseudoobstruktion
> ▶ Akute Pandysautonomie
> ▶ Neuropathie mit Vaskulitis.
>
> **Syndrome der neuromuskulären Übertragung/Muskel:**
> ▶ Lambert-Eaton-Syndrom
> ▶ Dermatomyositis
> ▶ Myasthenia gravis
> ▶ Neuromyotonie
> ▶ Akute nekrotisierende Myopathie.

Diagnostik

Entsprechend den Diagnosekriterien des PNS Euronetwork wird zwischen einem möglichen und einem definitiven paraneoplastischen Syndrom differenziert.

Praktisches Vorgehen:
1. Ausschluss anderer Differenzialdiagnosen (z. B. Herpes-Enzephalitis bei V. a. limbische Enzephalitis).
2. Feststellung ob A) ein klassisch paraneoplastisches Syndrom oder B) ein nicht-klassisches (untypisches) Syndrom vorliegt.

Bei A): Die definitive Diagnose eines paraneoplastischen Syndroms erfolgt bei Nachweis eines charakteristischen Antikörpers oder wenn bei fehlendem AK-Nachweis ein Tumor innerhalb von 5 Jahren belegbar ist. Ein mögliches paraneoplastisches Syndrom liegt vor, wenn bei fehlendem AK-Nachweis und fehlendem Tumornachweis ein hohes Tumorrisiko (Nikotinabusus, B-Symptomatik) besteht.

Bei B): Die definitive Diagnose eines paraneoplastischen Syndroms erfolgt bei Nachweis eines charakteristischen Antikörpers bzw. bei fehlendem AK durch Tumornachweis und Besserung nach Tumortherapie.

Ein mögliches paraneoplastisches Syndrom liegt ebenso bei Nachweis eines noch nicht gut charakterisierten Antikörpers und Tumordiagnose innerhalb von 5 Jahren als auch bei alleinigem Nachweis eines nicht gut charakterisierten Antikörpers vor. Bei fehlenden antineuronalen Antikörpern und einer Tumordiagnose innerhalb von 2 Jahren ist bei einem untypischen klinischen Bild ebenfalls von einer möglichen paraneoplastischen Genese auszugehen.

Zum diagnostischen Vorgehen siehe auch ▫ Tab. C 7.2–7.4.

Therapie

Therapeutisch werden zum aktuellen Zeitpunkt entsprechend den Leitlinien der Deutschen Gesellschaft für Neurologie für die peripheren paraneoplastischen Syndrome (z. B. Lambert-Eaton-Syndrom, Myositis, Neuromyotonie) analoge Behandlungen wie bei den nicht-paraneoplastischen Erkrankungsfällen empfohlen. Es besteht hierbei nur für Immunsuppressiva wie Azathioprin eine relative Kontraindikation.

Auch für die zentral bedingten Erkrankungen wird eine immunmodulatorische oder immunsuppressive Behandlung empfohlen. Aufgrund der allgemeinen Datenlage ist hier eine Behandlung des Stiff-Person-Syndroms mit i. v.-Immunglobulinen (i. v.-Ig) als indiziert anzusehen. Für die anderen Syndrome stehen bezüglich des therapeutischen Vorgehens nur wenige evidenzbasierte Daten zur Verfügung, sodass die initiale Gabe von 5×500 mg Methylprednisolon i. v. empfohlen wird. Bei nachfolgender Stabilisierung oder Besserung Wiederholung in ca. 6- bis 8-wöchigen Abständen. Bei Cortison-Nicht-Respondern wird ein Zyklus i. v.-Ig (2 g/kg KG verteilt auf 5 Tage) angeschlossen. Bei weiterhin fehlender Stabilisierung kann in Einzelfällen die Plasmapherese oder die Behandlung mit Cyclophosphamid in Betracht gezogen werden. Weitergehende immunsuppressive Therapien werden zum aktuellen Zeitpunkt nicht empfohlen. Allgemein ist bei der Mehrheit der Patienten nur ein geringgradiger therapeutischer Effekt zu erwarten.

☐ **Tab. C 7.2** Diagnostisches Vorgehen bei Verdacht auf paraneoplastisches neurologisches Syndrom (nach Diener HC et al.).

Tumorentität	Allgemeine Untersuchungen	Laborchemische Untersuchungen	Bildgebende Verfahren	Szintigrafien PET-Untersuchungen
Kleinzelliges Bronchial-Ca	Klinik	NSE, Pro-GRP	Rö-Thorax, CT-Thorax	FDG-PET
Nicht-kleinzelliges Bronchial-Ca	Klinik	CYFRA, CEA, SCC	CT-Thorax	FDG-PET
Prostata-Ca	Tastbefund	(freies) PSA	Sonografie	
Neuroblastom		Katecholamine und Metaboliten im Urin	CT-Thorax, CT-Abdomen	MIBG-Szintigrafie, Octreotid-Szintigrafie, FDG-PET
Mamma-Ca	Tastbefund	CEA, CA 15–3	Mammografie, Sonografie, MRT	FDG-PET
Ovarial-Ca	Tastbefund	Ca 125, CA 72–4	CT	FDG-PET
Zervix-/Uterus-Ca	Klinischer Befund		CT	FDG-PET
Hoden (Keimzell-Tumor)	Tastbefund	β-HCG, AFP	Sonografie, CT-Abdomen	
Morbus Hodgkin	Klinik		CT	FDG-PET
Thymom			Rö-Thorax, CT-Thorax	
Ungerichtete Suche	**Frau:** Suche nach Mamma-Ca, kleinzelligem Bronchial-Ca **Mann:** Suche nach Hoden-Tu, Prostata-Ca, kleinzelligem Bronchial-Ca			

● **ICD-10:** G13.1

C 7.2.2 Limbische Enzephalitis

Klinik und Verlauf
Subakut progredienter Verlauf mit Kurzzeitgedächtnisstörungen (84 %), epileptischen Anfällen (50 %), Affekt- und Persönlichkeitsänderungen (42 %), akuten Verwirrtheitszuständen. Die Erkrankung kann auch in Assoziation mit einer Rhombenzephalitis oder einer subakuten sensiblen Polyneuropathie auftreten. Initial findet sich häufig eine vorübergehende Besserung der Symptome, später jedoch progredienter Verlauf mit zunehmender demenzieller Entwicklung und Bewusstseinsstörung.
  Eine vollständige Remission nach Tumorentfernung ist möglich.

Primärtumor
Lungentumoren (80 % kleinzelliges Bronchialkarzinom) > Hoden (20 %) > Mamma (8 %), Thymom, Prostata.

□ **Tab. C 7.3** Übersicht der zurzeit nachweisbaren gut charakterisierten paraneoplastischen Autoantikörper.

	Limbische Enzephalitis	Hirnstammenzephalitis	Opsoklonus-Myoklonus-Syndrom	Paraneoplastische zerebelläre Degeneration	Lambert-Eaton-Syndrom	Paraneoplastische Retinopathie	Neuropathien (autonom, sensibel, senso-motorisch)	Stiff-Person-Syndrom
Mamma	–	Anti-Ri	Anti-Ri, Anti-Yo	Anti-Yo				Anti-Amphiphysin
Lunge								
▲ Kleinzelliges Bronchial-Ca	Anti-Hu, Anti-CV2/CRMP5	Anti-Hu, Anti-CV2/CRMP5	Anti-Hu, Anti-CV2/CRMP5	Anti-Hu, Anti-CV2/CRMP5	VGCC-AK, Anti-Hu, Anti-Amphiphysin	Anti-Hu, Anti-Recoverin	Anti-Hu, Anti-CV2/CRMP5 Anti-Amphiphysin	Anti-Amphiphysin
▲ Adeno-Ca	ANNA-3	ANNA-3	ANNA-3	ANNA-3, PCA-2			ANNA-3	
Prostata	Anti-Hu	Anti-Hu	Anti-Hu	Anti-Hu	Anti-Hu	Anti-Hu	Anti-Hu	
Hoden	Anti-Ta	Anti-Ta	Anti-Ta	Anti-Ta				
Ovarien	–	Anti-Ri	Anti-Yo, Anti-Ri	Anti-Yo				
Neuroblastom	Anti-Hu	Anti-Hu	Anti-Hu	Anti-Hu	Anti-Hu	Anti-Hu	Anti-Hu	
Morbus Hodgkin	–			Anti-Tr, Anti-mGluR1				
Thymom	Anti-CV2/CRMP5, VGKC-Ak	Anti-CV2/CRMP5	Anti-CV2/CRMP5			Anti-CV2/CRMP5	Anti-CV2/CRMP5	
Verschiedene	Anti-Ma	Anti-Ma	Anti-Ma	Anti-Ma				

VGCC-AK: voltage-gated calcium channel, VGKC-Ak: voltage-gated potassium channel

□ **Tab. C 7.4** Übersicht über die bekanntesten nachgewiesenen paraneoplastischen Antikörper.

Bezeichnung	Synonym	Antigen	Häufigste Malignome
ANNA 3			Lunge
Anti-Amphiphysin		Amphiphysin	Mamma, kleinzelliges Bronchial-Ca, Lunge
Anti-CV2/CRMP5		CRMP5	Lunge, Thymom
Anti-Hu	ANNA-1		Kleinzelliges Bronchial-Ca, Neuroblastom, Prostata
Anti-Ma 1			Mamma, verschiedene
Anti-Ma2 (Ma/Ta)			Hoden
Anti-mGluR1			Morbus Hodgkin
Anti-Recoverin			Lunge
Anti-Ri	ANNA-2		Mamma, kleinzelliges Bronchial-Ca, Blase, Ovarien
Anti-Titin			Thymom
Anti-Tr	PCA-Tr		Morbus Hodgkin
Anti-Yo	PCA-1		Ovar, Uterus, Mamma
PCA-2			Lunge
VGCC-AK			Lunge, Lymphom

Diagnostik

Diagnostische Kriterien umfassen:
1. Die typischen klinischen Symptome.
2. Weniger als vier Jahre zur Tumordiagnose.
3. Ausschluss weiterer Differenzialdiagnosen.
4. Ein pathologisches Ergebnis von LP, MRT oder EEG.

Zusätzlich Nachweis von Anti-Hu (53 %), Anti-Ta (29 %), Anti-Ma, Anti-CV2, ANNA-3, Anti-Amphiphysin, VGKC-AK. Pathologische Liquorbefunde mit leichter Pleozytose, Schrankenstörung und intrathekaler IgG-Synthese möglich. In der cMRI T2-Wichtung Signalhyperintensitäten im medialen Temporallappen.

Differenzialdiagnose

Infektiöse Enzephalitis (z. B. Herpesenzephalitis), Hirntumor, Demenz, autoimmunologisch mit positiven anti-VGKC.

- **ICD-10:** G13.1

- **Syn.:** Rhombenzephalitis, bulbäre Enzephalitis

C 7.2.3 Hirnstammenzephalitis

Klinik

Die paraneoplastische Erkrankung kann sich primär im Hirnstamm manifestieren und führt zu Blickparesen, Doppelbildern, in wenigen Fällen kann sich auch eine Atemdepression entwickeln.

Primärtumor
Wie bei limbischer Enzephalitis (s. Kap. C 7.2.2)

Diagnostik
Nachweis von Anti-Hu, Anti-Ri, Anti-Ta, Anti-Ma, Anti-CV2/CRMP5, ANNA-3. Pathologische Liquorbefunde mit leichter Pleozytose, Schrankenstörung und intrathekaler IgG-Synthese möglich.

Differenzialdiagnose
Infektiöse Hirnstammenzephalitiden (z. B. Listerien), basale Meningitis, Miller-Fisher-Syndrom, Myasthenia gravis, Hirntumor.

Verlauf
Wie bei limbischer Enzephalitis (s. Kap. C 7.2.2).

C 7.2.4 Opsoklonus-Myoklonus-Syndrom

● **ICD-10:** H51.8

Klinik
Schnelle, kurze konjugierte Augenbewegungen unterschiedlicher Frequenz und Amplituden in alle Richtungen, Myoklonien des Rumpfes und der Extremitäten.

Epidemiologie
Nachweis eines assoziierten Tumors bei etwa 20 % der Erwachsenen, 10–50 % der Kinder.

Primärtumor
Kleinzelliges Bronchialkarzinom, Prostatakarzinom, Mammakarzinom, Ovarialkarzinom, Seminom, Thymom. Bei Kindern mit Neuroblastom.

Diagnostik
Nachweis von Anti-Ri, Anti-Hu, Anti-Yo, Anti-Ta, Anti-Ma, Anti-CV2/CRMP5, ANNA-3.

Differenzialdiagnose
Multiple Sklerose, Hirnstamm- und/oder Kleinhirnentzündungen, parainfektiös, metabolisch-toxisch, pontine und mesodienzephale Blutungen, Tumoren in der hinteren Schädelgrube.

Therapie und Verlauf
Häufig Rückbildung nach Tumorentfernung und Chemotherapie, insbesondere bei Erwachsenen. In einigen Fällen trotz Tumorentfernung progrediente Verläufe. In Einzelfällen erfolgreiche Behandlung mit hoch dosierter i. v. Gabe von Immunglobulinen, Plasmaseparation, Steroidbehandlung oder Endoxangabe. Bei Kindern gutes Ansprechen auf ACTH und Steroidgabe.

- **ICD-10:** G13.1
- **Syn.:** Subakute Zerebellitis, subakute zerebelläre Degeneration

C 7.2.5 Kleinhirndegeneration

Klinik
Die Erkrankung ist charakterisiert durch eine subakute Entwicklung (Tage oder Wochen) eines zerebellären Syndroms (Ataxie, okulomotorische Störungen, Dysphagie und Dysarthrie). Weitere Symptome können extrapyramidal-motorischer Natur sein (Myoklonien, Tremor, Rigor) oder das periphere Nervensystem einschließen (Polyneuropatie, Lambert-Eaton-Syndrom).

Primärtumor
Ovarial-, Mammakarzinom, Morbus Hodgkin, kleinzelliges Bronchialkarzinom, Seminom, Thymom.

Diagnostik
Im Liquor finden sich unspezifische Veränderungen (leichte Pleozytose, Schrankenstörung, intrathekale IgG-Synthese). Das Fehlen von atrophen Veränderungen zu Beginn der Erkrankung bei unauffälligem Liquor ist die Regel, nach mehreren Monaten ist eine Kleinhirndegeneration auch kernspintomografisch nachweisbar. Nachweisbare Antikörper: Anti-Yo, Anti-Ri, Anti-Hu, Anti-Tr, Anti-Ta, Anti-Ma, Anti-CV2/CRMP5, ANNA-3, PCA-2.

Differenzialdiagnose
Infektiöse Zerebellitis.

Therapie und Verlauf
Im Vordergrund steht die Behandlung des Primärtumors. Selten ist eine Besserung nach Plasmapherese, i. v. Immunglobulingabe, Glucocorticoiden oder Cyclophosphamid nachweisbar.

- **ICD-10:** H35.8

C 7.2.6 Paraneoplastische Retinopathie

Klinik
Bei den Karzinom-assoziierten Retinopathien finden sich die für die Retinopathie typischen Störungen wie Lichtempfindlichkeit, Farbsehstörung, verlängerte Dunkeladaptation, Skotome. Der Fundus ist initial unauffällig, gelegentlich zeigt sich eine Engstellung der Arteriolen und in der Perimeter-Untersuchung eine zentrale oder ringförmige Gesichtsfeldeinengung. Häufig ist ein pathologisches Retinogramm.

Primärtumor
Karzinome (kleinzelliges Bronchialkarzinom, Ovar, Mamma, endokrine Tumoren) und Melanom.

Diagnostik
Bei Vorliegen eines Karzinoms können Recoverin-AK sowie weitere AK nachweisbar sein. Bei Melanomen als Primärtumor sind noch keine Antikörper beschrieben worden.

Differenzialdiagnose
Neuritis nervi optici, vaskulär.

Therapie und Verlauf
Im Verlauf schmerzloses Erblinden. In Einzelfällen Besserung unter 60–80 mg Prednisolon/Tag.

C 7.2.7 Stiff-Person-Syndrom

● ICD-10: G25.8

Klinik
Die Erkrankung ist charakterisiert durch eine gesteigerte Tonuszunahme, schmerzhaft einschießende Spasmen, die durch Bewegungen und externe Reize provoziert werden können, und agoraphobische Angststörung. Das Krankheitsbild ist meist symmetrisch ausgeprägt, selten treten jedoch auch asymmetrische Krankheitsbilder mit bis zum Befall nur einer Extremität auf.

● Agoraphobie: Angst vor Aufenthalt auf großen Plätzen

Primärtumor
Mammakarzinom, kleinzelliges Bronchialkarzinom.

Pathogenese und Diagnostik
Die hohe Prävalenz von GAD-AK (Glutamat-Decarboxylase-AK) sowie die Assoziation mit juvenilem Diabetes und Autoimmunthyreoiditis weist auf eine Autoimmunerkrankung hin. Im Liquor sind häufig oligoklonale Banden oder intrathekale IgG-Synthese nachweisbar. Im Rahmen eines paraneoplastischen Syndroms Nachweis von Amphiphysin-AK.

Im EMG, das die Verdachtsdiagnose untermauert, kann eine kontinuierliche stammnahe Aktivität in Ruhe, Kokontraktion von Agonisten und Antagonisten nachgewiesen werden.

Differenzialdiagnose
Myotonie.

Therapie und Verlauf
Primäre symptomatische Therapie mit Benzodiazepinen (z. B. Diazepam 5–50 mg/Tag). Mögliche weitere Therapien sind antispastische Substanzen wie Baclofen (50–100 mg/Tag), Tizanidine (20–40 mg) oder Antikonvulsiva (Valproat, Gabapentin, Carbamazepin). Ultima ratio ist die intrathekale Baclofenapplikation über ein implantiertes Pumpensystem.

Das nicht-paraneoplastische Stiff-Person-Syndrom zeigt einen schleichenden Progress über mehrere Monate mit nachfolgender Stabilität über Jahrzehnte, selten finden sich schubförmige Verläufe. Hinsichtlich des Verlaufes des paraneoplastisch assoziierten Stiff-Person-Syndroms ist der Primärtumor als limitierender Faktor anzusehen.

C 7.2.8 Subakute sensorische Neuropathie

● ICD-10: G13.0

● Syn.: Denny-Brown-Syndrom

Klinik
Oftmals asymmetrisch subakut auftretendes sensorisches Defizit, Hyperalgesie und Ataxie. Muskelschwäche tritt eher selten auf. Im weiteren Verlauf Verlust aller Reflexe. Bei der Mehrzahl der Patienten weitere Symptome anderer paraneoplastischer neurologischer Veränderungen (limbische Enzephalopathie, Hirnstammenzephalitis, subakute Zerebellitis, autonome Neuropathie, Lambert-Eaton-Syndrom).

Primärtumor
Kleinzelliges Bronchial-Ca, Prostata, Thymom.

Diagnostik
Anti-Hu, Anti-CV2/CRMP5, ANNA-3, Anti-Amphiphysin. Elektroneurografisch deutlich verkleinerte sensible Nervenpotenziale und reduzierte sNLG.

Differenzialdiagnose
Andere Ursachen für sensorische Neuropathien wie HIV-Infektion, Sjögren-Syndrom, mit Anti-MAG einhergehende Gammopathien, CIDP (chronische inflammatorische demyelinisierende Polyneuropathie).

Verlauf
Das Auftreten der Neuropathie ist oftmals lang vor dem Auftreten des Malignoms nachweisbar (im Mittel etwa 26–28 Monate, Range 3–72 Monate).

> **● FALLBEISPIEL**
>
> Es stellt sich ein 51-jähriger Mann mit rasch progredienter Unsicherheit beim Gehen vor. Die Symptome hätten vor ca. 3 Wochen mit Parästhesien zunächst an den Füßen begonnen. Inzwischen sei ein Gehen ohne Gehhilfe nicht mehr möglich. Die Konzentration und Gedächtnisleistung hätten deutlich abgenommen. Gabe von Vitaminen hätte keine Besserung erbracht.
>
> In der klinischen Untersuchung findet sich eine symmetrische Hypästhesie an den Beinen mit erloschenen Reflexen und Vibrationsabschwächung auf 2/8. Zusätzlich bestehen Zeichen der zerebellären Affektion mit Augenbewegungsstörungen und zentraler Ataxie. Das initiale MRT wird als unauffällig beschrieben. In der laborchemischen Untersuchung findet sich eine erhöhte BSG und ein positiver Nachweis von Anti-Hu-Antikörpern. Bei der durchgeführten Tumorsuche findet sich ein Prostata-Tumor. Nach operativer Entfernung verbessert sich die initiale neurologische Symptomatik. Nach ca. 14 Tagen erneute rasche Zunahme der klinisch-neurologischen Symptomatik. Der Patient wird intensivpflichtig und verstirbt ca. 6 Wochen später.

● **ICD-10:** C80

C 7.2.9 Lambert-Eaton-Syndrom

Epidemiologie
Häufigstes paraneoplastisches neurologisches Syndrom mit einer Prävalenzschätzung von 0,3/100 000. 50–70 % sind paraneoplastisch. 1–3 % aller Patienten mit kleinzelligem Bronchialkarzinom sind betroffen.

● Klinische Trias: Myasthenes Syndrom, Störungen des autonomen Nervensystems, abgeschwächte Muskeleigenreflexe

Klinik
Bei den Patienten besteht eine proximal betonte Muskelschwäche und belastungsabhängige Gangstörung. Manche Patienten berichten nach repetitiven Bewegungen (z. B. Faustschluss) eine Verbesserung der Muskelkraft. Dies ist auch in der elektrophysiologischen Untersuchung nach repetitiver Reizung nachweisbar. Autonome Symptome (Mundtrockenheit, erektile Dysfunktion, Obstipation, Blasenstörungen) sind bei 80 % der Patienten nachweisbar. Abgeschwächte Muskeleigenreflexe bestehen häufig.

Assoziierte Malignome
90 % kleinzelliges Bronchialkarzinom; deutlich seltener sind Karzinoide, nichtkleinzellige Bronchialkarzinome, Prostatakarzinome, Lymphome, Thymome und Leukämien nachgewiesen worden.

Pathogenese und Diagnostik
Antikörper gegen den spannungsabhängigen Calcium-Kanal (voltage-gated calcium channel Antikörper; VGCC-AK) führen zu einer Beeinträchtigung des Calciumeinstroms in die Nervenzelle nach Stimulation mit resultierender verminderter Freisetzung von Acetylcholin und nachfolgender Muskelschwäche. VGCC-AK sind in 85 % der Patienten mit LE und kleinzelligem Bronchialkarzinom nachweisbar. Lambert-Eaton-Syndrom ohne AK-Nachweis: bei Karzinoid, nicht-kleinzelligem Bronchialkarzinom, Prostatakarzinom, Lymphomen, Thymomen und Leukämie.

In der elektrophysiologischen Untersuchung findet sich bei repetitiver Stimulation mit hoher Frequenz typischerweise ein Inkrement.

Differenzialdiagnose
Myasthenia gravis.

Therapie
Im Vordergrund steht die Tumorentdeckung und die entsprechende Tumortherapie. Nur wenige Patienten sprechen auf eine Therapie mit Pyridostigmin an. Ein Therapieversuch ist mit 3,4-Diaminopyridin, einem Hemmstoff des Kaliumausstroms, möglich ($3 \times 10–20$ mg/Tag). Patienten mit einem autoimmunen Syndrom können mit Immunglobulinen, Plasmapherese, Steroiden oder Azathioprin behandelt werden.

● FALLBEISPIEL

Ein 74-jähriger Mann klagt über eine progrediente Zunahme der Muskelschwäche insbesondere beim Treppaufsteigen, weniger beim Treppabsteigen. In den letzten Wochen sei Treppensteigen ohne Hilfe nicht mehr möglich gewesen. Die Kraft an den oberen Extremitäten habe auch leicht abgenommen, aber deutlich weniger als an den unteren Extremitäten. Gewichtsabnahme von 15 kg in den letzten 4 Monaten.

Es besteht eine proximal betonte Schwäche der Oberschenkelmuskulatur (KG 3/5), die Kraft an den Armen ist KG 4/5. Nach repetitivem Faustschluss ist eine deutliche Kraftzunahme zu verzeichnen. Nach repetitiver Stimulation Nachweis eines Inkrements.

Die durchgeführten Untersuchungen (mit MRT) sind initial unauffällig. Weiter Zunahme der klinisch-neurologischen Symptomatik. 4 Monate später erneute Durchführung von MRT und PET mit Nachweis einer kleinen Raumforderung in der rechten Lunge. Histologische Diagnose: Kleinzelliges Bronchialkarzinom. Nach operativer Entfernung des Tumors Stabilisierung der neurologischen Symptomatik. Unter 3,4-Diaminopyridin deutliche Besserung der Muskelkraft und Gehfähigkeit.

- **ICD-10:** G71.1
- **Syn.:** Isaac's Syndrom

C 7.2.10 Neuromyotonie

Klinik
Generalisierte Muskelsteifheit, Muskelkontraktionen und Schwäche. In der Elektromyografie Muskelpotenzialgruppen mit einer Frequenz von 150–300 Hz, die plötzlich einsetzen und durch Willküraktivität verstärkt werden. Aufgrund der Muskelkontrakturen können Skelettdeformitäten auftreten. Häufig tritt auch eine Hyperhidrose auf.

Assoziierte Malignome
Kleinzelliges Bronchialkarzinom, Thymom oder Morbus Hodgkin.

Pathogenese

- Tritt das Isaac's Syndrom mit Zeichen einer Enzephalopathie (Insomnia, Verwirrtheit und Halluzinationen) auf, so wird es nach dem Erstbeschreiber Morvan's Syndrom genannt.

Marker für das Vorliegen einer Neuromyotonie sind Antikörper gegen spannungsabhängige Kalium-Kanäle (voltage gated K^+ channels; VGKC). Diese führen zu einer Hyperexzitabilität peripherer Motoraxone. Bei paraneoplastischem Auftreten zusätzlich Nachweis von Anti-Hu-AK, GAD-AK. Häufig finden sich Assoziationen mit anderen immunologischen Erkrankungen (Myasthenia gravis, erhöhte ACh-Rezeptor-AK, Nachweis oligoklonaler Banden im Liquor, chronisch inflammatorische Polyneuropathie, chronische Graft-versus-Host-Disease).

Differenzialdiagnose
Krampi, Myotonie.

Therapie
Es wird ein mittelgradiges bis sehr gutes Ansprechen auf Plasmapherese beschrieben. Symptomatische Behandlung mit Antiepileptika (z. B. Carbamazepin, Phenytoin).

Weiterführende Literatur

de Beukelaar J, Sillevis Smitt PA (2006) Managing paraneoplastic neurological disorders. Oncologist 11, 292–305.
Diener HC et al. (2005) Leitlinien für Diagnostik und Therapie in der Neurologie, Thieme, Stuttgart (http://dgn.org/109.0.html)
Graus F et al. for the Paraneoplastic Neurological Syndrome Euronetwork (2004) Recommended diagnostic criteria for paraneoplastic neurological syndromes. J Neurol Neurosurg Psychiatry 75, 1135–1140

Wiederholungsfragen

1 Nennen Sie die Hauptsymptome des Lambert-Eaton-Syndroms. Wie wird es diagnostiziert?

2 Welche Verfahren können zur Diagnosefindung bei paraneoplastischem Syndrom eingesetzt werden?

3 Welche Antikörper kennen Sie, die mit paraneoplastischen Syndromen assoziiert werden?

4 Wie ist das Stiff-Person-Syndrom charakterisiert?

C 7.3 Palliativmedizin

● Dagmar Kaub-Wittemer, Gian Domenico Borasio

Die Palliativmedizin strebt nach Verbesserung der Lebensqualität von Patienten und ihren Familien, wenn diese mit einer lebensbedrohlichen Erkrankung konfrontiert sind. Dies geschieht durch Prävention und Linderung von Leiden mittels Früherkennung, durch professionelle Untersuchung, durch Behandlung von Schmerzen und anderen körperlichen Symptomen sowie durch die Mitbewältigung von Problemen psychosozialer und spiritueller Natur [WHO 2002].

● Zu Beginn der Behandlung sollten das Therapieziel geklärt und Ursachen der Symptome nach Möglichkeit behoben werden. Die symptomorientierte Therapie sollte auch nichtpharmakologische Interventionen beinhalten.

Dieses Kapitel soll eine Übersicht über die Therapiemöglichkeiten der wichtigsten Symptome in der letzten Lebensphase bei neurologischen Erkrankungen geben. Die häufigste direkt oder indirekt (z. B. durch eine Pneumonie als Folge der Immobilität) zum Tode führende neurologische Erkrankung ist der zerebrale Infarkt, gefolgt von Multipler Sklerose (MS) und zerebralen Tumoren [Jellinek 1984]. Seltener ist die Amyotrophe Lateralsklerose (ALS). Patienten mit Morbus Parkinson versterben oft an anderen Ursachen, da die Krankheit meist erst im höheren Lebensalter beginnt. Soweit sich AIDS primär zerebral manifestiert, werden diese Patienten ebenfalls in der Neurologie betreut, meist bis zum Tod. Patienten mit muskulären Dystrophien versterben so früh, dass sie meist von Pädiatern betreut werden, ausgenommen diejenigen Patienten, die in spezialisierten Zentren einer Langzeitbeatmung zugeführt werden können [Bockelbrink 1991].

● Eine gute Symptomkontrolle und ein friedliches Sterben sind in aller Regel möglich.

In der letzten Lebensphase erscheinen abhängig von der Grunderkrankung typische Symptome, die von dem betreuenden Arzt **vorher** in einem oder mehreren ausführlichen Aufklärungsgesprächen mit dem Patienten und seinen Angehörigen erklärt und besprochen werden sollten. Wichtig ist hierbei, dass der Patient frühzeitig darüber aufgeklärt wird, dass aufgrund der vorhandenen Behandlungsmöglichkeiten kein qualvolles Sterben (z. B. Schmerzen, Ersticken) zu befürchten ist. Ebenso darf die Hoffnung des Patienten und seiner Angehörigen durch den Arzt nicht zerstört werden. Um eine dem Patientenwillen entsprechende Behandlung zu ermöglichen, sollte frühzeitig eine Patientenverfügung erstellt werden. Diese ist für den Arzt verbindlich, wenn sie sich konkret auf die tatsächliche Situation bezieht [Handreichungen der BÄK 1999].

C 7.3.1 Unruhe

● Eine ausführliche Darstellung palliativmedizinischer Probleme in der Neurologie finden Sie im Oxford Textbook of Palliativ Care.

Unruhe ist ein häufiges Symptom in der Terminalphase und kann eine Vielzahl von Ursachen haben: Schmerzen, Augen- und Mundtrockenheit, Dekubitus, Harnverhalt, Durst, Dyspnoe, Lagerung, Medikamente, Obstipation, Pruritus, terminale Agitation, restless legs, metabolische Störungen wie z. B. Urämie.

■ **MERKE**

Zu diesem Zeitpunkt fehlt häufig die Möglichkeit einer verbalen Kommunikation, sodass eine diagnostische Einordnung erschwert sein kann. Hier ist klinische Beobachtungsgabe gefragt → nach klinischen Zeichen für die möglichen Ursachen suchen.

● Es muss sorgfältig zwischen Myoklonien, Delir oder reiner motorischer Unruhe unterschieden werden.

> **HINWEIS FÜR DIE PRAXIS**
>
> **DD Myoklonien, Delir und motorische Unruhe**
> **Myoklonien:** meist kurze (bis ca. 150 ms) unwillkürliche, fokale oder generalisierte, rhythmisch oder arrhythmisch auftretende Bewegungen, z. B. physiologisch bei Angst oder Anstrengung oder als Nebenwirkung hoher Morphindosen.
> **Delir:** schweres organisches Psychosyndrom, welches meist in seiner Ausprägung fluktuiert und sich über Stunden bis Tage entwickeln kann; Auslöser können u. a. Medikamente als auch deren Entzug sein (z. B. Benzodiazepine). Klinisch zeigt sich meist ein motorisch unruhiger, desorientierter Patient, der halluziniert, ggf. ein aggressives und paranoides Verhalten zeigt.
> **Motorische Unruhe:** komplexe, willkürlich steuerbare Bewegungen ohne mentale Beeinträchtigung; z. B. bei Angst, Schmerzen, Bewegungseinschränkung aufgrund allgemeiner Schwäche oder Paresen.

Therapie bei Unruhe
▶ Ruhige Anwesenheit von Angehörigen oder vertrauten Personen
▶ Benzodiazepine, z. B.:
  – Lorazepam (z. B. Tavor®): 0,5–2,5 mg alle 1–4 h (p. o., s. l., i. v., i. m.)
  – Midazolam (z. B. Dormicum®): Einzeldosis 2,5–10 mg; oder 10–60 mg/24 h (i. v., s. c.)
  – Diazepam (z. B. Valium®): 5–10 mg alle 4–12 h (p. o., rektal, i. v.)
▶ Evtl. zusätzlich niederpotente Neuroleptika
  – Melperon (Eunerpan®): 25–200 mg/Tag p. o., akut 50 mg i. m.
  – Levomepromazin (z. B. Neurocil®): 25–200 mg (p. o., s. c., i. v.)
▶ Evtl. Versuch mit Clomethiazol (Distraneurin®).

C 7.3.2 Verwirrtheit/Delir

Bis zu 85 % der onkologischen Patienten (Daten zu neurologischen Patienten sind nicht bekannt) entwickeln terminal (d. h. in den letzten 48–72 Lebensstunden) ein delirantes Syndrom.

Es wird in bis zu 50 % der Fälle von paranoiden und halluzinatorischen Symptomen begleitet. Es kann als agitierte, hyper- und hypoaktive Form auftreten [Lipowsky 1989, Smith1995].

● In der Regel findet man 4–5 Ursachen bei einem Patienten!

Ursachen
▶ Metabolisch: Infektion, Dehydratation, O_2/CO_2, Stoffwechselstörung, Glukose, Vitamine, Ca^{2+}, Na^+, Kreatinin, Harnstoff, etc.
▶ Medikamente/Gifte und deren Entzug
▶ Physisch: Schmerz, Müdigkeit, Trauma, Apoplex
▶ Psychosozial: Umgebungswechsel, Angst, Depression, psychiatrische Erkrankung
▶ Spirituell: Todesängste
▶ Terminal: Organversagen, ZNS-Ausweitung der Grunderkrankung.

Praktisches Vorgehen

▶ Anamnese erheben: Dauer, Fluktuationen, Verhalten, assoziierte Veränderungen.
▶ Untersuchung: Verhalten, Bewusstsein, Infektionszeichen, Hydratation, neurolog. Status Selbst-/Fremdgefährdung?
▶ Tests: Labor, Medikamentenspiegel (Antikonvulsiva), CT/MR.

▶ PEARLS + PITFALLS

Verwirrtheitszustand: qualitative Bewusstseinsstörung **ohne** Halluzinationen, ein sog. amentielles Syndrom.
Keine Verwirrtheit: Patient versteht nicht, da er z. B. taub ist, Vergesslichkeit, Desorientiertheit zu Raum und Zeit als einziges Symptom, Halluzinationen bei Einnahme von Sedativa, Alpträume bei Ängsten oder Schmerzen.

● „Verwirrtheit" ist ein unspezifischer Begriff; es handelt sich um keine Diagnose, und hat damit keine therapeutische Relevanz an sich!

Therapie

▶ Ursachen beheben (z. B. Hyperhydration, Hyperkalzämie, Medikamente)
▶ Ruhige Anwesenheit von Angehörigen oder vertrauten Personen
▶ Neuroleptika, z. B.:
  – Haloperidol (z. B. Haldol®): 5–20 mg (p. o., s. c., i. v.), oder
  – Levomepromazin (z. B. Neurocil®): 25–200 mg (p. o., s. c., i. v.) oder
  – Perazin (z. B. Taxilan®) akut 50 mg i. m., ggf. nach 30 Min. wiederholen, p. o. bis max. 300 mg/d
▶ Falls nötig, zusätzlich Benzodiazepine:
  – Lorazepam (z. B. Tavor®): 0,5–2 mg (p. o., s. l., i. m., langsam i. v.) oder
  – Midazolam (z. B. Dormicum®): 2,5–10 mg (s. c., langsam i. v.) oder
  – Diazepam (z. B. Valium®): 5–10 mg (rektal)
▶ Ultima ratio: Sedierung, z. B. mit Propofol (Disoprovan®) [Mercadante et al. 1995].

● **Cave:** Benzodiazepine können als Erstmedikamente ein Delirium sogar verstärken.

C 7.3.3 Bewusstseinsstörung

Differenzialdiagnose

Erhöhter Hirndruck, z. B. nach Bestrahlung, epileptischer Anfall, Hypoxie/Hyperkapnie, Infekt, Fieber, Nebenwirkung von Medikamenten (z. B. Anticholinergika, Benzodiazepine, Opioide, H_2-Blocker, Phenothiazine, Steroide, Antibiotika, Antiepileptika), metabolisch (Elektrolyte, Glukose/Ketone, Nierenwerte, Leberwerte, Hormone, Vitaminmangel), hämatologisch (Anämie, Koagulopathie, Leukose), Intoxikation oder Entzug (Alkohol, Medikamente), psychosozial (Umgebungswechsel, Angst, Depression, Psychose).

■ MERKE

Die Angehörigen sollten darüber informiert werden, dass eine Bewusstseinsstörung nicht notwendigerweise mit einem erloschenen Wahrnehmungsvermögen des Kranken gleichzusetzen ist.
In einer solchen Situation **nicht unbedacht über** den Kranken sprechen, sondern trotzdem das Gespräch **mit** ihm führen.

Therapie
Reversible Ursachen sollten behoben werden.

C 7.3.4 Terminale Rasselatmung

Unter einer Rasselatmung versteht man ein atemabhängiges Geräusch, verursacht durch „stehende" Sekretion in der Trachea und des Larynx, welches häufig und insbesondere in den letzten Stunden auftreten kann. Sie wird von Außenstehenden, besonders den Angehörigen, als beunruhigend empfunden. Da nicht bekannt ist, ob dies vom Patienten als störend empfunden wird, ist eine konsequente Therapie sinnvoll.

Therapie
- Gespräch mit Angehörigen
- Infusionen beenden bzw. auf max. 500 ml/24 Std. reduzieren
- Seitenlagerung (ermöglicht das Abfließen des Sekrets)
- N-Butyl-Scopolamin (z. B. Buscopan®) 10–20 mg s. c. oder Scopolamin (z. B. Scopolamin Eifelfango®) 0,5 mg s. c., i. v.
- Bei Bedarf zusätzlich Midazolam (z. B. Dormicum®), 2,5–5 mg s. c.

C 7.3.5 Dyspnoe

Führt die neurologische Grunderkrankung (z. B. ALS) zu einer irreversiblen Schädigung der Atemmuskulatur und ihrer Nervenversorgung, so empfindet der Patient das – solange unbehandelt – grausame Symptom der Atemnot, welches Todesängste hervorrufen kann. Wichtig ist zunächst, den Circulus vitiosus Dyspnoe – Angst – Dyspnoe zu durchbrechen.

Der Patient sollte Informationen über die sowohl pflegerischen (z. B. Absaugen, Atemgymnastik) als auch medizinischen Behandlungsmöglichkeiten erhalten [O'Brien 1992, Neudert et al. 2001]. Ebenso sollte rechtzeitig darauf hingewiesen werden, dass es in der Terminalphase vor einem für den Patienten spürbaren O_2-Mangel zu einem „CO_2-Koma" kommt, und somit der Kranke friedlich im Schlaf sterben wird.

> **PEARLS + PITFALLS**
>
> Komatöse Patienten entwickeln gelegentlich eine **geräuschvolle Tachypnoe**, mit einer Frequenz um 30–50 Atemzüge pro Minute. Sie vermittelt den Eindruck schweren Leidens und kann mit einer parenteralen Morphingabe behandelt werden. Hierbei titriert man langsam auf eine Atemfrequenz von 10–15/Min. [Twycross und Lichter 1993].

Therapie
- Ausschluss behandelbarer Ursachen, z. B. Bronchospasmus, Herzinsuffizienz, Pneumonie, Überwässerung
- Nicht-medikamentöse Maßnahmen: Informationen über Therapiemöglichkeiten, leichter Luftzug, Atemgymnastik, Befeuchter, Vernebler, Ventilator, ruhige Anwesenheit, möglichst großes „luftiges" Zimmer

- Medikamentöse Maßnahmen bei intermittierender Dyspnoe
  - Angst reduzieren: Lorazepam (z. B. Tavor®) 0,5–1 mg s. l. oder Diazepam (z. B. Valium®) 2,5–5 mg rektal
  - Bei Muskelschwäche: nicht-invasive Beatmung mit dem Patienten diskutieren
- Medikamentöse Maßnahmen bei ständiger Dyspnoe
  - Sekretolytika: Ambroxol (z. B. Mucosolvan®) besser als Acetylcystein (z. B. Fluimucil®), da Acetylcystein Schleim vermehrt
  - Morphin 2,5 mg p. o. alle 4 Std., bei Bedarf steigern
  - Falls antitussiver Effekt erwünscht: Hydrocodon (Dicodid®) 3 × ½ Tbl. bzw. 1/2 Amp. alle 6–8 h
  - Diazepam (z. B. Valium®) oder Midazolam (z. B. Dormicum®) 2,5–5 mg, besonders abends ergänzend zu empfehlen
- Sauerstoff: **nur** bei klinisch manifester Hypoxie. Nebenwirkung: Mundtrockenheit
- In Akutsituationen: Midazolam (z. B. Dormicum®) 5–10 mg s. c. oder langsam i. v.

● Bei vorsichtiger Titrierung der Opioidmedikation gegen die Symptomatik ist nicht mit einer lebensbedrohlichen Atemdepression zu rechnen [Mazzocato et al. 1999].

● Sauerstoff sollte nicht routinemäßig verabreicht werden, ist aber bei nachgewiesener Hypoxie Dyspnoe-lindernd [Bruera et al. 1993].
Cave: Atemdepression bei Hyperkapnie.

C 7.3.6 Myoklonien

Ursache für terminale Myoklonien können zerebrale Hypoxie, Hypoglykämie, Anticholinergika und Morphin sein [Sjögren et al. 1993]. Bei hypoxischen Myoklonien ist Piracetam (z. B. Nootrop®) hilfreich, bei anderen Ursachen sollten Benzodiazepine eingesetzt bzw. die Opioidmedikation reduziert werden.

C 7.3.7 Hunger und Durst/Appetitlosigkeit

Anorexie und Kachexie werden häufig in der Terminalphase von Tumorpatienten und chronischen Erkrankungen beobachtet. Hunger und Durst jedoch werden selten beklagt. Eine prophylaktische parenterale Gabe von Flüssigkeit oder gar eine vollständige parenterale Ernährung ist in der palliativen Situation in der Regel nicht indiziert [Twycross und Lichter 1993]. Insbesondere sollte eine Hyperhydratation, mit daraus resultierender gesteigerter Urinproduktion, vermehrter gastrointestinaler und pulmonaler Sekretion sowie einer verstärkten Neigung zum Hirnödem, vermieden werden. Eine gewisse Dehydratation wirkt als natürliches Anästhetikum durch Anstieg der Endorphine. Einziges lästiges Symptom der leichten Dehydratation ist die Mundtrockenheit, welche konsequent behandelt werden kann [mod. nach Faisinger und Bruera 1994].

> **PEARLS + PITFALLS**
>
> Schwere Dehydratation kann andererseits zu Unruhe oder Delir führen, sodass bei Patienten, die über längere Zeit komatös sind, auf ausreichende Flüssigkeitssubstitution (ca. 600–700 ml/24 h) geachtet werden muss.

Therapie der Mundtrockenheit

Gründliche Mundpflege (alle 2 Std., Angehörige anlernen), kleine Mengen Flüssigkeit, z. B. mittels Plastikpipette, Lippen mit Vaseline oder Bepanthen® einreiben, Raumbefeuchter, ggf. bei Candidiasis Nystatin (z. B. Moronal®), Salbei-Lutschtabletten, Ananasstückchen kauen, Speiseeis in kleinen Portionen, gestoßene Eiswürfel in feinem Tuch eingebunden, etc.

Therapie der Appetitlosigkeit
Sollte die Appetitlosigkeit für den Patienten sehr belastend sein, so kann ein appetitanregender Effekt mit niedrig dosierten Steroiden, Megestrolacetat (Megestat®) oder Dronabinol (Marinol®) erreicht werden.

Weiterführende Literatur

Bockelbrink A (1991) Häusliche Langzeitbeatmung – beeindruckender Erfolg und gute Resonanz. Therapiewoche 41, 1792–1797
Bruera E, de Stoutz N, Velasco-Leiva A, Schoeller T, Hanson J (1993) Effects of oxygen on dyspnoea in hypoxaemic terminal cancer patients. Lancet 342, 13–14
Bundesärztekammer (2007) Empfehlungen der Bundesärztekammer und der Zentralen Ethikkommission bei der Bundesärztekammer zum Umgang mit Vorsorgevollmacht und Patientenverfügung in der ärztlichen Praxis. Dt Ärztebl 104, A891–A896
Fainsinger R, Bruera E (1994) The management of dehydration in terminally ill patients. J Pall Care 10, 55–59
Jellinek E (1984) Palliative care in neurological disorders. In: Doyle D (ed) Palliative Care: The management of far advanced illness. Croom Helm, Beckenham, Kent, 188–199
Lipowski ZJ (1989) Delirum in the elderly patient. N Engl J Med 320, 578–582
Mazzocato C, Buclin T, Rapin CH (1999) The effects of morphine on dyspnoea and ventilatory function in elderly patients with advanced cancer: a randomized double-blind controlled trial. Ann Oncol 10, 1511–1514
Mercadante S, DeConno F, Ripamonti C (1995) Propofol in terminal care. J Pain Symptom Manage 10, 639–642
Neudert C, Oliver D, Wasner M, Borasio GD (2001) The course of the terminal phase in patients with amyotrophic lateral sclerosis. J Neurol 248, 612–616
O'Brien T, Kelly M, Saunders C (1992) Motor neuron disease: a hospice perspective. Brit Med J 304, 471–473
Sjögren P, Jonsson T, Jensen N-H, Drenck N-E, Jensen TS (1993) Hyperalgesia and myoclonus in terminal cancer patients treated with continous intravenous morphine. Pain 55, 93–97
Twycross RG, Lichter I (1993) The terminal phase. In: Doyle D, Hanks GWC, Macdonald N (eds) Oxford Textbook of Palliative Medicine, Oxford University Press, Oxford, 651–661

Wiederholungsfragen

1. Welche Medikamente, die Unruhezustände auslösen können, fallen Ihnen ein (z. B. Steroide, Neuroleptika) und welche Art von „Unruhe" ist zu erwarten?
2. Was stellen Sie sich unter terminaler Agitation vor?
3. Was versteht man unter terminaler Rasselatmung?
4. Was ist der Unterschied zwischen motorischer Unruhe und Verwirrtheit?
5. Welche Neuroleptika setzen Sie zur Behandlung eines Delirs ein?
6. Welche medikamentösen Maßnahmen sollten Sie bei ständiger Dyspnoe ergreifen?
7. Welche Gefahr entsteht bei Hyperhydratation?

C 8 Erkrankungen des peripheren Nervensystems

EDITORIAL

Als peripheres Nervensystem bezeichnet man die Kopf, Rumpf und Extremitäten versorgenden Nerven, ihre Wurzeln sowie die den Extremitätennerven vorgeschalteten Plexus. Läsionen dieses Teils des Nervensystems können Teil einer Systemerkrankung sein oder durch ein Trauma oder eine Entzündung hervorgerufen werden. Im Folgenden sollen die Erkrankungen entsprechend der Topografie abgehandelt werden: zunächst die Erkrankungen der Nervenwurzeln, dann die Plexusläsionen und zuletzt die Läsionen peripherer Nerven.

● Karsten Schepelmann

C 8.1 Erkrankungen der peripheren Nerven und ihrer Wurzeln

Das somatische periphere Nervensystem ist im Bereich des Rumpfes entsprechend den Rückenmarkssegmenten gegliedert. Dabei ist ein spinales Segment kein anatomisch abgrenzbarer Teil des Rückenmarkes, sondern durch die den Spinalkanal verlassenden Spinalnerven und ihren Bezug zum Wirbelkörper definiert. Die Spinalnerven setzen sich aus einer Vorder- und Hinterwurzel zusammen, die die efferenten bzw. afferenten Fasern enthalten. Es gibt 31 Spinalnervenpaare. Die ersten 7 zervikalen Spinalnerven ziehen oberhalb des zugeordneten Wirbelkörpers durch das Foramen intervertebrale. Ab dem achten zervikalen Spinalnerv treten sie unterhalb des zugeordneten Wirbelkörpers aus. Nach Durchtritt durch das Foramen teilt sich der Spinalnerv in einen dorsalen und einen ventralen Ast. Der ventrale Ast gelangt je nach anatomischer Höhe zum Extremitätenplexus oder zieht als thorakaler Interkostalnerv zwischen den Rippen nach ventral.

Im Bereich der Extremitäten werden die aus dem Rückenmark bzw. zum Rückenmark ziehenden Nervenfasern in den Plexus umgeordnet. Aus den Plexus entstehen nach distal hin die Hauptnerven der Extremitäten, die nach der Umverteilung im Plexus aus Fasern mehrerer benachbarter Spinalnerven zusammengesetzt sind. Die Konsequenz ist, dass sich die sensiblen und motorischen Innervationsmuster von spinalen Wurzeln (Dermatome, Myotome) und den peripheren Nerven der Extremitäten unterscheiden. Im thorakalen Bereich bleibt die segmentale Innervation der Spinalnerven erhalten.

C 8.1.1 Grundlagen

Schädigungstypen

Grundsätzlich unterscheidet man bei Schädigungen von Nerven hinsichtlich des Schweregrades drei Läsionstypen, die jeweils unterschiedliche therapeutische Konsequenzen von Abwarten bis Operieren nach sich ziehen. Als **Neurapraxie** bezeichnet man eine Störung der Funktion ohne wesentliche strukturelle Schädigung. Dieser Läsionstyp entsteht häufig bei harmlosen Druckläsionen und bildet sich von alleine zurück. Die **Axonotmesis** ist eine Schädigung der Axone ohne Durchtrennung der Kontinuität des Nervs, die durch die umgebenden Bindegewebsstrukturen (Peri- und Epineurium) aufrechterhalten wird. Dies ist eine strukturelle Schädigung des Nervs, die nur durch ein neues Aussprossen der proximalen Axonstümpfe regeneriert werden kann. Die Möglichkeit, dass die neuen Fasern ihren Weg finden, ist aufgrund der erhaltenen Bindegewebsstrukturen gegeben. Die schwerste Schädigung ist die **Neurotmesis**. Hier liegt eine vollständige Durchtrennung des Nervs mit Dislokation der Enden voneinander vor. Somit ist keine spontane Regeneration möglich, was eine operative Revision nötig macht.

Diagnostik

● Periphere Neurologie ist angewandte Neuroanatomie.

Die klinische Diagnostik von Ausfällen im peripheren Nervensystem ist zum größten Teil angewandte Neuroanatomie und mit wenigen Hilfsmitteln zu bewerkstelligen. Das Ausfallssyndrom setzt sich aus den Sensibilitätsausfällen im

Innervationsgebiet von Wurzel oder Nerv sowie der Lähmung der entsprechend innervierten Muskeln zusammen. Ergänzend kann ein Muskeleigenreflex ausgefallen oder abgeschwächt sein.

Die Bestimmung des Schädigungstyps geschieht durch die Anamnese, den klinischen Befund und die Befunde der Elektroneurografie und Elektromyografie. Im Falle traumatischer Läsionen muss der Läsionstyp eventuell durch eine operative Exploration bestimmt werden.

C 8.1.2 Wurzelsyndrome

Die enge Nachbarschaft von Nervenwurzeln und Knochen im Bereich der Wirbelsäule führt dazu, dass sie gerade hier besonders häufig durch degenerative Veränderungen des Bewegungsapparates geschädigt werden. Monoradikuläre Schädigungen sind meistens Symptom eines in Richtung Foramen vorgefallenen Nucleus pulposus der Bandscheibe (Bandscheibenvorfall). Polyradikuläre Syndrome sind ein Zeichen für einen großen medialen Bandscheibenvorfall, weitergehende degenerative Veränderungen der Wirbelsäule oder entzündliche Erkrankungen. Auch durch einen Tumor, ausgehend vom Wirbel oder als Neurinom der Wurzel, kann eine solche Schädigung entstehen. Eine radikuläre Läsion wird durch typische sensible und motorische Ausfälle gekennzeichnet. Dabei ist die sensible Störung wegen des sich überlappenden Innervationsareals benachbarter Nervenwurzeln nicht scharf begrenzt. In den ◻ Tabellen C 8.1 und C 8.2 sind die Wurzelausfallssyndrome zusammengefasst.

◻ **Tab. C 8.1** Radikuläre Innervation der oberen Extremität.

Segment	Dermatom	Kennmuskel	Reflex
C5	Laterale Schulter	M. deltoideus	
C6	Radialseite von Ober- und Unterarm bis zum Daumen	M. biceps brachii	Bizepsreflex
C7	Rückseite Unterarm, 2.–4. Finger	M. triceps brachii	Trizepsreflex
C8	Ulnare Unterarmseite bis zum 4. und 5. Finger	M. abductor digiti quinti	Trömnerreflex

◻ **Tab. C 8.2** Radikuläre Innervation der unteren Extremität.

Segment	Dermatom	Kennmuskel	Reflex
L2	Unterhalb des Leistenbandes	M. iliopsoas	
L3	Streckseite und Innenseite Oberschenkel	Adduktoren, M. quadriceps femoris	Adduktorenreflex
L4	Unterschenkelinnenseite	M. quadriceps femoris	Patellarsehnenreflex
L5	Äußere Vorderseite des Unterschenkels bis zur Großzehe	M. tibialis anterior, M. extensor hallucis longus	Tibialis-posterior-Reflex
S1	Außenseite Oberschenkel und Unterschenkel bis zur Kleinzehe	M. triceps surae	Achillessehnenreflex

C 8.1.2.1 Bandscheibenvorfall

Siehe auch Kapitel C 13: Neuroorthopädische Erkrankungen.

Definition
Vorfall von Bandscheibengewebe in Richtung des Spinalkanals oder des Foramen intervertebrale infolge von degenerativen Veränderungen der Wirbelsäule.

Epidemiologie
Bandscheibenvorfälle ereignen sich am häufigsten in der lumbalen Wirbelsäule (Inzidenz 150/100 000) und dort meist zwischen dem fünften Lendenwirbel und dem ersten Sakralwirbel oder zwischen dem vierten und fünften Lumbalwirbel. Die anderen Etagen sind seltener betroffen. Zervikale Bandscheibenvorfälle kommen deutlich weniger häufig vor als lumbale und betreffen am häufigsten die Höhen HWK 5/6 und HWK 6/7. Thorakale Bandscheibenvorfälle sind selten. Der Altersgipfel der Inzidenz liegt in der 4. und 5. Lebensdekade.

- Bandscheibenvorfälle treten fast nur in der HWS und LWS auf.

Anamnese und Befund
Viele Patienten berichten über schon länger bestehende Wirbelsäulenbeschwerden. Davon heben sich dann meist plötzlich begonnene heftige Schmerzen ab, die zu einer akuten Bewegungseinschränkung des betroffenen Wirbelsäulenabschnittes führen. Oft ist eine auslösende Belastung erfragbar. Die Schmerzen setzen sich aus lokalen Rückenschmerzen im betroffenen Bewegungssegment und akuten neuropathischen Schmerzen der komprimierten Nervenwurzel mit Ausstrahlung in das Dermatom zusammen.

- Wurzelbedingte Schmerzen strahlen in das Dermatom aus.

Klinisch zeigt sich in der Untersuchung zum einen ein Lokalbefund mit schmerzhaft eingeschränkter Wirbelsäulenbeweglichkeit, Schonhaltung, paravertebralem Hartspann und positivem Wurzeldehnungszeichen (Lasègue-Zeichen). Meistens sind zusätzlich zu den segmentalen Schmerzen auch Parästhesien vorhanden. Bei weitergehender Wurzelkompression kommt es zu Hypästhesie und Hypalgesie im Dermatom und zu Paresen der entsprechenden Muskulatur. Bei medialen zervikalen Bandscheibenvorfällen droht die Kompression des Rückenmarkes mit Schädigung der langen Bahnen, beim großen medialen lumbalen Vorfall kann es zu Blasenstörungen als Zeichen der Caudaläsion kommen.

- Symptome: Schmerzen, Sensibilitätsstörungen, Paresen, Reflexverlust.

> **● FALLBEISPIEL**
>
> Eine 48-jährige Patientin berichtet, dass nach dem Heben eines schweren Blumentopfes Schmerzen im Nacken und im rechten Arm aufgetreten seien. Später sei dann ein Kribbelgefühl entlang der Unterarmoberseite bis zum Daumen hinzugekommen. In der Untersuchung fällt eine Schwäche der Armbeugung rechts auf, die über die schmerzbedingte Minderinnervation hinausgeht, der Bizepssehnenreflex ist abgeschwächt, zudem besteht eine Hypästhesie des radialen Unterarmes entsprechend dem Segment C6. Eine Kernspintomografie der Halswirbelsäule zeigt einen mediolateralen Bandscheibenvorfall zwischen HWK 5 und 6.

Pathogenese
Die Abnahme des Flüssigkeitsgehaltes des Bandscheibengewebes führt zum Elastizitätsverlust, sodass der Faserring rissig wird. Es kommt zu einer Vorwölbung (Protrusio) oder bei Zerreißung des Anulus fibrosus zu einem Vorfall (Prolaps) des Nucleus pulposus mit Durchtritt durch das Ligamentum longitudinale posterius. Dabei kann ein Teil des Vorfalls abgetrennt werden, der dann als **Sequester** im Spinalkanal liegt. Je nach Richtung führt ein lateraler Vorfall zur Einengung des Foramen intervertebrale, ein medialer Vorfall zur Raumforderung im Spinalkanal.

Diagnostik
Die Darstellung eines Bandscheibenvorfalles gelingt am besten mit der Kernspintomografie. Sollen knöcherne Veränderungen beurteilt werden, kann ein CT der entsprechenden Region bessere Resultate liefern. Für besondere Fragestellungen und wenn ein MRT nicht durchführbar ist, ist eine Myelografie möglich.

● Diagnose durch Darstellung des Bandscheibenvorfalls im MRT oder CT.

Elektrophysiologische Untersuchungsmethoden sind hilfreich in der Objektivierung, Lokalisierung und Abschätzung des Schweregrades einer radikulären Läsion. SEP, F-Wellen-Untersuchung und H-Reflex können Hinweise auf radikuläre Läsionen geben. Die sensible Neurografie kann zwischen Läsionen von Wurzel oder peripherem Nerv unterscheiden: Ein intaktes sensibles Nervenaktionspotenzial im betroffenen Segment bei klinisch eindeutiger Sensibilitätsstörung ist ein Argument für eine präganglionäre, also radikuläre Läsion der sensiblen Neurone. Im EMG kann die Denervierung der Kennmuskulatur nachgewiesen werden. Allerdings ist es in der akuten Situation oft nicht hilfreich, da Denervierungszeichen erst nach 14–20 Tagen, paravertebral nach 10 Tagen nachweisbar sind.

Therapie
Zervikaler Bandscheibenvorfall
75 % der Patienten mit Schmerzsyndrom erfahren mit konservativer Therapie innerhalb von 4 Wochen Linderung oder werden beschwerdefrei. Die konservative Therapie besteht aus Ruhigstellung, physikalischer Therapie, eventuell Muskelrelaxation und einer ausreichenden Analgesie.

Eine Indikation zur chirurgischen Behandlung besteht bei schweren unbehandelbaren radikulären Schmerzsyndromen, Paresen ohne Rückbildungstendenz innerhalb von 3 Wochen und bei einer Halsmarkkompression durch einen medialen Bandscheibenvorfall, der auch schmerzlos sein kann (absolute Indikation).

Gebräuchliche Operationsverfahren sind zum einen die ventrale Diskektomie mit oder ohne interkorporale Wirbelfusion, zum anderen die dorsolaterale Diskektomie über eine Foraminotomie und partielle Facettektomie.

Lumbaler Bandscheibenvorfall
Auch hier ist die konservative Behandlung in 70–90 % der Fälle erfolgreich. In 10–20 % wird eine Operation nötig. Zur akuten Schmerzbehandlung sind selektive Nervenwurzelinjektionen mit Lokalanästhetika und Corticoiden möglich. Die weitere konservative Behandlung besteht aus physikalischer Therapie und medikamentöser Analgesie. Eine Indikation zur Operation besteht bei zuneh-

mender Parese, drohender Kaudasymptomatik und nicht behandelbarem Schmerzsyndrom. Als Operationsverfahren üblich ist die mikrochirurgische Diskektomie über eine interlaminäre Flavektomie, Laminektomie oder Hemilaminektomie, was in 80–98 % der Fälle befriedigende Resultate ergibt. Perkutane Verfahren schneiden bisher alle schlechter ab, der Stellenwert der endoskopischen Mikrodiskektomie ist bisher nicht klar.

> **PEARLS + PITFALLS**
>
> Die meisten Patienten erholen sich unter konservativer Behandlung. Aber man sollte die Indikationen zur Operation nicht verpassen. Klinische Kontrolluntersuchungen!

Praktisches Vorgehen

In der Regel kommen die Patienten als Notfall mit plötzlich aufgetretenen heftigen Beschwerden. Eine bildgebende Untersuchung sollte bei manifestem Wurzelausfallsyndrom so bald wie möglich erfolgen. Der Beginn der konservativen Behandlung bringt dann meist prompte Erleichterung. Im weiteren Verlauf müssen aber klinische Kontrolluntersuchungen stattfinden, um eine Verschlechterung oder Zeichen, die auf eine Operationsindikation hindeuten (Schädigung langer Bahnen beim zervikalen, Zeichen der Kaudaläsion mit Blasenstörung beim lumbalen Bandscheibenvorfall) nicht zu übersehen.

● Ein manifestes radikuläres Ausfallssyndrom ist eine Indikation zur Bildgebung.

C 8.1.2.2 Spinale Enge

Siehe auch Kapitel C 13: Neuroorthopädie.

Definition

Degenerative Veränderungen der Wirbelsäule können vor allem im zervikalen und lumbalen Abschnitt zu einer Verengung des Spinalkanals führen. Da diese Abschnitte bei Bewegungen besonders beansprucht werden, kommt es zu bewegungsbedingter Verstärkung der Enge und zu Symptomen. Diese betreffen im zervikalen Bereich die Funktion des Rückenmarkes, im lumbalen Bereich die von Spinalnerven.

Epidemiologie

Die spinale Enge wird in der Regel erst in der fünften bis achten Lebensdekade symptomatisch. Genaue Zahlen zur Epidemiologie gibt es nicht.

Anamnese und Befund

Die **zervikale spinale Enge** führt zu einer Kombination aus radikulären Läsionen, die einseitig oder beidseitig auftreten können, und einer Funktionsstörung des Rückenmarkes mit Ausfallsymptomen der langen Bahnen wie Paraparese und zentraler Gangstörung. Diese Kombination aus peripheren und zentralen Läsionen macht sie zu einer Differenzialdiagnose der amyotrophen Lateralsklerose (s. Kap. C 6.1).

● Die zervikale spinale Enge kann eine Kombination aus peripheren und zentralen Lähmungen hervorrufen.

Die **lumbale spinale Enge** führt zusätzlich zum Schmerzsyndrom der degenerativen LWS-Veränderungen zu einer deutlichen Verstärkung der Beschwerden bei Belastung bis hin zur Gehunfähigkeit. Diese intermittierenden Beschwerden werden auch als **Claudicatio spinalis** bezeichnet.

Pathogenese
Die Weite des Spinalkanals ist angeboren. Degenerative Veränderungen der Wirbelsäule im Alter führen zu einer Höhenminderung der Wirbelkörper und zu einer Hypertrophie von weichen und knöchernen Anteilen des Bewegungssegmentes. Hypertrophie der uncovertebralen Gelenke und der Facettengelenke sowie die Verdickung des Ligamentum flavum führen zur Einengung der Foramina intervertebralia und zur Minderung des Durchmessers des Spinalkanals. Eine Gefügelockerung mit Instabilität im Bewegungssegment kann dann bewegungsabhängig eine Kompression des Halsmarkes bzw. der Spinalnerven erzeugen. Eine manifeste Schädigung des Myelons im Halsbereich durch eine spinale Enge bezeichnet man als **zervikale spondylotische Myelopathie**.

Therapie
Bei leichteren Beschwerden wird konservativ, d. h. akut mit Immobilisation und Analgesie, im Verlauf mit physikalischer Therapie, Muskelaufbau und Analgesie behandelt. Dadurch kann der Zustand oft stabil gehalten werden. Chirurgisch wird versucht, die bedrängten neuralen Strukturen gezielt zu entlasten. Oft wird die Entlastung mit einer Fusion bewegungsinstabiler Bewegungssegmente (Spondylodese) kombiniert. Beim Vorliegen einer zervikalen spondylotischen Myelopathie ist die Operation die Therapie der Wahl.

Praktisches Vorgehen
Der Zusammenhang von Schmerzen und degenerativen Veränderungen der Wirbelsäule ist nur sehr locker, sodass native Röntgenbilder alleine nicht sehr aussagekräftig sind. Wichtig ist festzustellen, ob eine neurologische Ausfallsymptomatik besteht und ob diese durch eine durch bildgebende Verfahren festzustellende Kompression neuraler Strukturen oder eine Bewegungsinstabilität hervorgerufen wird. Bei einer reinen Schmerzsymptomatik muss man die Indikation zur Operation sorgfältig abwägen. Im ungünstigen Fall droht eine Entwicklung, die über mehrfache Operationen hin zum chronischen Schmerzsyndrom führt.

C 8.1.3 Plexusläsionen

C 8.1.3.1 Läsionen des Plexus brachialis

Der Plexus brachialis entsteht aus den Wurzeln der Spinalnerven C5 bis Th1. Durch die anatomische Umordnung der drei Plexusstämme (Trunci) in die drei Nervenfaserbündel (Fasciculi) innerhalb des Plexus entstehen die peripheren Nerven des Armes. In Richtung Arm zieht der Plexus zwischen dem vorderen und mittleren M. scalenus (Scalenuslücke) hindurch, dann unter der Clavicula zur Axilla. Die A. subclavia zieht gemeinsam mit dem Plexus durch die Scalenuslücke und bleibt ihm im weiteren Verlauf eng benachbart. Die mit dem Gefäß-Nervenstrang ausgefüllte anatomische Region oberhalb der oberen Thoraxapertur und hinter der Clavicula wird als *thoracic outlet* bezeichnet.

Plexusläsionen sind relativ selten auf einen Stamm oder Faszikel beschränkt. Sie lassen sich klinisch in zwei Läsionstypen unterscheiden, die entweder vor-

● Einteilung der Armplexusläsionen: obere, erweiterte obere und untere Armplexusläsion.

wiegend den oberen, aus den Wurzeln C5–6 gespeisten Anteil (Truncus superior) oder den unteren, aus C8 und Th1 entstandenen Anteil (Truncus inferior) betreffen. Ist der Truncus medialis (C7) mitbetroffen, wird von einer erweiterten oberen Plexusläsion gesprochen. Die Ursachen von Armplexusläsionen sind überwiegend Traumata, in der Regel durch Unfälle. Aber auch Kompressionssyndrome des Plexus brachialis kommen an den verschiedenen Engstellen durch Raumforderungen oder durch Druck von außen zustande.

Traumatische Läsionen

Ursachen
Traumatische Schädigungen entstehen meistens durch Zerrung bei Stürzen, in denen Kopf und Schulter in entgegengesetzte Richtung gezogen werden, wie z. B. bei Motorradunfällen. Derselbe Zug kann darüber hinaus zum Ausriss von Nervenwurzeln aus dem Rückenmark führen. Nicht selten sind also traumatische Armplexusläsionen kombinierte Schädigungen von Plexusanteilen und Wurzeln.

> **MERKE**
>
> In schweren Fällen können traumatische Armplexusparesen mit Wurzelausrissen kombiniert sein.

Diagnostik
Die klinische Untersuchung kann den geschädigten Anteil meistens durch das Ausfallsmuster lokalisieren. Die genaue Ausdehnung und Schwere der Schädigung wird dann durch die Elektrophysiologie festgestellt. Wurzelausrisse können mithilfe von Myelografie und Kernspintomografie erkannt werden.

Therapie
Grundsätzlich muss bei traumatischen Läsionen die Entscheidung gefällt werden, ob eine spontane Erholung wahrscheinlich ist oder ob eine operative Behandlung notwendig. Dabei spielt es eine Rolle, wo der Plexus lädiert ist, welche Art der Schädigung vorliegt und ob Wurzelausrisse vorhanden sind.

Während der ersten 3–4 Monate ergibt sich die spontane Erholung der neurapraktisch geschädigten Fasern. In dieser Zeit müssen Gelenkveränderungen durch Physiotherapie verhindert werden. Ist nach 4 Monaten keine Besserung zu verzeichnen und liegt elektrophysiologisch eine axonale Läsion vor, ist eine operative Exploration, ggf. eine Nervennaht mit Interponat nötig. Nach dem Eingriff wird eine Erholung 2 Jahre lang abgewartet. Bei ausbleibendem Erfolg kann ein rekonstruktiver Eingriff, z. B. durch Sehnentransposition erwogen werden.

Engpass-Syndrome

Ursachen
Engpässe, die zu einer Druckläsion des Plexus führen, gibt es an verschiedenen Stellen. Da sie klinisch zu einer unteren Plexusläsion führen und so nicht voneinander zu unterscheiden sind, werden sie zusammen mit vaskulären Kompres-

---

● Drei Engpass-Syndrome des Armplexus:
– Skalenus-Syndrom
– Kostoklavikuläres Syndrom
– Hyperabduktionssyndrom

C 8.1.3 Plexusläsionen

sionen ohne Nervenbeteiligung unter dem Begriff **Thoracic outlet syndrome (TOS)** zusammengefasst. Beim **Skalenus-Syndrom** kommt es zur Kompression zwischen dem M. scalenus anterior und medius, beim **kostoklavikulären Syndrom** zwischen erster Rippe und Clavicula und beim **Hyperabduktionssyndrom** zum Druck gegen den Ansatz des M. pectoralis minor am Coracoid.

Je nach der im Vordergrund stehenden Störung kann man verschiedene Typen des TOS unterscheiden. Das **neurologische TOS** ist eine untere Armplexusläsion. Beim **arteriellen TOS** kommt es zur Ischämie der Finger oder der Hand. Das **venöse TOS** führt zur Schwellung und Armvenenthrombose ohne neurologische Ausfälle.

• Ein TOS führt zu einer unteren Armplexusparese.

Epidemiologie
Das neurologische TOS ist selten und betrifft v. a. Frauen im jungen bis mittleren Alter. Genaue Zahlen zur Epidemiologie gibt es nicht.

Anamnese und Befund
Es kommt zu einer progredienten unteren Plexusläsion, die mit Schmerzen und Sensibilitätsstörungen beginnt und später zu entsprechenden Paresen und Atrophien der Handmuskulatur führt. Oft können bestimmte Haltungen und Bewegungen den Druck auf den Plexus verstärken und Beschwerden provozieren.

Diagnostik
Zur Diagnostik sind der elektrophysiologische Nachweis der Plexusläsion sowie die bildgebende Darstellung der oberen Thoraxapertur mit Nativröntgenaufnahmen, Computertomografie oder Kernspintomografie sinnvoll. Dabei ist manchmal ein verlängerter Processus transversus von HWK 7 mit einem fibrösen Band, das zur ersten Rippe zieht, nachweisbar. Bei Verdacht auf arterielle Kompression sind die Dopplersonografie der A. subclavia und A. radialis und die digitale Subtraktionsangiografie, eventuell in Provokationsstellung, notwendig.

• Diagnostik: EMG und Bildgebung

Therapie
Ein TOS mit belastungsabhängigen Beschwerden ohne neurologische Ausfälle sollte konservativ behandelt werden. Die Therapie besteht aus Schonung und Ruhigstellung des Armes, eventuell mit einer Mitella, Vermeiden von provozierenden Belastungen und Krankengymnastik zur Kräftigung der Schulterheber und Haltungsverbesserung von Schulter und Wirbelsäule. Beim Vorliegen neurologischer Ausfälle, Durchblutungsstörungen oder nicht mehr zu beherrschenden Schmerzen ist eine operative Dekompression, falls nötig durch Resektion der ersten Rippe, angezeigt.

Externe Schädigung des Plexus brachialis

Durch das Tragen von schweren Lasten auf der Schulter kann der Plexus von oben komprimiert werden. Die Trageriemen von schweren Rucksäcken führen dazu, dass die Clavicula den Plexus gegen die erste Rippe drückt. Klinisch kommt es bei diesen Störungen zu einer oberen Plexusläsion. Auch im Koma oder infolge operationsbedingter Lagerung mit Hyperabduktion des Armes kann es zu Plexusläsionen, meist des unteren Anteils, kommen. Nach Ausschalten der Ursache erholen sich die Nerven in der Regel spontan.

• „Rucksacklähmung"

Tumorbedingte Läsionen

Der Plexus brachialis kann durch Tumoren (Bronchialkarzinom, Lymphome, Lymphknotenmetastasen, Neurinome) komprimiert werden, beim **Pancoast-Syndrom** auch als Erstmanifestation der Tumorerkrankung. Da der Truncus inferior auf der apikalen Pleura liegt, kann er von dort aus infiltriert werden, was zu einer unteren Armplexusparese führen kann.

Strahleninduzierte Plexopathie

Definition
Bestrahlung der oberen Thoraxwand und Supraclaviculargrube bei der Malignombehandlung (meist beim Mammakarzinom) kann zu einer Fibrose des Plexus brachialis führen. Die Symptome treten mit einer Latenz von einigen Monaten bis zu 20 Jahren nach der Bestrahlung auf.

● Eine langsam progrediente Armplexusparese nach langer Latenz.

Anamnese und Befund
Die Patienten leiden unter einer schleichenden Kraftminderung der betroffenen Extremität, oft auch mit Schmerzen. Die neurologischen Ausfälle lassen sich nicht einem bestimmten Plexusteil zuordnen. Oft ist der gesamte Plexus diffus betroffen. Die Erfassung der Sensibilitätsstörungen wird oft durch Lymphödem und Hautinduration erschwert. Schwierig ist dabei die Unterscheidung einer strahleninduzierten Plexopathie von einer metastatischen Infiltration.

Diagnostik
Elektroneurografie und Elektromyografie können die axonale Läsion nachweisen und die Läsion lokalisieren helfen. Dabei muss das Nadel-EMG wegen des meist bestehenden Lymphödems zurückhaltend eingesetzt werden. Bildgebende Verfahren (CT, MRT) sind nötig, um eine Strahlenplexopathie von einer malignen Infiltration zu unterscheiden.

Therapie
Es gibt keine wirksame Behandlung der strahleninduzierten Plexopathie. Die Erkrankung schreitet fort und führt im ungünstigsten Fall zum Funktionsverlust des Armes. Allerdings kann sie auch spontan sistieren. Symptomatisch ist ggf. eine chronische Schmerztherapie nötig.

Neuralgische Schulteramyotrophie

Definition
Die neuralgische Schulteramyotrophie (akute Armplexusneuropathie, Armplexusneuritis, idiopathische Armplexusneuropathie, Parsonage-Turner-Syndrom) ist eine akute schmerzhafte Erkrankung des Armplexus, deren Ursache ungeklärt ist.

Epidemiologie
Die Erkrankung tritt in jedem Alter auf und hat eine Inzidenz von 1,6/100 000.

Anamnese und Befund

Die Erkrankung beginnt mit einem plötzlichen Schmerz, der einige Stunden bis zu zwei Wochen anhält. Dann entwickelt sich eine schlaffe Lähmung der Schultergürtelmuskulatur, gelegentlich auch der Armmuskulatur. Das Ausmaß der Lähmungen ist sehr variabel. Am häufigsten sind der M. serratus anterior, der M. deltoideus und die Mm. supra- und infraspinatus betroffen. Sensibilitätsstörungen sind gering ausgeprägt und treten im Innervationsgebiet des N. axillaris auf.

● Erst plötzliche Schmerzen, dann Schwäche der Schulter.

Therapie und Verlauf

Eine spezifische Behandlung gibt es nicht. Empirisch werden Steroide gegeben. Analgesie ist bei andauernden Schmerzen wichtig, die Gelenkfunktion muss mit Krankengymnastik erhalten werden. Eine Erholung findet im Verlauf der folgenden 3 Jahre statt und hängt vom Ausmaß der initialen Ausfälle ab. 80 % der Patienten erholen sich vollständig innerhalb von 2 Jahren.

C 8.1.3.2 Läsionen des Plexus lumbosacralis

Der Plexus lumbosacralis entsteht aus den Spinalnervenwurzeln L1 bis S4. Er setzt sich zusammen aus dem Plexus lumbalis (L1–L4) und dem Plexus sacralis (L4–S4). Das Hauptsymptom einer Läsion des lumbalen Plexus ist die Schwäche des M. quadriceps femoris, bei einer Läsion des sakralen Plexus steht initial eine Fußheberschwäche im Vordergrund. Die Ursachen einer Kompression des lumbosakralen Plexus sind überwiegend raumfordernde Prozesse.

● Beinplexusparesen werden durch Raumforderungen verursacht.

Anamnese und Befund

Das erste Symptom sind Schmerzen im lumbalen oder Beckenbereich, oft ausstrahlend in das Bein, dann fortschreitende sensible und motorische Ausfälle. Der Verlauf ist meist langsam fortschreitend, Ausnahme ist das subakute Einsetzen bei der retroperitonealen Blutung.

Diagnostik

Die Differenzialdiagnose zur Läsion einzelner Nerven geschieht durch den klinischen, ggf. elektrophysiologischen Nachweis, dass die neurologischen Ausfälle über das Innervationsgebiet eines einzelnen Nervs oder einer einzelnen Wurzel hinausgehen.

Therapie

Die Behandlung besteht aus der Dekompression des betroffenen Plexusabschnittes. Infiltration und Kompression durch maligne Tumoren erfordert eine chirurgische Entfernung, Strahlentherapie oder Chemotherapie, je nach Art und Dignität des Tumors. Retroperitoneale Abszesse und Blutungen müssen ursächlich behandelt werden, eventuell durch operative Entlastung.

C 8.1.4 Läsionen peripherer Nerven

Läsionen peripherer Nerven haben verschiedene Ursachen. Durch Verletzungen kommt es zu Durchschneidung, Quetschung oder Zerrung eines Nervs. Relativ häufig sind Nervenläsionen durch Druck. Dieser kann von außen ausgeübt werden, z. B. während einer Narkose oder einer tiefen Bewusstlosigkeit. Häufi-

● Verschiedene Läsionstypen haben eine unterschiedliche Prognose.

ger ist die Ursache Platzmangel im Bereich anatomisch bedingter Engpässe, die daraus resultierenden chronischen Druckläsionen werden Engpass-Syndrome genannt.

C 8.1.4.1 Grundlagen

Diagnostik
Zur Diagnostik sind zunächst eine sorgfältige Anamnese und der klinische Befund wichtig. Ein akuter Beginn der Ausfälle, eine remittierende Symptomatik oder ein langsam progredienter Prozess weisen auf prinzipiell unterschiedliche Schädigungsformen hin. Oft lässt sich das Muster der neurologischen Ausfälle recht eindeutig auf einen bestimmten peripheren Nerv beziehen. Die wichtigsten Zusatzuntersuchungen sind die Elektroneurografie und die Elektromyografie. Diese Methoden können die Läsion nachweisen, lokalisieren und die Unterscheidung zu Radikulopathien oder generalisierten Neuropathien treffen. Bildgebende Verfahren helfen, die Ursache einer Kompression auszumachen. Nativröntgen der benachbarten Knochen ist sinnvoll auf der Suche nach knöchernen Deformationen, die Kernspintomografie kann vermutete Weichteilprozesse ausmachen.

Therapie
Das Ziel der Behandlung von Nervenläsionen ist die Wiederherstellung der Funktion. Dabei muss entschieden werden, ob eine chirurgische Behandlung sinnvoll ist, z. B. eine Nervennaht oder die operative Entlastung bei einem Nervenkompressionssyndrom. Dies ist manchmal nicht ganz leicht zu entscheiden und ergibt sich oft aus der Verlaufsbeobachtung der Regeneration einer Nervenläsion.

C 8.1.4.2 Läsionen des N. medianus

> ▶ **HINWEIS FÜR DIE PRAXIS**
>
> **Läsionen der Nerven des Plexus brachialis**
> Klinisch am wichtigsten sind Läsionen der drei Hauptnerven N. medianus, N. ulnaris und N. radialis. Die Läsionen anderer, klinisch weniger bedeutsamer Nerven sind in der ▫ Tabelle C 8.3 dargestellt.

Läsionen in der Axilla und am Oberarm

Außer zu traumatischen Läsionen kann es zu Druckläsionen in diesem Bereich im tiefen Schlaf oder während einer Narkose kommen. Die Symptome der hohen Medianusläsion sind Ausfälle der gesamten von ihm innervierten Muskulatur und Sensibilitätsstörungen in seinem Versorgungsgebiet.

□ **Tab. C 8.3** Kleinere Nerven der oberen Extremität.

Nerv	Segment	Motorischer Ausfall	Sensibler Ausfall	Ursache
N. suprascapularis	C 5, 6	Armabduktion (Mm. supra- und infraspinatus), schwer von Deltoideusparese abzugrenzen	Keiner	Kompression in der Incisura suprascapularis, Schulterverletzungen
N. thoracicus longus	C 5–7	Scapula alata (M. serratus ant.)	Keiner	Schulterverletzungen
N. axillaris	C 5, 6	Armabduktion (M. deltoideus)	Laterale Schulter	Schulterverletzungen
N. musculocutaneus	C 5–7	Armbeugung (M. biceps brachii, M. coracobrachialis)	Radialer Unterarm	Schulterverletzungen, isolierte Läsion des N. cutaneus antebrachii lateralis durch Druck oder Kompression beim Fasziendurchtritt möglich

Läsionen am Unterarm

Das **Pronator-teres-Syndrom** ist eine chronische Druckläsion an der Durchtrittstelle des Nervs zwischen den beiden Köpfen des M. pronator teres. Die Symptome sind Schmerzen im volaren Unterarm, die bei Pronation gegen Widerstand zunehmen. Es besteht eine Druckempfindlichkeit über dem M. pronator teres und eventuell ein Tinel'sches Zeichen. Die klinischen und auch elektrophysiologischen Zeichen der Medianusläsion sind in der Regel nur gering ausgeprägt und sparen, entsprechend der Höhe der Läsion, die Mm. pronator teres, flexor carpi radialis, flexor digitorum superficialis und palmaris longus aus.

● Pronator-teres-Syndrom: Schmerzen bei Pronation und Parese des M. flexor pollicis longus

Die Behandlung ist zunächst konservativ mit Ruhigstellung des Armes und Injektionen von Lokalanästhetika und/oder Corticoiden in den Bereich des Muskels. Bei Erfolglosigkeit kann eine chirurgische Dekompression erwogen werden.

Das **Interosseus-anterior-Syndrom** (**Kiloh-Nevin-Syndrom**) ist eine Druckläsion des rein motorischen N. interosseus anterior. Die Ursache ist vermutlich eine Kompression durch anatomische Variationen von Bändern oder ein entzündlicher Prozess. Seltener kommt es zur Läsion des Nervs infolge von Verletzungen, z. B. Unterarmfrakturen, Druck von außen (Gips, Schlaflähmung) oder muskulärer Überanstrengung.

● Interosseus-anterior-Syndrom: keine Sensibilitätstörung

Die Symptome sind Schwäche der Beugung von Daumenendglied (M. flexor pollicis longus) und Zeigefingerendglied (M. flexor digitorum profundus), sodass Daumen und Zeigefinger nicht zu einem gleichmäßigen Ring zusammengeführt werden können. Inkomplette Läsionen führen oft zur überwiegenden Schwäche des M. flexor pollicis longus. Insbesondere bei entzündlicher Ätiologie kommt es zu Schmerzen im volaren Unterarm, ausstrahlend in Ellenbogen und Schulter. Die Behandlung ist bei traumatischen Läsionen die sofortige chirurgische Exploration, bei spontanem Auftreten die konservative Behandlung mit Ruhigstellung und entzündungshemmender Medikation.

Karpaltunnelsyndrom

Epidemiologie
Das Karpaltunnelsyndrom ist das häufigste Nervenkompressionssyndrom (ca. 20 % aller peripheren Nervenläsionen, Ursache ca. 50 % aller Brachialgien). Es betrifft Frauen dreimal so häufig wie Männer und tritt überwiegend jenseits des 50. Lebensjahres auf. Meist ist die dominante Seite betroffen.

Pathophysiologie
Die Ursachen des Karpaltunnelsyndroms sind entweder zu wenig Platz im Karpaltunnel oder eine erhöhte Empfindlichkeit des Nervs gegenüber Druck. Die Schädigung des Nervs kommt durch die chronische mechanische Reizung und durch eine zusätzliche schwellungsbedingte Durchblutungsstörung der Vasa nervorum zustande.

Anamnese und Befund

● Leitsymptom: Nächtliche Brachialgie mit Parästhesien der Finger, später Thenaratrophie

Die charakteristischen Symptome sind Parästhesien, Schwellungsgefühl und Schmerzen in Handgelenk, Hand und Fingern, die oft während des Schlafes auftreten und in Oberarm, auch Schulter und Nacken ausstrahlen (Brachialgia paraesthetica nocturna). Nach dem Erwachen kann sich der Patient oft durch Schütteln oder Reiben der Hände Erleichterung verschaffen. Eine reine Schmerzsymptomatik kann lange ohne wesentliche neurologische Ausfälle bestehen. Schreitet die Erkrankung fort, treten die Symptome häufiger und auch am Tage auf. Im weiteren Verlauf kommt es zu Parästhesien und Sensibilitätsausfall der Palmarseite der ersten drei Finger sowie zu Paresen und Atrophie der medianusinnervierten Handmuskeln. Weitere klinische Zeichen sind ein Tinel'sches Zeichen am Handgelenk, der positive Phalen-Test (Parästhesien bei kompletter Flexion des Handgelenkes für 60 Sekunden) oder Parästhesien nach maximaler Dorsalextension der Hand. Stärkere manuelle Tätigkeit kann das Auftreten von Beschwerden provozieren und die Symptome verschlechtern. Die Beschwerdeschilderung der Patienten ist sehr variabel und kann von der dramatischen Schilderung minimaler Parästhesien in den Fingern bis zur völligen Ignoranz schwerster atrophischer Paresen der medianusinnervierten Handmuskeln gehen.

Diagnostik

● Die Diagnose wird elektroneurografisch gesichert.

Zur Diagnosesicherung dient die elektrophysiologische Bestimmung der sensiblen und motorischen Überleitung über das Ligamentum transversum hinweg. Die Verfahren sind einfach durchzuführen und bieten eine gute diagnostische Sicherheit. Bei Verdacht auf beengende Raumforderungen im Karpaltunnel (Ganglien, Sehnenscheidenödem, Tumoren, Gefäßanomalien) kann man diese mit der Kernspintomografie oder sonografisch darstellen. Differenzialdiagnostisch müssen Radikulopathien der Wurzel C6 und C7, Polyneuropathien und Plexusläsionen mit vorwiegender Schädigung des Truncus inferior in Betracht gezogen werden.

● DD: Die Wurzelläsion C6 führt ebenfalls zu Brachialgien mit Parästhesien.

Therapie
Bei milder Symptomatik ohne fassbare Nervenläsion sollte zunächst konservativ behandelt werden. Auslösende Aktivitäten müssen vermieden werden. Eine nächtliche volare Schiene, die das Handgelenk in neutraler Stellung hält, führt

zumindest vorübergehend zur Besserung. Nichtsteroidale Antiphlogistika sind zum einen symptomatisch als Schmerzmittel wirksam, zum anderen können sie im Falle einer unspezifischen Sehnenscheidenentzündung als Ursache des Karpaltunnelsyndroms die Schwellung reduzieren. Bei deutlichen sensiblen und/oder motorischen Ausfällen, bei eindeutigen elektrophysiologischen Zeichen der Nervenläsion und bei Versagen der konservativen Behandlung sollte die Operation angestrebt werden, die entweder als offene Durchtrennung des Retinaculum flexorum oder als endoskopische Spaltung des Ligamentum carpi transversum praktiziert wird.

● Die Operation ist sehr effektiv.

C 8.1.4.3 Läsionen des N. ulnaris

Läsionen in der Axilla und am Oberarm

Eine Schädigung am Oberarm kommt meist als Teil einer kombinierten Läsion von zwei oder drei Armnerven vor. Die Ursachen sind Traumata (v. a. suprakondyläre Humerusfraktur) oder Druck von außen im tiefen Schlaf. Die Symptomatik besteht aus sensiblen und motorischen Ausfällen im gesamten Versorgungsbereich. Die externen Druckläsionen erholen sich im Allgemeinen spontan und vollständig. Auch die Schädigungen bei suprakondylären Humerusfrakturen haben eine gute Prognose. Bei kompletter Läsion oder ausbleibender Spontanregeneration muss eine operative Revision erwogen werden.

Läsionen am Ellenbogen

Ursachen

In seinem exponierten Verlauf am Ellenbogen kann der Nerv an verschiedenen Stellen geschädigt werden. Meist kommt es zur Druckschädigung im Sulcus nervi ulnaris (**Sulcus-ulnaris-Syndrom, SUS**) oder, 1,5 bis 4 cm weiter distal, im Kubitaltunnel (**Kubitaltunnelsyndrom**). Am häufigsten sind Druckläsionen im Sulcus durch Lagerung während krankheitsbedingter Bettlägerigkeit oder bei Operationen sowie durch habituelles Aufstützen oder Tätigkeiten mit starker Beugung im Ellenbogengelenk oder häufigem stereotypem Wechsel zwischen Beugung und Streckung. Auch die wiederholte Luxation des Nervs aus einem flach angelegten Sulcus kann eine chronische Schädigung herbeiführen.

● Eine Druckläsion am Ellenbogen ist häufig.

Zur chronischen Druckläsion des Nervs im Kubitaltunnel kommt es vor allem unter der bogenförmigen Kante der Aponeurose des M. flexor carpi ulnaris (Kubitaltunnelsyndrom). Flexion verstärkt dabei den Druck der Aponeurose auf den Nerv.

Anamnese und Befund

Die Symptome sind zunächst Parästhesien und sensible Ausfälle im Ulnarisgebiet, gelegentlich kommt es auch zu Schmerzen, die allerdings meist im Ellenbogenbereich empfunden werden. Bei Fortschreiten der Erkrankung stellen sich atrophische Paresen der gesamten ulnarisinnervierten Muskulatur bis zur Krallenhand ein.

> **FALLBEISPIEL**
>
> Vom Hausarzt wird ein 67-jähriger ehemaliger Schreiner zugewiesen. Seit einem Krankenhausaufenthalt mit langer Bettlägerigkeit seien die Finger der linken Hand pelzig und die Hand nicht mehr so kräftig. Überwiegend seien es die Finger 4 und 5. Gelegentlich träten Schmerzen auf, die in Schulter und Ellenbogen ausstrahlen würden. Der neurologische Befund zeigt eine Schwäche beim Fingerspreizen links, der Faustschluss ist einigermaßen kräftig. Es besteht eine leichte Atrophie des ersten Fingerzwischenraumes und des Kleinfingerballens links sowie eine Hypästhesie und Hypalgesie der Finger 4 und 5 der linken Hand. Die übrige Sensibilität ist intakt. Das EMG zeigt Denervierungszeichen im M. abductor digiti minimi, daneben mäßigen älteren und alten neurogenen Umbau. Neurografisch zeigt sich eine Läsion des N. ulnaris im Bereich des Ellenbogens.

Diagnostik

● Diagnose durch Elektrophysiologie

Diagnostisch weiterführend ist auch hier vor allem die elektrophysiologische Untersuchung. Mit der motorischen Neurografie lässt sich eine Ulnarisläsion in der Regel gut darstellen. Mit der sensiblen Neurografie und dem EMG kann man dann die axonale Schädigungskomponente bestimmen.

Therapie

Die Behandlung hängt von Ursache und Ausmaß der Läsion ab. Akute Druckläsionen haben in der Regel eine gute Prognose. Wenn die Symptome intermittierend auftreten und keine wesentlichen motorischen Ausfälle vorliegen, hilft konservative Behandlung. Wichtig ist dabei die Vermeidung wiederholter Flexion im Ellenbogengelenk bzw. nächtlicher Armbeugung, ggf. durch eine Schiene. Im Falle klinischer Verschlechterung ist, wie auch bei primärem Vorliegen wesentlicher Paresen, eine operative Behandlung angezeigt.

Läsionen am Handgelenk

Ursachen

Beim Eintritt des Nervs in die Hand durch den Guyon'schen Kanal kann es in und um den Kanal herum zu Druckschädigungen kommen. Die Ursache ist meistens Druck von außen bei ungewohnter manueller Tätigkeit, durch bestimmte Werkzeuge oder durch langes Radfahren. Bei nicht fassbarer Ursache nimmt man eine bindegewebige Kompression im Guyon'schen Kanal an (**Syndrom der Loge de Guyon**).

Anamnese und Befund

● Syndrom der Loge de Guyon: Parese der ulnarisinnervierten kleinen Handmuskulatur ohne Sensibilitätsstörungen.

Je nachdem, in welcher Höhe sich die Endäste des Nervs voneinander trennen und je nach Lokalisation der Druckeinwirkung kommt es zu ganz unterschiedlichen klinischen Symptomen. Am häufigsten ist eine Kompression des R. profundus, die zur schmerzlosen Parese der ulnarisinnervierten kleinen Handmuskeln ohne Sensibilitätsstörungen führt. Bei einer Läsion distal des Abganges des R. hypothenaris bleibt die Hypothenarmuskulatur intakt.

Eine Schädigung des Hauptstammes vor oder gleich nach der Aufspaltung kurz proximal oder innerhalb des Guyon'schen Kanals führt zu Sensibilitätsstörungen an der volaren Seite der ulnaren zwei Finger und zur Parese aller ulnarisinnervierten kleinen Handmuskeln. Die Sensibilität auf der Dorsalseite ist erhalten, da der R. dorsalis bereits einige Zentimeter proximal den Nerv verlässt. Eine isolierte Druckläsion des R. superficialis führt zu Sensibilitätsstörungen der volaren Seite der ulnaren zwei Finger ohne motorische Ausfälle.

Diagnostik
Die weitere Diagnostik besteht aus der elektrophysiologischen Lokalisation der Läsion und eventuell bildgebenden Verfahren (Nativ-Röntgen, CT, NMR), um eine Raumforderung oder Fraktur darzustellen.

Therapie
Bei einer Druckläsion (z. B. ungewohnte manuelle Tätigkeit oder Radfahren) ist eine Erholung unter entsprechender Schonung sehr wahrscheinlich. Die belastende Situation sollte vermieden werden, eventuell ist eine Schienung nötig. Regelmäßige Befundkontrollen sind wichtig, innerhalb von zwei Monaten sollte sich eine Besserung eingestellt haben. Tritt unter konservativer Behandlung eine Verschlechterung ein oder ist keine Ursache der Nervenläsion eruierbar, sollte chirurgisch exploriert und dekomprimiert werden. Mit bildgebenden Verfahren nachgewiesene Schwellungen und Raumforderungen sollten ebenfalls primär chirurgisch angegangen werden.

C 8.1.4.4 Läsionen des N. radialis

Läsionen in der Axilla und am Oberarm

Ursachen
Häufig sind Läsionen des N. radialis im Bereich des Sulcus nervi radialis bei Oberarmschaftfrakturen. Dort kann es sowohl zu Druckläsionen als auch zu Zerreißung oder Durchschneidung des Nervs kommen. Eine verzögerte Schädigung des N. radialis nach Oberarmfraktur kann durch Kallusbildung zustande kommen.

Zu Druckläsionen kommt es durch die enge Nachbarschaft des Nervs zum Humerus, in der Regel im Schlaf infolge extremer Müdigkeit oder Sedierung (saturday night palsy). Iatrogen kann es bei Kompression des Oberarmes mit einem pneumatischen Tourniquet zu Läsionen der Armnerven kommen, bei denen der N. radialis auch isoliert betroffen sein kann.

● Eine Fallhand nach einer alkoholreichen Nacht kommt nicht selten vor und hat meist eine gute Prognose.

Anamnese und Befund
Proximale Läsionen in der Axilla führen zur Parese der radialisinnervierten Muskeln einschließlich des M. triceps brachii und zu Sensibilitätsstörungen auch an der Oberarmrückseite. Läsionen am Oberarm lassen oft die Fasern zum M. triceps brachii intakt.

Therapie
Die akuten Druckschädigungen haben eine gute Spontanprognose, wenn weitere Traumatisierung des Nervs vermieden wird. Bleibt eine klinische Besserung nach zwei Monaten aus, ist eventuell eine chirurgische Exploration nach möglichst genauer elektrophysiologischer Höhenbestimmung der Läsion angezeigt.

Auch bei Läsionen durch Oberarmschaftfrakturen ist zunächst ein konservatives Vorgehen zu empfehlen. Etwa 75 % dieser Radialisläsionen heilen spontan. Bei ausbleibender Besserung nach 10 Wochen sollte, falls bei der initialen Frakturversorgung noch nicht geschehen, die Kontinuität des Nervs operativ überprüft werden. Im Falle einer sekundären Radialisparese Tage oder Wochen nach der Fraktur ist eine Schädigung durch ein Hämatom oder Narbengewebe zu befürchten und eine chirurgische Revision nötig. Falls nach einem Jahr keine funktionell effektive Regeneration des Nervs stattgefunden hat, kann eine Sehnenverlagerung erwogen werden.

Läsionen des N. interosseus posterior (Endast des Ramus profundus)

Ursachen

- Supinatorlogensyndrom: Radialisparese ohne Sensibilitätsstörung

Am häufigsten ist eine Kompression des Nervs bei seinem Durchtritt zwischen den beiden Köpfen des M. supinator (**Supinatorlogensyndrom**). Außerdem kann es zur Kompression durch Raumforderungen des Unterarmes kommen, z. B. Lipome, Ganglien vom Ellenbogengelenk, Neurofibrome, Schwannome und Hämangiome.

Anamnese und Befund

Die Symptome sind Paresen der Extensoren von Hand und Fingern, meist mit dem M. extensor digiti minimi beginnend. Verschont bleiben Mm. extensor carpi radialis longus und brevis und der M. brachioradialis. Sensibilitätsstörungen bestehen nicht.

Therapie

Bei spontan aufgetretener Erkrankung muss mithilfe von bildgebenden Verfahren eine Kompression durch eine Raumforderung ausgeschlossen werden, die eine sofortige chirurgische Therapie notwendig macht. Ist das Beschwerdebild von Schmerzen geprägt und fehlen eindeutige elektrophysiologische Zeichen der Nervenläsion, ist ein konservativer Therapieversuch angezeigt. Hierbei werden lokale Injektionen, Immobilisation in einer Schlinge und Antiphlogistika kombiniert. Bei Zeichen der Nervenläsion und/oder Erfolglosigkeit der konservativen Behandlung nach 8–12 Wochen sollte eine operative Dekompression erwogen werden.

Läsionen des Ramus superficialis

Ursachen

Der rein sensible Ramus superficialis verläuft oberflächlich in enger Nachbarschaft zum Radius und kann so z. B. durch Armbänder, Handschellen und Gipsverbände komprimiert werden. Ein Kompressionssyndrom kann durch Enge an der Durchtrittstelle durch die Faszie entstehen. Die Symptome sind Sensibilitätsstörungen im Versorgungsgebiet des Nervs, oft mit schmerzhaften Parästhesien.

Therapie

Weiterer Druck auf den Nerv sollte vermieden werden. Die konservative Behandlung besteht aus nächtlicher Schienung des Handgelenkes und lokalen Injektionen von Lokalanästhetika und/oder Corticoiden. Bei Verdacht auf Kompression durch die Faszie sollte eine chirurgische Exploration erfolgen.

C 8.1.4.5 Läsionen des N. femoralis

Ursachen

Schädigungen des Nervs können iatrogen bei verschiedenen chirurgischen Eingriffen, z. B. bei Hüftgelenksersatz, bei abdomineller Hysterektomie oder bei Eingriffen in Steinschnittlage zustande kommen. Eine Kompression kann durch ein retroperitoneales Hämatom, meist infolge einer Gerinnungsstörung, einer Aneurysmaruptur oder eines Traumas des M. iliacus entstehen. Eine häufige Ursache für Femoralisläsionen ist der Diabetes mellitus. Diese Femoralisneuropathie ist aber selten isoliert, sondern in der Regel Schwerpunkt einer Plexusneuropathie.

● Femoralisläsion: meistens traumatisch, gelegentlich bei Diabetes mellitus

Der sensible Endast des N. femoralis, der N. saphenus, kann isoliert geschädigt werden. Dies kommt im Rahmen von Gefäßoperationen der A. femoralis vor oder durch lagerungsbedingte Kompression von außen, meist am proximalen Unterschenkel. Selten wird der N. saphenus am Ausgang des Hunter'schen Kanals komprimiert. Dann kommt es zu Schmerzen im Knie und medialen Unterschenkel, die beim Gehen zunehmen (**Neuropathia patellae**).

Befund

Schädigungen des N. femoralis führen zu Schwäche des M. quadriceps femoris, erloschenem bzw. abgeschwächtem Patellarsehnenreflex und Sensibilitätsstörungen am vorderen Oberschenkel und medialen Unterschenkel. Im Falle einer akuten Kompression durch ein retroperitoneales Hämatom kommt es zu heftigen Schmerzen in der Leiste, ausstrahlend in das Innervationsgebiet des N. saphenus.

● Abgrenzung gegen Wurzelläsion: Adduktoren prüfen: gleiche Wurzeln, anderer Nerv

● **FALLBEISPIEL**

Ein 72-jähriger Mann mit einer oralen Dauerantikoagulation kommt mit akut aufgetretenen Schmerzen im Oberschenkel und in der Leiste zur Aufnahme. In der Untersuchung ist er gehunfähig und gibt eine Schmerzverstärkung bei aktiver Hüftbeugung an. Es besteht eine Schwäche der Kniestrecker, der PSR ist auf der Seite ausgefallen und es besteht eine Hypästhesie im Bereich der Oberschenkelvorderseite. Sonografisch und im Becken-CT zeigt sich ein Hämatom im M. psoas mit Kompression des N. femoralis.

Therapie

Im Falle iatrogener Lagerungsschäden ist die Spontanheilung häufig. Unabhängig von der Ursache der Läsion brauchen Patienten mit einer Quadrizepslähmung Krankengymnastik, um die Kniegelenksbeweglichkeit zu erhalten, und eine Knieorthese. Bei einem retroperitonealen Hämatom muss die Indikation für die chirurgische Entlastung geklärt werden.

C 8.1.4.6 Läsionen des N. ischiadicus

Ursachen
Die häufigste Ursache einer Ischiadicusläsion ist traumatisch. Iatrogen kann es bei Hüftoperationen und bei fehlerhafter i.m. Injektion zur Nervenschädigung kommen. Kompressionsschäden des N. ischiadicus kommen durch Druck gegen das Gesäß in sitzender Position bei starker Bewusstseinstrübung (Drogen, Narkose) vor oder wenn der Nerv durch den Musculus piriformis anstatt durch das Foramen infrapiriforme verläuft (**Piriformis-Syndrom**). Bei inkompletten Ischiadicusläsionen ist der Peronaeus-Anteil in der Regel häufiger und stärker betroffen als der Tibialis-Anteil.

Therapie
Lagerungsbedingte postoperative Ischiadicusdruckläsionen sollten konservativ behandelt werden, da die Spontanheilung wahrscheinlich ist. Bei Patienten mit Piriformis-Syndrom kann die Injektion von Lokalanästhetika und/oder Corticoiden in den Bereich des M. piriformis bzw. des Nervendurchtritts die Schmerzen lindern. In hartnäckigen Fällen besteht die Möglichkeit, einen Teil des Muskels chirurgisch zu durchtrennen.

C 8.1.4.7 Läsionen des N. peronaeus

Ursachen
Die häufigste Ursache für eine Peronaeusläsion ist Druck von außen im Bereich des Verlaufes um das Fibulaköpfchen herum, z. B. im Schlaf, in Narkose, Koma, langer Bettlägerigkeit oder durch Gipsverbände, häufig auch bei gewohnheitsmäßigem Übereinanderschlagen der Beine oder nach langem Hocken. Nicht selten kommt es bei einer starken Gewichtsabnahme zu einer Peronaeusläsion. Seltener kommt es zu einer Einklemmung des Nervs im Fibulartunnel (**Fibulartunnelsyndrom**), was zu einer langsam fortschreitenden Ausfallssymptomatik mit Schmerzen führt. Andere seltene Ursachen für eine Peronaeusläsion sind Ganglien und Zysten, die vom Kniegelenk ausgehen, Lipome, Kallus oder Tumoren der Fibula. Das **Tibialis-anterior-Syndrom** entsteht durch eine Schwellung im Faszienkompartiment des M. tibialis anterior. Durch den Druck werden der N. peronaeus profundus und Gefäße komprimiert, was zum Ausfall der Nervenfunktion und zur ischämischen Nekrose der Muskulatur führt.

● Der Bereich des Fibulaköpfchens ist die typische Läsionsstelle für den N. peronaeus.

> **MERKE**
> Das Tibialis-anterior-Syndrom ist ein Notfall!

Befund
Die Symptome der Schädigung des N. peronaeus communis sind die Fußheberschwäche und meistens inkomplette Sensibilitätsstörungen. Sie sind je nach Genese der Läsion sehr unterschiedlich ausgeprägt.

• **FALLBEISPIEL**

Ein 47-jähriger Mann kommt zur Aufnahme, weil er seit einem Tag seinen rechten Fuß nicht mehr heben könne. Am Nachmittag des Vortages habe er selber seine Terrasse gefliest und die ganze Zeit in der Hocke verbracht. Danach habe er den Fuß nicht mehr richtig bewegen können. Klinisch zeigt sich eine hochgradige Parese der Fußheber und Zehenheber sowie ein hypästhetisches Areal an der Vorderseite des Unterschenkels und des Fußes. Die Neurografie des N. peronaeus nach einer Woche zeigt eine Druckläsion im Bereich des Fibulaköpfchens. Nach 6 Wochen unter Vermeidung weiterer Kompression stellt sich eine deutliche Besserung der Symptomatik ein.

Diagnostik

In der motorischen Neurografie des N. peronaeus zeigt sich eine Leitungsverzögerung im proximalen Nervenabschnitt, die mithilfe des Inching lokalisiert werden kann, oft auch ein Leitungsblock. Eine axonale Schädigungskomponente, die bei schwereren Läsionen nie fehlt, ist mit dem EMG nachzuweisen. Ein EMG aus dem kurzen Kopf des M. biceps femoris kann eine höher gelegene Läsion als Ursache der Störung ausschließen.

● Die Diagnose wird neurografisch gestellt.

Therapie

Die Behandlung von Peronaeusläsionen, die durch äußeren Druck entstanden sind, beschränkt sich auf das Vermeiden weiterer Kompression und Krankengymnastik. Unabhängig von der Ursache der Läsion müssen Patienten mit einer Fußheberparese (ab Paresegrad 3) mit einer Schiene versorgt werden. Besteht die Läsion aus einer umschriebenen Demyelinisierung mit Leitungsblock, ist vollständige Erholung in wenigen Wochen die Regel, während die Regeneration einer axonalen Schädigung deutlich länger dauert, mindestens einige Monate. Fortschreitende und schmerzhafte Peronaeusläsionen durch Engpass oder komprimierende Raumforderungen sollten früh chirurgisch exploriert werden, bei einem Tibialis-anterior-Syndrom muss sofort die Fascia cruris anterior gespalten werden.

C 8.1.4.8 Läsionen des N. tibialis

Schädigungen des proximalen N. tibialis sind selten und, abgesehen von traumatischen Läsionen bei Unterschenkelfrakturen, meist auf ein Ganglion, eine Baker-Zyste, einen Nerventumor oder aber auf Lagerung oder Gipsverband zurückzuführen. Die Symptome sind Schwäche der Flexoren von Fuß und Zehen und der kleinen Fußmuskeln sowie Sensibilitätsstörungen an der Fußsohle. Zu distalen Läsionen des N. tibialis siehe □ Tabelle C 8.4.

C 8.1.4.9 Läsionen des N. cutaneus femoris lateralis

Der N. cutaneus femoris lateralis kann durch Kompression durch enge Kleidung, Adipositas oder durch das Leistenband geschädigt werden, was zu schmerzhaften Parästhesien und Sensibilitätsausfall im Versorgungsgebiet führt

□ **Tab. C 8.4** Distale Nervenläsionen der unteren Extremität.

Syndrom	Ursache	Symptome	Therapie
Tarsaltunnelsyndrom	Kompression des distalen N. tibialis im Bereich des medialen Malleolus	Schmerzen und Sensibilitätsstörungen der Fußsohle, einem Tinel'schen Zeichen hinter dem medialen Malleolus und gelegentlich Schwäche der kleinen Fußmuskeln	Immobilisation des Sprunggelenks mit einer Orthese, Injektion von Lokalanästhetika in den Tarsaltunnel, bei ausbleibendem Erfolg Neurolyse
Morton'sche Metatarsalgie	Kompression eines Interdigitalnerven (N. tibialis) zwischen zwei benachbarten Metatarsalköpfchen (meist im dritten Zwischenraum)	Schmerzhafte Parästhesien in den benachbarten Zehen	Einlagen, lokale Injektionen von Lokalanästhetika, Exzision des Nerven oder Inzision des Ligamentum metatarseum transversum profundum
Vorderes Tarsaltunnelsyndrom	Verletzung oder Kompression des distalen N. peronaeus profundus an der Vorderseite des Sprunggelenkes	Schmerzhafte Parästhesien zwischen der ersten und zweiten Zehe, atrophische Parese des M. extensor digitorum brevis	Orthese, lokale Injektionen von Lokalanästhetika, chirurgische Dekompression
	Kompression des distalen Abschnittes des N. peronaeus superficialis	Schmerzhafte Parästhesien am Fußrücken	Lokale Injektionen von Lokalanästhetika, chirurgische Dekompression

● Meralgia paraesthetica: rein sensibel, gute Prognose.

(**Meralgia paraesthetica**). Differenzialdiagnostisch sollte aber auch an eine beginnende Läsion des oberen Plexus lumbalis gedacht werden.

Therapie
Die **Meralgia paraesthetica** verschwindet üblicherweise spontan in wenigen Wochen oder Monaten. Abwarten, eventuell mit Injektionen von Lokalanästhetika und/oder Corticoiden zur Schmerztherapie reicht zunächst aus. Beengende Kleidungsstücke sollten vermieden werden, bei adipösen Patienten kann Gewichtsreduktion hilfreich sein. Gelegentlich persistieren aber die Symptome, sodass eine chirurgische Dekompression nötig wird.

C 8.1.4.10 Läsionen des N. iliohypogastricus, ilioinguinalis und genitofemoralis

● Läsionen dieser Nerven können zu schwer behandelbaren neuropathischen Schmerzen führen.

Der N. iliohypogastricus und der N. ilioinguinalis kommen aus dem oberen Plexus lumbalis und haben einen ähnlichen Verlauf um die Abdominalwand herum wie die kaudalen Intercostalnerven. Am häufigsten werden die Nerven durch eine Kompression durch Narben von chirurgischen Eingriffen (Appendektomie, gynäkologische Operationen) geschädigt. Die Symptome sind Sensibilitätsstörungen im Versorgungsgebiet des Nervs und gelegentlich für die Patienten sehr lästige neuropathische Schmerzen in der Leistenregion, ausstrahlend in die Genitalien.

Der N. genitofemoralis zieht vom Plexus lumbalis durch den M. psoas und auf seiner Oberfläche retroperitoneal zum M. cremaster und der Haut des Scrotums bzw. des Labium majus. Auch hier kann es zur Kompression des Nervs mit schmerzhaften Parästhesien im Versorgungsgebiet durch Narben und Adhäsionen infolge von Appendektomien und Herniorrhaphien kommen.

Therapie

Zur Unterscheidung, welcher der Nerven betroffen ist, sind selektive Blockaden der Nerven mit Lokalanästhetika hilfreich. Zur symptomatischen Behandlung der schmerzhaften Parästhesien kommen die zur Behandlung neuropathischer Schmerzen geeigneten Medikamente sowie Injektionen von Lokalanästhetika und/oder Corticoiden in Betracht. Die Kombination mit transkutaner elektrischer Nervenstimulation (TENS) kann nützlich sein. Führt die konservative Behandlung nicht zum Erfolg, kommt die Resektion des betroffenen Nervs oder eine perkutane Rhizotomie infrage.

Weiterführende Literatur

Dawson DM, Hallett M (1999) Entrapment neuropathies. Lippincott Williams and Wilkins
Mumenthaler M, Stöhr M, Müller-Vahl H (2003) Läsionen peripherer Nerven und radikuläre Syndrome. Thieme, Stuttgart
Stewart JD (1999) Focal peripheral neuropathies. Raven Press, New York
Stöhr M (1996) Iatrogene Nervenläsionen. Thieme, Stuttgart
Tackmann W, Richter H-P, Stöhr M (1989) Kompressionssyndrome peripherer Nerven. Springer, Heidelberg

Wiederholungsfragen

1. Warum unterscheiden sich die Innervationsareale von spinalen Wurzeln und den peripheren Extremitätennerven?
2. Welches drei Schädigungstypen von Nerven unterscheidet man?
3. Welches sind beim lumbalen Bandscheibenvorfall die klinischen Zeichen, die eine Operationsindikation bedeuten können?
4. Welche Syndrome werden unter dem Oberbegriff Thoracic-Outlet-Syndrom zusammengefasst?
5. Welches sind die Symptome des Interosseus-anterior-Syndroms?
6. Was versteht man unter einem Tibialis-anterior-Syndrom?

C 8.2 Polyneuropathien

● Norbert Sommer

Polyneuropathien (PNP) sind Erkrankungen, die mehrere periphere Nerven oder das periphere Nervensystem (PNS) als Gesamtheit betreffen. PNP gehören zum Alltag eines Neurologen. Die häufigsten Formen werden auch regelmäßig vom Allgemeinarzt angetroffen, v. a. die PNP durch Diabetes mellitus oder chronischen Alkoholmissbrauch. Klinisch manifestieren sich PNP meist mit

● Im Gegensatz zu Polyneuropathien betreffen traumatische Nervenläsionen oder Engpasssyndrome einzelne periphere Nerven.

distalen symmetrischen und beinbetonten Sensibilitätsstörungen oder Paresen oder einer Kombination aus beiden. Allerdings gibt es auch **asymmetrische** und fokale Formen, die schwieriger als PNP zu identifizieren sind und differenzialdiagnostisch gegenüber isolierten (z. B. traumatischen) Nervenläsionen und anderen neurologischen Störungen abgegrenzt werden müssen. Nimmt man ätiologische und praktische klinische Aspekte zusammen, kann man PNP in vier Gruppen unterteilen (Überlappungen möglich):

1. **PNP, bei denen eine spezifische Behandlung möglich und notwendig ist.** Hierzu gehören v. a. immunvermittelte PNP, z. B. das (akut verlaufende) Guillain-Barré-Syndrom und die chronisch inflammatorisch demyelinisierende Polyneuropathie.

- Immunvermittelte PNP sind oft einer Therapie zugänglich und dürfen deshalb nicht übersehen werden!

2. **PNP, die auf eine andere systemische Erkrankung hinweisen.** Hierzu gehören z. B. paraneoplastische PNP, PNP bei Vaskulitis, bei Hypothyreose oder bei Vitamin-B_{12}-Mangel, aber auch Intoxikationen und Medikamentennebenwirkungen. Die PNP kann der Therapie der Grunderkrankung gut (wie bei der Hypothyreose) oder weniger gut (z. B. paraneoplastische PNP) zugänglich sein. In jedem Fall ist es wichtig, auf den auslösenden Mechanismus aufmerksam zu werden.

3. PNP, die eindeutig diagnostizierbar sind, aber schicksalhaft verlaufen: Hierzu gehören v. a. **hereditäre PNP** (am häufigsten ist die sogenannte HMSN-1 oder Charcot-Marie-Tooth-Erkrankung).

- Ein Viertel der ausführlich neurologisch diagnostizierten PNP bleibt ätiologisch unklar!

4. Schließlich gelingt es auch bei ausführlicher stationärer Untersuchung und Ausschöpfung der diagnostischen Möglichkeiten bei einer ganzen Reihe von Patienten nicht, eine eindeutige PNP-Ursache zu benennen. Dies betrifft immerhin 25 % der PNP, die in einer neurologischen Klinik zur Abklärung kommen.

C 8.2.1 Allgemeines und Einteilung

Name und Terminologie

„Polyneuropathie" ist der Überbegriff für weit mehr als 100 verschiedene Erkrankungen, die das periphere Nervensystem als Gesamtheit betreffen. Der Begriff **„periphere Neuropathie"** ist damit nicht synonym, da er allgemein für die Erkrankungen peripherer Nerven benutzt wird. Der Begriff wird speziell im Englischen („peripheral neuropathy") als Überbegriff benutzt und schließt dann Polyneuropathien, aber auch andere Schädigungen peripherer Nerven, also traumatische Nervenläsionen und Engpass-Syndrome ein. Diese Anwendung erscheint im Prinzip auch im Deutschen sinnvoll.

Der Begriff **Polyneuritis** wird z. T. bei einer PNP entzündlicher Ursache verwendet. Da er möglicherweise irreführt und nahe legen könnte, dass es sich bei Polyneuritis und Polyneuropathie um zwei verschiedene Erkrankungsgruppen handelt, ist es besser, den Begriff Polyneuritis nicht zu benutzen und stattdessen (wieder in Anlehnung an die in diesem Fall sinnvolle und konsequente angloamerikanische Terminologie) von **„entzündlicher PNP"** („inflammatory polyneuropathy") als Untergruppe der PNP zu sprechen.

Gelegentlich findet sich der Begriff „periphere Polyneuropathie", was jedoch überflüssig erscheint.

Spezifische Eigennamen (siehe unter den einzelnen Syndromen) werden für eine Vielzahl von PNP-Formen verwendet, z. B. Guillain-Barré-Syndrom (GBS;

akut immunvermittelt) oder Charcot-Marie-Tooth-Erkrankung (oder Synonym: HMSN-I für „Hereditäre motorische und sensible Neuropathie Typ I", die häufigste hereditäre PNP).

Epidemiologie
Etwa einer von 30 Patienten auf einer neurologischen Station wird wegen einer PNP diagnostiziert und behandelt. PNP gehören also zum Alltag des Neurologen und werden häufig auch vom Allgemeinarzt gesehen. PNP sind so häufig und in ihrer Ausprägung so unterschiedlich (von leichten Gefühlsstörungen bei einer beginnenden diabetischen PNP bis zu akuten lebensbedrohlichen Lähmungen beim GBS), dass wenig zuverlässige Daten zu ihrer Inzidenz oder Prävalenz vorliegen.

Hierzulande sind die häufigsten PNP-Formen durch **Diabetes mellitus** (etwa 20–30 % der Fälle) und **Alkoholismus** (ebenfalls etwa 20–30 % der Fälle) bedingt. Schätzungen sagen, dass etwa 10 % aller über 60-Jährigen Diabetiker sind und dass etwa 50 % der Diabetiker klinische Hinweise für eine Polyneuropathie haben. Da in Deutschland 20 Millionen Menschen älter als 60 Jahre sind, muss es demnach mindestens 1 Million Menschen mit diabetischer Polyneuropathie geben. Auch wenn diese Zahl zwangsläufig ungenau ist und das Ausmaß der Symptome stark variiert, so zeigt es doch eindeutig, dass Hausärzte und Neurologen häufig mit diesem Problem befasst sind.

Die wichtigste akute Polyneuropathie ist das **Guillain-Barré-Syndrom**, das prinzipiell lebensbedrohlich ist und eine jährliche Inzidenz von 1–2/100 000 hat. In einer größeren neurologischen Klinik mit einem Einzugsbereich von etwa 500 000 Menschen werden pro Jahr 5–10 Patienten mit GBS behandelt.

Ätiologie
PNP können mehr als 100 verschiedene, oft seltene Ursachen haben. Klammert man Diabetes mellitus und chronischen Alkoholmissbrauch als Ursache (je etwa ein Viertel der PNP, s. oben) aus, so lassen sich nach ausführlicher neurologischer Diagnostik folgende Ursachen benennen:
- 20 % entzündlich (also oft therapierbar)
- 30 % hereditär
- 25 % andere zugrunde liegende Erkrankungen (z. B. Vitamin-B_{12}-Mangel, Kollagenose, Vaskulitis)
- 25 % ungeklärt.

Aufgrund der Häufigkeit von PNP, der Vielfalt ihrer möglichen Ursachen und der unter Umständen multifaktoriellen Entstehung sind diese Zahlen nur als behelfsmäßige, grobe Näherungen zu betrachten.

● Bei einer erworbenen demyelinisierenden PNP sollte immer eine immunvermittelte Ursache in Betracht gezogen werden.

Pathophysiologie
Eine Vielzahl von metabolischen Störungen (erworben oder angeboren), Toxinen (und Medikamenten) und Entzündungsprozessen können sich auf das periphere Nervensystem in Form einer PNP auswirken. Die klinische Manifestation ist dabei relativ stereotyp. Entscheidend für die Differenzialdiagnose ist es, festzustellen, ob primär vor allem **Markscheiden oder Axone betroffen** sind (s. auch □ Tab. C 8.7). Typische demyelinisierende PNP sind das Guillain-Barré-Syndrom, die chronisch entzündlich demyelinisierende PNP (CIDP) und die

HMSN-I (Charcot-Marie-Tooth-Erkrankung). Eine axonale Degeneration ist häufig bei toxischen und metabolischen Ursachen anzutreffen. Als dritter Schädigungsmechanismus kann es zu vaskulär-ischämischen Neuropathien (z. B. bei Vaskulitiden) kommen, die sich meist mit motorischen und axonalen Störungen äußern.

Pathologie
Histopathologisch lassen sich axonale Störungen von demyelinisierenden PNP unterscheiden. Die Biopsie des (rein sensiblen) Nervus suralis kann bei spezifischen Fragestellungen hilfreich sein und als einzige Methode eine Diagnose sichern (z. B. bei einer vaskulitischen PNP, einer Amyloid-PNP oder einer PNP als Manifestation einer Sarkoidose). In zweiter Linie kann die Biopsie hilfreich sein, um in unklaren Fällen den unzweifelhaften diagnostischen Nachweis einer demyelinisierenden PNP (z. B. bei CIDP oder HMSN-I) zu erbringen. Als Screening-Methode, speziell bei den häufigen distal-symmetrischen PNP, ist die Nervenbiopsie nicht weiterführend und oft schlichtweg überflüssig.

• Eine Suralis-Biopsie kann bei konkreten Fragestellungen (aber nur dann!) die Diagnose sichern helfen.

Anamnese, Symptome, körperliche Befunde
Eine PNP manifestiert sich am häufigsten mit einem **distal-symmetrischen Verteilungstyp** mit motorischen Symptomen (Muskelschwäche, Muskelatrophie, evtl. Muskelkrämpfe) und sensiblen Reiz- oder Ausfallerscheinungen (Parästhesien, Schmerzen, Pelzigkeits-, Taubheits- oder Druckgefühl, Gangunsicherheit, fehlende Temperatur- und Schmerzempfindung). Typisch sind hierbei distale Paresen der Beine und socken- (bzw. strumpf- und handschuh-)förmige Sensibilitätsstörungen, die eine Ausbreitungstendenz nach proximal haben. Dazu kommt eine Abschwächung der Eigenreflexe, die typischerweise den Achillessehnenreflex und später den Patellarsehnenreflex und die Armeigenreflexe betrifft.

Von dieser typischen Manifestation gibt es nicht selten **Varianten oder Abweichungen**. Eine PNP kann sich rein motorisch, rein sensibel oder überwiegend mit autonomen Symptomen manifestieren. Weiterhin kann eine PNP asymmetrisch fokal (z. B. als Läsion eines einzelnen peripheren Nervs) oder multifokal erscheinen und auch eine Beteiligung von Hirnnerven aufweisen. Die Art der Manifestation, ebenso wie die Geschwindigkeit der Progredienz (akut über wenige Tage und Wochen oder chronisch über mehrere Monate oder Jahre fortschreitend) kann richtungsweisend für die Ursache sein. Die einzelnen Manifestationen mit wichtigen Differenzialdiagnosen sind unten aufgeführt (s. ◻ Tab. C 8.7).

Diagnostik
Grundsätzlich sollten im Rahmen der diagnostischen Abklärung einer PNP neben der klinischen Untersuchung und einem Basislabor folgende Untersuchungen durchgeführt werden (s. ○ Abb. C 8.1):
1. Elektrophysiologische Untersuchung (Neurografie) mit Messung der Nervenleitgeschwindigkeit (NLG) und Elektromyografie (EMG).
2. Liquoruntersuchung zum Nachweis einer entzündlichen Veränderung bzw. einer Liquoreiweißerhöhung, wie sie für bestimmte entzündliche (Guillain-Barré) und andere spezifische PNP typisch ist.
3. Immunfixation im Serum zum Nachweis eines Paraproteins (s. unten).

Praktisches Vorgehen

Sind Symptome und Untersuchungsbefund mit einer PNP vereinbar (und ist die Ursache für eine PNP nicht nahe liegend, z. B. distal-symmetrische Sensibilitätsstörungen der Beine bei langjährigem Diabetes mellitus), sollte mittels Anamnese (Familienanamnese, Medikamente) und Zusatzuntersuchungen (Elektrophysiologie, Liquor, Basislabor und Immunfixation) die Differenzialdiagnose eingegrenzt werden (s. o Abb. C 8.1).

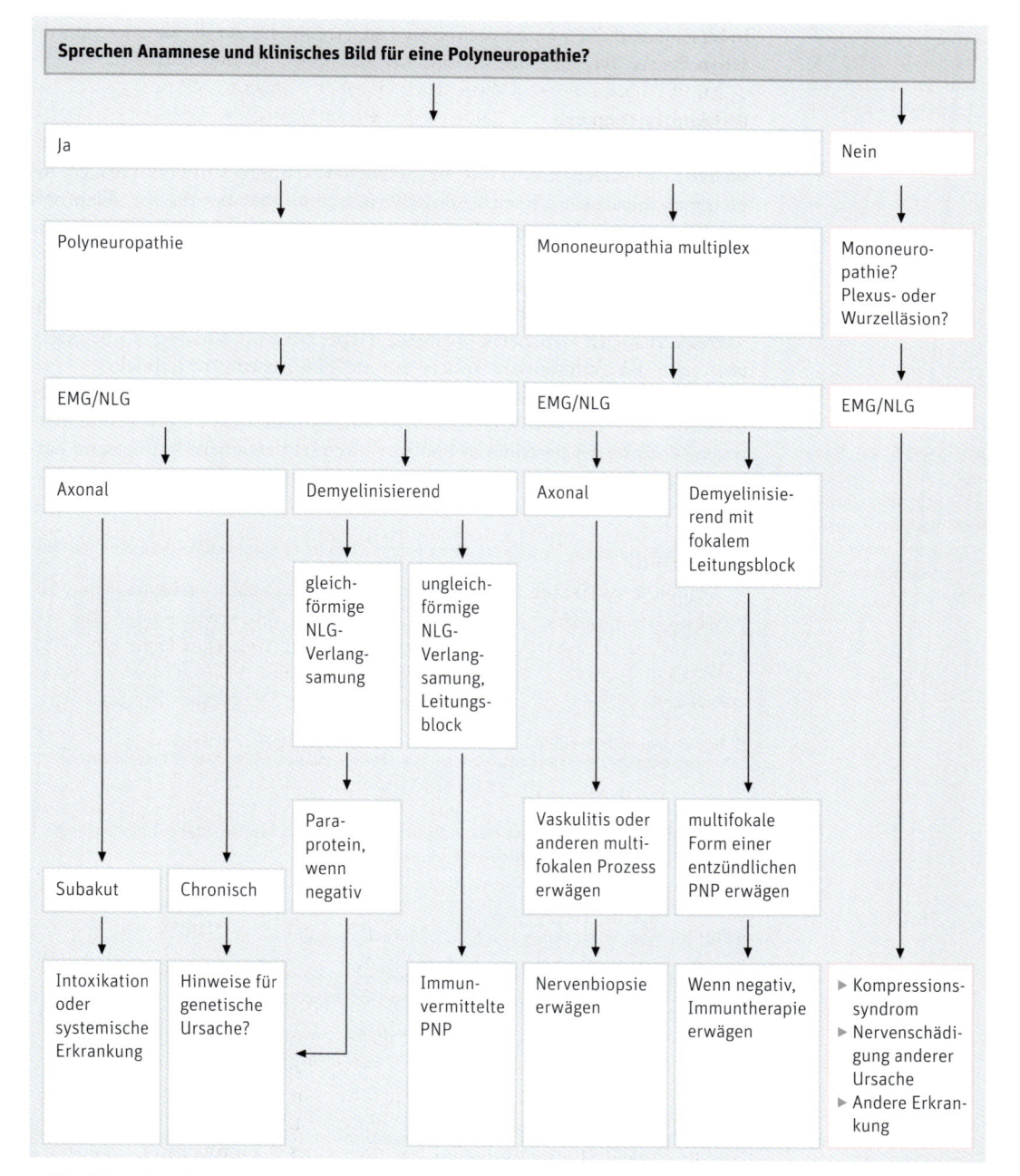

Sprechen Anamnese und klinisches Bild für eine Polyneuropathie?

- **Ja**
  - Polyneuropathie → EMG/NLG
    - Axonal
      - Subakut → Intoxikation oder systemische Erkrankung
      - Chronisch → Hinweise für genetische Ursache?
    - Demyelinisierend
      - gleichförmige NLG-Verlangsamung → Paraprotein, wenn negativ
      - ungleichförmige NLG-Verlangsamung, Leitungsblock → Immunvermittelte PNP
  - Mononeuropathia multiplex → EMG/NLG
    - Axonal → Vaskulitis oder anderen multifokalen Prozess erwägen → Nervenbiopsie erwägen
    - Demyelinisierend mit fokalem Leitungsblock → multifokale Form einer entzündlichen PNP erwägen → Wenn negativ, Immuntherapie erwägen
- **Nein**
  - Mononeuropathie? Plexus- oder Wurzelläsion? → EMG/NLG
    - ▶ Kompressionssyndrom
    - ▶ Nervenschädigung anderer Ursache
    - ▶ Andere Erkrankung

o **Abb. C 8.1** Algorithmus zum diagnostischen Vorgehen bei einer Polyneuropathie.

- Bei einer erworbenen demyelinisierenden PNP sollte immer eine immunvermittelte Ursache in Betracht gezogen werden.

Allgemeine Therapiemaßnahmen

Im Vordergrund steht immer die Suche nach kausal beeinflussbaren PNP-Formen, speziell entzündliche Ursachen (autoimmun, infektiös) und Mangelerkrankungen (Vitamin B_{12}, Hypothyreose) bzw. Intoxikationen oder Medikamente. Die jeweilige Therapie ist in den entsprechenden Abschnitten ausgeführt. In den Fällen, in denen keine kausale Therapie möglich ist, sollten intensiv auch symptomatische Therapien erwogen werden. Dies gilt insbesondere für Polyneuropathien, die mit Schmerzen einhergehen. Da dies besonders häufig bei der diabetischen Neuropathie der Fall ist, finden sich in diesem Abschnitt Hinweise zur Therapie neuropathischer Schmerzen (s. Kap. C 8.2.8).

Differenzialdiagnose

Die differenzialdiagnostische Einordnung einer PNP ist in mehrerlei Hinsicht wichtig. Am wichtigsten ist offensichtlich die Erkennung von PNP-Formen, bei denen es spezifische Therapiemöglichkeiten gibt. Dies betrifft vor allem entzündliche und autoimmune PNP-Formen (s. ◻ Tab. C 8.5), aber auch eine Reihe anderer Ursachen (s. ◻ Tab. C 8.6).

In zweiter Linie können PNP auf andere, möglicherweise bislang unerkannte, systemische Erkrankungen hinweisen. Hierbei kann es sich um Stoffwechselstörungen (Diabetes mellitus, Hypothyreose, Vitamin-B_{12}-Mangel), aber auch um Tumoren als Ursache paraneoplastischer PNP handeln.

Viele PNP verlaufen schicksalhaft, sodass die exakte Diagnose keine Konsequenz auf den weiteren Verlauf hat. Dies betrifft besonders die große und heterogene Gruppe der hereditären PNP, die hier nicht annähernd umfassend dargestellt werden kann. Allerdings ist auch in diesen Fällen die Diagnose oft be-

- Internet zu hereditären PNP
www.ncbi. nlm.nih. gov/entrez/ query.fcgi? db=OMIM
www.neuro. wustl.edu/ neuromuscular/ naltbrain. html

◻ **Tab. C 8.5** Hinweise für eine mögliche entzündliche oder autoimmune Ursache einer PNP.

Verlauf	Wechselnde Ausprägung der Symptome und Remissionen[1]
Verteilungsmuster	Proximale Paresen oder fokale Neuropathien
Liquor	Eiweißerhöhung[2]
Neurografie	Aufgesplitterte Potenziale und Leitungsblockierungen

1: Auch an die HNPP (hereditäre Neuropathie mit Neigung zu Druckparesen) denken
2: Ist aber nicht spezifisch und kann auch bei diabetischen und hereditären Neuropathien auftreten

◻ **Tab. C 8.6** Chronische, nicht entzündliche PNP, die einer kausalen oder pathophysiologisch orientierten Therapie zugänglich sind (Auswahl).

PNP bei Hypothyreose	Hormonsubstitution
PNP bei Vitamin B_{12}-Mangel	Vitamin B_{12}-Substitution
Hepatische Porphyrien	Vermeidung von Auslösern (Aufstellung von auslösenden Medikamenten in der Roten Liste)
Morbus Refsum	Diät mit dem Ziel, den (pathologisch erhöhten) Phytansäurespiegel zu kontrollieren, evtl. Plasmapherese
Familiäre Amyloidosen	Lebertransplantation mit dem Versuch der Stoffwechselkorrektur

deutsam für den Betroffenen, der seine weitere Lebensplanung vom zu erwartenden Verlauf abhängig machen möchte und für den und dessen Angehörige eine genetische Beratung wichtig ist.

Bei 25 % der PNP, die in neurologischen Kliniken zur Abklärung kommen, lässt sich keine Ursache finden. Diese PNP-Formen finden sich häufig bei älteren Patienten und verlaufen oft langsam bis sehr langsam progredient. Dennoch erscheint eine sorgfältige erneute Evaluation wichtiger diagnostischer Maßnahmen im Abstand von ein bis zwei Jahren sinnvoll, um neue Aspekte nicht zu übersehen.

Es gibt keine starren Regeln, welche Laboruntersuchungen durchgeführt werden müssen. Zunächst sollten PNP-Ursachen wie Alkohol, Diabetes mellitus und andere internistische Erkrankungen ausgeschlossen werden (Blutbild, Leber- und Nierenwerte, Blutzuckertagesprofil, Hb_{A1c}, CDT, TSH, Proteinelektrophorese, Immunfixation, Vitamin B_{12}). Die weiteren Untersuchungen richten sich dann nach den speziellen Differenzialdiagnosen (z. B. ANA, ANCA, HIV-Serologie).

Die wichtigsten Kriterien für die differenzialdiagnostische Einordnung eines Patienten mit einer PNP sind die Unterscheidungen akut – subakut – chronisch; demyelinisierend – axonal; typische Manifestation (also distal-symmetrisch) – oder andere Manifestation (z. B. proximal, multifokal, autonome Beteiligung) (s. ◻ Tab. C 8.7).

Verlauf und Prognose
Verlauf und Prognose richten sich naturgemäß nach den jeweiligen Ursachen und Manifestationen der PNP und werden bei den einzelnen Krankheitsbildern behandelt.

C 8.2.2 Guillain-Barré-Syndrom

Ätiologie und Pathogenese
Das Guillain-Barré Syndrom (GBS) ist eine akute, demyelinisierende PNP. Eine autoimmune Pathogenese wird heute allgemein angenommen. Infektionen der oberen Luftwege oder des Gastrointestinaltrakts gehen bei etwa 70 % der Patienten den neurologischen Ausfällen um ein bis drei Wochen voraus. Häufige Trigger sind Infektionen mit Campylobacter jejuni, Cytomegalie- oder Epstein-Barr-Virus.

● Syn.: Akute inflammatorisch demyelinisierende Polyneuroradiokulopathie, (Landry-)Guillain-Barré-Strohl-Syndrom

Klinik
Der typische Patient stellt sich mit Parästhesien und einer symmetrischen, aufsteigenden Schwäche aller Extremitäten vor, die sich über ein bis zwei Wochen entwickeln. Nach einer Plateauphase von mehreren Wochen beginnen sich die Symptome langsam zurückzubilden, es dauert jedoch viele Wochen bis Monate, bevor der Patient neurologisch wiederhergestellt ist. Die Prognose der Erkrankung ist prinzipiell gut, die Erholung von einem schweren neurologischen Defizit benötigt jedoch unter Umständen viele Monate.

● Das Guillain-Barré-Syndrom ist heute die häufigste Ursache einer akuten, schweren neuromuskulären Lähmung.

Diagnostik
Die Diagnose ist primär klinisch und das GBS ist hierzulande die häufigste Ursache einer akuten PNP. Wichtige diagnostische Maßnahmen sind Liquorunter-

Tab. C 8.7 Einige Polyneuropathien gegliedert nach den hauptsächlich betroffenen Strukturen und dem klinischen Verteilungsmuster.

Demyelinisierend	
▶ Guillain-Barré-Syndrom	Akut
▶ Chronisch entzündlich demyelinisierende PNP	Chronisch oder subakut
▶ HMSN-I	Chronisch
Axonal	
▶ Bestimmte hereditäre PNP z. B. die hereditären sensiblen und autonomen Neuropathien (sog. HSAN)	Chronisch
▶ Die meisten PNP durch Medikamente oder Toxine (z. B. durch Organophosphor-Ester, Alkohol, Isoniazid, Vinca-Alkaloide)	Meist subakut
Vaskulär-ischämische Neuropathien	
▶ PNP bei systemischen Vaskulitiden und Kollagenosen (z. B. Panarteriitis nodosa, systemischer Lupus erythematodes, Sjögren-Syndrom, rheumatoide Arthritis)	Subakut oder akut
▶ Diabetische Mononeuropathie	
Überwiegend motorisch	
▶ Guillain-Barré-Syndrom	Distal-symmetrisch beginnend
▶ Porphyrie	Proximal und distal, akut
▶ HMSN-I	Chronisch oder subakut, proximal und distal
Überwiegend sensibel	
▶ Distal-symmetrische diabetische PNP	Mit autonomer Beteiligung
▶ Paraneoplastische PNP	Subakut
▶ Lepra	Mononeuropathien
▶ Einige PNP durch Medikamente oder Toxine (z. B. Isoniazid, Cisplatin)	Meist subakut, axonal
Mononeuropathien	
▶ Vaskulitiden	Überwiegend motorisch
▶ Diabetes mellitus	

● Die Diagnose eines GBS stützt sich primär auf den klinischen Nachweis akut aufgetretener symmetrischer Paresen mit Areflexie.

suchung und Neurografie. Allerdings können diese in den ersten Tagen der Erkrankung noch normal ausfallen. Formale diagnostische Kriterien wurden erarbeitet. Obligat für die Diagnose sind progrediente Lähmungen an mindestens zwei Extremitäten und eine (zumindest distale) Areflexie. Deutlich unterstützend sind bestimmte klinische Befunde (relative Symmetrie der Ausfälle, geringe Sensibilitätsstörungen, Hirnnervenbeteiligung, v. a. Fazialisparese, autonome Beteiligung, v. a. Tachykardie und labile Hypertonie), ein typischer Liquorbefund mit normaler Zellzahl, aber deutlicher Eiweißerhöhung (sogenannte „zytoalbuminäre Dissoziation") und typische Neurografiebefunde mit verlangsamter Leitgeschwindigkeit, Leitungsblock, verzögerten distalen Latenzen und pathologischen F-Wellen. Wichtig zu wissen ist, dass sich ein typischer Liquorbefund erst nach mehreren Tagen, typische elektrophysiologische Befunde erst nach Tagen bis Wochen einstellen können.

Verlauf und Therapie
Bei zwei Drittel der Patienten haben die Paresen ihr Maximum nach zwei Wochen erreicht. Allerdings ist die Ausprägung der Erkrankung grundsätzlich sehr variabel. Etwa 50 % sind bettlägerig, davon die Hälfte wird zeitweise beatmungspflichtig. Andererseits sind etwa 20 % während des gesamten Erkrankungsverlaufes gehfähig.

Die Erholung beginnt typischerweise nach einer Plateauphase von 1–4 Wochen. Mehr als 70 % der Patienten erholen sich ohne wesentliche bleibende Defekte. Schwere Dauerschäden findet man aber noch bei etwa 15 % der Patienten nach GBS.

Zwei wesentliche Faktoren können den Verlauf des GBS beeinflussen. Der erste und wichtigste ist die allgemeine medizinische Versorgung, wenn nötig mit Intensivüberwachung und ggf. mit Beatmung. Patienten mit schwerem GBS müssen daher auf einer neurologischen Intensivstation versorgt werden. Besonders gefährlich sind episodische Bradykardien bei Patienten mit autonomer Beteiligung, z. B. beim Absaugen. Zweitens kann der Krankheitsverlauf durch spezifische Immuntherapien, Immunglobuline oder Plasmapherese beeinflusst werden. Für beide Therapien ist nachgewiesen, dass sie (etwa im gleichen Ausmaß) die Zeit bis zur Wiedererlangung der Gehfähigkeit verkürzen.

Bei seltenen Varianten des GBS, wie dem Fisher-Syndrom (externe Ophthalmoplegie, Ataxie und Areflexie) und einer rein sensiblen akuten Polyneuropathie gibt es keine eindeutigen Therapieempfehlungen, wobei in Fallberichten die Anwendung von Immunglobulinen meist als erfolgreich beschrieben wird.

C 8.2.3 Chronisch entzündliche Polyneuropathien

Einteilung
Die Erkrankungen dieser Gruppe werden gewissermaßen als chronische (im Gegensatz zum definitionsgemäß akut verlaufenden GBS) Formen einer autoimmunen PNP aufgefasst. Aus Gründen der Didaktik und Übersichtlichkeit wird diese Gruppe zusammen mit den paraproteinämischen und vaskulitischen PNP abgehandelt, zumal ihrer Therapie ähnliche Prinzipien zugrunde liegen.

Die klassische Form der chronisch entzündlichen PNP ist die sogenannte **chronisch inflammatorisch demyelinisierende Polyneuropathie (CIDP)**, wie sie in den 1950er-Jahren erstmals beschrieben wurde. Damals erkannte man, dass bestimmte chronische PNP auf eine Therapie mit Corticosteroiden ansprechen können.

Klinik und Diagnostik
Klassisch für die Diagnose ist eine symmetrische Schwäche, die sowohl proximale (!) als auch distale Muskeln betrifft, distale Sensibilitätsstörungen, abgeschwächte Eigenreflexe, ein erhöhtes Liquoreiweiß und elektrophysiologische Hinweise für eine Demyelinisierung (verzögerte Leitgeschwindigkeiten, verzögerte distale Latenz eines Muskelaktionspotenzials, verzögerte F-Wellen und partielle Leitungsblockierungen). Definitionsgemäß entwickelt sich eine CIDP

◻ **Tab C 8.8** Klinik und Therapiemöglichkeiten bei chronisch entzündlichen PNP[1].

Diagnose	Manifestation und Hinweise zur Diagnostik	Therapiemöglichkeiten
CIDP	Symmetrisch, motorisch (proximal und distal) und sensibel	Corticoster., Immunglob., Plasmapherese, evtl. Azathioprin, evtl. Cyclophosphamid
CIDP-Varianten		
Distale Form der CIDP (DADS)[2]	Wie CIDP, aber distal und sensibel betont, z. T. Auto-Ak gegen MAG[3]	Wie oben, aber z. T. leicht und nicht therapiebedürftig, in anderen Fällen aber schwer und therapierefraktär
Asymmetrische Form der CIDP (MADSAM[4])	Asymmetrisch mit motorischen und sensiblen Ausfällen	Wenig Daten, Corticoster. und Immunglob. am besten belegt
CIDP mit Paraprotein	Kann symmetrisch oder asymmetrisch verlaufen	Therapie im Prinzip wie bei klass. CIDP, sofern eine hämatologische Erkrankung ausgeschlossen wurde
MMN[5]	Asymmetrisch, rein motorisch, oft mit IgM-Autoantikörpern gegen das GM1-Gangliosid	Immunglobuline, Cyclophosphamid[6]
Vaskulitische PNP	Kann fokal aber auch distal symmetrisch verlaufen	Therapie wie bei system. Vaskulitis mit Corticosteroiden, Cyclophosphamid, Immunglobulinen

1: Diese Tabelle stellt eine aktuelle Einteilung chronisch entzündlicher Polyneuropathien dar. Sie soll nicht diese komplexen und momentan stark wachsenden Gebiete umfassend abbilden, soll aber darstellen, dass klinisch sehr unterschiedlich erscheinenden PNP-Formen eine ähnliche Ursache zugrunde liegen kann und dass für die Differenzierung Konsequenzen für die Therapieauswahl hat.
2: DADS – distal acquired demyelinating symmetric neuropathy.
3: MAG – Myelin assoziiertes Glykoprotein, ein Bestandteil des PNS.
4: Sogenanntes Lewis-Sumner-Syndrom oder MADSAM (Multifocal acquired demyelinating sensory and motor neuropathy).
5: MMN – multifokale motorische Neuropathie.
6: Steroide sind unwirksam, ebenso Plasmapherese, die sogar zu einer Verschlechterung führen kann.

über mindestens 2 Monate, tatsächlich sind die klinischen Verläufe oft erheblich länger und Patienten stellen sich nicht selten Monate oder Jahre nach Beginn einer langsam fortschreitenden Symptomatik vor.

Varianten der CIDP können sich mit überwiegend distalen Störungen, v. a. Sensibilitätsstörungen oder auch mit einer asymmetrischen Form einer demyelinisierenden Neuropathie präsentieren (s. ◻ Tab. C 8.8). Ob diese Syndrome tatsächlich eigene Erkrankungen oder nur Unterformen der CIDP sind, ist nicht eindeutig geklärt. Tatsache bleibt, dass die Diagnose wesentlich von elektrophysiologischen Kriterien abhängt und den Versuch einer Immuntherapie rechtfertigt.

C 8.2.4 „Critical illness"-Polyneuropathie

Ätiologie
Diese PNP-Form wurde erstmals 1984 beschrieben. Ihr häufiges Auftreten bei Schwerstkranken mit Sepsis, Beatmungspflichtigkeit und Multiorganversagen wurde allerdings erst im Verlauf der letzten Jahre erkannt. So erleiden 60 % der Patienten, die mehr als eine Woche auf einer Intensivstation behandelt werden, und sogar 80 % der Patienten mit Sepsis und Multiorganversagen eine Critical illness PNP (CIP).

● Syn.: Polyneuropathie bei kritisch Kranken auf Intensivstation

● Die Critical-illness-PNP ist eine erst seit kurzem bekannte PNP-Form, die häufig (!) bei Überlebenden von Sepsis und Multiorganversagen auftritt.

Klinik
Die typische Erstmanifestation sind Probleme bei Beendigung der Beatmung, die durch pulmonale oder kardiale Störungen nicht zu erklären sind. Bei der Untersuchung finden sich distal betonte Atrophien, erloschene Reflexe, bei – sofern prüfbar – meist wenig gestörter Sensibilität. Entscheidend für die Diagnosestellung sind Elektroneurografie und -myografie. Die CIP ist eine akute axonale PNP, die sich elektrophysiologisch klar nachweisen lässt. Trotz der Häufigkeit auf Intensivstationen muss differenzialdiagnostisch an andere PNP-Formen, v. a. ein Guillain-Barré-Syndrom, Vitamin-Mangel-PNP, paraneoplastische PNP, aber auch andere neuromuskuläre Erkrankungen, z. B. Myasthenia gravis gedacht werden.

Therapie
Eine kausale Therapie der CIP ist nicht bekannt. Entscheidend sind daher die Therapie der Grunderkrankung und physiotherapeutische Maßnahmen. Die meisten Patienten, die nicht an der schwerwiegenden Grunderkrankung versterben, zeigen eine deutliche, aber sehr langsame Restitution ihrer neuromuskulären Funktionen.

C 8.2.5 Hereditäre Polyneuropathien

Name und Terminologie
Spezielle und relativ häufige Formen sind die hereditäre motorische und sensible Neuropathie (HMSN), speziell Typ 1 (HMSN-I), und die hereditäre Neuropathie mit Neigung zu Druckparesen (HNPP, „hereditary neuropathy with liability to pressure palsies", auch „familiar recurrent polyneuropathy" oder „tomaculous neuropathy" genannt, „tomakulös" bedeutet „wurstförmig", da histologisch wurstähnliche Verdickungen der Markscheiden zu finden sind).

Klinik
Klinisch hinweisend auf eine hereditäre Ursache einer PNP ist der sehr langsame Beginn von Symptomen, die oft lange nicht bemerkt werden. Positive sensible Symptome wie Kribbelparästhesien und „Einschlafgefühl" sprechen eher gegen eine hereditäre Ursache der PNP. Hereditäre PNP manifestieren sich in der Regel vor dem 30. Lebensjahr. Allerdings zeigt die molekulare Diagnostik heute, dass hereditäre PNP in leichter Form auch erst im höheren Lebensalter klinisch manifest werden können. Wenn der Verdacht auf eine genetische Ursache besteht, ist neben der Familienanamnese auch die klinische und elektrophysiologische, ggf. auch bioptische oder molekulargenetische Untersuchung von Angehörigen sinnvoll und notwendig.

▶ **HINWEIS FÜR DIE PRAXIS**

Exkurs in die Genetik
Ein interessantes und klinisch relevantes Beispiel einer genetischen Veränderung, die zu zwei unterschiedlichen Erkrankungen führt, soll hier dargestellt werden. Die HMSN-1 ist eine primär demyelinisierende Erkrankung, die in der Regel im 1. oder 2. Lebensjahrzehnt beginnt. Zunächst fallen Hohlfüße, später eine Muskelschwäche und -atrophie der Unterschenkelmuskulatur („Storchenbeine") auf. Eine Fußheberschwäche mit „Steppergang" ist praktisch immer vorhanden. Sensibilitätsstörungen sind vorhanden, werden subjektiv aber nur gering wahrgenommen. Das Fortschreiten der Erkrankung ist meist sehr langsam, und die Patienten sind in der Regel wenig behindert. Die Krankheit ist genetisch heterogen und es sind bisher mindestens 5 genetische Veränderungen bekannt. Bei 75 % der Patienten liegt jedoch eine Verdopplung eines DNA-Abschnitts auf dem Locus 17p11.2–12 vor, der das Myelinprotein PMP22 kodiert (s. ○ Abb. C 8.2). Gewissermaßen das genetische Spiegelbild dieser Erkrankung stellt die HNPP dar. Hier ist dieses DNA-Stück auf Chromosom 17 deletiert. Bei dieser autosomal-dominanten Erkrankung leiden die Patienten an rezidivierenden Druckparesen einzelner Nerven, wobei schon leichte Druckeinwirkung diese Schäden klinisch manifest machen kann. Im Prinzip ist eine volle Rückbildung der Paresen und Sensibilitätsstörungen möglich. Die Häufigkeit der HMSN-I wird auf 1:2500 geschätzt, die der HNPP auf etwa 1:6000. Wahrscheinlich sind aber beide Angaben zu niedrig.

Therapie
Insgesamt sind momentan weit mehr als 30 verschiedene Formen oft sehr seltener hereditärer PNP bekannt. Naturgemäß gibt es für diese Erkrankungen kaum kausale Behandlungsmöglichkeiten. Allerdings darf man nicht übersehen, dass sich zumindest bei einem kleinen Teil dieser PNP-Formen neue Therapiemöglichkeiten entwickeln werden (s. ▫ Tab. C 8.6), auch wenn diese oft nur symptomatisch sind. Eine genaue Diagnostik ist also in vielen Fällen hilf-

○ **Abb. C 8.2** PMP22 ist ein Myelinprotein, dessen Gen auf dem kurzen Arm des Chromosom 17 je nach Veränderung zur HMSN-I oder zur HNPP führt.

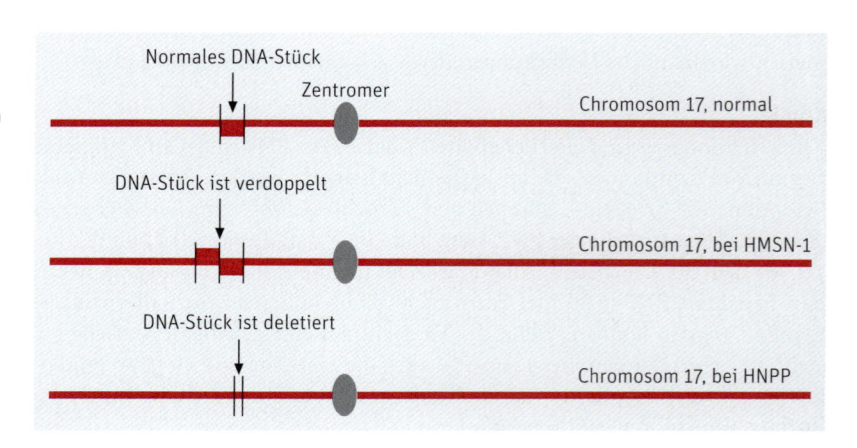

reich und notwendig. Zum Beispiel kann beim Morbus Refsum, einer Phytansäurespeicher-Erkrankung, eine spezielle Diät eine neurologische Verschlechterung aufhalten. Bei der Abetalipoproteinämie (auch Morbus Bassen-Kornzweig) können Fettrestriktion und Substitution von hohen Dosen Vitamin E, A und K hilfreich sein. Bei den hepatischen Porphyrien ist es sehr wichtig, Medikamente zu vermeiden, die eine Krankheitsattacke auslösen können (siehe Rote Liste). Die familiären Amyloidosen sind ebenfalls seltene und schwer verlaufende Polyneuropathien mit deutlicher vegetativer Beteiligung, bei denen immer häufiger Lebertransplantationen mit dem Versuch einer Korrektur der pathologischen Stoffwechselwege (meist liegt ein Transthyretin-Gendefekt zugrunde) durchgeführt werden (s. auch ▢ Tab. C 8.6).

C 8.2.6 Toxische Polyneuropathie

Alkohol ist eine der häufigsten Ursachen von Polyneuropathien. Etwa 20 % der Alkoholiker haben klinische Symptome einer PNP. Das Auftreten korreliert mit der konsumierten Alkoholmenge, wobei meist zusätzliche Faktoren wie Leberschädigung, Malabsorption, einseitige Ernährung mit Vitaminmangel eine Rolle spielen. Klinisch findet sich eine distal-symmetrische, überwiegend sensible und axonale Neuropathie, wobei schmerzhafte Parästhesien und eine autonome Beteilung häufig sind. Die Neuropathie schreitet bei fortgesetztem Alkoholmissbrauch fort, kann sich aber bei Abstinenz gut zurückbilden.

● Die häufigsten Ursachen von toxischen Polyneuropathien sind Alkohol und Medikamente (v. a. Chemotherapeutika und antiretrovirale Substanzen).

Medikamente sind heute eine häufige Ursache von toxischen Polyneuropathien. Die Liste der Medikamente, die im Prinzip eine Polyneuropathie verursachen können, ist lang, das tatsächliche PNP-Risiko ist jedoch bei den meisten Medikamenten gering. Ein hohes Risiko besteht bei bestimmten Chemotherapeutika (Vinca-Alkaloide, Paclitaxel und Cisplatin) und bei antiretroviralen Substanzen und Interferon-alpha. Bei einer Therapie mit Isoniazid ist eine begleitende Pyridoxin-Sustitution zur Polyneuropathie-Prophylaxe obligat. Toxische PNP verlaufen in den allermeisten Fällen subakut bis chronisch, sind axonal, distal-symmetrisch und sensibel betont und können mit Schmerzen einhergehen. Polyneuropathien durch **Umwelttoxine** (Blei, Quecksilber, Thallium, organische Lösungsmittel) sind in der westlichen Welt heute selten. Nach Ausschaltung der Noxe besitzen toxische Polyneuropathien oft eine gute Rückbildungsfähigkeit.

C 8.2.7 Diabetes mellitus und Polyneuropathie

Der Diabetes mellitus ist hierzulande die häufigste Ursache für eine PNP. Problematisch für den Neurologen ist, dass sich ein Diabetes mellitus durch eine ganze Reihe verschiedener PNP-Formen manifestieren kann.

● Verschiedene Formen von Mono- und Polyneuropathien können mit einem Diabetes mellitus assoziiert sein.

> ■ **MERKE**
>
> Beim Diabetes mellitus tritt am häufigsten eine distal-symmetrische sensibel-betonte und zusätzliche autonome Neuropathie auf.

Der typische Patient hat einen langjährigen Diabetes und berichtet über ein Taubheitsgefühl, evtl. mit Schmerzen der Fußsohlen. Bei der Untersuchung sind fehlende Achillessehnenreflexe und trophische Störungen (als Folge der autonomen Beteiligung) festzustellen. Paresen, d. h. Fußheberparesen, sind bei dieser Form gering ausgeprägt und treten allenfalls nach sehr langem Verlauf auf. Eine Unterform der diabetischen PNP betrifft besonders dünne unbemarkte Fasern („small-fibre"-Neuropathie) und führt zu brennenden Schmerzen. Hauptsymptome einer autonomen Neuropathie sind neben den genannten trophischen Störungen noch Diarrhoe, orthostatische Dysregulation sowie Blasen- und Potenzstörungen.

Daneben kommen beim Diabetes mellitus fokale Neuropathien, einschließlich proximaler Neuropathien und Mononeuropathien von peripheren und Hirnnerven vor. Die proximale motorische Neuropathie beginnt mit Muskelschmerzen und führt zu progredienten atrophischen Paresen der Hüft- und Beinmuskeln. Eine asymmetrische atrophische Parese des M. quadriceps und der Adduktoren mit Verlust des Patellarsehnenreflexes ist das häufigste Bild. Mononeuropathien haben häufig einen akuten Beginn, können von Schmerzen begleitet sein, treten häufiger bei älteren Menschen auf, korrelieren aber nicht mit der Dauer und Schwere des Diabetes. Die meisten peripheren Nerven können betroffen sein. Unter den Hirnnervenausfällen ist die Okulomotoriusparese am häufigsten. Typischerweise ist dabei die Pupillenfunktion nicht betroffen (im Gegensatz zur Druckläsion, z. B. durch ein Aneurysma, bei der die Mydriasis früh auftritt). Die Hälfte der Patienten mit diabetischer Okulomotoriusparese gibt Schmerzen an, die der Parese vorausgehen können.

Therapie und Verlauf

Die einzige kausale Therapie einer diabetischen Polyneuropathie ist die Kontrolle der Blutglucose. Die distale sensomotorische und autonome Neuropathie ist auch bei strenger Stoffwechselkontrolle nicht reversibel, kann sich aber stabilisieren. Bei fokalen Neuropathien dagegen kommt es bei guter Stoffwechselkontrolle oft zu einer zufrieden stellenden Rückbildung. Symptomatische Therapiemaßnahmen sind besonders bei autonomen und schmerzhaften Neuropathien wichtig zur Verbesserung der Lebensqualität. Entscheidend ist es, bei vermindertem Schmerzempfinden **Fußverletzungen zu vermeiden** und Fremdkörper zu entfernen sowie zusätzliche Erkrankungen der großen Gefäße zu erkennen und zu behandeln.

● Der „diabetische Fuß" mit chronischen Ulzerationen ist zum Teil Folge der autonomen Neuropathie.

Zur Therapie **neuropathischer Schmerzen** werden vor allem Antikonvulsiva (Gabapentin, Carbamazepin) und Antidepressiva (Amitriptylin) eingesetzt. Als Regel für die Schmerztherapie gilt, dass Antikonvulsiva (v. a. Gabapentin, Carbamazepin) bei epikritischen Schmerzen, Antidepressiva (z. B. Amitriptylin) bei protopathischen Schmerzen eingesetzt werden.

Weiterführende Literatur

http://www.neuro.wustl.edu/neuromuscular/
Washington University, St. Louis, Missouri, USA
Internetseite für neuromuskuläre Erkrankungen, also Erkrankungen, bei denen periphere Nerven und Muskeln betroffen sind; interessante, sehr hilfreiche und umfassende, wenn auch komplexe Informationsquelle. Hier finden sich z. B. auch zahlreiche Hinweise zur Differenzialdiagnose von Polyneuropathien.
Dengler R, Heidenreich F (1999) Polyneuropathien. Kohlhammer, Stuttgart

Wiederholungsfragen

1 Welches sind wichtige Ursachen einer demyelinisierenden Polyneuropathie?

2 Welches ist die häufigste Ursache einer distal-symmetrischen sensiblen Polyneuropathie?

3 Welches ist die häufigste Ursache einer akuten Polyneuropathie mit Tetrasymptomatik?

C 9 Schmerzsyndrome

● Karsten Schepelmann

EDITORIAL

Schmerz als Sinnessystem ist für den Menschen als Frühwarnsystem von elementarer Bedeutung. Schmerz signalisiert unter normalen Bedingungen eine Gewebeschädigung und macht so als Symptom auf Krankheiten aufmerksam. Unter bestimmten Bedingungen, vor allem wenn er chronifiziert, verliert der Schmerz seine Warnfunktion und wird, losgelöst von einer initiierenden Erkrankung, selbst zur Krankheit. Darüber hinaus können Schmerzen auch ohne zugrunde liegende Schädigung des Organismus auftreten. Daher hat die Internationale Gesellschaft zum Studium des Schmerzes (IASP) 1979 folgende Definition von Schmerz vorgeschlagen: „Schmerz ist ein unangenehmes Sinnes- und Gefühlserlebnis, das mit aktueller oder potenzieller Gewebeschädigung verknüpft ist oder mit den Begriffen einer solchen Schädigung beschrieben wird".

In der Neurologie begegnet dem Arzt im klinischen Alltag das ganze Spektrum schmerzhafter Erkrankungen, von rein symptomatischen Schmerzen eines akuten Bandscheibenvorfalles bis hin zur somatoformen Schmerzstörung. Hier ist das Verständnis und die richtige diagnostische Einordnung bereits der erste Schritt zur effektiven Therapie.

C 9.1 Kopfschmerz und andere kraniofaziale Schmerzsyndrome

C 9.1.1 Grundlagen

● Man unterscheidet symptomatische und primäre Kopfschmerzen.

Kopfschmerzen gehören zu den am häufigsten von Patienten beklagten Schmerzzuständen. Als Symptom sind sie mehrdeutig. Es kann sich sowohl um harmlose Befindlichkeitsstörungen handeln, als auch um ein Zeichen einer bedrohlichen Erkrankung oder eines der primären Kopfschmerzsyndrome wie z. B. der Migräne.

Kopfschmerzen werden im Wesentlichen im Bereich der Kalotte empfunden. Auch wenn sie dabei in Teile des Gesichtes übergreifen können, sind sie im Allgemeinen von den Gesichtsschmerzen abzugrenzen. Gesichtsschmerzen im eigentlichen Sinne sind meist Neuralgien sensibler Hirnnerven wie z. B. die Trigeminusneuralgie, oder schwer zuzuordnende Syndrome wie der atypische Gesichtsschmerz.

Epidemiologie

Ein großer Teil (etwa drei Viertel) der Bevölkerung leidet irgendwann in seinem Leben an Kopfschmerzen. Am häufigsten kommen episodische Spannungskopfschmerzen vor, die in der Regel kein großes therapeutisches Problem darstellen. Von den behandlungsbedürftigen Kopfschmerzsyndromen ist die Migräne mit einer Prävalenz von etwa 10–15 % am häufigsten. Chronische Spannungskopfschmerzen machen 3–5 % der Kopfschmerzsyndrome aus, alle anderen Formen zusammen etwa 5 %, die trigeminoautonomen Cephalgien weniger als 1 %.

● Die Migräne betrifft 10–15 % der Bevölkerung.

Pathophysiologie

Die schmerzempfindlichen Strukturen des Schädelinneren sind im Wesentlichen die Hirnhäute und die sie versorgenden Blutgefäße. Als *trigeminovaskuläres System* stellen sie die gemeinsame anatomische und physiologische Grundlage der verschiedenen Arten von Kopfschmerzen dar. Durch die Aktivierung des trigeminovaskulären Systems entstehen Schmerzen, wobei vasoaktive Peptide wie CGRP eine wichtige Rolle spielen. Gewebsschädigende oder potenziell gewebsschädigende Reize werden von dünnen afferenten Nervenfasern mit freien Nervenendigungen, den Nozizeptoren, in neuronale Aktivität übersetzt und über den N. trigeminus in das Zentralnervensystem weitergeleitet. Erste Station der Signalverarbeitung ist der trigeminale Kernkomplex im Hirnstamm. Von hier geschieht die Weiterleitung in höhere integrative Zentren des Nervensystems. Hinzu kommt zumindest bei der Migräne und dem Clusterkopfschmerz eine bisher nicht gut verstandene zentralnervöse Komponente, die zum periodischen Auftreten und vegetativen Begleitsymptomen führt. Ergebnisse der funktionellen Bildgebung deuten darauf hin. Diskutiert wird u. a. eine Dysfunktion endogener schmerzhemmender Systeme.

Klassifikation und Diagnostik

Mithilfe einer sorgfältigen anamnestischen Kopfschmerzanalyse und klinischen sowie ggf. zusätzlichen bildgebenden Untersuchungen ist in der Regel die diagnostische Zuordnung möglich. Differenzialdiagnostisch kommen dabei zum einen symptomatische, also *sekundäre Kopfschmerzen* infolge einer intrakraniellen Erkrankung, wie z. B. einer Blutung, Raumforderung oder Meningitis in Betracht. Diese entstehen durch intrakranielle Druckerhöhung, intrakranielle Blutungen oder durch entzündliche Prozesse. Sie werden genauer im jeweiligen Abschnitt über die Grunderkrankung abgehandelt.

Zum anderen sprechen chronischer Verlauf, wiederkehrende Ereignisse und fehlende sonstige Krankheitszeichen für das Vorliegen eines *der primären Kopfschmerzsyndrome*. Zu dieser Gruppe von Störungen gehören u. a. die Migräne, der Spannungskopfschmerz, der Clusterkopfschmerz und die chronisch-paroxysmale Hemikranie. Eine Einteilung anhand klinischer Kriterien wurde 1988 von der Internationalen Kopfschmerzgesellschaft (IHS) vorgenommen [Headache Classification Committee 1988] und 2003 überarbeitet, sodass eine allgemein anerkannte Arbeitsgrundlage für die Zuordnung von Kopfschmerzsyndromen besteht. Clusterkopfschmerz und die chronisch paroxysmale Hemikranie werden aufgrund ihrer klinischen Ähnlichkeit zusammen mit dem SUNCT (short lasting unilateral neuralgiform headache with conjunctival injection and tearing) und der Hemicrania continua zu einer Gruppe von *trigeminalen autonomen Cephalgie-Syndromen* zusammengefasst.

● Eine Einteilung nach klinischen Merkmalen schafft Ordnung in der Vielfalt der Kopfschmerzleiden.

Praktisches Vorgehen
Wichtig für die diagnostische Zuordnung sind die anamnestischen Daten. Eine neu aufgetretene akute Kopfschmerzsymptomatik ist zunächst immer verdächtig auf ein symptomatisches Geschehen und erfordert diagnostische Klärung. Besteht der Verdacht auf ein primäres Kopfschmerzsyndrom, ist die Einordnung nur über die Anamnese und Schmerzanalyse möglich. Die verschiedenen primären Kopfschmerzen sind überwiegend über die Dimensionen Lokalisation, Intensität und zeitlicher Verlauf definiert. Diese Kriterien lassen sich gut abfragen oder mithilfe eines Kopfschmerzkalenders über eine gewisse Zeit beobachten.

● Neu aufgetretene akute Kopfschmerzen müssen diagnostisch geklärt werden.

C 9.1.2 Migräne

Definition
Die Migräne ist eine familiäre Erkrankung, die durch wiederkehrende, meist einseitige anfallsartige Kopfschmerzen, einhergehend mit vegetativen Begleitsymptomen wie Übelkeit und Erbrechen, gekennzeichnet ist. Je nachdem, ob es vor den Kopfschmerzen zu einer sogenannten Aura mit vorübergehenden neurologischen Ausfällen kommt, stellt man die Diagnose einer Migräne mit oder ohne Aura. Eine Aura tritt immer vor der Kopfschmerzphase auf und dauert in der Regel nicht länger als 30 Minuten. Bei einer Dauer der Aura über eine Stunde bezeichnet man sie als *Migräne mit prolongierter Aura*. Ein Anfall dauert mehrere Stunden bis zu 3 Tagen, bei einer Dauer von mehr als 72 Stunden trotz Behandlung spricht man von einem *Status migraenosus*.

● Es gibt eine Migräne mit Aura und eine Migräne ohne Aura.

● Die Aura tritt vor der Kopfschmerzphase auf.

Epidemiologie
Die Prävalenz beträgt 6–8 % bei Männern und 12–18 % bei Frauen. Die Migräne wird meist in der Kindheit bis zum jungen Erwachsenenalter manifest. Bei Kindern ist das Verhältnis der Geschlechter noch ausgeglichen, nach der Pu-

● Die Migräne betrifft überwiegend junge Leute.

bertät verändert es sich hin zum deutlichen Überwiegen der Frauen. Jenseits des 40. Lebensjahres nimmt die Prävalenz kontinuierlich ab.

Genetik

Für die Migräne gibt es eine genetische Disposition, auf deren Grundlage verschiedene Auslöser zu den Anfällen führen können. Sie gilt als polygenetische multifaktorielle Erkrankung. Für eine seltene Sonderform, die familiäre hemiplegische Migräne, ist ein autosomal-dominanter Erbgang beschrieben, ein defektes Gen für ein Calciumkanalprotein wurde auf den Chromosomen 19 und 1 gefunden. Inwieweit diese Befunde für die normale Migräne relevant sind, ist nicht klar.

Pathophysiologie

In der Auraphase kommt es initial zu einer Hemmung kortikaler Neurone, die mit einer Minderdurchblutung der betroffenen Rindenareale einhergeht. Sie beginnt im okzipitalen Rindenbereich und breitet sich nach parietal und temporal aus. Die folgende Kopfschmerzphase ist durch die Aktivierung des trigeminovaskulären Systems gekennzeichnet. Wesentlich dafür ist der Ablauf einer sterilen Entzündungsreaktion mit Vasodilatation, Plasmaextravasation und Mastzelldegranulation. Die dabei freigesetzten Mediatoren tragen dann zu einer weiteren Aktivitätssteigerung des trigeminovaskulären Systems bei.

Gefäßtonus und neuronale Aktivität im trigeminovaskulären System unterliegen serotoninerger Kontrolle. Es wurden hierfür zwei Subtypen des Rezeptors für Serotonin (5-HT) identifiziert: der 5-HT_{1B}- und der 5-HT_{1D}-Rezeptor. Der 5-HT_{1B}-Rezeptor ist auf Gefäßendothelzellen lokalisiert und vermittelt Vasokonstriktion, der 5-HT_{1D}-Rezeptor wird von trigeminalen Neuronen exprimiert und hemmt die Neurotransmission. Über diese Rezeptoren wirken Migränetherapeutika aus der Klasse der Serotoninagonisten (z. B. Ergotamin, Triptane, s. unten). Darüber hinaus wird auch auf die neuronale Aktivität des trigeminalen Hirnstammkerns beeinflusst. Somit scheint auch eine zentralnervöse serotoninerge Aktivität für die Kontrolle der trigeminalen Nozizeption wichtig zu sein. Eine Hypothese ist, dass eine Störung der Hirnstammaktivität zu einer abnormen zerebralen Gefäßregulation einerseits und zu einer Störung des antinozizeptiven Systems andererseits führen könnte.

- In der Pathophysiologie wirken peripher entzündliche, vaskuläre und zentralnervöse Mechanismen zusammen.

Anamnese

Die Patienten berichten von Kopfschmerzepisoden, die als stark und beeinträchtigend erlebt werden. Sie dauern in der Regel einen ganzen Tag lang an und führen meist zur Arbeitsunfähigkeit. Die Schmerzen werden oft als pulsierend beschrieben und sind in zwei Drittel der Fälle einseitig. Es besteht eine Überempfindlichkeit gegenüber Lärm, Licht und Gerüchen, der Rückzug ins Bett, Abdunklung des Raumes und Ruhe werden als erleichternd empfunden. Hinzu kommen meistens Übelkeit, oft mit Erbrechen. Typisch ist eine Verschlimmerung der Schmerzen bei körperlicher Anstrengung. Bei 10–15 % der Migränepatienten kommt es vor der Manifestation der Kopfschmerzen zu einer Aura in Form von neurologischen Ausfallserscheinungen. Diese betreffen am häufigsten den visuellen Kortex, sodass es zu Flimmerskotomen kommt, oft aber auch sensible Rindenareale, was zu Parästhesien wandernder Lokalisation führt. Auch über Sprach- oder Sprechstörungen wird berichtet, Paresen sind seltener. Man-

- Ein Drittel der Patienten hat beidseitige Kopfschmerzen.

- Die Anamnese ist das wesentliche Diagnostikum.

che Patienten spüren am Tag vor der Attacke Prodromalerscheinungen wie Stimmungs- oder Appetitveränderungen. Manchmal wird über Prodromi und Aurasymptome nicht ungefragt berichtet.

Diagnostik
Der klinisch-neurologische Befund ist außerhalb der Attacken immer unauffällig. Bei unauffälliger körperlicher Untersuchung und typischer Anamnese sind weitere Zusatzuntersuchungen zur Diagnosestellung nicht nötig. Allerdings ist ggf. die Angabe von Patienten, dass sich die Schmerzsymptomatik gravierend vom üblichen Migräneschmerz unterscheidet, ernst zu nehmen. Aufgrund der Häufigkeit der Migräne ist eine zusätzliche Erkrankung mit symptomatischen Kopfschmerzen nicht von vornherein unwahrscheinlich. Daher ist bildgebende Diagnostik angezeigt, wenn sich der Charakter der Kopfschmerzen ändert oder wenn neurologische Ausfälle bestehen.

● Auch Migränepatienten können eine Hirnblutung erleiden.

Praktisches Vorgehen
Für die Behandlungsplanung ist die Erfassung von Häufigkeit und Intensität der Schmerzattacken wichtig, um die Notwendigkeit einer medikamentösen Prophylaxe zu erkennen. Gute Hilfe kann dabei ein Kopfschmerzkalender leisten. Wird dieser während der gesamten Behandlung weitergeführt, kann so auch die Wirksamkeit der therapeutischen Maßnahmen eingeschätzt werden.

Therapie
Die Migränebehandlung erfolgt nach zwei verschiedenen Prinzipien. Zum einen werden die einzelnen Attacken möglichst optimal gelindert, zum anderen versucht man, das Auftreten von Attacken prophylaktisch zu verhindern.

● Zur Behandlung gibt es zwei Strategien: Attackentherapie und Prophylaxe.

Therapie der Migräneattacken
Ohne medikamentöse Unterstützung sind Migräneattacken kaum zu beherrschen. Geräusch- und Lichtabschirmung sowie lokale Kühlung bringen den Patienten in der Regel Erleichterung.

Bei vegetativen Begleitsymptomen ist die Gabe von Antiemetika sinnvoll. *Antiemetika* erhöhen die Wahrscheinlichkeit, dass applizierte Analgetika wirken, indem sie zum einen verhindern, dass Medikamente wieder erbrochen werden, zum anderen, indem sie die zum Erliegen gekommene Magenperistaltik wieder anregen.

Analgetika erster Wahl sind Acetylsalicylsäure, Ibuprofen, Diclofenac-Kalium und Naproxen. Die Applikation als Brause kann die Resorption verbessern, bei starkem Erbrechen empfiehlt sich die Gabe eines Suppositoriums.

Serotoninagonisten (Triptane) wirken rasch und spezifisch auf Migräneattacken, auch auf die vegetativen Symptome. Als Vasokonstriktoren sind sie bei Patienten mit Gefäßerkrankungen nicht indiziert. Problem bei den meisten Präparaten ist die kurze Wirkdauer, was zu Wiederkehrkopfschmerzen in etwa einem Drittel der Fälle führt.

Mutterkornalkaloide wie Ergotamintartrat wirken weniger stark als Triptane, aber länger, sie kommen daher bei langen Attacken und wiederkehrenden Kopfschmerzen infrage. Ansonsten sind sie den Triptanen in Wirksamkeit und Nebenwirkungsprofil unterlegen. Sie werden enteral schlecht resorbiert, am besten appliziert man sie in Form von Suppositorien.

Attackenprophylaxe
Nicht medikamentöse Maßnahmen zur Migräneprophylaxe sind aerobe Ausdauersportarten wie z. B. Jogging, Fitnesstraining, Schwimmen, Rudern. Zudem ist eine Wirkung nachgewiesen für Stressbewältigungstraining, progressive Muskelrelaxation und Biofeedback.

Eine Indikation zur medikamentösen Attackenprophylaxe ergibt sich, wenn mehr als vier Attacken pro Monat auftreten oder die Attacken schwer sind und nicht befriedigend behandelt werden können. Eine Prophylaxe ist erfolgreich, wenn Intensität und Häufigkeit der Attacken mindestens um die Hälfte abnehmen. Medikamente erster Wahl sind die Betablocker Metoprolol und Propranolol sowie der Calciumantagonist Flunarizin und das Antiepileptikum Topiramat. Ebenfalls wirksam sind die Antiepileptika Valproat und Gabapentin sowie das Antidepressivum Amitriptylin. Daneben gibt es eine Reihe anderer Substanzen, die am besten von Spezialisten eingesetzt werden. Eine wirksame Prophylaxe sollte nach sechs bis zwölf Monaten versuchsweise beendet werden, um eine spontane Besserung im Verlauf nicht zu übersehen.

● Indikation zur Prophylaxe: > 4 Attacken/Monat oder sehr schwere Attacken.

Verlauf und Prognose
Eine Migräne behält man für das ganze Leben. Allerdings variiert die Ausprägung der Symptome phasenweise erheblich. Die natürlichen Schwankungen im Verlauf erklären auch die Wirkung vieler Außenseitermethoden. Nach dem 45. Lebensjahr nehmen Häufigkeit und Intensität langsam ab. Migräne erhöht in Kombination mit anderen Risikofaktoren wahrscheinlich das Risiko für einen Hirninfarkt.

C 9.1.3 Spannungskopfschmerz

Definition
Der Spannungskopfschmerz ist ein holozephaler drückender Kopfschmerz mäßiger Intensität ohne vegetative Begleiterscheinungen. Eingeteilt werden die Spannungskopfschmerzen in eine episodische und eine chronische Form und diese jeweils in eine Form mit Schmerzempfindlichkeit der perikraniellen Muskulatur und eine ohne diese. Als chronisch bezeichnet man den Spannungskopfschmerz, wenn er an mehr als 15 Tagen pro Monat auftritt.

Epidemiologie
Spannungskopfschmerzen sind eine sehr häufige Kopfschmerzform mit einer in der Literatur definitionsabhängig variablen Prävalenz von 30–80 %. Zum medizinischen Problem wird aber in der Regel nur die chronische Form mit einer Prävalenz von 3 %.

● Unterscheide gelegentliche von chronischen Spannungskopfschmerzen.

Pathophysiologie
Die Pathophysiologie des Spannungskopfschmerzes ist bisher nur in Ansätzen bekannt. Da in vielen Fällen die Schmerzempfindlichkeit der perikraniellen Muskulatur erhöht ist, spielt offenbar der primäre nozizeptive Input aus myofaszialen Strukturen eine wichtige Rolle. Durch inadäquate und dauerhafte Erhöhung der Muskelspannung könnte es zu Störungen der Mikrozirkulation in der perikraniellen Muskulatur kommen. Der erhöhte nozizeptive Einstrom scheint mit einer Störung der endogenen schmerzhemmenden Systeme zusam-

menzuspielen. Die Heterogenität der klinischen Ausprägung des Spannungskopfschmerzes lässt vermuten, dass weder eine einfache Ätiologie noch ein einheitlicher pathophysiologischer Mechanismus vorliegen.

Anamnese

Häufigkeit und Schwere der Symptomatik variieren sehr, von seltenen kurzen Episoden bis zu kontinuierlichen chronischen Kopfschmerzen von behindernder Intensität. Die Patienten berichten von einem bilateralen, okzipital betonten, dumpf drückenden Schmerz. Häufig ist eine Ausbreitung von okzipital nach frontal, oft mit einem Ringgefühl und Ausstrahlung in die Augen. Die Intensität wird meist als nicht stark eingeschätzt, Ablenkung ist möglich. Im Tagesverlauf ist eher eine Verstärkung gegen Nachmittag zu beobachten, aber keine Verstärkung bei körperlicher Anstrengung. In der Regel treten keine wesentlichen vegetativen Begleiterscheinungen auf, oft besteht eine erhöhte Muskelanspannung im Bereich der Nackenmuskulatur. Zu den begünstigenden Faktoren zählen psychosozialer Stress, oromandibuläre Dysfunktion, unergonomische Arbeitsbedingungen, muskuläre Überbelastung, Angst und Depression.

● Oft ist Ablenkung von den Schmerzen möglich.

Diagnostik

Der klinisch-neurologische Befund ist normal. Da holozephale Kopfschmerzen unspezifisch sind, ist beim ersten Auftreten eines chronischen Kopfschmerzes Diagnostik zum Ausschluss symptomatischer Kopfschmerzen nötig.

Praktisches Vorgehen

Die Diagnose wird nach Anamnese und klinischer Untersuchung gestellt. Für die Behandlungsplanung ist zur Erfassung von Häufigkeit und Intensität der Schmerzen ein Kopfschmerzkalender nützlich. Wird dieser während der gesamten Behandlung weitergeführt, kann er bei der Einschätzung der Wirksamkeit der therapeutischen Maßnahmen helfen.

Therapie

Zur symptomatischen Therapie werden nicht-steroidale Analgetika eingesetzt, wie Acetylsalicylsäure, Paracetamol, Ibuprofen oder Naproxen. Auch eine großflächige Applikation von Pfefferminzöl auf die Haut von Schläfen und Nacken hat eine Wirkung gezeigt.

● Nichtmedikamentöse Verfahren sind am wichtigsten.

Prophylaxe

Nichtmedikamentöse Behandlungsmaßnahmen sind Muskelrelaxation, Ausdauertraining und Stressbewältigungstraining.
Medikamentös sind bei Übergang zum chronischen Verlauf und zunehmendem Analgetikaverbrauch als Mittel der ersten Wahl trizyklische Antidepressiva wie Amitriptylin, Doxepin oder Imipramin indiziert. Die Applikation sollte einschleichend, wenn möglich als retardierte Form gegeben werden. Mittel der zweiten Wahl sind Valproat, Moclobemid, Sulpirid und Tizanidin.

C 9.1.4 Clusterkopfschmerz

Definition
Wiederkehrende, attackenartige, sehr heftige einseitige Kopfschmerzen von 15 Minuten bis 3 Stunden Dauer, die oft mit Miose, konjunktivaler Injektion, Rhinorrhoe und Nasenkongestion einhergehen.

Epidemiologie
Die Prävalenz beträgt etwa 0,4 %, dabei sind Männer 5- bis 8-mal häufiger betroffen. Zu 80 % beginnt die Erkrankung zwischen dem 20. und 50. Lebensjahr.

Genetik
Bei 3–7 % der Fälle findet man eine familiäre Häufung, für Verwandte ersten Grades ist das Erkrankungsrisiko um das 14-fache erhöht.

Pathophysiologie
Während die heftigen Kopfschmerzen auf eine Aktivierung des trigeminovaskulären Systems zurückzuführen sind, werden die vegetativen Symptome durch eine Kombination von sympathischer Unterfunktion (Ptose, Miose, konjunktivale Injektion, Vasodilatation) mit parasympathischer Überaktivität (Tränen- und Nasenfluss) erklärt. Es wurde vorgeschlagen, dass bei einem Clusterkopfschmerz-Anfall ein trigemino-lakrimaler Reflexbogen aktiv wird, der zu intrakranieller Vasodilatation und, in Kombination mit der antidromen Neuropeptidfreisetzung aus trigeminalen Afferenzen, zu Vasodilatation und perivaskulärer Ödembildung im Bereich der Karotisgefäße führt. Auslösend ist wahrscheinlich eine hypothalamische Störung, wofür auch die auffallende Rhythmizität der Schmerzattacken spricht. Bildgebungsstudien und morphometrische Daten haben hier sowohl funktionelle als auch strukturelle Veränderungen gezeigt.

● Die Ursache ist wahrscheinlich eine Störung im Zwischenhirn.

Anamnese und Befund
Die Patienten berichten über plötzlich beginnende, einseitige heftigste Schmerzattacken im frontalen und orbitalen Kopfbereich. Oft, aber nicht immer, werden begleitend konjunktivale Injektion, Tränen- und Nasenfluss, manchmal auch ein ipsilaterales Horner-Syndrom beobachtet. Die Attacken dauern zwischen 15 Minuten und 3 Stunden, häufig treten sie zur selben Tages- oder Nachtzeit auf. Ruhe und Hinlegen bringt keine Erleichterung, eher werden die Patienten motorisch unruhig und laufen umher. Die Attacken können häufig durch Alkoholgenuss ausgelöst werden. Man unterscheidet eine episodische Form, bei der es zu wochenlangen Perioden mit bis zu 8 Attacken am Tag, unterbrochen von beschwerdefreien Intervallen, kommt, von einer chronischen Form, bei der es keine beschwerdefreien Intervalle gibt. Der klinisch neurologische Befund ist immer unauffällig.

● Die motorische Unruhe ist ein Unterscheidungsmerkmal zur Migräne.

> **FALLBEISPIEL**
>
> Ein 47-jähriger Patient berichtet über heftigste einseitige Kopfschmerzen, die seit etwa 3 Wochen attackenförmig auftreten. Nachdem zunächst nur eine Schmerzattacke alle zwei Tage vorkam, hat die Häufigkeit der Zustände jetzt auf täglich ein bis drei zugenommen. Die Schmerzen seien immer auf derselben Seite. Begleitsymptome seien ihm nicht aufgefallen, es sei ihm dabei jedenfalls

nicht übel. Manchmal würde aber das Auge auf der schmerzhaften Seite tränen. Er nehme Schmerzmittel ein, nach etwa einer halben Stunde würden die Schmerzen nachlassen und ganz verschwinden. Ansonsten könne er nichts tun, was ihm Erleichterung bringe, auch im Bett würde er es nicht aushalten. Die neurologische Untersuchung wie auch ein MRT des Kopfes erbringen keinen pathologischen Befund. Eine Dauermedikation mit Verapamil lässt die Attacken nach wenigen Tagen sistieren.

Diagnostik
Da es auch symptomatische Formen des Clusterkopfschmerzes gibt, z. B. bei Prozessen des Zwischenhirns oder des Hirnstammes, sollte ein MRT erfolgen. Ansonsten gibt es keine spezifischen Befunde in den Zusatzuntersuchungen.

Praktisches Vorgehen
Auch hier ist zur Diagnosestellung und zur Therapiekontrolle die Erfassung von Häufigkeit und Intensität der Schmerzen notwendig. Wie bei der Migräne unterscheidet man die Therapie der einzelnen Attacken von der Prophylaxe. Allerdings besteht beim Clusterkopfschmerz wegen der Stärke der Schmerzen immer eine Indikation zur medikamentösen Attackenprophylaxe.

Zur medikamentösen Attackenkupierung wirksam sind nur Serotoninagonisten. Die meisten der Substanzen fluten aber nicht rasch genug an, sodass nur Sumatriptan s. c. oder Präparate in Form von Nasenspray (derzeit Zolmitriptan und Sumatriptan) eingesetzt werden können. Inhalative Sauerstoffzufuhr und die lokale Anästhesie des Ganglion sphenopalatinum mit Nasentropfen wirken nicht bei jedem Patienten, sollten aber immer versuchsweise eingesetzt werden.

Zur Prophylaxe ist Verapamil das Mittel der ersten Wahl, das schrittweise aufdosiert werden muss (Beginn mit 3 x 40–80 mg). Ist ein rascher Wirkungseintritt nötig, sind Steroide indiziert (Prednisolon 1 mg/kg KG). Weiterhin kommen Lithium, Methysergid und die Dauereinnahme von Ergotamintartrat infrage.

● Eine Prophylaxe ist immer indiziert.

Verlauf und Prognose
Der CK ist ein chronische Erkrankung, es kommen aber Langzeitremissionen vor. Beim episodischen Clusterkopfschmerz bleibt die Länge der Clusterperioden oft über Jahre konstant. Bei der chronischen Form nimmt die Häufigkeit der Attacken mit der Zeit ab.

C 9.1.5 Chronische paroxysmale Hemikranie

Definition
Bei der chronischen paroxysmalen Hemikranie kommt es zu häufigen heftigen kurzen Attacken einseitiger frontoorbitaler Schmerzen, ähnlich dem Clusterkopfschmerz. Die Dauer der einzelnen Attacke beträgt zwei bis 45 Minuten, es treten in der Regel zwischen 10 und 30 Anfälle pro Tag auf. Begleitend kommt es zu vegetativen Symptomen wie konjunktivaler Injektion, Tränenfluss, Nasenlaufen, Ptose und Lidödem. Charakteristisch ist das Ansprechen auf Behandlung mit Indometacin.

● Die Attacken sind kurz, aber zahlreich.

Epidemiologie
Die chronische paroxysmale Hemikranie ist selten, Daten zur Prävalenz gibt es nicht. Allerdings sieht man im Laufe seiner Ausbildung zum Neurologen in größeren Abständen einen Patienten. Da man den Betroffenen einfach und wirkungsvoll helfen kann, lohnt es sich, das Krankheitsbild zu kennen. Frauen sind überwiegend betroffen.

● Selten, aber therapeutisch dankbar.

Pathophysiologie
Die Pathophysiologie stellt man sich ähnlich wie beim Clusterkopfschmerz vor, genaue Vorstellungen, auch weswegen ausgerechnet Indometacin so zuverlässig hilft, gibt es nicht.

Anamnese und Befund
Die Patienten schildern sehr starke Kopfschmerzen, die sich durch nichts beeinflussen lassen. Durch die hohe Attackenfrequenz können manche Patienten die einzelnen Attacken nicht voneinander abgrenzen und beschreiben den Schmerz als Dauerschmerz. Hier muss man nachfragen, helfen kann auch ein Kopfschmerzkalender. Der neurologische Befund ist unauffällig, geeignete Zusatzuntersuchungen gibt es nicht. Ein symptomatisches Geschehen sollte aber mithilfe bildgebender Verfahren ausgeschlossen werden.

Praktisches Vorgehen
Die wichtigste Maßnahme ist, die Diagnose überhaupt in Betracht zu ziehen. Der Verdacht auf chronische paroxysmale Hemikranie rechtfertigt einen Therapieversuch mit Indometacin 150–200 mg/Tag für drei Tage. Den sehr gequälten Patienten bringt dies eine sofortige Erleichterung. Die Dosis wird zunächst im wirksamen Bereich gehalten und dann schrittweise reduziert, bis die niedrigste notwendige Erhaltungsdosis gefunden ist. Da eine Dauermedikation erforderlich ist, sind die Nebenwirkungen von Indometacin zu beachten. Eventuell muss ein Magenschutz mitverordnet werden.

● Wichtig ist: dran denken!

C 9.1.6 Medikamenteninduzierter Kopfschmerz

Definition
Kopfschmerzen, die entweder durch eine akute Substanzeinnahme oder durch einen chronischen Medikamentenübergebrauch entstehen. Insofern sind medikamenteninduzierte Kopfschmerzen sekundäre Kopfschmerzen. Akute Kopfschmerzen können durch eine Vielzahl von Substanzen ausgelöst werden und verschwinden innerhalb von 72 Stunden wieder. Ein medizinisches Problem ist eher der Kopfschmerz durch chronische Medikamenteneinnahme. Dieser entsteht durch eine regelmäßige Einnahme von Analgetika oder Migränetherapeutika an mehr als 15 Tagen im Monat.

● Analgetika und Migränemittel können Kopfschmerzen hervorrufen.

Epidemiologie
Etwa 1 % der Bevölkerung hat einen durch Medikamente unterhaltenen Kopfschmerz. Dabei werden die Medikamente zunächst zur Behandlung eines primären Kopfschmerzsyndroms eingenommen. Die meisten (65 %) der Patienten haben ursprünglich eine Migräne, 27 % einen Spannungskopfschmerz. Der Substanzgebrauch besteht meistens über mehrere Jahre.

● Am Anfang steht meistens eine Migräne.

Pathophysiologie

Patienten mit einer Kopfschmerzanamnese haben ein deutlich höheres Risiko, an einem medikamenteninduzierten Kopfschmerz zu leiden, als Patienten, die aus anderen Gründen regelmäßig Analgetika einnehmen. Somit scheint eine Disposition für Kopfschmerzen eine Rolle zu spielen. Am Anfang steht meist die Behandlung eines primären Kopfschmerzsyndroms. Durch unkritischen Übergebrauch wird ein Dauerkopfschmerz induziert und unterhalten. Das Absetzen des Medikamentes führt dann zu Entzugskopfschmerzen, sodass dagegen wieder Schmerzmittel eingenommen werden. Es liegt also weniger eine Sucht wie bei psychotropen Drogen vor, sondern ein fehlgeleitetes Schmerzvermeidungsverhalten, oft verbunden mit dem Anspruch, leistungsfähig zu sein. Begünstigt wird diese Entwicklung, wenn Kombinationspräparate, etwa mit psychotropen Substanzen wie Koffein oder Codein verwendet werden.

● Es liegt keine Drogenabhängigkeit vor.

Anamnese und Befund

Es besteht ein Dauerkopfschmerz, der dem Spannungskopfschmerz ähnlich ist. Besonders wichtig ist hier die Medikamentenanamnese. Der Übergebrauch wird oft nicht spontan berichtet, sodass man nachfragen muss. Oft hilft nur ein Protokoll über mehrere Wochen im Rahmen eines Kopfschmerzkalenders. Der klinisch-neurologische Befund ist unauffällig.

Therapie

Die einzige Therapie ist eine Entzugsbehandlung. Diese geschieht durch Absetzen der bisherigen Medikation, was in der Regel eine vorübergehende deutliche Verschlechterung der Kopfschmerzsymptomatik, eventuell mit zusätzlichen vegetativen Entzugserscheinungen wie Übelkeit, Schlafstörungen und Nervosität zur Folge hat. Patienten, die das ambulant nicht aushalten, müssen stationär behandelt werden. Als Ausweichpräparat im Notfall wird Naproxen oder Prednison empfohlen. Ist anamnestisch schon klar, was für eine Kopfschmerzform im Ursprung zugrunde liegt, ist es sinnvoll, schon während des Entzuges mit einer Prophylaxe zu beginnen.

● Nur der Entzug hilft.

Verlauf

Etwa ein Drittel der Patienten wird rückfällig, die meisten im ersten Jahr nach der Entzugsbehandlung. Prognostisch ungünstig scheint ein Missbrauch von Kombinationspräparaten oder Opioiden zu sein.

C 9.1.7 Sehr seltene Kopfschmerzen

SUNCT-Syndrom

Ein weiteres Syndrom aus der Gruppe der trigeminoautonomen Cephalgien. Die Symptomatik ist ähnlich wie bei Clusterkopfschmerz und chronischer paroxysmaler Hemikranie, die Attacken sind aber noch kürzer (5 Sekunden bis 5 Minuten). Das Syndrom ist so selten, dass man es außerhalb von Spezialkliniken nicht zu Gesicht bekommt. Bei Verdacht sollte der Patient einer spezialisierten Einrichtung zugewiesen werden.

● SUNCT: short-lasting, unilateral neuralgiform headache with conjunctival injection and tearing

Hemicrania continua

Streng einseitiger Dauerkopfschmerz von meist nur geringer bis mäßiger Intensität. Dazu treten Schmerzattacken, ähnlich wie bei Clusterkopfschmerz oder chronischer paroxysmaler Hemikranie auf. Die Schmerzen reagieren wie die chronische paroxysmale Hemikranie regelmäßig auf Indometacin.

Hypnic headache

Kopfschmerzattacken aus dem Schlaf heraus, die 30 bis 60 Minuten dauern. Die Schmerzen sind nicht lateralisiert. Es gibt wenig vegetative Begleiterscheinungen. Das Syndrom tritt überwiegend im höheren Lebensalter auf. Die Behandlung erfolgt mit Lithium oder Indometacin, spontane Remissionen kommen vor.

C 9.1.8 Trigeminusneuralgie

Definition

Einseitiger Gesichtsschmerz, der durch kurze stromstoßartige Schmerzattacken gekennzeichnet ist, die auf das Versorgungsgebiet eines oder mehrerer Trigeminusäste begrenzt sind. Der Schmerz wird häufig durch leichte taktile Reize ausgelöst, kann aber auch spontan auftreten. Man unterscheidet die sogenannte *idiopathische Trigeminusneuralgie* von der symptomatischen, durch Multiple Sklerose oder Kleinhirnbrückenwinkelprozesse hervorgerufenen *Trigeminusneuralgie*.

Epidemiologie

Die TN manifestiert sich in der Regel jenseits des 50. Lebensjahres. Die Inzidenz beträgt 4–6/100 000, die Prävalenz 40/100 000, das Geschlechterverhältnis ist Frauen : Männer = 3 : 2.

In 58 % der Fälle kommt es zu spontanen Remissionen, v. a. im frühen Krankheitsverlauf. In 4 % der Fälle kommt es zum beidseitigen Auftreten.

● Spontane Remissionen sind nicht selten.

Pathophysiologie

Ursache ist ein pathologischer Kontakt zwischen einer Arterie und dem Ganglion trigeminale bzw. der Eintrittszone des Nervenstammes in den Hirnstamm. In 80 % der Fälle ist dies die A. cerebelli superior. Die Pulsationen führen zu einer segmentalen Demyelinisierung, wodurch über einen bisher nicht bekannten Mechanismus die Schmerzparoxysmen entstehen.

● Die idiopathische TN ist gar nicht idiopathisch.

Anamnese und Befund

Die Beschwerden aus stärksten einschießenden kurzen Schmerzattacken, die durch Berührung ausgelöst werden können, sind typisch. Allerdings haben manche Patienten Schwierigkeiten, die Schmerzen genau zu beschreiben. Oft ist die Erfassung des Schmerzverhaltens hilfreich. Patienten mit Trigeminusneuralgie zucken bei einer Attacke stöhnend zusammen und unterbrechen jede Tätigkeit. Viele zeigen Angst vor Berührung im Gesicht und wehren diese schon bei der klinischen Untersuchung ab. Im Extremfall vermeiden sie die Nahrungsaufnahme und verlieren entsprechend an Gewicht. Die neurologische Untersuchung zeigt einen unauffälligen Befund. In der Regel bestehen keine Sensibilitätsausfälle in dem betroffenen Gesichtsareal.

• In der Regel keine Sensibilitätsstörung.

• FALLBEISPIEL

Eine 74-jährige Patientin wird vom Zahnarzt zugewiesen, nachdem sie ihn vehement dazu aufgefordert habe, ihr die noch verbliebenen gesunden Zähne des linken Unterkiefers zu ziehen. Sie berichtet, dass sie seit zwei Monaten unter sehr starken Schmerzen in diesem Bereich leide. Kauen, Sprechen und Berührung der Haut über dem Unterkiefer würden stärkste, elektrisierend einschießende Schmerzattacken hervorrufen. Sie könne nur noch mit großer Vorsicht essen und habe auch schon an Gewicht verloren. Schmerzmittel seien wirkungslos und sie wisse nicht mehr, was sie noch tun könne. Die neurologische Untersuchung ergibt keinen pathologischen Befund. Kernspintomografisch wird eine Gefäßschlinge nachgewiesen, die sich in unmittelbarer Nachbarschaft der Trigeminuswurzel befindet. Die sofortige Medikation mit Carbamazepin bringt die Schmerzattacken zum Verschwinden.

Diagnostik

Die Diagnose ergibt sich aus der charakteristischen Beschwerdesymptomatik. Spezifische Laborbefunde gibt es nicht. Zum Nachweis eines pathologischen Gefäß-Nervenkontaktes eignet sich die Kernspintomografie. Ebenfalls kernspintomografisch lässt sich eine symptomatische Trigeminusneuralgie durch Multiple Sklerose ausschließen.

Therapie

Zur medikamentösen Behandlung sind Antikonvulsiva die Mittel der ersten Wahl. Standardmedikament ist Carbamazepin. Weiter kommen Oxcarbazepin, Gabapentin, Phenytoin, Lamotrigin und Topiramat infrage. Die Auswahl erfolgt unter Verträglichkeitsaspekten.

• Medikamente: Antikonvulsiva

Ist eine medikamentöse Behandlung nicht erfolgreich, muss eine Operation in Betracht gezogen werden. An erster Stelle steht die mikrovaskuläre Dekompression nach Jannetta, die eine kausale Behandlung ist. Die Erfolgsrate liegt bei 72 %, es entsteht dadurch keine Sensibilitätsstörung und keine Anaesthesia dolorosa (s. unten).

• Die Operation nach Jannetta ist eine kausale Behandlung.

Bei Patienten, denen eine Operation in Vollnarkose nicht zuzumuten ist, kommen Eingriffe am Ganglion trigeminale in Betracht. Der Vorteil dabei ist, dass es sich um relativ kleine Eingriffe ohne Vollnarkose handelt, die sofortige Schmerzstillung erbringen und kaum mit Mortalität und Morbidität verbunden sind. Bei Rezidiven sind sie leicht wiederholbar. Die Nachteile sind 23–33 % Rückfälle, regelmäßig Sensibilitätsstörungen und in 0,3–4 % eine Anaesthesia dolorosa. Dies ist ein therapieresistentes neuropathisches Schmerzsyndrom, das durch die Schädigung des Trigeminalganglions entsteht und zu Hypästhesie in Kombination mit starken Schmerzen im Trigeminusareal führt.

Derzeit am häufigsten durchgeführt wird die Thermokoagulation, eine differenzielle Zerstörung von $A\delta$- und C-Fasern durch Hitzeapplikation. Andere Verfahren sind die perkutane retroganglionäre Glyzerolinjektion, die Mikrokompression des Ganglion trigeminale und die Bestrahlung des proximalen Nervenendes und der Wurzeleintrittszone mit 70–90 Gy.

Praktisches Vorgehen

Da die Schmerzen sehr stark und die Patienten entsprechend gequält sind, ist eine rasche Schmerzlinderung nötig. In schweren Fällen beginnt man die Therapie am besten unter stationären Bedingungen. Carbamazepin kann dann schneller aufdosiert werden als ambulant. Die Patienten nehmen die dabei auftretenden Nebenwirkungen für eine rasche Schmerzlinderung meist in Kauf. Unterstützend kann man vorübergehend Opiate einsetzen, die allerdings auf Dauer keinen befriedigenden Effekt zeigen. Auch eine ganglionäre lokale Opioidinjektion (GLOA) kann als akute Intervention versucht werden.

- Die Patienten leiden sehr – rasche Linderung muss sein.

C 9.1.9 Andere Gesichtsneuralgien

Die seltene **Glossopharyngeusneuralgie** macht eine prinzipiell ähnliche Symptomatik wie die Trigeminusneuralgie, hier aber in den vom N. glossopharyngeus versorgten sensiblen Arealen (Ohr, Tonsillenregion, Larynx, hintere Zunge). Trigger sind demnach Schlucken, Kauen, Husten, Sprechen. Auch hier liegt ein neurovaskuläres Kompressionssyndrom vor, meist durch die A. cerebelli posterior inferior. Noch seltener ist die **Intermediusneuralgie** (Hunt-Syndrom). Als anatomische Variante ziehen hier sensible Fasern mit der Chorda tympani im N. facialis, sodass es zu einer Neuralgie kommt, die im Ohr und im Bereich der Zunge lokalisiert ist. Es wird auch hier eine Kompression durch ein Gefäß vermutet.

C 9.1.10 Atypischer Gesichtsschmerz

Definition
Dauerschmerz im Gesicht ohne fassbare lokalisierte Erkrankung und ohne Beschränkung auf das Territorium eines sensiblen Nerven. Er entsteht entweder spontan oder in engem zeitlichem Zusammenhang mit einer Infektion, einem Trauma oder einer Operation im Gesichtsbereich.

Epidemiologie
Da das Krankheitsbild nicht einheitlich definiert ist, gibt es keine Daten zu Inzidenz und Prävalenz. Am häufigsten findet sich das Syndrom bei Frauen.

Pathophysiologie
Die Pathophysiologie des atypischen Gesichtsschmerzes ist unbekannt. Wahrscheinlich ist durch die hohe Innervationsdichte des Gesichtes mit sensiblen Afferenzen die Gefahr einer Chronifizierung von zunächst symptomatischen Schmerzzuständen durch neuroplastische Vorgänge besonders hoch.

Anamnese und Befund
Die Patienten berichten nicht selten von Zahnextraktionen, Nebenhöhlenoperationen oder anderen kleinen Eingriffen im Gesichtbereich, die am Anfang der Krankengeschichte stehen. Es besteht ein Dauerschmerz, dessen Intensität wechseln kann, meist von brennendem Charakter. Die Lokalisation ist einseitig ohne Überschreiten der Gesichtsmittellinie, aber nicht einem Nerveninnervationsgebiet zuzuordnen. Es gibt keine Triggermechanismen. Der neurologische Befund ist unauffällig.

Diagnostik

Atypische Gesichtsschmerzen können Symptom einer Erkrankung sein, z. B. Autoimmunerkrankungen oder Tumoren der Weichteile des Kopfes. Somit ist der Ausschluss eines solchen symptomatischen atypischen Gesichtsschmerzes nötig. Auch muss das Syndrom von anderen Formen der Gesichtsschmerzen abgegrenzt werden. Nicht selten werden Patienten mit Clusterkopfschmerz, chronischer paroxysmaler Hemikranie und anderen selteneren Schmerzsyndromen mit dieser Diagnose versehen. Ferner empfiehlt sich eine psychologische oder psychiatrische Exploration, um somatoforme Störungen nicht zu übersehen.

● Nicht jeder atypische Gesichtsschmerz ist psychogen.

Therapie

Am wichtigsten ist, angesichts des erheblichen Leidensdruckes der Patienten, der Versuchung zu widerstehen, weitere invasive bzw. operative Maßnahmen wie Revisionseingriffe, Nachresektionen o. Ä. zu veranlassen. Neurodestruktive Eingriffe bei atypischem Gesichtsschmerz sind ein Behandlungsfehler. Die medikamentöse Behandlung entspricht der der neuropathischen Schmerzen (s. Kap. C 9.2). Sie ist allerdings in der Regel nicht sehr erfolgreich. Patienten mit einem atypischen Gesichtsschmerz sollten frühzeitig von Schmerzspezialisten, am besten mit einem multimodalen Therapiekonzept behandelt werden.

● Primum nil nocere!

C 9.2 Neuropathische Schmerzsyndrome

Neuropathische Schmerzsyndrome entstehen durch eine Läsion des zentralen oder peripheren Nervensystems. Ob ein Schmerzsyndrom neuropathisch ist oder nicht, ist also über die Pathogenese definiert. Man nimmt an, dass die Läsion innerhalb der afferenten Systeme der Nozizeption liegen muss, um Schmerzen herbeizuführen. Demgemäß führen Läsionen sensibler oder gemischter peripherer Nerven zu *territorialen neuropathischen Schmerzen*, Läsionen der spinalen Bahnen infolge von Rückenmarkverletzungen oder supraspinale Schädigungen wie bei Hirninfarkten zu *zentralen Schmerzen*. Darüber hinaus gibt es neuropathische Schmerzen mit entzündlicher Ursache wie die Zosterschmerzen und eine Gruppe von Schmerzsyndromen, die von der Aktivität des sympathischen Nervensystems unterhalten werden (*komplexe regionale Schmerzsyndrome*, CRPS). Klinisch auffallend ist das gemeinsame Auftreten von Symptomen des Ausfalls (Hypästhesie, Hypalgesie) und Symptomen der Übererregbarkeit (Hyperpathie, Allodynie) der betroffenen sensiblen Systeme.

● Neuropathische Schmerzen entstehen durch Schädigung des Nervensystems.

C 9.2.1 Grundlagen

Pathophysiologie

Auch wenn sich die einzelnen Krankheitsbilder in ihren Pathomechanismen unterscheiden, ist das gemeinsame Geschehen die Entwicklung und Aufrechterhaltung von Sensitivierungsvorgängen des nozizeptiven Systems, sodass Schmerzen und Überempfindlichkeitsphänomene entstehen. Dazu gehören die Änderung der Expression und Kinetik von Ionenkanälen und Rezeptoren primärer Afferenzen, die Wechselwirkung des somatischen mit dem sympathischen Nervensystem, die Entstehung von Spontanaktivität und verlängerter Entladungen spinaler Neurone durch Deafferenzierung, die anatomische Reorganisation der spinalen und supraspinalen Verschaltung von sensiblen Neuronen und die Veränderung der supraspinalen deszendierenden Kontrolle.

Diagnostik
Der erste Schritt ist das Erfassen von Lokalisation, Intensität, Qualität, Zeitverlauf sowie verschlimmernde oder erleichternde Faktoren. Die Diagnose ergibt sich dann aus der Kombination von Schmerzqualität, neuroanatomischer Ausbreitung und dem Nachweis einer sensiblen Störung entsprechend dem Innervationsgebiet eines Nervs, eines Nervenplexus, einer Wurzel oder einer zentralen Bahn.

C 9.2.2 Zentraler Schmerz

Definition
Schmerz, der durch eine Schädigung oder Dysfunktion des zentralen Nervensystems hervorgerufen wird.

Epidemiologie
Die häufigsten Ursachen für zentrale Schmerzsyndrome sind spinale Läsionen durch Verletzungen des Rückenmarks oder Syringomyelie, Schlaganfälle mit ischämischen Läsionen im somatosensiblen System und die Multiple Sklerose. Bei den Patienten mit Rückenmarksläsion und denen mit Multipler Sklerose liegt der Anteil derer, die zentrale Schmerzen entwickeln, bei etwa 30 %. Von 100 Schlaganfallpatienten entwickeln etwa 8 einen zentralen Schmerz. Der Anteil scheint höher zu sein, wenn ein somatosensibles Defizit besteht oder wenn der Hirnstamm betroffen ist.

● Spinale Läsionen und Schlaganfälle sind die häufigsten Ursachen zentraler Schmerzen.

Pathophysiologie
Das genaue Zustandekommen der Schmerzen ist nicht geklärt. Man stellt sich vor, dass es zu einer zentralen Disinhibition thalamischer Kerne durch Ausfall des medialen lemniskalen Systems oder der neospinothalamischen Bahn kommt, deren kontrollierender Dauertonus durch die Läsion unterbrochen wird. Die daran beteiligten zellulären Prozesse sind völlig unbekannt.

Anamnese
So gut wie immer gibt es eine auslösende Läsion, die oft zunächst noch ohne Schmerzen manifest wird. Die Schmerzen können zwar auch sofort einsetzen, meist gibt es aber eine Latenz von einigen Wochen. Über die Hälfte der Patienten bekommen die Schmerzen innerhalb des ersten Monats. Dann kommt es zu für den Patienten oft schwer zu beschreibenden brennenden, ziehenden, auch einschießenden Schmerzen. Emotionale Anspannung und Änderungen der Körperhaltung können den Schmerz verstärken. Die Schmerzen werden immer im Innervations- bzw. Versorgungsbereich der lädierten Struktur empfunden, müssen dort aber nicht überall vorhanden sein. So kommt es bei spinalen Schäden zu querschnittsartigen Schmerzprojektionen, thalamische Läsionen oder Herde in Marklager und Kortex sind entsprechend einer mehr oder weniger kompletten Seitensymptomatik angeordnet. Hirnstammläsionen können auch

● Eine Latenz zwischen Schädigung und Beginn der Schmerzen kommt vor.

neuralgieähnliche Gesichtsschmerzen hervorrufen. Der Schmerz ist konstant vorhanden ohne schmerzfreie Pausen und wird chronisch, auch wenn es gelegentlich zu spontanen Remissionen kommen kann.

> **FALLBEISPIEL**
>
> **Post-Stroke-Pain:** Eine Patientin (58) wird mit einer akuten sensiblen Hemisymptomatik und leichter Schwäche der rechten oberen Extremität in die Klinik eingewiesen. Im initialen CT des Schädels demarkiert sich keine Ischämie, aber das Kernspintomogramm zeigt einen kleinen Thalamusinfarkt links. Die Parese bildet sich in den folgenden Tagen vollständig zurück, es bleibt eine sensible armbetonte Hemisymptomatik. Nach 3 Wochen beginnen diffuse Schmerzen im Bereich der gestörten Sensibilität mit Kälteallodynie und Verstärkung bei emotionaler Anspannung. Eine multimodale Schmerztherapie bringt der Patientin etwas Erleichterung, beseitigt die Schmerzen aber nicht vollständig.

Diagnostik

Ergibt sich anhand der Anamnese der Verdacht auf ein zentrales Schmerzsyndrom, sollte die auslösende Läsion, falls sie nicht schon bekannt ist, mithilfe bildgebender und neurophysiologischer Verfahren gesucht werden.

Therapie

Die Behandlung zentraler Schmerzen ist schwierig und nicht selten erfolglos. Zur Pharmakotherapie setzt man Antidepressiva, Antiepileptika und Antiarrhythmika ein, in Kombination mit transkutaner elektrischer Nervenstimulation. In verzweifelten Fällen wird neurochirurgisch eine zweite Läsion gesetzt. Diese Patienten gehören in die Betreuung von auf Schmerztherapie spezialisierten Ärzten bzw. Zentren.

C 9.2.3 Territorialer neuropathischer Schmerz

Jede Schädigung eines peripheren Nervs oder einer Nervenwurzel kann zu neuropathischen Schmerzen führen, wenn er sensible Fasern enthält. Manche Nerven sind häufiger davon betroffen, andere weniger, was auf den Gehalt an sensiblen Fasern zurückgeführt wird. Die Schmerzen werden dabei immer in das Innervationsgebiet des geschädigten Nervs projiziert. Die Schmerzen können akut, als Zeichen der Schädigung, oder chronisch, durch eine andauernde Schädigung oder als Residualzustand nach einer Läsion auftreten. Akute neuropathische Schmerzen treten z. B. auf, wenn Nerven im Rahmen einer Druckläsion bei einem Engpass-Syndrom beschädigt werden (s. unten). Hier kommt es zusätzlich zu einer Entzündungsreaktion und Durchblutungsstörungen durch die druckbedingten Gewebeveränderungen. Häufigere und charakteristische schmerzhafte Nervenschädigungen haben Eigennamen bekommen wie z. B. Brachialgia paraesthetica nocturna (Karpaltunnelsyndrom), Meralgia paraesthetica oder Ilioinguinalissyndrom. Sie werden in den Kapiteln C 8 und A 2.8 besprochen.

● Schmerzen sind oft Symptom einer Nervenschädigung.

Pathophysiologie
Durch die Läsion kommt es zu einer abnormen Aktivität und Empfindlichkeit afferenter Nervenfasern, die infolge ihrer Läsion Rezeptoren (z. B. Adrenorezeptoren) und Kanalproteine (z. B. spannungsregulierte Natriumkanäle) exprimieren. Darüber hinaus kommt es im Laufe der Zeit zum Umbau der Verschaltung spinaler Hinterhornneurone, sodass niedrigschwellige Afferenzen Anschluss an nozizeptive Rückenmarksneurone finden. Das führt zu einer Missinterpretation nicht schmerzhafter Reize als Schmerzen auf höherer Ebene.

Diagnostik
Die Diagnose ergibt sich aus dem klinischen Befund der Nervenläsion, kombiniert mit der Schmerzangabe des Patienten. Die Nervenläsion kann elektrodiagnostisch nachgewiesen werden.

Therapie
Liegt ein Engpass-Syndrom vor, muss entschieden werden, ob eine konservative Behandlung mit Ruhigstellung und abschwellenden Maßnahmen ausreicht oder ob eine operative Entlastung des Nervs nötig ist. Dies hängt von der Akuität und Schwere der Schädigung ab. Ein Schmerzsyndrom nach einer Nervenläsion, die nicht reparabel ist, wird mit den für die Behandlung neuropathischer Schmerzen geeigneten Medikamenten, also Antidepressiva, Antiepileptika und Antiarrhythmika, eingestellt.

C 9.2.4 Zosterneuralgie

Definition
Die *Zosterradikuloneuritis* führt zu akuten neuropathischen Schmerzen, die durch die entzündliche Schädigung der sensiblen Afferenzen hervorgerufen werden. In der Regel heilt die Erkrankung innerhalb von 2 Monaten folgenlos ab. Bei einem Teil der Patienten, v. a. im Alter über 60 Jahre, kommt es zu einer länger andauernden Schmerzsymptomatik.

- Die Postzosterneuralgie überdauert den Zoster um mehr als einen Monat.

Als *Postzosterneuralgie* bezeichnet man einen neuropathischen Schmerz, der länger als einen Monat nach einer akuten Zosterradikuloneuritis weiter besteht. Beide Schmerzsyndrome, die akute Nervenentzündung und die chronische Neuralgie, sind neuropathische Schmerzen, allerdings mit unterschiedlicher Pathophysiologie.

Epidemiologie

- Bei alten Menschen ist das Risiko höher.

Die akute Zosterradikuloneuritis ist häufig und betrifft 30 % der Bevölkerung. Die meisten Fälle treten jenseits des 50. Lebensjahres auf. Das Risiko, anschließend eine Postzosterneuralgie zu bekommen, ist nicht hoch, steigt aber mit höherem Alter. Die jährliche Inzidenz liegt bei Menschen über 60 bei 3,6/1000 (Männer) bzw. 5,6/1000 (Frauen). Ein Jahr nach der akuten Erkrankung haben 2–5 % der Patienten noch Schmerzen.

Pathophysiologie
Durch Reaktivierung latenter Varizella-Zoster-Viren in den Spinalganglien und sensiblen Hirnnervenganglien kommt es zu einer akuten Radikuloneuritis mit Befall der Haut. Die akuten Schmerzen kommen durch die aktive Entzündung

der befallenen Spinalnerven zustande. Die Faserschädigung zum einen und die freigesetzten Entzündungsmediatoren zum anderen erregen und sensibilisieren die Nozizeptoren. Die Postzosterneuralgie entsteht dann nach Abklingen der akuten Entzündung durch die schon beschriebenen Mechanismen des neuropathischen Schmerzes.

Anamnese und Befund
In etwa der Hälfte der Fälle werden thorakale Segmente befallen (daher der Name Gürtelrose), gelegentlich aber auch das vom N. trigeminus innervierte Gesichtsareal. Zuerst treten im betroffenen Segment in die Haut projizierte Schmerzen und brennende Missempfindungen auf, dann finden sich gruppierte Bläschen auf gerötetem Grund, die im Verlauf hämorrhagisch nekrotisieren können. Leichte Formen entwickeln sich manchmal nicht bis zur Bläschenbildung.

Diagnostik
Die Diagnose wird klinisch gestellt und ist durch den typischen Befund mit Exanthem und radikulären Schmerzen nicht schwierig. Nur in den seltenen Fällen ohne Effloreszenzen (Herpes sine herpete) kann die Abgrenzung zu anderen Schmerzsyndromen Probleme machen.

Therapie
Die Virusausbreitung muss mithilfe von Virustatika (Standardsubstanz Aciclovir) gehemmt werden. Zur Schmerzbehandlung kommen die Patienten in leichten Fällen mit Analgetika zurecht. Für schwerere Fälle stehen schmerztherapeutisch sowohl NSAID als auch Opioide, ggf. zusätzlich Antiepileptika und/oder Antidepressiva zur Verfügung. Im akuten Stadium sind auch Sympathikusblockaden wirksam.

● Die Behandlung besteht aus Virustase und Analgesie.

Die Postzosterneuralgie ist schwer zu behandeln. Es kommen die bei neuropathischen Schmerzen einzusetzenden Medikamente (Antiepileptika, Antidepressiva) einschließlich starker Opioide zum Einsatz, in der Regel in individueller Kombination.

C 9.2.5 Komplexes regionales Schmerzsyndrom (CRPS)

Definition
Chronisches Schmerzsyndrom, das als Folge eines Traumas einer Extremität entsteht und zu sensiblen und motorischen Ausfällen, vegetativen und trophischen Störungen führt. Das Ausmaß der Störungen steht in deutlichem Missverhältnis zur Schwere des ursächlichen Traumas. Man unterscheidet zwei Formen des CRPS, Typ 1 und 2, deren klinisches Erscheinungsbild identisch ist. Sie unterscheiden sich in der Nervenläsion, die nur beim Typ 2 festzustellen ist.

● Zwei Typen mit gleicher Symptomatik

Epidemiologie
Zuverlässige epidemiologische Daten gibt es wegen der Schwierigkeit, das Syndrom zu definieren, nicht. Retrospektive Studien ergaben eine Inzidenz von 1–5 % nach Frakturen oder Nervenläsionen.

Pathophysiologie

Da in der frühen Phase der Erkrankung Symptome auftreten, die klinisch denen einer akuten Entzündung entsprechen, nimmt man an, dass inflammatorische, vielleicht auch autoimmun bedingte Mechanismen eine Rolle spielen, die aber noch nicht bekannt sind. Diese Vorgänge und die oben beschriebenen Membranveränderungen an geschädigten Nervenfasern führen zu einer peripheren Sensibilisierung primärer Afferenzen. Hinzu kommt die veränderte Verarbeitung der afferenten Impulse im Rückenmark, die zu einer zentralen Sensibilisierung führt. Ein spezifischer Mechanismus scheint die Etablierung einer pathologischen Kopplung zwischen dem efferenten sympathischen Nervensystem und dem afferenten sensiblen System zu sein. Die neu exprimierten Adrenorezeptoren der geschädigten Afferenzen machen sie für den Überträgerstoff Noradrenalin, der aus den sympathischen Fasern freigesetzt wird, empfindlich. Darüber hinaus induziert eine Nervenläsion die Aussprossung sympathischer postganglionärer Fasern im Spinalganglion, sodass diese Kontakt zu den Zellkörpern sensibler Neurone bekommen.

- Sympathisch-afferente Kopplung

Anamnese und Befund

In den meisten Fällen ist ein auslösendes Trauma zu ermitteln. Auch wenn dies am häufigsten ein Knochenbruch ist, können auch banale kleinere Verletzungen die Erkrankung hervorrufen. In manchen Fällen ist dies nicht zu erinnern, gelegentlich ist es überhaupt nicht nachzuweisen. Aus dem Heilungsverlauf heraus kommt es zu persistierenden Schmerzen mit einer fehlenden Verbesserung oder progredienten Verschlechterung des Lokalbefundes. Es tritt eine Kombination von sensiblen, vegetativen, motorischen und trophischen Veränderungen auf. Die Schmerzen bekommen dann den Charakter neuropathischer Schmerzen, es kommen oft Hyperalgesie und Allodynie hinzu. Es besteht ein brennender Dauerschmerz, der sich über das Areal der ursprünglichen Verletzung hinaus ausbreitet und gelegentlich die ganze Extremität betrifft. Die Allodynie kann so schwer sein, dass die Patienten eine Schutzhaltung für die betroffene Extremität entwickeln und keine Berührung erlauben. Die Extremität ist dabei angeschwollen, livide verfärbt und zeigt eine gestörte Schweißsekretion. Es besteht eine Differenz der Hauttemperatur, meist ist die betroffene Extremität kühler. Die Extremität ist schmerzbedingt unbeweglich und nicht gebrauchstüchtig, gelegentlich kommt es auch zu Tremor und Dystonien. Im Verlauf über Monate und Jahre kommt es dann zu Atrophie und Muskelkontrakturen, zu Dystrophie von Haut und Nägeln.

- Auslöser ist ein Trauma.

- Schmerzen und Allodynie

- Verfärbung der Haut
- Temperaturdifferenz
- Motorische Störungen

- Dystrophie

Diagnostik

Es gibt keinen für das CRPS spezifischen Befund. Die Diagnose lässt sich aber durch den Nachweis von Temperaturunterschieden mithilfe der Thermografie und dem Nachweis von Knochenentkalkung durch Röntgenaufnahmen unterstützen. Die Dreiphasen-Szintigrafie kann gelenknahe Knochenresorption durch Osteoklastenaktivierung nachweisen. Sie hat eine besonders hohe Sensitivität und Spezifität in der Frühphase der Erkrankung. Die Beteiligung eines sympathisch unterhaltenen Schmerzes lässt sich mit einer diagnostischen Sympathikusblockade prüfen.

Therapie

Das Ziel der Behandlung ist eine Wiederherstellung der Extremitätenfunktion. Intensive physikalische Therapie (Krankengymnastik, Ergotherapie, Schienenbehandlung) ist unverzichtbar, muss aber ohne Schmerzen durchgeführt werden. Daher müssen die Schmerzen suffizient behandelt werden. Eingesetzt werden Corticoide und die Medikamente gegen neuropathische Schmerzen (Antidepressiva und Antikonvulsiva, s. oben). Diese werden kombiniert mit NSAID und Opiaten. Um die sympathisch-afferente Koppelung zu unterbrechen, ist eine Serie von Sympathikusblockaden sinnvoll. In manchen Fällen muss aber eine wiederholte oder länger dauernde Blockade des betroffenen Plexus vorgenommen werden. In therapieresistenten Fällen kann Linderung durch spinale Neuromodulation mithilfe einer implantierten Stimulationssonde (Spinal Cord Stimulation, SCS) erreicht werden.

● Grundzüge der Behandlung: Schmerztherapie und funktionelle Wiederherstellung

Weiterführende Literatur

Baron R, Binder A, Ulrich W, Maier C (2002) Komplexe regionale Schmerzsyndrome. Nervenarzt 73, 305–320
Brandt T, Dichgans J, Diener HC (2007) Therapie und Verlauf neurologischer Erkrankungen. Kohlhammer, Stuttgart
Diener HC (2008) Leitlinien für die Diagnostik und Therapie in der Neurologie. Thieme Verlag, Stuttgart
Diener HC, Maier C (Hrsg.) (2003) Das Schmerztherapiebuch. Urban & Fischer, München
Göbel H (2004) Die Kopfschmerzen. Springer, Heidelberg
Headache Classification Committee of the International Headache Society (2004) The International Classification of Headache Disorders, 2nd edition. Cephalalgia 24, 1–160
Jost W, Selbach O (2001) Therapie der Migräne. Uni-Med Verlag, Bremen
May A, Leone M (2003) Update on cluster headache. Curr Op Neurol 16, 333–340
Wall OP, Melzack R (Hrsg.) (1999) Textbook of Pain. Churchill Livingstone, Edinburgh
Woolf C, Mannion RJ (1999) Neuropathic pain: aetiology, symptoms, mechanisms, and management. Lancet 353, 1959–1964

Wiederholungsfragen

1 Welches sind die beiden grundlegenden Therapieprinzipien bei der Migräne?

2 Welche Syndrome werden als trigemino-autonome Kopfschmerzen bezeichnet?

3 Was ist die häufigste Ursache der sogenannten idiopathischen Trigeminusneuralgie?

4 Welches sind die beiden häufigsten Ursachen für zentrale Schmerzen?

5 Was ist der Unterschied zwischen der Zosterneuroradikulitis und der Postzosterneuralgie?

6 Welche Kombination von Störungen ist für das CRPS typisch?

C 10 Myopathien und myasthene Syndrome

EDITORIAL

Völlig zu Unrecht steht das Feld der Muskelerkrankungen selbst unter Neurologen in dem Ruf durch Komplexität, schwierige Diagnostik, fehlende Behandlungsoptionen und generelle Seltenheit der Krankheitsbilder charakterisiert zu sein. Tatsächlich sind Muskelerkrankungen relativ häufig, die Diagnostik geradlinig und Kollegen mit Spezialsprechstunden für Patienten mit Muskelerkrankungen – für die zumeist etwas getan werden kann – haben entsprechend großen Zulauf. Die Komplexität entsteht durch die parallele Existenz klinischer, pathohistologischer und genetischer Klassifikationen, die erst langsam konvergieren. Der Versuch, diese *ad hoc* zu einem generell gültigen Konzept zu pressen, führt zu Kopfschmerzen, hilft aber nicht weiter.

Die immensen Fortschritte der Forschung der letzten Jahrzehnte tragen jedoch nun zunehmend Früchte in völlig neuen Therapieoptionen (z. B. das *Exon skipping* für die Duchenne'sche Muskeldystrophie oder die Enzymersatztherapie beim Mangel der sauren Maltase) und werden in den kommenden Jahren auch neue Klassifikationen zunächst nach Genetik und dann nach Pathophysiologie ermöglichen; zweifellos für jedes Krankheitsbild die optimale Lösung.

Weiterhin ist die Muskelbiopsie oft von entscheidender Bedeutung. Sie muss an definierter Stelle aus einem klinisch mittelgradig betroffenen Muskel, für den Normwerte bekannt sind, entnommen und unfixiert, gekühlt (nicht gefroren) rasch in ein entsprechendes Speziallabor überführt werden.

C 10.1 Myopathien

C 10.1.1 Progressive Muskeldystrophien

- Jens Reimann

C 10.1.1.1 Dystrophinopathien

- **ICD-10:** G71.0

Duchenne'sche Muskeldystrophie (DMD), Becker'sche Muskeldystrophie (BMD).

Definition
X-chromosomal-rezessiv erbliche, progressive Muskeldystrophie mit Kardiomyopathie, respiratorischer Insuffizienz, Kyphoskoliose und sekundären Kontrakturen.

Epidemiologie
Inzidenz:
▶ DMD: Ca. 1 : 3000–4000 der lebend geborenen Knaben.
▶ BMD: Ca. 1 : 15 000–30 000 der lebend geborenen Knaben.

Der Anteil an Neumutationen liegt bei etwa 1/3.
Prävalenz Genträgerinnen: Ca. 40 : 100 000, davon ca. 1 : 100 000 mit klinischer Manifestation.

Genetik
Chromosom Xp21, X-chromosomal rezessiver Erbgang.

Pathophysiologie
Dystrophin stellt durch seine Interaktion mit sarkomerischem Actin und beta-Dystroglykan ein wesentliches Verbindungsstück zwischen kontraktilem Apparat und Extrazellularmatrix dar. Wird die Kontaktaufnahme zu einem dieser beiden Interaktionspartner unterbrochen, so kommt es zum DMD-Phänotyp. Andere Defekte führen zu einer weniger schweren Störung der Kraftübertragung mit der Folge einer Membraninstabilität bzw. deutlich erhöhten Verletzlichkeit (BMD-Phänotyp). Die konsequenten Defekte führen, vermutlich durch Calciumeinstrom, zu wiederkehrenden Nekrosen mit sekundärer Fibrose, Inflammation und Regenerationserschöpfung. Die Bedeutung der einzelnen pathophysiologischen Elemente ist nicht abschließend geklärt.

Anamnese und Symptome
Initial „unsicheres" Treppensteigen, Aufstehen aus dem Sitzen oder Liegen (Extremform: Gowers-Manöver), lumbale Hyperlordose im Stand. Im Verlauf progrediente, proximal betonte Muskelschwäche, Kyphoskoliose, Kontrakturen und verminderte Belastbarkeit bei kardialer und respiratorischer Insuffizienz.

- Gowers-Manöver: Der Patient nimmt zum Aufstehen aus dem Liegen zunächst den Vierfüßlerstand ein und klettert dann mit den Armen am eigenen Körper „hoch" bis der Rumpf aufgerichtet ist.

Körperliche Befunde
Initial proximal betonte Muskelschwäche ohne wesentliche Atrophien, aber oft mit Pseudohypertrophie insbesondere der Wadenmuskulatur, sowie lumbale Hyperlordose und schwache (später auch erloschene) Muskeleigenreflexe. Progredienter Verlauf generalisierter Muskelschwäche und -atrophie mit Schonung

der Muskeln, die von kraniellen Hirnnerven versorgt werden und der Sphinktermuskeln. Verlust der Geh- und Stehfähigkeit (regelhaft bei DMD), Auftreten von Kontrakturen und fortschreitender, instabiler Kyphoskoliose. Reduzierte Vitalkapazität, insbesondere im Liegen (Vergleich Sitzen/Liegen) durch Zwerchfellschwäche. Beim DMD regelhaft progrediente Verschlechterung der Respirationsleistung ab ca. 8.–10. Lebensjahr, beginnend mit nächtlicher Hypoventilation, entsprechend pathologische Ermüdbarkeit, gelegentlich Dyspnoe. Je nach Mutation milde Retardierung. Manchmal Zeichen kardialer Insuffizienz (Kardiomyopathie bei DMD obligat).

Diagnostik
- Labor:
  - Serum-CK deutlich erhöht, Serum-AST und Serum-ALT erhöht, Serum-Troponin I oft gering erhöht
  - Humangenetische Diagnostik aus ETDA-Blut
  - Immunhistochemische und Western-blot-Analyse aus Muskelbiopsat
- Bildgebung:
  - Wirbelsäulendiagnostik zumeist im Nativröntgen („Skoliosimetrie", z. B. Bestimmung des Cobb-Winkels, der als Winkel zwischen den kranial und kaudal des Krümmungsscheitels am meisten zugeneigten Wirbeln ein Maß zur Graduierung und Verlaufskontrolle der Skoliose darstellt).
  - Transthorakale Echokardiografie: Ausmaß der dilatativen Kardiomyopathie
- Neurologische Zusatzuntersuchungen:
  - EMG: unspezifische, zumeist erkennbar myopathische Veränderungen, oft verzichtbar, jedoch gelegentlich bedeutsam in der raschen Abgrenzung zur spinalen Muskelatrophie und ggf. myotonen Erkrankungen
  - Ggf. Polysomnografie (s. unten)
- Konsile:
  - Kardiologie: EKG, TTE und ggf. Medikation
  - Pulmonologie: Lungenfunktion, ggf. Polysomnografie, Einstellung Heimbeatmung und Expektorationshilfe
  - Orthopädie: Beurteilung und ggf. Operation von Kontrakturen und Skoliose. Operative Eingriffe nur in erfahrenen Zentren durchführen lassen
- Weitere Untersuchungen/Maßnahmen:
  - Humangenetische Beratung und ggf. Testung der Familie
  - Sozialmedizinische Beratung der Familie
  - Aufklärung Selbsthilfegruppen (DGM etc.).

● Die Lähmungsskoliose bei neuromuskulären Erkrankungen wird bei progredientem Verlauf instabil und kann zu erheblichen Beschwerden, Behinderungen und zu respiratorischen und neurologischen Komplikationen führen. Sie ist in dieser Verlaufsform nicht rein physiotherapeutisch beherrschbar und bedarf dann der operativen Therapie.

Praktisches Vorgehen
Bei entsprechendem klinischem Verdacht kann eine molekulargenetische Analyse erfolgen. Allerdings ist es aufgrund der Größe des Gens weiterhin verbreitet, nur eine Deletionsanalyse durchzuführen, sodass ein wesentlicher Teil der Patienten hier keine Diagnose erhält und dann eine Muskelbiopsie zur Klärung durch Immunhistochemie und Western blot erforderlich wird. Möglicherweise werden ausführlichere genetische Analysen im Rahmen von jüngsten Therapieversuchen in Zukunft zugänglicher. Beim Verdacht sofortiger Beginn der „Komplikationsdiagnostik", d. h. Bestimmung des kardialen und respiratorischen Status sowie nach klinischem Befund der Skoliose.

Therapie

Eine etablierte, kausale Therapie existiert nicht. Klinische Studien zu im weitesten Sinne gentherapeutischen Strategien laufen an bzw. sind in Planung. Maßnahmen außerhalb anerkannter Studien sollten niemals erfolgen, betrügerische „Therapeuten" sind hier leider bekannt. Selbsthilfeorganisationen stellen jederzeit gern Kontakt zu Experten für Rückfragen her.

Physiotherapie

Konsequente, dauerhafte Therapie zur Vermeidung von sekundären Gelenk- und Sehnenaffektionen (insbesondere Kontrakturen) und Fehlhaltungen sowie wesentlich zur Atemtherapie.

Pharmakologische Therapie

● Empfehlung: Einbindung in eine Studie oder Schema eines ortsnahen Zentrums.

- Die Gabe von Steroiden verlängert rechtzeitig begonnen die Dauer der Gehfähigkeit um mehrere Jahre und reduziert damit die Komplikationsneigung. Unterschiedliche Präparate und Schemata: Startdosen z. B. Prednison mit 5–10 mg/kg KG/Woche, Deflazacort mit 0,9–1,2 mg/kg KG/Tag oder Oxandrolon mit 0,1 mg/kg KG/Tag.
- ACE-Hemmer (und ggf. β-Blocker) mildern kardiomyopathische Beschwerden, bei DMD ab dem 10. Lebensjahr generell empfohlen.
- Pneumokokken- und Influenza-Impfung zur Reduktion pulmonaler Komplikationsneigung.
- Frühzeitige Antibiose bei Patienten mit eingeschränkter Lungenfunktion und Auftreten von Fieber.

Hilfstechnische Versorgung

- Schienenversorgungen sind in der frühen Kontrakturversorgung und zur Verbesserung der physiotherapeutischen Behandlungsmöglichkeiten oft hilfreich (unterschiedliche Regime).
- Rollstuhlversorgung mit Möglichkeit zur eigenständigen Fortbewegung, letztendlich zumeist Elektrorollstuhl (mit Stehfunktion!) bei entsprechender Einschränkung der Mobilität.
- Intermittierende, nicht-invasive Heimbeatmungstechniken nach Bedarf (z. B. Entlastung in Schlafphasen; mit deutlichem Einfluss auf Gesamtleistungsfähigkeit/Prognose).
- Kontrolle von Expektoration bzw. Hustenstoß durch Peak-flow-Meter. Förderung durch IPPB (*intermitting positive pressure breathing*) oder CoughAssistant® ab Hustenstoß < 200 l/Min. erforderlich. Wesentlicher Einfluss auf Neigung zu respiratorischen Infektionen (ab > 160 l/Min. deutlich geringer).
- PEG (perkutane Enterogastrostomie) bei Zeichen der Malnutrition durch Schluckstörung, Erschöpfbarkeit etc. Cave: Der Energiebedarf kann schwierig zu errechnen sein (geringes Körpergewicht vs. muskuläre Überanstrengung). Als Ausgangspunkt sollte der Verbrauch eines gesunden Gleichaltrigen angenommen und dann fortlaufend kontrolliert werden.

● Wenn möglich zusätzliche orale Mahlzeiten einplanen zur Erhaltung der Lebensqualität.

Operative Therapie

> **MERKE:**
>
> Es bestehen unterschiedliche Lehrmeinungen bezüglich des genauen Zeitpunktes zur Wirbelsäulenversteifung in Relation zum Verlust der Gehfähigkeit/Rollstuhlpflichtigkeit, die typischerweise zu einer Beschleunigung der Skolioseprogredienz führt (Vorstellung in mindestens einem für Komplikationen neuromuskulärer Erkrankungen spezialisierten Zentrum).

- Korrektur von Kontrakturen (Sehnenverlängerungen etc.).
- Wirbelsäulenversteifung zur Vermeidung von Skoliosekomplikationen (kardial, pulmonal und spinal). Progrediente Lähmungsskoliosen bei Muskelschwäche werden instabil und sollten ab einem Cobb-Winkel von > 20° prinzipiell operiert werden. Optimal nach Abschluss des Längenwachstums, Vitalkapazität sollte noch > 30 % sein.
- PEG-Anlage (s. oben). Wenn möglich Narkose und Intubation vermeiden, diese sind selten wirklich erforderlich und führen deutlich zur Zunahme der Komplikationen.

● Das Management der Duchenne'schen Muskeldystrophie kann – mit Ausnahme der Steroidtherapie – als Beispiel bzw. Anhalt für die Überwachung und Behandlung anderer Formen der Muskeldystrophien benutzt werden.

Verlauf und Prognose

Klinisches Manifestationsalter DMD: 3. bis 5 Lebensjahr.

Klinisches Manifestationsalter BMD: nach dem 7. Lebensjahr (gelegentlich im Erwachsenenalter).

DMD: progrediente Muskelschwäche mit dilatativer Kardiomyopathie und respiratorischem Versagen. Die Patienten verstarben bisher zumeist zwischen dem 15. und 25. Lebensjahr. Ein längeres Überleben unter Hilfsmaßnahmen insbesondere bzgl. der respiratorischen Insuffizienz ebenso wie eine längere Gehfähigkeit unter rechtzeitiger Steroidtherapie sind gesichert. Bedeutsam ist der Ausschluss aggravierender Nebendiagnosen (also von der Erkrankung eigentlich unabhängige, zumeist internistische Befunde, deren Symptomatik fälschlich der Dystrophie zugeordnet wird; der klassische Fall ist die Schilddrüsenfunktionsstörung) und die frühzeitige Erkennung und Therapie der Komplikationen. Hier hilft nur die Kenntnis von Symptomatik und Verlauf sowie die regelmäßige, kritische Prüfung des einzelnen Falles.

Andere Mutationen: unterschiedliche, überwiegend mildere Verläufe.

Differenzialdiagnose

Abhängig von der klinischen Präsentation kommen differenzialdiagnostisch Vorderhornerkrankungen (insbesondere spinale Muskelatrophie) und die Gliedergürteldystrophien infrage. Einige Fälle (z. B. kongenitale Dystrophinopathien, betroffene Carrier ohne schlüssige Familienanamnese, isolierte kardiomyopathische Manifestationen) lassen sich nach dem klinischen Bild praktisch nicht zuordnen und werden zumeist erst in der immunhistochemischen Aufarbeitung einer Biopsie erkannt.

Weiterführende Literatur

Aartsma-Rus A, Kaman WE, Weij R, den Dunnen JT, van Ommen GJ, van Deutekom JC (2006) Exploring the frontiers of therapeutic exon skipping for Duchenne muscular dystrophy by double targeting within one or multiple exons. Mol Ther 14, 401–407

Bushby K, Muntoni F, Urtizberea A, Hughes R, Griggs R (2004) Workshop report on the 124th ENMC International Workshop: Treatment of Duchenne muscular dystrophy; defining the gold standards of management in the use of corticosteroids. Neuromuscul Disord 14, 526–534

Cervellati S, Bettini N, Moscato M, Gusella A, Dema E, Maresi R (2004) Surgical treatment of spinal deformitis in Duchenne muscular dystrophy: a long term follow-up study. Eur Spine J 13, 441–448

Duboc D, Meune C, Lerebours G, Devaux JY, Vaksmann G, Bécane HM (2005) Effect of Perindopril on the Onset and Progression of Left Ventricular Dysfunction in Duchenne Muscular Dystrophy. J Am Coll Cardiol 45, 855–857

Eagle M, Bourke J, Bullock R, Gibson M, Straub V, Bushby K (2007) Managing Duchenne muscular dystrophy – The additive effect of spinal surgery and home nocturnal ventilation in improving survival. Neuromuscul Disord 17, 470–475

Heller KD, Wirtz DC, Siebert CH, Forst R (2001) Spinal stabilization in Duchenne muscular dystrophy: principles of treatment and record of 31 operative treated cases. J Pediatr Orthop B 10, 18–24

Kirchmann C, Kececioglu D, Korinthenberg R, Dittrich S (2005) Echocardiographic and electrocardiographic findings of cardiomyopathy in Duchenne and Becker-Kiener muscular dystrophies. Pediatr Cardiol 26, 66–72

Ramaciotti C, Heistein LC, Coursey M, Lemler MS, Eapen RS, Iannaccone ST, Scott WA (2006) Left ventricular function and response to enalapril in patients with Duchenne muscular dystrophy during the second decade of life. Am J Cardiol 98, 825–827

- **ICD-10:** G71.0
- **LGMD:** limb girdle muscular dystrophies

C 10.1.1.2 Gliedergürteldystrophien

Diese klinische Gruppendefinition basiert auf einer üblicherweise im Jugend- oder Erwachsenenalter beginnenden, autosomal erblichen, progressiven Muskeldystrophie mit Schwerpunkt im Bereich des Hüft- und Schultergürtels. Nach dem Vererbungsmodus erfolgt die Trennung in LGMD1 (autosomal-dominant) und LGMD2 (autosomal-rezessiv), die nunmehr nach ursächlichen Genen/Loci alphabetisch geordnet werden (s. ◻ Tab. C 10.1).

- **ICD-10:** G71.0

C 10.1.1.3 Facioscapulohumerale und scapuloperoneale Muskeldystrophien

Die **FSHD1A** (**Landouzy-Déjérine**) stellt die bei weitem häufigste, genetisch charakterisierte Form dar und soll hier im Detail besprochen werden.

Definition
Autosomal-dominant erbliche Muskeldystrophie mit bevorzugtem Befall der Muskulatur des Gesichtes, des Schultergürtels, der Oberarme, des Rumpfes und des vorderen Unterschenkelkompartmentes.

Epidemiologie
Die Inzidenz liegt geschätzt bei 1 : 100 000 (sehr unterschiedliche Angaben), die Prävalenz bei 1 : 20 000 oder seltener. Der Anteil der Neumutationen wird auf ca. 30 % geschätzt.

Genetik
Autosomal-dominant; Chromosom 4q35; Deletion im D4Z4 repeat; kein Gen bekannt (s. unten).

C 10.1.1 Progressive Muskeldystrophien

□ **Tab. C 10.1** Ursächliche Genprodukte progressiver Muskeldystrophien in alphabetischer Reihenfolge. AR = autosomal-rezessiv; AD = autosomal-dominant; MFM = myofibrilläre Myopathie. In erster Linie werden die Klassifikationsnummern bzw. Eigennamen genannt, besteht keine entsprechende Eingruppierung und eine myofibrilläre Myopathie mit entsprechender Schwächeverteilung ist bekannt, so erscheint „MFM" in der Zelle.

Genprodukt	Erbgang	Gliedergürteldystrophie	Distale Myopathie	Herzbeteiligung	Andere Manifestationen
Calpain-3	AR	2A		Sehr selten/keine	
Caveolin-3	AD	1C		(?) Nicht beschrieben	Rippling muscle disease
Desmin	AD (AR)	MFM	MFM	Oft	Scapuloperoneales Syndrom Typ Kaeser
Dysferlin	AR	2B	Miyoshi	Keine bekannt	
Filamin C	AD	MFM		Beschrieben	
FKRP (Fukutin-related protein gene)	AR	2I		Oft	Kongenitale Muskeldystrophie
Fukutin	AR	2L		Vermutlich	Kongenitale Muskeldystrophie, Kardiomyopathie
GNE (UDP-N-acetyl-glucosamine 2-epimerase/N-acetylmannosamine kinase)	AR		Nonaka	Keine bekannt	Hereditäre Einschlusskörpermyopathie 2
Lamin A/C	AD	1B		Sehr oft	Emery-Dreifuss-Muskeldystrophie und zahlreiche andere
MYH7 (Myosin heavy chain 7)	AD		Gowers-Laing	Beschrieben	Halinkörpermyopathien
Myotilin	AD	1A	MFM		Oft
POMT1 (Protein-O-Mannosyltransferase 1)	AR	2K		Vermutlich	Kongenitale Muskeldystrophie
SEPN1 (Selenoprotein N1)	AR	MFM		Oft	Kongenitale Muskeldystrophie, Minicore Syndrome
Telethonin	AR	2G		Oft	
Titin	AR/ AD	2J (AR)	Tibial/ Udd (AD)	Keine bekannt	Dilatative Kardiomyopathie (AD)
TRIM32 (Tripartite-motif containing gene 32)	AR	2H		(?) EKG-Auffälligkeiten	Sarkotubuläre Myopathie
ZASP (Z-band alternatively spliced PDZ motif-containing protein)	AD	MFM	Markesbery-Griggs	Beschrieben	Kardiomyopathie
αB-Crystallin	AD	MFM	MFM	Beschrieben	Katarakt
α-Sarcoglycan	AR	2D		Beschrieben (selten)	
β-Sarcoglycan	AR	2E		Beschrieben	
γ-Sarcoglycan	AR	2C		Beschrieben (selten)	
δ-Sarcoglycan	AR	2F		Beschrieben	

Pathophysiologie
Da die DNA-Region im Bereich der pathogenetischen Deletion nach bisherigem Kenntnisstand weder eine Genfunktion aufweist noch überhaupt umgeschrieben wird, beziehen sich die meisten Hypothesen der Pathophysiologie auf eine indirekt verursachte Störung der Regulation anderer Gene. Eine konkrete Theorie postuliert die betroffene D4Z4-Region als Bindungsstelle für einen Repressionskomplex, sodass eine Dysinhibition benachbarter Gene Folge der Deletion wäre. Diese Theorie bleibt jedoch zunächst umstritten, insbesondere da sie mit Teilen der bekannten humanen mRNA-Daten nicht im Einklang steht.

Anamnese und Symptome
Die typische Klage bei der Vorstellung ist zumeist die asymmetrische Einschränkung der Armelevation/-abduktion, seltener das Stolpern durch die Fußheberschwäche. Da die Patienten zu kompensatorischen Fehlhaltungen mit Überlastung neigen, gehören Rücken- und Schulterschmerzen oft zu den ersten Beschwerden. Auf Nachfragen besteht zumeist schon länger eine faciale Schwäche, mit der Schwierigkeit beim Pfeifen oder Aufblasen von Luftballons haben sich die Patienten arrangiert.

Körperliche Befunde
Es bestehen sehr unterschiedlich und zumeist asymmetrisch ausgeprägte myatrophe Paresen mit Schwerpunkten in der Schultergürtel-, Oberarm- und ventralen Unterschenkelmuskulatur. Die äußeren Augenmuskeln und die Kaumuskulatur sind nicht betroffen, dafür in der Mehrzahl der Fälle die faziale Muskulatur und der M. sternocleidomastoideus. Der „Tapiermund", das „horizontale Lächeln", die abgeflachte Stellung der Schlüsselbeine, die hyperlordosierte LWS-Haltung und die Scapula alata lassen die klinische Diagnose zumeist sicher ausfallen. Es kommen jedoch Fälle ohne faciale Schwäche oder z. B. mit ausgeprägter proximaler Schwäche der unteren Extremitäten vor. Der M. deltoideus hingegen wird im Vergleich zu den umliegenden Muskeln von der Erkrankung geschont. Die Beteiligung der Rumpfmuskulatur wird klinisch oft übersehen.

Diagnostik
Labor
- Serum-CK in etlichen, aber nicht allen Fällen leicht bis mäßig erhöht
- Humangenetische Diagnostik aus ETDA-Blut.

Bildgebung
- Bei ausgeprägter Skoliose (< 1/3 der Fälle) Wirbelsäulendiagnostik zumeist im Nativröntgen (Skoliosimetrie)
- Transthorakale Echokardiografie: Ausschluss einer Kardiomyopathie (sehr selten).

Neurologische Zusatzuntersuchungen
EMG: in den betroffenen Muskeln oft myopathische Veränderungen. Auch gemeinsam mit der Neurografie hilfreich zur Abgrenzung neurogener Prozesse, jedoch wenig nützlich zur Differenzierung myopathischer/myositischer Affektionen.

Konsile
- Kardiologie: EKG (selten Herzrhythmusstörungen), TTE (sehr selten Kardiomyopathie), Langzeit-Blutdruckmessung (Hypertonie?).
- Ophthalmologie: Ausschluss einer retinalen Vaskulopathie (Morbus Coats, selten).
- HNO: Ausschluss einer Schwerhörigkeit (gelegentlich assoziiert).

Weitere Untersuchungen/Maßnahmen
- Humangenetische Beratung und ggf. Testung der Familie.
- Sozialmedizinische Beratung der Familie.
- Aufklärung Selbsthilfegruppen (DGM) etc.

Praktisches Vorgehen
Bei klinischem Verdacht sollte die humangenetische Diagnostik erfolgen. Lediglich bei nicht eindeutigem Befund und atypischer Klinik oder negativem Befund muss eine Muskelbiopsie erwogen werden. Das muskelhistologische Bild der FSHD ist bunt, aber unspezifisch. Daher ist die Biopsie nur bei der berechtigten Annahme eines anderen Krankheitsbildes sinnvoll.

Therapie
Es gibt bisher keine kausale Therapie.
- Physiotherapie: konsequente, dauerhafte Therapie zur Vermeidung von sekundären Gelenk- und Sehnenaffektionen, insbesondere auch Anleitung zur Entlastung der Schultern, LWS und dementsprechende Schmerzlinderung
- Pharmakologische Therapie:
  - Die Gabe von Steroiden und Albuterol hat sich als ineffektiv erwiesen und sollte nicht mehr erfolgen
  - Die individuelle Ansprache auf Kreatinmonohydrat kann erprobt werden
  - Manche Patienten brauchen trotz Physiotherapie und Entlastung eine dauerhafte Schmerzmedikation
- Hilfstechnische Versorgung:
  - Die Schienenversorgung bei deutlicher Fußheberschwäche („Fallfuß") senkt das Risiko von Stürzen, die aufgrund der sonstigen Schwächen der Patienten eine deutliche Gefährdung darstellen können. Milder betroffene Patienten können durch die relative Normalisierung des Ganges ihr Leiden weniger offensichtlich machen
  - Rollstuhlversorgung mit Möglichkeit zur eigenständigen Fortbewegung, letztendlich zumeist Elektrorollstuhl (mit Stehfunktion!) bei entsprechender Einschränkung der Mobilität
  - Frühzeitige Hörgerätversorgung bei Schwerhörigkeit erleichtert die Adaptation und reduziert soziale Ausgrenzung
- Operative Therapie: Die Korrektur von Kontrakturen und die Wirbelsäulenversteifung sind nur selten notwendig. Über die operative Fixierung der Scapulae herrscht Uneinigkeit, das Verfahren ist jedoch etabliert und sollte bei entsprechend deutlicher Behinderung für den einzelnen Patienten geprüft werden.

Verlauf und Prognose
Das klinische Manifestationsalter liegt zwischen der ersten und vierten Lebensdekade. Die Erkrankung schreitet langsam fort und führt in 20–25 % der Fälle

zur Rollstuhlpflichtigkeit. Eine klare Einschränkung der Lebenserwartung findet sich nur bei seltenen, besonders schweren Fällen. Oft beschrieben wird ein schubförmiges Auftreten von Verschlechterungen.

Wichtig ist das Erkennen und die Therapie von Manifestationen und Komplikationen außerhalb des Skelettmuskels, insbesondere der sekundären Gelenkveränderungen in Schulter und Wirbelsäule, aber auch der seltenen Herz-/Kreislaufprobleme.

> **PEARLS + PITFALLS**
>
> Da manche Muskelbiopsien bei FSHD ausgedehnte entzündliche Veränderungen zeigen, wird fälschlicherweise eine Myositis diagnostiziert und dementsprechend therapiert. Die Prüfung der Biopsie durch ein erfahrenes Labor, die humangenetische Analyse und die klinische Beobachtung helfen hier unnötige immunsuppressive Therapien zu beenden.

Bei ausgedehnten Deletionen sind Fälle mit geistiger Retardierung und Epilepsie beschrieben.

Differenzialdiagnose
Varianten einer spinalen Muskelatrophie, aber auch Affektionen des Plexus brachialis sollten sich klinisch und elektrophysiologisch abgrenzen lassen. Schwieriger sind manche Verlaufsformen mitochondrialer Myopathien und Gliedergürteldystrophien zu differenzieren. Auch Myositiden sollen ähnliche klinische Bilder erzeugen können. Im Zweifelsfall kann hier jeweils die humangenetische Analyse helfen, so auch in der Abgrenzung zum Scapuloperonealen Syndrom Typ Kaeser (Desmin-Mutationen, s. ◻ Tab. C 10.1). Problematisch sind die (wenigen) Fälle facioscapulohumeraler Dystrophien ohne D4Z4-Auffälligkeit und ohne richtungsweisende Befunde in der Muskelbiopsie (autosomal-dominante FSHD1B).

Weiterführende Literatur

Ciafaloni E, Pressman EK, Loi AM, Smirnow AM, Guntrum DJ, Dilek N, Tawil R (2006) Pregnancy and birth outcomes in women with facioscapulohumeral muscular dystrophy. Neurology 67, 1887–1889
Gabellini D, Green MR, Tupler R (2002) Inappropriate gene activation in FSHD: A repressor complex binds a chromosomal repeat deleted in dystrophic muscle. Cell 110, 339–348
Padberg GW, Lunt PW, Koch M, Fardeau M (1991) Workshop report: Diagnostic criteria for facioscapulohumeral muscular dystrophy. Neuromuscul Disord 1, 231–234
Walter MC, Reilich P, Huebner A, Fischer D, Schröder R, Vorgerd M, Kress W, Born C, Schoser BG, Krause KH, Klutzny U, Bulst S, Frey JR, Lochmüller H (2007) Scapuloperoneal syndrome type Kaeser and a wide phenotypic spectrum of adult-onset, dominant myopathies are associated with the desmin mutation R350P. Brain 130, 1485–1496

C 10.1.1.4 Emery-Dreifuss-Muskeldystrophie (EMD)

Epidemiologie
Geschätzte Inzidenz ca. 1 : 100 000.

Genetik
Es sind eine X-chromosomal-rezessive Form (Xq28; EMD-Gen; EMD1) und eine autosomal-dominant oder -rezessiv auftretende Form (Chromosom 1q21.2; LMNA-Gen; EMD2) beschrieben.

Klinik

Typische klinische Trias:
- Früh auftretende Kontrakturen (insbesondere Ellenbogen, Achillessehne und Nackenmuskulatur)
- Langsam progrediente Muskelschwäche und -atrophie (typischerweise an Oberarmen und Unterschenkeln betont)
- Kardiomyopathie mit fortschreitender, schwerer Reizleitungsstörung. Diese schwerwiegende Komplikation macht die rechtzeitige Erkennung und Diagnosestellung bedeutsam, die Implantation eines Cardioverters-Defibrillators (ICD) muss diskutiert werden.

Weiterführende Literatur

Bonne G, Yaou RB, Beroud C, Boriani G, Brown S, de Visser M, Duboc D, Ellis J, Hausmanowa-Petrusewicz I, Lattanzi G, Merlini L, Morris G, Muntoni F, Opolski G, Pinto YM, Sangiuolo F, Toniolo D, Trembath R, van Berlo JH, van der Kooi AJ, Wehnert M (2003) 108th ENMC International Workshop, 3rd Workshop of the MYO-CLUSTER project: EUROMEN, 7th International Emery-Dreifuss Muscular Dystrophy (EDMD) Workshop. Neuromuscul Disord 13, 508–515

C 10.1.1.5 Weitere progressive Muskeldystrophien

Kongenitale Muskeldystrophien: Diese heterogene Gruppe autosomal-rezessiv erblicher Erkrankungen zeigt eine Muskeldystrophie mit klinischem Beginn (Schwäche und Kontrakturen) zum Zeitpunkt oder kurz nach der Geburt. Einige Varianten sind weiter durch teilweise schwerwiegende zentralnervöse Störungen gekennzeichnet. Als gemeinsamer pathophysiologischer Mechanismus scheint sich eine Störung des Kontaktes zwischen Muskelfaserbasalmembran und Extrazellularmatrix zu etablieren.

Oculopharyngeale Muskeldystrophie: autosomal-dominant erbliche, spät manifestierende Erkrankung mit fortschreitender Ptose, Dysphagie und typischen tubulofilamentösen intranukleären Einschlüssen. Prävalenz ca. 1:100 000. Seltener tritt eine allelische autosomal-rezessive Form auf. Ursächlich ist eine kurze $(GCG)_{8-13}$-Expansion im *polyadenylate-binding protein nuclear 1 gene* (PABPN1; 14q11.1).

Distale Myopathien: klinische Zusammenfassung der progressiven Muskeldystrophien mit bevorzugtem Befall der distalen Extremitätenmuskeln. Eine einheitliche Benennung hat sich hier noch nicht durchgesetzt. Das Erkrankungsalter liegt eher weiter im Erwachsenenalter als bei den LGMD.

Myofibrilläre Myopathien: Die myofibrillären Myopathien (oder „Desminassoziierten Myopathien") stellen eine genetisch heterogene Gruppe zumeist im Erwachsenenalter beginnender, progredienter Myopathien mit anteiligem Auftreten von Kardiomyopathien dar. Gemeinsames morphologisches und möglicherweise pathophysiologisches Korrelat ist eine Zerstörung des Myofibrillensystems ausgehend von der Z-Scheibe und ektopische Akkumulation der Bestandteile und anderer Proteine in der Muskelfaser. Mit zunehmender Kenntnis werden diese Krankheitsbilder erheblich häufiger diagnostiziert, die absolute Häufigkeit ist bisher nicht verlässlich erfasst.

Die letztgenannten drei Krankheitsgruppen eint neben der erheblichen Bedeutung für die diagnostische Abklärung der fortschreitenden Muskelschwäche im Jugend- bzw. Erwachsenenalter nach Ausschluss der häufigen, separat angeführten Erkrankungen (Dystrophinopathie, myotone Dystrophie, FSHD) eine wachsende Überschneidung im Rahmen der fortschreitenden Aufklärung der genetischen Ursachen. Die weitestgehende, möglichst genetische Zuordnung der einzelnen Patienten hat neben der humangenetischen Beratung erhebliche Relevanz aufgrund unterschiedlicher Komplikationen, insbesondere mit Blick auf das Kardiomyopathierisiko. Eine primär genetische Klärung ist aufgrund der multiplen Gene aktuell nur bei extrem typischen klinischen Bildern möglich, sodass zumeist die Muskelbiopsie mit immunhistochemischer/Western-blot-Analyse zur Klärung der sinnvollen weiterführenden molekularen Diagnostik erforderlich ist. Obwohl immer mehr ursächliche Gene gefunden werden, bleibt weiterhin ein erheblicher Teil (geschätzte 40 %) molekular ungeklärt. ◻ Tabelle C 10.1 versucht einen Überblick nach genetisch geklärten Erkrankungen zu geben.

- Jens Reimann

- ICD-10: G71.1

- Myotonie ist eine Entspannungsstörung der willkürlich oder durch externen Reiz kontrahierten Skelettmuskulatur mit typischem EMG-Korrelat.

C 10.1.2 Myotonien und periodische Lähmungen

C 10.1.2.1 Myotone Dystrophien/Dystrophia myotonica

Definition

Myotone Dystrophie Typ 1 (DM1): Curschmann-Steinert.

Myotone Dystrophie Typ 2 (DM2): Proximale Myotonische Myopathie = PROMM; Morbus Ricker.

Autosomal-dominant erbliche, durch Nukleotidrepeatverlängerungen bedingte Multisystemerkrankungen mit Muskeldystrophie und Myotonie (s. ◻ Tab. C 10.2).

Epidemiologie

DM1: Inzidenz ca. 4–13 : 100 000 bei unterschiedlicher Penetranz. Keine Geschlechtsunterschiede; früherer Krankheitsbeginn und schwerere Ausprägung mit zunehmender Länge des CTG-Repeat, die im klassischen Fall von Generation zu Generation zunimmt („Antizipation").

DM2: Inzidenz wird in Deutschland als der DM1 vergleichbar angenommen, Korrelation des Phänotyps zur Repeatlänge und eine mögliche Antizipation nicht so klar wie bei der DM1.

Genetik

DM1: autosomal-dominant; Chromosom 19q13.3; 100 bis 4000 CTG repeats im 3'UTR des DMPK-Gens.

DM2: autosomal-dominant; Chromosom 3q21, typischerweise etwa 5000 CCTG repeats im ZNF9-Gen.

Pathophysiologie

DM1: Ursächlich ist eine über das Normalmaß verlängerte Wiederholung der CTG-Basenfolgen (CTG repeat) in der 3' nicht-übersetzen Region (3'UTR) des

Tab. C 10.2 Überblick DM1 und DM2 im Vergleich.

	DM1	DM2
Antizipation	Typisch	Weniger deutlich
Endokrine Störungen	Ausgeprägter	Weniger ausgeprägt
Extremitätenschwäche	Distal betont/beginnend	Proximal betont/beginnend
Faciale Beteiligung	Deutlich	Keine bis gering
Genetik	CTG repeat DMPK	CCTG repeat ZNF9
Kardiale Symptomatik	Häufig	Gelegentlich
Kongenitale Form	Bekannt	Nicht beschrieben
Muskelschmerz	Selten	Häufig
Waden	Eher atroph	Eher hypertroph
ZNS-Auffälligkeiten	Häufig	Möglich

Gens der *myotonic dystrophy protein kinase (DMPK)*. Als Hauptpathomechanismus wird mittlerweile eine „toxische" Wirkung der verlängerten DMPK mRNA angesehen. Eine Abfolge von RNA-Protein-RNA-Interaktionen führt zu einem pathologischen Splicing anderer prä-mRNA, die dann die Mehrzahl der letztlich klinisch zu erfassenden pathophysiologischen Vorgänge verursachen. Auch wenn die resultierende, pathologische mRNA eine Änderung der DMPK-Proteinmenge und -aktivität nach sich zieht, so ist der direkte Einfluss der DMPK auf die letztlich pathophysiologischen Vorgänge eher gering. Zusätzliche Bedeutung wird einer veränderten Regulation benachbarter Gene durch die Verlängerung der CTG-Wiederholung zugesprochen, die zumindest theoretisch mit manchen Aspekten des klinischen Bildes verknüpfbar ist.

DM2: Analoge Vorgänge wurden für andere „Repeat-Erkrankungen" belegt, darunter auch für die Myotone Dystrophie Typ 2, bei der die verlängerte CCTG-Wiederholung im ersten Intron des ZNF9-Gens liegt. Bemerkenswert ist, dass die Myotonie beider Krankheitsbilder durch fehlreguliertes Spleißen („Missplicing") der prä-mRNA des CLC1-Gens entsteht, das auch für die kongenitalen Myotonien verantwortlich ist (s. unten).

Anamnese und Symptome

DM1: Üblicherweise wird die Fußheberparese zuerst bemerkt, wobei nicht selten Katarakte bereits operativ behandelt wurden. Da nur wenige Patienten eine wesentliche Dekontraktionshemmung zeigen, werden myotone Phänomene nur selten beklagt. Schluckstörungen und Diabetes mellitus können oft erfragt werden. Fremdanamnestisch ergeben sich gelegentlich Hinweise auf eine verminderte kognitive Leistung (zumeist frontale Funktionen) und eine reduzierte Vitalität, manchmal in Form einer regelrechten Apathie und Hypersomnie. Herzrhythmusstörungen sind häufig und können lebenslimitierend sein; seltener kommen Kardiomyopathien vor.

DM2: Typischerweise werden Muskelbeschwerden im Sinne von Myalgien oder „Verspannungen" und muskulären „Missempfindungen" beklagt. Nicht wenige Patienten erfahren eine notfallmäßige kardiologische Abklärung bei linksthorakalem Schmerz und erhöhtem CK-Wert. Eine Herzbeteiligung kann vorliegen, eine Hyperhidrosis findet sich oft. Neuropsychologische Auffälligkeiten besonders der Frontalhirnfunktion sind beschrieben.

Körperliche Befunde
DM1: Typisch sind präsenile Katarakte, distale und faciale myatrophe Paresen, Stirnglatze, hoher („gotischer") Gaumen und Hodenatrophie. In manchen Fällen dominiert eine Ptose den ersten klinischen Eindruck, die äußeren Augenmuskeln sind – im Gegensatz zur Kaumuskulatur – jedoch nicht betroffen. Myotone Phänomene insbesondere beim Augen- und Faustschluss lassen sich oft, aber keinesfalls immer, beobachten oder provozieren (Perkussion Daumenballen oder Zunge).

DM2: Meist finden sich proximale, beinbetonte Paresen ohne wesentliche Atrophie und eine präsenile Kararakt (ca. 60 % der Fälle), oft sehr kräftige bis hypertrophische Waden. Myotone Phänomene können häufig nicht nachgewiesen werden, eine faciale Schwäche fehlt meist oder ist nur gering ausgeprägt; Hörstörungen kommen vor (20 %).

Diagnostik
Labor
- Die Serumkreatinkinase und oft auch die γ-GT sind teilweise leicht bis mäßig erhöht.
- Es können sich eine Reihe endokrinologischer Auffälligkeiten finden (Testosteron ↓, FSH ↑, Insulinresistenz; DM1 > DM2).
- Humangenetische Diagnostik aus ETDA-Blut.

Bildgebung
Veränderungen im MRT-Hirn sind beschrieben, haben jedoch keine diagnostische Bedeutung, sodass die Untersuchung primär nicht erforderlich erscheint.

EMG
- **DM1:** Neben typischen myotonen Salven finden sich auch positive scharfe Wellen und andere komplex repetitive Entladungen. Myotone Salven können bei den meisten Patienten gesichert werden und zeigen sich typischerweise eher in den facialen (M. orbicularis oris) und den distalen Extremitätenmuskeln. Gerade in den atrophischen Muskeln kommen auch myopathische Veränderungen vor.
- **DM2:** Bei einem Großteil der Patienten lassen sich bei sorgfältiger Untersuchung myotone Auffälligkeiten sichern. Hier erscheint die Untersuchung auch proximaler Muskeln aussichtsreicher als bei der DM1 (besonders M. iliopsoas).

> **MERKE:**
> Der fehlende Nachweis myotoner Auffälligkeiten in Klinik und EMG schließt die Diagnosen DM1 oder DM2 nicht aus.

Konsile

▸ Kardiologie: Bei der DM1 finden sich häufig, bei der DM2 seltener relevante Herzrhythmusstörungen und seltener kardiomyopathische Veränderungen.
▸ Pulmonologie: Schlafapnoesyndrome kommen vor. Da eine reduzierte Reaktion auf Hypoxie/Hyperkapnie bekannt ist, kann die frühzeitige Diagnostik hier richtungsweisend sein (DM1 > DM2).
▸ Gastroenterologie/HNO: Glattmuskuläre Störungen im Sinne von Schluckstörungen und Obstipation (DM1), Hörstörungen.
▸ Endokrinologie: Insulinresistenz, Hypogonadismus, FSH ↑; DM1 > DM2.
▸ Ophthalmologie: Katarakt (DM1 und DM2), veränderter intraokulärer Druck und Retinadegeneration (DM1).
▸ Neuropsychologische Testung bei klinischer Relevanz (z. B. Berufsfindung etc.).

Weitere Untersuchungen/Maßnahmen

▸ Humangenetische Beratung und ggf. Testung der Familie.
▸ Sozialmedizinische Beratung der Familie.
▸ Aufklärung Selbsthilfegruppen (DGM) etc.

Praktisches Vorgehen

Bei entsprechendem klinischem und ggf. elektrophysiologischem Bild sollte die molekulargenetische Diagnostik eingeleitet werden. Eine Muskelbiopsie kann zur Diagnosestellung einer DM1 oder DM2 wenig beitragen und bleibt daher den genetisch nicht zu klärenden Fällen vorbehalten. Die Einleitung der „Komplikationsdiagnostik" muss nicht auf den humangenetischen Befund warten, da hier prognosebestimmende Befunde erhoben werden können.

● Myotone Phänomene kommen auch bei anderen Muskelerkrankungen vor!

Therapie

Eine kausale Therapie gibt es bisher nicht.

▸ Physiotherapie: konsequente, dauerhafte Therapie zur Vermeidung von sekundären Gelenk- und Sehnenaffektionen (insbesondere Kontrakturen). Einzelne Patienten berichten mittelfristig über eine Zunahme ihrer Leistungsfähigkeit, ein „Aufbautraining" ist aber nicht möglich oder sinnvoll.
▸ Pharmakologische Therapie: Mexiletin (ggf. Phenytoin) kann in den wenigen Fällen, in denen die Myotonie selbst ein behinderndes Ausmaß erreicht, eingesetzt werden. Insbesondere die Neigung zu kardialen Nebenwirkungen macht dies aber schwierig und sollte zur engmaschigen Überwachung führen. Wesentlich ist hingegen die Behandlung der internistischen, insbesondere kardialen und endokrinologischen Manifestationen. Bei ausgeprägter Tagesmüdigkeit kann bei der DM1 Modafinil eingesetzt werden, potenzielle Nebenwirkungen sind streng zu überwachen. Manche DM2-Patienten brauchen eine dauerhafte, individuelle Schmerzmedikation.
▸ Hilfstechnische Versorgung:
  – Die Schienenversorgung bei deutlicher Fußheberschwäche („Fallfuß") mindert das Sturzrisiko und verbessert die eigenständige Mobilität oft erstaunlich; ebenso Rollatoren.
  – Rollstuhlversorgung mit Möglichkeit zur eigenständigen Fortbewegung, letztendlich zumeist Elektrorollstuhl (mit Stehfunktion!) bei entsprechender Einschränkung der Mobilität.
▸ Operative Therapie: in aller Regel nicht erforderlich.

> **PEARLS + PITFALLS**
>
> Von Amitriptylin, Digoxin, Procainamid, Propranolol, Quinin und Sedativa wird aufgrund der Kombination aus Muskelschwäche, Myotonie und Herzrhythmusstörungen abgeraten; es gibt jedoch begründete Ausnahmefälle, z. B. bei spezifischen kardiologischen Indikationsstellungen aufgrund der individuellen Befunde.
> Narkosen sollten „triggerfrei" erfolgen, auch wenn bisher kein Auftreten von maligner Hyperthermie belegt ist.
> Die pathologische Hypoxiereaktion, die glattmuskulären Probleme und die Neigung zu Herzrhythmusstörungen der DM1-Patienten erfordern eine hohe peri- und intraoperative Aufmerksamkeit.

Verlauf und Prognose

Das Manifestationsalter hängt von der Repeatlänge ab (DM1), es liegt typischerweise im jugendlichen oder frühen Erwachsenenalter. Die Krankheit schreitet (zumeist langsam) progredient fort und schränkt bei der DM1 das Lebensalter leicht ein (zumeist kardiale oder respiratorische Komplikationen).

Durch weitere Verlängerung der Repeats verläuft die Erkrankung oft von Generation zu Generation schwerer und beginnt früher („Antizipation").

Eine Verschlechterung vor allem der Myotonie während der Schwangerschaft kann auftreten und die Schwangerschaftsverläufe sind insbesondere bei der DM1 oft kompliziert.

Bei der DM1 tritt eine schwere, kongenitale Form mit körperlichem und geistigem Entwicklungsrückstand und oft dem Bild eines „floppy infant" auf, die gerade perinatal eine schlechtere Prognose hat. Die Kinder zeigen zunächst klinisch und elektrophysiologisch keine Myotonie. Oftmals ist hier die Untersuchung der Eltern, vor allem der häufiger betroffenen Mutter, wegweisend, ggf. „blinde" Genetik.

Differenzialdiagnose

Wesentlich ist die Abgrenzung zu den nicht-dystrophischen Myotonien. Verwechselungen mit mitochondrialen Myopathien, distalen Myopathien oder auch der Myasthenia gravis kommen vor. Die DM2 muss in manchen Fällen von Gliedergürteldystrophien differenziert werden. Stets sollte die vergleichsweise schnelle und wenig aufwendige genetische Diagnostik vor der Muskelbiopsie erfolgen.

- DM3 hat sich für den Moment als Ente erwiesen.

Als wichtigste Differenzialdiagnose ist jedoch stets die jeweils klinisch weniger wahrscheinliche Form der DM zu führen und ggf. die genetische Diagnostik entsprechend zu erweitern. Dies gilt für alle „unklar myotonen" Krankheitsbilder. Die hartnäckige Abklärung „unklar myotoner" Fälle ist von besonderer Bedeutung, da gerade auch behandelbare Muskelerkrankungen (Myositiden, Mangel der sauren Maltase) mit myotonen Phänomenen im EMG auffällig werden.

Weiterführende Literatur

Udd B, Meola G, Krahe R, Thornton C, Ranum LP, Bassez G, Kress W, Schoser B, Moxley R (2006) 140th ENMC International Workshop: Myotonic Dystrophy DM2/PROMM and other myotonic dystrophies with guidelines on management. Neuromuscul Disord 16, 403–413

C 10.1.2.2 Nichtdystrophische Myotonien und periodische Lähmungen

Nichtdystrophische Myotonien

Gruppe von autosomal-dominant oder -rezessiv erblichen Ionenkanalerkrankungen mit Mutationen in Calcium-, Chlorid-, Kalium- und Natriumkanälen. Eine gewisse klinische Überlappung der Krankheitsbilder zeigt sich insbesondere in der kalium-/azetazolamidsensitiven Myotonie. Heute kann die präzise Zuordnung durch Identifikation des betroffenen Kanalgens erfolgen, sodass Therapie- und Verhaltensmaßnahmen für den individuellen Fall gezielt erfolgen können. Die nichtdystrophischen Myotonien (und Paramyotonien) zeigen klinisch erheblichen myotone Phänomene oft schon im Kindes- oder Jugendalter mit einem erheblichen Einfluss von körperlicher Aktivität und äußeren Bedingungen (insbesondere Temperatur). Die Entwicklung einer dauerhaften, fortschreitenden Muskelschwäche oder die Beteiligung anderer Organsysteme gehört jedoch im Gegensatz zur myotonen Dystrophie nicht zu den Symptomen.

Oft ist eine medikamentöse Therapie der Myotonie (Mexiletin, ggf. Phenytoin oder Carbamazepin) notwendig. Schwangerschaft, endokrine Entgleisungen (insbesondere Hypothyreose) und einige Medikamente (depolarisierende Muskelrelaxanzien!) können eine reversible, deutliche Zunahme der Beschwerden verursachen.

● **Cave:** Kardiale Nebenwirkungen bei Gabe von Mexiletin.

Periodische Lähmungen

Die periodischen Lähmungen zeichnen sich durch episodische, partielle oder generalisierte schlaffe Paresen unter Provokation durch Elektrolytverschiebungen, Glukosespiegeländerungen, körperliche Aktivität und eine Reihe äußerer Einwirkungen aus. Diese Lähmungsepisoden verlaufen zumeist nicht lebensbedrohlich, die Atmung sollte jedoch stets überwacht werden. Medikamentöse, diätetische und Verhaltensmaßnahmen können das Risiko von Attacken senken bzw. ihre Ausprägung beeinflussen. Eine Gruppe von Patienten mit familiärer hypokaliämischer Paralyse entwickelt im Verlauf der Erkrankung zumeist milde, dauerhafte Schwächen.

C 10.1.3 Entzündliche Myopathien

● Reinhard Kiefer

Die Gruppe der primären, autoimmunen Myositiden umfasst drei Krankheiten: die Dermatomyositis, die Polymyositis und die Einschlusskörpermyositis. Zusätzlich gibt es eine Reihe entzündlicher und infektiöser Systemerkrankungen, bei denen die Muskulatur mitbetroffen ist oder die sogar im Einzelfall ausschließlich die Muskeln betreffen. Hierzu gehören Kollagenosen und Vaskulitiden, die Sarkoidose und infektassoziierte Myositiden. Eine Sonderform der Polymyositis ist die okuläre Myositis, die ausschließlich die äußeren Augenmuskeln und deren Sehnen betrifft.

Primäre Myositiden sind seltene Erkrankungen. Unter 100 000 Einwohnern einer mittelgroßen Stadt wird man weniger als 10 Patienten mit Dermato- und

● Drei Formen autoimmuner Myositiden:
– Dermatomyositis
– Polymyositis
– Einschlusskörpermyositis

Polymyositis finden. Die Myositiden sind dennoch wichtige Krankheiten, da sie die größte Gruppe der potenziell behandelbaren erworbenen Myopathien bilden, unbehandelt jedoch lebensbedrohlich sein können. Die Dermatomyositis tritt mit zwei Altersgipfeln in der Jugend und im höheren Erwachsenenalter auf. Die Polymyositis wird dagegen im frühen und mittleren Erwachsenenalter häufiger angetroffen.

Die Häufigkeit der Einschlusskörpermyositis ist nicht genau bekannt. Sie ist jedoch die häufigste Myositis im höheren Lebensalter. Männer sind häufiger betroffen als Frauen. In einer größeren neurologischen Fachabteilung wird die Diagnose mehrmals im Jahr neu gestellt.

● Die Einschlusskörpermyositis ist die häufigste Form der Myositis im höheren Lebensalter.

C 10.1.3.1 Dermatomyositis und Polymyositis

Ätiologie

Gemeinsames Merkmal beider Krankheiten ist eine mutmaßlich autoimmune entzündliche Infiltration der Muskulatur. Dennoch sind Ätiologie, Pathogenese und Pathologie unterschiedlich.

Ursache der Dermatomyositis ist eine antikörperabhängige, durch Komplement vermittelte Zerstörung endomysialer Endothelien und Kapillaren, die zunächst zu mikroskopischen Muskelinfarkten und einer hypoxischen Muskelschädigung führt. Die Zielantigene sind nicht bekannt. Pathologisch findet man eine perimysial und perivaskulär betonte Entzündungsreaktion mit insbesondere B-Zellen und CD4-positiven T-Zellen. Zusätzliche Infiltrate mit CD8-positiven T-Zellen weisen auf eine zusätzliche zelluläre Autoimmunreaktion hin. Ein weiteres charakteristisches pathologisches Merkmal ist die perifaszikuläre Atrophie der Muskelfasern. Hiermit ist eine Atrophie der im Randbereich der Muskelfaszikel gelegenen Muskelfasern gemeint, die durch eine hypoxische Schädigung verursacht ist. Die Dermatomyositis ist im höheren Lebensalter häufig paraneoplastisch verursacht.

● Dermatomyositis: primär humorale Immunattacke gegen Endothelien und Kapillaren.

● Dermatomyositis: häufig paraneoplastisch.

Die Polymyositis ist dagegen eine durch CD8-positive zytotoxische T-Lymphozyten verursachte Myositis, bei der MHC-1-positive Muskelfasern selbst Ziel der autoimmunen Attacke sind. Auch hier ist das primäre Autoantigen unbekannt. Pathologisch findet man dichte endomysiale Infiltrate, die überwiegend aus CD8-positiven T-Zellen und Makrophagen bestehen. Pathognomonisch ist die Infiltration scheinbar intakter, MHC-1-positiver Muskelfasern durch CD8-positive zytotoxische T-Zellen. Die Krankheit ist häufig mit anderen Autoimmunkrankheiten assoziiert, insbesondere Kollagenosen und Vaskulitiden. Sie tritt außerdem im Kontext einer HIV-Infektion auf, gelegentlich als klinische Erstmanifestation.

● Polymyositis: primär zelluläre Immunattacke durch CD8-positive zytotoxische T-Zellen auf scheinbar intakte Muskelzellen.

Klinik

Patienten mit einer Dermatomyositis oder einer Polymyositis berichten häufig über Muskelschmerzen in Ruhe und bei Bewegung, einen Muskeldruckschmerz und einen Kraftverlust in Armen und Beinen über Wochen oder wenige Monate. Da die Paresen typischerweise proximal betont sind, fällt die Schwäche zuerst beim Treppensteigen, beim Aufstehen aus dem Stuhl und bei Arbeiten über Kopf auf.

● Dermatomyositis: subakute proximal betonte Paresen mit Beteiligung der Kopfbeuger, Kopfstrecker und Schluckstörung.

Bei der körperlichen Untersuchung finden sich überwiegend proximal gelegene Paresen an den Armen und Beinen, die im fortgeschrittenen Stadium auch mit deutlichen Atrophien der betroffenen Muskulatur einhergehen können. Paresen der distalen Muskulatur sind dagegen selten. Auffällig ist insbesondere bei der Dermatomyositis eine Parese nicht nur der Kopfbeuge-Muskulatur, wie dies bei vielen Myopathien der Fall ist, sondern auch der Kopfstrecker. In fortgeschrittenen Stadien finden sich häufig eine Beteiligung der bulbären Muskulatur, eine Schluckstörung und eine Beteiligung der Atemmuskulatur. Charakteristisch für die Schluckstörung ist, dass die Speisen auf halbem Wege stecken zu bleiben scheinen und immer wieder nachgeschluckt werden muss. Patienten mit schwerer Schluck- und Atemstörung bedürfen der speziellen Überwachung und Therapie auf einer neurologischen Intensivstation. Die Augenmuskeln sind in der Regel nicht betroffen. Die Sensibilität ist ungestört. Die Muskeleigenreflexe sind proportional zum Ausmaß des Paresegrades des jeweiligen Muskels abgeschwächt.

- Eine Kopfstreckerparese ist ein klinisch wichtiger Befund der Dermatomyositis, da die meisten Myopathien nur eine Kopfbeugerparese aufweisen.

- Patienten mit schwerer Schluckstörung und Beteiligung der Atemmuskulatur sind lebensgefährlich erkrankt!
- Dermatomyositis: heliotropes Exanthem.

Bei Patienten mit Dermatomyositis findet man Hautefflorenszenzen mit einer rötlich-lilafarbenen und mit Schwellung einhergehenden Verfärbung der Augenlider und einem lividen, bei Sonnenlicht zunehmenden Exanthem der Wangen, am Nacken, an der oberen Brustpartie, an den Streckseiten der Ellbogen- und Kniegelenke und über den Fingerknöcheln. Weitere Merkmale ist ein schuppiges papulöses Exanthem an den Fingergelenken (Gottron-Papeln) und erweiterte Kapillaren unter den Fingernägeln.

Insbesondere bei der Dermatomyositis muss eine sehr sorgfältige allgemeinkörperliche Untersuchung auf der Suche nach klinischen Hinweisen auf eine Tumorerkrankung folgen. Außerdem muss auf klinische Zeichen weiterer Autoimmunkrankheiten und einer Herzbeteiligung geachtet werden.

Diagnostische Maßnahmen

1. Serum-CK: Diese ist unbehandelt fast immer stark erhöht. Eine normale Serum-CK macht eine floride Dermato-/Polymyositis unwahrscheinlich, schließt sie aber nicht definitiv aus.
2. Klinische Neurophysiologie: In der Elektromyografie findet man häufig lebhafte pathologische Spontanaktivität. Die Willküraktivität ist myopathisch verändert.
3. Kernspintomografie der Muskulatur:
Diese Untersuchung ist meistens entbehrlich. Hauptbefund ist der Nachweis eines endomysialen Ödems der Muskulatur, das allerdings nicht spezifisch für eine Myositis ist. Die Kernspintomografie hat ihren Platz insbesondere bei Patienten mit fokaler oder weit fortgeschrittener Dermato- und Polymyositis, wenn rein klinisch die Identifizierung eines entzündeten, jedoch strukturell noch weitgehend erhaltenen Muskels zur Entnahme einer gewinnbringenden Muskelbiopsie schwierig ist.
4. Muskelbiopsie: Die Muskelbiopsie ist der Goldstandard für die Diagnose. Allerdings schließt der fehlende Nachweis entzündlicher Infiltrate eine Myositis andernorts nicht aus.
5. Rheumatologische Labor- und Organdiagnostik: Sie dient der Aufdeckung einer koinzidenten Kollagenose oder Vaskulitis und einer Herzbeteiligung. Jo-1-Antikörper sind mit einer interstitiellen Lungenerkrankung assoziiert.
6. Bei allen Patienten mit einer Dermatomyositis insbesondere im höheren Lebensalter muss eine sehr ausführliche Tumorsuche erfolgen. Lässt sich kein Tumor nachweisen, müssen die Untersuchungen in Abständen von drei bis

- Dermato-/Polymyositis: CK fast immer massiv erhöht.

sechs Monaten wiederholt werden. Die Dermatomyositis als paraneoplastisches Syndrom kann der Diagnose eines malignen Tumors vorausgehen.

Diagnose und klinische Differenzialdiagnose
Die Diagnose beruht auf der typischen Anamnese und typischen klinischen Befunden in Verbindung mit einer diagnostischen Muskelbiopsie und anderen Ergebnissen der genannten Zusatzdiagnostik. Es muss allerdings immer bedacht werden, dass auch entzündliche Veränderungen in der Biopsie unspezifisch sein können und andererseits auch bei einer Myositis verpasst werden können. Entscheidend ist daher immer die Betrachtung aller diagnostischen Aspekte der Krankheit.

Einige relevante Differenzialdiagnosen und Hinweise zur diagnostischen Abgrenzung zeigt ◻ Tabelle C 10.3.

Therapie und Verlauf
Die Eckpunkte der Therapie sind:
- Immunsuppressiva: Glucocorticoide sind Mittel der ersten Wahl. Die Anwendung erfolgt anfangs hoch dosiert mit allmählicher Dosisreduktion über Monate. Längerfristig können Glucocorticoide durch den Einsatz von Azathioprin eingespart werden. Bei unzureichender Wirksamkeit der Glucocorticoide und bedrohlichen Krankheitsverläufen können in spezialisierten Zentren auch potentere Immunsuppressiva wie Methotrexat, Ciclosporin und Cyclophosphamid eingesetzt werden. Die Plasmapherese ist unwirksam. Bei der Dermatomyositis haben dagegen intravenöse Immunglobuline einen günstigen Effekt.
- Patienten mit schweren Schluckstörungen und drohender Ateminsuffizienz bedürfen der Intensivtherapie auf einer neurologischen Intensivstation.
- Die Therapiekontrolle erfolgt in erster Linie klinisch. Ein Abfall der Serum-CK korreliert nicht immer mit einer klinischen Besserung.

● Immunsuppressive Therapie: potent, aber nebenwirkungsreich

● Eine unzureichende Therapie kann irreversible Defektzustände und lebensbedrohliche Verschlechterungen zulassen. Chancen und Risiken der Therapie müssen daher sorgfältig abgewogen werden.

> **PEARLS + PITFALLS**
>
> Der Therapieerfolg muss klinisch beurteilt werden. Die Serum-CK ist kein ausreichender Surrogatmarker.

Unter adäquater Therapie kann häufig eine Stabilisierung, insbesondere bei der Dermatomyositis auch eine vollständige Ausheilung erzielt werden. Nach Reduktion immunmodulierender Medikamente kann ein Rezidiv auftreten. Trotz verbesserter Behandlungsmöglichkeiten besteht weiterhin eine erhöhte Mortalität, die neben der Grundkrankheit auch durch andere Organmanifestationen und Komplikationen der immunsuppressiven Therapie bedingt ist.

C 10.1.3.2 Einschlusskörpermyositis

Ätiologie
Die Ursache der Einschlusskörpermyositis ist unbekannt. Wie bei der Polymyositis finden sich jedoch dichte endomysiale Infiltrate mit CD8-positiven zytotoxischen T-Zellen und Makrophagen. Auch bei der Einschlusskörpermyositis spricht die Invasion scheinbar intakter Muskelfasern durch zytotoxische T-Zel-

□ **Tab. C 10.3** Klinische Differenzialdiagnose der Dermato- und Polymyositis. Es ist lediglich eine Auswahl der häufiger in Betracht kommenden Alternativdiagnosen und eine Auswahl der differenzialdiagnostisch wichtigen diskriminierenden Merkmale aufgeführt.

DD	Gemeinsames Merkmal	Typische Ausprägung des Merkmals bei Dermato-/Polymyositis	Typische Ausprägung dieses Merkmals in der jeweiligen DD	Diskriminierende diagnostische Merkmale
Dystrophinopathien und Muskeldystrophien vom Gliedergürteltyp	Proximale Paresen	Subakuter Verlauf	Schleichender Beginn	Klinik, ggf. Familienanamnese, Muskelbiopsie
Metabolische Myopathien	Muskelschmerzen, ggf. proximale Paresen	Schmerzen meist konstant vorhanden	Deutlichere Belastungsabhängigkeit der Beschwerden	Klinik, ggf. Familienanamnese, Muskelbiopsie
Proximale myotonische Myopathie (PROMM)	Muskelschmerzen, proximale Paresen	Subakuter Verlauf, keine Muskelsteife	Muskelsteife schleichender Beginn über Jahre	Klinik, Familienanamnese, Nachweis myotoner Entladungen im EMG
Toxische Myopathie	Muskelschmerzen und proximale Paresen	Subakuter Verlauf	Assoziation mit u. a. Lipdsenkern, Zidovudin, Alkohol	Klinik, Medikamenten- und Alkoholanamnese, Muskelbiopsie
Myasthenia gravis	Proximale und bulbäre Paresen	Konstante Paresen	Belastungsabhängige und fluktuierende Paresen	Klinik, CK, normal pathologisches Dekrement bei repetitiver Nervenstimulation
Bulbäre ALS und bulbospinale Muskelatrophie	U. a. bulbäre Paresen	Keine Faszikulationen der Zunge	Faszikulationen der Zunge, ausgeprägte Muskelatrophie	Klinik, Serum-CK geringer erhöht, akute und chronische neurogene EMG-Veränderungen

len für einen primären Autoimmunprozess. Zusätzlich finden sich Merkmale einer degenerativen Myopathie mit Ablagerung von Amyloid und anderen Proteinen. Möglicherweise ist der degenerative Prozess sogar primäre Ursache der Erkrankung und die Entzündung ein Sekundärphänomen.

Histologisch findet man neben den entzündlichen Merkmalen und der Ablagerung von Amyloid ein ausgeprägtes myopathisches Gewebssyndrom mit berandeten Vakuolen, Gruppen angulierter Fasern und in der Elektronenmikroskopie pathologischen Mitochondrien und charakteristischen nukleären und zytoplasmatischen filamentären Einschlüssen (s. ○ Abb. C 10.1).

● Ungeklärte Ätiologie mit wesentlicher Beteiligung einer degenerativen Komponente.

Klinik

Die Anamnese ist ganz anders als diejenige der Patienten mit Dermato- oder Polymyositis. Betroffene Patienten berichten in der Regel über einen schleichenden, meist erst rückblickend bemerkten Erkrankungsbeginn. Die ersten Beschwerden sind in der Regel Schwierigkeiten beim Treppensteigen und beim Aufstehen aus der Hocke sowie beim Festhalten schwerer Gegenstände mit den

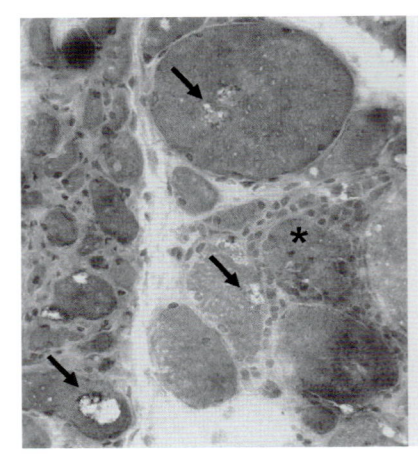

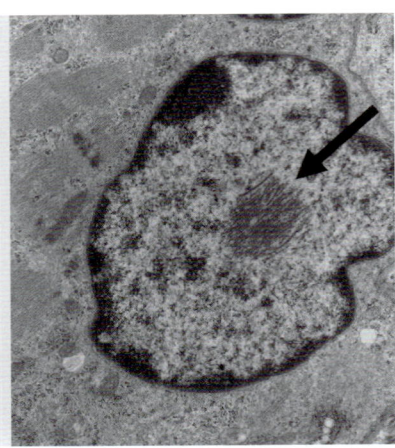

Abb. C 10.1 Biopsiebefund eines Patienten mit Einschlusskörpermyositis. In der Lichtmikroskopie (links; Gomori-Trichrom-Färbung) sieht man ein myopathisches Gewebssyndrom mit berandeten Vakuolen (Pfeile) und einem entzündlichen Infiltrat mit zellulärer Invasion einer Muskelfaser (*). Elektronenmikroskopisch (rechts) Nachweis eines filamentösen Kerneinschlusses (Pfeil).

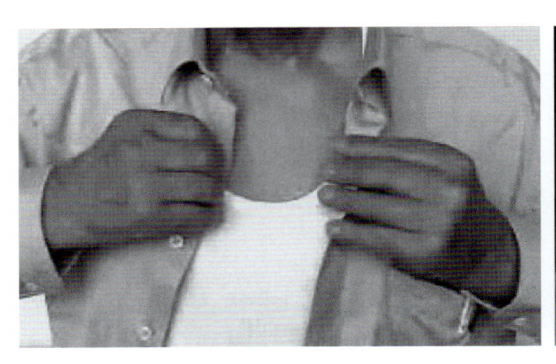

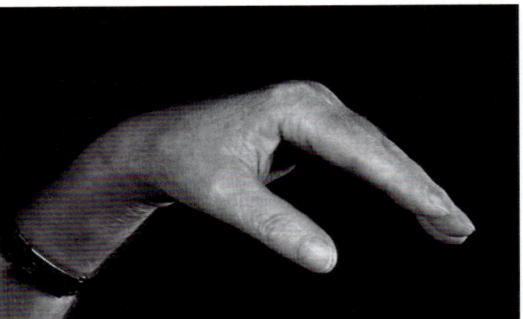

Abb. C 10.2 Typische Handhaltung zweier Patienten mit Einschlusskörpermyositis und Fingerbeugerparese. Beim linken Patienten ist vor allem die linke Hand betroffen. Er kann deshalb beim Knöpfen seines Hemdes zwar die rechte Hand gebrauchen, links gelingt dagegen nur die Beugung im Grundgelenk, während die Finger im Mittel- und Endgelenk nicht gebeugt werden können und damit einen Funktionsverlust bei dieser Tätigkeit erleiden. Der Patient rechts hält seine Hand entspannt. Es sind dann die Finger nicht wie beim Gesunden in allen Fingergelenken gebeugt, sondern wiederum nur im Grundgelenk. Dies liegt daran, dass die kleine Handmuskulatur in der Regel erhalten ist. Deshalb können durch die Mm. lumbricales die Fingergrundgelenke gebeugt und die Mittel- und Endgelenke gestreckt werden. Die Beugung im Mittel- und Endgelenk dagegen erfolgt durch die oberflächlichen und tiefen Fingerbeuger und gelingt hier nicht. Die gleiche Handhaltung findet man auch bei anderen Myopathien mit Beteiligung der Fingerbeuger wie etwa der myotonen Dystrophie Typ 1.

● Charakteristische Trias:
– Schleichende Atrophie und Parese der Kniestrecker
– und der Fingerbeuger
– und eine Schluckstörung.

Fingern. Auch über Schluckstörungen berichten Patienten häufig spontan. Schmerzen treten nur selten auf.

Bei der neurologischen Untersuchung ist die Trias aus Kniestreckerparese, Fingerbeugerparese und Schluckstörung bei älteren Patienten hochcharakteristisch und nahezu pathognomonisch für eine Einschlusskörpermyositis. Generell kann die Einschlusskörpermyositis jedoch jede Muskelgruppe des Körpers betreffen, dies in häufig asymmetrischer und erratischer Weise. Die charakteristische Parese der Fingerbeugemuskulatur kann man bereits beim Händeschütteln und beim Entkleiden beobachten (s. ● Abb. C 10.2). Die Finger sind dann typischerweise im Grundgelenk gebeugt und in den Mittel- und Endgliedern gestreckt und man beobachtet kaum Beugebewegungen der Finger. Auch bei der Einschlusskörpermyositis können Kopfbeuger und Kopfstrecker betroffen sein, während die äußere Augenmuskulatur ungestört bleibt.

> **HINWEIS FÜR DIE PRAXIS**
>
> Bei älteren Patienten mit einer Myopathie oder einer vermeintlichen „Muskeldystrophie" sollte auf folgende Merkmale geachtet werden:
> - Ist der Krankheitsverlauf schleichend über mehrere Jahre?
> - Findet sich eine ausgeprägte beidseitige Atrophie des M. quadriceps femoris, sodass die distalen Oberschenkel wie ein umgedrehter Flaschenhals aussehen, während die übrige proximale Beinmuskulatur fast normal ist?
> - Findet sich eine im Vergleich mit benachbarten Muskeln hervorstehende Parese der Kniestrecker?
> - Findet sich eine akzentuierte Parese der Fingerbeuger und evtl. auch der Fingerstrecker, während die kleinen Handmuskeln vergleichsweise kräftig sind?
> - Finden sich Atrophien und Paresen der Bizeps- und Trizepsmuskulatur am Oberarm, während die Schultergürtelmuskulatur gut erhalten ist?
> - Berichtet der Patient über eine Schluckstörung derart, dass er beim Essen häufig nachschlucken muss?
>
> Wenn diese Merkmale alle zutreffen, ist eine Einschlusskörpermyositis klinisch sehr wahrscheinlich. Sie kommt aber auch bei allen anderen und insbesondere älteren Patienten in Betracht, wenn myogene Paresen mit atypischer Verteilung und starker Asymmetrie vorliegen.

Diagnostische Maßnahmen

- Serum-CK: Anders als bei der Dermato- und Polymyositis finden sich häufig Normalwerte oder nur leichtgradig oder moderat erhöhte Werte, die differenzialdiagnostisch sehr vieldeutig sind.
- Neurophysiologie: In der Elektromyografie findet man ebenfalls lebhafte pathologische Spontanaktivität in Verbindung mit myopathischen Willkürpotenzialen. Pseudoneurogene, hochamplitudige Willkürpotenziale sind Folge der sehr lange bestehenden Myopathie mit ausgeprägten Umbauprozessen und können zur Fehldiagnose einer Motoneuronerkrankung führen.
- Muskelbiopsie: Da die Wahl eines geeigneten Muskels für die Biopsie besonders schwierig sein kann, kann gerade bei der Einschlusskörpermyositis eine vorausgehende Kernspintomografie der Muskulatur sinnvoll sein. Die charakteristischen Befunde sind oben beschrieben (s. o Abb. C 10.1). Morphologie der Einschlusskörpermyositis:
  - Myopathisches Gewebssyndrom
  - Entzündliche Infiltrate mit CD8-positiven T-Zellen
  - Berandete Vakuolen
  - Amyloid-Ablagerungen
  - Filamentöse Einschlüsse.

Diagnose und klinische Differenzialdiagnose

Auch die Diagnose einer Einschlusskörpermyositis kann nur unter Wertung aller Einzelbefunde erfolgen, da auch hier die histologischen Befunde nicht absolut spezifisch sind. Primäre Myopathien mit Beginn im höheren Lebensalter sind so selten, dass bei typischen klinischen Befunden kaum eine andere Krankheit als die Einschlusskörpermyositis infrage kommt. Die häufigste Verwechslung ist diejenige mit einer Motoneuronerkrankung. Außerdem können spät manifestierende distale degenerative Myopathien und eine multifokale motorische Neuropathie verwechselt werden.

Therapie und Verlauf

Glucocorticoide sind in der Regel wirkungslos, ebenso andere Immunsuppressiva. Die einzige medikamentöse Therapie von begrenzter Wirksamkeit ist die Behandlung mit intravenösen Immunglobulinen, die in etwa einem Drittel der Patienten eine vorübergehende Besserung insbesondere der Schluckstörung bewirkt. Die Krankheit schreitet stetig voran und kann über einen Verlauf von Jahren zu einer erheblichen Behinderung führen, die durch den Verlust der Gehfähigkeit und durch den Funktionsverlust der Hände und Oberarme bedingt ist.

- Glucocorticoide meist wirkungslos.

- Einschlusskörpermyositis: stetig progrediente Behinderung.

C 10.1.3.3 Andere entzündliche Muskelerkrankungen

Okuläre Myositis

Diese sehr seltene Sonderform ist auf die äußere Augenmuskulatur und deren Sehnen beschränkt. Wichtigste Differenzialdiagnose ist die endokrine Orbitopathie. Die Therapie erfolgt mit Glucocorticoiden.

Granulomatöse Myositis

Sehr selten kann die Muskulatur bei einer systemischen Sarkoidose beteiligt sein, oder es findet sich eine isolierte granulomatöse Myositis als mögliche fokale Manifestation einer Sarkoidose. Klinisch findet man in der Regel stark asymmetrische, überwiegend schmerzlose Muskelatrophien und Paresen. Die Therapie erfolgt mit Glucocorticoiden.

Infektassoziierte Myopathien

Insbesondere bei Kindern kann es zu fulminanten viralen Myositiden kommen, die jedoch eine gute Prognose haben. Bei immunsupprimierten Patienten und in den Tropen kommt eine eitrige Myositis vor. Bei einer Trichinose ist die Muskulatur typischerweise betroffen. Muskelbeteiligungen kommen auch bei der Borreliose, Wurmerkrankungen wie der Zystizerkose und bei anderen Parasitosen wie der Toxoplasmose vor.

- Jens Reimann

C 10.1.4 Kongenitale Myopathien

Definition

Genetisch heterogene Erkrankungsgruppe mit typischem klinischen Bild und für einzelne Subtypen charakteristische histologische Auffälligkeiten.

Klinik

Trotz erheblicher Schwankungen ihrer Ausprägung sind den kongenitalen Myopathien folgende klinische Zeichen gemein: generalisierte Schwäche, muskuläre Hypotonie, Hyporeflexie, schmächtige Muskulatur und dysmorphische Zeichen (z. B. Thoraxdeformitäten, Fußdeformitäten, Skoliose, gotischer Gaumen oder längliche Facies).

Praktisches Vorgehen

Der CK-Wert im Serum ist typischerweise normal oder allenfalls gering erhöht. Im EMG finden sich keine oder myopathische Veränderungen, Denervierungszeichen sollten nicht vorkommen.

> **PEARLS + PITFALLS**
>
> Die früheren Vorstellungen der Spezifität der einzelnen morphologischen Veränderungen und des vollständigen Fehlens einer Progredienz der Erkrankungen wurden mittlerweile aufgegeben. Deutliche Gewebeschädigungen in der Histologie oder rasches Fortschreiten der Behinderung sollte jedoch weiterhin die Diagnose in Zweifel ziehen.
> Die Zuordnung bzw. Differenzierung von dystrophischen oder neurogenen Erkrankungen ist in der neonatalen Phase, in der die Betroffenen oft deutlich symptomatisch sind, aufgrund der besseren Prognose bedeutsam.

C 10.1.5 Metabolische Störungen des Muskels

Neigung zur malignen Hyperthermie siehe Kapitel 10.1.6.

C 10.1.5.1 Störungen des Glykogenstoffwechsels

Eine Reihe von Glykogenosen (s. ☐ Tab. C 10.4) zeigen eine – nicht unbedingt rein – muskuläre Symptomatik. Das Spektrum reicht von Belastungsintoleranz mit Muskelschmerzen und Muskelkrämpfen bis zur regelrechten Myopathie mit Kardiomyopathie und Rhabdomyolysen. Auch wenn manche häufige Erkrankungen (z. B. der Phosphorylasemangel) anhand ihrer typischen Klinik im Ver-

☐ **Tab. C 10.4** Bekannte Glykogenstoffwechselstörungen mit Muskelbeteiligung.

Defektes/fehlendes Enzym	Erbgang	Dauerhafte Schwäche
Saure Maltase	AR	Ja
Debranching Enzyme	AR	Ja
Phosphorylase-b-Kinase	AR/XR	Nein
Myophosphorylase	AR	Teilweise
Phosphoglyceratkinase	AR	Nein
Phosphoglyceratmutase	AR	Nein
Laktatdehydrogenase	AR	Nein
Phosphofruktokinase	AR	Nein
Aldolase A	AR	Ja
Triosephosphatisomerase	AR	Ja
beta-Enolase	AR	Nein
Branching Enzyme	AR	Ja

bund mit Belastungstests eine klinische Verdachtsdiagnose zur genetischen Testung zulassen, so ist doch zumeist die histologische und biochemische Aufbereitung erforderlich. Komplexe Krankheitsbilder mit Hämolysen, Leberfunktionsstörungen, wiederholten metabolischen Entgleisungen mit deren zentralnervösen Folgen (Retardierung, Anfälle, etc.) sollten an eine solche Erkrankung immer denken lassen. Während einige der Erkrankungen relativ häufig sind (Mangel Myophosphorylase und saure Maltase) und andere zumindest mehr oder weniger regelmäßig beobachtet werden (Mangel branching/debranching enzyme, Phosphofruktokinase, Phosphorylase-b-Kinase, Triosephosphatisomerase), sind die Schilderungen einzelner Fälle bzw. Familien im Abgleich zum eigenen ungelösten Fall oft nur eine mäßige Hilfe.

Aufgrund der Schwere, relativen Häufigkeit und der Behandlungsoption wird hier der Mangel der sauren Maltase im Detail besprochen.

Mangel der sauren Maltase

- **ICD-10:** E74.0/G73.6
- M. Pompe, Glykogenose Typ II, alpha-Glukosidasedefizienz

Definition
Autosomal-rezessive, lysosomale Glykogenspeichererkrankung mit unterschiedlichen Ausprägungsformen.

Epidemiologie
Weltweit ca. 1:40 000 Lebendgeborenen.

Genetik
Chromosom 17q23, GAA.

Pathophysiologie
Durch den (weitgehenden) Ausfall der Enzymfunktion in den Lysosomen akkumuliert dort Glykogen. Da die übrige Glykogenolyse noch erfolgen kann, überwiegen hier die Schäden durch die Akkumulation die Zeichen des verminderten Zugriffs auf den Speicherzucker deutlich. Neben der zellulären Schädigung durch die verdrängende Raumforderung der massiv vergrößerten Lysosomen sind eine Aktivierung autophagischer Vorgänge und der Austritt lysosomaler Enzyme in das Zytosol als weitere Pathomechanismen genannt worden. Die unterschiedlichen Ausprägungen hängen vermutlich von dem jeweiligen Ausmaß der Störung der katalytischen (Rest-)Aktivität des Enzyms und der Störung der Prozessierung des Enzymvorläufers sowie von der gebildeten Enzymmenge ab.

Anamnese und Symptome

Infantile Form: in den ersten Lebensmonaten auftretende muskuläre Schwäche und Hypotonie („floppy infant") mit deutlicher Leber-, Herz- und Zungenvergrößerung.

Juvenile Form: verzögerte motorische Entwicklung in der frühen Kindheit, Wadenpseudohypertrophie, respiratorische und proximale Muskelschwäche.

Adulte Form: Beginn jenseits des 20. Lebensjahrs, etwa 2/3 der Patienten beklagen proximale, myatrophe Paresen, 1/3 stellt sich mit einem respiratorischen Versagen mit zwerchfellbetonter Schwäche vor und hat oftmals noch keine Extremitätenbeschwerden. Beschwerden eines Schlafapnoe-Syndroms (kein erholsamer Schlaf, Tagesmüdigkeit mit Einschlafneigung, Erwachen mit Atemnot, Kopfschmerzen etc.) sind häufig, da zunächst nächtliche Hypoventilationen auftreten und eine Zungenpseudohypertrophie zusätzlich obstruktiv wirken kann.

Körperliche Befunde
Proximal beinbetonte, myatrophe Paresen, gelegentlich mit Waden-, häufiger mit Zungenpseudohypertrophie. Lähmungsskoliosen und Kontrakturen kommen vor. Die äußeren Augenmuskeln sind nicht beteiligt.

Diagnostik
Labor
- Serum: CK, AST und LDH sind vornehmlich bei den infantilen klar erhöht, bei den milderen Formen zumeist nur gering.
- Humangenetische und biochemische Diagnostik kann aus EDTA-Blut oder Fibroblasten erfolgen.
- Histologische und biochemische Diagnosesicherung aus Muskelbiopsiematerial, falls verfügbar bzw. notwendig.

Bildgebung
- TTE: pulmonalarterielle Hypertensionszeichen? Kardiomyopathie?
- Röntgen: Skoliosimetrie.

Neurologische Zusatzuntersuchungen
- EMG: typischerweise reichlich Spontanaktivität, myopathische Veränderungen und auch myotone Entladungen.
- Ggf. Polysomnografie.

Konsile
- Kardiologie: EKG, TTE und ggf. Medikation.
- Pulmonologie: Lungenfunktion, Polysomnografie, Einstellung Heimbeatmung.

Weitere Untersuchungen/Maßnahmen
- Humangenetische Beratung und ggf. Testung der Familie.
- Sozialmedizinische Beratung der Familie.
- Aufklärung Selbsthilfegruppen (DGM etc.)

Praktisches Vorgehen
Aufgrund der deutlichen Überlappung mit muskeldystrophischen Krankheitsbildern kommt die humangenetische Testung zumeist nicht als Primärdiagnostik zum Einsatz, sondern die Diagnose wird durch Histologie und Biochemie (!) der Muskelbiopsie gestellt. Die biochemische Diagnostik aus dem Blut ist jedoch mittlerweile eine weitere etablierte Option.

Therapie
- Physiotherapie: konsequente, dauerhafte Therapie zur Vermeidung von sekundären Gelenk- und Sehnenaffektionen (insbesondere Kontrakturen) und Fehlhaltungen. Atemtherapie.

● Kontakt Experten- oder Selbsthilfegruppe

▶ Pharmakologische Therapie:
  – Der Ersatz des fehlenden Enzyms durch intravenöse Gabe eines rekombinanten Enzyms gezielt zur lysosomalen Aufnahme ist neuerdings für alle Verlaufsformen zugelassen. Bezüglich der infantilen und juvenilen Fälle liegen Daten der Wirksamkeit vor, die Daten der adulten Patienten werden erwartet. Die Behandlung ist aufwendig und sollte mit einem fixierten Protokoll und Begleit- und Verlaufsuntersuchungen erfolgen. Somatische Gentherapien werden gleichfalls angestrebt.
  – Grippe- und Pneumokokkenimpfung bei respiratorischer Einschränkung.
▶ Hilfstechnische Versorgung:
  – Wesentlich ist die (nächtliche) nicht-invasive Beatmung.
  – Rollator bzw. Rollstuhlversorgung nach Mobilitätsstatus.
▶ Operative Therapie: Kontraktur- und Skoliosechirurgie sind bisher im Vergleich eher seltener erforderlich. Eine operative Therapie der Makroglossie soll effektiv sein.
▶ Diätetische Therapie: Eine proteinreiche, kohlenhydratarme Diät gilt als empfehlenswert und zumindest in manchen Fällen als klinisch relevant wirkungsvoll.

Verlauf und Prognose

Lebenerwartung (ohne kausale Therapie):
▶ Infantile Form: Tod vor dem zweiten Lebensjahr durch kardiorespiratorisches Versagen. Zur infantilen Form gehört die Beteiligung des PNS und ZNS, deren klinische Auswirkungen bei längerem Überleben bisher unklar sind. Die bisherige Enzymersatztherapie kann die Bluthirnschranke nicht passieren.
▶ Juvenile Form: Tod in der 2.–3. Lebensdekade durch respiratorisches Versagen/dessen Komplikationen.
▶ Adulte Form: sehr unterschiedliche Lebenserwartung, vornehmlich bedingt durch respiratorische Funktion und Status bei Diagnosestellung.

Differenzialdiagnose

Infantile Form: das gesamte Spektrum der kongenitalen Muskel- und Motoneuronerkrankungen, wegweisend sind hier oft die Zungen- und Leberveränderungen. Bedeutsam: andere Glykogenosen.

Juvenile Form: Gliedergürteldystrophien, insbesondere Muskeldystrophie Duchenne, aber auch die spinale Muskelatrophie und in einigen Fällen die facioscapuläre Muskeldystrophie (Scapula alata).

Adulte Form: Gliedergürteldystrophien, myotone Dystrophie, seltene Fälle ebenfalls im Erwachsenenalter mit primär respiratorischen Problemen präsentierenden Muskelerkrankungen (z. B. Sporadic late onset nemaline myopathy).

Weiterführende Literatur

Mellies U, Stehling F, Dohna-Schwake C, Ragette R, Teschler H, Voit T (2005) Respiratory failure in Pompe disease: treatment with noninvasive ventilation. Neurology 64, 1465–1467

Winkel LP, Van den Hout JM, Kamphoven JH, Disseldorp JA, Remmerswaal M, Arts WF, Loonen MC, Vulto AG, Van Doorn PA, De Jong G, Hop W, Smit GP, Shapira SK, Boer MA, van Diggelen OP, Reuser

AJ, Van der Ploeg AT (2004) Enzyme replacement therapy in late-onset Pompe's disease: a three-year follow-up. Ann Neurol 55, 495–502
Chahin N, Selcen D, Engel AG (2005) Sporadic late onset nemaline myopathy. Neurology 65, 1158–1164

C 10.1.5.2 Störungen des Fettstoffwechsels

Defekte des oxidativen Fettsäuremetabolismus verursachen eine heterogene Gruppe metabolischer Störungen. Zu nennen sind der gestörte Substrattransport in die Mitochondrien, Defekte der an der Betaoxidation der Fettsäuren beteiligten Enzyme, Störungen der Atmungskette oder der Verwertung endogen gebildeter Triglyzeride.

Klinisch ergeben sich zwei typische Manifestationstypen am Muskel:
- Etwa ein Drittel der Fälle präsentiert eine progressive, proximale Myopathie.
- Die übrigen 2/3 zeigen wiederkehrende, akute muskuläre Beschwerden mit Myalgien, erhöhten CK-Werten bis zur regelrechten Rhabdomyolyse.

C 10.1.5.3 Mitochondriale Encephalomyopathien

Definition und Pathogenese

Mitochondriale Encephalomyopathien bilden eine hoch komplexe, sehr heterogene Gruppe von Krankheitsbildern, die durch primäre Störungen der Mitochondrienfunktion, im engeren Sinne der oxidativen Phosphorylierung, entstehen. Neben wenigen toxischen Affektionen (klassisch AZT in der antiretroviralen Therapie) sind dies erbliche Krankheitsbilder mit Mutationen der mitochondrialen DNA (mtDNA) oder nukleär kodierter Mitochondrienproteine. Die Mutationen der mtDNA zeichnen sich durch einen oft sporadischen oder maternalen Erbgang aus, nukleäre Mutationen folgen autosomalen Erbgängen. Typischerweise besteht eine Abhängigkeit des klinischen Bildes von der relativen Verteilung der krankhaften Mitochondrienpopulation zu den gesunden Mitochondrienpopulationen in den einzelnen Geweben (Heteroplasmiegrad oder Mutationslast) aus. Entsprechend handelt es sich praktisch immer um Multisystemerkrankungen.

Epidemiologie

Geschätzte Prävalenz ca. 12 : 100 000. Manche Untersuchungen deuten aber auf höhere Prävalenzen hin.

Klinik wichtiger mitochondrialer Encephalomyopathien

CPEO (chronisch progressive externe Ophthalmoplegie): klinisches Syndrom mit Ptose und Einschränkung der Blickbewegungen, das eine Vielzahl weiterer Manifestationen zeigen kann. Typisch sind eine belastungsabhängige, proximal betonte Muskelschwäche, zentral- und periphernervöse Manifestationen, endokrinologische Störungen, Hörstörungen, Retinadegeneration und relevante Reizleitungsstörungen des Herzens. Es können Mutationen der mtDNA oder nukleäre Mutationen vorliegen, die dementsprechend unterschiedliche Erbgänge zulassen.

MERRF (Myoklonusepilepsie mit ragged red fibres): Kombination aus Myoklonien, generalisierter Epilepsie, Ataxie und mitochondrialen Auffälligkeiten in der Muskelbiopse (ragged red fibres), verursacht durch mtDNA-Mutationen (> 3/4 der Fälle Punktmutation A8344G, meist auch aus Leukozyten nachweisbar). Weitere neurologische und nicht-neurologische Manifestationen sind häufig und vielfältig.

MELAS (Mitochondriale Encephalomyopathie, Laktatazidose und Schlaganfall-ähnliche Episoden): Kombination aus „stroke-like episodes" (zumeist Hemisymptomatik) vor dem 40. Lebensjahr, kognitiven Störungen und/oder Epilepsie als Zeichen der Encephalopathie und erhöhtem Ruhelaktat im Serum (oder anderem Nachweis der mitochondrialen Myopathie). Zu den zahlreichen weiteren möglichen Manifestationen zählen insbesondere früh im Verlauf wiederkehrende Migräne-ähnliche Kopfschmerzen, Erbrechen und Hörstörungen. Die Erkrankung wird meist durch mtDNA-Mutationen verursacht (> 3/4 der Fälle Punktmutation A3243G, oft auch aus Leukozyten nachweisbar).

Praktisches Vorgehen

Aufgrund der Heteroplasmie sind Biopsien auch zur genetischen Diagnostik oft unvermeidbar (insbesondere bei Verdacht auf CPEO). Eine Skelettmuskelbiopsie stellt hier im Vergleich zu z. B. Hirn-, Herz- oder Darmwandbiopsien oft den wesentlich weniger belastenden Eingriff dar und hat zumeist eine sehr gute Aussagekraft. Die Diagnostik sollte in spezialisierten Zentren durchgeführt werden, da die Unterscheidung zwischen den häufigen unspezifischen Veränderungen der Mitochondrien in vielen Erkrankungen und spezifischen Störungen auf histologischer und biochemischer Ebene sowie die adäquate genetische Diagnostik einige Erfahrung verlangt.

Therapie

Mit den wenigen Ausnahmen toxisch verursachter Fälle und klar definierter Mangelzustände (z. B. primärer Coenzym-Q10-Mangel) liegen bisher keine kausalen Therapieansätze der Encephalomyopathie vor.

Wesentlich ist die umfassende neurologische, internistische, augen- und HNO-ärztliche Diagnostik zur Erkennung behandelbarer Manifestationen, die teilweise deutlichen Einfluss auf die Prognose (z. B. kardiale Reizleitungsstörungen) und Lebensqualität (z. B. Schwerhörigkeit) haben können.

Weitere symptomatische Maßnahmen richten sich nach der jeweiligen Klinik.

● Reinhard Kiefer

C 10.1.6 Medikamenten-induzierte und toxische Myopathien

Eine Vielzahl von Medikamenten sehr unterschiedlicher Stoffgruppen und verschiedene toxische Substanzen können eine Schädigung der Muskulatur auslösen. Die klinischen Konsequenzen reichen von leichten Muskelschmerzen bis zu lebensbedrohlichen Rhabdomyolysen. Viele dieser Assoziationen sind äußerst selten und teilweise nur in Einzelfällen mit manchmal ungeklärter kausaler Verknüpfung beschrieben (s. weiterführende Literatur).

Lipidsenker

Lipidsenker vom Typ der Fibrate und der HMG-CoA-Reduktasehemmer können eine schwere nekrotisierende Myopathie mit Muskelschmerzen, proximal betonten Paresen und massivem CK-Anstieg bis hin zur Rhabdomyolyse verursachen. In Kombinationstherapie (HMG-CoA-Reduktasehemmer plus Fibrat) ist das Risiko deutlich erhöht. Ebenso besteht ein erhöhtes Risiko in Kombination mit Ciclosporin. Patienten mit Nieren- und Leberinsuffizienz sind besonders gefährdet.

Zidovudin

Das antiretrovirale Medikament Zidovudin kann eine mitochondriale Zytopathie durch Inhibition der Replikation mitochondrialer DNA verursachen. Klinisch findet man meist Muskelschmerzen, progrediente proximale Paresen und eine proximale betonte Muskelatrophie. Diese toxische Myopathie ist unter den gegenwärtigen Therapieregimes selten geworden. Sie ist aber praktisch bedeutsam, da AIDS-Patienten auch an einer HIV-assoziierten Polymyositis erkranken können. Eine Unterscheidung ist klinisch kaum möglich, die Differenzierung hat aber therapeutische Konsequenzen. Eine Muskelbiopsie kann hier hilfreich sein.

Alkohol

Alkoholmissbrauch kann eine akute und eine chronische Myopathie verursachen. Alkoholexzesse gehören zu den häufigsten Ursachen akuter Rhabdomyolysen in der ärztlichen Praxis. Klinisch treten massive Muskelschmerzen und Muskelkrämpfe in Verbindung mit proximal betonten Paresen und einer manchmal exzessiven Erhöhung der Serum-CK auf. Trotz Alkoholkarenz ist die Remission nicht immer komplett. Die Therapie erfolgt symptomatisch.

Glucocorticoide

Ein primäres oder sekundäres Cushing-Syndrom und die medikamentöse Anwendung von Glucocorticoiden können eine proximal betonte chronische Myopathie mit langsam progredienten Paresen, Muskelatrophie und selten Muskelschmerzen und Muskelkrämpfe verursachen. Eine Steroid-Myopathie soll bei bis zu 20 % aller mit Glucocorticoiden therapierten Patienten auftreten, der kausale Zusammenhang ist jedoch häufig fraglich. Fluorierte Glucocorticoide (z. B. Dexamethason) tragen ein höheres Risiko, eine Myopathie auszulösen. In der Muskelbiopsie sieht man meist nur eine selektive Typ-2-Faser-Atrophie sowie manchmal ein meist leichtgradiges myopathisches Gewebssyndrom. Die Steroid-Myopathie ist von praktischer Bedeutung, da fortschreitende Paresen

---

MERKE

Die Erkennung medikamenten-assoziierter Myopathien ist trotz ihrer Seltenheit wichtig, da sie einerseits sehr gefährlich sein können, andererseits aber häufig nach Absetzen des ursächlichen Medikaments reversibel sind.

In der praktischen Medizin sind folgende toxische und Medikamenten-induzierte muskuläre Schädigungen bedeutsam:

- Besondere Risikokonstellationen beachten!

- Lipidsenker: besonderes Risiko bei Kombinationstherapie von Statinen sowie Fibraten und in Kombination mit Ciclosporin. Vorsicht bei Niereninsuffizienz und nephrotischem Syndrom.

- Wichtige DD bei AIDS-Patienten mit Myopathie: Zidovudin-induzierte toxische Myopathie versus HIV-assoziierte Myositis.

- Alkoholexzess: eine der häufigsten Ursachen akuter Rhabdomyolysen.

im Rahmen einer primären Myositis oder einer Kollagenose mit möglicher Begleitmyositis einerseits durch eine unzureichende therapeutische Wirksamkeit der Glucocorticoide, andererseits aber durch diese selbst bedingt sein können.

Glucocorticoide prädisponieren insbesondere bei gemeinsamer Gabe mit Muskelrelaxanzien zur Entwicklung einer Form der Critical-Illness-Myopathie. Hierbei handelt es sich um eine Myopathie mit manchmal sehr ausgeprägten proximalen Paresen insbesondere bei septischen und beatmeten Intensivpatienten.

● Critical-Illness-Myopathie: Begünstigung durch Glucocorticoide in Verbindung mit Muskelrelaxanzien.

Maligne Hyperthermie

Depolarisierende Muskelrelaxanzien und bestimmte Inhalationsnarkotika wie Halothan können eine maligne Hyperthermie auslösen. Hierbei handelt es sich um eine unter Umständen lebensbedrohliche Narkosekomplikation mit hohem Fieber, Muskelrigidität, metabolischer Azidose, Muskelsteife, Herzrhythmusstörungen und massivem CK-Anstieg bis hin zur Rhabdomyolyse. Ursache ist eine unkontrollierte Muskelkontraktion durch exzessiven Calciumeinstrom. Die Krankheit tritt im Kontext zahlreicher Myopathien (Myotonien, Muskeldystrophien, Central-Core-Myopathie und andere Strukturmyopathien etc.), aber auch als primäre Erkrankung ohne begleitende sonstige Myopathie auf. Auch die primären Formen sind genetisch heterogen. Mehr als die Hälfte dieser Fälle sind durch Mutationen im muskulären Ryanodin-Rezeptor bedingt, bei dem es sich um einen Calciumkanal im sarkoplasmatischen Retikulum handelt. Der Genort ist dem der Central-Core-Myopathie benachbart, weshalb diese Assoziation besonders eng ist. Die Therapie erfolgt durch sofortige Beendigung der Narkose, die hochdosierte Gabe von Dantrolen sowie symptomatische Maßnahmen zur Fiebersenkung und zum Flüssigkeits-, Elektrolyt- und pH-Ausgleich.

● Maligne Hyperthermie: eine potenziell lebensbedrohliche Narkosekomplikation.

Patienten mit Muskelerkrankungen sollten auf die Möglichkeit einer malignen Hyperthermie im Falle einer Narkose hingewiesen werden. Dies gilt insbesondere auch für Patienten mit einer familiären Hyper-CK-ämie, auch wenn keine sonstigen Hinweise auf eine Myopathie bestehen, und für Patienten, in deren Verwandtschaft bereits ein solches Ereignis aufgetreten ist. Eine komplikationsfreie Narkose in der Vergangenheit schließt das spätere Auftreten einer malignen Hyperthermie nicht aus. Bei Hochrisikopatienten kann die Prädisposition zur malignen Hyperthermie in einem in-vitro-Kontraktionstest untersucht werden, bei dem ein frisch entnommenes Muskelbiopsat den Triggersubstanzen Halothan und Coffein ausgesetzt wird.

> **MERKE**
>
> Erhöhtes Risiko einer malignen Hyperthermie bei:
> ▶ Patienten mit bestimmten Myopathien
> ▶ Familiärer Hyper-CK-ämie
> ▶ Maligner Hyperthermie in der Verwandtschaft

Weiterführende Literatur

Lindner A, Zierz S (2003) Rhabdomyolyse und Myoglobinurie. Nervenarzt 74, 505–515
Sieb JP, Gillessen T (2003) Iatrogenic and toxic myopathies. Muscle Nerve 27, 142–156

C 10.1.7 Rhabdomyolyse

● Jens Reimann

Definition
Die Begriffe Rhabdomyolyse und (im angloamerikanischen Sprachraum bevorzugt) Myoglobinurie bezeichnen synonym eine akute, nekrotisierende Muskelschädigung mit deutlich erhöhter Myoglobinausscheidung, stark erhöhten Kreatinkinasewerten und Muskelschmerzen. Oft lassen sich zumindest angedeutet auch Schwächen und Schwellungen der Muskulatur finden.

Ätiologie
Die Ursachen sind vielfältig und umfassen neben zahlreichen toxischen (Genussgifte, Medikamente, Tier- und Pflanzengifte) und mechanischen (Überlastung, Druckschädigung, Krampfanfall etc.) Muskelschädigungen auch primäre Muskelerkrankungen. Maligne Hyperthermie-assoziierte Krankheitsbilder und metabolische Myopathien, hier insbesondere die Störungen des Fettstoffwechsels, gehören zu den häufig assoziierten Diagnosen. Die Auslösung durch toxische und mechanische Faktoren ist im klinischen Alltag jedoch ungleich häufiger.

Komplikationen
Unabhängig von den Ursachen stellt die wichtigste Komplikation das akute Nierenversagen durch tubuläre Schädigung bei exzessiver Proteinurie dar, das in 15–20 % der Fälle auftreten soll. Darüber hinaus kann es zu bedrohlichen Elektrolytentgleisungen kommen, Hypokaliämien sind auch oftmals Bestandteil der auslösenden Situation. Lag ein Patient länger immobilisiert auf hartem und ggf. auch noch kaltem Untergrund oder besteht ein Leiden mit exzessiver motorischer Aktivierung, so muss das Vorliegen einer Rhabdomyolyse überprüft werden.

Therapie
Zumeist reicht die Volumengabe und Diurese (Ausscheidung von 200–300 ml/Std.), ggf. mit Urinalkalisierung sowie die Überwachung und ggf. Korrektur der Elektrolyte aus. Treten aber als weitere Komplikationen Kompartmentsyndrome oder eine disseminierte intravasale Gerinnung auf, so muss sofort die chirurgische bzw. intensivmedizinische Intervention erfolgen. Eine Dialyseindikation stellt sich nur bei entsprechenden Veränderungen der Nierenparameter, nicht aber „prophylaktisch".

Verlauf und weitere Diagnostik
Bei zuvor klinisch muskelgesunden Personen erholt sich der Skelettmuskel in aller Regel vollständig von einer Rhabdomyolyseepisode. Eine einmalige Rhabdomyolyseepisode ohne weitere Zeichen einer Muskelerkrankung stellt üblicherweise keine Indikation zur Muskelbiopsie dar. Biopsien in zeitlicher Nähe zur Symptomatik (ca. 4–6 Wochen) sind aufgrund der nekrotischen Veränderungen diagnostisch zumeist nicht zu verwerten und daher nur in hochspeziellen Ausnahmefällen sinnvoll.

Krankheitsübergreifend weiterführende Literatur

Berven S, Bradford DS (2002) Neuromuscular scoliosis: causes of deformity and principles of evaluation and management. Semin Neurol 22, 167–178

Eagle M (2002) Report on the muscular dystrophy campaign workshop: exercise in neuromuscular diseases. Neuromuscul Disord 12, 975–983

Mellies U, Dohna-Schwake C, Voit T (2005) Respiratory function assessment and intervention in neuromuscular disorders. Curr Opin Neurol 18, 543–547

Muntoni F (2003) Cardiomyopathy in muscular dystrophies. Curr Opin Neurol 16, 577–83

Rudnik-Schoneborn S, Glauner B, Rohrig D, Zerres K (1997) Obstetric aspects in women with facioscapulohumeral muscular dystrophy, limb-girdle muscular dystrophy, and congenital myopathies. Arch Neurol 54, 888–894

Zipes DP, Camm AJ, Borggrefe M, Buxton AE, Chaitman B, Fromer M, Gregoratos G, Klein G, Moss AJ, Myerburg RJ, Priori SG, Quinones MA, Roden DM, Silka MJ, Tracy C, Priori SG, Blanc JJ, Budaj A, Camm AJ, Dean V, Deckers JW, Despres C, Dickstein K, Lekakis J, McGregor K, Metra M, Morais J, Osterspey A, Tamargo JL, Zamorano JL, Smith SC Jr, Jacobs AK, Adams CD, Antman EM, Anderson JL, Hunt SA, Halperin JL, Nishimura R, Ornato JP, Page RL, Riegel B (2006) ACC/AHA/ESC 2006 guidelines for management of patients with ventricular arrhythmias and the prevention of sudden cardiac death. Europace 8, 746–837

● Reinhard Kiefer

C 10.2 Myasthene Syndrome

Krankheiten der neuromuskulären Synapse führen klinisch typischerweise zu einer belastungsabhängigen Muskelschwäche, einer „Myasthenie". Betroffen sind je nach Ausprägung in der Regel die proximale Muskulatur, die äußeren Augenmuskeln und die faziale und bulbäre Muskulatur. Die wichtigsten Vertreter dieser Gruppe sind die Myasthenia gravis, das Lambert-Eaton-Syndrom sowie die kongenitalen myasthenen Syndrome. Daneben kann eine Myasthenie auch medikamentös-toxisch induziert werden. Während die Myasthenia gravis und das Lambert-Eaton-Syndrom antikörpervermittelte Autoimmunkrankheiten sind, liegen den kongenitalen myasthenen Syndromen genetische Defekte einzelner molekularer Komponenten der neuromuskulären Endplatte zugrunde. Myasthenia gravis, Lambert-Eaton-Syndrom und kongenitale myasthene Syndrome sind aus unterschiedlichen Gründen bedeutsam: Die Myasthenia gravis ist unter den neurologischen Krankheiten nicht selten und kann einerseits durch immunmodulierende Therapieverfahren sehr erfolgreich behandelt werden, sich andererseits jedoch zu einer lebensbedrohlichen myasthenen Krise verschlechtern. Eine frühzeitige Diagnose des Lambert-Eaton-Syndroms ist wichtig, da es sich häufig um ein paraneoplastisches Syndrom handelt, das der Manifestation des Primärtumors vorausgehen kann. Auch hier ist eine Besserung durch immunmodulatorische Therapie möglich. Beide Erkrankungen gehören zu den am besten erforschten neurologischen Autoimmunkrankheiten und haben modellhafte Bedeutung für unser Verständnis von Autoimmunität im Nervensystem. Die kongenitalen myasthenen Syndrome sind zwar äußerst selten, wegen der besonders erfolgreichen Entschlüsselung der genetischen und pathophysiologischen Grundlagen jedoch von besonderem wissenschaftlichem Interesse.

● Die autoimmune Myasthenia gravis ist die bei weitem häufigste Form einer Myasthenie.

C 10.2.1 Myasthenia gravis

Epidemiologie
Die Myasthenia gravis ist keine Volkskrankheit, aber auch keineswegs selten. In einer mittelgroßen Stadt von 100 000 Einwohnern leben nach neueren epidemiologischen Untersuchungen etwa 20 bis 70 Patienten mit einer Myasthenia gravis. In größeren neurologischen Fachabteilungen werden Sie daher regelmäßig Kontakt mit dieser Krankheit haben. In nicht-spezialisierten Nervenarztpraxen und Hausarztpraxen sind dagegen oft nur einzelne Patienten in Behandlung.

Immunpathogenese
Die Myasthenia gravis wird durch Antikörper gegen nikotinische Acetylcholinrezeptoren verursacht. Diese binden an postsynaptische Acetylcholinrezeptoren an der neuromuskulären Endplatte und führen zu deren funktionellen Blockade, einer beschleunigten Degradation und einer komplementabhängigen Zerstörung der Endplattenstruktur mit Verlust der postsynaptischen Faltung. Dies führt dazu, dass weniger funktionelle Acetylcholinrezeptoren an der Endplatte für die neuromuskuläre Signalübertragung zur Verfügung stehen. Warum hierdurch klinisch ein myasthenes Syndrom ausgelöst wird, ist in ○ Abbildung C 10.3 dargestellt. In einem kleinen Teil der Patienten mit autoimmuner Myasthenie werden nicht Antikörper gegen Acetylcholinrezeptoren, sondern gegen die muskelspezifische Rezeptortyrosinkinase nachgewiesen. Diese Kinase wird für die Konzentration der Acetylcholinrezeptoren an der Endplatte benötigt.

● Die autoimmune Myasthenia gravis wird in der Mehrheit der Fälle durch Antikörper gegen Acetylcholinrezeptoren verursacht.

Die Ursache der Autoimmunreaktion ist ungeklärt. Denkbar ist eine Triggerung der Krankheit im Thymus. Etwa 75 % aller Myastheniepatienten haben pathologische Auffälligkeiten des Thymus. Bei den meisten liegt eine Thymushyperplasie vor, bei 15 % jedoch ein Thymom. Eine Rolle könnten myoide Zellen im Thymus spielen, die Acetylcholinrezeptoren tragen und eine Autoimmunreaktion triggern könnten, wenn die Immunregulation gestört ist. Für eine generelle Störung der Immunregulation spricht die häufige Koinzidenz mit anderen Autoimmunkrankheiten und eine immungenetische Prädisposition bei manchen Patienten.

● Drei Viertel aller Myasthenie-Patienten haben Auffälligkeiten des Thymus, davon 85 % eine Thymushyperplasie und 15 % ein Thymom.

Klassifikation
Die Myasthenia gravis kann als **okuläre Myasthenie** auftreten, bei der ausschließlich die äußeren Augenmuskeln und die Lidhebung betroffen sind, oder als **generalisierte Myasthenie**, wenn sonstige Muskelgruppen in unterschiedlicher Ausprägung mit oder ohne Beteiligung der äußeren Augenmuskulatur betroffen sind. Liegt eine generalisierte Myasthenie vor, unterscheidet man wiederum Patienten **mit und ohne Beteiligung der bulbären Muskulatur**. Diese Unterscheidung ist wichtig, da die generalisierten Formen sehr viel gefährlicher als die rein okulären Formen sind und innerhalb der Gruppe der generalisierten Myasthenie wiederum Patienten mit bulbärer Beteiligung besonders gefährdet sind.

> **MERKE**
>
> Einteilung der Myasthenia gravis:
> ▶ Okuläre Myasthenie
> ▶ Generalisierte Myasthenie
>   – Mit bulbärer Beteiligung
>   – Ohne bulbäre Beteiligung

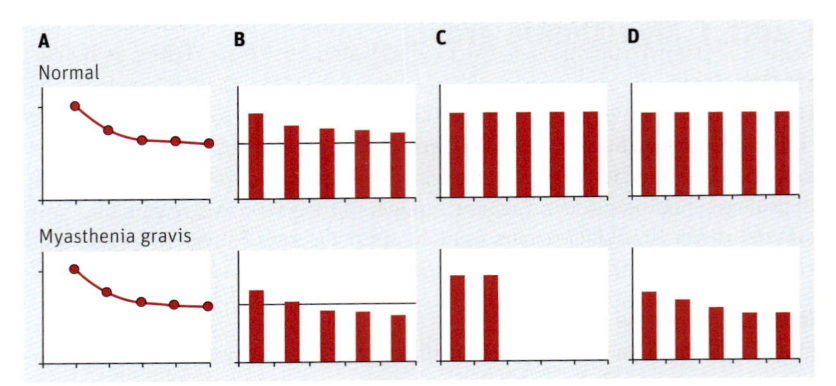

Abb. C 10.3 Warum verursacht ein Verlust der Acetylcholinrezeptoren an der motorischen Endplatte eine Myasthenie mit belastungsabhängiger Muskelschwäche?
Jeder elektrische Impuls entlang eines motorischen Axons führt an der Synapse zur Freisetzung von mit Acetylcholin gefüllten Vesikeln, den Acetylcholinquanten. Rasch sich wiederholende Impulse gehen mit einer Abnahme der Acetylcholin-Freisetzung einher (A). Dieser Prozess ist bei der Myasthenie ungestört, die Freisetzung ist daher bei Gesunden (oben) und Myasthenikern (unten) gleich. Jedes der freigesetzten Acetylcholinquanten verursacht nach Bindung an Acetylcholinrezeptoren an der Endplatte ein Miniaturendplattenpotenzial. Die Summe aller Miniaturendplattenpotenziale bildet das Endplattenpotenzial, das durch den jeweiligen Einzelimpuls generiert wird. Da die Acetylcholin-Freisetzung bei wiederholter Stimulation abnimmt, nimmt auch das Endplattenpotenzial bei wiederholter Stimulation etwas ab (B). Überschreitet das Endplattenpotenzial die Depolarisationsschwelle (horizontaler Balken in B) der Muskelfaser, entsteht ein Aktionspotenzial, das dem „Alles-oder-Nichts-Prinzip" folgt. Das System ist in der gesunden Muskulatur so ausgelegt, dass auch bei abnehmender Acetylcholinfreisetzung und abnehmendem Endplattenpotenzial in jedem Fall immer die Depolarisationsschwelle überschritten wird (B, oben). Daher wird auch immer ein Muskelaktionspotenzial ausgelöst (C, oben). Stehen jedoch bei einer Myasthenie weniger Rezeptoren zur Verfügung, kann nur eine geringere Anzahl an Miniaturendplattenpotenzialen ausgelöst und damit nur ein kleineres Endplattenpotenzial generiert werden, das bei wiederholten Impulsen weiter abnimmt (B, unten). Unterschreitet das Endplattenpotenzial die Depolarisationsschwelle, wie dies in B (unten) ab dem 3. Impuls der Fall ist, kann kein Muskelaktionspotenzial mehr ausgelöst werden (C, unten). Betrachtet man nach einem supramaximalen Stimulus jetzt die Summe aller Muskelaktionspotenziale (D), bleibt diese beim Gesunden auch nach repetitiver Stimulation gleich (D, oben). Daher bleibt auch die Kraft dauerhaft gleich. Bei der Myasthenie können jedoch bei wiederholten Reizen immer weniger Muskelfasern depolarisiert werden, das Muskelsummenaktionspotenzial nimmt ab (D, unten). Entsprechend nimmt bei Belastung, dem klinischen Äquivalent der repetitiven Nervenstimulation, die Kraft ab. Es entsteht ein myasthenes Syndrom.

● Myasthene Krise: Lebensbedrohung durch Schluckstörung und Ateminsuffizienz.

Eine lebensbedrohliche Verschlechterung wird als **myasthene Krise** bezeichnet, wenn betroffene Personen durch eine Atemlähmung oder eine schwere Schluckstörung mit Aspirationsgefahr unmittelbar gefährdet sind. Auslöser sind häufig Infektionen oder eine unzureichende immunsuppressive Therapie.

Klinische Symptome

● Okuläre Myasthenie: Ptosis und Doppelbilder mit Zunahme gegen Abend und unter Belastung.

Patienten mit okulärer Myasthenie berichten über Doppelbilder oder ein Herabhängen der Augenlider. Charakteristisch ist, dass diese Beschwerden nicht immer gleich, sondern wechselnd ausgeprägt sind. Sie nehmen gegen Abend zu und können morgens nach dem Aufstehen vorübergehend ganz verschwunden sein. Viele Patienten bemerken die Doppelbilder nur bei längeren Autofahrten oder langem Lesen, oder abends vor dem Fernseher.

Patienten mit generalisierter Myasthenie berichten häufig zuerst über eine Schwäche beim Treppensteigen oder bei Arbeiten über Kopf. Tritt eine bulbäre Beteiligung hinzu, berichten sie über undeutliches Sprechen, Schwierigkeiten beim Kauen fester Speisen, häufiges Verschlucken, sowie Husten beim Essen und Trinken. In schweren Fällen kommt es zu Atemnot. Seltener berichten Patienten auch über Schwierigkeiten, den Kopf gerade zu halten, oder über ein Schwächegefühl beim Greifen oder in anderen Muskelgruppen. Auch hier ist die Belastungsabhängigkeit der Beschwerden und die Zunahme gegen Abend das entscheidende Merkmal der Myasthenie. Schmerzen, Muskelkrämpfe und Störungen der Sensibilität werden nicht berichtet.

- Solche Beschwerden sind Ausdruck proximaler Paresen.

- Leitsymptom belastungsabhängige Muskelschwäche.
- Die belastungsabhängige Muskelschwäche bei Myasthenia gravis ist typischerweise schmerzlos und geht nicht mit Muskelkrämpfen einher.

▶ **HINWEIS FÜR DIE PRAXIS**

Bei Verdacht auf eine Myasthenie sollten folgende Fragen gestellt werden:
1. Haben Sie schon einmal Doppelbilder bemerkt, z. B. nach längerem Lesen oder abends beim Fernsehen?
2. Hängt vor allem gegen Abend manchmal eines der Augenlider herab?
3. Können Sie auch harte oder zähe Speisen ohne Probleme fertig kauen?
4. Ist es in letzter Zeit häufiger als sonst zu Verschlucken gekommen?
5. Haben Sie oder eine andere Person eine undeutliche oder verwaschene Sprache bemerkt?
6. Haben Sie Schwierigkeiten, Gegenstände über sich in ein Regal zu stellen oder die Wäsche aufzuhängen?
7. Haben Sie Schwierigkeiten beim Aufstehen aus dem Stuhl oder beim Treppensteigen, insbesondere über mehrere Stockwerke?
8. Falls ja: Nehmen diese Beschwerden bei wiederholter Ausführung zu oder werden gegen Abend schlechter?

Körperlicher Untersuchungsbefund

Die Myasthenia gravis kann prinzipiell alle Skelettmuskeln betreffen. Die häufigsten Manifestationen sind jedoch im Bereich der äußeren Augenmuskulatur, der Gesichts- und der bulbären Muskulatur, der Kopfbeuger und Kopfstrecker, der Atemmuskulatur, sowie der proximalen Extremitätenmuskulatur. Deshalb sollten insbesondere folgende Körperpartien sorgfältig auf das Vorliegen myasthener Zeichen untersucht werden:

▶ **Okulomotorik:** Hauptmerkmale sind eine ein- oder beidseitige Ptosis sowie eine Einschränkung der Bulbusbeweglichkeit. Bei konstantem Blick nach oben nimmt die Ptosis zu (Simpson-Zeichen). Hebt man mit dem Finger das Augenlid auf der stärker betroffenen Seite an, sinkt das gegenüberliegende Augenlid ab. Wird der Patient gebeten, die Augen fest zusammenzukneifen und danach rasch zu öffnen, sieht man vorübergehend nach der Augenöffnung ein kurzes Zucken der Augenlider (Cogan-Zeichen). Alle diese klinischen Zeichen sind hoch charakteristisch für eine okuläre Myasthenie.
Auch die Paresen der äußeren Augenmuskulatur sind belastungsabhängig. Blickt der Patient konsequent in eine bestimmte Richtung, kann es zu zuneh-

- Trotzdem muss bei jeder Abducens-, Trochlearis- oder äußeren Okulomotoriusparese eine Myasthenie ausgeschlossen werden, wenn die Parese nicht anderweitig eindeutig erklärt ist.

- Wimpernzeichen: Die Augenwimpern können beim Zukneifen der Augen nicht verborgen werden, wenn eine periorbitale Muskelschwäche vorliegt.
- Bulbäre Zeichen sind Ausdruck einer besonderen Gefährdung!

- Schwacher Hustenstoß und Zwischenatmen beim Sprechen bedeuten Gefahr durch Ateminsuffizienz!

menden Doppelbildern und zu einem sichtbaren allmählichen Zurückbleiben eines oder beider Bulbi kommen. Die Augenmuskelparesen folgen nicht oder allenfalls zufällig dem Innervationsgebiet eines einzelnen Hirnnervs.

▶ **Gesichtsmuskulatur:** Hier prüft man den Lidschluss beim Augenzukneifen und die periorale Muskulatur beim Backenaufblasen.

▶ **Bulbäre Muskulatur:** Typisch ist eine nasale Sprache (Rhinolalia aperta) und beim Backenaufblasen ein Ausweichen der Luft nach hinten in den Nasenraum, weil der Schluss des weichen Gaumens schwach ist. Auch die Zungenmuskulatur kann paretisch sein. Häufiges Hüsteln weist auf eine stumme Aspiration hin. **Cave:** Höhergradige bulbäre Zeichen sollten immer besonders sorgfältig beachtet werden, da sie Ausdruck einer möglicherweise lebensbedrohlichen muskulären Schwäche der Bulbärmuskulatur und damit einer myasthenen Krise sein können.

▶ **Atmung:** Geachtet werden muss auf das Atemmuster, die Kraft der Sprache und den Hustenstoß. Eine schwache, tonlose Stimme, häufiges Zwischenatmen beim Sprechen und ein schwacher Hustenstoß weisen auf eine möglicherweise lebensbedrohliche Muskelschwäche der Atemmuskulatur und damit ebenfalls auf eine myasthene Krise hin.

▶ **Rumpfmuskulatur:** Die Kopfbeuger sind sehr häufig betroffen. Selbst wenn aus der Ruhe heraus keine Parese nachweisbar ist, sollte im Liegen das Kinn auf die Brust angehoben und der Kopf für wenigstens 90 Sekunden in dieser Position gehalten werden. Sehr typisch für eine Myasthenie ist es, wenn ein Verharren in dieser Position für diese Zeit nicht möglich oder danach eine Parese der Kopfbeugemuskulatur nachweisbar ist. Seltener können auch die Kopfstrecker betroffen sein.

▶ **Extremitätenmuskulatur:** Im Allgemeinen finden sich in etwa symmetrische und proximal betonte Paresen, die bei Belastung deutlich zunehmen. Typische Belastungstests sind das Vorhalten eines Armes ausgestreckt nach vorne für wenigstens drei Minuten sowie das Anheben eines Beines im Liegen um 45° für wenigstens 45 Sekunden. Es kann dann zu einem vorzeitigen Absinken oder zu einer neuen oder zunehmenden Parese in diesen Muskeln kommen. Sehr selten finden sich auch distale belastungsabhängige Paresen oder stark asymmetrische Verteilungsformen.

Ein Muskeldruckschmerz und Faszikulationen als Teil der Erkrankung finden sich nicht, können jedoch bei einer medikamentösen Überdosierung mit Cholinesterasehemmern vorkommen. Muskelatrophien sind selten, treten jedoch bei über Jahre nicht diagnostizierten und behandelten Fällen gelegentlich auf. Sensibilitätsstörungen kommen nicht vor.

Diagnostische Maßnahmen
Unterschieden werden Untersuchungen zur Sicherung der Diagnose, Untersuchungen zur Ursachenklärung sowie Untersuchungen zur Verlaufsbeurteilung.

- Nachweis von Antikörpern gegen Acetylcholinrezeptoren bei 90 % der Patienten mit generalisierter und 30 % der Patienten mit okulärer Myasthenie.

Untersuchungen zur Diagnosesicherung
Antikörper gegen Acetylcholinrezeptoren im Serum: Diese sind bei etwa 90 % aller Patienten mit generalisierter Myasthenie und 30 % aller Patienten mit rein okulärer Myasthenie erhöht. Im Kontext einer typischen Anamnese und eines typischen klinischen Befundes ist deren Nachweis nahezu beweisend für das

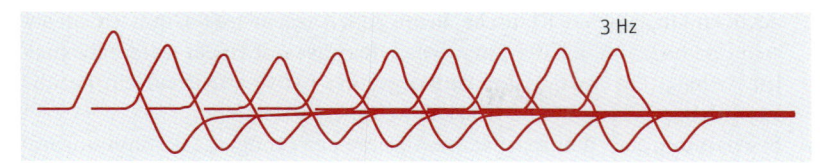

Abb. C 10.4 Pathologisches Dekrement der Muskelantwort auf repetitive Nervenstimulation. Die Amplitude des Muskelsummenaktionspotenzials nimmt von der ersten (links) bis zur fünften Stimulation stetig ab und bleibt dann in etwa gleich. Die Ursache dieses Phänomens ist in Abbildung C 10.3 erklärt.

Vorliegen einer autoimmunen Myasthenia gravis. Erhöhte Antikörpertiter können jedoch unspezifisch auch bei anderen Autoimmunkrankheiten und sehr selten ohne entsprechendes klinisches Korrelat auftreten. Etwa zehn Prozent der Patienten mit generalisierter Myasthenie sind „Antikörper-negativ". Meistens kann man dann Antikörper gegen die muskelspezifische Rezeptortyrosinkinase (MuSK) nachweisen. Dieser Test steht derzeit im Rahmen der klinischen Routine noch nicht allgemein zur Verfügung.

Neurophysiologie: Die vermehrte Ermüdbarkeit der neuromuskulären Endplatte lässt sich durch die Ableitung der elektrischen Muskelantwort auf eine repetitive Nervenstimulation nachweisen. Bei gesunden Personen bleibt die Amplitude der Muskelantwort gleich, während bei der Myasthenie ein pathologisches Dekrement auftritt (s. **Abb. C 10.4**).

Das pathologische Dekrement der Muskelantwort auf repetitive Nervenstimulation ist das neurophysiologische Korrelat der zunehmenden Anzahl von Muskelfasern, bei denen aufgrund des Verlustes der Acetylcholinrezeptoren kein Aktionspotenzial mehr ausgelöst werden kann, wenn die verfügbare Menge der Acetylcholinquanten bei wiederholter Stimulation abfällt (s. **Abb. C 10.3**).

Pharmakologische Testung: Die Injektion des sehr rasch, aber nur kurz wirksamen Cholinesterasehemmers Edrophoniumchlorid (der sog. Tensilontest) führt zu einer kurzfristigen besseren Verfügbarkeit von Acetylcholin an der neuromuskulären Synapse und damit zu einer vorübergehenden Rückbildung der Beschwerden. Beobachtet wird der Effekt auf ein individuell besonders ausgeprägtes myasthenes Zeichen, z. B. Rückgang der Ptosis, Rückbildung von Doppelbildern, eine deutlichere Sprache oder eine verbesserte Muskelkraft und Muskelausdauer. Geringe Effekte sind nicht spezifisch für eine Myasthenie, eine sehr ausgeprägte Wirksamkeit ist jedoch nahezu beweisend für diese Diagnose.

● Tensilontest

Untersuchungen zur Ursachenklärung

In etwa 12 % der Fälle ist die Myasthenia gravis paraneoplastisch infolge eines Thymoms. Daher muss bei allen Personen mit neu diagnostizierter Myasthenia gravis ein Thorax-CT angefertigt werden. Außerdem kann ein kräftig erhaltener Thymus auf eine Thymushyperplasie infolge einer Thymitis hinweisen.

● Thorax-CT zum Ausschluss eines Thymoms

Untersuchung zur Verlaufsbeurteilung

Verlauf und Therapieerfolg werden in erster Linie klinisch beurteilt. Unterstützend können jedoch folgende Parameter hilfreich sein:
▶ Verlaufsuntersuchungen der Antikörpertiter gegen Acetylcholinrezeptoren: Die absolute Erhöhung der Antikörpertiter korreliert nicht mit der Schwere

● Nicht die absolute Höhe, sondern der intraindividuelle Titerverlauf ist für die Beurteilung wichtig.

des Krankheitsbildes. Klinische Remissionen gehen jedoch mit einem intraindividuellen Abfall der Titer einher, Rezidive mit einem intraindividuellen Anstieg. Ein Anstieg der Antikörpertiter bei Verdacht auf ein Rezidiv kann daher diese klinische Beurteilung unterstützen.

▶ Bestimmung der Vitalkapazität: Im Allgemeinen genügt die Bestimmung mit einem handgehaltenen Spirometer. Die Untersuchung dient dem Monitoring insbesondere bei myasthenen Krisen. Fällt die Vitalkapazität unter etwa 1,2 l, muss die Indikation zur Intubation geprüft werden.

▶ **HINWEIS FÜR DIE PRAXIS**

Sicherung der Diagnose einer Myasthenia gravis im praktischen Alltag:
1. Klinischer Verdacht: Bei typischen Fällen ist dies rein klinisch auf Grund von Anamnese und Befund unschwer möglich, wenn man nur daran denkt.
2. Neurophysiologie: Erhärtung des klinischen Verdachts durch den Nachweis eines pathologischen Dekrements der Muskelantwort bei der repetitiven Nervenstimulation.
3. Abnahme einer Serumprobe zur Bestimmung der Antikörper gegen Acetylcholinrezeptoren.
4. Tensilontest: Dieser kann ebenfalls bereits beim Erstkontakt durchgeführt werden, sofern kein AV-Block oder andere Kontraindikationen gegen die Verabreichung einer cholinerg wirksamen Substanz bestehen.
5. Ist die Diagnose einer Myasthenie gesichert, wird elektiv ein Thorax-CT durchgeführt.

Differenzialdiagnose

Die Differenzialdiagnose ist je nach Manifestation (okulär, bulbär, Extremitäten) unterschiedlich. Die Belastungsabhängigkeit der Paresen bei der Myasthenie ist jedoch so charakteristisch und spezifisch, dass viele Differenzialdiagnosen allein wegen deren Fehlen ausscheiden. Infrage kommen:
▶ Hirnstammprozesse: Aufgrund der anatomischen Beziehungen entstehen meist Syndrome mit Symptomen und Zeichen, die über typische myasthene Paresen hinausgehen.
▶ Motoneuronkrankheiten, insbesondere ALS und Kennedy-Syndrom: Faszikulationen und ausgeprägte Atrophien sind keine Merkmale der Myasthenie, eine Belastungsabhängigkeit tritt nicht auf.
▶ Polyradikulopathien mit Hirnnervenbeteiligung, z. B. CIDP, GBS und Miller-Fisher-Syndrom: Schmerzen und eine sensible Beteiligung sprechen gegen eine Myasthenie, eine Belastungsabhängigkeit tritt nicht auf.
▶ Isolierte Erkrankungen der Hirnnerven III, IV und VI: Die Differenzierung erfordert manchmal einen Tensilontest.
▶ Myopathien: Die okulären Manifestationen der Myasthenia gravis können insbesondere mit mitochondrialen Zytopathien mit chronisch-progressiver externer Ophthalmoplegie, der okulopharyngealen Muskeldystrophie und kongenitalen Myopathien verwechselt werden. Charakteristisch für diese Er-

krankungen ist der schleichende Verlauf, der so langsam ist, dass häufig keine Doppelbilder auftreten. Bulbäre Manifestationen können zusätzlich auch mit Myositiden verwechselt werden. Hauptabgrenzungsmerkmal gegenüber proximalen Myopathien ist wiederum die Belastungsabhängigkeit.
- Psychogene Störungen: Diese Differenzialdiagnose erfordert besonders viel Erfahrung. Alle objektiven Tests sind dann normal.

Therapie
Die Therapie lässt sich in fünf Hauptmaßnahmen zusammenfassen:
- Symptomatische Therapie mit Cholinesterasehemmern
- Langfristige immunmodulatorische Therapie
- Immunmodulatorische Krisenintervention
- Thymektomie
- Maßnahmen der Intensivmedizin bei myasthenen Krisen.

Symptomatische Therapie
Der Cholinesterasehemmer Pyridostigmin bewirkt eine verbesserte Verfügbarkeit von Acetylcholin an der neuromuskulären Endplatte und hierdurch eine Verbesserung der neuromuskulären Übertragung. Die Dosis muss individuell titriert werden. Standarddosen sind 4–5 × 60 mg täglich. Es stehen auch retardierte Präparate zur Verfügung, die bei schweren Erkrankungen für die Nacht verabreicht werden. Eine Überdosierung von Cholinesterasehemmern kann zu einer cholinergen Überfunktion und hierdurch ebenfalls zu einer muskulären Schwäche führen. Eine cholinerge Krise ist selten und entsteht meist im Kontext myasthener Krisen, wenn immer höhere Dosen von Pyridostigmin angesetzt werden, um eine ausreichende Muskelkraft zu erzielen. Cholinesterasehemmer haben als symptomatische Therapie keine Auswirkungen auf den Krankheitsverlauf als solchen und können die Autoimmunreaktion nicht bremsen.

● Cholinerge Krisen sind selten und entstehen durch Überdosierung von Cholinesterasehemmern.

● Die Therapie mit Cholinesterasehemmern ist lediglich symptomatisch.

Immunmodulatorische Therapie
Corticosteroide sind hochwirksam in der immunsuppressiven Therapie der Myasthenia gravis. Sie sollten für eine effektive Therapieinduktion hochdosiert und ausreichend lange angesetzt werden. Wegen eines ungünstigen direkten Effekts der Corticosteroide auf die neuromuskuläre Übertragung sollte jedoch im ambulanten Bereich eine langsame Aufdosierung erfolgen.

Azathioprin hat eine belegte Wirksamkeit und führt zu einer signifikanten Einsparung von Corticosteroiden. Es wird in der langfristigen immunsuppressiven Therapie eingesetzt.

Falls unter Corticosteroiden und Azathioprin keine ausreichende Wirkung erzielt werden kann, stehen in Abhängigkeit von der Schwere des Krankheitsbildes weitere, teilweise sehr potente Immunsuppressiva zur Verfügung, die im Allgemeinen jedoch nur in spezialisierten Zentren eingesetzt werden. Hierzu gehören Ciclosporin, Cyclophosphamid und Mycophenolat Mofetil.

● **Cave:** Corticosteroide haben einen direkten negativen Einfluss auf die neuromuskuläre Übertragung: Vorsicht bei kritisch kranken Patienten!

Immunmodulatorische Krisenintervention
Die Plasmapherese kann hocheffektiv die pathogenen Antikörper aus dem Blut entfernen. Sie ist kurzfristig wirksam. Wegen der hohen Kosten und der begrenzten Verfügbarkeit sowie wegen der Invasivität wird das Verfahren nahezu ausschließlich in der Therapie drohender oder manifester myasthener Krisen eingesetzt.

Intravenöse Immunglobuline sind ebenfalls in der Therapie myasthener Krisen wirksam. Sie werden insbesondere zur Krisenintervention bei drohender myasthener Krise eingesetzt.

Thymektomie

Die Thymektomie ist bei Verdacht oder Nachweis eines Thymoms immer indiziert. Ob eine Thymektomie auch bei einer generalisierten Myasthenia gravis ohne Nachweis eines Thymoms indiziert ist, ist wissenschaftlich umstritten. Im Allgemeinen wird die Thymektomie bei allen Patienten mit neu aufgetretener generalisierter Myasthenia gravis bis zum Alter von 45 Jahren empfohlen. Bei einer rein okulären Myasthenie ist eine Thymektomie nicht indiziert, wenn kein Thymom vorliegt.

Maßnahmen der Intensivtherapie bei myasthenen Krisen

- Die beste Therapie der myasthenen Krise ist deren Vermeidung durch eine sachgerechte Immuntherapie.

Patienten mit einer myasthenen Krise mit schweren Schluckstörungen oder drohender Ateminsuffizienz oder rascher Progredienz einer generalisierten Myasthenie müssen auf einer neurologischen Intensivüberwachungseinheit behandelt werden. Die Entscheidung zur Intubation und Beatmung sollte frühzeitig vor Eintreten potenziell lebensbedrohlicher Komplikationen (z. B. Aspiration, akute Ateminsuffizienz) getroffen werden.

- Eine rechtzeitige elektive Intubation ist sicherer als eine Notfallintubation.

Allgemeine Maßnahmen

- Ein hoher extrazellulärer Kaliumspiegel erleichtert die Depolarisation der Muskelmembran und ist daher bei Myasthenie-Patienten von Vorteil.

Darüber hinaus gelten einige allgemeine Maßnahmen. Der Kaliumspiegel sollte im hochnormalen Bereich liegen. Bestimmte Medikamente wie z. B. Aminoglykoside haben einen direkten negativen Effekt auf die neuromuskuläre Übertragung und dürfen deshalb bei kritisch kranken Patienten nur unter sorgfältiger Beobachtung angewandt werden. Infekte müssen frühzeitig therapiert werden. Aktive Krankengymnastik ist sinnvoll, wenn Defektzustände fortbestehen. Passive Übungen sind bei schwerkranken Patienten erforderlich.

C 10.2.2 Lambert-Eaton-Syndrom

Das Lambert-Eaton-Syndrom (LES) ist ein ebenfalls autoimmun vermitteltes myasthenes Syndrom, das durch Autoantikörper gegen präsynaptische spannungsabhängige Calciumkanäle verursacht ist. Im Gegensatz zur Myasthenia gravis führt dies zu einer reduzierten Freisetzung von Acetylcholin, während die postsynaptischen Strukturen normal sind.

▶ **HINWEIS FÜR DIE PRAXIS**

Pathophysiologischer Exkurs
Beim Lambert-Eaton-Syndrom ist die Freisetzung von Acetylcholinquanten reduziert, die bei repetitiver Nervenstimulation weiter abfällt. Analog zu der Darstellung in ⊙ Abbildung C 10.3 kommt es daher ebenfalls zu einem Absinken der Endplattenpotenziale und einem progredienten Verlust von Muskelsummenaktionspotenzialen, dies allerdings nicht durch einen Verlust an Acetylcholinrezeptoren, sondern durch eine reduzierte Verfügbarkeit von Acetylcholin im synaptischen Spalt. Im Ergebnis entsteht ebenfalls eine belastungsabhängige Muskelschwäche.

Zwei Drittel aller Fälle eines LES sind paraneoplastisch verursacht, meistens infolge eines kleinzelligen Bronchialkarzinoms. In den übrigen Fällen liegt eine primäre Autoimmunkrankheit vor. Die Ursache ist unbekannt. Ein Zusammenhang mit einer Thymushyperplasie besteht nicht. Das LES wird auch in neurologischen Fachabteilungen selten gesehen. Während der Berufszeit eines nichtspezialisierten Nervenarztes wird ein LES möglicherweise nie beobachtet werden.

Anamnese und klinische Befunde
Das LES beginnt meistens schleichend mit einer langsam fortschreitenden proximalen Muskelschwäche. Die meisten Patienten berichten als Initialsyndrom über eine Schwäche beim Treppensteigen, die nach einigen Stufen stetig zunimmt. Anders als bei der Myasthenia gravis ist eine Beteiligung der Augenmuskulatur und der bulbären Muskulatur äußerst selten. Die Sensibilität ist nicht betroffen.

● Doppelbilder sind selten. Typisch sind proximale Paresen der Beine.

Diagnostik
Die Diagnose eines LES basiert auf typischen Symptomen und klinischen Befunden in Verbindung mit den Ergebnissen folgender zwei diagnostischer Schritte:
- Klinische Neurophysiologie: Da es sich um ein myasthenes Syndrom handelt, findet man wie bei der Myasthenia gravis ein pathologisches Dekrement der Muskelantwort nach repetitiver Nervenstimulation. Die Amplitude der Muskelantwort in Ruhe ist reduziert. Nach maximaler Anspannung oder nach hochfrequenter Nervenstimulation kommt es zu einem Anstieg auf wenigstens das Doppelte. Diese Zunahme wird als Inkrement bezeichnet und ist charakteristisch für ein LES und andere präsynaptische myasthene Störungen.
- Nachweis von Antikörpern gegen spannungsabhängige Calciumkanäle.

Ist die Diagnose eines LES gestellt, muss unverzüglich eine umfangreiche Tumorsuche erfolgen. Insbesondere muss ein Bronchialkarzinom gesucht werden. Gelingt der Nachweis eines Tumors nicht, muss die Tumorsuche alle 3–6 Monate wiederholt werden. Nicht selten geht ein LES dem Nachweis eines zugrunde liegenden Tumors Monate und Jahre voraus.

● Das LES ist in zwei Dritteln aller Fälle paraneoplastisch und kann der klinischen Tumormanifestation vorausgehen.

Therapie
Symptomatische Therapie
Cholinesterase-Hemmer verbessern die Verfügbarkeit von Acetylcholin im synaptischen Spalt und haben eine geringe Wirksamkeit auch bei LES. Die Substanz 3,4-Diaminopyridin blockiert präsynaptische Kaliumkanäle und verbessert die Freisetzung von Acetylcholin. Die Substanz ist europaweit nicht als Medikament zugelassen.

Immunmodulatorische Therapie
Eine immunsuppressive Therapie mit Glucocorticoiden kann den Autoimmunprozess bremsen. Längerfristig kann Azathioprin zum Einsparen von Glucocorticoiden eingesetzt werden. In schweren Fällen können Plasmapherese und Immunglobuline eingesetzt werden.

● Die immunmodulatorische Therapie des LES ist ähnlich derjenigen der Myasthenia gravis.

Tumortherapie
Gelingt der Nachweis eines zugrunde liegenden Tumors, ist dessen Therapie gleichzeitig Teil der Therapie des LES.

c 10.2.3 Kongenitale myasthene Syndrome

● Die kongenitalen myasthenen Syndrome sind nicht autoimmun, sondern genetisch bedingt.

Bei dieser heterogenen Gruppe äußerst seltener Erkrankungen handelt es sich nicht um erworbene, sondern um kongenitale Störungen der neuromuskulären Synapse. In einem beträchtlichen Teil der Fälle konnten inzwischen ursächliche Mutationen in Genen gefunden werden, die für strukturelle Komponenten der neuromuskulären Endplatte kodieren. Am häufigsten sind Mutationen in einer der Untereinheiten des Acetylcholinrezeptors. Seltener sind Mutationen der Cholinesterase und des Kollagenmoleküls ColQ, über das die Cholinesterase in der Basalmembran der Endplatte verankert wird. Auch präsynaptische Störungen kommen vor.

Trotz der kongenitalen Störung können klinische Symptome und Zeichen manchmal erst in der Kindheit und Jugend, selten auch erst im Erwachsenenalter auftreten. Typisch ist auch hier in erster Linie eine belastungsabhängige Muskelschwäche. Insbesondere bei den sich früh manifestierenden Formen findet man eine kongenitale Ptose, Paresen der äußeren Augenmuskulatur und einen hohen Gaumen. Die Diagnose erfolgt klinisch, neurophysiologisch und genetisch, in seltenen Fällen auch durch ultrastrukturelle und neurophysiologische in-vitro Analysen der motorischen Endplatte. Cholinesterase-Hemmer können wirksam sein. Ist jedoch die Funktion der Cholinesterase gestört, bewirken sie eine Verschlechterung. Präsynaptische Störungen können durch 3,4-Diaminopyridin gebessert werden.

c 10.2.4 Andere Störungen der neuromuskulären Synapse

● Vorsicht bei der Verordnung von Medikamenten bei Myasthenikern!

Myasthene Symptome können durch zahlreiche Medikamente verschlechtert oder neu ausgelöst werden, wenn eine klinisch inapparente Störung der Endplattenfunktion vorliegt. Hierzu gehören neben den schon erwähnten Aminoglykosiden auch andere Antibiotika, Betablocker, Lithium, Phenothiazine und andere. Hypokaliämie und Hypermagnesiämie verstärken eine Myasthenie.

D-Penicillamin kann über einen immunologischen Mechanismus eine autoimmune Myasthenie induzieren.

Zahlreiche Toxine wirken auf die neuromuskuläre Synapse. Hierzu gehören Schlangen- und Spinnengifte, aber auch E 605 und andere Insektizide. Botulinumtoxin inhibiert irreversibel die Freisetzung von Acetylcholin aus motorischen und autonomen Synapsen und führt zu deren Funktionsverlust mit rasch progredienten Lähmungen und einem anticholinergen Syndrom.

● Auch die pharmakologische Anwendung von Botulinumtoxin, etwa zur Therapie der Dystonie, kann eine Myasthenie verschlechtern.

Weiterführende Literatur

Gronseth GS, Barohn RJ (2000) Practice parameter: thymectomy for autoimmune myasthenia gravis (an evidence-based review): report of the Quality Standards Subcommittee of the American Academy of Neurology. Neurology 55, 7–15
Richman DP, Agius MA (2003) Treatment of autoimmune myasthenia gravis. Neurology 61, 1652–61
Sanders DB (2003) Lambert-Eaton myasthenic syndrome: diagnosis and treatment. Ann N Y Acad Sci 998, 500–8
Vincent A, Bowen J, Newsom-Davis J, McConville J (2003) Seronegative generalised myasthenia gravis: clinical features, antibodies, and their targets. Lancet Neurol 2, 99–106

C 10.3 Benigne Faszikulationen, Crampi und Neuromyotonie

• Reinhard Kiefer

Faszikulationen

Faszikulationen sind irreguläre Spontanentladungen einzelner motorischer Einheiten, die klinisch zu kurzen Zuckungen der Muskulatur führen. Sie können sichtbar, palpierbar und auskultierbar oder nur im EMG nachweisbar sein. Faszikulationen sind Ausdruck einer ektopischen axonalen Übererregbarkeit nahe der Nervenendigungen. Sie sind sehr charakteristisch für die amyotrophe Lateralsklerose, können jedoch auch bei anderen neurogenen Schädigungen vorkommen. Sie sind kein Merkmal von Myopathien.

Einzelne Faszikulationen treten jedoch auch in der normalen Bevölkerung sehr häufig auf, typischerweise betont nach muskulärer Anspannung. Man bezeichnet diese dann als benigne Faszikulationen. Häufig gehen die Faszikulationen mit Muskelkrämpfen einher, was man dann als Faszikulations-Crampus-Syndrom bezeichnet. Voraussetzungen für die Diagnose benigner Faszikulationen sind ein normaler neurologischer Untersuchungsbefund, keine sonstigen auf eine neuromuskuläre Krankheit hinweisenden Beschwerden sowie eine bis auf die Faszikulationen unauffällige EMG-Untersuchung. Ein Übergang in eine Motoneuronerkrankung muss nicht befürchtet werden.

Faszikulationen können auch in Doublets, Triplets oder kurzen Serien auftreten, die im EMG nachgewiesen werden können. Repetitive Spontanentladungen mittlerer Frequenz führen zu länger dauernden Muskeleinziehungen, die als Myokymien bezeichnet werden. Neuromyotone Entladungen schließlich stellen das Maximum dieses Kontinuums axonaler Übererregbarkeit dar.

• Einzelne Faszikulationen finden sich auch in der normalen Bevölkerung sehr häufig.

• Gutartige Faszikulationen sind keine Vorboten einer Motoneuronerkrankung.

Neuromyotonie

Das klinische Syndrom der Neuromyotonie ist durch eine mangelnde Muskelentspannung nach muskulärer Anspannung, lebhafte Faszikulationen, Myokymien und neuromyotone Einziehungen, Muskelkrämpfe und Hypertrophie der betroffenen Muskulatur charakterisiert. Die Neuromyotonie kommt als Sekundärphänomen etwa bei Polyneuropathien oder als primäre eigenständige Erkrankung vor, die auch als Isaac-Syndrom bezeichnet wird. Die Krankheit ist außerordentlich selten. In einem Teil der Fälle wird sie durch Autoantikörper gegen präsynaptische spannungsabhängige Kaliumkanäle verursacht. Die autoimmun bedingte Neuromyotonie ist überzufällig häufig mit einer Myasthenia gravis oder zumindest erhöhten Autoantikörpern gegen Acetylcholin-Rezeptoren assoziiert. Außerdem finden sich vermehrt Thymome, aber auch eine Thymushyperplasie.

Die Diagnose der autoimmunen Neuromyotonie beruht auf den klinischen Merkmalen, dem Nachweis zahlloser Faszikulationen, Doublets, Triplets, Myokymien und neuromyotoner Entladungen im EMG sowie dem Nachweis von Autoantikörpern gegen spannungsabhängige Kaliumkanäle, die in Speziallabors bestimmt werden können. Zusätzlich muss ein Thorax-CT zum Ausschluss eines Thymoms angefertigt werden. Die Therapie besteht in der symptomatischen Behandlung mit Natriumkanal-blockierenden Antiepileptika wie Carba-

• Die Neuromyotonie kann durch Autoantikörper gegen spannungsabhängige Kaliumkanäle verursacht werden.

mazepin oder Phenytoin, der Thymektomie im Falle eines Thymoms und der immunmodulierenden Therapie. Das Ansprechen schon auf niedrige Dosen von Carbamazepin ist so charakteristisch, dass es im Falle diagnostischer Unsicherheit auch als diagnostisches Kriterium herangezogen werden kann. Zur Immunmodulation können u. a. Glucocorticoide, Immunglobuline und die Plasmapherese eingesetzt werden. Aufgrund der Seltenheit der Erkrankung gibt es hierzu lediglich Einzelfallberichte und kleine Fallserien.

Weiterführende Literatur

Caress JB, Walker FO (2002) The spectrum of ectopic otor nerve behavior: from fasciculations to neuromyotonia. Neurologist 8, 41–46
Newsom-Davis J, Buckley C, Clover L, Hart I, Maddison P, Tuzum E, Vincent A (2003) Autoimmune disorders of neuronal potassium channels. Ann N Y Acad Sci 998, 202–10

Internetadressen

Deutsche Gesellschaft für Muskelkranke e.V. (DGM): http://www.dgm.org/
European Neuromuscular Centre: http://www.enmc.org/
FDA approved studies: http://www.clinicaltrials.gov/
Muscular Dystrophy Association (MDA; USA): http://www.mdausa.org/
Muscular Dystrophy Campaign (MDC; UK): http://www.muscular-dystrophy.org/
Neuromuscular Homepage Washington University: http://www.wustl.edu/neuromuscular/
Pompecenter Rotterdam: http://www.pompecenter.nl/
Pompe Selbsthilfe: http://www.morbus-pompe.de/

Wiederholungsfragen

1. Was sind die wesentlichen therapeutischen Maßnahmen bei der Muskeldystrophie Duchenne?

2. Was sind die typischen Komplikationen einer Rhabdomyolyse?

3. Was ist bei der Auswahl einer Gewebeprobe zur Diagnostik auf eine mitochondriale Zytopathie zu beachten?

4. Welche Myopathien zeigen typischerweise keine dauerhafte Muskelschwäche?

5. Was ist bei der Einsendung einer Muskelbiopsie zu beachten?

6. Können sich erbliche Muskelerkrankungen von Generation zu Generation verändern?

C 11 Störungen des autonomen Nervensystems

• Peter Flachenecker

EDITORIAL

Autonome Funktionsstörungen werden bei einer Reihe neurologischer Erkrankungen, aber auch bei Krankheiten aus anderen Fachgebieten wie der Inneren Medizin oder der Psychiatrie beobachtet und erfordern daher bei der Diagnostik und Therapie ein fachübergreifendes Vorgehen. Auch innerhalb des neurologischen Fachgebietes dominieren sie das klinische Bild – abgesehen von der Multi-System-Atrophie, der (isolierten) progressiven autonomen Dysfunktion oder der akuten Pandysautonomie – nur selten; wesentlich häufiger kommen sie begleitend bei anderen Erkrankungen vor. Dabei sind sowohl Erkrankungen des zentralen Nervensystems (Morbus Parkinson und andere neurodegenerative Erkrankungen, Traumata, zerebrovaskuläre Erkrankungen und Multiple Sklerose) als auch eine Vielzahl von Polyneuropathien (Guillain-Barré-Syndrom, Amyloid-Neuropathie, diabetische Neuropathie) zu nennen. Im folgenden Kapitel werden nach einem Überblick zur Anatomie und Physiologie des autonomen Nervensystems die Grundzüge der klinischen und apparativen Diagnostik sowie die grundlegenden Störungen des autonomen Nervensystems, gegliedert nach Organsystemen besprochen. Die einzelnen Erkrankungen sind ausführlich an anderer Stelle dargestellt.

• Autonome Funktionsstörungen erfordern ein interdisziplinäres Vorgehen.

C 11.1 Grundlagen

C 11.1.1 Anatomie und Physiologie des autonomen Nervensystems

Das autonome Nervensystem ist ein komplexes neurales Netzwerk, das für die Aufrechterhaltung der Homöostase verantwortlich ist und verschiedenartige Organsysteme reguliert. Kardiovaskuläre, thermoregulatorische, gastrointestinale, urogenitale und andere Funktionen wie die Sekretion exokriner Drüsen oder die Pupillenreaktion stehen unter dem Einfluss des autonomen Nervensystems und sind damit der willkürlichen Kontrolle weitgehend entzogen.

Die beiden Schenkel mit gegenläufigen Auswirkungen auf die Effektororgane sind das sympathische und das parasympathische Nervensystem.

Die kurzen, *präganglionären* Fasern des **sympathischen** Nervensystems sind unmyelinisiert, entstammen dem thorakolumbalen Rückenmark und werden in den para- und prävertebralen Ganglien auf die *postganglionären*, myelinisierten Fasern umgeschaltet. Der **parasympathische Anteil** des autonomen Nervensystems verläuft mit dem III., VII., IX. und X. Hirnnerv (N. vagus) und den sakralen Spinalnerven. Die *präganglionären* Fasern sind unmyelinisiert und haben lange periphere Projektionen, die erst in der Nähe der Zielorgane auf die kurzen, myelinisierten, *postganglionären* Fasern umgeschaltet werden.

Die präganglionären Axone des sympathischen und des parasympathischen Nervensystems sind wie die postganglionären Axone des parasympathischen Nervensystems cholinerg, während die postganglionären Axone des sympathischen Nervensystems Noradrenalin als Überträgerstoff freisetzen. Eine Ausnahme bilden die sympathisch innervierten Schweißdrüsen, deren Transmitter Acetylcholin ist.

Die *Afferenzen* entspringen den Rezeptoren der Viszeralorgane, werden über autonome und somatische Nerven fortgeleitet und vervollständigen so den autonomen Reflexbogen.

Das *zentrale autonome Netzwerk* ist ein komplexes Netzwerk innerhalb des zentralen Nervensystems, das autonome Funktionen integriert und reguliert. Als höchste Ebene der Integration wird der Hypothalamus betrachtet, der unter dem Einfluss kortikaler Strukturen und des limbischen Systems steht.

- Das autonome Nervensystem besteht aus sympathischem und parasympathischem Nervensystem mit gegenläufigen Auswirkungen auf verschiedene Organsysteme.

- Überträgerstoffe sind Acetylcholin und Noradrenalin.

- Zentrales autonomes Netzwerk

C 11.1.2 Klinische Symptomatik

Autonome Funktionsstörungen können verschiedenartige Organsysteme betreffen und sich dementsprechend in einer Vielzahl von (unspezifischen) Beschwerden wie orthostatische Dysregulation, Hitzeintoleranz, abnormes Schwitzen, Obstipation, Diarrhoe, Inkontinenz, sexuelle Probleme, trockene Augen, trockener Mund oder Akkommodationsstörungen äußern (s. ☐ Tab. C 11.1). Aufgrund der Vieldeutigkeit der Beschwerden ist speziell nach diesen Symptomen zu fragen.

Bei der klinischen Untersuchung muss auf Hinweise für eine autonome Mitbeteiligung geachtet werden. Hierzu gehört, dass Blutdruck und Puls im Liegen und nach zumindest einer Minute Stehen gemessen werden, unter Umständen auch noch nach 10 Minuten. Bei Inspektion der Haut ist auf Akrozyanose,

□ **Tab. C 11.1** Symptome autonomer Funktionsstörungen.

Organsystem	Symptom
Herz-Kreislauf	▶ Orthostatische Intoleranz: Benommenheit, Schwindel, Schwäche, Verschwommensehen, Blässe, Angst, Palpitationen, Übelkeit ▶ Störungen des Vasomotorentonus: Kältegefühl, Blässe, trophische Störungen
Schweißdrüsen	▶ Generalisierte oder lokalisierte Hyperhidrose ▶ Hitzeintoleranz ohne Schwitzen ▶ Mangelndes Schwitzen bei Hitze oder Fieber
Exokrine Drüsen	▶ Trockene Augen ▶ Trockener Mund
Magen-Darm-Trakt	▶ Gastroparese: Frühes Sättigungsgefühl, Völlegefühl, häufige Übelkeit, Erbrechen unverdauter Nahrung, Gewichtsverlust, Anorexie ▶ Diarrhoe ▶ Obstipation
Blase	▶ Imperativer Harndrang ▶ Dranginkontinenz ▶ Harnverhalt
Genitalorgane	▶ Erektionsstörungen ▶ Ejakulationsstörungen
Pupillen	▶ Akkommodationsstörungen ▶ Verschwommensehen in der Nähe oder bei hellem Licht ▶ Nachtblindheit

Blässe, Marmorierung oder Rötung sowie lokale Veränderungen von Temperatur und Farbe zu achten. Schweißsekretionsstörungen lassen sich einfach aufgrund der feuchten oder trockenen Haut und dem fehlenden Widerstand beim Bestreichen feststellen. Die fehlende Behaarung, Nagelveränderungen, Lipodystrophien und atrophe Haut weisen auf trophische Veränderungen hin. Die klinische Untersuchung der Pupillen muss Form, Größe und die Reaktionen auf Licht und Akkommodation berücksichtigen. Darüber hinaus ist zur Feststellung einer tonischen Pupille ein anhaltender Lichtreiz für etwa 1 Minute erforderlich.

C 11.2 Neurogene kardiovaskuläre Regulationsstörungen

Die sympathische Innervation entstammt dem thorakolumbalen Grenzstrang, vor allem den oberen Abschnitten, während die parasympathische Innervation über den N. vagus erfolgt. Die Afferenzen entspringen den arteriellen Barorezeptoren im Karotissinus, dem Aortenbogen und anderen thorakalen Arterien sowie den Mechanorezeptoren des Herzens und den Dehnungsrezeptoren der Lunge. Aktivierung des sympathischen Nervensystems führt zu einer Erhöhung

Tab. C 11.2 Überblick über autonome Untersuchungsmethoden.

Organsystem	Untersuchungsmethoden
Herz-Kreislauf	▸ Valsalva-Manöver, tiefe Atmung, 30/15-Test ▸ Faustschlusstest, Eiswassertest, Mentales Rechnen ▸ Bulbusdruckversuch, Karotissinusdruckversuch ▸ Gesichtseintauchversuch ▸ Noradrenalin im Serum (im Liegen und im Stehen) ▸ Katecholamine im Urin ▸ Renin und Aldosteron im Serum Pharmakologische Testung: ▸ Noradrenalin, Isoprenalin, Tyramin ▸ Edrophonium, Atropin
Schweißdrüsen	▸ Ninhydrin-Test ▸ Minor'scher Schweißversuch ▸ Thermoregulatorischer Schweißtest ▸ Quantitativer sudomotorischer Axonreflex (QSART) ▸ Sympathische Hautantwort
Magen-Darm-Trakt	▸ Magen-Darm-Passage ▸ Endoskopie, Barium-Kontrasteinlauf
Niere/Blase	▸ 24-Std.-Sammelurin und Elektrolyte ▸ Ultraschall, Urodynamik, intravenöse Urografie ▸ Sphinkter-EMG
Genitalorgane	▸ Penisplethysmografie ▸ Papaverin intrakavernosal
Augen	▸ Schirmer-Test ▸ Pharmakologische Pupillentestung

der Herzfrequenz, der myokardialen Kontraktilität und des peripheren Widerstands, während sich eine gesteigerte parasympathische Aktivität in einer Verringerung von Herzfrequenz und kardialer Pumpfunktion äußert.

Zur Evaluation der autonomen kardiovaskulären Regulation stehen vielfältige Untersuchungsmethoden zur Verfügung, die sich in die Bestimmung der Ruhe-Herzfrequenzvariabilität in der Zeit- und Frequenzdomäne, physiologische Reflextests, biochemische Untersuchungen und pharmakologische Tests unterteilen lassen (s. ▫ Tab. C 11.2). Insbesondere die kardiovaskulären Reflextests wie die Bestimmung der Herzfrequenzvariabilität beim Valsalva-Manöver, bei tiefer Atmung und beim aktiven Aufstehen zur Erfassung der parasympathischen Funktion, und das Blutdruckverhalten bei aktivem Aufstehen und bei anhaltendem Faustschluss zur Evaluation der sympathischen Vasomotorenfunktion haben als Standard-Methoden Eingang in autonome Laboratorien gefunden. Zur Risikoabschätzung bei drohenden Bradyarrhythmien (z. B. bei Patienten mit GBS) dient der Bulbusdruckversuch, bei dem ein Abfall der Herzfrequenz auf unter 40/Min. während mäßigen Drucks auf beide Augen als pathologisch betrachtet wird. Bei der diagnostischen Abklärung von Synkopen steht vielerorts eine Kipptisch-Untersuchung zur Verfügung.

> **HINWEIS FÜR DIE PRAXIS**
>
> **Kardiovaskuläre Reflextests**
> ▶ Herzfrequenzvariabilität bei Valsalva-Manöver, tiefer Atmung und aktivem Aufstehen
> ▶ Blutdruckverhalten bei aktivem Aufstehen und anhaltendem Faustschluss
> ▶ Bulbusdruckversuch
> ▶ Kipptischuntersuchung.

C 11.2.1 Orthostatische Hypotonie

Das häufigste und die Patienten am meisten belastende Symptom der kardiovaskulären autonomen Dysregulation ist die orthostatische Hypotonie.

Ätiologie
Als Ursache kommen im Wesentlichen drei Mechanismen infrage:
1. Eine periphere oder zentrale Sympathikusstörung (hypoadrenerge orthostatische Hypotension), die sich durch einen rasch einsetzenden Blutdruckabfall von mehr als 20 mmHg systolisch innerhalb von 3 Minuten auszeichnet.
2. Ein übermäßiges venöses Pooling, das ein posturales Tachykardiesyndrom (POTS) mit deutlichem Anstieg der Herzfrequenz um mehr als 30/Min. innerhalb von 10 Minuten ohne signifikanten Blutdruckabfall bedingen kann.
3. Ein Reflexmechanismus (orthostatische neurokardiogene Synkope, früher „vasovagale Synkope"), der nach längerem Stehen zur Sympathikusinhibition und vagalen Aktivierung und damit zur Bradykardie und zum Blutdruckabfall führt.

● DD der Synkopen
- (Hypoadrenerge) orthostatische Hypotonie
- Posturales Tachykardiesyndrom (POTS)
- Neurokardiogene (vasovagale) Synkope

Therapie
Therapeutisch empfehlen sich zunächst physikalische Maßnahmen wie reichliche Kochsalz- und Flüssigkeitszufuhr, Schlafen in Kopfhochlage, Stehen mit gekreuzten Beinen oder Einnahme einer hockenden Position und Tragen einer Stützstrumpfhose. Alle diese Maßnahmen zielen auf eine Verringerung des venösen Poolings. Pharmakologisch kommt bei hypoadrenerger orthostatischer Hypotonie und bei POTS in erster Linie das Mineralocorticoid Fludrocortison infrage. Alternativ steht mit dem α-adrenergen Agonisten Midodrin ein wirksamer Vasokonstriktor zur Verfügung, während die Wirksamkeit der in der Praxis häufig eingesetzten Ergotamin- oder Dihydroergotaminpräparate in klinischen Studien nicht belegt werden konnte. Als Therapie der Wahl bei Patienten mit nachgewiesener neurokardiogener Synkope gelten β-Blocker, da sie wahrscheinlich über eine verminderte Ventrikelkontraktibilität eine Überstimulation der Mechanorezeptoren verhindern.

> **HINWEIS FÜR DIE PRAXIS**
>
> **Therapie bei orthostatischer Hypotonie**
> Physikalische Maßnahmen:
> - Ausreichend Flüssigkeitszufuhr
> - Schlafen mit erhöhtem Oberkörper
> - Stehen mit gekreuzten Beinen
> - Hockende Position
> - Stützstrumpfhose
>
> Medikamentöse Maßnahmen:
> - Fludrocortison
> - Midodrin
> - β-Blocker (bei neurokardiogener Synkope).

C 11.2.2 Tachykarde Rhythmusstörungen

Bei Patienten mit diabetischer Polyneuropathie findet sich häufig eine Ruhe-Tachykardie (> 100/Min.), die bei fehlenden klinischen Beschwerden nicht behandlungsbedürftig ist. Bei Patienten mit GBS kann ebenfalls eine tachykarde Rhythmusstörung vorhanden sein und die Gabe eines β-Rezeptoren-Blockers notwendig machen, der allerdings am funktionell denervierten Herzen zurückhaltend eingesetzt werden sollte.

● **Cave:** β-Blocker beim funktionell denervierten Herzen (z. B. GBS).

C 11.2.3 Bradykarde Rhythmusstörungen

Von wesentlich größerer Bedeutung sind bradykarde Herzrhythmusstörungen mit einer Herzfrequenz < 40/Min., die bis zum Herzstillstand führen und bei GBS-Patienten spontan oder durch Vagusreize wie endotracheales Absaugen, Bulbusdruck, Lagerung oder gar durch aktives Kieferöffnen beim Gähnen provoziert werden können. Diagnostisch kann der Bulbusdruckversuch herangezogen werden, therapeutisch sollte bei diesen Patienten frühzeitig die Anlage eines temporären Herzschrittmachers erwogen werden, falls medikamentöse Maßnahmen mit Atropin oder Ipratropiumbromid (Itrop®) keinen anhaltenden Erfolg zeigen.

● Bulbusdruckversuch zur Risikoabschätzung drohender Bradyarrhythmien.

C 11.3 Neurogene gastrointestinale Motilitätsstörungen

Zur Verdauung, Absorption und Transport von Nahrung und Ballaststoffen ist ein abgestimmtes Zusammenspiel zwischen Sekretion von Verdauungssäften und Motilität des Magen-Darm-Traktes notwendig. Dabei wirkt parasympathische Aktivität (aus dem N. vagus und den sakralen Nerven) motilitätssteigernd, während sympathische Aktivierung die gastrointestinale Motilität hemmt, aber den Muskeltonus der verschiedenen Sphinkteren erhöht. Das intestinale Nervensystem wird von einer Vielzahl von Nervengeflechten innerhalb des Darmes wie dem submukös gelegenen Meissner-Plexus, dem myenterischem Auerbach-

Plexus, dem tief in der Muskulatur gelegenen Cajal-Plexus und anderen, mukös und submukös gelegenen Plexus gebildet.

Die gastrointestinale autonome Dysfunktion kann sich als Gastroparese mit Völlegefühl, wie sie häufig bei Patienten mit diabetischer autonomer Neuropathie gefunden wird, Obstipation oder Diarrhoe äußern (s. ▫ Tab. C 11.1). Die gastrointestinale Motilitätsstörung mit verlängerter Kolon-Transit-Zeit wird durch die Magen-Darm-Passage nachgewiesen, daneben können endoskopische Verfahren und der Barium-Kontrastmittel-Einlauf zur Diagnose herangezogen werden (s. ▫ Tab. C 11.2). Zur Therapie der Obstipation als häufigste gastrointestinale Dysfunktion kommen peristaltikfördernde Maßnahmen wie ausreichende Bewegung, Kolon-Massage, ballaststoffreiche Ernährung, Leinsamen und Weizenkleie, osmotisch wirkende Laxanzien wie Lactulose oder Movicol® und medikamentöse Maßnahmen wie Domperidon (Motilium®), subkutan appliziertes Prostigmin oder Ceruletid (Takus®) zum Einsatz. Bei der autonom vermittelten Diarrhoe können eine antibiotische Darmsanierung, Adsorbenzien wie Kohle-Compretten und motilitätshemmende Substanzen wie Atropin oder Loperamid versucht werden.

- Gastroparese:
  - Obstipation
  - Diarrhoe

C 11.4 Neurogene Blasenstörungen

Die zwei wesentlichen Funktionen der Blase, die kontinente Urinspeicherung und die periodische, vollständige Blasenentleerung werden durch zwei getrennte Systeme gewährleistet, die allerdings enge Wechselbeziehungen zur Aufrechterhaltung einer koordinierten Blasenfunktion unterhalten. Die Blasenkontinenz während des Speichervorgangs wird durch den α-adrenerg (sympathisch) innervierten inneren und den somatisch (N. pudendus) innervierten äußeren Sphinkter gewährleistet. Bei Dehnung der Blasenwand erfolgt die reflektorische Auslösung des Harndrangs und – in Abhängigkeit von der Aktivität übergeordneter Zentren – eine Kontraktion des Detrusor vesicae über den (parasympathischen) N. pelvicus aus dem Sakralmark. Supraspinal wird die Blasenentleerung durch das anatomisch nur unscharf charakterisierte pontine Miktionszentrum gefördert, das wiederum durch zahlreiche Zuflüsse aus frontalem Kortex, Gyrus cinguli, Lobulus paracentralis und Basalganglien gehemmt wird.

- Blasenfunktion:
  - Urinspeicherung
  - Kontrollierte Blasenentleerung

- Pontines Miktionszentrum

Dementsprechend muss bei vielen Erkrankungen des zentralen Nervensystems wie der Multiplen Sklerose und anderen spinalen Prozessen, aber auch bei demenziellen Erkrankungen mit Beteiligung des frontalen Marklagers und der Basalganglien mit neurogenen Blasenstörungen gerechnet werden. Die Patienten können sowohl Symptome einer Detrusor-Hyperreflexie (Pollakisurie, imperativer Harndrang, Inkontinenz und Enuresis) als auch einer verzögerten Blasenentleerung (Starthemmung, kleine Urinportionen und Restharn) beklagen, oftmals kommen auch beide Symptome gemeinsam vor (s. ▫ Tab. C 11.1). Häufig ist eine Detrusor-Sphinkter-Dyssynergie vorhanden. Zur Diagnostik ist in den meisten Fällen die Bestimmung der Restharnmenge mittels Sonografie oder Einmalkatheter ausreichend, eine umfangreiche urodynamische Untersuchung ist nur bei komplexen Blasenstörungen notwendig. Beträgt die Restharnmenge weniger als 100 ml, kann Oxybutynin (Dridase®) in einer Dosierung von zunächst 2,5–5 mg zweimal täglich und langsamer Steigerung unter regelmäßiger Rest-

- Neurogene Blasenstörungen:
  - Detrusor-Hyperreflexie mit imperativem Harndrang und Inkontinenz
  - Blasenentleerungsstörung mit Restharn
  - Detrusor-Sphinkter-Dyssynergie

harnkontrolle gegeben werden. Bei Blasenentleerungsstörungen kommen α-Sympatholytika (Phenoxybenzamin, z. B. Dibenzyran®) oder Parasympathomimetika (Ubretid bzw. Carbachol, z. B. Doryl®) infrage. In schweren Fällen ist dem intermittierenden Selbst-Katheterismus vor Anlage eines Blasendauerkatheters oder eines suprapubischen Katheters der Vorzug zu geben.

> **HINWEIS FÜR DIE PRAXIS**
>
> **Therapie neurogener Blasenstörungen**
> Therapie der Detrusor-Hyperreflexie:
> ▶ Oxybutynin unter Restharnkontrolle
> Therapie der Blasenentleerungsstörung:
> ▶ α-Blocker, Parasympathomimetika, intermittierender Selbstkatheterismus, ggf.
> ▶ suprapubischer Blasenkatheter.

C 11.5 Neurogene Störungen der Sexualfunktionen

Sympathische Nervenendigungen aus dem thorakolumbalen Grenzstrang und parasympathische Nerven aus dem sakralen Rückenmark formen den Plexus pelvicus, über den die autonome Innervation der Geschlechtsorgane erfolgt. Die Erektion wird durch einen vermehrten Blutfluss infolge einer reduzierten sympathischen (α-adrenerg vermittelten) und einer vermehrten cholinergen Aktivität verursacht und aufrechterhalten, während die Kontraktionen der glatten Muskulatur bei der Ejakulation durch sympathische Aktivität vermittelt werden. In ähnlicher Weise spielen sich diese Vorgänge auch im weiblichen Organismus ab.

Störungen der Sexualfunktion äußern sich als erektile Dysfunktion, Minderung des sexuellen Verlangens, der Empfindsamkeit und der Orgasmusfähigkeit sowie einer Dyspareunie. Empfehlenswert sind eine urologische Vorstellung und eine psychologische sexualtherapeutische Beratung. Zur medikamentösen Behandlung der erektilen Dysfunktion steht mit Sildenafil (Viagra®) ein wirksames Präparat zur Verfügung. Im Einzelfall können die intrakavernöse Injektion von Papaverin, die intraurethrale Pharmakotherapie mit Alprostadil oder mechanische Hilfen in Form von Vakuumerektionshilfen oder implantierbaren Penisprothesen hilfreich sein. Bei Dyspareunie kann die Applikation eines Gleitgels versucht werden.

C 11.6 Störungen der Sudomotorik

Die Schweißdrüsen der Haut werden zwar von postganglionären sympathischen Nervenendigungen innerviert, der Überträgerstoff ist aber – im Gegensatz zu den übrigen postganglionären sympathischen Nerven – Acetylcholin.

Eine überschießende Schweißproduktion kommt als generalisierte oder lokale Hyperhidrose im Rahmen anderer Erkrankungen wie der Hyperthyreose oder dem Phäochromozytom („sekundäre" Hyperhidrose), aber auch ohne erkennbare andere Ursache vor („primäre" oder „essentielle" Hyperhidrose), eine eingeschränkte (generalisierte oder lokalisierte) Schweißsekretion bis hin zur Anhidrose wird bei verschiedenen Erkrankungen wie dem Shy-Drager-Syndrom, autonomen Neuropathien und isolierten Nerven- oder Wurzelläsionen beobachtet. Zur Diagnose dienen der Minor'sche Schweißversuch oder der thermoregulatorische Schweißtest, bei denen die Verteilung der Schweißproduktion mithilfe eines Indikators sichtbar gemacht werden kann, der Ninhydrin-Test zur Beurteilung der Schweißproduktion an Händen und Füßen sowie technische Verfahren wie der QSART, bei dem durch Iontophorese mit Acetylcholin die Schweißproduktion über einem bestimmten Hautareal quantifiziert werden kann (s. □ Tab. C 11.2). Im Vordergrund der therapeutischen Bemühungen bei der Hypo- bzw. Anhidrose steht die Vermeidung von Überwärmung, insbesondere, um einen Hitzschlag zu verhüten. Zur Behandlung der Hyperhidrose kann die lokale Applikation von Aluminiumchlorid oder Tannolact versucht werden; in neuerer Zeit steht bei lokalisierter Hyperhidrose mit der subkutanen Injektion von Botulinum-Toxin eine wirksame und gut verträgliche Behandlungsmethode zur Verfügung.

● Bei lokaler Hyperhidrose neben topischen Präparaten an Botulinum-Toxin-Injektionen subkutan denken!

Weiterführende Literatur

Diehl RR, Linden D (1999) Differentialdiagnose der orthostatischen Dysregulationen. Nervenarzt 70, 1044–1051
Flachenecker P, Toyka KV, Reiners K (2001) Herzrhythmusstörungen beim Guillain-Barré-Syndrom. Eine Übersicht zur Diagnostik einer seltenen, aber potenziell lebensbedrohlichen Komplikation. Nervenarzt 72, 610–617
Jörg J (2001) Autonome Diagnostik und Schlafpolygraphie in Klinik und Praxis. Steinkopff-Verlag Darmstadt
Low PA (1997) Clinical autonomic disorders. Lippincott-Raven, Philadelphia, 2. Auflage
Mathias CJ, Bannister R (1999) Autonomic failure. A textbook of clinical disorders of the autonomic nervous system. Oxford University Press, New York, 4. Auflage
Robertson D, Low PA, Polinsky RJ (1996) Primer on the autonomic nervous system. Academic Press Inc., San Diego

Wiederholungsfragen

❶ Welche Ursachen der orthostatischen Dysregulation kennen Sie? Wie differenzieren und behandeln Sie diese?

❷ Nennen Sie je eine Maßnahme zur Behandlung tachy- und bradykarder Herzrhythmusstörungen!

❸ Welche Formen der neurogenen Blasenstörung sind Ihnen bekannt? Worauf beruhen die verschiedenen Symptome?

❹ Nennen Sie drei Ursachen einer Hyperhidrose!

❺ Welche Auswirkungen haben sympathische bzw. parasympathische Aktivierung auf das Herz-Kreislauf-System?

C 12 Kraniale und spinale Traumen

● Bernhard Meyer

EDITORIAL

Kraniale und spinale Traumen sind bei jungen Erwachsenen der führende Grund für Tod und schwere Behinderungen mit enormen sozioökonomischen Folgen. Isolierte Schädel- und Wirbelsäulenverletzungen können mit guter Prognose behandelt werden. Dies gilt nicht für Schäden des ZNS selbst. Allerdings folgt dem primären Trauma immer ein sekundärer ZNS-Schaden mit zeitlicher Latenz, der die Prognose maßgeblich beeinflusst. Dies ist klinisch relevant, da alle Therapien auf die Reduzierung des Sekundärschadens zielen. Die meisten deskriptiven Einteilungen des SHT haben wenig Relevanz. Sinnvoller für die Praxis ist es, das epidurale Hämatom als gefährlichste Variante der Schädelfrakturen zu sehen und die eigentlichen Gehirnverletzungen (subdurales Hämatom, traumatische SAB, Kontusion, Kontusionsblutung, diffuser axonaler Schaden, traumatisches Hirnödem) als ein oft kombiniertes Kontinuum mit unterschiedlicher Betonung der einzelnen Komponenten. Der klinische Zustand bestimmt hier die Prognose. Deshalb ist die einheitliche Klassifizierung des Schweregrades einer Hirnverletzung (Glasgow Coma Scale) ebenso wichtig wie standardisierte „critical pathways" zur Sekundärschadensprävention (adäquater CPP/niedriger ICP/pharmakologische Neuroprotektion).

Beim spinalen Trauma sind isolierte Rückenmarksschäden (Contusio spinalis) viel seltener als Wirbelsäulenverletzungen allein oder in Kombination mit einem Querschnittssyndrom. Standardisierte Klassifikationen des Rückenmarkschadens (z. B. ASIA Scale) und der Wirbelsäulenverletzung (z. B. AO-Klassifikation) sind prognostisch relevant und bestimmen die Notwendigkeit und zeitliche Dringlichkeit der chirurgischen und konservativen Therapien zur Vermeidung von Sekundärschäden. Allgemein gültige Tatsachen insbesondere für schwere Hirnverletzungen werden unter „Schädel-Hirn-Trauma" aufgelistet, spezifische Aspekte seiner Unterformen in den weiteren Unterkapiteln.

C 12.1 Schädel-Hirn-Trauma (SHT)

Definition
Jede Verletzung des Gehirns und seiner Hüllen.

Epidemiologie
Die Hälfte aller Unfallverletzten erleidet ein SHT, allein in Deutschland etwa 200 000/Jahr. Etwa 40 % aller Todesfälle nach Traumen gehen auf ein SHT zurück, primär aus der Gruppe schwerer SHT (ca. 15 000/Jahr). Junge Männer (im Mittel Ende 20; ein Gipfel für Teenager und einer für Dreißiger) sind mehr als 3-mal häufiger die Opfer als Frauen. In Zentren werden Sie 1–2 SHT/Tag und ca. 2–3 schwere SHT/Woche sehen.

Ätiologie, Pathophysiologie, Pathologie
Hauptursache – in etwa der Hälfte der Fälle – sind nach wie vor Verkehrsunfälle (allerdings heute öfter Fußgänger und Fahrradfahrer als PKW-/Kradfahrer), gefolgt von häuslichen Unfällen (ca. 20 %) vor Freizeitverletzungen (ca. 10 %) und Arbeitsunfällen (ca. 10 %). Gewalttaten (ca. 4 %) sind in Deutschland noch selten ursächlich.

Mehrheitlich liegt SHT ein Dezelerationsmechanismus zugrunde. Die Geschwindigkeit, die Art/Richtung des Aufpralls, die Konsistenz/Form des Hindernisses bestimmen das Verletzungsmuster (z. B. offen versus geschlossen, Schädelverletzung versus Hirnverletzung etc.) und die Schwere des primären ZNS-Schadens („Impact").

Der primäre ZNS-Schaden kann unterteilt werden in (oft kombiniert!):
▶ Gefäßschäden: Parenchymhämatom („TICH"), traumatische SAB (tSAB), akutes Subduralhämatom (aSDH).
▶ Kontusionen (fokaler Parenchymschaden).
▶ Diffuser axonaler Schaden („DAI").

● TICH: Parenchymhämatom
tSAB: traumatische SAB
aSDH: akutes Subduralhämatom
DAI: diffuser axonaler Schaden

Diesen folgen unterschiedliche Sekundärschäden (Ausprägung korreliert ungefähr mit der Schwere des primären Impact). Die gemeinsame Endstrecke ist der weitere Zelltod entweder per Apoptose (nach diffusem axonalem Schaden und Kontusion) oder per Ischämie (durch CPP-Erniedrigung/ICP-Erhöhung).

Ursachen des Sekundärschadens:
▶ Extrakraniell: Respiratorische Hypoxie und arterielle Hypotension (→ zerebrale Ischämie) sowohl am Anfang als auch im weiteren Verlauf sind entscheidende Faktoren.
▶ Intrakraniell: Gefäßschäden bewirken über (a) ein vasogenes Hirnödem, (b) die direkte Raumforderung (aSDH, TICH) und (c) Vasospasmen (tSAB) ein CPP/ICP-Missverhältnis. Kontusionen bewirken eine nur in Teilen erforschte Kaskade durch Freisetzung von Mediatorsubstanzen (z. B. Glutamat!), die entweder ein Ödem (zytotoxisch und/oder vasogen) hervorrufen (ICP-Erhöhung!) oder apoptotisch wirken.

> **MERKE**
>
> Das Prinzip des Sekundärschadens öffnet das einzige therapeutische Fenster! Die einfachste und effektivste Maßnahme ist die Vermeidung von Hypoxie und Hypotension.

C 12.1 Schädel-Hirn-Trauma (SHT)

Anamnese, Symptome
Bei Übergabe durch Notarzt Unfallhergang und klinischen Status bei Erstkontakt erfragen (Übergabe eines standardisierten Protokolls!).

Befunde
- Einteilung des SHT anhand der Glasgow Coma Scale (GCS, s. Anhang) in:
  - Leichtes SHT (GCS 13–15).
  - Mittleres SHT (GCS 9–12).
  - Schweres SHT (GCS 3–8).
- Beurteilung der Pupillomotorik (Mydriasis → Einklemmung versus Bulbustrauma).

● Einteilung gilt eigentlich nur nach Primärstabilisierung und Abklingen von Sedativa! In der Praxis oft nicht möglich!

Diagnostik
- Leichtes SHT: Schädel-Nativ-Röntgen; bei Fraktur CT (etwas strittig aber vernünftig).
- Mittleres SHT: immer primär CT.
- Schweres SHT: Notfall-CT. Da meist ein Polytrauma vorliegt, innerhalb der standardisierten Notfalldiagnostik (Spiral-CT).

> **HINWEIS FÜR DIE PRAXIS**
>
> **Regeln des „Schockraumspiels"**
> Für das beliebte Schockraumspiel „Primärdiagnostik und -versorgung bei Polytraumatisierten mit schwerem SHT" gelten folgende Regeln:
> 1. Alle 7 Spieler (Anästhesie, Traumatologie, Neurochirurgie, Chirurgie, HNO, MKG, Radiologie) sind vor Spielbeginn anwesend.
> 2. Der Spielführer ist vorher festgelegt und gibt die Anweisungen.
> 3. Alle Spieler müssen die Regeln auswendig beherrschen → nachlesen & Kitteltasche.
> 4. Folge immer der vorgegebenen Reihenfolge der Spielschritte.
> 5. Es ist ein sehr ruhiges Spiel. Hektische Spieler verlassen den Platz.
> 6. Es ist ein Teamspiel. Bei Aggressionen → Rote Karte!
> 7. Wer die Regeln verletzt, hat schon verloren ... seinen Patienten!

Praktisches Vorgehen
Beim schweren SHT, das meist im Rahmen eines Polytraumas auftritt, gelten feste Regeln für die initiale Diagnostik und Therapie. Diese sind in den Guidelines (s. Literatur) beschrieben und für Deutschland durch die DIVI (Deutsche interdisziplinäre Vereinigung für Intensivmedizin) vorgegeben.

Beim kardiopulmonal stabilen Patienten ohne Zeichen einer aktiven Blutung steht die ZNS-Diagnostik an erster Stelle, insbesondere bei Pupillomotorikstörungen!

Therapie zur Vermeidung von Sekundärschäden bei schwerem SHT
Akutmaßnahmen (Primärversorgung vor ICU)
- Hypoxie-Vermeidung (ab GCS < 8): Intubation, Analgosedierung, Beatmung (periphere SaO_2 > 95%).

- Hypotonie-Vermeidung (ab MABP < 90 mmHg):
  - Primär Volumenersatz (Ringer 0,9 %, Kolloide).
  - Small Volume Resuscitation (HyperHAES®).
  - Wenn erfolglos: Dopaminperfusor 2–20 µg/kg/Min., Noradrenalinperfusor 0,05–0,2 µg/kg/Min.
- „Blinde" ICP-Senkung (nur bei Anisokorie): Osmotherapie (Mannitol 0,7 g/kg in 15 Minuten i. v.).

Spezielle Maßnahmen im Verlauf

Nach EBM-Kriterien keine Standards, allenfalls Leitlinien oder Empfehlungen (s. Literatur). Das Extrakt sind sog. „critical pathways", Stufenschemata der Therapie auf der Intensivstation (s. o Abb. C 12.1).

„Neuroprotektive" Substanzen (Corticosteroide, Aminosteroide, Glutamatantagonisten u. a.) sind in der Erprobung oder haben keinen erwiesenen Nutzen.

> **PEARLS + PITFALLS**
>
> Barbiturate und forcierte Hyperventilation kommen beim „galoppierenden" Sekundärschaden zum Einsatz, meist ohne viel Nutzen aber mit großen Nebenwirkungen!
> Hypothese: Eine frühe chirurgische Therapie (vor einer unkontrollierbaren Situation) bei fokalen Raumforderungen und diffusen Schäden kann dies verhindern. Noch ungelöste Fragen hierzu sind:
> 1. Welcher Patient läuft in eine unkontrollierbare Situation?
> 2. Wie hoch ist die prozedurale M&M?
> 3. Wie oft wird ein Sekundärschaden dadurch wirklich verhindert?
> 4. Wird die Prognose dadurch wirklich verbessert?
>
> Diese Fragen werden in naher Zukunft mittels randomisierter, kontrollierter Studien zur Optimierung der pathways angegangen.

● M&M: Morbidität und Mortalität

> **MERKE**
>
> Die ICP-Sonde sollte immer intraventrikulär (= EVD) gelegt werden! Das klappt fast immer (trotz gegenteiliger Meinungen) und bietet nur so die Möglichkeit, Liquor bei ICP-Krisen abzulassen (= die effektivste Akutmaßnahme!).

C 12.2 Schädelfrakturen

C 12.2.1 Schädeldachfraktur

● **ICD-10:** S02.0
● Syn.: Kalottenfraktur

Definition

Jede Fraktur des Schädeldachs, bei Eindringen des Fragments als Impressionsfraktur und bei Verbindung nach außen als offene Fraktur.

C 12.2.1 Schädeldachfraktur

Basistherapie/Basisdiagnostik:
- Analgosedierung
- Oberkörper-Hochlagerung (max. 30°)
- Normokapnie
- Normothermie
- Primäres CT

↓

IPC-Druckaufnehmer anlegen

↓

ICP >20–25 mmHg (Grenzwerte je nach Messmethode)
- Nein → (weiter unten)
- Ja ↓

Extrazerebrale Ursache?
- Nein → Nach Primär-CT zerebrale Schädigung wahrscheinlich → Ja → CT-Wiederholung erwägen (Ausschluss, Raumforderung)
- Ja → (Rückkehr)

Tiefe Sedierung

↓

Liquordrainage, wenn möglich

↓

ICP >20–25 mmHg (Grenzwerte je nach Messmethode)
- Nein → Stufenweise Reduktion der ICP-Therapie
- Ja ↓

Mäßige Hyperventilation PaCO$_2$, 30–35 mmHg ← Ja → **Mannitol** (20 %), 0,3 g/kg über 15 Min. bis zu 12-mal/Tag, max. Serumosmolarität 320 mosm/l

↓

ICP >20–25 mmHg (Grenzwerte je nach Messmethode)
- Nein →
- Ja ↓

Tiefere Sedierung (CPP >70 mmHg)

↓

ICP >20–25 mmHg (Grenzwerte je nach Messmethode)
- Nein →
- Ja ↓

Therapieversuche

- Forcierte Hyperventilation? (Ziel: PaCO$_2$ <30 mmHg)
- **Barbiturattherapie** (EEG monitoring)
- TRIS

↓

Milde Hypothermie?

↓

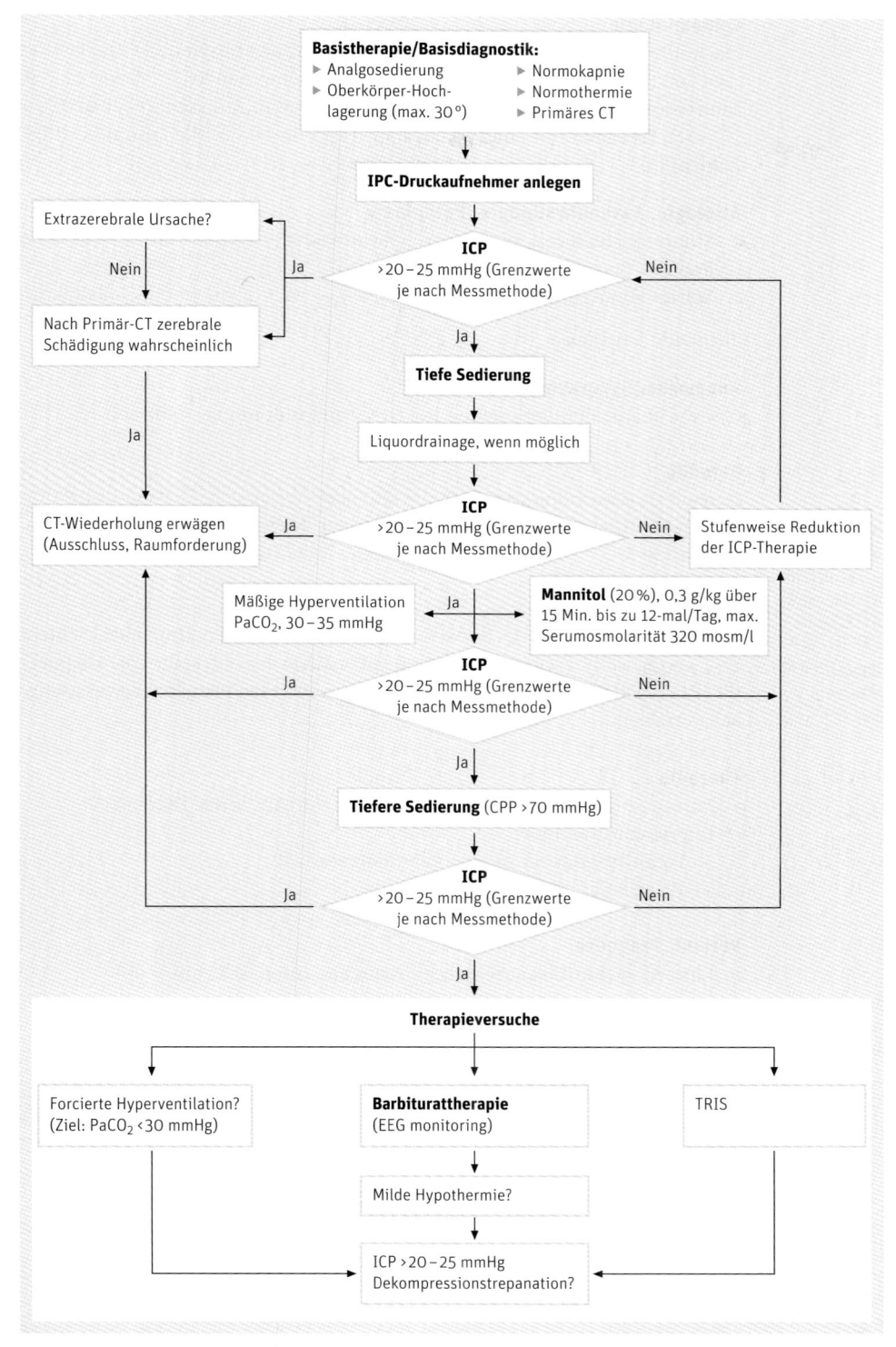

ICP >20–25 mmHg Dekompressionstrepanation?

o Abb. C 12.1 Critical pathway bei schwerem SHT. Oberer Teil: Sog. first-tier Optionen (= Standardtherapie). Unterer Teil: Sog. second-tier Optionen (= Therapieversuche).

Epidemiologie
Die wahre Inzidenz ist unbekannt. Etwa die Hälfte aller hospitalisierten SHT hat eine Fraktur (< 10 % bei leichtem bis 80 % bei schwerem SHT), davon ca. 6 % Impressionsfrakturen (mehrheitlich offene Frakturen). Umgekehrt haben bis zu 2/3 aller Patienten mit einer Fraktur auch eine intrakranielle Läsion (strittige Zahlen!).

Ätiologie, Pathophysiologie, Pathologie
- Stumpfes Hindernis, niedrige Geschwindigkeit → eher lineare, geschlossene Fraktur.
- Spitzes Hindernis, hohe Geschwindigkeit → eher offene Impressionsfraktur.

Fließende Übergänge.

Anamnese, Symptome
Nach primärer Bewusstlosigkeit fragen (Diagnostik immer indiziert).

Befunde
Genaue Untersuchung der Kopfschwarte nach Verletzung. Genaue Inspektion und steriles digitales Austasten (Fremdkörper, Knochenfragment, Impression, Liquorfluss).

● Würden Sie bei einem leichten SHT aus ökonomischen Gründen keine Bildgebung veranlassen, weil Sie wüssten, dass Sie im schlimmsten Fall nur bei 32 von 1000 untersuchten Patienten tatsächlich ein Hämatom übersehen?

Diagnostik
Siehe SHT (s. Kap. C 12.1). Selbst wenn die Inzidenz von Frakturen bei leichtem SHT gering ist und selten eine Konsequenz nach sich zieht, sollte eine Diagnostik (Rö-Schädel, falls Fraktur, dann CT und immer bei primärer Bewusstlosigkeit) erfolgen.

Therapie
- Lineare, nicht dislozierte, geschlossene Frakturen: keine Therapie.
- Impressionsfrakturen:
  - Wenn Impression > eine Kalottenbreite: OP.
  - Wenn offen: OP.

Verlauf, Prognose
- Lineare, nicht dislozierte, geschlossene Frakturen: sehr gut.
- Impressionsfrakturen (offen): abhängig von Hirnschaden.
  - Infektionsrate: bis 10 %.
  - Spätepilepsie: bis 15 %.
  - M&M gesamt: ca. 15 %.

● **Cave:** Frakturen mit Verlauf über venöse Sinus → Verblutungsgefahr bei OP.

● **ICD-10:** S02.1

● **Syn./Untergruppen:** Frontobasis-Fraktur, Temporobasis-Fraktur, Otobasisfraktur, Felsenbeinfraktur.

C 12.2.2 Schädelbasisfraktur

Definition
Jede Fraktur der Schädelbasis, wenn lufthaltige Räume mit betroffen, als offene Fraktur.

Epidemiologie
Wahre Inzidenz unbekannt, geschätzt bei 20 % aller SHT, präferenziell bei schwerem SHT (Häufigkeit: Frontobasis > Temporobasis > Occipitobasis).

C 12.2.2 Schädelbasisfraktur

Mindestens die Hälfte aller Patienten mit Basisfraktur hat eine schwere Hirnverletzung.

Ätiologie, Pathophysiologie, Pathologie
Massives stumpfes Dezelerationstrauma (Aufprall nach Sturz typisch) führt zur Deformierung der Basis (Frakturlinie in Richtung des Vektors), oft mit Verletzung der basalen Dura. Bei offenen Frakturen aufgrund der Verbindung zu kontaminierten Räumen (NNH/Mastoid) Gefahr einer späten Infektion. Am Anfang „verstopft" die begleitende Hirnschwellung den Defekt. Deswegen ist ein persistierender Liquorfluss extrem selten.

Anamnese, Symptome
Frage nach klarer Flüssigkeit und/oder Blut aus Nase und Ohr.

Befunde
Typisch sind:
- Brillenhämatom, Rhinoliquorrhoe, Anosmie → Frontobasisfraktur.
- Retroaurikuläres Hämatom (battle sign), Oto(-hämato)-liquorrhoe, Fazialisparese, Hypakusis → Felsenbeinfraktur.
- Abduzensparese → Clivusfraktur.

> **MERKE**
>
> Klinische Zeichen haben einen hohen positiven Prädiktionswert auch bei leichten SHT!

Diagnostik
Bei schwerem SHT und bei leichtem/mittlerem SHT mit den klinischen Zeichen immer Dünnschicht-CT – auch horizontale 2-mm-Schichten – der Basis (nie in der Akutsituation, da Versorgung elektiv viel später).

Bei nicht nachgewiesener Fraktur, aber provozierbarer Flüssigkeit aus Nase/Ohr immer Beta-2-Transferrin-Bestimmung (zu fast 100% zuverlässig). Der Glucose-Test ist obsolet. Die Liquorszintigrafie ist heute extrem selten gefragt.

Therapie
- Geschlossene Schädelbasisfrakturen: keine OP.
- Offene Schädelbasisfrakturen:
  - Otobasis-Frakturen: keine OP (außer bei persistierender Liquorrhoe).
  - Frontobasisfraktur: OP (fast immer, auch wenn nie Liquorrhoe) = Frontobasisdeckung transkraniell (NCH) oder endonasal (HNO).

● Der Nutzen einer prophylaktischen Antibiose ist durch nichts belegt!

Verlauf, Prognose
Die Prognose der geschlossenen Basisfraktur ist abhängig von der begleitenden ZNS-Verletzung. Die Prognose frakturbedingter Hirnnervenausfälle ist immer schlecht.

> **PEARLS + PITFALLS**
>
> Es gibt keine harten, beweisenden Fakten, aber die Klasse-III-Literatur legt nahe, dass frontobasale Frakturen – im Gegensatz zu Otobasisfrakturen – eine sehr hohe Gefahr für späte Infektionen bergen (kumulatives 10-Jahresrisiko für Hirnabszesse und Meningitiden bis zu 80 %). Die Indikationsstellung zur operativen Deckung nur bei persistierender Liquorrhoe ist in Frage zu stellen. Das spontane Sistieren (oder nach sog. konservativer Therapie per lumbaler Drainage) garantiert keinen dauerhaften suffizienten Verschluss. Zeitgemäßer ist es, alle Frontobasisfrakturen mit Beteiligung der Nasennebenhöhlenwände als offene Frakturen zu betrachten, die elektiv im Intervall deckungspflichtig sind (Cave: sehr strittig!).

- Das „aggressive" operative Vorgehen bei Frontobasisfrakturen ist wahrscheinlich angebrachter als das konservative.

- **ICD-10:** S06.4
- Syn.: Extradurales Hämatom/Epidurales Hämatom (EDH)

C 12.3 Epidurale Blutungen

Definition
Jede epidurale/extradurale Blutansammlung infolge eines Traumas.

Epidemiologie
Unter 4 % aller SHT-Patienten haben ein EDH (ca. 10–20 % der komatösen). Das Alter ist jünger als beim aSDH (Zwei Gipfel: Schulkinder und 20- bis 30-Jährige).

Ätiologie, Pathophysiologie, Pathologie
Ein EDH ist in 95 % aller Fälle mit einer Kalottenfraktur vergesellschaftet. Diese ist auch meist seine Ursache, entweder durch venöse Blutungen aus dem Knochen (= Frakturspalthämatom) oder Verletzung der A. meningea media (der Klassiker, aber anscheinend nur in 40 % der Fälle wirklich so). Prädilektionsorte sind temporal und parietal. Ist ein EDH der einzige intrakranielle Primärschaden (in 2/3 der Fälle, deshalb allgemein sehr gute Prognose), ist der einzig mögliche intrazerebrale Sekundärschaden die Einklemmung bei zunehmender Expansion (jedoch langsam, deshalb auch dann oft noch sehr gute Prognose, siehe auch „luzides Intervall").

- Das häufige Fehlen eines primären Hirnschadens unterscheidet das EDH von allen anderen traumatischen Hämatomen und ist der Grund für seine gute Prognose.
- „Luzides Intervall": bewusstlos-wach-bewusstlos = der Prüfungsklassiker!

Anamnese, Symptome
Faustregel: 1/4 ist immer wach und unauffällig, 1/4 immer komatös und die Hälfte hatte ein „luzides Intervall".

Befunde
Bis zu 20 % zeigen eine ipsilaterale Pupillenerweiterung **vor** dem tiefen Koma.

Diagnostik
Das Notfall-CT zeigt in einem Drittel aller Fälle begleitende Hirnverletzungen (je älter der Patient umso häufiger). Ein Kontroll-CT ist nach 24 h in allen Fällen Pflicht, in denen primär keine Operationsindikation gesehen wurde (Größenprogredienz? Sekundär sichtbare Hirnverletzungen?).

- Das EDH ist zum Hirn hin konvex (DD im CT zum aSDH; Prüfungsklassiker!).

Therapie

Jedes EDH > 30 ml oder > 15 mm Dicke oder > 5 mm Mittellinienverlagerung muss unabhängig vom Glasgow Coma Scale sofort operiert werden (Kraniotomie, kein Bohrloch!).

Wache und neurologisch unauffällige Patienten mit kleineren EDH als oben beschrieben *können* laut Richtlinie streng überwacht und konservativ behandelt werden. Grundsätzlich ist jedoch auch bei kleineren EDH die operative Therapie vorzuziehen, vor allem bei temporaler Lokalisation.

Verlauf und Prognose

▸ Isoliertes EDH: in allen Fällen hervorragende Prognose.
▸ Isoliertes EDH plus sekundäre Einklemmung:
  – Einseitig, OP innerhalb 60 Min.: in 90 % hervorragende Prognose.
  – Einseitig, OP nach 60 Min. oder beidseitig: in 50 % schlechte Prognose.
▸ EDH mit Hirnverletzung: Prognose fast nur abhängig von Schwere der Hirnverletzung.
▸ Insgesamt M&M: ca. 20 %.

C 12.4 Subdurale Blutungen

● **ICD-10:** S06.5
● Syn.: Subdurales Hämatom (SDH)

Definition
Jede subdurale Blutansammlung infolge eines Traumas. Es wird unterschieden zwischen dem akuten subduralen Hämatom (aSDH) und dem chronischen (cSDH, symptomatisch Wochen nach dem Trauma).

Epidemiologie
11 % aller SHT-Patienten haben ein aSDH (ca. 20 % der schweren), das Alter ist höher als beim EDH (im Mittel bei 40 Jahren). Wahrscheinlich ist die wahre Inzidenz wesentlich höher (schmale aSDH in Verbindung mit Parenchymverletzungen können im CT leicht „übersehen" werden). Das cSDH ist eine Erkrankung des hohen Alters und häufiger als das aSDH; bei beiden sind wie bei allen Traumen Männer bevorzugt. Man wird in einer Neurochirurgie etwa 2/Woche sehen.

Ätiologie, Pathophysiologie, Pathologie
Ursache ist bei Jüngeren meist ein Verkehrsunfall, bei Älteren ein Sturz (Faustregel). Ein aSDH ist sehr selten als isolierte Traumafolge zu sehen (begleitende Parenchymverletzungen in 60 % aller SHT und > 80 % bei schweren, deswegen die schlechte Prognose). Deshalb sollte es zu den eigentlichen Hirnverletzungen gezählt werden. Ursache ist eine kortikale Gefäßverletzung, die zu einer Einblutung in den Subduralraum und meist gleichzeitig ins Parenchym führt. Das aSDH ist meist nur für einen Teil der Raumforderung verantwortlich (Ödem).

Beim cSDH gilt folgendes Denkmodell: Hirnatrophie → großer Subduralraum → leichtes Trauma → Brückenveneneinriss → selbstlimitierendes SDH → Kapselbildung mit Kapillareinsprossung → repetitive kapilläre Blutung →

● Gute Faustregel: Die Hirnverletzung ist beim aSDH immer die Ursache und beim EDH manchmal die Folge.

neue Kapsel (= Teufelskreis) → allmähliche Größenzunahme → klinische Symptome.

Anamnese, Symptome
Beim aSDH wie beim SHT (s. Kap. C 12.1).

Beim cSDH nach Bagatelltrauma vor mehreren Wochen fragen (oft nicht erinnerlich), Gerinnungsanamnese (Marcumarpatienten!), Alkoholanamnese (häufig). Symptombeginn in 90% schleichend (Kopfschmerzen → Verwirrtheit → fokale Ausfälle), in 10% akute Verschlechterung.

Diagnostik
Beim aSDH wie beim SHT (s. Kap. C 12.1) Notfall-CT.

Auch bei V. a. cSDH sofort CT. Das Hämatom stellt sich je nach Stadium verschieden dar:
1. Hyperdens (5% bei akuter Einblutung).
2. Hypodens (70% chronisch nach 3 Wochen).
3. Isodens (15% Zwischenstadium).
4. Gemischt (10%).

● Das Hämatom ist beim aSDH konkav zur Hirnoberfläche (DD zum EDH!).

● Klassischer Fehler: Bilaterale isodense cSDH werden oft übersehen (keine Mittellinienverlagerung). Kontrastmittelgabe hilft (Anfärbung der Kapsel)!

In 10% der Fälle bilaterale cSDH.

Gerinnungsdiagnostik: initial wichtig bei aSDH und cSDH. Beim aSDH, wie bei jeder Hirnparenchymverletzung, auch im weiteren Verlauf (in ca. 20% sekundäre Gerinnungsstörung).

> **MERKE**
>
> Das cSDH kann fast jede ZNS-Erkrankung nachahmen (deshalb in ca. 40% initial nicht diagnostiziert). Die wichtigsten DD sind: Schlaganfall, Demenz, intrakranielle Tumoren. Alle lassen sich mit einem CT auseinanderhalten!

Therapie
aSDH
- Mittellinie > 5 mm, Hämatom > 10 mm: immer OP.
- Wenn kleiner, aber GCS < 9: evtl. OP (mindestens aber ICP-Sonde).

Operatives Vorgehen:
- Als Notfalleingriff (Patient kardiopulmonal stabil, Gerinnung ok!).
- Immer große Kraniotomie (sog. Traumadeckel).
- Bei Komatösen gleichzeitig ICP-Sonde anlegen.
- Bei schweren Parenchymschäden evtl. Duraerweiterungsplastik und Knochendeckel nicht einsetzen (eigentlich nie primär).

cSDH
- Alle symptomatischen Patienten und alle „asymptomatischen" mit raumfordernden Hämatomen: immer OP.
- Alle asymptomatischen Patienten ohne Raumforderung: konservativ.

● Würden Sie sagen, dass sich die dringliche Versorgung eines cSDH nicht „lohnt", weil sich ja höchstens einer von 200 Patienten unter ihren Augen verschlechtert?

Operatives Vorgehen:
- Mit Dringlichkeit (= am selben Tag/Nacht!)
- Immer minimal-invasiv; geht sehr gut in Lokalanästhesie über kleine „twist-drill"-Löcher (traditionell „erweiterte Bohrlöcher" in Narkose plus Drainage).

Verlauf und Prognose

Das aSDH hat eine ausgesprochen schlechte Prognose. Allein die Mortalität liegt bei 60 % (bis 80 % bei schweren SHT). Der Rest ist fast immer behindert. Als Faustregel gilt, dass fast kein Patient ein aSDH völlig unbeschadet übersteht!

Das cSDH hat eine sehr gute Prognose (fast nie begleitende Hirnverletzung; meist langsam progrediente Raumforderung wie beim EDH). Ungefähr 20 % haben ein *symptomatisches* Rezidiv, davon wieder 20 % ein zweites (cave: *asymptomatische* Reste sind nach vielen Wochen noch zu sehen!) Die Gesamt-M&M liegt heute unter 5 %.

● Speichern Sie das aSDH unter „schwerste Hirnverletzung mit zusätzlicher extrazerebraler Raumforderung" ab! Das kommt der Wahrheit am nächsten und erklärt die schlechteste aller Prognosen in der Kategorie SHT.

C 12.5 Traumatische Subarachnoidalblutungen (tSAB)

● ICD-10: S06.6

Definition
Jede subarachnoidale Blutansammlung infolge eines Traumas.

Epidemiologie
Die häufigste SAB überhaupt. Bei einem Drittel aller mittleren/schweren SHT.

Grundlagen
Fast nie isoliert auftretend. Noch mehr als beim aSDH eigentlich nur ein Epiphänomen einer Parenchymverletzung (> 90 %). Im Gegensatz zur aneurysmatischen (basale Zisternen betont) findet man die traumatische SAB betont in den Furchen der Konvexität. Erhöhte Flussgeschwindigkeiten im TCD korrelieren hiermit (Vasospasmen), jedoch nicht wie bei der aSAB (weniger stark, weniger häufig, weniger lang).

Klinik, Therapie und Verlauf
Angeblich ist eine tSAB ein unabhängiger Prädiktor für eine schlechte Prognose (Vasospasmen → Ischämie) und die Gabe von Nimodipin® habe einen Nutzen. Das ist sehr fraglich. Daher kein Standard!

Differenzialdiagnose
Die aneurysmatische SAB: Unterscheidung durch Anamnese (manchmal schwierig: was war zuerst?) und Blutverteilung im CT. Selten bleiben Zweifel!

C 12.6 Traumatische Parenchymläsionen

● ICD-10: S06.30–38

Fokale Läsionen

● Syn., Formen: Traumatisches intrazerebrales Hämatom, Kontusion; TICH (traumatic intracerebral hematoma), DTICH (delayed TICH)

Definition
Jede umschriebene traumatische Hirnparenchymläsion, als Kontusion wenn im CT primär überwiegend hypodens, als TICH wenn primär überwiegend hyperdens. DTICH sind (streng genommen) TICH, die im primären CT nicht zu sehen waren.

Epidemiologie
Bei knapp unter 10 % aller SHT findet man fokale Läsionen, bei den schweren in 40 %. Bei strenger Definition entwickeln 10 % ein DTICH.

- **ICD-10:** S06.20–28 (DAI), S06.1 (traumatisches Hirnödem)
- Syn., Formen: Traumatisches Hirnödem, diffuse Hirnverletzung (= diffuser axonaler Schaden = diffuse Kontusionen); DAI (diffuse axonal injury)

Diffuse Läsionen

Definition
Jede diffuse traumatische Hirnparenchymläsion, als DAI am ehesten wenn im CT primär überwiegend hypodens und beidseitig, als diffuse Kontusion wenn einseitig („durchkontusionierte Hemisphäre"). Der Begriff „traumatisches Hirnödem" sollte reserviert bleiben für einen Sekundärschaden infolge aller anderen Parenchymläsionen (inkl. aSDH).

Epidemiologie
Bei etwa 60 % der mittleren/schweren SHT wird man die eine oder andere Form eines diffusen Schadens finden, rechnet man das Ödem dazu, sind es an die 90 %, bei den schweren allein in quasi allen Fällen.

Klinik der Parenchymläsionen
Intrazerebrale traumatische Schäden sind extrem schlecht definiert (am besten ist noch die zusammenfassende und prognostisch relevante CT-Klassifikation nach Marshall, s. Literatur). Trotz unterschiedlicher Pathophysiologie sind die Unterscheidungen klinisch wenig relevant und auch kaum durchzuhalten, weil erstens überwiegend Mischbilder zu sehen sind und zweitens es sich bei allen um dynamische Läsionen handelt. Letzteres ist von entscheidender klinischer Relevanz. Die radiologische und/oder klinische Verschlechterung (sehr schlechtes prognostisches Zeichen) in den ersten 48 h (cave: bis zu 1 Woche später) ist eher die Norm. Ein Kontroll-CT nach 24 h und bei jeder klinischen Verschlechterung ist daher Pflicht! Irgendeine Veränderung wird man (fast) immer sehen (= der Anfang des Sekundärschadens), meistens die Vergrößerung – oder das erste „Auftauchen" – einer fokalen Läsion selbst oder durch ein Ödem, die Zunahme der Mittellinienverlagerung bei diffuser Hemisphärenkontusion und die Zunahme der „Schwellung" bei DAI.

> ■ **MERKE**
>
> Die Verschlechterung trotz initial unauffälligem CT gibt es auch bei initial leichteren/mittleren SHT, insbesondere bei Jugendlichen mit DAI: Man nennt das **„those who talk and die"**! Kommt selten vor (1/Jahr/Zentrum), aber lieber vorsichtig sein. Wenn jemand „irgendwie nicht ganz in Ordnung" erscheint trotz „unauffälligem CT", auf jeden Fall engmaschige Überwachung!

Therapie und Verlauf
Wo und *wann* und *wie* in den critical pathways die chirurgische Therapie ansetzen soll, ist noch schlecht definiert. Die Empfehlungen zur Operation lauten:
▶ Fokale Läsionen: Patienten mit klinischer Verschlechterung aufgrund der Läsion, konservativ therapierefraktärem ICP-Anstieg oder großem (>50 ml) Massenffekt allein.

- Diffuse Läsionen: bisher nur als ultima ratio im Sinne einer dekompressiven Kraniektomie bei unkontrollierbarem ICP-Anstieg.

Die Prognose des SHT im eigentlichen Sinn (schweres SHT nach GCS mit Hirnparenchymverletzung) bleibt nach wie vor schlecht. Nur weniger als 10 % haben eine gute Prognose, 40 % bleiben (meist schwer) behindert, und 50 % sterben bzw. bleiben apallisch. Beim leichten/mittleren SHT stellt sich diese Proportion quasi umgekehrt dar.

Die korrekte Einordnung nach der GCS ist daher ein halbwegs guter Prädiktor und in Kombination mit der Marshall-CT-Klassifikation beim schweren SHT ganz zuverlässig. Die wichtigsten, einigermaßen unabhängigen Variablen für eine schlechte Prognose sind zusätzlich:
- Sekundäre klinische Verschlechterung.
- Alter > 40 Jahre (4-fach höhere M&M).
- Primärer oder sekundärer Hirnstammschaden.

Internetadressen

Eine der besten und aktuellsten Zusammenfassungen des nach EBM-Kriterien gewerteten Wissensstandes unter: http://www.braintrauma.org (Website der Brain Trauma Foundation). Hier auf „Guidelines" gehen.
Alternativ gibt es gute EBM-Reviews unter: http://www.cochrane.org/index0.htm (Website der Cochrane Collaboration). Hier auf „Reviews" gehen, dann Search: „traumatic brain injury".
Für weitere Leitlinien: http://divi.org.de (Leitlinien/Empfehlungen in Deutschland).

Weiterführende Literatur

Marshall L (1991) A new classification of head injury based on computerized tomography. J Neurosurg 75, S14–S20

C 12.7 Spinale Traumen: Traumatische Querschnittslähmung

- ICD (Contusio spinalis): S14.0 (HWS), S24.0 (BWS), S34.0 (LWS)
- Syn.: SCI (spinal cord injury)
- **ICD-10 (SCI):**
  – HWS: S14.10–13, S14.7-! (funktionelle Höhe)
  – BWS: S24.10–12, S24.7-!
  – LWS: S34.1- (Conus), S34.2.- (Nervenwurzel), S34.3- (Cauda)

Sonderform: Rückenmarkskontusion, Contusio spinalis.

Definition
Jede akute Verletzung des Rückenmarks/Cauda equina, die mit einem neurologischen Defizit verbunden ist:
- Das SCI in erster Linie bei klar erkennbarem strukturellem Schaden (Zerreißung, Quetschung) in Verbindung mit Verletzungen der Wirbelsäule.
- Die Contusio spinalis mit subtilem strukturellem Schaden (≈ Ödem/Blut) ohne Wirbelsäulenverletzung.

Die Unterscheidung in SCI und Contusio spinalis ist aus pathophysiologischer Sicht des RM-Schadens willkürlich.

Epidemiologie
Für Deutschland schätzt man zwischen 2000–4000 neue Fälle traumatischer Querschnittslähmungen pro Jahr: Betroffen sind 3-mal häufiger Männer. Das

mittlere Alter beträgt 30 Jahre (drei Gipfel: 16–24, 45–55, > 75 Jahre). Etwa die Hälfte sind polytraumatisiert. In einer größeren Neurochirurgie werden Sie etwa 1 Fall/Woche sehen (stark abhängig von lokalen Gegebenheiten).

Grundlagen

Die Ursachen sind genau wie beim SHT verteilt.
Unterscheide:
- Primäre mechanische Schäden, von (in-)kompletten Zerreißungen/Quetschungen (bei Berstungsfrakturen und Luxation der WS) bis hin zur Kontusion, bei der fast immer prädisponierend eine degenerative Enge vorhanden sein muss (auch eine Form der RM-Quetschung).
- Sekundäre Schäden ähnlich dem SHT.

> **MERKE**
>
> Spinaler Schock bei schwerem SCI (pathophysiologisch ungeklärt): Wahrscheinlicher je schwerer und höher ein Rückenmarksschaden, klassisch bei kompletten Halsmarkverletzungen. Kompletter schlaffer sensomotorischer Querschnitt mit Areflexie und Verlust der sympathischen autonomen Funktion (ungebremster Vagotonus). Faustregel: Die sensomotorische Komponente verschwindet innerhalb 1 h nach Trauma, die autonome kann Monate anhalten.

Klinik und Diagnostik des SCI

Anamnestisch ist ein schweres Trauma beim SCI immer evident.

Neurologische Erstuntersuchung

Unterscheide bei der initialen Untersuchung
- die Symptome eines evtl. noch vorhanden spinalen Schocks (da meist > 1 h, nur noch autonome), Bradykardie, warme Haut, Priapismus,
- von den rein verletzungsbedingten Symptomen (die sensomotorischen nach 1 h).

● Im Hinterkopf behalten: Bei Mehrfachverletzten muss immer auch ein hämorrhagischer Schock mit in Betracht gezogen werden!

Bei der neurologischen Untersuchung muss *extrem detailliert* nach dem *international* gebräuchlichen ASIA-Erfassungsbogen (s. ○ Abb. C 12.2) vorgegangen werden. Höhe, Schwere und Ausprägung werden so im Bezug auf die Transversalebene des RM/Cauda equina adäquat definiert. Dies hat entscheidende therapeutische und prognostische Konsequenzen!

> ▶ **PEARLS + PITFALLS**
>
> Klassischer Fehler! Ein inkompletter Querschnitt wird vorschnell als komplett definiert, weil die sensorische Prüfung im anogenitalen Bereich nicht gemacht wurde oder nicht möglich war (Bewusstlose). Das sogenannte „sacral sparing" hat eine wichtige prognostische Bedeutung und bestimmt das weitere Management (Unterschied ASIA Grad A zu B).

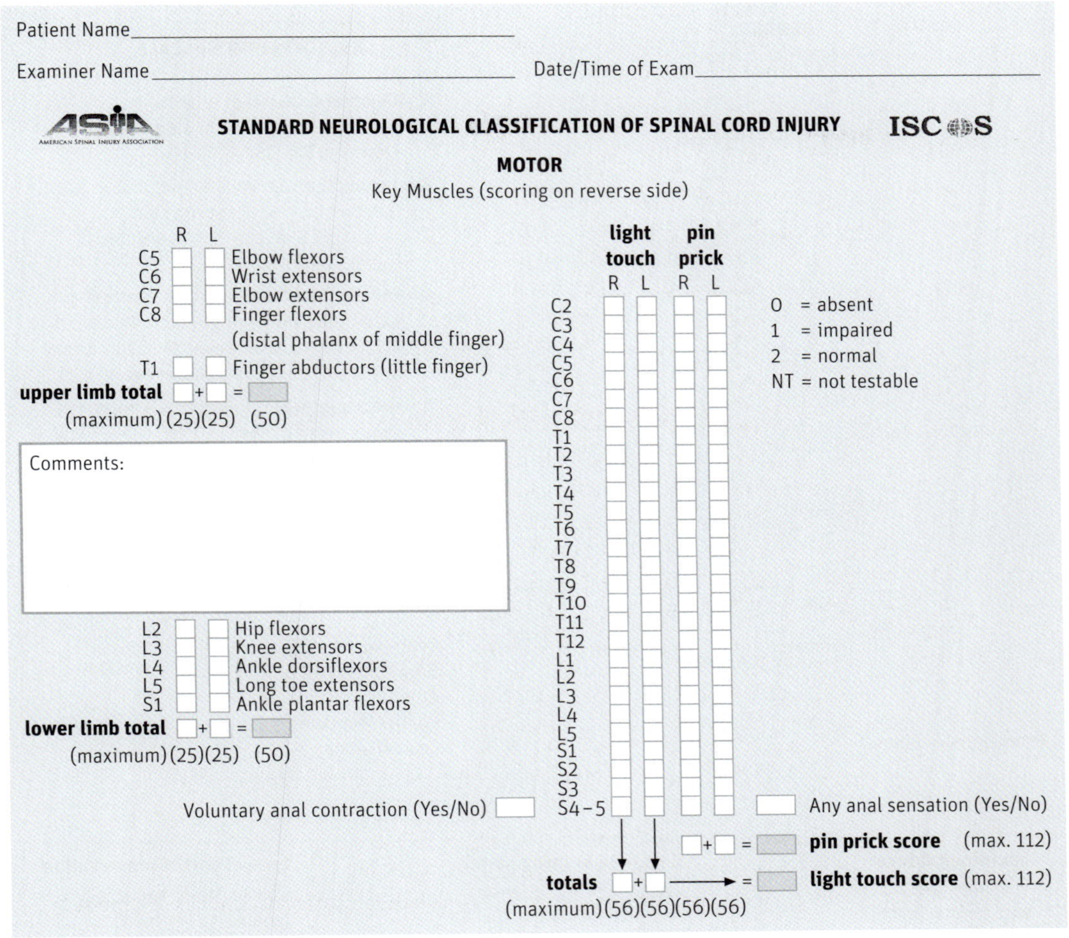

Patient Name ____________________

Examiner Name ____________________ Date/Time of Exam ____________________

ASIA – American Spinal Injury Association

STANDARD NEUROLOGICAL CLASSIFICATION OF SPINAL CORD INJURY ISCoS

MOTOR

Key Muscles (scoring on reverse side)

	R	L	
C5	☐	☐	Elbow flexors
C6	☐	☐	Wrist extensors
C7	☐	☐	Elbow extensors
C8	☐	☐	Finger flexors (distal phalanx of middle finger)
T1	☐	☐	Finger abductors (little finger)

upper limb total ☐ + ☐ = ☐

(maximum) (25)(25) (50)

Comments:

	R	L	
L2	☐	☐	Hip flexors
L3	☐	☐	Knee extensors
L4	☐	☐	Ankle dorsiflexors
L5	☐	☐	Long toe extensors
S1	☐	☐	Ankle plantar flexors

lower limb total ☐ + ☐ = ☐

(maximum) (25)(25) (50)

Voluntary anal contraction (Yes/No) ☐

light touch R L — **pin prick** R L

C2, C3, C4, C5, C6, C7, C8, T1, T2, T3, T4, T5, T6, T7, T8, T9, T10, T11, T12, L1, L2, L3, L4, L5, S1, S2, S3, S4–5

0 = absent
1 = impaired
2 = normal
NT = not testable

☐ Any anal sensation (Yes/No)

☐ + ☐ = ☐ **pin prick score** (max. 112)

totals ☐ + ☐ → = ☐ **light touch score** (max. 112)

(maximum) (56)(56)(56)(56)

Abb. C 12.2 ASIA-Erfassungsbogen und Skala.

Bildgebung

Schritt 1: entweder Nativ-Röntgen der gesamten WS und gezieltes CT oder Spiral-CT der WS mit Rekonstruktionen („Knochenfenster-Darstellung") zum Ausschluss/Nachweis von Frakturen/Luxationen → „clear the spine roughly".

Schritt 2: bei negativem CT können subtilere diskoligamentäre Verletzungen nur mit einem MRT sicher ausgeschlossen werden. Gilt besonders für die (obere) HWS und bei Kindern.

MERKE

Bis zum Beweis des Gegenteils liegt eine instabile HWS-Verletzung vor → „clear the spine completely".

Schritt 1 ist immer notfallmäßig, Schritt 2 nur notwendig, wenn 1 negativ und dringlich nur, wenn ein neurologisches Defizit für die Höhe vorliegt (bei kindlichen HWS-Traumen jedoch heute immer zu empfehlen).

● Seit Anwendung der MRT bei WS-Traumen existiert der Begriff des sog. SCIWORA (SCI without radiologic abnormality) nur noch auf dem Papier.

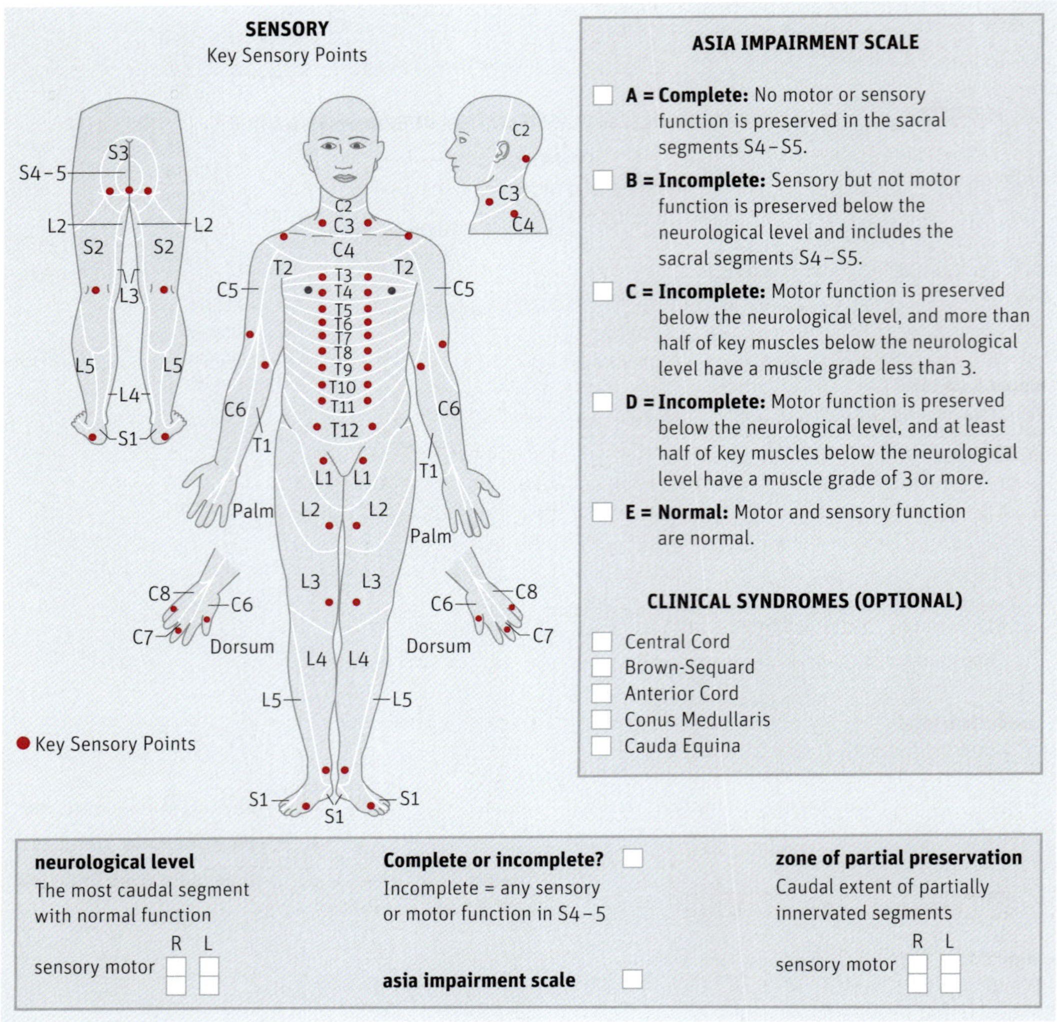

SENSORY
Key Sensory Points

ASIA IMPAIRMENT SCALE

- **A = Complete:** No motor or sensory function is preserved in the sacral segments S4–S5.
- **B = Incomplete:** Sensory but not motor function is preserved below the neurological level and includes the sacral segments S4–S5.
- **C = Incomplete:** Motor function is preserved below the neurological level, and more than half of key muscles below the neurological level have a muscle grade less than 3.
- **D = Incomplete:** Motor function is preserved below the neurological level, and at least half of key muscles below the neurological level have a muscle grade of 3 or more.
- **E = Normal:** Motor and sensory function are normal.

CLINICAL SYNDROMES (OPTIONAL)
- Central Cord
- Brown-Sequard
- Anterior Cord
- Conus Medullaris
- Cauda Equina

neurological level
The most caudal segment with normal function
sensory motor R L

Complete or incomplete?
Incomplete = any sensory or motor function in S4–5

asia impairment scale

zone of partial preservation
Caudal extent of partially innervated segments
sensory motor R L

○ **Abb. C 12.2** ASIA-Erfassungsbogen und Skala.

Elektrophysiologie
MEP/SEP erst im weiteren Verlauf (fakultativ).

Klinik und Diagnostik der Contusio spinalis
Der Contusio spinalis geht meist ein Bagatelltrauma voraus, im Sinne einer Hyperextensionsbewegung der HWS bei Älteren (vom Sturz auf die Stirn bis zur forcierten Retroflexion beim Rasieren!). Prädilektionsort ist das mittlere Halsmark, alle anderen Formen sind extrem selten (< 2 %). Die klinische Ausprägung entspricht daher fast immer einem inkompletten hohen Querschnitt, der als Besonderheit aufweist, dass die Arme motorisch stärker betroffen sind als die Beine und die distale Muskulatur stärker als die proximale (Bell's gekreuzte Paralyse!). Ein weiteres klassisches Merkmal sind brennende Dysästhesien der

Hände. In der RM-Transversalebene entspricht sie einem zentralen RM-Syndrom.

Bildgebung
Das notfallmäßige HWS-CT wird quasi nie eine relevante WS-Verletzung zeigen (manchmal Subluxationen, die meist chronisch degenerativ bedingt sind). Entscheidend ist ein MRT: Dies zeigt in den T2-Sequenzen die Kontusion als hellen Fleck im Halsmark meist etwas oberhalb der größten Enge.

Elektrophysiologie
MEP/SEP im weiteren Verlauf (fakultativ).

● Im klinischen Alltag entspricht die Diagnose einer Contusio spinalis fast ausschließlich dem zentralen Halsmarksyndrom bei der degenerativen HWS-Stenose älterer Patienten (= traumatisch dekompensierte zervikale Myelopathie).

Therapie und Verlauf
Primärschaden
SCI: siehe C 12.8 Algorithmus WS-Verletzungen.

Contusio spinalis: operative Beseitigung der HWS-Stenose. Wurde früher immer (wenn überhaupt) im Intervall nach 3 Monaten vorgenommen (Abschluss der neurologischen Erholung). Nach neueren Studien (Klasse-II-Evidenz) scheint die frühe Versorgung (< 48 h) etwas bessere Ergebnisse zu bringen.

Sekundärschaden (SCI und Contusio)
- Hypoxie und vor allem Hypotension vermeiden (das ist erwiesen und wichtig).
- Neuroprotektion: Alle Therapien außer Methylprednisolon sind lediglich in Erprobung bzw. ohne erwiesenen Nutzen (s. Literatur). Aber auch das Hochdosis-Cortison-Schema (nach NASCIS) wird heute von sehr vielen höchstens noch aus forensischen Gründen gegeben (sehr leidiges und strittiges Thema).

▶ **HINWEIS FÜR DIE PRAXIS**

Neurale Regeneration
Auch wenn in aller Munde (Christopher Reeve Foundation etc.), sind Stammzelltherapien u. Ä. ganz am Anfang des experimentellen Stadiums. Bis zur seriösen klinischen Anwendung ist noch ein sehr langer Weg.
Der Schlüssel zum langfristigen Erfolg ist bei allen Rückenmarksverletzten die möglichst frühzeitige (innerhalb weniger Tage) Verlegung in ein Querschnittszentrum, vor allem zur Vermeidung der immanenten Sekundärkomplikationen und Beginn der Rehabilitation in den entscheidenden ersten Wochen!

Prognose
SCI
Der entscheidende prognostische Parameter ist: *komplett versus inkomplett!* Danach folgen Höhe der Läsion, Alter des Patienten, gleichzeitiges Polytrauma.

Ein hoher kompletter Querschnitt eines Patienten über 50 Jahre nach Polytrauma hat daher die schlechteste Prognose und die isolierte inkomplette Co-

● Für die Prognose des SCI existieren nur unsichere Zahlen.

nusläsion eines 20-Jährigen die beste. Als Faustregel gilt: Unter 10 % aller Patienten mit einem (wirklich!) kompletten Querschnitt verbessern sich, jedoch nie auf einen Zustand funktioneller Unabhängigkeit (ASIA Grade D/E = „Läufer"). 25 % mit ASIA Grad B werden besser (10 % Läufer), > 50 % mit ASIA Grad C werden besser (alles Läufer, davon 10 % komplett intakt), die Hälfte aus Grad D wird wieder vollkommen unauffällig. Die 30-Tages-Mortalität liegt heute bei < 10 % und vom Rest leben 85 % nach 10 Jahren noch.

Contusio spinalis
Trotz des hohen Durchschnittsalters und des hohen Querschnitts bezüglich Mortalität und Erholung sehr gute Aussichten, in erster Linie wegen der sehr schnellen Rückbildung eines Großteils des initialen Defizits (Stunden bis Tage, danach langwierige Plateauphase). Die Gesamtmortalität liegt unter 10 %. Für die Erholung als Faustregel: > 90 % erreichen ganz oder fast wieder den Status vor Trauma.

- **ICD-10:**
  - HWS: S12.0 – 27 (Fx), S13.10 – 18 (Lux)
  - BWS: S22.00 – 06 (Fx), S23.10 – 17 (Lux)
  - LWS: S32.00 – 05 (Fx), S33.10 – 15 (Lux)

  - Syn.: Wirbelkörperfraktur (Fx), Wirbelsäulenluxation (Lux)

C 12.8 Wirbelsäulenverletzungen

Definition
Jede knöcherne und/oder diskoligamentäre Verletzung der Wirbelsäule.

Epidemiologie
Genaue Zahlen sind nicht bekannt! Man rechnet, dass von 160 000 Verletzungen der Wirbelsäule pro Jahr in Deutschland nur etwa 40 % klinisch überhaupt irgendwie „relevant" sind. Das ist um 2 Zehnerpotenzen höher als die Inzidenz des SCI. Höchstens 10 % der „relevanten" Verletzungen müssen in Zentren gesehen/versorgt werden, wovon weniger als die Hälfte operiert wird. In einer größeren Neurochirurgie werden Sie (wiederum sehr schwankend je nach lokalen Gegebenheiten) 5 Fälle/Woche (2 OPs/Woche) sehen. Von diesen wirklich relevanten betreffen 30 % die HWS (davon 20 % obere HWS, 80 % mittlere/untere HWS) und 70 % die BWS und LWS (20 % BWS, 75 % Übergang, 5 % LWS). Die Inzidenz eines SCI hierunter ist am höchsten bei mittleren/unteren HWS- und oberen BWS-Verletzungen.

Grundsätze der Wirbelsäulenchirurgie
(Zur Übersicht und Vertiefung siehe Literatur.)

> **MERKE**
>
> Nichts in der Wirbelsäulenchirurgie ist nach EBM-Kriterien wirklich erwiesen, nicht einmal die Notwendigkeit der chirurgischen Therapie bei instabiler Verletzung und begleitendem SCI. Es ist aber dennoch sehr ratsam sich an die empfohlenen Algorithmen zu halten!

Für die Praxis wird hinsichtlich der Lokalisation unterschieden:
- Der kraniozervikale Übergang.
- Die subaxiale HWS (unter dem Axis = HWK 2).

- Die BWS (bis BWK 10).
- Der thorakolumbale Übergang (BWK 11 bis LWK 2).
- Die LWS (ab LWK 3).

Der diagnostische Algorithmus (s. Kap. C 12.7, SCI) und die Standards zur Verletzungsklassifikation sind unbedingt einzuhalten. Die sog. AO-Klassifikation für die BWS/LWS (nach Magerl et al.) erlaubt z. B. die Kategorisierung des Verletzungsmusters, die grundsätzliche Trennung zwischen Instabilität/Stabilität, die „Graduierung" der Instabilität, die Auswahl der adäquaten OP-Technik etc.

Der therapeutische Algorithmus bezüglich Notwendigkeit und Dringlichkeit einer OP wird grundsätzlich bestimmt durch drei Parameter in absteigender Hierarchie:
- Neurologisches Defizit (einzig wirklich absolute Indikation, sofort).
- Grad der Instabilität (je instabiler desto eher indiziert, dringlich).
- Ausmaß der Fehlstellung (relative Indikation, wenig dringlich).

Die generellen Ziele einer OP sind:
- Reposition der Fehlstellung und Erhalt der Reposition (= Stabilisierung, Osteosynthese mit kurzstreckigen, winkelstabilen Implantaten).
- Dekompression des Spinalkanals.
- Rekonstruktion der ventralen Säule (Einlage von autologem Knochen = Fusion).

Internetadressen

Zusammenfassung wichtiger Literaturstellen unter www.asia-spinalinjury.org/ (Website der American Spinal Cord Injury Association). Dort auf „Research" gehen. Auch Download der ASIA-Scale unter „Publications" möglich!

Weiterführende Literatur

Bracken MB, Shepard MJ, Collins WF, Holford TR, Young W, Baskin DS et al. (1990) A randomized controlled trial of methylprednisolone or naloxone in the treatment of acute spinal cord injury: results of the second national acute spinal cord injury study. N Engl J Med 322, 1405–1411
Buhren V (2003) Verletzungen der Brust- und Lendenwirbelsäule. Unfallchirurg 106(1), 55–68
Catz A, Thaleisnik M, Fishel B, Ronen J, Spasser R, Folman Y, Shabtai EL, Gepstein R (2002 Aug 15) Recovery of neurologic function after spinal cord injury in Israel. Spine 27(16), 1733–5
Guidelines for the management of acute cervical spine and spinal cord injuries (2002). Neurosurgery 50 (3 Suppl), S1–172)
Hall ED, Springer JE (2004) Neuroprotection and Acute Spinal Cord Injury: A Reappraisal. Neurol 1, 80–100
Magerl F, Aebi M, Gertzbein SB, Harms J, Nazarian S (1994) A comprehensive classification of thoracic and lumbar injuries. Eur Spine J 3, 184–201

Wiederholungsfragen

1. Was ist die einfachste und effektivste Maßnahme zur Vermeidung eines Sekundärschadens beim SHT?
2. Warum hat das akute SDH eine so schlechte Prognose?
3. Was ist die Bedeutung des „sacral sparing" bei der traumatischen Querschnittslähmung?

C 13 Neuroorthopädische Erkrankungen

● Bernhard Meyer

EDITORIAL

Die degenerativen Erkrankungen sind sehr praxisrelevant („Rückenschmerz" kommt gleich nach der Erkältung). Sie entsprechen dem Kontinuum der bandscheibenbedingten Erkrankungen (Diskopathien) als Ausgangspunkt für Spondylopathien (Spondylosen, Stenosen, Instabilitäten) in relevanter Häufigkeit nur an LWS > HWS. Unterscheide klinisch bei diesen: 1. asymptomatische Patienten, 2. solche mit lokalen Symptomen (Schmerz), 3. mit neurologischen Symptomen. Merke: Die Klinik führt und entscheidet allein über Diagnostik und Therapie! Der bildgebende, morphologische Befund ist sekundär und hilft nur bei der Auswahl der Therapieform. Gute Faustregel, da es kaum ein Gebiet in der Medizin gibt mit derart wenig wissenschaftlich gesicherten Erkenntnissen in Bezug auf Therapie/Diagnostik trotz so hoher Alltagsrelevanz. Während sich für die Diagnostik halbwegs ein Konsens findet, klafft für die Therapie eine Schere auf zwischen der Vielfalt der unterschiedlichen Angebote (inklusive der Kosten) und dem erwiesenen Nutzen. Dies ist daher ein Leitfaden für „vernünftige" Diagnostik und Therapie bei relevanten Ausprägungen der wichtigsten degenerativen Erkrankungen.

● Die Klinik führt und entscheidet allein über Diagnostik und Therapie!

C 13.1 Degenerative Erkrankungen der LWS

C 13.1.1 Lumbale Diskopathien

- **ICD-10:**
  M51.0 bis 3 (NPP)
  M42.1- [5 bis 7 an 5. Stelle
  = Höhe] (Osteochondrose)

- Syn.: Bandscheibenvorfall (BSV), Nucleus-pulposus-Prolaps (NPP), Osteochondrose

Definition

Jeder degenerative Bandscheibenschaden von thorakolumbal bis lumbosakral mit oder ohne klinisches Korrelat. Der NPP ist definiert als Vorfall von Bandscheibengewebe in den Spinalkanal, die Osteochondrose als weitestgehender Verschleiß des Diskus mit Übergreifen auf die Grund- und Deckplatten und Veränderungen im angrenzenden Knochenmark (bereits eine Form der Spondylopathie, daher s. Kap. C 13.1.2).

Epidemiologie

Beide Geschlechter sind bei allen degenerativen WS-Erkrankungen gleich häufig betroffen. Die Inzidenzrate der Erkrankung nach genereller Definition (= Degeneration der Bandscheibe) liegt zwangsläufig bei 100 % (natürlicher Alterungsprozess).

Man sieht deswegen auch irgendeine der lumbalen NPP-Formen im MRT bei bis zu 2/3 aller asymptomatischen Erwachsenen (definitionsabhängig). Das Durchschnittsalter liegt bei Mitte 40, auch für die symptomatischen. Sie werden in einer Allgemeinpraxis jeden Tag mindestens 2 Patienten mit Lumbago (Lebenszeit-Prävalenz: 80 %) sehen, bei < 4 % von allen sind diese wahrscheinlich NPP-bedingt. Sie werden in einer Spezialklinik jeden Tag etwa 2 Patienten mit radikulären Beschwerden sehen, bei ca. 60 % NPP-bedingt.

Die echte Inzidenz der asymptomatischen Osteochondrose ist nicht bekannt, jedoch im Alter (> 60 Jahre) exponentiell ansteigend und universell nachweisbar. Dies gilt auch für die symptomatische Form (Lumbago, auch nur < 3 % dadurch bedingt).

> **▶ PEARLS + PITFALLS**
>
> Bereits hier erkennen Sie die Schwierigkeiten des Themas. Die Grenzen zwischen Pathologischem und Normalem sind fließend. Die Korrelation zwischen Morphologie und Klinik ist sehr schlecht (vom schlimmen Bild und keinem Schmerz bis zu normalem Bild und schlimmem Schmerz). Das häufigste Symptom eines Bandscheibenschadens (Rückenschmerz) ist allgemein derart häufig, dass es keinerlei prädiktiven Charakter hat. Nur die radikuläre Symptomatik lässt tatsächlich in den meisten Fällen primär an einen NPP denken.

Genetik

Zwillingsstudien, familiäre Dispositionen und NPPs im Teenageralter legen den Schluss nahe, dass neben äußeren Faktoren, die den altersbedingten Diskusverschleiß beschleunigen, genetische Prädispositionen vorliegen. Spekuliert wird über drei Kategorien von Genen, bei denen Polymorphismen in Bezug zur Diskusdegeneration gesehen wurden:
- Gene der Strukturkomponenten der Matrix (z. B. Collagen IX Gen COL9A2/3).

C 13.1.1 Lumbale Diskopathien

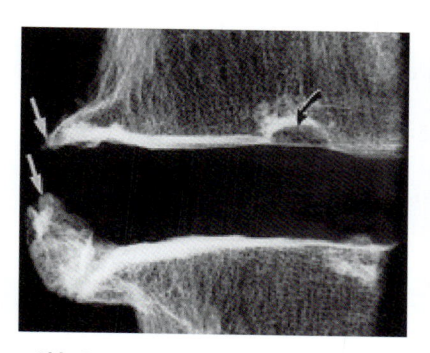

Abb. C 13.1 Osteophytäre Randzacken (Spondylophyten) als Reaktion auf die zunehmende Bandscheibendegeneration.

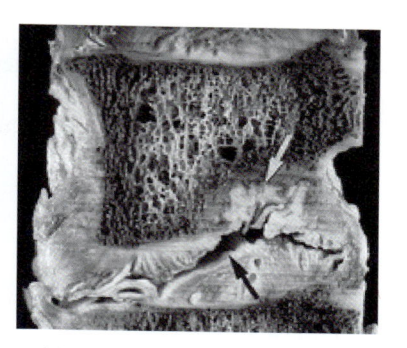

Abb. C 13.2 Osteochondrose als Endzustand der Bandscheibendegeneration.

- Gene der Degradationsenzyme der Matrix.
- Gene der Knochenstruktur (Vitamin-D-Rezeptor-Gen).

Ätiologie, Pathophysiologie, Pathologie

Alle degenerativen Wirbelsäulenerkrankungen (alle Formen in allen Abschnitten) sind am besten als ein Kontinuum zu betrachten, das mit dem Verschleiß der Bandscheibe beginnt, mit dem Alter zunimmt und in den Spondylopathien endet. Der zeitliche Verlauf, das Auftreten der einzelnen Komponenten und ihre Schwere sind individuell verschieden. Das einfachste Denkmodell: Die Bandscheibe (v. a. der Nucleus pulposus) verliert an Höhe (Wasserverlust), verstärkt an den Orten der größten statischen und dynamischen (tieflumbal/zervikal) Belastung. Dies bewirkt auch eine Schwächung der Fasern des Anulus fibrosus. Durch akute Druckasymmetrien kann es zur Retropulsion von Nucleusgewebe durch den dorsal schwächeren Anulus in den Spinalkanal kommen (NPP), was eine weitere Beschleunigung der Degeneration hervorruft (s. ● Abb. C 13.1). Mit oder ohne NPP ist der Endzustand eine Ostechondrose (s. ● Abb. C 13.2). Je stärker die Höhenminderung, desto stärker wird die Fehlstellung (HWS: Kyphose, LWS: Skoliose) und der Kongruenzverlust des einzelnen WS-Bewegungssegments (Gelenke!). Dies führt zu einer pathologischen Beweglichkeit (= degenerative Instabilität), welche eine ossäre (Spondylophyten, Gelenkarthrose) und ligamentäre Hypertrophie verursacht, die den Spinalkanal einengt (Stenose): ein frustraner Kompensationsversuch, der die Instabilität/Degeneration meist weiter beschleunigt (Teufelskreis).

Die Ursache radikulärer/myelopathischer Symptome durch akuten (NPP) oder chronischen (Stenose) Druck ist nachvollziehbar mit halbwegs klarer Kausalität. Die Ursache lokaler Schmerzen dagegen kann vielfältig sein (Gelenk-Beweglichkeit bei Instabilität, Anulus-, Längsband-Dehnung bei NPP, „Knochenschmerz" bei Osteochondrose etc.). Lokale Schmerzen sind sehr schwer eindeutig zuzuordnen.

● Über 90 % aller symptomatischen lumbalen NPPs sind aus den Etagen L4/5 und L5/S1!

Deskriptive Formen der Morphologie des Bandscheibenvorfalls (NPP)

Protrusion: Vorwölbung des Nucleus bei inaktem Anulus = irrelevant.

● Die korrekte Beschreibung eines NPP lautet daher z. B.: „Frei nach caudal sequestrierter mediolateraler NPP LWK4/5 rechts".

Prolaps:
▶ Eigentlicher Vorfall von Nucleusgewebe durch den Anulus in den Spinalkanal; entweder als
  – gedeckter, subligamentärer Sequester (= unter dem hinteren Längsband), oder
  – freier Sequester (= vor dem hinteren Längsband; Sonderform: intradural, extrem selten).
▶ Nach seiner Richtung als
  – Median (Druck auf Duralsack/Cauda equina). *Selten symptomatisch in < 5 %!*
  – Mediolateral (Druck auf die unterhalb des Segments abgehende Nervenwurzel, z. B. bei L4/5 dann die Wurzel L5). *Der Häufigste!*
  – Lateral = foraminär, extraforaminär (Druck auf die in Höhe des Segments abgehende Nervenwurzel, z. B. bei L4/5 dann die Wurzel L4). *Selten, in etwa 8 %!*
  – Zusätzlich ob nach cranial, caudal (Wurzel ober- bzw. unterhalb evtl. mit betroffen) oder in Bandscheibenniveau.
▶ Aus welchem Segment und auf welcher Seite.

Anamnese, Symptome, Befunde des lumbalen NPP

Anamnestisch ist der akute Beginn der Symptome typisch. Meist erfolgt eine „spontane" Besserung und in den meisten Fällen ein dann chronifiziertes Kommen und Gehen (Länge der Ruhephasen sehr unterschiedlich!).

● **Cave:** Verhebetrauma! Gar nicht erst danach fragen. Es spielt keine Rolle und wird meist erst posthoc mit dem Ereignis in Zusammenhang gebracht.

Symptome

▶ Akute Lumbago (*isoliert* sehr unspezifisch; nur in Verbindung mit einem größeren NPP, der den Duralsack *median* imprimiert, als echtes Symptom eines NPP zu werten) mit Steilstellung der LWS und Ausweichskoliose, paravertebralem Hartspann (= akutes LWS-Syndrom).
▶ Radikuläre Symptome (sehr spezifisch, in Verbindung mit akutem LWS-Syndrom noch spezifischer für NPP, wenn einem Dermatom zuzuordnen am spezifischsten)
  – Dermatombezogene Schmerzen (= Ischialgie, meist das erste Symptom): Verstärkt durch Valsalva-Manöver (Niesen etc.), früh positives Lasègue-Zeichen (Nerven-Dehnungsschmerz).
  – Dermatombezogene Sensibilitätsstörung (Oberflächensensibilität, Prüfung im Seitenvergleich!).
  Bis hierher Wurzelreizsyndrom ↑, ab hier Wurzelkompressionssyndrom ↓
  – Paresen der Kennmuskeln (da meist vom Kraftgrad 4 = leichte Parese, Überprüfung im Seitenvergleich). Unterscheide echte Parese ↔ algogene Schwäche. Oft schwierig und erst nach Schmerzbesserung möglich. Faustregel: Eine echte Parese geht mit einem Reflex-Verlust einher.

● Die einzelnen Symptome können alle, zum Teil, gleichzeitig oder hintereinander auftreten. Wenn nacheinander, dann in der genannten Reihenfolge.

  – Verlust/Abschwächung der korrespondierenden Muskeleigenreflexe.
  – Symptome der Cauda equina (bei medianem Massenvorfall). Vollbild mit schlaffer Parese der abhängigen Muskulatur mit Reflexverlust, Reithosenanästhesie und Blasen-Mastdarmstörung. Alle Zwischenformen der Ausprägung möglich.

> **MERKE**
>
> Das plötzliche Verschwinden von radikulären Schmerzen kann selten auch (< 10 %) ein schlechtes Zeichen sein, nämlich dann, wenn gleichzeitig eine Parese auftritt (= „Wurzeltod")!

Die klinische Basisuntersuchung bei V. a. NPP muss auch vom Nicht-Neurologen beherrscht werden (Schema für Dermatome, Kennmuskeln und Reflexe in Kitteltasche!).

Diagnostik

Bei wegweisender Anamnese und Klinik (radikulär!) ist primär ein CT (der Nutzen einer primären Rö-Nativ-LWS liegt hier nahe Null) indiziert. Abgebildet wird jedoch nicht die ganze LWS, sondern eine Höhe über bis eine Höhe unter die klinisch verdächtige (siehe oben NPP-Formen und Wurzelaffektionen). Wenn die Vorgeschichte eindeutig für einen NPP ist und keine neurologischen Ausfälle vorliegen, kann die Diagnostik auch erst bei Versagen der konservativen Therapie durchgeführt werden. Heute wird meist primär ein MRT durchgeführt. Dies stellt die gesamte LWS in drei Raumebenen dar, ist ohne Strahlenbelastung und etwas sensitiver, aber auch teurer. Bei noch nicht ausgeprägter Begleit-Spondylopathie beträgt die Sensitivität fast 100 %. Im anderen Fall verliert sie diese deutlich. Dann ist die lumbale Myelografie mit post-Myelo-CT nach wie vor die zuverlässigste Methode (umstritten, jedoch vernünftig und sicher nicht falsch). Die Dringlichkeit der Untersuchung wird durch die Symptomatik diktiert (siehe Therapie).

Der Wert der sog. Diskografie (zur DD des diskogenen Rückenschmerzes) ist so umstritten, dass sie nicht empfohlen werden kann.

Eine elektromyografische Untersuchung (EMG) der Kennmuskeln kann den klinischen Verdacht erhärten und gibt auch einen gewissen Hinweis auf die Akuität und Ausprägung des radikulären Schadens. In Zweifelsfällen immer angebracht zur Objektivierung des klinischen Befundes (**Cave**: im Akutstadium bis zu 10 Tage falsch-negativ!).

● CT nur bei radikulärer Symptomatik, nicht bei jeder akuten Lumbago!

● Es ist vollkommen egal, wie groß oder klein ein NPP im Bild ist. Es besteht keinerlei Korrelation zu den Beschwerden. Ihre weiteren Handlungen werden nur von der klinischen Symptomatik geführt!

Differenzialdiagnosen

▶ Polyradikulitis (Liquordiagnostik).
▶ Caudatumoren (MRT).
▶ Rezessusstenose (Bildgebung).
▶ Pseudoradikuläre Schmerzen bei:
  – Spondylopathien insb. Instabilitäten (Bildgebung).
  – Sakroileitis (Nativ-Rö Ileosakralgelenke, Klinik, Infiltrationstest).
  – Coxarthrose (Klinik: Innenrotationsschmerz).

Therapie

1. Asymptomatischer, fraglich symptomatischer (banaler Rückenschmerz) NPP: Den Patienten auf die Harmlosigkeit/Häufigkeit hinweisen, **nie** Einschränkungen aussprechen, Fixierung darauf auf jeden Fall vermeiden. Wichtig!
2. Akute, stärkste Lumbago evtl. mit pseudoradikulärer Ausstrahlung in das Becken bei medianem größeren NPP: hart konservativ bleiben. Gibt sich in

● Obwohl die Inzidenz des lumbalen Schmerzes über die letzten Jahre gleich geblieben ist, hat sich die Zahl der Krankschreibungen, Berufsunfähigkeiten etc. deswegen verzehnfacht (überdiagnostiziert = übertherapiert!).

> ● Vorsicht vor „Cocktails": Die zusätzliche Gabe von Steroiden schadet mehr als dass sie nützt.

99 % wieder. Sollte seriöserweise nach der heutigen Datenlage unter 0,5 % der operierten Fälle betreffen, ist aber in der Realität leider nicht so, siehe Verlauf/Prognose.

3. Wurzelreizsyndrom: ebenfalls hart konservativ bleiben. Der Nutzen der früher üblichen Immobilisierung (Bettruhe) ist nicht erbracht (eher das Gegenteil!). Nur in der Akutphase kurzfristig indiziert. Medikamentöse Unterstützung mit oralen Antiphlogistika (perakut auch i. v. neben den Stufe-II-Analgetika) und Muskelrelaxanzien. Infiltrationstherapien (epidurale Überflutung mit Lokalanästhetikum), wenn allein nicht ausreichend. Danach funktionelle Behandlung (nie im Akutstadium). Wenn nach 6 Wochen kein Erfolg: *relative* OP-Indikation!
4. Wurzelkompressionssyndrom (echte Parese!): OP-Indikation (Streitfrage). Abhängig machen vom Paresegrad, der Akuität des Geschehens und dem Gesamtbild (Alter, Beruf, Narkoserisiko etc.). Eine leichte, länger bestehende Parese eines Älteren kann man auch konservativ behandeln. Die akute hochgradige Parese (v. a. Wurzeltod) bei einem Jüngeren ist dagegen eine absolute Indikation mit zeitlicher Dringlichkeit (< 24 h). Der Goldstandard der operativen Therapie ist immer noch die mikrochirurgische Diskektomie. Sie ist allen anderen Verfahren hinsichtlich des funktionellen Ergebnisses und der Komplikationsrate überlegen (Klasse-II-Evidenz → empfohlene Leitlinie).
5. Cauda-Syndrom bei Massenvorfall: egal welcher Ausprägung immer eine absolute Indikation zum Notfalleingriff (sofort)!

Die funktionelle Therapie beginnt unmittelbar nach einem erfolgreichen Eingriff oder nach konservativer Akuttherapie. Eine stationäre Therapie ist außer bei neurologischen Defektsyndromen eigentlich nicht indiziert. Im Vordergrund steht dabei die Schulung/Anleitung zu Selbstübungen und adäquater Lebensführung. Nicht überbetonen/überbewerten, denn:
▸ Die Korrelation Lebensführung/Diskopathie ist nicht eruierbar.
▸ Die Überbewertung der „Rückenschulung" macht anfällig für Scharlatane (großer psychologischer Effekt).

Der Rat zu einer nach gesundem Menschenverstand richtigen Lebensweise und die rasche Rückkehr in den Alltag sind das Wichtigste.

> **▸ PEARLS + PITFALLS**
>
> Das immer noch übliche 6-wöchige Sitzverbot ist heute obsolet.

Verlauf und Prognose
Die Lumbago hat eine Spontanheilungstendenz > 90 %. Die konservative Therapie bei Wurzelreizsyndromen über einen Zeitraum von 4 Jahren betrachtet ist bei 70 % erfolgreich (später weiß man nicht genau). Die Ergebnisse bezüglich der Schmerzfreiheit sind nach operativer Therapie etwas besser (ungefähr 85 %, Schmerzfreiheit auch wesentlicher früher). Dies betrifft in erster Linie die radikulären Beschwerden, weniger die lokalen (die Degeneration wird ja noch beschleunigt). Die Rate an sogenannten „Failed Backs" liegt demzufolge bei 15 %. Dieser Ausdruck umfasst alle Ausprägungen von beeinträchtigenden Rückenschmerzen bis zur schweren Behinderung, und seine Ursachen sind vielfältig und kombiniert (Rezidive < 8 %, Vernarbungen < 5 %, Infektionen < 1 %,

Nervenverletzungen < 1 %, Instabilitäten < 5 %?). Die Rückbildung der radikulären Symptome verläuft in der Reihenfolge, zuerst der Schmerz (sofort, > 90 %), dann die Sensibilität (nach Tagen bis Wochen, > 80 %) und zuletzt die Parese (Wochen bis Monate, 60–70 %). Ein klares Korrelat zwischen der Dauer der präoperativen Ausfälle zur Erholungstendenz gibt es nicht. Trotzdem kann die grobe Regel aufgestellt werden: „Je kürzer die Ausfälle, desto wahrscheinlicher die Erholung."

▶ **PEARLS + PITFALLS**

Es gibt nicht den Stein des Weisen für die operative Therapie (Zurückhaltung ist oberste Pflicht!) und die Mikrodiskektomie ist kein perfektes Verfahren, jedoch manchmal unausweichlich. Sie ist immer noch besser als alle anderen Verfahren, die oft unkritisch angepriesen werden. Auch der erwiesene Nutzen von Bandscheibenprothesen insbesondere in der Behandlung der Lumbago bezieht sich in erster Linie auf das Bankkonto der Hersteller. Es mag durchaus Indikationen geben. Zur Ernüchterung siehe die Artikel von Deyo et al.

C 13.1.2 Lumbale Spondylopathien

Definition
Jede degenerative knöcherne Veränderung der Wirbelsäule – inklusive des Bandapparates – von thorakolumbal bis lumbosakral mit oder ohne klinisches Korrelat, die zur Einengung des Spinalkanals und der Neuroforamina führt (Stenose, Arthrose) und/oder einer pathologische Beweglichkeit (Listhese, Lyse).

■ **MERKE**

Alle Spondylosen sind definiert durch den Anbau von Osteophyten an der Wirbelsäule (= Spondylophyten, Randzacken) infolge einer fortschreitenden Bandscheibendegeneration.

● **ICD-10:**
M48.0- Spinalkanalstenose
M47.8- Facettengelenksarthrose
M47.2- Rezessusstenose mit Radikulopathie
M43.0.-, M43.1- Spondylolyse, Spondylolisthese [5 bis 7 an 5. Stelle = Höhe]
G99.2* Zusatz bei Myelopathie
G55.1* Zusatz bei Radikulopathie

● Syn.: Lumbale Spondylosen (generelles Synonym); Spinalkanalstenose, Facettengelenkarthrose, Rezessusstenose; Pseudospondylolisthese, Pseudospondylolyse (= degenerative Instabilität, degeneratives Wirbelgleiten)

Epidemiologie
Alles Erkrankungen des höheren Alters (> 60 Jahre im Schnitt), mit deutlich steigender Inzidenz über die letzten Jahrzehnte (u. a. wegen der allgemein höheren Lebenserwartung). Von 100 asymptomatischen Personen aus der Durchschnittsbevölkerung werden Sie bei 30 die eine oder andere Form aus diesem Kreis sehen (aufgrund der fließenden Übergänge für die einzelnen schwierig zu bestimmen), bei über 60-Jährigen doppelt so häufig. Bei nur etwa 3 % aller Rückenschmerzpatienten sind sie wahrscheinlich deren Ursache. Sie werden in einer Spezialklinik heute fast genauso viele Patienten mit symptomatischen Spondylopathien wie mit NPP sehen.

Anamnese, Symptome, Befunde
Die klassische Symptomatik der Spinalkanalstenose ist die Claudicatio spinalis (neurogene Claudicatio). Der Patient berichtet dabei über belastungsabhängige

Kreuzschmerzen, die in (meistens) beide Beine ausstrahlen (oft Oberschenkelvorderseite), evtl. begleitet von einem Taubheitsgefühl. Weiterhin tritt dann oft ein Schwächegefühl dazu, was zum Stehenbleiben zwingt. Nach einer Pause geht es dann wieder. Typisch ist, dass diese „Gehstrecke" über einen langen Zeitraum immer kürzer wird. Auch langes aufrechtes (in lumbaler Extension) Stehen kann dies hervorrufen, die lumbale Flexion (nach vorne beugen) lindert die Beschwerden. Deswegen geht es diesen Patienten beim Fahrradfahren auch wieder gut. Deswegen ist Bergaufgehen leichter als bergab. Sitzen und Liegen ist besser als Stehen. Auch wenn der chronisch progressive Verlauf typisch ist, kann es bei ca. 10 % zu einer akuten Dekompensation kommen, teils mit neurologischen Ausfällen bis hin zum Cauda-Syndrom.

● Bei der Extension der LWS „fältelt" sich das Lig. flavum und engt den Spinalkanal zusätzlich ein.

Die Rezessusstenose ist quasi eine einseitige Sonderform, bei der eine Nervenwurzel durch ein hypertrophiertes Gelenk eingeengt wird. Die radikulären Schmerzen sind nicht so typisch belastungsabhängig, sondern oft Dauerschmerzen wie beim NPP.

Die Erkrankungen aus dem Kreis der degenerativen Instabilitäten verursachen für sich allein belastungsabhängige Lumbalgien. Da sie jedoch oft mit den Stenosen vergesellschaftet sind, gibt es fließende Übergänge in der Symptomatik bis hin zur klassischen Claudicatio. Da es sich um ältere Personen handelt, bestehen bei ca. 10–20 % gleichzeitig typische Symptome einer PNP (s. Kap. C 8.2).

● Den Pat. fragen, welche Symptomatik im Vordergrund steht: Beine oder Rücken (oft nicht einfach zu beantworten)?

Die neurologische Untersuchung erfolgt analog zum NPP. Man wird seltener höhergradige Paresen oder dermatombezogene Sensibilitätsstörungen sehen (**Cave:** öfters strumpfförmige bei PNP). Eine leichte Parese z. B. der L5-innervierten Muskulatur zeigt etwa die Hälfte der Patienten. Schwere Ausfälle sieht man selten nach Dekompensation.

Diagnostik

Das MRT ist sinnvoller als ein Nativ-CT, da die Höhenlokalisation nicht eindeutig ist und in > 60 % mehr als eine Höhe betroffen ist (am häufigsten L3/4 und L4/5). Spezifischer/sensitiver und für die OP-Planung aussagekräftiger ist aber eine Myelografie mit Myelo-CT (trotz ihrer Invasivität zu empfehlen). Die knöchernen Strukturen im Verhältnis zu den neuralen zeigen sich eindeutiger und die Myelografie kann gleichzeitig als Funktionsuntersuchung durchgeführt werden (Flexion/Extension im Stehen → relevante Instabilität?).

● Auch an PNP-Diagnostik denken! Positiver Nachweis ist für die prognostische Beratung wichtig.

Bei Zweifeln insbesondere bezüglich der symptomatischen Höhen ist ein EMG indiziert, das in den meisten Fällen chronische Veränderungen nachweist.

● **Cave:** Placeboeffekt, deshalb auch Injektionen mit Kochsalz!

Die Frage nach einer symptomatischen Instabilität kann näher eingegrenzt werden durch diagnostische Infiltrationen der Gelenke der vermuteten Bewegungssegmente mit Lokalanästhetikum oder gezielte äußere Ruhigstellung mit einer Orthese. Beides ist nicht sehr sensitiv/spezifisch und nur in Verbindung mit dem Gesamtbild hilfreich.

Differenzialdiagnosen

Für die neurogene Claudicatio in erster Linie die vaskuläre Claudicatio (= Claudicatio intermittens). Unterscheidung anhand der Anamnese (die neurogene Claudicatio ist haltungsabhängig, bessert sich beim Radfahren) und Klinik (Fußpulse!) quasi immer möglich.

Therapie

Im Gegensatz zum NPP ist die konservative Therapie (Durchführung wie dort, s. Kap. C 13.1.1) der LWS-Stenose weniger Erfolg versprechend. Eine signifikante und dauerhafte Besserung wird kaum erreicht, allenfalls eine Verlangsamung des Progresses. Die konservative Therapie kann jedoch insbesondere bei leichteren Formen immer zuerst versucht werden. Nur Paresen und Cauda-Syndrome sind keine relative OP-Indikation mehr (Indikation und Dringlichkeit siehe oben). Der Patient entscheidet sonst selbst über den Zeitpunkt. Zwar ist auch hier Zurückhaltung Trumpf, jedoch ist die weit verbreitete zu große Zurückhaltung keinesfalls richtig (siehe Verlauf und Prognose).

> **▶ PEARLS + PITFALLS**
>
> Viele Patienten mit Claudicatio spinalis kommen erst nach mehreren Jahren, in denen ihre Lebensqualität/Mobilität erheblich eingeschränkt war, zur Operation (stärkste Schmerzen, Gehstrecke wenige Meter!), weil ihnen gesagt wurde „man könne da nichts machen" oder die Operation wäre „höchst gefährlich". Dies ist keine adäquate Beratung!

Für keine operative Technik gibt es einen Beweis der Überlegenheit, allerdings ist die simple Dekompression der symptomatischen Höhen (Laminektomie oder beidseitige Fensterung mit „Undercutting") die empfohlene Leitlinie. Ob bei einer Instabilität zusätzlich eine Fusionsoperation gemacht werden muss, vor allem wann und ob Fusionsoperationen bei instabilitätsbedingten Rückenschmerzen indiziert sind, ist extrem strittig (s. weiterführende Literatur, Deyo et al.).

Verlauf und Prognose

Die Erfolgsaussichten der operativen Dekompression (prozedurale Komplikationsrate ca. 5 %) einer Lumbalkanalstenose sind trotz des wesentlich höheren Alters (durchschnittliches Alter bei OP 72 Jahre) der Patienten noch besser als beim NPP. In fast 90 % erreicht man bezüglich der Claudicatio ein gutes Ergebnis, das allerdings im Verlauf der Jahre nachlässt. Nach 4 Jahren sind nur noch 60–70 % in gutem Zustand. Dies ist in erster Linie auf verstärkte Instabilitätsbeschwerden (Lumbago) und auf den Progress der Erkrankung in angrenzenden Segmenten zurückzuführen. Die Dekompression verstärkt ja die Instabilität. Trotzdem ist eine prophylaktische Fusionsoperation nicht indiziert, sie ist schon bei nachgewiesener symptomatischer Instabilität umstritten.

C 13.2 Degenerative Erkrankungen der HWS

C 13.2.1 Zervikale Diskopathien

Definition
Siehe Kapitel C 13.1.1, lumbale Diskopathien.

Epidemiologie
Siehe Kapitel C 13.1.1, lumbale Diskopathien. Die Inzidenz an der HWS beträgt etwa 50 % der Inzidenz an der LWS.

● **ICD-10:**
M50.0 bis 3 (NPP)
M42.1- (Osteochondrose)
G99.2* Zusatz bei Myelopathie

● **Syn.:** Bandscheibenvorfall (BSV), Nucleus-pulposus-Prolaps (NPP), Osteochondrose

Grundlagen, Klinik, Diagnostik

Siehe Kapitel C 13.1.1, lumbale Diskopathien. Spezifisches für die HWS:
- Der mediolaterale und laterale NPP der HWS betrifft immer die Nervenwurzel, die auf Höhe des Segments abgeht, trotzdem entspricht die Zählung der Radix dann der des unteren WK (z. B. bei HWK 5/6 die Wurzel C6). Am besten zu merken, wenn man sich vor Augen führt, dass zwischen Okziput und HWK1 die Wurzel C1 abgeht.

  ● **Cave:** Zwischen HWK7/BWK1 gibt es dann die Wurzel C8!

- Lokale Symptome: Nuchalgien (Nacken-Hinterkopfschmerzen) und Kyphose.
- Radikuläre Symptomatik: Brachialgien. Das Zeichen nach Lhermitte (= elektrisierender Schmerz entlang der WS bei HWS-Flexion) ist manchmal vorhanden (öfter bei den Spondylopathien) und nicht sehr spezifisch. Ausfälle und neurologische Untersuchung wie oben, Kapitel C 8.1 (Schema in Kitteltasche!).
- Beim großen medianen NPP kann es zu einer akuten Myelopathie kommen im Sinne eines inkompletten hohen Querschnitts (extrem selten: < 0,5 %). Meist jedoch werden mediane NPPs nur symptomatisch mit isolierten Nackenschmerzen.

> ■ **MERKE**
>
> Über 90 % aller symptomatischen zervikalen NPPs sind aus den Etagen HWK 5/6 und 6/7.

Differenzialdiagnosen
- Zervikale laterale Stenose (Bildgebung).
- Encephalomyelitis disseminata (Diagnostik s. Kap. C 2: Liquor etc.).
- Funikuläre Myelose (Vitamin B_{12}!).
- (Intra-)spinaler Tumor (Bildgebung).

Therapie, Verlauf und Prognose

Indikationsstellung, konservative Therapie siehe Kapitel C 8.1, lumbale Diskopathien. Spezifisch für HWS:
- Als Pendant zum Caudasyndrom, jedoch um den Faktor 20 seltener, ist die akute Myelopathie der einzige wirklich akute Notfall.
- Die Standard-OP-Technik ist heute überwiegend die mikrochirurgische ventrale Diskektomie, im Gegensatz zur Vorgehensweise bei lumbaler Diskopathie ein ventrales Verfahren, bei dem die *gesamte* Bandscheibe entfernt wird. Es wird ein Ersatzmaterial in diesen Raum eingebracht mit dem Ziel einer Fusion (= Blockwirbelbildung). Die Diskussion, welches Material oder ob eine Prothese besser ist, führt hier zu weit (s. weiterführende Literatur, Deyo et al.).
- Die Zahlen zur Prognose sind sowohl für die konservative als auch die operative Therapie (lokale und radikuläre Beschwerden) jeweils um fast 10 % besser als beim lumbalen NPP (als Faustregel: auch von längerer Dauer). Die Rate aller prozeduralen Komplikationen liegt bei ca. 5 %. Bei etwa 10 % ist mit einem nicht befriedigenden Ergebnis bzgl. der lokalen Schmerzsymptomatik zu rechnen.

C 13.2.2 Zervikale Spondylopathien

Definition
Siehe Kap. C 13.1.2, lumbale Spondylopathien.

Grundlagen und Klinik
Klinisch relevant sind hier nur die Stenosen, in Analogie zur LWS erstens die zentralen, zweitens die lateralen und drittens deren häufige Kombination. In der überwiegenden Mehrheit der Fälle ist die Erkrankung multisegmental, mit Betonung der mittleren und unteren Höhen.

Die lateralen Stenosen sind das Pendant der Rezessusstenose. Sie sind an der HWS jedoch meist Unkarthrosen (degenerative Hypertrophie der Processus uncinati) und seltener durch die Gelenkhypertrophien bedingt und können eine isolierte Radikulopathie verursachen. Anamnese, Befunde und Diagnostik hier wie beim zervikalen NPP (s. Kap. C 13.2.1).

Die zentralen Stenosen sind entweder durch dorsale Spondylophyten in Höhe der Bandscheibenräume bedingt (sog. hard discs ↔ soft disc für zervikalen NPP) oder als Sonderform hier durch die Ossifikation des hinteren Längsbandes (= OPLL!). Die Folge kann das Krankheitsbild der zervikalen spondylogenen Myelopathie (CSM) sein (ca. 25 % asymptomatische Personen haben diese radiologischen Zeichen einer spondylogenen Myelonkompression!). Man postuliert, dass zu der mechanischen Druckkomponente, die dynamisch verstärkt werden kann, bei gleichzeitiger relevanter Instabilität, im Verlauf eine sekundäre Komponente hinzukommt, deren Substrat eine chronische vaskuläre Myelomalazie sei. Ab hier bestünde dann eine Irreversibilität der Symptome. Der klinische Verlauf ist gekennzeichnet durch einen subtilen und schleichenden Beginn ab dem 60. Lebensjahr (Durchschnitt!), mit konstanter, unterschiedlich schneller, linearer Verschlechterung über viele Jahre. Es gibt auch den „treppenförmigen" Verlauf mit intermittierenden Remissionen (auch über viele Jahre konstant!) und die akute Verschlechterung (fließender Übergang zur Contusio spinalis, s. Kap. C 12.7).

- **ICD-10:**
  M47.1-Spinalkanalstenose
  G99.2* Zusatz bei Myelopathie
  M48.8-OPLL G99.2* Zusatz bei Myelopathie
  M47.2-Rezessusstenose mit Radikulopathie
  M47.8-Facettengelenksarthrose
  M43.0.-, M43.1- Spondylolyse, Spondylolisthese
  [2 an 5. Stelle = Höhe]

- **Syn.:** Spinalkanalstenose, Facettengelenkarthrose, Rezessusstenose. Ossifikation des Lig. longitudinale posterius (OPLL-Syndrom). Pseudospondylolisthese, Pseudospondylolyse (= degenerative Instabilität, degeneratives Wirbelgleiten).

- Die OPLL ist bei uns seltener, im asiatischen Raum die führende Ursache für die zentrale Stenose.

> ▶ **PEARLS + PITFALLS**
>
> Beachte gerade beim langsam schleichenden Verlauf der CSM: Viele ältere Patienten und ihre Umgebung nehmen das als schicksalhafte Folge des Alters und kommen erst, wenn sie rollstuhlpflichtig sind – nach dem Motto „beim Opa wollen die Beine halt nicht mehr so richtig". Die Nutzen/Risiko-Ratio einer OP zu diesem Zeitpunkt ist extrem schlecht. Als Hausarzt deshalb früher hellhörig werden.

Symptome
▶ Sensibilität: Typisch ist (> 80 %) eine Störung der Tiefensensibilität gegenüber dem seltenen Verlust der Oberflächensensibilität (außer bei ca. 30 % als gleichzeitige dermatombezogene Radikulopathie an den Armen, oder noch seltener als „sensibles Niveau" am Körper) und dies stärker an den Beinen (gestörtes Vibrations- und Lageempfinden sowie Ataxie verstärkt bei Augenschluss = Hinterstränge). In 40–50 % der Fälle Dysästhesien in den Händen.

- Motorik: in 60 % Schwäche der proximalen Beinmuskulatur, meist moderat ausgeprägt mit erkennbarer spastischer Komponente. In 30–40 % distal betonte Schwäche an den oberen Extremitäten, meist als peripheres/zentrales Mischbild mit Atrophien (Faustschlussschwäche mit verzögerter Öffnung).
- Reflexe: in 90 % lebhaft bis gesteigert an den Beinen mit positivem Babinski-Zeichen (50 %) und Kloni. An der oberen Extremität nur in etwa 40 % und nur unterhalb des Niveaus der RM-Kompression (gleichzeitige Überlagerung durch radikuläre Paresen mit Reflexverlust möglich).
- Autonom: Sphinkterstörungen sind unüblich, vor allen Dingen initial. Wenn überhaupt, dann nur Blase und im sehr späten Stadium.
- Lhermitte-Zeichen und starker lokaler Schmerz bei ca. 40–50 %.

Die Symptome treten meist als syndromale Cluster auf:
1. Fast komplette transversale Läsion: Vorder- und Hinterstränge sowie die segmentalen Vorderhornzellen in unterschiedlicher Ausprägung betroffen (entspricht dem späten Stadium = am häufigsten).
2. Rein motorisches Syndrom: Tractus corticospinalis und Vorderhornzellen betroffen. Schlaffe Paresen an Armen, spastische an Beinen mit allenfalls minimaler Sensibilitätsstörung (selten < 10 %, schwierige DD zur ALS).
3. Zentrales Halsmarksyndrom: in etwa 10 % (s. Kap. C 12.7 „Contusio spinalis").
4. Brown-Séquard-Syndrom (bei asymmetrischer Einengung): einseitige Vorder- und Hinterstrangaffektion mit kontralateraler dissoziierter Sensibilitätsstörung (< 10 %).
5. Brachialgie mit Transversalsyndrom: Beine myelopathisch, Arme nur Radikulopathie, in erster Linie Schmerz (ca. 30 %).

Diagnostik

● **Cave:** T2-Sequenzen übertreiben, T1-Sequenzen untertreiben.

MRT: In ca. 40 % der Fälle ist im T2-Bild intramedullär eine Aufhellung zu erkennen (entspricht einer Myelomalazie, schlechtes prognostisches Zeichen, eigentlich nicht zu unterscheiden von einer Contusio spinalis).

Myelografie und Myelo-CT: zur OP-Planung am besten geeignet.

Elektrophysiologie: Essenziell für die DD und die Eingrenzung der symptomatischen Höhen. Sowohl zentral (SEP, MEP) wie peripher (EMG).

■ MERKE

Die CSM ist nicht nur für den Anfänger durch die unterschiedlichen „Syndrome" meist ein schwer überschaubares Krankheitsbild. Nur die Summe aller Befunde (Bilder, Klinik, Anamnese, Elektrophysiologie), die „zusammenpassen" müssen, führt zur Diagnose. Ernsthafte Zweifel bleiben bei mindestens 10 %.

Differenzialdiagnosen für die CSM
- ALS (s. Kap. C 6.1).
- Encephalomyelitis disseminata (s. Kap. C 2.4).
- (Intra-)spinale/intramedulläre Tumoren (Bildgebung).
- Syringomyelie-Komplex (Bildgebung).

● **FALLBEISPIEL**

Eine ältere Person, über 60 Jahre alt, stellt sich wegen immer stärker werdender Beschwerden beim Gehen vor. Auf Nachfrage berichtet sie, dass alles bereits vor mindestens 2 Jahren begonnen hat. Sie fühle sich unsicher auf den Beinen, könne sie schlecht kontrollieren und stolpere öfter, außerdem hätte man ihr gesagt, sie würde „staksig" laufen (im Dunkeln durch die Wohnung zu laufen, mache sie schon lang nicht mehr). Es sei zwischendurch mal schlechter geworden, aber dann sei es auch wieder gegangen („Bin damit zurechtgekommen, aber jetzt..."). Wenn Sie nach weiteren Symptomen fragen (gezielt nach den Händen!), wird sie darüber berichten, dass sie dies nicht so sehr belaste, aber die Kraft in den Händen und die Geschicklichkeit wären auch nicht wie früher, morgens wären sie oft steif und müssten ein paar Mal auf und zu gemacht werden, dann ging es wieder. Auf eine gezielte Nachfrage wegen Nacken-Hinterkopfschmerzen werden Sie hören, diese wären „normal und nur ab und zu, meist erträglich". Wasserlassen und Stuhlgang wären zudem ohne Probleme. Wenn Sie dann bereits bei der kursorischen Untersuchung eine Gangataxie (die sich bei Augenschluss verstärkt) feststellen und ein herabgesetztes Vibrationsempfinden an den Beinen, begleitet von lebhaften Reflexen und einer leichten Spastik, und gleichzeitig sehen Sie peripher anmutende Ausfälle an der oberen Extremität, dann haben Sie mehr als genügend Hinweise auf eine CSM, die Sie weiter eingrenzen müssen.

Für den „spondylogenen" Nackenschmerz gelten dieselben Unsicherheiten und Ratschläge wie bei der LWS besprochen (s. Kap. C 13.1).

Therapie, Verlauf und Prognose

▶ Bei isolierter spondylogener Radikulopathie cum grano salis Indikation und Therapie wie beim NPP (s. Kap. C 13.1.1). Die Prognose (nach konservativer und operativer Therapie) ist allerdings um etwa 10 % schlechter als beim reinen „soft disc".
▶ Bei der Myelopathie (mit oder ohne begleitende Radikulopathie) ist nicht klar festgelegt, wann und ob eine Operation durchgeführt werden soll. Die konservative Therapie bringt allenfalls was für die radikulopathischen und lokalen Anteile des Krankheitsbildes.
  – Beginnende leichte Symptomatik: Es kann abgewartet werden. Strittig und fraglich wie lange. OP nicht immer verkehrt.
  – Progressive Symptomatik: OP-Indikation! Wird von der Mehrheit so gesehen.
  – Akute signifikante Verschlechterung: klare OP-Indikation!

Das beste Verfahren ist unklar, ebenso ob von ventral oder dorsal, oder ob mit oder ohne Stabilisierung. Da meist multisegmental von ventral ausgehende Kompression → ventraler Wirbelkörperersatz der symptomatischen Höhen mit Verplattung. Hat allerdings eine höhere Komplikationsrate als dorsale Verfahren.

Die Prognose des natürlichen Verlaufs der CSM ist nicht genau bekannt, aber langfristig eher schlecht. Allerdings sind die Erfolgsaussichten einer Operation (auch im Vergleich zur lumbalen Stenose) nicht berauschend und sie hat eine

● Versprechen Sie einem Patienten vor Operation einer CSM allenfalls den Erhalt des Status quo. Das kommt der Wahrheit am nächsten.

Rate von 10–15 % an schwereren Komplikationen (aber es gilt auch: je schwerer die Ausprägung präoperativ, desto höher das Risiko). Besserung der myelopathischen Symptome darf nicht erwartet werden und wenn, dann eher an den Händen (insgesamt allenfalls in 50 % Teilremissionen!). Die radikuläre Komponente bessert sich eher. Verschlechterungen der Symptome werden in bis zu maximal 20 % berichtet. Auch hier gilt die Faustregel: je schwerer die Symptome präoperativ, desto schlechter die Prognose (Verselbstständigung der Krankheit durch die Myelomalazie!).

> **PEARLS + PITFALLS**
>
> Sie befinden sich also in einer klassischen Zwickmühle bei jedem ihrer Patienten mit CSM, für deren Auflösung es keine Standards gibt. Sie müssen individuell abwägen und den Patienten umfassend aufklären, damit er mit entscheiden kann. Warten Sie zu lange, kann es falsch sein, operieren Sie zu früh und haben ein schlechtes Ergebnis oder eine Komplikation, war es auch falsch.

Weiterführende Literatur

Boden SD (1996) The use of radiographic imaging studies in the evaluation of patients who have degenerative disorders of the lumbar spine. J Bone Joint Surg Am 78(1), 114–24.
Deyo RA, Nachemson A, Mirza SK (2004) Spinal-fusion surgery – the case for restraint. N Engl J Med 350(7), 722–6
Deyo RA, Weinstein JN (2001) Low back pain. N Engl J Med 344(5), 363–70. Review
Gibson JN, Grant IC, Waddell G (2000) Surgery for lumbar disc prolapse. Cochrane Database Syst Rev (3), CD001350.
Hacker RJ, Cauthen JC, Gilbert TJ, Griffith SL (2000) A prospective randomized multicenter clinical evaluation of an anterior cervical fusion cage. Spine 25(20), 2646–54
Jensen MC, Brandt-Zawadzki MN, Obuchowski N, Modic MT, Malkasian D, Ross JS (1994) Magnetic resonance imaging of the lumbar spine in people without back pain. N Engl J Med 331, 69–73
Kawaguchi Y, Kanamori M, Ishihara H, Ohmori K, Matsui H, Kimura T (2002) The association of lumbar disc disease with vitamin-D receptor gene polymorphism. J Bone Joint Surg Am 84-A(11), 2022–8
Spivak JM (1998) Degenerative lumbar spinal stenosis. J Bone Joint Surg Am 80(7):1053–66.

Wiederholungsfragen

1. Was ist die einzige absolute Notfallindikation beim lumbalen Bandscheibenvorfall?

2. Unter welchen Umständen ist das plötzliche Nachlassen radikulärer Schmerzen beim lumbalen Bandscheibenvorfall ein schlechtes Zeichen?

3. Bei wie vielen Patienten bessert sich die Symptomatik nach operativer Dekompression einer spondylogenen zervikalen Myelopathie?

C 14 Hypo- und Hypervitaminosen

● Michael Linnebank

EDITORIAL

Vitamine sind essenzielle organische Verbindungen. Zusammen mit nichtessenziellen organischen Verbindungen und Metallionen gehören Vitamine zu den Coenzymen. Diese bilden mit dem größeren Protein-Anteil eines Enzyms (Apoenzym) das komplette Enzym (Holoenzym). Coenzyme aktivieren die Apoenzyme, indem sie Wasserstoff, Sauerstoff, Methylgruppen oder Elektronen für enzymatische Reaktionen beisteuern. Coenzyme werden, im Gegenteil zu den Apoenzymen, bei der entsprechenden Reaktion verändert und somit verbraucht. Deswegen müssen Vitamine regelmäßig durch die Nahrung ersetzt werden.

Sowohl ein Vitaminmangel als auch ein Vitaminüberschuss können zu Störungen des menschlichen Metabolismus führen. **Hypo**vitaminosen können durch unausgewogene Ernährung (Malnutrition) oder eine unzureichende Nahrungsausnutzung (Malassimilation) aufgrund von Störungen der Nahrungsaufspaltung (Maldigestion) oder der Nahrungsaufnahme (Malabsorption oder -resorption) entstehen. Entsprechend liegen häufig kombinierte Hypovitaminosen vor, bei Alkoholismus z. B. oft ein Mangel an Vitamin B_1, B_2, B_6, B_9. Zusätzlich existieren vergleichsweise seltene angeborene Stoffwechselstörungen der Vitamine, bei denen z. B. der Transport der Vitamine an ihren Wirkort oder die Derivatisierung der Vitamine in ihre Wirkform gestört ist. Da viele Vitamine Coenzyme in zentralen Stoffwechselwegen sind, treten oft unspezifische Mangelzustände auf, die sämtliche Gewebe hoher Stoffwechselleistung (ZNS, [Herz-]Muskel, Blut bildendes System, Epithel) betreffen können. Während Vitamine und Nahrungsmittelergänzungsstoffe in der Regel nicht von den gesetzlichen oder privaten Krankenkassen erstattet werden, handelt es sich bei Vitaminsubstitution aufgrund eines Vitaminmangels um eine der zugelassenen Ausnahmen von den gesetzlichen Verordnungsausschlüssen bei der Arzneimittelversorgung bezüglich der Vitamine (§ 34 SGB V Abs. 1 Satz 2). D. h., dass Vitamine in diesen Fällen mit einem regulären „roten Rezept" bzw. Privatrezept verordnet werden können.

Hypervitaminosen treten vor allem durch übermäßige Zufuhr von Vitaminpräparaten auf. Provitamine sind Vorstufen der Vitamine. Da sie bedarfsadaptiert in ihre Wirkform umgesetzt werden, ist eine Hypervitaminose bei Einnahme von Provitaminen sehr unwahrscheinlich, weswegen z. B. die Einnahme von β-Carotin (Provitamin A) der Einnahme von Vitamin A vorzuziehen ist. Üblicherweise werden Vitamine in fettlösliche (Vitamin A, D, E, K) und wasserlösliche (Vitamin-B-Gruppe, Vitamin C) unterschieden, die Unterschiede in Resorption, Verteilung, Speicherung und Elimination aufweisen. Dieses Kapitel beschreibt neurologische Symptome der Hypo- und Hypervitaminosen; insbesondere die B-Vitamine sind diesbezüglich wichtig.

● Als essenziell bezeichnet man Moleküle, die nicht oder nicht ausreichend im Stoffwechsel synthetisiert werden können und deswegen mit der Nahrung zugeführt werden müssen.

- **ICD-10:** E50.0 bis E50.9; Folgen des Vitamin-A-Mangels: E64.1

C 14.1 Vitamin A (Retinol)

Der menschliche Organismus nutzt verschiedene Isoformen und Derivate des Vitamins A, das für die Funktion des Epithels, für die Synthese von Glykoproteinen (u. a. der Kornea) und Hormonen sowie für die Expression einiger Gene und hierüber für die Funktion des Immunsystems und für die Hämatopoese wichtig ist. Am geläufigsten ist die Bedeutung von Vitamin A für die Synthese des „Sehfarbstoffs" Rhodopsin, da Nachtblindheit meist das erste Symptom eines Vitamin-A-Mangels ist. Ein fortgeschrittener Mangel kann eine Optikusatrophie, eine Störung des Geruchs- und konsekutiv des Geschmacksempfindens, Liquorresorptionsstörungen (Pseudotumor cerebri) und epileptische Anfälle bedingen.

Vitamin A kommt in tierischen Produkten (v. a. Leber, Eier) vor, Provitamin A (β-Carotin) in Pflanzen wie in dunklen Früchten, Karotten, Kartoffeln und Blattgemüsen. Ein Mangel an Vitamin A ist in den entwickelten Ländern sehr selten, kann aber z. B. durch Malabsorption, gestörte Aktivierung aus β-Carotin (Diabetes mellitus, Hypothyreoidismus) oder gestörte Freisetzung des in der Leber gespeicherten Vitamins (Alkoholismus) bedingt sein. In den Entwicklungsländern führt die Vitamin-A-Mangel-bedingte Degeneration von Kornea und Retina jährlich bei 250 000 bis 500 000 Kindern zur Erblindung. Eine Überdosierung von Vitamin A kann ebenfalls zum Pseudotumor cerebri, außerdem zu Nystagmus, Exophthalmus, Leberfunktionsstörungen, trockener Haut, Haarverlust, Anorexie, Gewichtsverlust, Gelenkschmerzen und Osteoporose führen und ist – ebenso wie der Vitamin-A-Mangel – teratogen. Vitamin A kann per os oder (bei Resorptionsstörungen) i.m. substituiert werden.

> ■ **MERKE**
>
> Sehstörungen, insbesondere Nachtblindheit, können Symptom eines Vitamin-A-Mangels sein, vor allem bei Patienten aus Entwicklungsländern. Sowohl ein Vitamin-A-Mangel als auch eine Hypervitaminose sind teratogen – keine Vitamin-A-Präparate in der Schwangerschaft, es sei denn bei Vitamin-A-Mangel und unter gynäkologischer Anleitung.

C 14.2 B-Vitamine

Die Bezeichnung „B-Vitamine" stammt von der früheren Annahme, dass es sich bei „Vitamin B" um ein einziges Vitamin handele, während die spätere Forschung zeigte, dass es sich hier um verschiedene Vitamine handelt, die für den zellulären Stoffwechsel von Bedeutung sind. Den B-Vitaminen wird eine besondere Bedeutung für das Nervensystem zugesprochen. In diesem Kapitel wird nur auf die acht B-Vitamine eingegangen, die zu den Vitaminen im eigentlichen Sinn gerechnet werden: Vitamin B_1 (Thiamin), B_2 (Riboflavin), B_3 (Niacin), B_5 (Pantothensäure), B_6 (Pyridoxin und Pyridoxamin), B_7 (Biotin, auch als Vitamin H bezeichnet), B_9 (Folate) und B_{12} (Cobalamin).

Mit Ausnahme von Vitamin B_{12}, das in großen Mengen gespeichert werden kann, müssen die wasserlöslichen B-Vitamine recht kontinuierlich mit der Nahrung aufgenommen werden. Sie verteilen sich in alle Körperflüssigkeiten; Überschüsse werden teilweise oder ganz mit dem Urin ausgeschieden. B-Vitamine kommen in pflanzlichen und tierischen Produkten wie Hefe, Kartoffeln, Linsen, Bananen und Leber vor.

C 14.2.1 Vitamin B_1 (Thiamin)

Physiologie
Das hitzelabile Vitamin B_1 (Thiamindiphosphat, Thiamintriphosphat, Thiaminpyrophosphat) ist als Coenzym einer Transketolase und der mitochondrialen Pyruvatdehydrogenase wichtig für den Carbohydratstoffwechsel, den Citratzyklus und den Pentosephosphatweg. Für das ZNS ist Thiamin für den Energiestoffwechsel, die neuromuskuläre Übertragung und die Synthese von Neurotransmittern notwendig. Für einen Teil des Thiaminstoffwechsels wird zusätzlich Magnesium benötigt.

Vorkommen
Reich an Thiamin sind z. B. Hülsenfrüchte, Bohnen, Spinat, Fleisch, Leber, Nüsse, Vollkorn und Hefe. Der Bedarf an Vitamin B_1 richtet sich nach dem Grundumsatz und der Aufnahme von Kohlenhydraten und kann durch Thiaminase-reiche Nahrungsmittel gesteigert sein (Kaffee, schwarzer Tee).

C 14.2.1.1 Vitamin-B_1-Mangel

● **ICD-10:** E51.0 bis E51.9; Folgen des Vitamin-B_1-Mangels: E64.8

Ätiologie
Das Vollbild des klassischen Vitamin-B_1-Mangels, Beri-Beri, tritt in Asien heute noch endemisch auf (bei poliertem Reis als Hauptnahrungsmittel). Aber auch bei uns kann es bei Vorliegen entsprechender Dispositionen zu einem gefährlichen Vitamin-B_1-Mangel kommen, der unbehandelt rasch schwere neurologische Schäden verursachen und letal ausgehen kann. Einseitige Ernährung, Diäten, Essstörungen, chronische Diarrhoe und sonstige Resorptionsstörungen, parenterale Ernährung, häufiges Erbrechen z. B. in der Schwangerschaft, ein erhöhter Bedarf (Schwangerschaft, Stillzeit, Diabetes mellitus, Dialyse) sind Risikofaktoren. Ethanol hemmt die Resorption von Vitamin B_1. Alkoholismus, insbesondere in Verbindung mit mangelhafter Ernährung, ist in den westlichen Ländern der häufigste Grund eines Vitamin-B_1-Mangels.

Pathophysiologie und Pathologie
Durch Störung der oben beschriebenen Vitamin-B_1-abhängigen Stoffwechselreaktionen können mehrere Syndrome auftreten, ggf. in Kombination:
- **Beri-Beri**: symmetrische sensomotorische Polyneuropathie (in schweren Fällen mit Hirnnervenbeteiligung) und dilatative Kardiomyopathie.
- Sogenannte **trockene Form der Beri-Beri** in entwickelten Ländern bei entsprechender Disposition: mildere Symptomatik, vor allem Polyneuropathie.
- Die **Wernicke-Enzephalopathie** (akuter Verlauf v. a. des Alkoholismus-assoziierten Vitamin-B_1-Mangels) mit akuten symmetrischen hämorrhagischen

● **ICD-10:** E51.1

● **ICD-10:** E51.2

Schäden in Thalamus und Hypothalamus, nahe dem Aquädukt, auf dem Boden des vierten Ventrikels und zerebellär; häufig sind die Corpora mamillaria betroffen. Typische Symptome, einzeln oder kombiniert, sind akut bis subakut auftretende Okulomotorikstörungen, Nystagmus, Pupillomotorikstörungen, Ataxie, vegetative Dysregulationen (Hypotension, Hypothermie, Herzrhythmusstörungen), Grand-mal-Anfälle und mentale Symptome mit Störungen von Bewusstsein, Orientierung, Antrieb, inhaltliche und formale Denkstörungen, Aphasie.

- ICD-10: F10.6

▶ Im Verlauf der Wernicke-Enzephalopathie kann es durch Schäden in Thalamus und Hypothalamus zur Korsakow-Psychose und damit meist zum dauerhaften **Korsakow-Syndrom** kommen. Dies beinhaltet eine ausgeprägte chronische Störung des Kurzzeitgedächtnisses (und somit stark eingeschränkter bis verlorener Fähigkeit, Neues zu erlernen/zu behalten) mit meist erhaltenem Langzeit- und fast immer erhaltenem Immediatgedächtnis.

- ICD-10: E51.8

▶ Der Vitamin-B_1-Mangel, wenn auch möglicherweise nur in Kombination mit gleichzeitigem Mangel an weiteren Vitaminen, Proteinen und Wirkung toxischer Inhalte der Maniokfrucht, ist außerdem Ursache des in Asien und Afrika auftretenden **Strachan-Syndroms** mit der Symptomtrias Optikusatrophie, sensorische spinale Ataxie und sensomotorische Polyneuropathie.

Praktisches Vorgehen und Therapie

Wenn Symptome der Beri-Beri (ggf. nur eine Polyneuropathie) und zur Beri-Beri disponierende Risiken vorliegen, kann eine Bestimmung des Vitamins B_1 im Serum oder anhand indirekter Bestimmungen (Transketolase-Aktivität in Erythrozyten) erfolgen. Therapeutisch erfolgt eine orale Substitution von 100 mg Vitamin B_1 pro Tag für drei Monate, bei Malabsorption ggf. parenteral, später unter klinischer Kontrolle 40 mg pro Tag; bei fortgesetztem Alkoholismus 40 mg als Erhaltungstherapie.

- Bei Patienten mit akut aufgetretenem Psychosyndrom, Ataxie und/oder Doppelbildern an Alkoholismus und den Notfall Wernicke-Syndrom denken!

Das **akute Wernicke-Syndrom** ist ein neurologischer Notfall. Aufgrund des oft nicht eindeutigen klinischen Bilds muss die Indikation zur entsprechenden Therapie großzügig gestellt werden: Bei (fremd-)anamnestischem, klinischem oder laborgestütztem Verdacht auf chronischen Alkoholkonsum oder sonstige mögliche Ursachen eines Vitamin-B_1-Mangels in Kombination mit den beschriebenen typischen Symptomen (häufiger klinischer Befund: Psychosyndrom, Ataxie, Doppelbilder), muss sofort eine Therapie erfolgen. Je nach klinischem Bild (vegetative Störungen!) kann eine intensivmedizinische Behandlung notwendig sein. Leitliniengemäß sollten über Wochen pro Tag 200–300 mg i. v. gegeben werden, wobei wegen der Gefahr der Anaphylaxie häufig nach einigen Tagen auf eine orale Therapie umgestellt wird. Da der Kohlenhydratstoffwechsel, auch der des ZNS, Vitamin B_1 verbraucht, kann eine Glucose-Infusion bei Alkoholkranken ohne Vitamin-B_1-Substitution eine Wernicke-Enzephalopathie auslösen.

▶ **PEARLS + PITFALLS**

Ist im Rahmen der Akutbehandlung einer Alkoholintoxikation eine Glucose-Infusion notwendig, muss zuvor oder wenigstens gleichzeitig Vitamin B_1 infundiert werden, um nicht eine Wernicke-Enzephalopathie zu verursachen.

Verlauf und Prognose

Die Symptome des chronischen Vitamin-B_1-Mangels (Beri-Beri) können durch Substitution stabilisiert werden und sind oft reversibel. Das Wernicke-Syndrom ist nicht selten letal, kann bei entsprechender Therapie jedoch voll reversibel sein. Als Residualzustand kann es zum chronischen Korsakow-Syndrom kommen (s. oben).

Differenzialdiagnose

Unter anderem akute Intoxikation mit Alkohol oder anderen Substanzen, hepatische Enzephalopathie, chronisches subdurales Hämatom (bei Alkoholismus durch Stürze und Gerinnungsstörung gehäuft), zentrale pontine Myelinolyse.

Im MRT (FLAIR, Diffusion) kann das Wernicke-Syndrom häufig durch eine Signalanhebung periventrikulär, am thalamomesenzephalen Übergang und insbesondere der Corpora mamillaria, die volumengemindert sein können, gesichert werden.

C 14.2.1.2 Vitamin-B_1-Hypervitaminose

Die therapeutische Breite von Vitamin B_1 ist groß, häufig auftretende Überdosierungserscheinungen sind nicht bekannt. Hingegen wird diskutiert, dass die Einnahme von höheren Dosen Vitamin B_1 (50 mg) die geistige Leistungsfähigkeit steigert. Außerdem soll die Einnahme von 75–150 mg einen für Menschen nicht wahrnehmbaren Hautgeruch verursachen, der Moskitos fernhalten soll.

C 14.2.2 Vitamin B_2 (Riboflavin)

Physiologie und Vorkommen

Vitamin B_2 ist zentraler Bestandteil der Coenzyme FAD und FMN und somit eine wichtige Substanz für viele Stoffwechselreaktionen. Milchprodukte, Eier, Fleisch, Fisch, Hülsenfrüchte, Hefe, Blattgemüse und Mandeln enthalten viel Vitamin B_2. Bei einseitiger Ernährung kann es zu Mangelzuständen kommen.

● **ICD-10:** E53.0; Folgen des Vitamin-B_2-Mangels: E64.8

Vitamin-B_2-Mangel (Ariboflavinose)

Der Vitamin-B_2-Mangel (Ariboflavinose) tritt meist bei allgemeiner Mangelernährung auf, sodass spezifische Symptome beim Menschen nicht eindeutig bekannt sind. Durch eine sekundäre Störung des Vitamin-B_6-Metabolismus kann der Vitamin-B_2-Mangel evtl. Symptome wie der Vitamin-B_6-Mangel verursachen.

Ein isolierter Mangel an Vitamin B_2 ist selten. Generell treten häufig Kombinationen von Vitamin-B-Mangelzuständen auf, oft zusammen mit weiteren Mängeln (Proteine, Spurenelemente). Häufig betroffen sind Patienten mit Fehlernährung bei chronischem Alkoholismus. Auch sonstige Fehl- und Mangelernährungen sowie Dialyse und Kachexie sind relevante Ursachen kombinierter Vitaminmangelzustände.

Mögliche Symptome des Vitamin-B_2-Mangels sind Hauterscheinungen wie Schuppung, seborrhöische Dermatitis, tiefrote rissige Lippen und Schleimhautulzera (Mund, Genitale). Pharyngitis sowie eine mikrozytäre Anämie können auf einen Vitamin-B_2-Mangel hindeuten, möglicherweise kann dieser auch mitursächlich für Polyneuropathien sein.

Bei einem entsprechenden Verdacht kann Vitamin B_2 im Serum bestimmt werden, zusätzliche speziellere Untersuchungen dienen als Bestätigungstest. Die Substitution von Vitamin B_2 zur Migräneprophylaxe wird diskutiert. Überdosierungserscheinungen bei oraler Aufnahme sind nicht beschrieben.

C 14.2.3 Vitamin B_3 (Niacin/Niacinamid; Nikotinsäure/Nikotin[säure]amid)

Physiologie und Vorkommen

- **ICD-10:** E52. Folgen des Vitamin-B_3-Mangels: E64.8. Hartnup-Krankheit: E70.8

- Da die Eigensynthese den Bedarf nicht deckt, ist Vitamin B_3 ein echtes Vitamin, also essenziell oder zumindest semi-essenziell.

- Mais enthält von den Getreiden am wenigsten Vitamin B_3. Das im Mais enthaltene Tryptophan wird nur resorbierbar, wenn Maismehl unter Verwendung von Kalk hergestellt wird.

Die Derivate von Vitamin B_3 (NADH, NAD, NAD^+, NADP) sind notwendig für den Energiestoffwechsel und die DNA-Reparatur. Die Leber kann Vitamin B_3 in begrenzten Mengen aus Tryptophan synthetisieren, wozu Vitamin B_6 notwendig ist. Ein ausgeprägter diätetischer (exogener) Mangel an Vitamin B_3 kommt in der westlichen Welt selten bei Alkoholismus vor, sonst nur in Regionen mit Mais als Hauptnahrungsmittel. Vitamin B_3 kommt vor allem in Fleisch, Fisch, Hefe und Röstkaffee vor, Tryptophan in Milchprodukten und Eiern.

Vitamin-B_3-Mangel

Ein Mangel an Vitamin B_3 (sowie an Tryptophan oder Vitamin B_6) führt zur **Pellagra**, zunächst mit leichten Symptomen und symmetrischen Erythemen bei Sonnenexposition, im Verlauf dann zu einer teils rasch progredienten Kachexie mit mesenzephalen und diffus zerebralen Ausfällen. Symptome sind Verwirrtheit, Aggressivität und Schlaflosigkeit sowie Diarrhoe, Immunschwäche und Herzinsuffizienz. Die Pellagra verläuft nicht selten tödlich, ist im frühen Stadium jedoch durch orale oder (bei Resorptionsstörung/schweren Symptomen) intravenöse Vitamin-B_3-Substitution voll reversibel. Ein weniger ausgeprägter Mangel an Vitamin B_3 kann unspezifische Symptome wie einen niedrigen Grundumsatz und eine verminderte Kältetoleranz verursachen.

Hartnup-Krankheit

- Bei episodenhafter neurologischer Symptomatik und Hauterscheinungen nicht nur an Porphyrie, sondern auch an die Hartnup-Krankheit denken!

Bei der autosomal-rezessiven Hartnup-Krankheit (Chr. 5p15; in den USA etwa bei 1 von 15 000 Neugeborenen) ist die Tryptophan-Resorption gestört. Bei einer hohen Tryptophan- bzw. einer ausreichenden Vitamin-B_3-Aufnahme mit der Nahrung kommt es jedoch nicht zum Vollbild der Pellagra. Klinisch treten oft Photodermatosen und eine Polyneuropathie auf, außerdem Episoden (etwa zwei Wochen anhaltend) von zerebellärer Ataxie und einem Psychosyndrom, manchmal begleitet von Spastik, zerebellärer Symptomatik oder Störungen einzelner Hirnnerven. Die Dauertherapie besteht aus oraler Substitution von Vitamin B_3.

Vitamin-B_3-Überdosierung

Überdosierungen von Vitamin B_3 können zu einer Vielzahl ernster Störungen führen: Makulo- und Retinopathie, Leberschäden, Hyperurikämie und Anstieg des Blutzuckers. Die Einnahme bereits moderater Dosen führt bei nicht hieran gewöhnten Personen zu einer akuten Freisetzung von Histamin mit Rötung und Juckreiz, gelegentlich auch Kopfschmerzen und Erbrechen. Dies schränkt die breite klinische Verwendung von Vitamin B_3 ein, welches anscheinend das Lipoprotein-Profil verbessert.

C 14.2.4 Vitamin B$_5$ (Pantothensäure)

Physiologie und Vorkommen

Vitamin B$_5$ wird zur Synthese des Coenzyms A (CoA) und somit für die Atmungskette, den Stoffwechsel der Kohlenhydrate, der Proteine und der Fette benötigt, z. B. für Cholesterine und Acetylcholin. Vitamin B$_5$, vor allem aber seine Provitamine Panthenol und Calcium-Pantothenat, kommen in fast allen Lebensmitteln vor, in höheren Konzentrationen in Vollkorn, Eiern, Fleisch und Milchprodukten. Während bei den meisten bioaktiven Enantiomeren die L-Formen metabolisch genutzt werden können, ist bei Vitamin B$_5$ als Besonderheit die D-Form aktiv, während die L-Form die Wirkung der D-Form hemmen kann.

- **ICD-10:** E53.8; Folgen des Vitamin-B$_5$-Mangels: E64.8

▶ **PEARLS + PITFALLS**

In der Liste der Inhaltsstoffe mancher Hautcremes wird hervorgehoben, dass sie „Dexpanthenol", also die D-Form eines der Provitamine von Vitamin B$_5$, enthalten. Topisch angewandtes Vitamin B$_5$ scheint gut in die Haut zu penetrieren und soll die Epidermis stabilisieren und die Wundheilung durch Steigerung der Fibroblasten-Proliferation verbessern.

Vitamin-B$_5$-Mangel

Ein Mangel an Vitamin B$_5$, der sehr selten ist, kann Akne und Parästhesien verursachen und führte im Tierversuch an Mäusen zu Störungen der Haut und der Haarfarbe, weswegen Vitamin B$_5$ oder seine Provitamine vielen Hautcremes und Shampoos zugesetzt sind. Die orale Substitution von Vitamin B$_5$ ist möglicherweise gegen Akne wirksam, die intravenöse Applikation gegen Darmträgheit.

C 14.2.5 Vitamin B$_6$ (Pyridoxin, Pyridoxal, Pyridoxamin)

Physiologie

Vitamin B$_6$ (phosphorylierte Derivate von Pyridoxin, Pyridoxal, Pyridoxamin) ist Coenzym v. a. von Transaminasen und Decarboxylasen im Aminosäurestoffwechsel. Es wird für die Synthese von Häm, Adrenalin, Noradrenalin, Serotonin und Dopamin benötigt und ist Coenzym für den Abbau von Homocystein (das als Endothel- und neurotoxisch gilt), wobei ein großer Teil des zur Glutathion-Synthese benötigten Cysteins entsteht. Außerdem ist Vitamin B$_6$ notwendig, um Vitamin B$_3$ (s. Kap. C 14.2.3) aus Tryptophan zu synthetisieren, sodass ein Vitamin-B$_6$-Mangel einen Vitamin-B$_3$-Mangel bedingen und zur Pellagra führen kann.

- **ICD-10:** E53.1; Folgen des Vitamin-B$_6$-Mangels: E64.8
- Vitamin B$_6$ wird wegen des Einflusses auf den Neurotransmitter-Stoffwechsel auch als Antidepressivum eingesetzt.

Vitamin-B$_6$-Mangel

Mögliche neurologische Symptome des Vitamin-B$_6$-Mangels sind eine sensibel betonte Polyneuropathie und zentrale Störungen wie Wesensveränderungen mit Nervosität, im Verlauf erhöhte Aggressivität, Depressionen, Verwirrtheitszustände und epileptische Anfälle. Weitere Symptome können Dermatitis, Glossitis, Kornealäsionen, Ödeme, arterielle Hypertonie, Hyperhomocysteinämie, Cysteinmangel und Anämie sein (sideroachrestische Anämie: mikrozytär und hypochrom; ICD-10: D64.3).

Vitamin B_6 kommt in sehr vielen Nahrungsmitteln vor: Fleisch, Fisch, Gemüse, Obst und Getreide. Ein relevanter Mangel ist entsprechend selten, kann jedoch durch verminderte Resorption (z. B. bei niedrigem Vitamin-B_6-Gehalt der Muttermilch oder durch mangelhafte Säuglingsnahrung in Entwicklungsländern), Fehlernährung, Alkoholismus oder Therapie mit Vitamin-B_6-Antagonisten (z. B. Isoniazid) oder, weniger ausgeprägt, durch Einnahme von Substanzen, die den Vitamin-B_6-Stoffwechsel beeinflussen, auftreten (z. B. Theophyllin, D-Penicillamin, orale Kontrakonzeptiva, L-DOPA und die „alten" Antikonvulsiva Carbamazepin, Valproat, Phenobarbital und Phenytoin).

- Bei Isoniazid-Therapie erfolgt eine prophylaktische Substitution von Vitamin B_6.

Vitamin-B_6-responsive Epilepsie

Die seltene Vitamin-B_6-responsive Epilepsie (1 : 400 000–700 000) wird durch den erst 2006 publizierten autosomal-rezessiven Defekt der Delta1-Piperidin-6-Carboxylat(P6C)-alpha-Aminoadipic-Semialdehyd (alpha-AASA) Dehydrogenase verursacht, bei der die Akkumulation von P6C zur Inaktivierung von Vitamin B_6 führt. Dies führt bereits prä- oder neonatal zu epileptischen Anfällen, die gegen die übliche antikonvulsive Therapie resistent sind. Nachgewiesen werden kann die Erkrankung durch eine Untersuchung des Urins auf alpha-AASA. Die Substitution von Vitamin B_6 führt zu einem Sistieren der Anfälle. Diese Krankheit verdeutlicht die Bedeutung von Vitamin B_6 für den Neurotransmitter-Stoffwechsel des ZNS.

Vitamin-B_6-Überdosierung

Eine übermäßige Einnahme von Vitamin B_6 kann vor allem zu polyneuropathischen Beschwerden führen, im Verlauf zur Degeneration der Axone der spinalen Hinterstrangbahnen. Diese Veränderungen sind jedoch meist nach Absetzen reversibel. Die Einnahme von Vitamin B_6 kann zu einer Wirkminderung von L-DOPA und von Phenytoin führen.

> **▶ PEARLS + PITFALLS**
>
> Während die Einnahme von bis zu 300 mg und teils mehr pro Tag noch als sicher und beim Vitamin-B_6-Mangel als empfehlenswert gilt, haben wir beobachtet, dass eine tägliche Substitution von 10 mg zur Behandlung des Vitamin-B_6-Mangels zur Normalisierung der Plasmaspiegel ausreicht, während bereits bei 40 mg Tagesdosis in einigen Fällen polyneuropathische Symptome berichtet wurden. Somit müssen substituierte Patienten entsprechend überwacht werden.

C 14.2.6 Vitamin B_7 (Biotin, auch „Vitamin H")

- **ICD-10:** E53.8; Folgen des Vitamin-B_7-Mangels: E64.8

Physiologie

Vitamin B_7 ist Coenzym für viele Carboxylierungsreaktionen und z. B. wichtig für die Synthese der Fettsäuren und den Citratzyklus.

Vitamin-B$_7$-Mangel
Obwohl die Einnahme bzw. lokale Anwendung von Vitamin B$_7$ von der Industrie z. B. zur Kräftigung von Haaren und Nägeln empfohlen wird, ist eine Unterversorgung mit Vitamin B$_7$ unter normalen Umständen ausgeschlossen, da es im Überschuss von der Darmflora produziert wird. Abgesehen von seltenen hereditären Krankheiten kann ein Mangel an Vitamin B$_7$ praktisch nur bei extremer Fehlernährung plus Elimination der Darmflora oder durch einen hohen Konsum roher Eier über Monate oder Jahre auftreten, möglicherweise aber selten auch durch Dialyse. Symptome können trophische Störungen der Haut (Glossitis, Dermatitis) und der Hautanhangsgebilde (Haarverlust, Störungen der Nageltrophik) sowie Anorexie, Anämie und Hypercholesterinämie sein. An neurologischen Symptomen können Störungen von Bewusstsein, Vigilanz und Stimmung sowie Seh- und Denkstörungen, Kopf- und Muskelschmerzen und Hyperästhesien auftreten.

● Der weiße Anteil des rohen Eies enthält hohe Konzentrationen des beim Kochen deaktivierten Avidins, das Biotin bindet und so dessen Resorption verhindert.

C 14.2.7 Vitamin B$_9$ (Folsäure, Vitamin M)

Physiologie und Vorkommen
Im menschlichen Stoffwechsel werden verschiedene Derivate von Folsäure als Coenzyme genutzt. Alle sind Coenzyme bei der Übertragung von 1-Kohlenstoffresten (Methyl-, Hydroxymethyl-, Formyl und Formiatreste). Reich an Folsäure sind grüne Blattgemüse, Hefe, Leber und Niere.

● **ICD-10:** E53.8; Folgen des Vitamin-B$_9$-Mangels: E64.8

> **▶ HINWEIS FÜR DIE PRAXIS**
>
> **Biochemischer Exkurs**
> Mit der Nahrung aufgenommene Folsäure wird in zwei Schritten von der Dihydrofolatreduktase zu 5,10-Methylentetrahydrofolat (5,10-MTHF) reduziert, welches für die Synthese der Purine und von Thymidin und somit für die Synthese der DNA und RNA und die DNA-Reparatur wichtig ist. In Konkurrenz hierzu kann 5,10-MTHF von der 5,10-MTHF-Reduktase (MTHFR) zu 5-Methyltetrahydrofolat reduziert werden und dient so (gemeinsam mit Cobalamin) als Coenzym der Methionin-Synthase für die Synthese von Methionin aus Homocystein. Diese Reaktion dient dem Abbau des als Endothel- und neurotoxisch geltenden Homocysteins und der Bereitstellung von Methionin, dessen aktive Form, S-Adenosylmethionin, als ubiquitärer Methylgruppendonor z. B. für die Synthese der Katecholamine und des Myelins sowie für die Stabilität der Zellmembranen und die Methylierung der DNA notwendig ist.

Die dauerhafte Substitution von synthetischer Folsäure (> 1 mg/Tag) kann evtl. zu einer Blockade einiger Enzyme und zu weiteren unerwünschten Wirkungen inklusive eines erhöhten Tumorrisikos führen. Daher sollte Folsäure nur bei entsprechender Indikation substituiert werden.

C 14.2.7.1 Folsäuremangel

Ätiologie

Der Folsäuremangel ist der häufigste Vitaminmangel in Deutschland. Die Prävalenz in der gesunden deutschen Normalbevölkerung beträgt etwa 5 %, in bestimmten Bevölkerungsgruppen deutlich mehr: Etwa ein Viertel bis zur Hälfte der Alkoholiker, Schwangeren und alten Menschen haben erniedrigte Folsäure-Spiegel. Auch Resorptionsstörungen, Rauchen und Medikamente können zu einem Mangel biologisch aktiver Folsäure führen: Bei dem Folsäure-Antagonisten Amethopterin (Methotrexat) ist dies das Wirkprinzip, aber z. B. auch einige Antikonvulsiva und orale Kontrazeptiva können die verfügbare Folsäure erniedrigen.

- Methotrexat hemmt die Dihydrofolatreduktase, was zur Verarmung an 5,10-MTHF und somit zum Erliegen der DNA- und RNA-Synthese, aber auch der endogenen Methionin-Synthese führt.

Pathophysiologie, Pathologie und Symptome

Die Folsäuremangel-bedingte Störung der Nukleinsäure-Synthese wirkt sich aufgrund der hohen Zellteilungsrate zuerst auf das blutbildende System aus, insbesondere kann es zur makrozytären/megaloblastären Anämie kommen, im Verlauf zur generellen Zellteilungsstörung. Folsäure ist gemeinsam mit Vitamin B_{12} Coenzym der Methionin-Synthase (Methionin ist notwendig für die Proteinbiosynthese und Transmethylierungsreaktionen). Das bedeutet, dass ein Folsäure-Mangel zu einem Erliegen dieser Vitamin-B_{12}-abhängigen Reaktion führen kann (und umgekehrt), sodass in schweren Fällen Symptome wie beim Vitamin-B_{12}-Mangel entstehen können: z. B. Polyneuropathien, Myelose und unspezifische zentralnervöse Störungen bis zur Demenz.

> **MERKE**
>
> Etwas kompliziert, dennoch im Grundsatz Prüfungsstoff, ist die sogenannte „Folsäurefalle": Wie oben erläutert, sind 5-MTHF und Cobalamin Coenzyme der Methionin-Synthase. Bei der von der Methionin-Synthase katalysierten Reaktion (Remethylierung von Homocystein zu Methionin) wird 5-MTHF wieder zu 5,10-MTHF oxidiert und somit für die Nukleinsäure-Synthese verfügbar. Bei einem Vitamin-B_{12}-Mangel kommt es daher zu einer Verminderung dieser Reaktion und somit zu einer Akkumulation von 5-MTHF und einem Mangel an 5,10-MTHF. Dies erklärt, weswegen auch ein Vitamin-B_{12}-Mangel zu einer Störung der Nukleinsäuresynthese und somit zur megaloblastären Anämie führen kann und weswegen die megaloblastäre Anämie bei Vitamin-B_{12}-Mangel durch Substitution von Folsäure (die in die fehlende 5,10-MTHF umgewandelt wird) behoben wird, ohne dass diese sich auf die sonstigen Symptome des Vitamin-B_{12}-Mangels (Störung der Methionin-Synthase und eines weiteren Enzyms; s. Kap. C 14.2.8.1) auswirkt.

Ein Folsäuremangel in der Frühschwangerschaft ist ein Risiko für kindliche Fehlbildungen, insbesondere Spina bifida, weswegen bereits 4 Wochen **vor** Beginn einer Schwangerschaft eine Folsäuresubstitution erfolgen muss (pro Tag 1 Tbl. mit 400 µg; außerdem Substitution von Iodid und je nach Einzelfall Eisen, andere Vitamine etc.). Wird eine Schwangerschaft z. B. im dritten Monat festgestellt, sind mögliche Folsäuremangel-bedingte Fehlbildungen bereits angelegt.

Inzwischen relativ bekannt ist die sogenannte thermolabile Variante der Methylentetrahydrofolsäure-Reduktase (MTHFR), die bei Vorliegen eines Folsäure-Mangels zu einer deutlichen Aktivitätsabnahme der MTHFR führt. Dieser Polymorphismus ist mit einem leicht erhöhten Risiko von Spina bifida assoziiert.

Es existieren einige seltene angeborene Störungen des Folsäurestoffwechsels, die meist in der Kindheit symptomatisch werden (z. B. schwerer MTHFR-Defekt). Diese werden hier nicht beschrieben.

● Nachzulesen z. B. unter http://www.ncbi.nlm.nih.gov/entrez/query.fcgi?db=OMIM

Diagnostik

Zur Diagnostik des Folsäuremangels wird üblicherweise der Serum- oder Plasmaspiegel bestimmt, wobei es viele zusätzliche Spezialuntersuchungen gibt. Zusätzlich sollte immer Vitamin B_{12} bestimmt werden, was in manchen Laboratorien routinemäßig gemacht wird. In grenzwertigen Fällen kann eine zusätzliche Bestimmung von Homocystein erfolgen, was weitere Informationen über das Vorliegen eines funktionell relevanten Mangels gibt.

● Häufig wegweisend: megaloblastäre Anämie

Therapie

In manchen Ländern erfolgt eine verbindliche (USA) oder freiwillige Anreicherung bestimmter Grundnahrungsmittel mit Folsäure, die aufgrund einer möglichen Demaskierung des Vitamin-B_{12}-Mangels umstritten ist, aber zu einer Abnahme des Folsäuremangels insbesondere auch in der Frühschwangerschaft führen soll. Endgültige Daten über den Effekt dieser Anreicherung liegen noch nicht vor. Möglicherweise überwiegen die Nachteile (s. o.).

Bei diagnostiziertem Folsäure-Mangel erfolgt eine Substitution in Tablettenform (je nach Klinik 1–15 mg pro Tag), ein gleichzeitiger Mangel an Vitamin B_{12} ist auszuschließen. Da bei Therapie die Folsäure-abhängigen Reaktionen nun vermehrt ablaufen, ist bei schwerem Mangel eine zusätzliche Substitution von Eisen (für die Hämatopoese) und Vitamin B_{12} (für die Methionin-Synthese) sinnvoll. Die häufig empfohlene intramuskuläre Applikation ist aufgrund der normalerweise guten oralen Bioverfügbarkeit von Folsäure nach Ansicht des Autors nicht generell zu empfehlen.

● Folsäure sollte bei Frauen immer substituiert werden, wenn die Möglichkeit besteht, schwanger zu werden, da die Substitution nach Feststellen einer Schwangerschaft zu spät ist.

■ **MERKE**

Da Folsäure und Vitamin B_{12} beide Coenzyme der Methionin-Synthase sind, kann ein Mangel an einem der beiden Vitamine zu einem funktionellen Mangel auch an dem anderen Vitamin führen.

C 14.2.8 Vitamin B_{12} (Cobalamin)

Physiologie und Vorkommen

Der tägliche Bedarf an dem Provitamin Cobalamin beträgt etwa 2 μg, der Gehalt der täglich aufgenommenen Nahrung nur etwa 3–8 μg. Cobalamin wird durch die Magensäure aus der Nahrung freigesetzt. Da freies Cobalamin nur zu etwa 1–5 % resorbiert werden kann, wird es im Magen an den Intrinsic Factor gebunden, wodurch es im unteren Ileum fast vollständig resorbiert wird. Cobalamin wird im Blut an ein Transportprotein gebunden und in der Leber zu den

● **ICD-10:** E53.8; Folgen des Vitamin-B_{12}-Mangels: E64.8

Wirkformen Methylcobalamin und Adenosylcobalamin umgesetzt. Methylcobalamin ist Coenzym der Methionin-Synthase, Adenosylcobalamin ist Coenzym der Methylmalonyl-CoA-Mutase. Cobalamin kommt in tierischen Produkten vor. Das in Leber und Skelettmuskulatur gespeicherte Vitamin B_{12} reicht bei gefülltem Speicher für Jahre.

C 14.2.8.1 Vitamin-B_{12}-Mangel

Ätiologie
Ein Mangel an Vitamin B_{12} kann durch Resorptionsstörung (Achlorhydrie, Mangel an Intrinsic Factor, Störung des terminalen Ileums, akute Inaktivierung von Vitamin B_{12} durch Lachgas-Narkose oder Lachgas-Abusus, Antikörper gegen Vitamin B_{12}, gegen den Intrinsic Factor oder gegen die Belegzellen des Magens) oder geringen Vitamin-B_{12}-Gehalt der Nahrung bedingt sein (vegane Ernährung, Essstörungen, Alkoholismus). Einige Medikamente können einen Vitamin-B_{12}-Mangel disponieren (Protonenpumpenhemmer, die verhindern, dass Cobalamin im Magen aus den entsprechenden Verbindungen gelöst und somit verfügbar wird sowie z. B. manche Antikonvulsiva, Zytostatika und Metformin). Außerdem existieren mehrere angeborene Störungen der Cobalamin- bzw. Vitamin-B_{12}-Prozessierung, die aber selten sind und eher in Spezialbereiche der Pädiatrie gehören.

Pathophysiologie
Bei einem Vitamin-B_{12}-Mangel kommt es zu einer Fehlfunktion der Methionin-Synthase, die Methionin aus Homocystein synthetisiert, und damit zum Methionin-Mangel, zur Hyperhomocysteinämie und über die Folsäure-Falle zur Verarmung an 5,10-MTHF und zur perniziösen Anämie (ICD-10: D51). Der Methionin-Mangel führt zur Störung von Methylierungsreaktionen, u. a. für die Synthese der Katecholamine und des Myelins. Durch Fehlfunktion der Methylmalonyl-CoA-Mutase kommt es zur Akkumulation von Methylmalonsäure und zur verminderten Synthese von Succinyl-CoA.

Pathologie und Symptome
Typische Symptome des Vitamin-B_{12}-Mangels (einzeln oder kombiniert) sind die perniziöse Anämie, Schleimhautatrophien des oberen Gastrointestinaltrakts (Hunter-Glossitis) und zentral- und peripher-nervöse Störungen (Enzephalomyeloneuropathie):
- Symmetrische, sensomotorische Polyneuropathie (initial sensorisch, distal und beinbetont).
- Funikuläre Myelose v. a. der Hinterstränge und der Pyramidenbahnen (hyperintens in T2-MRT) mit Parästhesien, Minderung des Lagesinns und Vibrationsempfindens, seltener Paresen, Blasenstörungen, Okulomotorikstörungen, Optikusatrophie oder sonstige Hirnnervenausfälle sowie extrapyramidale Hyperkinesien.
- Enzephalopathie mit leichtem hirnorganischen Psychosyndrom oder Depression bis zur Perniziosa-Psychose und Demenz mit ausgedehnter Leukenzephalopathie (Entmarkung),
- Störungen des autonomen Nervensystems.

C 14.2.8 Vitamin B$_{12}$ (Cobalamin)

> ▶ **PEARLS + PITFALLS**
>
> Bei hoher und kontinuierlicher Einnahme von Folsäure wird die beim Vitamin-B$_{12}$-Mangel auftretende „Folsäure-Falle" (s. Kap. C 14.2.7.1) umgangen, sodass es trotz Vitamin-B$_{12}$-Mangel nicht zur perniziösen Anämie kommt, wohl aber zu den sonstigen Symptomen.

Diagnostik

Bei V. a. Vitamin-B$_{12}$-Mangel kann Vitamin B$_{12}$ im Serum bestimmt werden. Folsäure sollte gleichzeitig untersucht werden (s. Kap. C 14.2.7). Der Serumspiegel ist jedoch ein ungenauer Parameter für das tatsächlich intrazellulär verfügbare Vitamin B$_{12}$, sodass in Zweifelsfällen probatorisch behandelt oder eine zusätzliche Untersuchung auf Methylmalonsäure und Homocystein erfolgen kann. Ist ein Mangel an Vitamin B$_{12}$ diagnostiziert, sollte nach der Ursache gesucht werden, um nicht z. B. eine Gastritis oder ein Magenkarzinom zu übersehen. Der Schilling-Test ist inzwischen obsolet (radioaktiv, unzuverlässig, Material nicht mehr auf dem Markt).

● Der Folsäure-Mangel und der Vitamin-B$_{12}$-Mangel sind eng miteinander verwandt. Immer beide beachten.

● Ein besserer Parameter ist das Holo-Transcobalamin, d. h. der Anteil des mit Cobalamin gesättigten Cobalamin-Transportproteins, doch wird diese Untersuchung bisher nur in wenigen Labors angeboten.

Therapie

Die Therapie hängt von der Ursache des Vitamin-B$_{12}$-Mangels ab. Liegt eine mangelhafte (z. B. vegane) Ernährung vor, reicht die orale Substitution geringer Mengen Cobalamins (z. B. 10 µg; in Form von Cyanocobalamin verfügbar). Zuvor sollten allerdings die Speicher aufgefüllt werden, z. B. mit 300 µg pro Tag für drei bis sechs Monate. Auch höhere Dosierungen von etwa 1000 µg per os werden meist dauerhaft gut vertragen, es kann dann allerdings eine bei Dosisreduktion reversible Vitamin-B$_{12}$-Akne auftreten.

Wenn jedoch eine Störung der Resorption von Cobalamin vorliegt, ist die Therapie schwieriger. Üblich ist hier die intramuskuläre Injektion von – je nach klinischer Symptomatik – meist 1000 µg Hydroxycobalamin pro Tag für eine bis vier Wochen, anschließend bis zu einem Jahr ein bis zwei Injektionen pro Woche, danach eine Injektion pro Monat lebenslang.

● Leber und Skelettmuskel können größere Mengen an Vitamin B$_{12}$ speichern, die selbst bei völliger Karenz für Jahre ausreichen.

> ▶ **PEARLS + PITFALLS**
>
> Bei einer Lebenserwartung von 20 Jahren wären dies 372 i.m.-Injektionen, bei 60 Jahren 852 mit den Risiken von lokalen und anaphylaktischen Reaktionen, Bildung von Antikörpern gegen Vitamin B$_{12}$ (und damit evtl. Inaktivierung von Vitamin B$_{12}$) und den mit den Injektionen verbundenen Unannehmlichkeiten.

Allerdings werden nach oraler Aufnahme 1–5 % des Cobalamins unabhängig vom Intrinsic Factor von der Schleimhaut des gesamten Gastrointestinaltrakts aufgenommen. Bei ausreichend hoher Dosierung (z. B. initial 2000 µg unter Kontrolle des Vitamin-B$_{12}$-Spiegels) ist also auch in solchen Fällen eine rein orale Substitution möglich und aufgrund der besseren Verträglichkeit entgegen der in Deutschland üblichen Lehrmeinung nach Ansicht des Autors vorzuziehen. Pragmatisch wird man nach Ansicht des Autors mit einer Dauermedikation von 300 µg (eine Tablette) Cyanocobalamin grundsätzlich richtig liegen, in schweren Fällen wird man mehr, in grenzwertigen weniger geben. Kontrollen sind notwendig.

● Die Substitution von Vitamin B$_{12}$ kann per os erfolgen!

C 14.3 Vitamin C (L-Ascorbinsäure)

- **ICD-10:** E54; Folgen des Vitamin-C-Mangels: E64.2

Ein Mangel an Vitamin C führt praktisch nicht zu spezifischen neurologischen Symptomen, dennoch kann Vitamin C in einem Kapitel über Vitamine kaum fehlen.

Physiologie und Vorkommen

- Vitamin C ist hitzestabil und übersteht 100 °C nahezu unbeschadet, nimmt in seiner Konzentration jedoch bereits innerhalb von Tagen der Lagerung deutlich ab.
- Carnitin wird benötigt, um Fettsäuren zur Energiegewinnung in die Mitochondrien einzuschleusen.

Vitamin C ist in Früchten und Gemüsen enthalten, wird aber auch als Nahrungsmittelzusatzstoff zur Säuerung oder Konservierung genutzt (E300–303). Vitamin C wirkt stark reduzierend und kann, nachdem es oxidiert wurde, enzymatisch unter Oxidation von Glutathion reduziert und damit aktiviert werden. Neben der generellen Eigenschaft als Anti-Oxidanz („Radikalenfänger") ist Vitamin C Coenzym im Kollagenstoffwechsel, für die Synthese und Stabilisierung von Peptidhormonen, für die Synthese von Carnitin, für den Tyrosinstoffwechsel und für die Synthese von Noradrenalin aus Dopamin. Hormon produzierende Gewebe, aber z. B. auch das Gehirn, enthalten hohe Konzentrationen an Vitamin C. Menschen und einige höhere Primaten haben das Enzym zur Synthese von Vitamin C durch einen Gendefekt verloren.

- Die Empfehlungen reichen von 40 mg pro Tag (United Kingdom's Food Standards Agency) bis zu 300 mg pro Tag bei Kranken oder Schwangeren (The Vitamin C Foundation; http://www.vitamincfoundation.org/misc.htm)

Da Vitamin C nicht gespeichert werden kann und die Plasmahalbwertszeit nur etwa eine halbe Stunde beträgt, muss es regelmäßig mit der Nahrung zugeführt werden. Die richtige Dosis ist strittig, eine „normale" Ernährung enthält aber anscheinend genug Vitamin C. Häufig ist jedoch die Ansicht zu lesen, dass Personen, die rauchen oder an chronischen Krankheiten wie Krebs leiden, ein Vielfaches der üblicherweise empfohlenen Tagesdosis einnehmen sollten.

Vitamin-C-Mangel und -Überdosierung

Ein ausgeprägter Mangel an Vitamin C führt zur „Seefahrerkrankheit" Skorbut (Mangel an frischem Obst während langer Reisen) mit Kollagenschäden, die z. B. zu Hautveränderungen, Schleimhautblutungen, Verlust der Zähne und Skorbutanämie führen können (ICD-10: D53.2). Spezielle neurologische Symptome treten nicht auf. Der hochdosierten Substitution von Vitamin C werden zahlreiche positive Effekte auf unterschiedlichste Organsysteme und Krankheiten zugeschrieben, wobei es für die Wirksamkeit *in vivo* bisher keine ausreichende Evidenz gibt. Überdosierungen können zu Bauchschmerzen, Durchfall und Übelkeit führen und möglicherweise eine Neigung zu Oxalat-Nierensteinen verstärken, die direkte Einwirkung kann möglicherweise zu Zahnschäden führen. Vitamin C als Anti-Oxidanz verbessert die Resorption von Eisen und ist häufig in entsprechenden Präparaten enthalten.

C 14.4 Vitamin D (Calciferole)

- **ICD-10:** E55.0 und E55.9; Folgen der Rachitis: E64.3. Zusätzlich werden viele Sonderformen, je nach Genese, verschlüsselt.

Physiologie und Vorkommen

Der Mangel und die Überversorgung an Vitamin D verursachen keine neurologischen Symptome, dennoch ist dieses Vitamin für neurologisch kranke Patienten bedeutsam. Die wichtigsten Calciferole sind Vitamin D_2 (Ergocalciferol) und das etwas höher wirksame Vitamin D_3 (Cholecalciferol).

Die Provitamine des Vitamins D sind in hoher Konzentration in Milchprodukten, Eiern, Salzwasserfischen und Pilzen enthalten. Durch Sonnenbestrahlung werden sie in der Haut in Vitamin D (D_2 oder D_3) umgewandelt. Dieses muss noch durch zwei Hydroxylierungen in Leber und Niere aktiviert werden (1,25-Hydroxy-Vitamin D_3 = Calcitriol).

Vitamin-D-Mangel
In Ländern wie Deutschland kann vor allem in der Winterzeit und bei Personen mit wenig Sonnenexposition ein Vitamin-D-Mangel entstehen. Die Angaben zur Prävalenz sind unterschiedlich und reichen bis zu 50 %.

Bei Kindern kann ein Mangel an Vitamin D zur Rachitis führen, bei Erwachsenen zu Osteoporose und Hyperparathyreoidismus. Besonders betroffen bzw. gefährdet sind Personen mit besonders niedriger Sonnenexposition (ältere Menschen, Babys, verschleierte Frauen) oder mit gestörter Leber- oder Nierenfunktion (Substitution bei Dialyse-Patienten). Auch bei langen Krankenhausaufenthalten kann ein Mangel an funktionell aktivem Vitamin D (Calcitriol) entstehen, da zum einen das Sonnenlicht fehlt, zum anderen aber auch durch Immobilisation vermehrt Calcium aus dem Knochen freigesetzt wird und die Produktion von Calcitriol aus nicht hydroxyliertem Vitamin D_3 gehemmt wird, was Osteoporose begünstigt: Eine Studie an hospitalisierten Schlaganfall-Patienten (bei denen z. B. Oberschenkelhals-Frakturen relativ häufig auftreten) zeigte, dass diese häufig einen Mangel an Calcitriol trotz ausreichender Spiegel an nicht und einfach hydroxyliertem Vitamin D aufwiesen. Diese Patienten könnten also von einer Substitution des 1,25-Hydroxy-Vitamin D_3 profitieren. Eine andere Studie mit MS-Patientinnen zeigte, dass diese zu 80 % zu wenig Vitamin D_3 mit der Nahrung aufnahmen und dass etwa 40 % nicht mindestens einmal pro Woche eine Exposition von Sonnenlicht hatten. Die meisten dieser Patientinnen hatten einen Mangel an Vitamin D (nicht nur an Calcitriol), viele hatten eine verminderte Knochendichte und einen sekundären Hyperparathyreoidismus. Die bei MS häufig angewandte Cortison-Therapie kann die Osteoporose als Folge des Vitamin-D-Mangels noch verstärken.

Für den neurologischen Alltag bedeutet dies, dass länger immobilisierte Patienten eine Vitamin-D-Substitution erhalten sollten. Dies gilt insbesondere für Frauen, die anfälliger für Osteoporose sind, und für Patienten, die häufig Cortison einnehmen bzw. Hochdosis-Pulstherapien erhalten, was z. B. bei vielen MS-Patienten gegeben ist. Dies kann prophylaktisch geschehen, da Vitamin D als sicheres Medikament gilt. Auch volkswirtschaftlich ist diese Substitution im Vergleich zu den Folgekosten der Osteoporose sinnvoll. Dennoch ist die Akzeptanz einer Prophylaxe bei den Krankenkassen oft gering. Bei immobilisierten Patienten ist das 1,25-Vitamin D_3 dem üblichen nicht hydroxylierten Vitamin D_3 vermutlich überlegen.

C 14.5 Vitamin E (Tocopherol)

- **ICD-10:** E56.0; Folgen des Vitamin-E-Mangels: E64.8

Physiologie und Vorkommen
Es existieren acht Isoformen des Vitamins E, das in höherer Konzentration vor allem in pflanzlichen Ölen und Nüssen vorkommt, aber auch in Körnern, Früchten und Gemüsen enthalten ist.

Vitamin-E-Mangel
Ein Mangel an Vitamin E kann bei sehr fettarmer Ernährung oder einer Störung der Fettresorption (cystische Fibrose, Morbus Crohn, Zustand nach Operationen des Magen-Darm-Trakts, chronische Diarrhoe) auftreten. Ein Mangel an Vitamin E führt zur progressiven spinozerebellären Degeneration mit zerebellären Symptomen (Dysarthrie, Ataxie, Nystagmus), spinalen und peripheren Symptomen (proximal betonte Paresen, verminderte Muskeleigenreflexe, Pyramidenbahnzeichen, Störung des Lagesinns und des Vibrationsempfindens) und, seltener, Hirnnervenstörungen, bulbärer Symptomatik oder Retinitis pigmentosa, zusätzlich zu Herzmuskelschäden, Skelettmuskelschwäche und Akanthozytose. Differenzialdiagnostisch ist v. a. an die Friedreich-Ataxie zu denken.

- Der Mangel an Vitamin E und angeborene Störungen des Vitamin-E-Stoffwechsels sind Differenzialdiagnosen der Friedreich-Ataxie.

Es existieren zwei bekanntere angeborene Krankheiten, die zu einem funktionellen Vitamin-E-Mangel mit den genannten Symptomen führen:
▶ Die autosomal-rezessive Abetalipoproteinämie (Bassen-Kornzweig-Syndrom; Chr. 4q22–24): gestörte Resorption von Vitamin E durch Defekt des mikrosomalen Triglyzerid-Transfer-Proteins.
▶ Der autosomal-rezessive Defekt des Vitamin-E-Transportproteins (Friedreich-like Ataxia with selective vitamin E deficiency, AVED; Chr. 8q13.1–3).

Substitution und Überdosierung
Der Nutzen der Substitution von Vitamin E, z. B. um seine Eigenschaft als Anti-Oxidanz und Antikoagulanz auszunutzen, ist umstritten. Eine große Interventionsstudie (The Heart Outcomes Prevention Evaluation = HOPE-Study) zeigte keinen positiven Effekt auf die Inzidenz koronarer Herzerkrankungen. Auch zeigte Vitamin E keinen eindeutig protektiven Effekt gegen neurodegenerative Erkrankungen wie Alzheimer und Parkinson, hingegen könnte die Vitamin-E-Substitution mit einer erhöhten Gesamtmortalität assoziiert zu sein. Eine hochdosierte Einnahme von Vitamin E (das Hundertfache des täglichen Bedarfs – ca. 15 IU – übersteigend) kann zu einer relevanten Störung der Blutgerinnung führen.

C 14.6 Vitamin K (Chinone)

- **ICD-10:** E56.1; Folgen des Vitamin-K-Mangels: E64.8 exkl. Gerinnungsfaktormangel durch Vitamin-K-Mangel (D68.4)

Physiologie
Vitamin K bezeichnet eine Gruppe von Chinonen (u. a. Phyllochinon), die für den Calciumstoffwechsel und die posttranslationale Prozessierung von Proteinen, u. a. der Vitamin-K-abhängigen Gerinnungsfaktoren (II, VII, IX, X sowie Proteine C, S, Z) notwendig sind.

Vitamin-K-Mangel, Coumadin-Wirkung

Vitamin K wird von Darmbakterien produziert. Ein Mangel tritt nur bei deutlicher Störung der Darmfunktion auf und kann zu Hämophilie, Hyperkalzifikation des Knorpels, Knochendeformität bei Kindern und Calciumablagerungen in den Arterien führen. Hohe Konzentrationen an Vitamin K sind in Kohl und grünen Blattgemüsen und -salaten enthalten.

Vitamin K muss von der Vitamin-K-Epoxidreductase aktiviert werden. Coumadine wie Phenprocoumon und Warfarin hemmen die Vitamin-K-Epoxidreductase und führen so zu einem funktionellen Mangel an Vitamin K. Dieser Mechanismus erklärt die antikoagulatorische Wirkung der Coumadine und die Möglichkeit, diese durch Aufnahme von Vitamin K zu antagonisieren. Die Therapie mit Coumadinen spielt u. a. in der Neurologie eine wichtige Rolle, da sie z. B. zur Prophylaxe einer kardiogenen zerebralen Embolie genutzt wird, aber auch ein Risiko intrazerebraler Blutungen mit sich bringt. In solchen Notfall-Situationen kann die Wirkung der Coumadine durch intravenöse Substitution der Vitamin-K-abhängigen Gerinnungsfaktoren (PPSB-Konzentrate) aufgehoben werden, während die Substitution von Vitamin K (intravenös oder per os) erst nach wenigen Tagen die volle Wirkung zeigt.

● PPSB-Konzentrate enthalten die Proenzyme der Faktoren des Prothrombinkomplexes: Faktor II (Prothrombin), VII (Proconvertin), X (Stuart-Prower-Faktor) und IX (B, von Hämophilie B) sowie Protein C und S, zusätzlich Antithrombin und Heparin.

● Falls nicht verfügbar: *fresh frozen plasma*, FFP. PPSB ist u. a. mit der Gefahr thrombotischer Ereignisse verbunden und ist der Notfallbehandlung vorbehalten.

Weiterführende Literatur

Vitamin A

Tanumihardjo SA (2006) The acute and chronic toxic effects of vitamin A. Penniston KL. Am J Clin Nutr 83, 191–201
Underwood BA (2004) Vitamin A deficiency disorders: international efforts to control a preventable „pox". J Nutr 134, 231S-236S

Vitamin B_1

Cook CC, Hallwood PM, Thomson AD (1998) B Vitamin deficiency and neuropsychiatric syndromes in alcohol misuse. Alcohol 33, 317–336
Martin PR, Singleton CK, Hiller-Sturmhofel S (2003) The role of thiamine deficiency in alcoholic brain disease. Alcohol Res Health 27, 134–142
Richard N (January 1999) Thiamine's Mood-Mending Qualities. Nutrition Science News. http://www.newhope.com/nutritionsciencenews/NSN_backs/Jan_99/thiamine.cfm

Vitamin B_2

Lai CS, Ransome GA (1970) Burning-feet syndrome. Case due to malabsorption and responding to riboflavine. Br Med J 2, 151–152

Vitamin B_3

Baker DH (2005) Comparative nutrition and metabolism: explication of open questions with emphasis on protein and amino acids. Proc Natl Acad Sci USA 102, 17897–17902
Prousky JE (2003) Pellagra may be a rare secondary complication of anorexia nervosa: a systematic review of the literature. Altern Med Rev 8, 180–185
Zur Hartnup-Krankheit: Online Mendelian Inheritance in Man; http://www.ncbi.nlm.nih.gov/entrez/dispomim.cgi?id=234500

Vitamin B_5

Ebner F, Heller A, Rippke F, Tausch I (2002) Topical use of dexpanthenol in skin disorders. Am J Clin Dermatol 3, 427–433
Hanck AB, Goffin H (1982) Dexpanthenol (Ro 01-4709) in the treatment of constipation. Acta Vitaminol Enzymol 4, 87–97

Vitamin B$_6$

Mills PB, Struys E, Jakobs C, Plecko B, Baxter P, Baumgartner M, Willemsen MA, Omran H, Tacke U, Uhlenberg B, Weschke B, Clayton PT (2006) Mutations in antiquitin in individuals with pyridoxine-dependent seizures. Nat Med 12, 307–309
http://www.pdrhealth.com/drug_info/nmdrugprofiles/nutsupdrugs/vit_0215.shtml
http://www.ncbi.nlm.nih.gov/entrez/dispomim.cgi?id=266100

Vitamin B$_7$

Adhisivam B, Mahto D, Mahadevan S (2007) Biotin responsive limb weakness. Indian Pediatr 44, 228–230
Biotin – monograph (2007) Altern Med Rev 12, 73–78

Vitamin B$_9$

Angeborener schwerer MTHFR-Defekt: http://www.ncbi.nlm.nih.gov/entrez/query.fcgi?db=OMIM
Deutsche Gesellschaft für Ernährung; Folsäure und Schwangerschaft:
http://www.dge.de/modules.php?name=News&file=article&sid=318
Wolters M, Strohle A, Hahn A (2004) Altersassoziierte Veränderungen im Vitamin-B 12- und Folsäurestoffwechsel: Prävalenz, Ätiopathogenese und pathophysiologische Konsequenzen. Z Gerontol Geriat 37, 109–135

Vitamin B$_{12}$

Carmel R, Green R, Rosenblatt DS, Watkins D (2003) Update on cobalamin, folate, and homocysteine. Hematology Am Soc Hematol Educ Program 62–81
Kuzminski AM, Del Giacco EJ, Allen RH, Stabler SP, Lindenbaum J (1998) Effective treatment of cobalamin deficiency with oral cobalamin. Blood 92, 1191–1198
Wellmer J, Sturm KU, Herrmann W, Hoever J, Klockgether T, Linnebank M (2006) Oral treatment of vitamin B12 deficiency in subacute combined degeneration. Nervenarzt 77, 1228–1231

Vitamin C

Bsoul SA, Terezhalmy GT (2004) Vitamin C in health and disease. J Contemp Dent Pract 5, 1–13
Vilter RW (1980) Nutritional aspects of ascorbic acid: uses and abuses. West J Med 133, 485–492

Vitamin D

Nieves J, Cosman F, Herbert J, Shen V, Lindsay R (1994) High prevalence of vitamin D deficiency and reduced bone mass in multiple sclerosis. Neurology 44, 1687–1692
Sato Y, Kuno H, Asoh T, Honda Y, Oizumi K (1999) Effect of immobilization on vitamin D status and bone mass in chronically hospitalized disabled stroke patients. Age Ageing 28, 265–269

Vitamin E

Lonn E, Bosch J, Yusuf S, Sheridan P, Pogue J, Arnold JM, Ross C, Arnold A, Sleight P, Probstfield J, Dagenais GR (2005) HOPE and HOPE-TOO Trial Investigators. Effects of long-term vitamin E supplementation on cardiovascular events and cancer: a randomized controlled trial. JAMA 293, 1338–1347
Miller ER 3rd, Pastor-Barriuso R, Dalal D, Riemersma RA, Appel LJ, Guallar E (2005) Meta-analysis: high-dosage vitamin E supplementation may increase all-cause mortality. Ann Intern Med 142, 37–46
Vatassery GT, Bauer T, Dysken M (1999) High doses of vitamin E in the treatment of disorders of the central nervous system in the aged. Am J Clin Nutr 70, 793–801

Vitamin K

Baker RI, Coughlin PB, Gallus AS, Harper PL, Salem HH, Wood EM (2004) Warfarin Reversal Consensus Group. Warfarin reversal: consensus guidelines, on behalf of the Australasian Society of Thrombosis and Haemostasis. Med J Aust 181, 492–427
Hart RG, Tonarelli SB, Pearce LA (2005) Avoiding central nervous system bleeding during antithrombotic therapy: recent data and ideas. Stroke 36, 1588–1593

Wiederholungsfragen

1. Ein Patient ruft Sie im Nachtdienst an, offensichtlich angetrunken, und berichtet über neu aufgetretene Doppelbilder. Er fragt, ob er morgen in Ihre Ambulanz kommen darf. Was sagen Sie ihm?

2. Welche Diagnostik und ggf. Therapie soll bei einem Patienten mit chronischem Alkoholkonsum und Polyneuropathie erfolgen?

3. Ein nach Alkohol riechender Patient mit Bewusstseinsstörung und laut Rettungssanitäter Hypoglykämie wird eingeliefert. Wie ist das diagnostische und therapeutische Vorgehen?

4. Wann soll Folsäure im Rahmen der Schwangerschaft eingenommen werden?

5. Warum sollte eine megaloblastäre Anämie nicht generell ohne Weiteres mit Folsäure behandelt werden?

6. Sie stellen bei einem Patienten, bei dem vor sechs Jahren eine Magenteilresektion vorgenommen wurde und bei dem hausärztlich eine Anämie diagnostiziert wurde, eine Minderung des Vibrationsempfindens und des Lagesinns fest. An welche Diagnose denken Sie, wie sind Ätiologie/Pathophysiologie und Therapie?

7. Schließt ein normales Blutbild einen Vitamin-B_{12}-Mangel aus?

8. In der Notaufnahme nehmen Sie einen bewusstseinsgestörten Patienten auf, das CCT zeigt eine große Hirnblutung, das EKG zeigt Vorhofflimmern. Weitere Informationen fehlen. Sie ziehen den Dienstarzt der Neurochirurgie hinzu und bestimmen u. a. die Gerinnungswerte, wobei sich ein INR von 4 zeigt. Welche Ursache der Gerinnungsstörung vermuten Sie, was tun Sie dagegen?

9. Sie möchten einen Patienten mit Vorhofflimmern mit oralen Antikoagulanzien behandeln. Welche Risiken und Nebenwirkungen bzw. Verhaltensregeln erläutern Sie ihm?

C 15 Störungen des Schlaf-Wach-Zyklus

● Svenja Happe

EDITORIAL

Für die Erhaltung der normalen körperlichen und geistigen Leistungsfähigkeit sowie der Gesundheit ist ein normaler Schlaf eine notwendige Voraussetzung. Die Schlafmedizin als relativ junges Fach der Medizin erfordert in besonderem Maße eine interdisziplinäre Zusammenarbeit zwischen verschiedenen Fachdisziplinen wie der Neurologie, Psychiatrie, Psychologie, Inneren Medizin, HNO, Zahn-Mund-Kiefer-Gesichtschirurgie, Pädiatrie und Allgemeinmedizin. Als Leitsymptom steht der nicht erholsame Schlaf auf dem Boden einer Insomnie mit Ein- und Durchschlafstörungen und subjektiv wie objektiv gestörtem Schlaf, einer Hypersomnie (= erhöhte Tagesschläfrigkeit) oder beidem im Vordergrund.

Die Internationale Klassifikation für Schlafstörungen (International Classification of Sleep Disorders = ICSD, s. ▢ Tab. C 15.1) umfasst 85 verschiedene Schlafstörungen, unterschieden in folgende Gruppen:
1. Insomnien
2. Schlafbezogene Atmungsstörungen
3. Hypersomnien zentraler Ursache
4. Zirkadiane Rhythmusstörungen
5. Parasomnien
6. Schlafbezogene Bewegungsstörungen
7. Isolierte Symptome, wahrscheinlich physiologisch.

Der Krankheitswert ergibt sich aus den Konsequenzen eines nicht-erholsamen Schlafes, hierbei stehen die Tagesmüdigkeit und die Tagesschläfrigkeit im Vordergrund. Als Folge der Insomnie stehen Beeinträchtigungen der beruflichen und sozialen Leistungsfähigkeit mit depressiven und Angstsymptomen, Reizbarkeit, Unruhegefühlen, vermehrter Erschöpfbarkeit und Müdigkeit im Vordergrund. Bei der Hypersomnie führen die vermehrten Tagschlafepisoden und die schwankenden Vigilanzzustände ebenfalls zu Einbußen in der beruflichen und sozialen Leistungsfähigkeit, bei bestimmten Erkrankungen kann auch die Gesundheit maßgeblich beeinträchtigt werden.

● Insomnie = Beschwerde ungenügenden Schlafes oder sich nicht erholt zu fühlen nach der üblichen Schlafzeit.

● Hypersomnie = übermäßige Schläfrigkeit mit Auftreten vermehrter, nicht-erholsamer Tagesschlafepisoden.

Tab. C 15.1 Internationale Klassifikation von Schlafstörungen (American Academy of Sleep Disorders 2005).

1. Insomnien	2. Schlafbezogene Atmungsstörungen	3. Hypersomnien zentraler Ursache	4. Zirkadiane Rhythmusstörungen	5. Parasomnien	6. Schlafbezogene Bewegungsstörungen	7. Isolierte Symptome, wahrscheinlich normale Varianten
1. Anpassungsbedingte oder akute Insomnie	1. Zentrales Schlafapnoe-Syndrom	1. Narkolepsie mit Kataplexie	1. Verzögertes Schlafphasen-Syndrom	1. Aufwachstörungen (aus dem NonREM Schlaf)	1. Restless-Legs-Syndrom	1. Langschläfer
2. Psychophysiologische Insomnie	1.1 Primäres zentrales Schlafapnoe-Syndrom	2. Narkolepsie ohne Kataplexie	2. Vorverlagertes Schlafphasen-Syndrom	1.1 Schlaftrunkenheit	2. Periodic limb movement disorder	2. Kurzschläfer
3. Paradoxe Insomnie	1.2 Zentrales Schlafapnoe-Syndrom durch Cheyne-Stokes-Atmung	3. Narkolepsie durch somatische Erkrankung	3. Irreguläres Schlafphasen-Syndrom	1.2 Schlafwandeln	3. Schlafbezogene Muskelkrämpfe	3. Schnarchen
4. Idiopathische Insomnie	1.3 Zentrales Schlafapnoe-Syndrom durch periodische Atmung in großer Höhe	4. Narkolepsie, unspezifiziert	4. Freilaufender Typ (nicht-24-Std.-Schlaf-Wach-Syndrom)	1.3 Pavor nocturnus	4. Schlaf-bezogener Bruxismus	4. Sprechen im Schlaf
5. Insomnie bei psychischen Erkrankungen	1.4 Zentrales Schlafapnoe-Syndrom durch andere Erkrankung (nicht Cheyne-Stokes)	5. Rezidivierende Hypersomnie	5. Jet Lag	2. Parasomnien, üblicherweise assoziiert mit REM-Schlaf	5. Schlaf-bezogene rhythmische Bewegungsstörung	5. Einschlafmyoklonien
6. Insomnie bei inadäquater Schlafhygiene	1.5 Zentrales Schlafapnoe-Syndrom durch Medikamente oder Drogen	5.1 Kleine-Levin-Syndrom	6. Schichtarbeitersyndrom	2.1 REM-Schlaf-Verhaltensstörung	6. Schlaf-bezogene Bewegungsstörung, unspezifiziert	6. Benigner Schlafmyoklonus der Kindheit
7. Verhaltensabhängige Insomnie in der Kindheit	1.6 Primäre Schlafapnoe des Kleinkindalters	5.2 Menstruationsbezogene Hypersomnie	7. Zirkadiane Rhythmusstörung durch somatische Erkrankung	2.2 Wiederkehrende isolierte Schlaflähmungen	7. Schlaf-bezogene Bewegungsstörung durch Medikamente oder Drogen	7. Hypnagoger Fußtremor und alternierende Beinmuskelaktivität während des Schlafes
8. Insomnie bei Medikamenten- oder Substanzmissbrauch	2. Obstruktives Schlafapnoe-Syndrom	6. Idiopathische Hypersomnie mit langer Schlafzeit	8. Andere zirkadiane Rhythmusstörung	2.3 Alpträume	8. Schlaf-bezogene Bewegungsstörung durch andere Erkrankung	8. Propriospinaler Myoklonus zu Schlafbeginn
9. Insomnie bei organischen Erkrankungen	2.1 Obstruktive Schlafapnoe bei Erwachsenen	7. Idiopathische Hypersomnie ohne lange Schlafzeit	9. Andere zirkadiane Rhythmusstörung durch Medikamente oder Drogen	3. Andere Parasomnien		9. Exzessiver fragmentarischer Myoklonus
10. Insomnie unabhängig von Substanzmissbrauch oder anderen physiologischen Bedingungen, nicht spez. (nicht-organische Insomnie)	2.2 Obstruktive Schlafapnoe bei Kindern	8. Verhaltensinduziertes Schlafmangelsyndrom		3.1 Schlaf-bezogene dissoziative Störungen		
11. Physiologische (organische) Insomnie, nicht spezifiziert	3. Schlafbezogene Hypoventilations-/Hypoxämie-Syndrome	9. Hypersomnie durch somatische Erkrankung		3.2 Enuresis nocturna		
	3.1 Schlafbezogene nicht-obstruktive alveoläre Hypoventilation, idiopathisch	10. Hypersomnie durch Medikamente oder Drogen		3.3 Schlaf-bezogenes Stöhnen (Catathrenia)		
	3.2 Kongenitales zentrales alveoläres Hypoventilationssyndrom	11. Nicht-organische Hypersomnie		3.4 „Exploding Head Syndrom"		
	4. Schlafbezogene Hypoventilation/Hypoxämie durch somatische Erkrankung	12. Organische Hypersomnie, unspezifiziert		3.5 Schlaf-bezogene Halluzinationen		
	4.1 durch pulmonale parenchymale oder vaskuläre Ursache			3.6 Schlaf-bezogenes Essstörung		
	4.2 durch Obstruktion der unteren Atemwege			3.7 Parasomnien, unspezifiziert		
	4.3 durch neuromuskuläre und Brustwand-Störungen			3.8 Parasomnie durch Medikamente oder Drogen		
	5. Andere schlafbezogene Atmungsstörungen			3.9 Parasomnie durch andere Erkrankung		
	6. Schlafbezogene Atmungsstörung, unspezifiziert					

C 15.1 Der normale Schlaf

Schlafstadien

Anhand einer Reihe von Kriterien (Regeln von Rechtschaffen und Kales, 1968) werden neben „Wach" auch vier Schlafstadien und das REM-Stadium unterschieden:

- **Schlafstadien 1 und 2** (Leichtschlafstadien): schnelle EEG-Aktivität, langsame, rollende Augenbewegungen.
- **Stadien 3 und 4** (Tiefschlafstadien): überwiegend langsame, hochamplitudige EEG-Aktivität, herabgesetzter Muskeltonus, Augenbewegungen fehlen fast völlig.
- **REM-Stadium**: rasche Augenbewegungen (**R**apid **E**ye **M**ovements), besonders stark herabgesetzter Muskeltonus. Beim Erwachen aus diesem Stadium wird häufig von Träumen berichtet.

Die Schlafstadien 1 bis 4 werden im Gegensatz zum REM-Schlaf als NonREM-Schlaf zusammengefasst. Im Verlauf einer Nacht überwiegen in der ersten Nachthälfte meist die Tiefschlafstadien, in der 2. Nachthälfte die Leichtschlaf- und REM-Stadien. REM-Schlaf und Tiefschlaf machen je etwa 25 % des Schlafes aus, Leichtschlaf etwa 45 %, die Wachzeit sollte < 5 % betragen. Die Nacht wird in 4–5 Schlafzyklen aufgeteilt, ein Schlafzyklus dauert etwa 90 Minuten. Die grafische Darstellung des normalen Schlafs wird in Form eines Schlafprofils oder Hypnogramms wiedergegeben (s. ● Abb. C 15.1).

Physiologie des Schlafes

Anatomisch lassen sich verschiedene Zentren im Großhirn und Hirnstamm unterscheiden, die eine besondere Funktion in der Schlaf/Wach-Regulation haben: das aufsteigende Aktivierungssystem der Formatio reticularis des Hirnstamms (ARAS), der Thalamus, Hypothalamus und der Kortex. Hierbei spielen cholinerge, aminerge und serotonerge Neurone zur Regulation des Wechsels von REM- und NonREM-Schlaf eine herausragende Rolle. Verschiedene Substanzen (Schlafmittel, Nahrungs- und Genussmittel) wie auch Verhaltensweisen (psychotherapeutische Maßnahmen, Entspannungstechniken) greifen in dieses Gefüge ein.

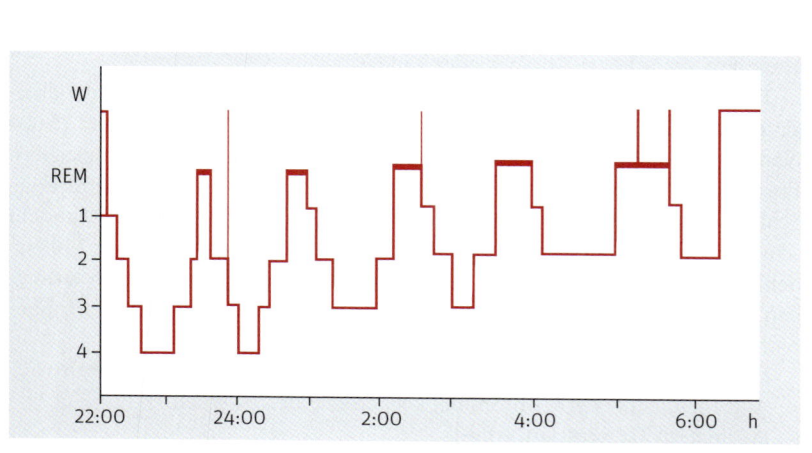

● Exzitierende cholinerge Riesenzellen der Brückenhaube, inhibierende noradrenerge Zellen des pontinen Locus coeruleus und serotonerge Zellen der Raphe-Kerne sind an der Regulation des Wechsels von REM- und NonREM-Schlaf beteiligt.

● **Abb. C 15.1** Normales Schlafprofil mit 5 Schlafzyklen (ein Schlafzyklus geht von Beginn einer NonREM-Phase bis zum Ende der nächsten REM-Phase).

Der Schlaf in verschiedenen Lebensabschnitten

Im Laufe des Lebens verändern sich sowohl die Art wie auch das Ausmaß des Schlafes. Ein Säugling verbringt den Großteil einer 24-Stunden Periode im Schlaf, wobei etwa die Hälfte davon REM-Schlaf ist. Beim Jugendlichen zeigt sich bereits deutlich ein dem Erwachsenen ähnliches Schlafprofil: markanter Wechsel von REM- und NonREM-Schlafperioden, die sich im Laufe einer Nacht 5- bis 7-mal wiederholen. Ein Erwachsener verbringt etwa 6–8 Stunden im Schlaf, davon nur etwa 1/4 im REM-Schlaf. Mit zunehmendem Alter wird die Schlafdauer kürzer, wobei der Nachtschlaf häufig durch längere und kürzere Wachabschnitte unterbrochen ist. Daneben gibt es jedoch große individuelle Unterschiede in Bezug auf das Ausmaß des Schlafbedürfnisses (Kurz- und Langschläfer) und des Zubettgeh-Zeitpunktes (Morgen- oder Abendmensch). Ob ausreichend Schlaf gefunden wurde, entscheidet die Befindlichkeit am nächsten Tage.

> ▶ **HINWEIS FÜR DIE PRAXIS**
>
> **Veränderungen des Schlafes im Alter**
> ▶ Abnahme der Gesamtschlafdauer
> ▶ Abnahme des REM-Schlafanteils
> ▶ Zunahme der Einschlaflatenz
> ▶ Häufigere Wachphasen.

C 15.2 Allgemeines zu Schlafstörungen

Epidemiologie

● Etwa 25 % der Bevölkerung leiden unter einer behandlungsbedürftigen Schlafstörung.

Etwa 15–35 % der Bevölkerung leiden unter einer leicht bis schwer ausgeprägten Insomnie, in der Mehrzahl der Fälle bereits länger als ein Jahr. Die Prävalenz der Hypersomnie liegt bei etwa 3–8 %, ca. 30 % aller Unfälle sind auf eine erhöhte Müdigkeit am Steuer zurückzuführen. Auf einer nicht spezialisierten Station im Krankenhaus oder in einer allgemeinärztlichen Praxis können Sie damit rechnen, täglich mit schlafgestörten Patienten konfrontiert zu werden; meist sind es ältere Frauen, seltener Männer oder Kinder.

● Schlafstörungen sind häufiger bei Frauen, im Alter, in westlichen Industrieländern.

Etwa 10 % der Bevölkerung leiden unter Schlaf-Wach-Störungen, die dringend behandlungsbedürftig sind, davon allein 800 000 Schlafapnoe- und 25 000 Narkolepsiepatienten. Nur ein Bruchteil dieser Störungen wird diagnostiziert. Etwa ein Viertel der Patienten mit Schlafstörungen nimmt rezeptpflichtige Schlafmittel ein, 4 % davon täglich. Durch Nichterkennen und Nichtbehandeln schwerer Schlafstörungen entstehen aber jährlich indirekte Kosten in Milliardenhöhe, die durch eine angemessene schlafmedizinische Versorgung vermieden werden könnten. Ein wesentlicher Kostenfaktor sind vermeidbare Frühberentungen.

Patienten mit einer Schlafstörung werden überzufällig häufig gesehen von:
▶ Allgemeinmedizinern (Insomnie, körperliche Beschwerden)
▶ Psychiatern (Depression, Angst)

- Neurologen (Konzentrationsstörungen, kognitive Einbußen, Motorik im Schlaf, Sorge vor Epilepsie)
- Gynäkologen (Zyklusstörungen, Infertilität).

Es werden primäre (nach Ausschluss organischer oder psychiatrischer Krankheitsursachen) und sekundäre (bei Nachweis organischer oder psychiatrischer Krankheitsursachen) Schlafstörungen unterschieden.

Genetik

In den vergangenen Jahren konnten mehr und mehr genetische Zusammenhänge bei unterschiedlichen Schlafstörungen nachgewiesen werden: So ist z. B. die Narkolepsie mit dem HLA-DR2-System assoziiert, Parasomnien kommen in Familien gehäuft vor und zeigen einige genetische Faktoren, v. a. die Enuresis nocturna (= nächtliches Einnässen) ist gut untersucht und zeigt Linkage zu einigen chromosomalen Loci; Letztere konnten auch für das Restless-Legs-Syndrom und die obstruktive Schlafapnoe gefunden werden. Weitere Untersuchungen laufen und sind für die differenzierte genetische Beschreibung von Schlafstörungen nötig.

● Im Bereich Genetik von Schlafstörungen herrscht intensive wissenschaftliche Aktivität, erste Loci und Vererbungsmodi konnten bei verschiedenen Schlafstörungen nachgewiesen werden.

Anamnese und Symptomerfassung

Die meisten Patienten stellen sich mit den Beschwerden einer Schlafstörung oder einer ausgeprägten Tagesmüdigkeit/-schläfrigkeit selbst vor, in einigen Fällen werden sie von Angehörigen, die sich selbst durch den Partner im Schlaf gestört fühlen oder Angst um dessen Gesundheit haben, vorgestellt. In jedem Fall sollten Screening-Fragen nach Schlafgewohnheiten und Tagesabläufen gestellt werden (s. Kasten).

● „Blickdiagnose" Hypersomnie beim Einschlafen im Wartezimmer oder während des Gespräches.

> **HINWEIS FÜR DIE PRAXIS**
>
> **Screening-Fragen zu Schlaf-Wach-Störungen**
>
> **Schlaf-Wach-Rhythmus**
> 1. Wann gehen Sie gewöhnlich abends zu Bett?
> 2. Wann stehen Sie morgens auf?
> 3. Wie lange benötigen Sie zum Einschlafen?
> 4. Wie viele Stunden schlafen Sie pro Nacht?
> 5. Wie ist es am Wochenende?
> 6. Halten Sie einen Mittagsschlaf?
> 7. Fühlen Sie sich nach dem Schlafen frisch und ausgeruht?
> 8. Sind Sie am Tage häufig müde oder schlafen unverhofft ein?
> 9. Haben Sie bereits einmal speziell zum Schlafen Medikamente eingenommen? Wenn ja, welche? Von wann bis wann? Mit welchem Erfolg?
>
> **Auslöser/Ursachen**
> 1. Gibt es etwas Ihrer Meinung nach, das zu Schlafstörungen führt, wie z. B. (Punkte einzeln durchgehen): Rauchen, Kaffee oder Tee, Alkohol, schwer verdauliche Nahrungsmittel vor dem Zubettgehen, Durchführen einer Diät, Lärm, ein zu helles/zu kaltes oder zu warmes Schlafzimmer, Grübeln, psychische Probleme, Stress, Schichtarbeit, Schmerzen, andere Dinge. Wenn ja, welche?

2. Ist der Beginn Ihrer Schlafstörung auf einen bestimmten Auslöser zurückzuführen?
3. Schlafen Sie an anderen Orten besser als in ihrem eigenen Bett (z. B. auf dem Sofa oder im Hotel)?
4. Leidet oder litt in Ihrer Familie jemand unter Schlafstörungen?
5. Welche Medikamente nehmen Sie ein und seit wann?
6. Trinken Sie regelmäßig Alkohol oder nehmen Sie andere Drogen ein? Wenn ja, welche?
7. Gibt es körperliche oder psychische Erkrankungen? Wenn ja, welche? Gibt es einen zeitlichen Zusammenhang mit der Schlafstörung?

Tipp: Sachliches aktives Nachfragen erleichtert die Situation für Patienten, die für ihre Symptomatik in der Vergangenheit häufig kein offenes Ohr fanden. Nehmen Sie immer das vorgetragene Anliegen ernst und betrachten Sie den Patienten selbst als ihren eigentlichen Auftraggeber.

Wenn erste Anhaltspunkte für eine Schlafstörung vorliegen, dann sollte aktiv nach den typischen klinischen Symptomen der Schlafstörung und der Tagesbefindlichkeit gefragt werden. Zur Ergänzung des Explorationsgespräches bieten sich zahlreiche weitere validierte Fragebögen und Skalen an.

Instrumente zur Erfassung von Schlafstörungen
Interviewleitfäden, Schlaffragebögen, Selbstbeurteilungsbögen, Symptomtagebücher und visuelle Analogskalen als Selbstbeurteilung durch den Patienten bzw. Fremdbeurteilung durch den Untersucher dienen zur standardisierten Erfassung von schlafmedizinischen Beschwerden. Zu den häufig eingesetzten Instrumenten mit validierten deutschen Versionen gehören:

1. Interviews zur Diagnosestellung
- Strukturiertes Interview für Schlafstörungen (SIS-D)
- Diagnosen nach ICSD (SLEEP-EVAL)

2. Schlaffragebögen
- Pittsburgher Schlafqualitätsindex (PSQI)
- Schlaffragebogen B (SF-B)

3. Skalen zur Tagesmüdigkeit/-schläfrigkeit
- Epworth Sleepiness Scale (ESS)
- Stanford Sleepiness Scale (SSS)

4. Schlaftagebücher
- Abend- und Morgenprotokolle (DGSM)
- Visuelle Analogskalen abends/morgens (VIS-A/VIS-M)
- Schlaffragebogen A (SF-A).

Die kardiorespiratorische Polysomnografie kann durch die genannten psychometrischen Testverfahren nicht ersetzt werden, sie stellen jedoch eine gute Ergänzung dar, da die subjektive Schlafwahrnehmung essenziell ist für die Beurteilung objektiver Schlafparameter. So sollte im Schaflabor parallel zu den objektiv erhobenen Befunden immer auch eine subjektive Beurteilung der Messnächte erfolgen, z. B. mit den Abend- und Morgenprotokollen der DGSM. Auch zur Verlaufskontrolle der Therapie bei der Insomnie haben die subjektiven Bewertungsinstrumente einen hohen Stellenwert.

Befunde der körperlichen Untersuchung und im Labor

Zur vollständigen Untersuchung gehören immer auch eine internistische, neurologische und psychiatrische Untersuchung, da unterschiedliche Schlafstörungen mit einem sehr breiten Spektrum von Befunden assoziiert sein können. Die Diagnose einer Schlafstörung kann niemals allein auf dem Boden der körperlichen Untersuchung und/oder der Blutbefunde gestellt werden, es gibt aber einige stützende Befunde. Besonders aussagekräftig für die Diagnosestellung sind folgende Befunde:

- Augenfälliges Übergewicht (führt zu obstruktiver Schlafapnoe)
- Arterielle Hypertonie, Herzinsuffizienz (als Folge der Schlafapnoe)
- Hohe Erythrozyten-Werte, Polyglobulie (als Folge der Schlafapnoe)
- Mikrognathie, hypertrophe Tonsillen, Nasenscheidewandveränderungen (führt zu Schnarchen, Schlafapnoe)
- Polyneuropathie (kann mit RLS assoziiert sein)
- Kognitive Störungen (als Folge einer Hypersomnie und Insomnie)
- Depressive Symptomatik (als Folge einer Hypersomnie und Insomnie).

Psychopathologischer Befund

Häufige Veränderungen und Befunde bei Schlafstörungen:

- Veränderungen im Denken.
- Veränderungen in Stimmung und Affekt sind sehr häufig, werden aber diagnostisch einer Komorbidität mit affektiven Störungen zugeordnet.
- In ausgeprägten Fällen mit Hypersomnie können Störungen der Wahrnehmung mit Vigilanzschwankungen vorkommen.
- Milde bis schwere Konzentrationsstörungen, erhöhte Fehlerraten.

Diagnostik
Stufendiagnostik

Schlafstörungen sollten mit einer sogenannten Stufendiagnostik diagnostiziert werden. Die Basisdiagnostik stützt sich hauptsächlich auf ein ausführliches Anamnesegespräch, auf validierte Fragebögen und ggf. ein zusätzliches diagnostisches Interview. Dies kann offen oder mit Strukturierungshilfen (z. B. Checklisten, standardisierte Fragenkataloge) erfolgen. Zur Abklärung des nicht-erholsamen Schlafes wurde ein klinischer Algorithmus erarbeitet (s. ○ Abb. C 15.2). Die übliche weitergehende Diagnostik umfasst ein Basislabor (s. unten) und ein EKG, in einigen Fällen ist ein EEG sinnvoll. Diese ersten Schritte dienen einerseits der Bestätigung der Verdachtsdiagnose und differenzialdiagnostischen Abklärung, andererseits der Klärung medizinischer Begleiterkrankungen und dem Erkennen von Gefahrenindikatoren. Der Schweregrad der Erkrankung kann mithilfe standardisierter Skalen und Verfahren abgeschätzt werden.

● Diagnostik: Anamnese/Interview, standardisierte Instrumente zur Erfassung von Schlaf-Wach-Störungen, klinische Untersuchung, Basislabor, EKG, EEG, ambulantes Schlaf- oder Apnoe-Screening, Polysomnografie, Tagestestungen.

Labor

Laboruntersuchungen dienen dem Ausschluss einer symptomatischen Ursache der Schlafstörungen. Hilfreich sein können: Blutbild, Blutkörperchensenkungsgeschwindigkeit oder C-reaktives Protein (zum Ausschluss von Entzündungen), Glukose (Vorliegen eines Diabetes mellitus?), Elektrolyte (Natrium, Kalium, Calcium, Magnesium), Nierenstatus (Kreatinin; symptomatisches Restless-Legs-Syndrom?), Leberstatus (GGT), und TSH (symptomatisches Restless-Legs-Syndrom?), bei übergewichtigen Patienten auch einen Lipidstatus (Cho-

Störungen des Schlaf-Wach-Zyklus / Allgemeines zu Schlafstörungen

o Abb. C 15.2 Klinischer Algorithmus: Nicht-erholsamer Schlaf (aus: Leitlinie „S2" der DGSM, 2002; www.dgsm.de, mit freundlicher Genehmigung des Verlags).

lesterin, Triglyzeride). Weitere Laboruntersuchungen umfassen Vitamin B_{12}, Folsäure, Eisen und Ferritin beim Restless-Legs-Syndrom zum Ausschluss eines symptomatischen Restless-Legs-Syndroms, HLA-DR2 im Serum und ggf. Orexin (= Hypocretin-1) im Liquor bei der Narkolepsie.

Funktionsuntersuchungen

Ein EKG kann z. B. bei Patienten mit einer Schlafapnoe indiziert sein, weitere Untersuchungen wie EEG, EMG (Elektromyografie) und NLG (Nervenleitgeschwindigkeit), evozierte Potenziale, Belastungs-EKG, Röntgen-Thorax oder Echokardiogramm sind bei spezifischen Hinweisen aus Untersuchung oder Anamnese indiziert.

Bildgebung

Bei neurologischen Auffälligkeiten und zum Ausschluss einiger symptomatischer Schlafstörungen ist eine MRT des Schädels empfehlenswert. Als genereller Untersuchungsstandard bei neurologisch unauffälligen Patienten ist dieses meist nicht notwendig.

Konsile

Häufig ist interdisziplinäre Betreuung erforderlich: Innere Medizin (Schlafapnoe), Psychiatrie (Depression, Angst), HNO (naso-oro-pharyngeale Veränderungen bei Schlafapnoe, Operationsindikation), Zahn-Mund-Kiefer-Gesichts-Chirurgie (Operationsindikation bei Schnarchen und/oder Schlafapnoe).

> **PEARLS + PITFALLS**
>
> Die Diagnose einer Schlafstörung kann durch eine gute Anamnese mit Verifizierung typischer Symptome mit hoher Reliabilität getroffen werden. Zur Diagnosesicherung ist in einigen Fällen jedoch die Untersuchung im Schlaflabor notwendig.

Technische Untersuchungen

Ambulante Messverfahren

Bei Verdacht auf ein Schlafapnoe-Syndrom sollte vor einer Untersuchung im Schlaflabor ein sogenanntes ambulantes Apnoe-Screening durchgeführt werden. Hierzu gibt es verschiedene Geräte, minimal werden dabei die Sauerstoffsättigung, die Herzfrequenz, die Atemanstrengung, der Atemfluss an Nase und Mund und die Schnarchgeräusche, nach Möglichkeit auch das EKG aufgezeichnet. Hieraus lassen sich Informationen wie die Anzahl der nächtlichen Entsättigungen und Atempausen sowie die minimale Sauerstoffsättigung quantifizieren, bei pathologischem Befund muss eine Untersuchung im Schlaflabor ggf. mit Therapieeinleitung erfolgen.

- Ambulante Messverfahren bei:
  - V. a. Schlafapnoe
  - Insomnie.

Auch das Schlafprofil kann mit einem ambulanten Messverfahren aufgezeichnet werden und wird z. B. bei Insomnie-Patienten eingesetzt. Für differenzialdiagnostische Fragestellungen ist es jedoch nicht ausreichend, sodass hier dann eine Polysomnografie im Schlaflabor notwendig wird.

Mit der Aktigrafie in Form einer Armbanduhr können Beinbewegungen und körperliche Aktivität während des Tages und während der Nacht gemessen werden. Sie findet ihren Einsatz z. B. zur ambulanten Registrierung von periodischen Beinbewegungen oder bei zirkadianen Rhythmus-Störungen.

Polysomnografie

Die Polysomnografie ist das aufwendigste Verfahren in der Diagnostik von Schlafstörungen, da über eine Dauer von ca. 8 Stunden zahlreiche Funktionssysteme aufgezeichnet und analysiert werden. Sie ist indiziert bei Patienten mit therapierefraktären insomnischen oder hypersomnischen Symptomen und entsprechendem Leidensdruck oder wenn Schlafstörungen nicht durch eine ausführliche Befragung oder durch ambulant einsetzbare Registrierverfahren eindeutig untersucht und dokumentiert werden können. Ferner in speziellen Fällen zur differenzialdiagnostischen Abklärung und Therapieeinleitung, z. B. zur Abgrenzung der unterschiedlichen Parasomnien (immer mit gleichzeitiger Videometrie), u. a. auch zur Differenzialdiagnose einer Epilepsie (mit erweiterten EEG-Ableitungen) und bei einigen Patienten mit somatischen oder psychischen Erkrankungen.

- Die Polysomnografie ist indiziert bei:
  - der therapierefraktären Insomnie und Hypersomnie mit Leidensdruck
  - Parasomnien
  - schlafbezogenen Atmungsstörungen

Für die Bestimmung der Schlafstadien sind die Registrierung des EEGs, der Augenbewegungen (Elektrookulografie = EOG) und des Muskeltonus (Elektromyografie = EMG) am Kinn ausreichend. Zur Differenzialdiagnostik von Schlafstörungen sind jedoch weitere Aufzeichnungen nötig, in der Regel werden bei einer kompletten kardiorespiratorischen Polysomnografie noch folgende

- Was wird abgeleitet bei der Polysomnografie? EEG, EOG, EMG-Kinn, EMG-Beine, EKG, Atemfluss an Mund/Nase, Atembewegungen an Thorax/Abdomen, Sauerstoffsättigung, Schnarchgeräusche, Körperlage; Videometrie

biologische Signale abgeleitet: Muskelanspannung der Beine (EMG am M. tibialis anterior), Atemparameter an Mund und Nase (Flow), EKG, Atembewegung an Thorax und Abdomen, Sauerstoffsättigung (Pulsoximeter), die Körperlage und Schnarchgeräusche (Mikrofon). In der Regel wird zusätzlich eine Videoaufzeichnung erstellt, sodass motorische Phänomene und Verhaltensauffälligkeiten im Schlaf in die Analyse einbezogen werden können. Die technische Ausrüstung befindet sich in einem separaten Raum, in dem sich auch das schlafmedizinische Personal während der Nacht aufhält und die Qualität der Aufzeichnungen sowie den Patienten überwacht.

Tagesableitungen
In Fällen ausgeprägter Hypersomnie ist eine weitere Untersuchung am Tag notwendig, um die Einschlaflatenz, d. h. den Grad der Schläfrigkeit bzw. des Schlafdruckes, zu erfassen. Das zumeist angewandte Verfahren ist der Mehrfach-Schlaf-Latenz-Test (Multiple Sleep Latency Test = MSLT). Hierbei soll der Patient 4–5 Mal am Tag im Abstand von 2 Stunden in einer Beobachtungszeit von 20 Minuten versuchen einzuschlafen. Die jeweilige Einschlaflatenz wird bestimmt und gemittelt und gilt ab < 10 Minuten als auffällig und ab < 8 Minuten als pathologisch.

Beim Mehrfach-Wach-Test (Maintenance of Wakefulness-Test = MWT) wird ebenso in 4–5 20-minütigen Intervallen bei entspanntem Sitzen in einem bequemen Stuhl die Einschlaflatenz aufgezeichnet. Hierbei soll der Patient jedoch versuchen, wach zu bleiben. Dieser Test erfasst im Gegensatz zum MSLT die Wachbleibefähigkeit während des Tages und nicht die Einschlaffähigkeit.

Leistungs- und Vigilanztests wie z. B. die Pupillografie und der Fahrsimulator sowie computerisierte Tests zur Erfassung der geteilten Aufmerksamkeit und Daueraufmerksamkeit sind in einigen Fällen, z. B. zur Beurteilung der Fahrtauglichkeit und Arbeitsfähigkeit, in bestimmten Bereichen unabdingbar.

● Tagesableitungen zur Erfassung von Müdigkeit, Schläfrigkeit und Konzentration: EEG, MSLT, MWT, Pupillografie, Vigilanztests

Wesentliche Schlafstörungen in der Neurologie
Für den Neurologen sind vor allem die Insomnie und das obstruktive Schlafapnoe-Syndrom aufgrund ihrer Häufigkeit, die Narkolepsie, die Differenzialdiagnose der Hypersomnien, Parasomnien mit der REM-Schlaf-Verhaltensstörung und das Restless-Legs-Syndrom von Bedeutung. Ferner natürlich auch die Schlafstörungen bei neurologischen Erkrankungen.

Therapie
Behandlungsbedürftigkeit besteht nur dann, wenn neben einer Störung des Nachtschlafs auch über eine starke Beeinträchtigung der Tagesbefindlichkeit geklagt wird. Bei organischen Ursachen steht die Therapie der körperlichen, neurologischen oder psychiatrischen Grunderkrankung im Vordergrund. Die Therapie der meisten Schlafstörungen ist spezifisch und wird dort aufgeführt.

C 15.3 Insomnien

Einteilung und Definition

Insomnien sind häufig und kommen bei etwa 15–35 % der Bevölkerung vor. Sie sind in insgesamt 11 Unterformen eingeteilt (s. ◻ Tab. C 15.1), die wichtigsten **intrinsischen Insomnien** werden hier näher erläutert:

- Die **anpassungsbedingte oder akute Insomnie** tritt als Folge eines akuten Stressors wie z. B. beim Arbeitsplatzwechsel, bei Umzug oder beim Tod eines nahen Angehörigen auf und dauert nicht länger als 6 Wochen an.
- Die **psychophysiologische Insomnie** ist eine Störung mit erhöhter körperlicher Anspannung und gelernten, Schlaf verhindernden Gedanken, die zu Beschwerden einer Insomnie führen. Daran gekoppelt ist eine verminderte Leistungsfähigkeit während des Tages. Eine übertriebene Anstrengung einzuschlafen, ein erhöhtes Erregungsniveau, vor allen Dingen vor dem Schlafengehen, und ein besserer Schlaf in anderer Schlafumgebung als in der üblichen sind Anzeichen für gelernte, Schlaf verhindernde Gedanken und Assoziationen. Die Schlafstörung muss mindestens seit 3 Monaten bestehen.
- Bei der **paradoxen Insomnie** handelt es sich um eine Fehlbeurteilung des Schlafzustandes mit der Beschwerde einer Insomnie oder übermäßigen Schläfrigkeit, ohne dass der objektive Nachweis einer Schlafstörung geleistet werden kann.
- Die **idiopathische (oder auch primäre) Insomnie** beginnt in der Kindheit und dauert lebenslang an. Im Vordergrund steht ein lebenslanges Unvermögen, ausreichend zu schlafen. Wahrscheinlich liegt eine neurologisch bedingte Störung der Schlaf-Wach-regulierenden Systeme der idiopathischen Insomnie zugrunde.

Sogenannte **extrinsische Insomnien** entstehen z. B. bei inadäquater Schlafhygiene, umweltbedingten Störungen (z. B. Lärm, Kälte/Hitze), in großer Höhe, bei Schlafmangel, aufgrund mangelnder Schlafdisziplin, durch das Fehlen des gewohnten Schlafrituals, durch Nahrungsmittelallergien oder durch nächtliches Essen oder Trinken.

Sekundäre Insomnien können bei neurologischen und psychiatrischen Erkrankungen sowie bei der Einnahme bestimmter Substanzen oder Medikamente auftreten.

Auch die **zirkadianen Rhythmusstörungen** können mit insomnischen Beschwerden einhergehen, werden jedoch spezifisch behandelt, dazu gehören insbesondere ein Verhaltenstraining, aber auch Medikamente.

Diagnostik

Die anamnestische Erfassung der unterschiedlichen Symptome und deren Dokumentation mit Schlaffragebögen und -tagebüchern steht im Vordergrund. Eine Indikation zur Polysomnografie besteht allenfalls bei therapierefraktären Insomnien, jedoch in der Regel nicht zur Diagnosesicherung einer intrinsischen Insomnie.

Therapie
Medikamentöse Therapie
Schlafinduzierende Substanzen wie die Benzodiazepinrezeptoragonisten (Zopiclon, Zolpidem, Zaleplon) können kurzfristig und vorübergehend für nicht mehr als 4–6 Wochen eingesetzt werden, da es sonst zu Wirkverlusten und Gewöhnung kommt. Für den längeren Gebrauch werden eher sedierende Antidepressiva (z. B. Trimipramin, Doxepin, Amitriptylin, Mirtazapin) eingesetzt. Pflanzliche Mittel (z. B. Baldrian, Melisse, Hopfen) und „endogene" Schlafsubstanzen wie L-Tryptophan und Melatonin sind v. a. bei leichteren Insomnien im Einsatz. Neuroleptika, Alkoholderivate und Antihistaminika sollten nur noch in Ausnahmefällen verordnet werden.

Nicht-medikamentöse Therapie

● Verhaltensmedizinische Strategien bei Insomnie spielen eine wichtige Rolle

Zur nicht-medikamentösen Insomniebehandlung haben sich v. a. folgende verhaltensmedizinische Strategien bewährt, die immer auch neben einer medikamentösen Behandlung eingehalten werden sollten:
▶ Entspannungstechniken
▶ Einhaltung der Regeln der Schlafhygiene
▶ Stimuluskontrolle
▶ Schlafrestriktion
▶ Kognitive Techniken zur Reduktion nächtlichen Grübelns, z. B. paradoxe Intention.

> **▶ HINWEIS FÜR DIE PRAXIS**
>
> **Therapie der Insomnie**
> Schlafmittel sollten bedarfsangepasst nicht länger als 4–6 Wochen eingesetzt werden. Verhaltenstherapeutische Maßnahmen haben einen hohen Stellenwert in der Behandlung von Insomnien und sollten immer begleitend zur pharmakologischen Insomniebehandlung eingesetzt werden. Betrachten Sie immer den Patienten selbst als Therapeuten in eigener Sache und beziehen ihn aktiv in die Therapie mit ein!

C 15.4 Hypersomnien zentraler Ursache

Die Hypersomnien gehen mit einer ausgeprägten Befindlichkeitsstörung am Tage einher und werden in elf unterschiedliche Gruppen eingeteilt (s. ▢ Tab. C 15.1). Zur differenzialdiagnostischen Einordnung einer Hypersomnie gehören immer eine kardiorespiratorische Polysomnografie mit Videometrie sowie Tagestestungen (MSLT, MWT, Vigilanztests etc.) und eine erweiterte Diagnostik wie z. B. ausführliche Labor- und Liquordiagnostik sowie eine MRT des Kopfes zum Ausschluss symptomatischer Ursachen.

C 15.4.1 Narkolepsie

Die Narkolepsie ist charakterisiert durch die beiden Leitsymptome erhöhte Tagesschläfrigkeit und Kataplexien. Kataplexien sind spezifisch für die Narkolepsie, während die Tagesschläfrigkeit unspezifisch ist und durch Einschlafneigung am Tage in monotonen Situationen, nicht durch Schlafmangel, bedingt ist. Die Tagesschläfrigkeit mit imperativem Schlafdrang ist in der Regel das erste Symptom, womit sich die Narkolepsie manifestiert, Krankheitsbeginn ist meistens im zweiten Lebensjahrzehnt. Weitere Symptome sind automatisches Verhalten während des Tages, hypnagoge (beim Einschlafen) und hypnopompe (beim Erwachen) Halluzinationen, gestörter Nachtschlaf und Schlaflähmungen.

● Leitsymptome der Narkolepsie: Tagesschläfrigkeit, Kataplexie

● Weitere Symptome: Hypnagoge/hypnopompe Halluzinationen, Schlaflähmungen, gestörter Nachtschlaf, automatisches Verhalten

Definition (nach ICSD)
1. Tagesschläfrigkeit über mindestens 3 Monate.
2. Typische Kataplexie: plötzliche vorübergehende Episoden mit Verlust des Muskeltonus, getriggert durch Emotionen, Bewusstsein erhalten. Kataplexien können auch fehlen.
3. Polysomnografie (mit mind. 6 Std. Schlaf), am nächsten Tag MSLT: Mittlere Schlaflatenz liegt bei < 8 Minuten, es müssen ≥ 2 Sleep-onset-REM-Phasen auftreten (mit REM-Schlaf innerhalb von 15 Minuten) oder der Hypocretin-1-Wert ist ≤110 pg/ml im Liquor.
4. Keine andere somatische oder psychische Störung verantwortlich.

Epidemiologie
Etwa 0,01 % bis 0,05 % der Bevölkerung haben eine Narkolepsie, das klinische Vollbild besteht dabei nur bei 15 % der Patienten. Es gibt keine Geschlechtsunterschiede. Häufig ist die Narkolepsie mit einem Restless-Legs-Syndrom und einem Schlafapnoe-Syndrom assoziiert.

● Nur bei 15 % der Patienten besteht das klinische Vollbild!

Genetik
Die Narkolepsie ist eine Erbkrankheit mit multifaktoriellem Übertragungsmechanismus. Es gibt eine 90%ige Assoziation mit den Allelen HLA DRB1*1501 und DQB1*0602 aus dem HLA-DR15 (DR2)-Komplex. Hypocretin-1, ein Neuropeptid aus dem Hypothalamus, wird bei Narkolepsiepatienten im Liquor vermindert nachgewiesen.

● Es besteht eine Assoziation zum HLA-DR15 (2)-Komplex.

Diagnostik
Die Sicherung der Diagnose geschieht mit der Polysomnografie und dem MSLT, wobei mehrfach ein vorzeitiger REM-Schlaf (sogenannter Sleep-onset REM) aufgezeichnet werden muss.

Differenzialdiagnosen
Alle anderen Formen der Hypersomnie, Tagesschläfrigkeit bei organischen Erkrankungen wie endokrinen Störungen, Epilepsien, intrakranieller Raumforderung, Alkoholismus sowie Tonusverlust bei Orthostase, transitorischen Ischämien, Myopathien, vestibulären Störungen, psychiatrischen Störungen und isolierter Schlaflähmung (ca. 80 % der Bevölkerung mind. einmal im Leben).

> **MERKE**
>
> Das Auftreten von imperativem Schlafdrang mit Kataplexien ist beweisend für die Diagnose der Narkolepsie. Liegen diese Symptome (noch) nicht vor, müssen zur Diagnosestellung weitere Symptome und Sleep-onset REM nachweisbar sein.

● Die Therapie der Narkolepsie erfolgt differenziert und symptomorientiert, nicht-medikamentös und medikamentös.

Therapie

Die Behandlung ist abhängig von den führenden Symptomen. Nicht-medikamentöse Copingstrategien wie z. B. regelmäßige Schlafzeiten reichen meistens zu einer suffizienten Behandlung der Narkolepsie nicht aus. Meistens ist eine medikamentöse Behandlung erforderlich, mit Stimulanzien kann die Tagesschläfrigkeit, mit Antidepressiva (z. B. Clomipramin, Fluoxetin, Venlafaxin) können die Kataplexien, Halluzinationen und Schlaflähmungen behandelt werden. Seit 1998 ist in Deutschland das zentral stimulierende Modafinil für die Behandlung der Narkolepsie und der idiopathischen Hypersomnie zugelassen. Der genaue Wirkmechanismus ist nicht bekannt, bei guter Verträglichkeit wird Modafinil mit bis zu 400 mg/Tag erfolgreich zur Reduktion der Tagesschläfrigkeit bei Narkolepsiepatienten eingesetzt. Seit 2005 ist zusätzlich Sodiumoxybat für die Behandlung der Tagesschläfrigkeit und nun auch für die Behandlung der Kataplexien zugelassen. Außerdem können andere Stimulanzien wie Methylphenidat oder Pemolin eingesetzt werden. Benzodiazepinrezeptoragonisten wie Zolpidem und Zopiclon können in der Behandlung des gestörten Nachtschlafes eingesetzt werden. Bei gleichzeitigem Vorliegen eines RLS kommen Levodopa oder Dopaminagonisten zum Einsatz, bei einem Schlafapnoe-Syndrom eine nächtliche nCPAP-Maskenbeatmung.

> ▶ **HINWEIS FÜR DIE PRAXIS**
>
> **Therapie der Narkolepsie**
> **Nicht-medikamentös**
> Schlafhygiene, keine Schichtarbeit, ausreichende Mittagsruhe, Gewichtsreduktion bei Übergewichtigkeit, Nikotin-/Alkoholverbot, evtl. unterstützende Psychotherapie.
> **Medikamentös**
> ▶ Bei geringer Tagesmüdigkeit: Nootropika (z. B. Piracetam), Antiparkinsonmittel (Amantadin, Memantine), Appetitzügler (z. B. AN1 – Amfetaminil), Betablocker (z. B. Propanolol)
> ▶ Bei starker Tagesmüdigkeit: Amphetamine (z. B. Methylphenidat, Pemolin), Modafinil, Sodiumoxybat
> ▶ Bei Kataplexien, Halluzinationen, Schlaflähmungen: REM-Schlaf supprimierende Antidepressiva (z. B. Clomipramin, Fluoxetin, Venlafaxin) und Sodiumoxybat
> ▶ Bei nächtlicher Schlafstörung: Benzodiazepinrezeptoragonisten, Sodiumoxybat.
> **CAVE!**
> Stimulanzien verlieren mit der Zeit ihre Wirksamkeit. Es müssen daher immer wieder sogenannte „drug holidays" und Umstellungen auf andere Präparate erfolgen.

C 15.4.2 Rezidivierende, idiopathische und posttraumatische Hypersomnie

Wie bei der Narkolepsie steht das Symptom der Tagesschläfrigkeit auch bei der rezidivierenden Hypersomnie, der idiopathischen Hypersomnie und der posttraumatischen Hypersomnie im Vordergrund.

Klinik und Therapie

Die **rezidivierende Hypersomnie** ist durch wiederholte Episoden von Tagesschläfrigkeit gekennzeichnet, die typischerweise ein- oder zweimal pro Jahr über mindestens 3 Tage bis zu 3 Wochen und vor allem bei jungen Männern auftreten. Die Schlafzeit beträgt dabei mehr als 18 Stunden des Tages, das Bett wird dann nur zum Essen oder Toilettengang verlassen, wodurch es zu einer Gewichtszunahme kommen kann. Gelegentlich treten neben Merkfähigkeitsstörungen eine vermehrte Reizbarkeit und eine Hypersexualität auf. Lithium oder Antikonvulsiva wie Carbamazepin und Lamotrigin können zur Verlängerung der symptomfreien Intervalle eingesetzt werden.

Die **idiopathische Hypersomnie** ist eine Störung vermutlich zentralnervöser Ursache, die durch eine normale oder verlängerte Hauptschlafperiode und übermäßige Tagesschläfrigkeit in Form verlängerter Schlafepisoden mit Non-REM-Schlaf charakterisiert ist. Der Beginn ist meistens schleichend und vor dem 25. Lebensjahr und nicht an ein Schädel-Hirn-Trauma oder eine andere zentralnervöse Erkrankung gekoppelt. Neben Einhalten von ausreichenden Schlafepisoden sind Methylphenidat und Modafinil wirksam in der Behandlung der Tagesschläfrigkeit.

Bei der **posttraumatischen Hypersomnie** handelt es sich um übermäßige Schläfrigkeit infolge eines Schädel-Hirn-Traumas mit Verlängerung des Nachtschlafs und häufigen täglichen Schlafepisoden. Die Störung klingt meistens spontan wieder ab, eine Tagesorganisation mit regelmäßigen Schlafphasen sollte eingehalten werden.

Differenzialdiagnosen der Hypersomnie (neben den Hypersomnien zentraler Ursache)

- Bei Verhaltensstörungen/psychophysiologischen Störungen
- Bei schlafbezogenen Atmungsstörungen
- Bei Störungen des Schlaf-Wach-Rhythmus
- Bei Parasomnien
- Bei Bewegungsstörungen
- Bei Erkrankungen des zentralen Nervensystems
- Bei psychiatrischen Erkrankungen
- Bei „anderen" Ursachen (z. B. zyklusbedingt, bei Substanzeinnahme).

C 15.5 Schlafbezogene Atmungsstörungen

Schlafbezogene Atmungsstörungen sind häufig und kommen in ca. 4 % der Bevölkerung vor, bei Männern etwa 8-mal häufiger als bei Frauen. Sie können neben der meistens berichteten Tagesschläfrigkeit auch mit einem gestörten Schlaf durch vermehrte Arousals einhergehen. Man unterscheidet schlafbezogene Atmungsstörungen mit Obstruktion der oberen Atemwege wie obstruktives Schnarchen und obstruktives Schlafapnoe-Syndrom von solchen ohne Obstruktion der oberen Atemwege wie primär alveoläre Hypoventilation, sekundär alveoläre Hypoventilation und ein zentrales Schlafapnoe-Syndrom. Diese Schlafstörungen werden zumeist in einem pneumologisch orientierten Schlaflabor behandelt, zuvor muss jedoch eine ambulante Polygrafie vorangegangen sein.

> **HINWEIS FÜR DIE PRAXIS**
>
> **Schlafbezogene Atmungsstörungen (genaue Einteilung nach ICSD s. ◻ Tab. C 15.1)**
> Mit Obstruktion der oberen Atemwege: obstruktives Schlafapnoe-Syndrom.
> Ohne Obstruktion der oberen Atemwege: zentrales Schlafapnoe-Syndrom, schlafbezogene Hypoventilation/Hypoxämie.

Das **obstruktive Schlafapnoe-Syndrom** (**OSAS**) ist charakterisiert durch rezidivierende Obstruktionen der oberen Atemwege während des Schlafes, die mit einem Absinken des Sauerstoffgehaltes im Blut um mindestens 4 % einhergehen. Es besteht üblicherweise eine Tagesschläfrigkeit, Nebenmerkmale beinhalten lautes Schnarchen, morgendliche Kopfschmerzen und einen trockenen Mund beim Aufwachen. In der Polysomnografie müssen mehr als 5 obstruktive Apnoen über mehr als 10 Sekunden Dauer pro Stunde Schlafzeit nachgewiesen werden. Die Obstruktion der oberen Atemwege kommt durch den abnehmenden Muskeltonus während des Schlafes mit Zurückfallen der (oft sehr großen) Zunge bei häufig habituell engem oberem Respirationstrakt (gehäuft bei Übergewicht) zustande. Kardiorespiratorische Probleme wie arterielle Hypertonie, Herzinsuffizienz, Herzrhythmusstörungen und Polyglobulie können die Folge sein. Die Therapie der Wahl stellt neben einer Gewichtsabnahme die nasale Maskenbeatmung mit Überdruck (nasal continuous positive airway pressure = nCPAP) dar.

Ein **zentrales Schlafapnoe-Syndrom** (**ZSAS**) tritt vermehrt bei zerebralen Störungen wie z. B. Mikroangiopathie, Hirninfarkten, Tumoren oder Enzephalitiden auf. Es ist gekennzeichnet durch Stillstand oder Nachlassen der ventilatorischen Atemanstrengungen im Schlaf, verbunden mit Sauerstoffentsättigungen. Es können insomnische oder auch hypersomnische Beschwerden im Vordergrund stehen. Nebenmerkmale können nach-Luft-schnappen oder gar Erstickungsanfälle im Schlaf, häufige Körperbewegungen und eine Zyanose während des Schlafes sein. Patienten mit einem ZSAS sind meistens normgewichtig. Therapieoptionen stellen die nächtliche Sauerstoffgabe in leichteren Fällen oder eine kontrollierte nasale Maskenbeatmung (nasal bi-level positive airway pressure = BiPAP im S/T-Modus) dar.

Therapie anderer Formen
Im Falle der Cheyne-Stokes-Atmungsstörung bei Herzinsuffizienz kann die sogenannte adaptive Servoventilation zum Einsatz kommen.

Bei Hypoventilationssyndromen (infolge von COPD Stadium 4 nach GOLD, Obesitas, Muskeldystrophien und anderen neuromuskulären Erkrankungen sowie thorako-restriktiven Erkrankungen) kommt eine non-invasive Beatmungstherapie zum Einsatz (NIV, ISB, Heimbeatmung).

C 15.6 Schlafbezogene Bewegungsstörungen

Schlafbezogene Bewegungsstörungen sind durch Bewegungen in den unterschiedlichen Schlafstadien charakterisiert, die z. T. komplexer Natur sein können, aber nicht immer den Schlaf und die Tagesbefindlichkeit stören müssen.

C 15.6.1 Restless-Legs-Syndrom und periodische Beinbewegungen

Das Restless-Legs-Syndrom (RLS) ist eine der häufigsten neurologischen Krankheiten überhaupt und zählt zu den schlafbezogenen Bewegungsstörungen. Die Diagnose ist anamnestisch zu erheben, es müssen die unter Definition beschriebenen Minimalkriterien erfüllt sein. Etwa 80–90 % der Patienten weisen neben den subjektiven Beschwerden periodische Beinbewegungen im Schlaf (Periodic Leg Movements during Sleep = PLMS) auf. PLMS werden von den Patienten selbst meist nicht wahrgenommen und verursachen häufig Ein- oder Durchschlafstörungen durch Schlafunterbrechungen. In der Polysomnografie finden sich Muskelkontraktionen zwischen 0,5–5 Sekunden Dauer in 20- bis 40-Sekunden-Intervallen, wobei nur Episoden mit vier oder mehr Bewegungen in Folge gezählt werden. Mit dem Alter nimmt die Prävalenz der PLMS zu, etwa 34 % der über 60 jährigen sind betroffen. PLMS können isoliert auftreten oder in Assoziation mit einem RLS, einer Narkolepsie oder einem Schlafapnoe-Syndrom.

● Ca. 80–90 % der RLS-Patienten haben nächtliche periodische Beinbewegungen.

Definition RLS (nach Allen et al. 2003)
Minimalkriterien
1. Bewegungsdrang der Beine, gewöhnlich mit unbehaglichem und unangenehmem Gefühl.
2. Beginn oder Verschlechterung während Ruhezeiten oder bei Inaktivität.
3. Teilweise oder vollständige Besserung durch Bewegung.
4. Verschlimmerung am Abend oder nachts.

Unterstützende Kriterien
1. Ansprechen auf dopaminerge Therapie.
2. Periodische Beinbewegungen während des Schlafes (PLMS).
3. Positive Familienanamnese – mindestens ein Verwandter ersten Grades betroffen.

Assoziierte Merkmale
1. Klinischer Verlauf: Üblicherweise progressiv, manchmal statisch und Remissionen über einen Monat oder mehr, meist mittleres bis höheres Lebensalter, Beginn zu jedem Alter möglich, de-novo-Symptome oder Verschlechterung während einer Schwangerschaft.

2. Neurologische Untersuchung: normal bei idiopathischem oder familiärem RLS.
3. Schlafstörungen.

Klassifikation

Primär/idiopathisch (nach Ausschluss organischer Ursachen): in ca. 40–80 % der Fälle.

Sekundär/symptomatisch (bei Nachweis organischer Ursachen): v. a. bei Urämie (15–20 %), Eisenmangel-Anämie und in der Schwangerschaft (11 % nach der 20. SSW). Außerdem zeigte sich ein vermehrtes Auftreten von RLS bei der rheumatoiden Arthritis (30 %), bei Schilddrüsenerkrankungen, Diabetes mellitus, Polyneuropathien, spinalen Läsionen (Myelitis, Radikulopathie, Syrinx, PDA), M. Parkinson, Multipler Sklerose, HIV-Infektion, bei Einnahme bestimmter Medikamente wie Antidepressiva (v. a. Trizyklika und Serotoninwiederaufnahmehemmer) und Dopaminantagonisten (Neuroleptika, Antiemetika).

● Man unterscheidet ein idiopathisches von einem symptomatischen RLS.

Epidemiologie

Etwa 5–10 % der Bevölkerung haben ein RLS, Frauen sind etwa doppelt so häufig betroffen wie Männer. In 80–90 % der Fälle bestehen gleichzeitig nächtliche periodische Beinbewegungen (PLM).

● Das RLS ist mit einer Prävalenz von 5–10 % eine der häufigsten neurologischen Störungen überhaupt.

Genetik

Neben dem sporadischen RLS wird ein familiäres RLS mit wahrscheinlich autosomal-dominantem Erbgang unterschieden. Es wurden bislang mehrere Loci auf unterschiedlichen Chromosomen beschrieben.

Ursache

Die Ursache des RLS ist bislang nicht geklärt. Wegen des guten Ansprechens von Dopaminagonisten und Opioiden und den Ergebnissen aus klinischen Studien wird eine dopaminerge/opioide Störung vermutet.

● Die Ursache ist bislang nicht eindeutig geklärt.

Diagnostik

Die Diagnose eines RLS wird anhand der Anamnese gestellt. In einigen Fällen ist eine Polysomnografie sinnvoll zum Nachweis von PLM, vor allem bei jungen Patienten vor Beginn einer Dauertherapie, zur Therapiekontrolle und bei Patienten mit ausgeprägten Schlafstörungen.

Praktisches Vorgehen

Das Erfragen der Minimalkriterien ist Voraussetzung für die Diagnose eines RLS. Weitere typische Symptome sowie ein positives Ansprechen auf Levodopa sollten ebenfalls erfragt werden und stützen die Diagnose (s. Kriterien). In der Polysomnografie zeigen sich typischerweise ein PLM-Index pro Stunde Schlafzeit > 5 sowie häufige Stadienwechsel mit Aufwachreaktionen und fragmentiertem Schlafprofil. Symptomatische Ursachen müssen immer ausgeschlossen und spezifisch behandelt werden. Daher sind immer eine neurologische Untersuchung (Ausschluss einer Polyneuropathie, Radikulopathie) und eine Blutuntersuchung zum Ausschluss eines symptomatischen RLS (mit Bestimmung von Blutbild, Ferritin, TSH, Kreatinin, Vitamin B_{12}, Folsäure) und ggf. weitere neurophysiologische Untersuchungen wie EMG und Neurografie erforderlich.

Differenzialdiagnosen

Polyneuropathie, „burning feet", Bandscheibenerkrankungen, „Painful legs and moving toes", Akathisie, arterielle und venöse Erkrankung der Beine, Einschlafmyoklonien („Sleep Starts"), Schlafapnoe-Syndrom.

> **MERKE**
>
> Das RLS ist eine klinische Diagnose. Es müssen alle vier Minimalkriterien erfüllt sein. Ein positives Ansprechen auf dopaminerge Medikamente stützt die Diagnose.

Therapie

Die Indikation einer Therapie besteht beim Vorliegen subjektiver Symptome, bei Schmerzen, schweren Schlafstörungen und Tagesmüdigkeit. Beim symptomatischem RLS steht die Behandlung der Grunderkrankung im Vordergrund. Ein Eisenmangel sollte ab einem Ferritin-Wert < 50 µg/l ausgeglichen, auslösende Medikamente sollten unverzüglich abgesetzt werden. Für die symptomatische Behandlung des RLS werden als Medikamente der ersten Wahl Levodopa/Benserazid und Dopaminagonisten (Pramipexol, Ropinirol) mit abendlicher Einnahme eingesetzt. Levodopa/Benserazid kann wegen der raschen Wirksamkeit auch bedarfsweise während des Tages und in retardierter Form kurz vor dem Schlafengehen eingesetzt werden. Als Medikamente der zweiten Wahl haben sich vor allem Opioide wie Tilidin und Tramadol und Antikonvulsiva wie Gabapentin bewährt. Benzodiazepine und Analoga sowie sedierende Antidepressiva sind v. a. bei ausgeprägten Schlafstörungen wirksam. Dabei muss jedoch bedacht werden, dass es unter Antidepressiva-Einnahme auch zu einer Verschlechterung des RLS kommen kann. In leichteren Fällen hat Magnesium einen positiven Effekt gezeigt. Eine neuere Entwicklung ist die transdermale Applikation von Dopaminagonisten als Pflastertherapie (Rotigotin und Lisurid).

● Dopaminagonisten in der Behandlung des RLS:
Pramipexol
Ropinirol
(Rotigotin und Lisurid transdermal)

> ▶ **HINWEIS FÜR DIE PRAXIS**
>
> **Therapie des Restless-Legs-Syndroms**
> 1. Behandlung symptomatischer Ursachen.
> 2. Medikamentös: Levodopa und Dopaminagonisten (Pramipexol, Ropinirol) sind Mittel der ersten Wahl, Mittel der zweiten Wahl sind Antikonvulsiva (v. a. Gabapentin) und Opioide.
> 3. Bei nächtlicher Schlafstörung: Benzodiazepinrezeptoragonisten und Benzodiazepine, ggf. sedierendes Antidepressivum.
>
> **CAVE!**
> Unter Levodopa kann es zur sogenannten **Augmentation** mit Zunahme der Intensität der Beschwerden, Beginn der Symptome zu früherer Tageszeit, Ausbreitung auf andere Körperteile (Arme) und erforderlicher Dosissteigerung kommen. Dann sollte Levodopa abgesetzt und gegen einen Dopaminagonisten ausgetauscht werden. Levodopa sollte daher nicht in Dosierungen > 300 mg/d verabreicht werden. Gelegentlich kommt es auch bei Dopaminagonisten zu einer Augmentation. Dann muss auf ein Opioid oder Gabapentin umgestellt werden.

C 15.6.2 Periodic Limb Movement Disorder (PLMD)

Das Syndrom der periodischen Beinbewegungen (Periodic Limb Movement Disorder = PLMD) umfasst das Auftreten von PLMS, wenn gleichzeitig eine Schlafstörung und/oder Tagesmüdigkeit/-schläfrigkeit vorkommen, die durch eine andere Schlafstörung nicht erklärt werden können. Die PLMD stellt eine eigenständige schlafbezogene Bewegungsstörung dar. Die Behandlung erfolgt wie beim Restless-Legs-Syndrom mit dopaminergen Medikamenten.

C 15.6.3 Schlafbezogene Muskelkrämpfe

Unter schlafbezogenen Muskelkrämpfen versteht man schmerzhafte muskuläre Verspannungen oder Versteifungen während des Schlafes, typischerweise der Wade oder des Fußes, die zu gehäuftem Erwachen führen. Sie können Ausdruck eines Eisen-, Calcium- oder Magnesiummangels sein und durch umschriebene Massage, Bewegung und Wärme gemindert werden. Bei Mangelerscheinungen empfiehlt sich eine Substitution, ggf. eine Behandlung mit Chininsulfat oder Theophyllin.

C 15.6.4 Schlafbezogene rhythmische Bewegungsstörung

Schlafstörungen durch rhythmische Bewegungen umfassen eine Gruppe wiederholter, stereotyper Bewegungen, die typischerweise vor dem Einschlafen einsetzen und während des leichten Schlafes anhalten, aber auch in der Nacht in Wachphasen erneut auftreten können. Die großen Muskeln von Kopf und Nacken sind häufig betroffen. Es zeigen sich z. B. ein rhythmisches Auf- und Niederschlagen des Kopfes auf das Kopfkissen (Jactatio capitis nocturna oder Headbanging), ein Kopfrollen (Headrolling), ein Wiegen des gesamten Körpers, während der Betroffene auf „allen Vieren" hockt (Bodyrocking) und ein Rollen des gesamten Körpers in der Längsachse (Bodyrolling). Die Störung tritt meist bei Jungen in den ersten beiden Lebensjahren auf, sistiert üblicherweise bis zum 5. Lebensjahr und persistiert gelegentlich bis ins Erwachsenenalter. Die Bewegungen werden zumeist nicht bemerkt oder als angenehm empfunden, eine Therapie z. B. mit Benzodiazepinen oder Psychotherapie ist nur selten indiziert.

C 15.7 Parasomnien

Parasomnien sind Störungen, die beim Erwachen (Arousal), partiellem Erwachen oder bei Schlafstadienwechseln auftreten und in den Schlafprozess einbrechen. Sie sind Ausdruck einer Aktivierung des zentralen Nervensystems, die sich in der Regel über die Skelettmuskulatur oder das autonome Nervensystem äußert. Man unterscheidet 3 Gruppen von Parasomnien:
- Aufwachstörungen (aus dem NonREM-Schlaf)
- Parasomnien, üblicherweise assoziiert mit REM-Schlaf
- Andere Parasomnien.

Diagnostik

Die Sicherung der Diagnose geschieht durch eine gute Anamneseerhebung und mithilfe der Polysomnografie inkl. der Videoüberwachung.

C 15.7.1 Aufwachstörungen (aus dem NonREM-Schlaf)

Sie sind Ausdruck eines partiellen Erwachens aus dem Schlaf infolge Störungen normaler Aufwachmechanismen bzw. Arousal-Mechanismen.

• Aufwachstörungen und Störungen des Schlaf-Wach-Übergangs erfordern in den meisten Fällen keine Therapie

Die **Schlaftrunkenheit** bezeichnet einen Zustand der Verwirrtheit während oder nach dem Erwachen aus dem Schlaf und tritt meistens aus dem Tiefschlaf der ersten Nachthälfte auf. Sie kann durch abruptes Aufwecken induziert werden. Es gibt keinen Zusammenhang mit anderen körperlichen Störungen wie z. B. komplex-fokalen Anfällen. Prädisponierend sind alle Situationen, die den Schlaf vertiefen oder das Erwachen erschweren. In der Polysomnografie zeigen sich Weckreaktionen aus dem Tiefschlaf. Meistens kommt es bei Kindern und Jugendlichen zu einer spontanen Remission. Schlafentzug, abruptes Wecken sowie sedierende Medikamente und Alkohol sollten vermieden werden.

Schlafwandeln (Somnambulismus) besteht aus komplexen Verhaltensmustern, die im Tiefschlaf beginnen und bis zum Gehen während des Schlafes führen können. Typischerweise beginnen die Symptome vor der Pubertät und können bis ins Erwachsenenalter persistieren. Das Aufwecken während einer Episode ist normalerweise schwierig, und es besteht eine Amnesie für diese Zeit. Etwa 1–15 % der Bevölkerung schlafwandeln, die höchste Prävalenz liegt zwischen 4 und 8 Jahren. In der Polysomnografie können diese komplexen Verhaltensmuster in den Schlafstadien 3 und 4 nachgewiesen werden. Meistens kommt es zu einer spontanen Remission, eine Therapie ist nur bei Erwachsenen mit auto- oder fremdaggressivem Verhalten nötig. Hier sollten v. a. Hypnotika, forciertes Aufwecken und Schlafentzug vermieden werden, ggf. können Trizyklika oder Benzodiazepine eingesetzt werden sowie nicht-medikamentöse Verfahren wie Psychotherapie, Entspannungsverfahren, muskuläres Biofeedback und Hypnose. Gefährliche Möbel und Gegenstände sollten aus dem Schlafzimmer entfernt werden.

Der **Pavor nocturnus** ist charakterisiert durch plötzliches Erwachen aus dem Tiefschlaf mit lautem Schrei sowie vegetativen Zeichen wie Tachykardie, Tachypnoe, Schwitzen, Mydriasis und Muskelverspannungen und Verhaltensmuster starker Furcht. Auch für diese Ereignisse besteht eine Amnesie. Der Beginn ist typischerweise in den Schlafstadien 3 und 4. Etwa 3 % der Kinder, meist zwischen 4 und 12 Jahren und weniger als 1 % der Erwachsenen leiden darunter, Männer etwas häufiger als Frauen. Die Therapie ist dieselbe wie beim Schlafwandeln.

C 15.7.2 Parasomnien, üblicherweise assoziiert mit REM-Schlaf

REM-Schlaf assoziierte Parasomnien treten typischerweise im Stadium REM auf, selten in anderen Schlafstadien.

• Die Verhaltensstörung im REM-Schlaf kommt idiopathisch oder als Vorläufer einer neurodegenerativen Erkrankung (M. Parkinson, MSA) vor.

Die **Verhaltensstörung im REM-Schlaf** ist charakterisiert durch einen zeitweisen Verlust der im REM-Schlaf vorhandenen Muskeltonusminderung und durch komplexe motorische Aktivität im Zusammenhang von Träumen im Sinne von Ausagieren der Träume. Es kann zu schädigenden Verhaltensweisen im REM-Schlaf kommen, die den kontinuierlichen Schlafablauf unterbrechen. Gelegentlich können sich die Betroffenen beim Erwachen an diese Träume erinnern. Sie treten in der zweiten Nachthälfte, bei Alkohol- oder Hypnotikaentzug oder Einnahme von Antidepressiva sowie bei älteren Männern gehäuft auf. Etwa 60 % sind idiopathischer Natur, es zeigt sich aber eine Häufung bei neurodegenerativen Erkrankungen wie den Parkinson-Syndromen. Bei Letzteren kann sie den motorischen Symptomen vorausgehen. In 90 % der Fälle ist Clonazepam in niedriger Dosierung ohne wesentliche Anzeichen von Toleranz oder Gewöhnung wirksam, gelegentlich auch Melatonin.

● Eine Therapie mit Clonazepam ist meistens wirksam.

Unter einer **Schlaflähmung** versteht man eine Phase der Unfähigkeit willkürlicher Bewegungen, entweder beim Einschlafen (hypnagoge oder Einschlaflähmung) oder beim Erwachen (hypnopompe oder Aufwachlähmung). Es kann zusätzlich zu Halluzinationen oder traumähnlichen Erscheinungen kommen, in der Polysomnografie zeigt sich mindestens eines der folgenden Merkmale der Suppression des Muskeltonus, des Sleep-Onset REM und des fraktionierten REM-Schlafs. Die Schlaflähmung kann sporadisch oder familiär gehäuft auftreten (bei 3–6 % der Gesunden) und ein Symptom der Narkolepsie sein (bei ca. 40 % der Narkolepsiepatienten). Willkürliche starke Augenbewegungen sowie Ansprache von außen können die für den Betroffenen quälende Situation durchbrechen, evtl. ist ein Versuch mit einem trizyklischen Antidepressivum (z. B. Clomipramin) zur REM-Schlaf-Reduktion anzuraten.

Albträume sind Furcht erregende Träume im REM-Schlaf, die den Schläfer gewöhnlich hieraus wecken. Der Schläfer kann sich dann meistens an die Inhalte erinnern, es kann unmittelbar beim Erwachen zu Verwirrtheit und Desorientiertheit kommen. Typischerweise treten die Ereignisse in der zweiten Nachthälfte auf. Etwa 10–50 % der Kinder zwischen 2 und 6 Jahren erleben Albträume, selten persistieren sie bis in das Erwachsenenalter. Sie können dann aber auch iatrogen provoziert werden durch z. B. Betablocker und Levodopa, eine entsprechende Medikamentenumstellung ist dann anzuraten. Sonst wird in erster Linie eine Psychotherapie empfohlen, ggf. flankiert durch Trizyklika zur REM-Schlafunterdrückung.

C 15.7.3 Andere Parasomnien

Hierzu zählen schlafbezogene dissoziative Störungen, die Enuresis nocturna, das schlafbezogene Stöhnen (Catathrenia), das „Exploding Head Syndrom" (plötzlich aus dem Schlaf heraus auftretende laute Geräusche im Kopf), schlafbezogene Halluzinationen, die schlafbezogene Essstörung und nicht näher bezeichnete andere Parasomnien.

C 15.8 Schlafstörungen bei neurologischen Erkrankungen

Schlafstörungen können bei nahezu allen neurologischen Erkrankungen auftreten, die Folgenden spielen dabei eine übergeordnete Rolle: degenerative Hirnerkrankungen, Demenzen, Parkinson-Syndrome, die letale familiäre Insomnie, die schlafbezogene Epilepsie, der Status epilepticus im Schlaf, schlafbezogene Kopfschmerzen, neuromuskuläre Erkrankungen und der Schlaganfall.

Bei **Parkinson-Syndromen** und der **Chorea Huntington** treten im Schlaf charakteristische Bewegungen (z. B. Tremor, Hypokinese und choreatiforme Bewegungen) oft wie im Wachen auf. Zusätzlich ist ein gestörter REM-Schlaf mit erhöhtem Muskeltonus bei neurodegenerativen Erkrankungen häufig und geht in vielen Fällen einer klinisch apparenten motorischen Beeinträchtigung durch ein Parkinson-Syndrom voraus. Nahezu jeder Parkinson-Patient berichtet im Verlauf der Erkrankung von Schlafstörungen.

Bei **Demenzen** stehen vor allem eine aufgehobene Tagesrhythmik, eine verminderte Schlafeffizienz mit gehäuftem nächtlichen Erwachen und nächtlicher Verwirrtheit sowie reduziertem REM-Schlafanteil im Vordergrund, abhängig von der Schwere der Demenz.

Die **letale familiäre Insomnie** ist eine progrediente familiäre Prionenerkrankung, die mit einer Einschlafstörung beginnt und über wenige Monate zu einem völligen Schlafverlust mit spontanen Übergängen von ruhiger Wachheit zu einem Schlafzustand mit Ausagieren von Träumen führt (s. Kap. C1). Es tritt eine vegetative Überaktivität mit Fieber, Hypersalivation, Hyperhidrose oder Anhidrose sowie Herz- und Atmungsstörungen auf. Innerhalb von 24 Monaten kommt es zu einem Fortschreiten mit Stupor, Koma und Tod, die neuropathologische Untersuchung zeigt eine Degeneration der anterioren und dorso-medialen Nuclei des Thalamus. In der Polysomnografie lassen sich ein Fehlen von Tiefschlaf, ein dissoziierter REM-Schlaf sowie ein Myoklonus und muskulärer Tremor nachweisen. Der Beginn liegt typischerweise in der 5. oder 6. Lebensdekade, selten im jungen Erwachsenenalter ohne Geschlechterbevorzugung. Die Prognose ist infaust, eine Therapie bislang nicht bekannt.

Epilepsien mit schlafgebundenen Anfällen oder ein elektrischer **Status epilepticus im Schlaf** können zu einer Schlaffragmentierung mit gehäuften Arousals und entsprechend nachfolgender Störung der Tagesbefindlichkeit führen. Bei der Schlafepilepsie wird eine NonREM- von einer REM-Schlaf-Epilepsie unterschieden mit Anfällen in den entsprechenden Schlafstadien. Die Therapie erfolgt je nach Art der Anfälle (s. Epilepsien). Bei einem elektrischen Status epilepticus im Schlaf kommt es zu kontinuierlichen diffusen Spike-Slow-Wave-Komplexen während des gesamten NonREM-Schlafs ohne klinischen Anfall. Die Ätiologie ist unbekannt, betroffen sind meistens Kinder im Alter von 4 bis 14 Jahren mit länger bestehender generalisierter Epilepsie. Kommt es hierdurch zu Entwicklungsstörungen, ist eine Therapie mit Valproat die Behandlung der Wahl, ggf. mit zusätzlicher Gabe von Clonazepam.

Zu den sogenannten **schlafgebundenen Kopfschmerzarten** zählen die Migräne, der Clusterkopfschmerz, die chronische paroxysmale Hemikranie und der Hypnic Headache. Der Hypnic Headache ist ein seltenes primäres Kopf-

● Bei nahezu allen neurologischen Erkrankungen können Schlafstörungen auftreten.

schmerzsyndrom des älteren Menschen. Es kommt hierbei zu diffusen oder bilateralen Kopfschmerzen für die Dauer von 5 bis 60 Minuten, die ein bis zwei Mal in einer Nacht nur aus dem Schlaf heraus auftreten und den Betreffenden typischerweise zur selben Uhrzeit wecken („alarm clock"). Die Kopfschmerzen können auch während eines Schlafes am Tage vorkommen. Eine Therapie mit Lithium oder Coffein tagsüber wird als wirksam beschrieben. Beobachtungen lassen vermuten, dass das Hypnic-Headache-Syndrom mit dem REM-Schlaf assoziiert ist.

Neuromuskuläre Erkrankungen führen zu einer verminderten Kraft der Atemmuskulatur. Vor allem in der Nacht, wenn der Muskeltonus physiologischerweise abnimmt, kommt es zu Apnoen und Hypopnoen, assoziiert mit profunden Sauerstoffentsättigungen und Kohlendioxidanstieg, die zu einer vermehrten Tagesschläfrigkeit, Abnahme der kognitiven Funktionen, Kopfschmerzen und insgesamt zu einer reduzierten Lebensqualität führen. Diese können durch den Einsatz von nächtlicher Maskenbeatmung (nCPAP oder besser BiPAP) über einen gewissen Zeitraum verbessert werden.

Patienten mit akutem **Schlaganfall** haben ein fünffach erhöhtes Risiko, an schlafbezogenen Atmungsstörungen, v. a. einer obstruktiven Schlafapnoe, zu leiden, verbunden mit exzessiver Tagesschläfrigkeit, die möglichst unverzüglich behandelt werden sollte.

Therapie

● Die Grunderkrankung sollte immer zuerst therapiert werden.

Es steht immer die Therapie der Grunderkrankung im Vordergrund, ggf. kann eine zusätzliche symptomorientierte Therapie der Schlafstörung sinnvoll sein.

Weiterführende Literatur

Aldrich MS (1992) Narcolepsy. Neurology 42, 34–43
Allen R, Picchietti D, Hening W, Trenkwalder C, Walters A, Montplaisir J (2003) Restless legs syndrome: diagnostic criteria, special considerations, and epidemiology. A report from the restless legs syndrome diagnosis and epidemiology workshop at the National Institute of Health. Sleep Med 4, 101–119
American Academy of Sleep Medicine (2005) ICSD-2 – International Classification of Sleep Disorders, 2nd ed.: Diagnostic and coding manual. Westchester, Illinois: American Academy of Sleep Medicine
Clarenbach P, Steinberg R, Weeß HG, Berger M, Hajak G et al. (1995) Empfehlungen zur Diagnostik und Therapie der Insomnie. Nervenarzt 66, 723–729
Happe S, Lüdemann P, Ringelstein EB (2000) Persistance of rhythmic movement disorder beyond childhood: a videotape demonstration. Mov Disord 15, 1296–1298
Happe S, Paulus W (2004) Schlafstörungen im Alter. Akt Neurol 31, 188–196
Leitlinie „S2" der Deutschen Gesellschaft für Schlafforschung und Schlafmedizin (DGSM) (2001). Nicht-erholsamer Schlaf. Somnologie, Suppl 3. Blackwell, Wien (www.dgsm.de)
Mayer G (2000) Narkolepsie – Genetik – Immungenetik – motorische Störungen. Blackwell Wissenschafts-Verlag, Berlin
Rechtschaffen A, Kales A (1968) A manual of standardized terminology, techniques and scoring system for sleep stages of human subjects. Public Health Service, U.S. Government Printing Office, Washington DC
Schulz H (1997/2004). Kompendium Schlafmedizin. Ecomed, Landsberg/Lech
Standards of practice (1994) Committee of the American Disorders Association. Practice parameters for the treatment of narcolepsy: An update for 2000. Sleep 24, 451–466
Sturm A, Clarenbach P (1997) Schlafstörungen. Thieme Verlag, Stuttgart, New York
Trenkwalder C, Benes H, Hornyak M, et al. (2005) Restless Legs Syndrom (RLS) und Periodic Limb Movement Disorder (PLMD). In: Leitlinien für Diagnostik und Therapie in der Neurologie. Kommission „Leitlinien der Deutschen Gesellschaft für Neurologie" (Hrsg), Thieme, 82–93 (http://www.uni-duesseldorf.de/WWW/AWMF/ll/ll_neuro.htm)
Walters AS (1995) Toward a better definition of restless legs syndrome. The International Restless Legs Syndrome Study Group. Mov Disord 10, 634–642

Wiederholungsfragen

1. Welche Unterformen der Insomnie kennen Sie?
2. Welchen Stellenwert hat die nicht-medikamentöse Therapie der Insomnie?
3. Welche Substanzgruppen werden für die Behandlung der Insomnie eingesetzt? a) kurzfristig, b) mittel- bis längerfristig?
4. Nennen Sie die Leitsymptome der Narkolepsie! Welche weiteren Symptome kennen Sie?
5. Welche Schlafstörungen sind häufig mit einer Narkolepsie assoziiert?
6. Welchen Stellenwert hat die nicht-medikamentöse Therapie der Narkolepsie?
7. Welche Medikamente werden bei der Narkolepsie für a) die Tagesschläfrigkeit und welche für b) die Kataplexie eingesetzt?
8. Nennen Sie die Differenzialdiagnosen einer Hypersomnie.
9. Welche Formen der schlafbezogenen Atmungsstörungen a) mit Obstruktion und b) ohne Obstruktion kennen Sie?
10. Was ist die Therapie der Wahl a) beim obstruktiven Schlafapnoe-Syndrom, b) beim zentralen Schlafapnoe-Syndrom?
11. Welche Langzeitfolgen kann eine schlafbezogene Atmungsstörung haben?
12. Nennen Sie die diagnostischen Kriterien des RLS.
13. Was stützt zusätzlich die Diagnose eines RLS?
14. Was sind typische Begleitsymptome des RLS?
15. Nennen Sie 3 symptomatische Ursachen eines RLS.
16. Welche Medikamente der ersten Wahl werden beim RLS eingesetzt? Welche weiteren Medikamente haben einen Stellenwert in der Behandlung des RLS?
17. Wie werden die Parasomnien eingeteilt?
18. Nennen Sie Beispiele für die einzelnen Gruppen der Parasomnien.
19. Welche Parasomnien treten überwiegend im Kindesalter auf? Welche überwiegend im Erwachsenenalter?
20. Bei welchen neurologischen Störungen kommt es gehäuft zu Schlafstörungen? Welche Therapiemöglichkeiten ergeben sich?

D Rehabilitation, Psychiatrische Syndrome, Psychosomatik

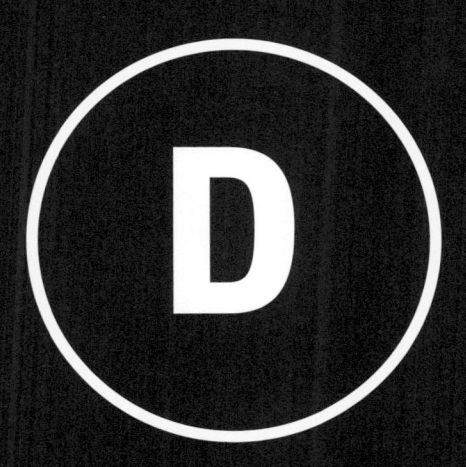

A	Klinisch untersuchen
B	Diagnostische Verfahren
C	Neurologische Erkrankungen
D	**Rehabilitation, Psychiatrische Syndrome, Psychosomatik**
E	Anhang

D 1 Neurologische Rehabilitation

● Sybille Spieker,
Hermann Ackermann

EDITORIAL

Einer Festlegung der WHO zufolge umfasst Rehabilitation die Gesamtheit aller medizinischen, beruflichen und sozialen Maßnahmen, die erforderlich ist, einen Menschen zu befähigen, aus eigener Kraft seine Position in der Gesellschaft zu behalten oder wiederzuerlangen [Bundesarbeitsgemeinschaft für Rehabilitation 1998]. Vor dem Hintergrund der geltenden sozialgesetzlichen Bestimmungen liegt eine Indikation zu rehabilitativen Leistungen dann vor, wenn sich dadurch Berentung vermeiden bzw. Pflegebedürftigkeit vermindern lässt („Rehabilitation vor Berentung" und „Rehabilitation vor Pflege"). Um dieses Ziel erreichen zu können, muss das vorliegende Rehabilitationspotenzial eines Versicherten beurteilt werden. Im Rahmen neurologischer Erkrankungen sind einerseits schädigungsabhängige Faktoren, z. B. Art, Lokalisation und Ausdehnung einer Läsion, und andererseits personenbezogene Gegebenheiten wie Alter, Geschlecht, prämorbide Persönlichkeit und häusliches Umfeld zu berücksichtigen. Die Evaluation der Ressourcen eines Rehabilitanden erfordert somit eine „Zusammenschau" biologischer, klinischer und psychosozialer Gegebenheiten.

● „Rehabilitation vor Berentung"
„Rehabilitation vor Pflege"

D 1.1 Phasenmodell

Um die Versorgungsstrukturen im Bereich der Rehabilitation zu verbessern, wurde im Auftrag des Verbandes Deutscher Rentenversicherungsträger (VDR) eine Konzeption erarbeitet [Arbeitsgruppe „Neurologische Rehabilitation" des VDR 1994, Schupp 1995], die inzwischen von allen in der Bundesarbeitsgemeinschaft für Rehabilitation (BAR) zusammengeschlossenen Leistungsträgern anerkannt wurde [Bundesarbeitsgemeinschaft für Rehabilitation 1998 und 1999] und in den einzelnen Bundesländern zunehmend Eingang in die Versorgungsverträge der Kliniken gefunden hat. Dieses Modell unterscheidet, abhängig von klinischem Zustand und Fähigkeitsprofil eines Patienten und der daraus resultierenden Behandlungs- und Rehabilitationsbedürftigkeit, mehrere Phasen, die jeweils nur mit einem Buchstaben bezeichnet wurden, um die Unübersichtlichkeit der schon vorhandenen Terminologie nicht noch zu erhöhen (s. ○ Abb. D 1.1). Die Rehabilitanden durchlaufen nicht notwendigerweise alle Ebenen der Versorgungskette, sondern können je nach Rückbildungstendenz der neurologischen und neuropsychologischen Defizite auch einzelne Phasen überspringen oder aber im Falle einer Stagnation des Zustandsbildes im Bereich der Dauerpflege bzw. -betreuung verbleiben. Meist erfolgt inzwischen die Zuordnung eines Patienten zu den einzelnen Phasen mithilfe des Frühreha-Barthel-Indexes [Schönle 1996] (s. ○ Abb. D 1.2) Obwohl sich diese Konzeption in erster Linie am klinischen Verlauf von zerebralen Durchblutungsstörungen und Schädel-Hirn-Traumata orientiert, kann das Phasen-Modell modifiziert auf andere neurologische Erkrankungen übertragen werden, und es findet auch im Rahmen der geriatrischen Rehabilitation Anwendung.

D 1.1.1 Phase A: Medizinische Akutbehandlung

Die Phase A einer neurologischen Erkrankung entspricht in der Regel der stationären Behandlung vonseiten eines Akutkrankenhauses. Im Falle zerebraler Durchblutungsstörungen erlauben spezielle Schlaganfallstationen wie die Stroke Units nicht nur eine rasche Diagnostik und gegebenenfalls medikamentöse Therapie, sondern auch die unmittelbare Einleitung rehabilitativer Maßnahmen. Im Rahmen der Phase A ist infolgedessen die Grenze zwischen Rehabilitation und Akutbehandlung weder medizinisch noch gesetzestechnisch exakt zu bestimmen.

D 1.1.2 Phase B: Frührehabilitation im engeren Sinne

Zugeordnet werden dieser Behandlungs- bzw. Rehabilitationsphase bewusstlose oder schwer bewusstseinsgetrübte Patienten, die z. B. ein apallisches Syndrom aufweisen, und Kranke mit ausgeprägten qualitativen Bewusstseinsstörungen, u. a. im Rahmen einer hirnorganischen Wesens- oder Persönlichkeitsveränderung. Voraussetzung einer Übernahme ist, dass keine Beatmungspflichtigkeit mehr vorliegt, allerdings müssen intensivmedizinische Möglichkeiten vorgehalten werden. In der Regel ist keine nennenswerte Kooperationsfähigkeit der Pa-

D 1.1.2 Phase B: Frührehabilitation

Akutereignis (Schlaganfall, SHT u.a.)

Phase A
Akutbehandlung, ggf. intensivmedizinische Behandlung (Normal-, ggf. Intensivstation)

Phase B
Patient schwer bewusstseinsgestört; kurativmedizinische Diagnosik und Behandlung: rehabilitative Einzelförderung

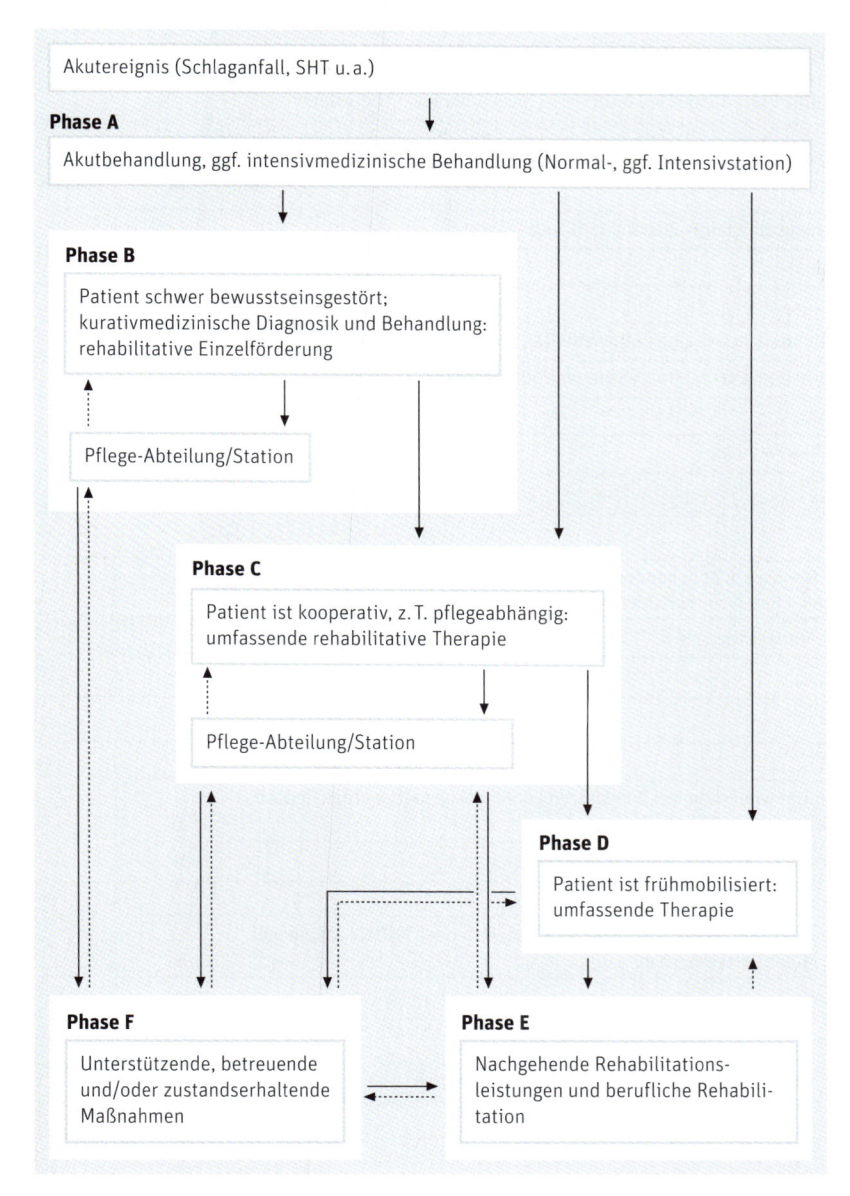

Pflege-Abteilung/Station

Phase C
Patient ist kooperativ, z. T. pflegeabhängig: umfassende rehabilitative Therapie

Pflege-Abteilung/Station

Phase D
Patient ist frühmobilisiert: umfassende Therapie

Phase F
Unterstützende, betreuende und/oder zustandserhaltende Maßnahmen

Phase E
Nachgehende Rehabilitationsleistungen und berufliche Rehabilitation

○ **Abb. D 1.1** Behandlungs- und Rehaphasen in der Neurologie (nach: Bundesarbeitsgemeinschaft für Rehabilitation).

tienten zu erwarten. Begleiterkrankungen sollten soweit behandelt oder unter Kontrolle sein, dass sich eine Mobilisierung nicht verbietet. Im weiteren Verlauf ist dann zu entscheiden, ob die Eingangskriterien der Phase C erreicht werden oder ob die Verlegung in eine Einrichtung der Dauerpflege (Phase F) ansteht.

Frühreha-Barthel-Index (FRB)

Bitte Zutreffendes ankreuzen und Gesamtpunktzahl berechnen

A) FR-Index

	Nein	Ja	Punkte
Intensivmedizinisch überwachungspflichtiger Zustand (z. B. veg. Krisen...)	0	-50	
Absaugpflichtiges Tracheostoma	0	-50	
Intermittierende Beatmung	0	-50	
Beaufsichtigungspflichtige Orientierungsstörung (Verwirrtheit)	0	-50	
Beaufsichtigungspflichtige Verhaltensstörung (mit Eigen- und/oder Fremdgefährdung)	0	-50	
Schwere Verständigungsstörung	0	-25	
Beaufsichtigungspflichtige Schluckstörung	0	-50	

B) Barthel-Index

1. Essen und Trinken

Kann selbstständig eine feste Mahlzeit in üblicher Zeit zu sich nehmen; sollte i. d. Lage sein, erforderliche Hilfsmittel einzusetzen, Fleisch zu schneiden, Butter aufzustreichen usw.	10	
Hilfe ist erforderlich (s. oben). Patient isst selbst	5	
Unmöglich	0	

2. Mobilität

a) Gehen in der Ebene

Kann mind. 50 m gehen; Hilfsmittel wie Prothesen, Gehstützen können eingesetzt werden, jedoch kein Rollator; Gebrauch der Hilfsmittel selbstständig	15	
Auf Hilfe oder Aufsicht angewiesen, mind. 60 m mit geringer Unterstützung	10	

b) Rollstuhlfahren

Selbstständiger Gebrauch des Rollstuhls; sollte um Ecken, an Tisch, Bett oder Toilette fahren und auf der Stelle drehen können; Mindeststrecke 50 m	5	
Immobil, auf Hilfe angewiesen	0	

3. Treppauf-/Treppabsteigen

Bewältigt ein Stockwerk ohne Hilfe. Gebrauch von Geländer. Gehhilfe möglich	10	
Benötigt Hilfe oder Aufsicht	5	
Nicht möglich	0	

4. Transfer

a) Benötigt keinen Rollstuhl — 15

b) Transfer Rollstuhl – Bett und zurück

Selbstständig in allen Bereichen, fährt sicher an das Bett, betätigt Bremsen, hebt die Fußstützen, wechselt in das Bett, legt sich nieder, kann allein aufrecht auf der Bettkante sitzen, die Position des Rollstuhls korrigieren, analog zurück	15	
Geringe Hilfe oder Aufsicht durch 1 Person für einen oder mehrere Teilschritte erforderlich	10	
Kann an der Bettkante sitzen, muss aber von 1 oder 2 Personen aus dem Bett gehoben werden bzw. benötigt deutliche Hilfestellung	5	
Unmöglich, keine Sitzbalance	0	

5. An-/Ausziehen		
Selbstständig beim Auswählen der Kleidung, An- und Ausziehen einschl. Verschlüsse und Schnürsenkel; Hilfsmittel werden selbstständig angelegt.	10	
Benötigt Hilfe (z. B. bei Knöpfen, Reißverschluss); mind. die Hälfte des Aufwandes vom Patienten selbst geleistet in vernünftigem Zeitrahmen	5	
Abhängig	0	
6. Persönliche Hygiene		
Kann sich Hände und Gesicht waschen, kämmen, Zähne putzen, rasieren, Make-up gebrauchen; Toilettenartikel können bereit gestellt werden	5	
Nicht möglich bzw. mit Unterstützung	0	
7. Waschen		
Kann Voll- oder Duschbad nehmen; alle Handlungsschritte selbstständig	5	
Nicht selbstständig möglich	0	
8. Toilettenbenutzung		
Selbstständig einschl. An-/Ausziehen, Kleidung reinhalten, Anus säubern	10	
Teilselbstständig, aber Hilfsperson nötig	5	
Unselbstständig	0	
9. Harnkontrolle		
Kontinent Tag und Nacht; evtl. Gebrauch einer Harnableitung selbstständig	10	
Gelegentliches Einnässen/Missgeschick (max. 1/Tag)	5	
Inkontinent oder unselbstständig	0	
10. Stuhlkontrolle		
Kontinent, keine Missgeschicke	10	
Gelegentliches Einkoten/Missgeschick (max. 1/Woche)	5	
Inkontinent oder unselbstständig	0	
Untersucher: _____	Barthel-Punktzahl (B): FR-Index (A): FR-Barthel-Index-Gesamtzahl (A + B):	_____ _____ _____

○ **Abb. D 1.2** Frühreha-Barthel-Index (FRB).

D 1.1.3 Phase C: Weiterführende Frührehabilitation

Voraussetzung einer Auf- bzw. Übernahme in die Phase C der Versorgungskette ist, dass die Patienten bereits aktiv an Übungsbehandlungen teilnehmen können. Allerdings liegt noch ein erheblicher kurativ-medizinischer und pflegerischer Aufwand vor (Frühmobilisation). Im Rahmen dieser Phase sollen grundlegende Fähigkeiten des Alltags wieder eingeübt werden. Ein wichtiger Gesichtspunkt in diesem Zusammenhang ist die Unterstützung der Motivation eines Patienten an den therapeutischen Maßnahmen aktiv mitzuwirken. Viele Schlaganfallpatienten werden aus der Akutbehandlung in die weiterführende Frührehabilitation übernommen, in Abhängigkeit vom weiteren Verlauf gelangen sie dann in Phase D, werden nach Hause entlassen (ambulante Nachsorge, Phase E) oder müssen in eine Einrichtung der Dauerpflege (Phase F) verlegt werden.

D 1.1.4 Phase D: Anschlussheilbehandlung

Diese Ebene entspricht der Anschlussheilbehandlung (AHB) medizinischer Rehabilitation, d. h. der Patient muss sich auf Stationsebene weitgehend selbstständig bewegen können, gegebenenfalls unter Verwendung von Hilfsmitteln, und kooperationsfähig sein. Nur bei rascher Rückbildungstendenz der neurologischen Defizite nach Schlaganfall wird ein Patient direkt aus der Akutstation in die Phase D eintreten können. Ein Hauptziel dieser Ebene der Versorgungskette stellt bei noch berufstätigen Menschen die Wiedereingliederung in das Erwerbsleben dar. An diese Phase können sich dann weitere Maßnahmen beruflicher bzw. psychosozialer Rehabilitation oder die ambulante Nachsorge (Phase E) anschließen.

D 1.1.5 Phase E: Nachsorge und Langzeitbetreuung

Diese Behandlungs-/Rehabilitationsebene umfasst erstens nachgehende Leistungen und zweitens berufliche Rehabilitationsmaßnahmen in entsprechenden Einrichtungen. Die Fähigkeit zur eigenverantwortlichen Lebensführung wird vorausgesetzt. Das Ziel dieser Ebene liegt in der weiteren Stabilisierung der Fähigkeiten eines Patienten als auch im Erwerb von Fertigkeiten der Kompensation von Funktionseinschränkungen und Behinderungen. Die soziale (Re-)Integration ist dort zu leisten, wo der betreffende Patient lebt.

D 1.1.6 Phase F: Zustandserhaltende Dauerpflege

Diese Behandlungs-/Rehabilitationsphase beinhaltet unterstützende, betreuende und/oder zustandserhaltende Leistungen, die dauerhaft erforderlich sind. Übernommen werden Patienten aus der Phase B oder C, wenn vorübergehend oder auf nicht absehbare Zeit die Rehabilitationsressourcen erschöpft sind. Häufig liegt Schwerstpflegebedürftigkeit vor. Die Ziele der Phase F erstrecken sich auf die Erhaltung der erreichten Funktionen bzw. Fähigkeiten sowie auf die Vermeidung von Sekundär- und Tertiärkomplikationen. Wenn sich der Zustand des Patienten weiter verbessert oder erneut verschlechtert, sollte der Patient in Abhängigkeit von der Prognose wieder in eine Einrichtung der Phase B oder C aufgenommen werden.

D 1.2 Grundlagen der neurologischen Rehabilitation

In Mittelpunkt der Rehabilitationsbehandlung stehen die Konzepte der Restitution, der Kompensation, der Adaptation und des Coping. Zunächst sollte immer versucht werden, die **Restitution** neuronaler oder neuromuskulärer Leistungen durch geeignete Übungsbehandlungen zu unterstützen. Falls dies nicht gelingt bzw. erwartet werden kann, ist eine **Kompensation** der funktionellen Auswirkungen neurologischer Defizite auf den Alltag durch Hinweis auf oder Einüben von „Ersatzstrategien" anzustreben. Kommt es nicht zur Rückbildung sensomotorischer oder kognitiver Einschränkungen und lassen sich die daraus folgenden Beeinträchtigungen alltagsrelevanter Tätigkeiten nicht kompensieren, dann muss versucht werden, die Selbstständigkeit des Patienten durch eine Umgestaltung von Wohnung und/oder Arbeitsplatz zu verbessern („**Adaptation**"). Durch Kompensationsstrategien und geeignete Gestaltung des häuslichen bzw. beruflichen Umfeldes kann unter Umständen trotz unverändertem neurologischem Befund (fehlende „Restitution") eine deutliche Verbesserung in den Verrichtungen des täglichen Lebens erzielt werden. Rehabilitative Maßnahmen können aber nur dann Erfolg haben, wenn der Patient ausreichend motiviert ist und aktiv mitarbeitet. Daher sind Hilfen bei der Krankheitsverarbeitung und das Erlernen von Bewältigungsstrategien (**„coping"**) von großer Bedeutung.

D 1.3 Neuronale Plastizität und dynamische Reorganisation

Die der Rückbildung neurologischer Defizite nach einer Schädigung des Zentralnervensystems zugrunde liegenden neurobiologischen Vorgänge sind bislang nur bruchstückhaft bekannt. Es ist ebenfalls weitgehend unklar, welche Faktoren das Ausmaß der Restitution bestimmen. Die Erholung zerebraler Funktionen, die eine (weitgehend) modulare neuronale Organisation aufweisen und in umschriebenen Hirnregionen repräsentiert sind wie z. B. sprachliche Leistungen („linguistic core functions"), setzt eine vorwiegend intraareale Plastizität voraus. Leistungen, die an eine funktionale Integration mehrerer Hirnregionen geknüpft sind, scheinen demgegenüber eine ausgeprägtere Besserungstendenz aufzuweisen. Die Restitution nach Hirnschädigung dürfte zunächst von lokalen Faktoren beeinflusst werden, wie z. B. dem Ausmaß eines Ödems oder der Penumbra nach ischämischem Insult. Die Rückbildung von Diaschisis-Effekten (Funktionseinschränkung entfernter, jedoch anatomisch verbundener Hirnstrukturen) sowie die Demaskierung („unmasking") vorhandener, aber bislang unbenutzter, da redundanter Nervenzellverbindungen und -verbände stellen komplexere Anpassungsvorgänge dar. Auf synaptischer Ebene dürften adäquate Übungsbehandlungen „demaskierte Wege" stabilisieren durch eine Veränderung der Antwortcharakteristika der entsprechenden Neurone („long-term potentiation", LTP). Durch „sprouting", d. h. Aussprossung von axonalen und dendritischen Nervenendigungen kann es darüber hinaus zu einer Veränderung der zerebralen Repräsentation sensomotorischer Funktionen kommen.

D 1.4 Bereiche der neurologischen Rehabilitation

D 1.4.1 Physiotherapie

Im Rahmen der Physiotherapie werden einzeln oder in Gruppen Übungsbehandlungen insbesondere zur Verbesserung posturaler und lokomotorischer Leistungen als auch der Arm- und Handfunktionen durchgeführt. Die traditionellen Behandlungskonzepte (Bobath, Brunnstrom, Vojta, Propriozeptive Neuromuskuläre Faszilitation) basieren auf Modellen einer reflexhierarchischen Organisation des ZNS („neurophysiologische Grundlage"). Grundlage der Therapie nach **Bobath** ist das Vermeiden (Inhibieren) von unphysiologischen Bewegungsmustern und das Aktivieren (Faszilitation) von physiologischen Bewegungen. Inhibition und Fazilitation werden durch Stimulation sogenannter Schlüsselpunkte des Körpers vermittelt, Ziel ist ein normaler Bewegungsablauf bei normaler Tonusentwicklung. Die **Vojta**-Methode findet vor allem, aber nicht nur in der Neuropädiatrie Anwendung. Es wird versucht, durch propriozeptive Reize komplexe Bewegungsmuster („Reflexkriechen", „Reflexumdrehen") auszulösen, die schließlich zu einer Wiederaufbau normaler Grundbewegungsmuster führen sollen. Die Methode nach **Brunnstrom** basiert auf Techniken, die intra- und interhemisphärische Verbindungen sowie bilaterale Bewegungen aktivieren. Daher spielen simultane kontralaterale Bewegungen eine große Rolle. Die **Propriozeptive Neuromuskuläre Faszilitation** schließlich will durch propriozeptive Reize neuromuskuläre Verbindungen aktivieren. Ausgangspunkt ist die Annahme von diagonal-spiralig angelegten Muskelschlingen, in denen sich bestimmte Bewegungsmuster widerspiegeln. Aufgrund des sog. „overflow"-Prinzips werden schwache Muskelgruppen durch weiterlaufende Bewegungen der stärkeren Muskelgruppen mitaktiviert.

Neuere Methoden der Physiotherapie betonen die Bedeutung von **Sensibilität und Wahrnehmung** im Rahmen motorischer Leistungen und betrachten das ZNS als ein „lernendes" System, sodass Prinzipien des motorischen Lernens Berücksichtigung finden. Das **Affolter-Konzept** betrachtet z. B. die Verbesserung taktil-kinästhetischer Funktionen als eine grundlegende Voraussetzung der Motorik. Im Vordergrund steht ein „passives Führen" von Bewegungsabläufen. Demgegenüber stützt sich das **Perfetti**-Konzept eher auf kognitive Modellvorstellungen, die das Wahrnehmen von Bewegungen betonen.

Neben den krankengymnastischen Verfahren auf neurophysiologischer oder neurokognitiver Grundlage kommen in Abhängigkeit vom individuellen Profil sensomotorischer Beeinträchtigungen eine Wahrnehmungsschulung, z. B. medizinische Trainingstherapie, Bewegungsbad und insbesondere bei Koordinationsstörungen die Hippotherapie zur Anwendung. Komplikationen wie z. B. die Schulter-Subluxation im Bereich des betroffenen Armes oder die Entwicklung eines Lymphödems machen zusätzliche physikalisch-medizinische Maßnahmen wie transkutane Nervenstimulation (TENS) oder manuelle Drainagen erforderlich. Zur Korrektur von Hand- und Fingerdeformitäten werden Schienen und Orthesen eingesetzt. Neben der Behandlung des Patienten zählt zu den Aufgaben der Physiotherapie die Beratung der Angehörigen, z. B. hinsichtlich der Lagerung des Patienten oder der Transfermöglichkeiten.

Die Behandlung der **Spastik** dient der Vermeidung von Sekundärkomplikationen als auch der „Unterdrückung" unphysiologischer Bewegungsmuster. Wie kein anderer Bereich erfordert die Therapie der Spastik eine multidisziplinäre Herangehensweise. Grundlage ist die Physiotherapie, wobei hier insbesondere den traditionellen Verfahren (Bobath) die größte Bedeutung zukommt. Unterstützt werden kann die Krankengymnastik durch medikamentöse Maßnahmen, intrathekale Baclofen-Applikation (Pumpe) oder durch redressierende Gipsverbände.

D 1.4.2 Ergotherapie

Ziel der ergotherapeutischen Arbeit ist die größtmögliche Selbstständigkeit des Patienten in seinem privaten, sozialen und beruflichen Umfeld. Im Rahmen des Selbsthilfetrainings wird der Patient angeleitet, Aktivitäten des täglichen Lebens wie Waschen, Anziehen oder Essen wieder (weitgehend) selbstständig durchzuführen. Darüber hinaus erfolgen Hilfsmittelerprobung, -anpassung und -training, einschließlich der Beratung zur behindertengerechten Gestaltung des häuslichen Umfeldes. Schließlich gehört die funktionelle Therapie von Feinmotorikstörungen wie die Bahnung von Bewegungsabläufen nach Perfetti, das Wahrnehmungstraining nach Affolter oder Bewegungsübungen auf der Grundlage von Funktionsspielen zur Aufgabe der Ergotherapie.

D 1.4.3 Logopädie

Gegenstand der Logopädie sind Diagnostik und Therapie von Schluck-, Stimm-, Sprech- und Sprachstörungen. Als Voraussetzung einer differenzierten Behandlung muss das individuelle Profil der Funktionseinschränkungen herausgearbeitet werden. Neben der störungsspezifischen Einzeltherapie, die auch computergestützte Verfahren mit umfassen kann, werden zielorientierte Gruppentherapie, Kommunikationstraining für Patienten und Angehörige, alltagsnahe Belastungserprobung und Aktivierungstherapie angeboten. Oft ist in diesem Rahmen die Zusammenarbeit mit einem HNO-Arzt erforderlich. Insbesondere bei Verdacht auf das Vorliegen einer Dysphagie ist eine rasche Abklärung einzuleiten, um Aspirationspneumonien, einen wichtigen Prognosefaktor des Outcome von Schlaganfallpatienten, zu vermeiden.

● Therapie von Schluck-, Stimm-, Sprech- und Sprachstörungen

D 1.4.4 Neuropsychologie

Die Neuropsychologie befasst sich mit den Störungen sogenannter höherer Hirnleistungen wie Aufmerksamkeit, Konzentration und Gedächtnis. Neben dem gezielten Training defizienter Funktionen steht die Erarbeitung und Einübung von Kompensationsstrategien. Schließlich gehören die Untersuchung der Verkehrstauglichkeit und die Beratung von Angehörigen, auch in Seminarform, zum Aufgabengebiet der Neuropsychologie. Ein weiterer Schwerpunkt liegt in der Diagnostik und Therapie psychischer Störungen wie z. B. depressiver

● Therapie kognitiver Störungen

Verstimmungen nach Schlaganfall und in der Hilfe zur Krankheitsbewältigung. Da 30–50 % der Patienten mit Schlaganfall eine depressive Verstimmung erleiden, die nicht einfach nur als Reaktion auf die wahrgenommenen Beeinträchtigungen zu werten ist, sondern auch eine Störung serotonerger und noradrenerger Transmittersysteme widerspiegeln dürfte, und da eine Beeinträchtigung der Befindlichkeit die Mitarbeit eines Patienten an rehabilitativen Maßnahmen kompromittiert, kommt der klinisch-psychologischen Betreuung der Patienten, neben entsprechender antidepressiver Medikation, eine wichtige Rolle zu.

● Therapie neurovisueller Störungen

Auch Diagnostik und Therapie neurovisueller Störungen fallen in das Aufgabengebiet der Neuropsychologen. Am häufigsten kommen homonyme Gesichtsfeldeinschränkungen zur Beobachtung, seltener auch Störungen der visuellen Raumwahrnehmung, des Kontrastsehens und der Adaptation. Im Vordergrund der Behandlung von Hemianopsien steht der Erwerb von Kompensationsstrategien, die sich auf den Einsatz sakkadischer Blickbewegungen stützen. Meist lassen sich durch diese Verfahren alltagsrelevante Therapieeffekte erzielen.

D 1.4.5 Medikamentöse Therapie

Mehrere tierexperimentelle Studien deuten darauf hin, dass gezielte Trainingsmaßnahmen nach einer Hirnschädigung durch spezifische medikamentöse Maßnahmen unterstützt werden können. Ratten, die nach einer experimentellen Hirnschädigung nur einem Lauftraining unterzogen wurden, zeigten eine signifikant geringere Rückbildung der motorischen Defizite als diejenigen, denen zusätzlich z. B. Amphetamin verabreicht wurde. Inzwischen liegen auch beim Menschen plazebo-kontrollierte doppelblinde Studien vor. Unter anderem scheint Piracetam in einer Dosis von 4,8 g/Tag – zusätzlich zu logopädischen Übungsbehandlungen eingesetzt – eine signifikante bessere Rückbildung einzelner Aphasiekomponenten zu bewirken als Sprachtherapie alleine. Dieser therapeutische Effekt zeigte sich insbesondere in der Post-Akutphase, also in einem Zeitraum, in dem sich der Patient üblicherweise wieder in hausärztlicher Behandlung befindet.

Bei depressiver Verstimmung stellen Serotonin-Wiederaufnahme-Hemmer das Mittel der ersten Wahl dar, da trizyklische Antidepressiva aufgrund ihrer anticholinergen Nebenwirkungen z. B. Gedächnisstörungen nachteilig zu beeinflussen vermögen.

Eine Reihe von Medikamenten, die zur Behandlung von Grund- und Begleiterkrankungen z. B. bei Schlaganfall eingesetzt werden (müssen), können die zerebrale Plastizität beeinträchtigen (Betablocker, Benzodiazepine, Neuroleptika) oder Beeinträchtigungen im motorischen und kognitiven Bereich verstärken (Neuroleptika, Antikonvulsiva, Trizyklika, Benzodiazepine, Antiepileptika). Vor diesem Hintergrund sollte eine strenge Indikationsstellung erfolgen und „unnötige" Medikamente abgesetzt werden.

D 1.4.6 Sozialdienst

Der Sozialdienst führt die Beratung zu den Angeboten häuslicher Nachsorge (Grund- und Behandlungspflege, Haushaltshilfen) sowie den Möglichkeiten stationärer Pflege und alternativer Wohnformen (Pflegeheim, Kurzzeit- und Tagespflege, betreutes Wohnen) durch und wirkt bei der Organisation der Weiterversorgung nach Entlassung aus der Rehabilitationsklinik mit, einschließlich der Finanzierung dieser Maßnahmen (Kranken- und Pflegeversicherung, Sozialhilfe). Patienten im erwerbsfähigen Alter mit beruflich relevanten Funktionseinschränkungen (Erwerbsminderung) werden auf berufsfördernde Maßnahmen zur Sicherung der Erwerbskraft bzw. des Arbeitsplatzes und auf Wege der Umsetzung einschließlich finanzieller Absicherung (Krankengeld, Rente, Schwerbehindertenausweis) hingewiesen.

D 1.5 Rechtliche Grundlagen

In Abhängigkeit von individuellen Gegebenheiten kommen als Kostenträger stationärer medizinischer Rehabilitation der Phase D entweder
- die Krankenversicherung (§ 40 SGB V),
- die Rentenversicherung (§ 15 ff SGB VI) oder
- die Unfallversicherung (§ 33 SGB VII) in Betracht.

Die genannten Gesetzestexte sehen zwei Instrumentarien stationärer medizinischer Rehabilitation vor:
- das Heilverfahren (HV) und
- die Anschlussheilbehandlung (AHB)/Anschlussrehabilitation (AR).

Das **Heilverfahren** muss vom behandelnden niedergelassenen Arzt bei dem zuständigen Kostenträger beantragt werden, bei berufstätigen Patienten meist die Rentenversicherung, bei anderen Antragstellern die jeweilige Krankenversicherung. **Anschlussheilbehandlungen** sind vom Krankenhaus, in dem sich der Patient in stationärer Behandlung befindet, zu veranlassen. Den Richtlinien der Deutschen Rentenversicherungsträger zufolge setzt die Anschlussheilbehandlung die Frühmobilisierung des Patienten voraus, d. h. er muss sich selbstständig auf der Station bewegen können. Ausgenommen von dieser Regelung sind allerdings die neurologischen Erkrankungen.

Für Rehabilitationsmaßnahmen der Phasen B und C (postprimäre Rehabilitation PPR) ist die gesetzliche Krankenversicherung (GKV) der primäre Ansprechpartner. Die Patienten sind in der Regel pflegeintensive Patienten mit Kommunikations- und/oder Orientierungsstörungen. Die Verlegung z. B. nach einem ischämischen Insult ist daher prinzipiell nach Abschluss der neuroradiologischen und kardiologischen Diagnostik möglich, also schon nach ca. 4–5 Tagen.

Im Falle geeigneter wohnortnaher Einrichtungen, gesicherter häuslicher Versorgung und ausreichender Belastbarkeit können auch Maßnahmen der ambulanten und/oder teilstationären Rehabilitation veranlasst werden. Allerdings unterliegen diese Bereiche noch nicht entsprechenden gesetzlichen Richtlinien. Deshalb müssen Einzelverträge zwischen dem Kostenträger und der Rehabilitationseinrichtung abgeschlossen werden.

Weiterführende Literatur

Arbeitsgruppe „Neurologische Rehabilitation" des VDR (1994) Weiterentwicklung der Neurologischen Rehabilitation. Dt Rentenv, 111–27
Bundesarbeitsgemeinschaft für Rehabilitation (1998) Arbeitshilfe für die Rehabilitation von Schlaganfallpatienten. Heft 4. Frankfurt/Main
Bundesarbeitsgemeinschaft für Rehabilitation (1999) Empfehlungen zur neurologischen Rehabilitation von Patienten mit schweren und schwersten Hirnschädigungen in den Phasen B und C. Frankfurt/Main
Schönle PW (1996) Frühe Phasen der neurologischen Rehabilitation: Differentielle Schweregradbeurteilung bei Patienten in der Phsae B (Frührehabilitation) und in der Phase C (Frühmobilisation/Postprimäre Rehabilitation) mit Hilfe des Frühreha-Barthel-Index (FRB) Neurol Rehab 1, 21–25
Schupp W (1995) Konzept einer zustands- und behinderungsangepassten Behandlungs- und Rehabilitationskette in der neurologischen und neurochirurgischen Versorgung in Deutschland („Phasenmodell") Nervenarzt 66, 907–14

D 2 Psychiatrische Syndrome bei neurologischen Erkrankungen

● Frank Jessen

EDITORIAL

Neurologische Erkrankungen gehen häufiger als Erkrankungen anderer Organsysteme mit psychiatrischen Symptomen einher. Ursächlich ist neben der psychischen Belastung durch die Erkrankung auch die direkte Beteiligung von Hirnstrukturen und Neurotransmittersystemen, die psychiatrischen Symptomen zugrunde liegen. Während ein delirantes Syndrom, Halluzinationen oder Wahnvorstellungen in der Neurologie schon immer beachtete und behandelte psychische Störungen waren, wurden die sehr häufigen Depressions- und Angsterkrankungen bei neurologischen Patienten über lange Zeit unzureichend diagnostiziert. In den letzten Jahren hat sich ein Bewusstseinswandel vollzogen. Die psychiatrischen Begleiterkrankungen neurologischer Patienten gewinnen zunehmend an Bedeutung in der Versorgung, aber auch in der Forschung. Dies ist eine positive Entwicklung, da psychiatrische Symptome von den Patienten oft als sehr quälend erlebt werden, die Behandlungsmöglichkeiten aber gleichzeitig aufgrund der modernen Psychopharmakologie und Psychotherapie gut sind.

Ziel dieses Kapitels ist nicht die Darstellung primär psychiatrischer Erkrankungen, wie z. B. der Schizophrenie. Natürlich werden Patienten mit primär psychiatrischen Erkrankungen auch bei Neurologen vorstellig und somit sind Kenntnisse über diese Erkrankungen notwendig. Die Beschreibung primär psychiatrischer Erkrankungen würde aber den Rahmen dieses Buches sprengen, sodass diesbezüglich auf Lehrbücher der Psychiatrie verwiesen wird. Ebenfalls wird bzgl. umfassender Informationen über Psychopharmaka auf entsprechende Bücher verwiesen. In dem vorliegenden Kapitel werden jedoch Therapieempfehlungen gegeben. Hierbei ist zu bedenken, dass es wenig Studien zur Wirksamkeit psychiatrischer Medikamente bei neurologischen Erkrankungen gibt. Die Empfehlungen stützen sich daher in weiten Teilen auf die klinische Praxis, häufig ohne dass diesen Untersuchungen mit einem hohen Evidenzgrad zugrunde liegen.

Dieses Kapitel orientiert sich im Wesentlichen am Abschnitt F0 des ICD-10, der organisch bedingte psychische Erkrankungen kodiert. Es werden aber nicht alle Einzelkategorien behandelt, sondern es werden die für die neurologische Praxis relevanten Störungen beschrieben und ggf. verschiedene Störungsbilder zusammengefasst. Es sind folgende Syndrome dargestellt: Delir, affektive Störungen, Angststörungen, Halluzinationen/Wahn und organische Persönlichkeitsveränderung. Nicht dargestellt sind die in der Neurologie ebenfalls häufigen dissoziativen und somatoformen Störungen, siehe hierzu Kapitel D 3.

- **ICD-10:** F05.0
- Syn.: Durchgangssyndrom, akutes hirnorganisches Psychosyndrom
- Jedes akute Delir stellt einen Notfall dar und bedarf stationärer Behandlung.

D 2.1 Delir (ohne Alkoholentzugsdelir)

Definition
Das Delir ist ein ätiologisch unspezifisches Syndrom, welches bei Störungen der zerebralen Homöostase auftritt. Es beginnt meist plötzlich, ist prinzipiell reversibel, führt jedoch häufig, insbesondere bei älteren Personen zu bleibenden leichten kognitiven Defiziten. Die Dauer liegt zwischen wenigen Stunden und mehreren Monaten in Abhängigkeit davon, ob die zugrunde liegende Ursache gefunden und behandelt werden kann.

Epidemiologie
Es existieren nur sehr wenige Studien zur Prävalenz des Delirs in der Allgemeinbevölkerung. Hier zeigt sich eine deutliche Zunahme mit dem Alter von ca. 1 % der über 55-Jährigen bis zu ca. 13 % der über 80-Jährigen. Die Prävalenz des Delirs bei stationär behandelten Patienten liegt zwischen 10–20 % und bei Personen über 60 Jahren bei bis zu 50 %. Besonders häufig tritt ein Delir nach kardiochirurgischen und orthopädischen Eingriffen sowie auf Intensivstationen auf. Neurologische Krankheiten, die häufig von einem Delir begleitet sind, sind z. B. Schlaganfälle, akut entzündliche Erkrankungen des ZNS und Demenzen.

Ätiologie/Pathophysiologie/Risikofaktoren

- Ein Delir kann durch Medikamente ausgelöst werden.

Die pathophysiologischen Mechanismen des Delirs sind nur in Ansätzen verstanden. Wesentlich ist in manchen Fällen ein Mangel an Acetylcholin. Darauf weist auch die Beobachtung hin, dass Medikamente mit anticholinerger Wirkung delirante Symptome auslösen können. Damit zusammenhängend kann ein Dopamin- oder Serotoninüberschuss zu einem Delir führen. Eine Erhöhung von Glutamat und eine Reduktion von GABA wird ebenfalls als eine Delirursache diskutiert. Ein Dysfunktion der HPA-Achse mit Hypercortisolismus spielt möglicherweise eine Rolle.

Risikofaktoren sind zunehmendes Lebensalter und hirnorganische Vorschädigung. Je mehr Risikofaktoren vorliegen, desto geringer ist die Schwelle, die eine Noxe (z. B. Operation, Hypoxämie, Dehydration, Infektion, Elektrolytstörungen, Hypoglykämie, neurologische Krankheiten, maligne, metabolische und kardiale Erkrankung, Alkohol- oder Medikamententzug, Pharmaka) benötigt, um ein Delir auszulösen.

Klinik

- Ausgeprägt sind häufig die Schwankungen mit Symptomfreiheit am Tag und schwerer Symptomatik in der Nacht.

▶ Störungen der Wachheit
▶ Desorientiertheit zu Zeit, Person und Ort
▶ Aufmerksamkeits-, Auffassungs- und Konzentrationsstörungen, erhöhte Irritierbarkeit
▶ Einengung des Bewusstseins mit Realitätsverkennung und Wahn
▶ Denkstörungen mit sprunghaftem oder desorganisiertem Denken
▶ Wahrnehmungsstörungen (Halluzinationen, zumeist visuell)
▶ Depression, Angst, Aggressivität, Ratlosigkeit, Euphorie, Apathie
▶ Psychomotorische Unruhe mit Bett- oder Stationsflucht, auch Hypoaktivität
▶ Störung des Schlaf-Wach-Rhythmus mit meist Symptomverstärkung in der Nacht.

Diagnostik
Die Diagnose eines Delirs ergibt sich aus dem klinischen Befund. Zusatzdiagnostik EEG: Allgemeinveränderungen, generalisierte Verlangsamung.

Entscheidend ist die Ursachenklärung, daher besonders wichtig: Anamnese inkl. Medikamentenanamnese, körperlicher Befund, technische Zusatzdiagnostik entsprechend vermuteter Ursache.

Differenzialdiagnose
Demenz, psychotische Erkrankungen.

> **MERKE**
>
> Häufig wird ein Delir im Krankenhaus zu spät erkannt und die Behandlung zu spät eingeleitet. Dadurch entstehen zugespitzte Situationen, bei denen z. B. ein schwer kranker Patient stationsflüchtig ist. Dies führt häufig zum Einsatz von Zwangsmaßnahmen.

Therapie
- Krankenhausaufnahme.
- Ursachenklärung und -behandlung.
- Beruhigende Atmosphäre schaffen, möglichst drohendes Verhalten meiden.

Medikamentöse Behandlung
Placebokontrollierte Therapiestudien liegen zur Behandlung des Delirs nicht vor.

Trotz Weiterentwicklung der Psychopharmakologie hat der Einsatz von Haloperidol bei der Behandlung von Delirien einen hohen Stellenwert. Zunehmend bestehen Hinweise für Wirksamkeit von atypischen Neuroleptika mit geringer oder fehlender anticholinerger Wirksamkeit (u. a. Risperidon, Quetiapin).

● Neuroleptika mit anticholinerger Wirkung können ein Delir verstärken.

Leichtes Delir
Bedürfen oft keiner symptomatischen Therapie, sondern lediglich einer Therapie der Ursache.

Mittelschweres Delir
- Haloperidol 1–10 mg oral. Ausschleichen nach Abklingen der Symptomatik über mehrere Tage
- Alternativ:
  - Risperidon: 0,5–4 mg
  - Quetiapin: 50–600 mg (einschleichend)
- Adjuvante Therapie zur Sedierung:
  - Benzodiazepine, z. B. Lorazepam 0,5–2,5 mg bis 3 ×/Tag, Diazepam 5–10 mg bis 3 ×/Tag
  - Niederpotente Neuroleptika, z. B. Melperon 25–200 mg, Piperidon 40–120 mg).

Schweres Delir
- Ggf. Intensivüberwachung
- 10 mg Haloperidol bis 4 ×/Tag
- Eventuell zusätzlich Diazepam 10 mg bis 6 ×/Tag.

● **Cave:** Niederpotente Neuroleptika mit anticholinerger Nebenwirkung (z. B. Promethazin) sind zur Behandlung von Delirien nicht geeignet.

Falls eine Fixierung oder Medikation gegen den Willen des Patienten notwendig ist, muss die juristische Grundlage beachtet werden und es sollte Kontakt mit einem Psychiater und ggf. mit dem Amtsgericht aufgenommen werden.

Verlauf/Prognose
Bei jüngeren und hirnorganisch gesunden Patienten klingt ein Delir nach Stunden bis Tagen bei entsprechender Behandlung meist ohne bleibende Symptomatik ab. Für die Zeit des Delirs besteht meistens eine Amnesie oder Teilamnesie. Bei älteren und hirnorganisch vorgeschädigten Patienten bleiben bei der Hälfte der Patienten kognitive Schädigungen unterschiedlichen Ausmaßes zurück. Bei älteren Patienten beobachtet man auch Krankheitsverläufe von mehreren Wochen bis Monaten, ohne eine Ursache zu identifizieren. Ein Delir führt bei älteren Patienten oft zur Dekompensation einer bereits vorliegenden Alzheimer-Krankheit, sodass klinisch nach Abklingen des Delirs eine Demenz vorliegt.

● Die kognitiven Dauerschäden, die nach einem Delir zurückbleiben können, werden unterschätzt.

● **FALLBEISPIEL**

Die 76-jährige Hildegard Maier wird mit dem Notarzt in Begleitung ihrer Tochter an einem heißen Sommer-Sonntag zur Aufnahme gebracht. Von der Tochter wird berichtet, dass sie ihre Mutter bei einem geplanten Besuch verwirrt in der Wohnung angetroffen habe. Sie sei örtlich nicht orientiert gewesen und berichtete, dass ein fremder Mann in der Wohnung gewesen sei. Sie wirkte verängstigt und innerlich stark angespannt. Bei einem Besuch eine Woche zuvor sei sie noch normal gewesen. Eine Gehirnerkrankung sei bei ihr nicht bekannt. An Vorerkrankung bestünde eine Hypertonie, die medikamentös behandelt werde.
Bei der Aufnahmeuntersuchung ist Frau Maier desorientiert zur Zeit, zum Ort und zur Situation. Sie wirkt ängstlich und misstrauisch. Ihre Auffassung z. B. bzgl. des Befolgens von Handlungsanweisungen war deutlich vermindert. In der äußeren Erscheinung wirkte sie leicht ungepflegt.

Körperliche Untersuchung: Es zeigte sich ein guter Allgemein- und Ernährungszustand mit deutlich vermindertem Hautturgor. Die internistische und neurologische Untersuchung war unauffällig. Der Blutdruck betrug 100/70 mmHg. Das Routinelabor zeigte Normwerte mit einem grenzwertig hohen Hb. Zeichen für einen Infekt fanden sich nicht. Eine CCT zeigte eine leichtgradige Mikoangiopathie bei sonst altersentsprechendem Normalbefund.

Diagnostische Einschätzung, Therapie und Verlauf: Frau Maier zeigte bei der Aufnahme eine Verwirrtheit mit Desorientertheit und Wahninhalten bei unauffälligem körperlichen Untersuchungsbefund. Die Symptomatik hat sich kurzfristig aus geistiger Gesundheit heraus entwickelt. Syndromatologisch besteht somit ein Delir. Ätiologisch ist eine Exsikkose am wahrscheinlichsten. Dafür sprechen der verminderte Hautturgor und der grenzwertig hohe Hb-Wert. Für eine Infektion als weitere wichtige Ursache eines Delirs bei älteren Menschen fand sich weder klinisch noch laborchemisch ein Anhalt. Ebenso wurde keine Medikamentenumstellung in der letzten Zeit vorgenommen. Hinweise für einen Alkoholmissbrauch gab es nicht. Zerebrale Läsionen wurden mittels CCT ausgeschlossen.
Frau Maier wurde auf die Station aufgenommen. Es wurde eine intravenöse Flüssigkeitssubstitution eingeleitet. In der ersten Nacht war Frau Maier sehr un-

ruhig. Sie war weiterhin desorientiert, fühlte sich bedroht und wollte die Klinik verlassen. Sie willigte jedoch in die Gabe von 2 mg Haloperidol und 50 mg Melperon ein. Mit dieser Medikation konnte ihre Anspannung etwas gelindert werden und sie konnte kurzfristig schlafen. Am nächsten Tag wurde die Behandlung mit 2 x 1 mg Haloperidol und 50 mg Melperon zur Nacht weitergeführt. Am dritten Tag und in der Nacht brauchte sie die Medikation nicht mehr. Nach vier Tagen war sie wieder vollständig orientiert, Wahnsymptome lagen nicht mehr vor. Sie beklagte lediglich eine Beeinträchtigung des Gedächtnisses, die sich aber in einer orientierenden Testung nicht nachweisen ließ. Für die Tage zu Hause und die ersten zwei Tage in der Klinik hatte Frau Maier deutliche Erinnerungslücken.

Der geschilderte Fall eines exsikkosebedingten Delirs bei einem älteren Menschen tritt häufig insbesondere in den Sommermonaten bei alleine lebenden Menschen auf. Besonders gefährdet sind Personen mit zerebralen oder kardialen Vorerkrankungen.

D 2.2 Organisch affektive Störung

• **ICD-10:** F06.3

Definition
Organisch affektive Störungen gliedern sich in häufige depressive und seltene manische oder bipolare Syndrome. Abzugrenzen sind die organisch affektiven Störungen, die im Rahmen definierter somatischer Erkrankungen auftreten, von den originär psychiatrischen affektiven Erkrankungen, die unabhängig von einer körperlichen Erkrankung sind. Auf Symptomebene unterscheiden sich beide Formen jedoch nicht zwingend. Affektive Episoden werden heute ausschließlich deskriptiv anhand von Symptomen definiert.

Eine bipolare Störung ist durch das Auftreten von depressiven und manischen Episoden definiert.

Epidemiologie
Depressive Episoden bei neurologischen Erkrankungen sind deutlich häufiger als depressive Erkrankungen in der Allgemeinbevölkerung.

Häufigkeit depressiver Episoden bei neurologischen Erkrankungen:
- Schlaganfall: 20 %
- Multiple Sklerose: 50 %
- Morbus Parkinson: 20 %
- Epilepsie: 30–70 %.

Organisch manische und bipolare Syndrome sind selten.

Ätiologie/Pathophysiologie
Affektive Erkrankungen ohne gleichzeitige körperliche Erkrankung zeigen eine familiäre Häufung, sodass genetische Vulnerabilitätsfaktoren wahrscheinlich sind. Ob dies auch für affektive Störungen bei neurologischen Erkrankungen zutrifft, ist bisher nicht aussagekräftig untersucht.

Die biologische Grundlage von affektiven Störungen ist nicht vollständig geklärt. Zentrale Mechanismen scheinen Imbalancen in serotonergen und noradrenergen Neurotransmittersystemen zu sein. Dafür spricht u. a., dass die weit größte Zahl von Antidepressiva in diesen Systemen wirkt. Zusätzlich gibt es Hinweise für Störungen der HPA-Achsenregulation.

Die Rolle von psychologischen Belastungsfaktoren beim Auftreten depressiver Episoden ist unbestritten. Zusätzlich spielen Persönlichkeitsvariablen eine Rolle, die zum Auftreten depressiver Episoden prädisponieren.

Bei neurologischen Erkrankungen liegt zum einem eine biologische Alteration des Gehirns vor, andererseits entstehen durch die häufig mit Behinderung einhergehenden Erkrankungen erhebliche psychische Belastungssituationen. Dieser kombinierte Umstand erklärt das gehäufte Auftreten depressiver Störungen bei neurologischen Erkrankungen.

Manische Episoden werden wahrscheinlich durch eine direkte Störung des Neurotransmittergleichgewichts ausgelöst. Psychische Faktoren spielen bei der Genese wahrscheinlich keine Rolle.

● Das Vorliegen einer Depression beeinflusst die Rehabilitation einer neurologischen Krankheit signifikant negativ.

● Auch Medikamente können affektive Episoden auslösen: Medikation prüfen!

Klinik der depressiven Störung

Nach ICD-10 werden depressive Erkrankungen als depressive Episode, eingeteilt in drei Schweregrade, diagnostiziert. Eine depressive Episode wird nach ICD-10 erst diagnostiziert, wenn unten genannte Symptome mindestens 2 Wochen lang bestehen. Sind schon depressive Episoden in der Vorgeschichte aufgetreten, spricht man von einer rezidivierenden depressiven Störung. Bei zusätzlichem Auftreten von manischen oder hypomanen Episoden (Dauer: mindestens eine Woche) liegt eine bipolare Störung vor. Bei dem Vorliegen leichter depressiver Symptome über einen Zeitraum von über 2 Jahren spricht man von einer Dysthymie.

Kernsymptome der Depression:
- Niedergedrückte Stimmung mit verminderter affektiver Auslenkbarkeit
- Verlust von Interesse und Freude
- Erhöhte Ermüdbarkeit und Antriebsstörungen
- Hoffnungslosigkeit, Pessimismus, Perspektivlosigkeit
- Verminderte Konzentrationsfähigkeit
- Grübeln und haftendes Denken
- Herabgesetztes Selbstwertgefühl mit Schuldgefühlen, Insuffizienzgefühle
- Ein- und Durchschlafstörungen
- Verminderter Appetit
- Psychomotorische Hemmung, aber auch innere Unruhe und Agitiertheit
- Somatische Symptome (Brustdruck, gastrointestinale Beschwerden, Gliederschwere)
- Lebensüberdruss, Suizidalität
- Ggf. Wahnsymptome (häufig: Verarmungswahn, hypochondrischer Wahn, nihilistischer Wahn).

■ **MERKE**

Eine Depression ist durch die Suizidalität eine lebensbedrohliche Erkrankung.

Klinik der Manie

- Gehobene, gelegentlich auch gereizte Stimmung
- Erhöhter Aktivitätsdrang mit gesteigertem Redefluss und vermindertem Schlaf
- Beschleunigter Gedankengang mit gelockerten Assoziationen (Ideenflucht)
- Gesteigerte Ablenkbarkeit
- Gesteigertes Selbstwertgefühl, Größenideen
- Gesteigerte Libido mit Promiskuität
- Ggf. psychotische Symptome (z. B. Größenwahn, Halluzinationen).

Eine Episode mit milder Ausprägung der Symptome ohne wesentliche Beeinträchtigung der Person wird als Hypomanie bezeichnet.

● Die Gefährdung bei einer Manie besteht in der Schädigung z. B. durch unkontrollierte Geldausgabe oder unsachgemäßes Führen von Fahrzeugen.

● In einer Episode können auch manische und depressive Symptome gleichzeitig auftreten (gemischte Episode).

Diagnostik

Die Diagnosestellung einer affektiven Störung ergibt sich aus dem psychopathologischen Befund. Zur Diagnosestellung einer depressiven oder manischen Phase ist nicht das Vorliegen sämtlicher oben genannter Symptome erforderlich. Es reicht aus, wenn bestimmte Kernsymptome bei dem Patienten vorhanden sind. Während eine manische Episode kaum übersehen wird, da sie häufig zu Problemen in der Behandlung führt, ist die genaue Beobachtung und das aktive Abfragen der Symptome bei Verdacht auf eine Depression notwendig. Insbesondere muss aktiv nach Suizidalität gefragt werden.

> **MERKE**
>
> In der letzten Zeit ist eine Überdiagnostik depressiver Störungen festzustellen. Es sollte darauf geachtet werden, dass eine depressive Störung nur beim Vorliegen depressiver Symptome und nicht bei ausschließlichem Vorliegen nicht erklärbarer körperlicher Symptome diagnostiziert wird.

Differenzialdiagnose

- Angststörung
- Somatoforme Störungen
- Psychotische Störungen
- Delir.

Therapie der depressiven Störung

Die Therapie entspricht prinzipiell der von primär affektiven Störungen. Für einzelne neurologische Erkrankungen liegen Therapiestudien und Übersichtsarbeiten von z. T. hohem Evidenzgrad vor.

Medikamentöse Therapie

Die Behandlung einer depressiven Störung sollte üblicherweise eine pharmako- und eine psychotherapeutische Komponente beinhalten. Im Rahmen stationärer neurologischer Behandlung steht im Regelfall die Einleitung oder Fortführung der Pharmakotherapie im Vordergrund. Es stehen heute eine Reihe von wirksamen Antidepressiva zur Verfügung, die über ein günstiges Nebenwirkungsprofil verfügen und auch bei dem Vorliegen z. B. internistischer Erkrankungen gegeben werden können. Gleichzeitig bestehen Nebenwirkungen, über

● Der häufigste Fehler bei der erfolgreichen Behandlung ist es, die Therapie mit Antidepressiva zu früh zu beenden (Behandlungsdauer mindestens 6 Monate nach der ersten Episode).

die die Patienten im Vorfeld aufgeklärt werden sollten, da sonst die Compliance gefährdet ist. Für eine umfassende Darstellung des Nebenwirkungsprofils der einzelnen Substanzen wird auf die entsprechenden Lehrbücher und Fachinformationen verwiesen.

Für die Medikation der ersten Wahl ist die klinische Symptomatik entscheidend. Bei Patienten mit starker Unruhe und Schlafstörungen sollte ein sedierendes Antidepressivum gewählt werden, das als wesentliche Nebenwirkung häufig Müdigkeit und Gewichtszunahme aufweist. Bei Patienten mit starken Antriebsstörungen kommen eher nicht sedierende Medikamente zur Anwendung, die als häufige Nebenwirkungen zu innerer Unruhe, gastrointestinalen Störungen und sexuellen Funktionsstörungen führen können. Bei noradrenerg wirkenden Substanzen sind zusätzlich kardiologische Nebenwirkungen zu beachten. Einige Medikamente führen zu metabolischen Interaktionen mit neurologischen Medikamenten (insbesondere Antikonvulsiva). Antidepressiva mit geringem Interaktionspotenzial sind unten mit * gekennzeichnet. Klassische trizyklische Antidepressiva werden heute nicht mehr als Antidepressivum der ersten Wahl eingesetzt.

Die Patienten müssen darüber aufgeklärt werden, dass die antidepressive Wirkung erst mit einer Latenz von 2 bis 6 Wochen zu erwarten ist und dass ein Absetzen wegen Unwirksamkeit innerhalb dieses Zeitraums nicht sinnvoll ist. Bei fehlender Besserung durch die unten aufgeführten Medikamente sollte eine Weiterbehandlung durch einen Psychiater erfolgen.

- Nicht sedierende antidepressive Wirkstoffe
  - Serotonin-Wiederaufnahmehemmer: Citalopram*, Escitalopram*, Sertralin*, Paroxetin, Fluvoxamin, Fevarin
  - Noradrenalin-Wiederaufnahmehemmer: Reboxetin*
  - Serotonin- und Noradrenalin-Wiederaufnahmehemmer: Venlafaxin* (Intoxikationsgefahr bei Kombination mit Tramadol), Duloxetin
- Sedierender antidepressiver Wirkstoff: Mirtazapin*.
- Benzodiazepine: Bei starker innerer Unruhe kann die zeitlich begrenzte zusätzliche Gabe von Lorazepam (0,5–2,5 mg bis dreimal täglich) erforderlich sein.
- Bei Suizidalität ist die Gabe von Benzodiazepinen indiziert.

● Bei fehlendem Ansprechen auf ein Antidepressivum sollte nach 6 Wochen auf ein anderes umgestellt werden.

● * Antidepressiva mit geringem Interaktionspotenzial zu neurologischen Medikamenten.

▶ **PEARLS + PITFALLS**

Die Gabe von Serotonin-Wiederaufnahmehemmern in Kombination mit Triptanen kann ein Serotonin-Syndrom auslösen.

▶ **HINWEIS FÜR DIE PRAXIS**

Besondere Konstellationen, die die Einbindung eines Psychiaters erfordern:
▶ Suizidalität
▶ Wahnsymptome (hier zusätzlich Therapie mit Antipsychotika)
▶ Fehlende Krankheitseinsicht (bei Depression selten)
▶ Fehlender Therapieeffekt.

Psychotherapie

Es stehen heute insbesondere im Bereich der kognitiven Verhaltenstherapie wirksame Verfahren zur Depressionsbehandlung zur Verfügung. Patienten mit Depressionen bei neurologischen Erkrankungen sollten motiviert werden, Psychotherapie in Anspruch zu nehmen, insbesondere unter dem Aspekt der Krankheitsbewältigung.

Therapie der Manie

Aufgrund des seltenen Auftretens von manischen Episoden bei neurologischen Erkrankungen liegen keine Therapiestudien mit hohem Evidenzgrad vor. Die Behandlung richtet sich daher nach dem Vorgehen bei primären Manien.

Grundsätzlich steht bei der Manie die Behandlung mit Lithium, Valproinsäure oder atypischen Antipsychotika im Vordergrund. Atypische Antipsychotika und Valproinsäure (1200–2100 mg/Tag) sind einfach zu handhaben und zeigen ein akzeptables Nebenwirkungsprofil, sodass sie in der klinischen Situation in einer neurologischen Abteilung der Behandlung mit Lithium vorzuziehen sind. Die Lithiumbehandlung hat eine längere Wirklatenz, muss engmaschig überwacht werden und zeigt bei verschiedenen Manie-assoziierten Symptomen (z. B. psychotische Phänomene) keine Wirkung.

● Die Valproatspiegel bei der Maniebehandlung entsprechen denen bei der Behandlung der Epilepsie.

Haloperidol sollte wegen seines Nebenwirkungsprofils heute nicht mehr im Rahmen einer Maniebehandlung eingesetzt werden.

Es gibt Hinweise darauf, dass die Kombinationsbehandlung von einem atypischen Antipsychotikum und dem Antikonvulsivum Valproat der Behandlung mit nur einer Substanz überlegen ist.

Die Behandlung einer Manie erfordert zumeist die Einbindung eines Psychiaters wegen der Festlegung der Rezidivprophylaxe und der häufig fehlenden Krankheitseinsicht bei gleichzeitiger Selbst- oder Fremdgefährdung.

Atypische Antipsychotika:
- Olanzapin 10–20 mg. Nebenwirkung: Gewichtszunahme, Sedierung, Effekte auf Glukose- und Lipidstoffwechsel, geringe anticholinerge Wirkung, geringe extrapyramidale NW
- Quetiapin einschleichend 400–800 mg. Nebenwirkung: Sedierung, orthostatische Dyregulation, Gewichtszunahme, keine anticholinerge Wirkung, kaum extrapyramidale NW
- Risperidon 2–6 mg. Nebenwirkung: orthostatische Dyregulation, selten Gewichtszunahme, keine anticholinerge Wirkung, geringe extrapyramidale NW.

Ggf. ist zur Sedierung die zusätzliche Gabe von Benzodiazepinen erforderlich, z. B. Lorazepam 1–2,5 mg bis 3 ×/Tag, Diazepam 5–10 mg bis 3 ×/Tag.

▶ PEARLS + PITFALLS

Valproat sollte wegen der Thrombopeniegefahr nicht mit Thrombozytenaggregationshemmern kombiniert werden.

Verlauf und Prognose

Es existieren kaum Untersuchungen zur Prognose depressiver Störungen bei neurologischen Erkrankungen. Die Prognose ist wahrscheinlich eher schlechter als bei depressiven Patienten ohne neurologische Erkrankungen.

Durch die modernen Antidepressiva und die Kombination mit Psychotherapie ist aber trotzdem häufig eine Besserung oder Remission der depressiven Symptome zu erreichen. Bei fehlendem Therapieansprechen sollte ein Psychiater konsultiert werden.

Die Prognose der manischen Episode ist als gut einzuschätzen.

D 2.3 Organische Angststörungen

- **ICD-10:** F06.4
- Unterformen: generalisierte Angststörung, Panikstörung, Agoraphobie, spezifische Phobien, soziale Phobie

Definition
Die Panikstörung ist durch plötzlich attackenhaft auftretende Angstzustände von begrenzter Dauer und häufig ohne Auslöser charakterisiert.

Agoraphobie bezeichnet die spezifische Angst vor Situationen, die z. B. mit Enge und vielen Menschen verbunden sind. Agoraphobie und Panikstörungen treten häufig gemeinsam auf.

Die generalisierte Angststörung ist gekennzeichnet durch ein Andauern der Angst ohne eindeutigen Auslöser. Die innere Anspannung ist begleitet von vegetativen Symptomen.

Ferner werden die spezifischen Phobien vor einzelnen Stimuli (z. B. Angst vor bestimmten Tieren) und die soziale Phobie (Angst vor der Exposition vor Menschen) unterschieden.

Als Störung bei neurologischen Erkrankungen sind die generalisierte Angststörung und die Panikstörung mit und ohne Agoraphobie von Bedeutung, bzgl. der anderen Phobien wird auf Lehrbücher der Psychiatrie verwiesen. Wichtig ist, dass Angststörungen sehr häufig zusammen mit depressiven Störungen auftreten.

- Angststörungen treten sehr häufig zusammen mit depressiven Störungen auf.

Epidemiologie
Epidemiologische Untersuchungen zu Angststörungen bei neurologischen Erkrankungen liegen kaum vor. Insgesamt ist davon auszugehen, dass Angststörungen etwas geringere bis ähnliche Häufigkeiten wie Depressionen zeigen.

Ätiologie/Pathophysiologie
Die Pathophysiologie der Angsterkrankungen ist nur unzureichend verstanden. Zentrale Rollen werden den Dysregulationen der noradrenergen und serotonergen Neurotransmission und der Kommunikation limbischer Strukturen, wie der Amygdala und dem Hippokampus mit kortikalen kognitionssteuernden Regionen zugeschrieben. Neben biologischer Regulationskreise, die durch neurologische Erkrankungen direkt beeinflusst werden können, spielen psychische Prozesse der Krankheitsbearbeitung bei der Entstehung von Angstsymptomen bei neurologischen Krankheiten eine wesentliche Rolle.

Klinik
Panikstörung/Agoraphobie:
- Plötzlich einsetzende, zeitlich begrenzte Angstanfälle ohne bzw. mit (Agoraphobie) Auslöser
- Vegetative Symptome (Tachykardie, Hyperventilation, Zittern, Schwitzen)

- Missempfindungen (Schwindel, Herzklopfen, Atembeschwerden, Beklemmungsgefühl, Übelkeit)
- Ängste (Angst zu sterben, in Ohnmacht zu fallen, die Kontrolle zu verlieren)
- Derealisation und Depersonalisationserleben.

Generalisierte Angststörung:
- Ständiges Gefühl der inneren Anspannung mit unbestimmten Ängsten
- Zeichen der vegetativen Dysregulation (Schwitzen, Zittern, Herzklopfen, Verdauungsstörungen, erhöhte Schreckhaftigkeit, Mundtrockenheit, Kloßgefühl, Schluckbeschwerden)
- Schlafstörungen
- Konzentrationsstörungen
- Reizbarkeit.

Diagnostik

Die Diagnose ergibt sich aus der Anamnese und dem psychopathologischen Befund.

Ausgeschlossen werden müssen somatische Ursachen, z. B. Herzerkrankung, pulmonale Erkrankungen, gastrointestinale Erkrankungen, endokrinologische Erkrankungen, metabolische Störungen.

▶ PEARLS + PITFALLS

Panikanfälle werden häufig klinisch nicht ernst genommen, insbesondere Hyperventilationsanfälle („der Patient hat ja nichts"). Dazu trägt auch bei, dass der Patient häufig während einer Attacke für den Betrachter unbeeinträchtigt wirkt. Die Panikstörung ist aber eine psychiatrische Erkrankung mit hohem subjektiven Leid, erhöhter Suizidalität und führt häufig zu weiteren psychiatrischen Erkrankungen (z. B. Substanzabhängigkeit), sodass sie ernst genommen werden muss.

Therapie

Medikamentöse Therapie der Panikstörung/Agoraphobie

Als Medikamente erster Wahl sind selektive Serotonin-Wiederaufnahmehemmer (SSRI) anzusehen. Da innere Unruhe bei Therapiebeginn auftreten kann, ist eine niedrige Initialdosis erforderlich. Ferner muss der Patient über diese zumeist reversible Nebenwirkung am Anfang der Therapie und über die Wirklatenz von mehreren Wochen aufgeklärt werden.

Benzodiazepine sind in der akuten Angstsituation sehr wirksam, haben aber die Problematik der Abhängigkeit und der negativen Beeinflussung des Reaktionsvermögens. Sie sollten daher nur zeitlich sehr begrenzt eingesetzt werden und der Patient sollte über die Nebenwirkungen aufgeklärt werden. Die Abhängigkeitsentwicklung ist bei Panikstörung aufgrund des Lerneffektes der sofortigen Symptomreduktion besonders häufig. Eine Bedarfsmedikation sollte vermieden werden.

● Die Gefahr der Abhängigkeit von Benzodiazepinen ist bei Patienten mit Angststörungen besonders groß.

Medikamentöse Therapie der generalisierten Angststörung

Es kommen ebenfalls SSRI (Paroxetin) und Serotonin-/Noradrenalinwiederaufnahmehemmer (Venlafaxin) zur Anwendung. Benzodiazepine sind wirksam, haben aber das Risiko der Abhängigkeit und der herabgesetzten Reaktionsfähigkeit.

Seit kurzem hat auch Pregabalin die Zulassung für die generalisierte Angststörung.

Psychotherapie

Sowohl für die Panikstörung/Agoraphobie als auch für die generalisierte Angststörung liegen gut evaluierte verhaltenstherapeutische Therapieansätze vor, sodass Patienten eine entsprechende Therapie angeboten werden sollte.

- Angsterkrankungen können besonders gut verhaltenstherapeutisch behandelt werden.

Verlauf/Prognose

Die Prognose einer Panikstörung ist generell eher günstig, insbesondere unter der kombinierten Anwendung von pharmako- und psychotherapeutischen Verfahren. Die Prognose der generalisierten Angststörung ist als eher schlechter einzuschätzen. Bei Angsterkrankungen im Rahmen von neurologischen Erkrankungen sind die Störungen des Gehirns an sich und die aus der Erkrankung resultierte psychische Belastung komplizierende Faktoren, sodass exakte Prognosezahlen bei neurologischen Erkrankungen nicht gegeben werden können.

D 2.4 Organische Halluzinose, organisch wahnhafte Störung

- **ICD-10:** F06.0, F06.2

Definition

Halluzinosen oder wahnhafte Störungen im Rahmen neurologischer Erkrankungen, aber auch bei z. B. internistischen Erkrankungen oder als Medikamentennebenwirkung.

Epidemiologie

Gute Untersuchungen zur Häufigkeit von Halluzinosen oder wahnhaften Störungen bei neurologischen Erkrankungen liegen kaum vor. Häufig treten diese Störungen bei Demenzerkrankungen, Epilepsien, entzündlichen ZNS-Erkrankungen und bei der Behandlung mit dopaminergen Substanzen bzw. bei Cortisonhochdosistherapie auf.

Ätiologie/Pathophysiologie

Halluzinosen können durch Beeinträchtigung von Gehirnarealen entstehen, die direkt an der sensorischen Reizverarbeitung beteiligt sind.

Auf der Ebene der Neurotransmitter ist ein dopaminerger Überschuss mit diesen Symptomen assoziiert.

Klinik

Halluzinosen: Sinneswahrnehmungen, die nicht mit der Realität übereinstimmen, z. B. Figurensehen, Stimmen oder Geräusche hören, taktile Sensationen, Geruchshalluzinationen. Die Patienten können die Sinneswahrnehmungen häufig, aber nicht immer als nicht-real einstufen (Pseudohalluzinationen).

Wahnhafte Störung: nicht korrigierbare Überzeugungen (z. B. Eifersuchtswahn, Erkrankungswahn, paranoider Überwachungswahn).

> **PEARLS + PITFALLS**
>
> Nach Definition ist die Überzeugung eines wahnhaften Patienten von seiner Wahnidee vollständig, sodass der Versuch, den Wahn auszureden, nicht sinnvoll ist. Zur Etablierung einer therapeutischen Basis ist daher häufig ein Eingehen auf den Wahn besser, um über damit verbundene Ängste die Akzeptanz eines Therapieversuchs zu erreichen.

Diagnostik
Die Diagnose ergibt sich aus dem psychopathologischen Befund.

Therapie
Die Therapie von Halluzinationen und wahnhaften Störungen erfolgt mit Antipsychotika.

Die Therapie mit atypischen Antipychotika sollte die Behandlung der ersten Wahl sein. Bei den vorhandenen Substanzen ist auf die verschiedenen Nebenwirkungsprofile zu achten.

Beispiele atypischer Antipsychotika zur Behandlung einer organischen Halluzinose:
- Olanzapin 5–20 mg. Nebenwirkung: Gewichtszunahme, Sedierung, Effekte auf Glukose- und Lipidstoffwechsel, anticholinerge Wirkung, geringe extrapyramidale NW
- Quetiapin einschleichend 50–750 mg. Nebenwirkung: Sedierung, orthostatische Dyregulation, Gewichtszunahme, keine anticholinerge Wirkung, kaum extrapyramidale NW
- Risperidon 2–6 mg. Nebenwirkung: orthostatische Dyregulation, selten Gewichtszunahme, keine anticholinerge Wirkung, geringe extrapyramidale NW
- Amisulprid 50–800 mg. Nebenwirkung: extrapyramidale NW in höheren Dosen, Prolaktinanstieg.

Wenn der Patient stark gequält ist, kann die kurzfristige Gabe von Benzodiazepinen notwendig sein, z. B. Lorazepam 0,5–2,5 mg bis 3 ×/Tag, Diazepam 5–10 mg bis 3 ×/Tag.

● Die präiktale Psychose bei Epilepsie wird nur mit Benzodiazepinen behandelt.

> **MERKE**
>
> Bei Psychosen bei Morbus Parkinson sollte zunächst die dopaminerge Medikation reduziert werden.
> Als Antipsychotika kommen bei Morbus Parkinson Clozapin (6,25–100 mg) und Quetiapin (12,5–100 mg) in Betracht.

Verlauf/Prognose
In Abhängigeit der Grunderkrankung ist die Prognose von Halluzinosen und wahnhaften Störungen bei adäquater Therapie als günstig einzustufen.

- **ICD-10:** F07.0
- **Syn.:** Chronisches hirnorganisches Psychosyndrom

D 2.5 Organische Persönlichkeitsstörung

Definition
Dauerhafte Veränderung der Persönlichkeitsstruktur als Folge einer Gehirnerkrankung.

Epidemiologie
Aussagekräftige Untersuchungen zur Epidemiologie von organischen Persönlichkeitsveränderungen liegen nicht vor.

Ätiologie/Pathophysiologie
Zur Veränderung der Persönlichkeitsstruktur führen insbesondere Erkrankungen, die den Frontallappen umfassen. Dadurch kommt es bei dorsolateraler Schädigung zu Störungen der Aufmerksamkeit und des planvollen Handelns. Orbitofrontale Schäden führen zu emotionaler Labilität, Reizbarkeit und Störung der Impulskontrolle. Bei mediofrontalen Läsionen wird häufig Apathie bis zur vollständigen Antriebslosigkeit beobachtet. Bei Schädigung des Temporallappens treten dagegen eher amnestische Störungen auf. Globale Hirnschädigungen und Traumata führen häufig zu Syndromen von Konzentrationsstörungen und verminderter Belastbarkeit.

Klinik
Die Symptome ergeben sich aus dem Läsionsort. Typische Manifestationen sind verminderter Antrieb, affektive Verflachung und Labilität, Störungen der Impulskontrolle mit Aggressivität oder Distanzlosigkeit sowie kognitive Störungen.

Diagnostik
Die Diagnose ergibt sich aus dem psychopathologischen Befund in Verbindung mit der Vorgeschichte einer Gehirnerkrankung oder -verletzung.

> **▶ PEARLS + PITFALLS**
>
> Organische Persönlichkeitsveränderungen sind häufig Gegenstand von gutachterlichen Fragestellungen. Die Beurteilung erfordert eine umfassende Erhebung von Informationen mit kognitiver Testung und Fremdanamnese, da der Grad der Beeinträchtigung dieser Patienten im Alltagsleben häufig unterschätzt wird.

Therapie
Es gibt keine Untersuchungen mit hohem Evidenzgrad zur Behandlung von organischen Persönlichkeitsveränderungen.

Zur Antriebsverbesserung, aber auch zur Verbesserung der Impulskontrolle können selektive Serotonin-Wiederaufnahmehemmer wirksam sein. Ebenfalls zur Verbesserung der Impulskontrolle und der affektiven Labilität können Antikonvulsiva eingesetzt werden. Auf die langfristige Gabe von Antipsychotika sollte möglichst verzichtet werden, auch wenn dies insbesondere bei chronischer Aggressivität notwendig sein sollte. Es sollte atypischen Antipsychotika der Vorzug gegeben werden.

Verhaltenstherapeutische und rehabilitative Ansätze können sinnvoll sein.

Verlauf/Prognose

Nach Definition ändern sich die wesentlichen Symptome der organischen Persönlichkeitsveränderung langfristig nicht. Es ist aber eine Symptomverbesserung durch entsprechende Therapie möglich.

Weiterführende Literatur

Benkert O, Hippius H (2007) Kompendium der Psychiatrischen Pharmakotherapie. 6. Aufl. Springer Verlag
Förstl H (2005) Frontalhirn. Funktionen und Erkrankungen. 2. Aufl. Springer Verlag
Henningsen P, Gündel H, Ceballos-Baumann A (Hrsg.) (2006) Neuropsychosomatik. Grundlagen und Klinik neurologischer Psychosomatik. Schattauer Verlag
Möller HJ, Laux G, Kapfhammer HP (Hrsg.) (2007) Psychiatrie und Psychotherapie. Band 1: Allgemeine Psychiatrie. Band 2: Spezielle Psychiatrie. 3. Aufl. Springer Verlag
WHO/Dilling H (Hrsg.) et al. (2005) Internationale Klassifikation psychischer Störungen. ICD-10 Kapitel V (F) Klinisch-diagnostische Leitlinien. 5. Aufl. Hans-Huber Verlag

Wiederholungsfragen

1. Welche Risikofaktoren gibt es für ein Delir?
2. Was ist die Therapie der ersten Wahl bei Delir?
3. Welche Langzeitfolge resultiert häufig aus einem Delir?
4. Wie wird eine Depression behandelt?
5. Wie lange dauert es bis zum Wirkungseintritt von Antidepressiva?
6. Wie wird eine Manie behandelt?
7. Was ist die medikamentöse Behandlung der Wahl von Angsterkrankungen?
8. Welche Formen der Angsterkrankungen können unterschieden werden?
9. Bei welcher Medikation in der Neurologie kommt es häufig zu psychotischen Nebenwirkungen?
10. Welche Antipsychotika dürfen bei Patienten mit Morbus Parkinson eingesetzt werden?
11. Zu welcher Persönlichkeitsveränderung führen Schädigungen im mediofrontalen Kortex?

D 3 Psychosomatik in der Neurologie

● Rupert Conrad

EDITORIAL

Das Verständnis des Zusammenhangs von körperlichen Symptomen mit seelischem Leiden ist auch für das Fachgebiet der Neurologie unerlässlich. Dieser Zusammenhang erschließt sich einfacher, wenn man sich bewusst macht, dass jedes Gefühl mit körperlichen Reaktionen verbunden ist, die beispielsweise über das autonome Nervensystem vermittelt sind. In verschiedenen sprachlichen Wendungen lässt sic#h diese Wechselbeziehung wiederfinden (z. B. „zittern vor Angst"). So ist das Gefühl der Angst mit einem erhöhten Anspannungsniveau und Veränderungen verschiedener Organsysteme (höhere Herzfrequenz, schnellere vertiefte Atmung, Anspannung der Muskeln) verbunden. Krankheitswert gewinnen diese körperlichen Symptome häufig dann, wenn die mit dem jeweiligen Symptom verknüpften Gefühle nicht bewusst erlebt werden können oder dürfen.

Im folgenden Kapitel werden beispielhaft die häufigeren Krankheitsbilder Spannungskopfschmerz und phobischer Schwankschwindel sowie die selteneren Krankheitsbilder psychogene Lähmung und psychogene Anfälle besprochen. Dem neurologisch arbeitenden Arzt kommt dabei die wichtige Funktion zu, die psychosomatische Genese dieser Leiden zu erkennen, diesen Zusammenhang dem Patienten verständlich zu machen und ihn einer adäquaten Behandlung zuzuführen. Durch frühzeitiges Erkennen eines psychosomatischen Zusammenhangs können überflüssige diagnostische und therapeutische Maßnahmen vermieden werden und somit eine iatrogene Schädigung oder eine Chronifizierung verhindert werden. Von zentraler Bedeutung dabei ist das ärztliche Gespräch, in dem der Patient einen aktiv zuhörenden, mitfühlenden und kompetenten Arzt finden sollte. Es ist dabei wichtig, sich bewusst zu machen, dass ein Leiden psychischen Ursprungs nicht weniger groß ist als ein organisch begründetes Leiden. Viktor von Weizsäcker sagte dazu: „Es gibt keinen größeren ärztlichen Fehler, als dem Kranken gegenüber die Größe seiner Leiden in Zweifel zu ziehen".

● Denken Sie einfach an die bevorstehenden Prüfungen, um die mit Angst verknüpften körperlichen Reaktionen zu erleben.

● Patienten sind nicht selten frustriert bei einer psychischen Erklärung ihrer Beschwerden („ich bin doch nicht irre?"). Signalisieren Sie Verständnis!

D 3.1 Spannungskopfschmerz

Synonyme, ICD-10

Der episodische sowie der chronische Spannungskopfschmerz (G44.2) fallen nach der ICD-10 in das Kapitel G44 „Sonstige Kopfschmerzsyndrome". Der Begriff Kopfschmerz vom Spannungstyp wird synonym gebraucht.

Definition

● Schreiben Sie die Symptome auf...

Episodischer Kopfschmerz

1. Mindestens 10 beobachtete Attacken und weniger als 180 Kopfschmerztage pro Jahr.
2. Kopfschmerzdauer 30 Min. bis 7 Tage.
3. Mindestens 2 der 4 nachfolgenden Charakteristika:
   a) Bilateral
   b) Drückend, ziehend, nicht pulsierend
   c) Leichte bis mittelschwere Intensität
   d) Keine Zunahme bei Aktivität.
4. Weitgehendes Fehlen von Übelkeit, keine Licht- *und* Geräuschempfindlichkeit (eins davon möglich).

Beim **chronischen Spannungskopfschmerz** wird die Dauer auf mindestens 15 Tage pro Monat über mehr als 6 Monate festgelegt (International Headache Society).

● **FALLBEISPIEL**

31-jähriger russlanddeutscher Mann, verheiratet, 2 Kinder, seit 15 Jahren chronischer Spannungskopfschmerz. In der Anamnese zeigt sich, dass der Kopfschmerz immer im Anschluss an lautere Geräusche, insbesondere die laute Stimme des Vater, der in der Wohnung unter ihm wohnt, ausgelöst wird. Im weiteren Verlauf der Exploration wird deutlich, dass der Patient heftige Gewalterfahrungen in der Kindheit hinter sich hat, insbesondere eine extrem schwierige Beziehung zum Vater, der ihn immer wieder geprügelt hat. Es wird ein massiver Ärger auf den Vater deutlich, den der Patient bislang nicht aussprechen konnte. Der Spannungskopfschmerz kann als Affektäquivalent für Ärger verstanden werden. Nach einer 2-jährigen ambulanten Psychotherapie mit begleitender Amitriptylin-Medikation ist der Patient symptomfrei.

Epidemiologie

Häufig anzutreffendes Syndrom; von 100 Menschen in Ihrer Umgebung leiden 25 unter episodischem, 3 unter chronischem Spannungskopfschmerz. Frauen sind doppelt so häufig betroffen wie Männer. Sie begegnen diesem Krankheitsbild auf einer internistischen und neurologischen Station wöchentlich.

● Hatten Sie schon mal bei Ärger Spannungskopfschmerz?

Ätiologie, Pathophysiologie

Angenommen wird eine vermehrte Anspannung der Stirn- und Nackenmuskulatur aufgrund einer vermehrten psychischen Anspannung, z. B. bei Angst, Depression, Ärger. Die Anspannung der paravertebralen und perikraniellen Muskulatur führt zur Aktivierung intramuskulärer Nozizeptoren, wobei dieser afferente Einstrom vermutlich zu einer Sensibilisierung der zentralen Schmerzverarbeitung im Sinne einer Herabsetzung der Schmerzschwelle führt, sodass auch die Schmerzschwelle für Reize an den Extremitäten herabgesetzt ist.

Anamnese, Symptome
Leichte bis mittlere Intensität, dumpf-drückende Qualität, Lokalisation im gesamten Kopf, haubenartig, Schmerzmaximum mehr im hinteren Kopfbereich, keine Photo- *und* Phonophobie, selten Übelkeit. Dauer von 30 Min. bis zu mehreren Tagen, Auslöser häufig Stresssituationen; häufig psychische Begleitsymptomatik wie Angst, Depression, Schlafstörung.

Diagnostik
Umfassende Schmerzanamnese (Intensität mit Skala von 0–10, Qualität, Lokalisation, Dauer, Auslöser, Begleitsymptomatik). In den meisten Fällen lässt sich allein anhand der Anamnese der Spannungskopfschmerz diagnostizieren. Als Basisdiagnostik sollte neben der körperlichen Untersuchung noch der Blutdruck gemessen werden, beides sollte unauffällig sein. Es gibt keine beweisenden Laborwerte, Bildgebungs- oder EEG-Befunde, sodass auf diese weitergehende Diagnostik zunächst verzichtet werden kann.

● Gewöhnen Sie sich ein festes Schema für die Schmerzanamnese an, um nichts zu vergessen!

Praktisches Vorgehen
Wird nach der Anamnese die Diagnose episodischer Spannungskopfschmerz gestellt, sofortiger Therapiebeginn. Weitergehende Diagnostik erst bei therapierefraktärer Symptomatik. Wird nach der Anamnese die Erstdiagnose chronischer Spannungskopfschmerz gestellt, ergänzend Bildgebung zum sicheren Ausschluss einer Reihe von Differenzialdiagnosen.

Differenzialdiagnose
- Migräne und vasomotorischer Kopfschmerz: Intensität meist stärker, Schmerzqualität pochend, Licht- und Geräuschempfindlichkeit, Erbrechen
- Cluster-Kopfschmerz: Lokalisation einseitig, Intensität stärker, Qualität stechend, oft aus dem Schlaf heraus, oft Horner-Syndrom
- Medikamenteninduzierter Kopfschmerz: Medikamentenanamnese
- Hypertonie: RR-Werte
- Sinusitis: Nervenaustrittspunkte
- Zahnerkrankung: Zahnstatus, Lokalisation
- Schädeltrauma: Anamnese
- Tumor: Untersuchung, Bildgebung
- Chron. Meningitis: Untersuchung, Liquor, Bildgebung
- Arteriitis temporalis: Alter, Polymyalgie, BKS und CRP erhöht
- Chron. subdurales Hämatom: körperliche Untersuchung, Bildgebung
- Sinusvenen-Thrombose: körperliche Untersuchung, Bildgebung

● Legen Sie eine Tabelle mit den Differenzialdiagnosen und den zugehörigen Befunden an.

Therapie
Akutbehandlung des Schmerzes bei episodischem und chronischem Spannungskopfschmerz:
1. Psychoedukation, d. h. dem Patienten den Zusammenhang zwischen Stress, Anspannung und Kopfschmerz erklären. So lernt er, selbst darauf zu achten.

● Nur wenn Sie selbst von dem Zusammenhang überzeugt sind, können Sie den Patienten überzeugen!

Allgemeine Möglichkeiten zur Verbesserung der Stressbewältigung vermitteln, z. B. das Erlernen von Entspannungstrainings wie progressive Muskelrelaxation nach Jacobsen oder Autogenes Training (Kurse z. B. an Volkshochschule, von Krankenkassen angeboten).
2. Medikamentöse Therapie mit Analgetika, z. B. 500–1000 mg Acetylsalicylsäure oder 400–800 mg Ibuprofen (KI: Blutbildungsstörung, Magen-Darm-Ulzera), 500–1000 mg Paracetamol, 500–1000 mg Metamizol (KI: Störung der Knochenmarkfunktion). Den Patienten über Gefahren des Analgetikaabusus aufklären.

- Machen Sie den Patienten zum Experten seiner Erkrankung, dann fühlt er sich weniger hilflos.

Bei chronischem Spannungskopfschmerz besteht zusätzlich zur Akutbehandlung die Indikation zur Prophylaxe, die folgende Maßnahmen umfassen kann:
1. Psychoedukation (s. oben), Ausdauertraining 3-mal wöchentlich (z. B. Joggen, Radfahren), zusätzlich Empfehlung eines Schmerzkalenders (Zusammenhang zwischen Stress und Kopfschmerz wird greifbarer). Aufklärung über medikamentös induzierten Kopfschmerz und Analgetikaabusus.
2. Besprechung der Möglichkeiten einer ambulanten Psychotherapie zur Verbesserung der Stressbewältigung, z. B. alte dysfunktionale Verhaltensmuster werden erkannt, neue eingeübt. Überweisung zum Therapeut (Psychologe oder Facharzt für Psychosomatische Medizin).
3. Symptomatische Therapie eventuell mit Pfefferminzöl als Applikation im Schläfen-Nackenbereich [Hacke & Diener 2002].
4. Prophylaktische Therapie mit einem trizyklischen Antidepressivum. Bester Wirksamkeitsnachweis für Amitriptylin einschleichend mit 25 mg abends beginnen, in wöchentlichen Intervallen bis auf 75 mg tgl. steigern, alternativ Imipramin (30–75 mg tgl.), Doxepin (50–100 mg tgl.) oder Clomipramin (75–150 mg tgl.) (KI: Glaukom, Herzrhythmusstörung, Prostatahypertrophie). Bislang kein Wirksamkeitsnachweis für Serotonin-Wiederaufnahmehemmer!

- Beruhigen Sie den Patienten, Antidepressiva machen nicht abhängig!

Verlauf und Prognose

Je chronifizierter das Krankheitsbild umso schwieriger die Therapie. Trotz verschiedenster Vorbehandlungen ist oft zu wenig mit den Patienten gesprochen worden, insbesondere wurde der Zusammenhang zwischen Stress und Kopfschmerz nicht verdeutlicht. Bei chronischem Spannungskopfschmerz führt eine Kombination von nichtmedikamentösen und medikamentösen Therapieverfahren zu den besten Resultaten. 65 % der Patienten zeigen eine mindestens 50 %ige Reduktion von Schmerzdauer und Intensität [Holroyd et al. 2001]. Oft besteht eine Scheu des Arztes eine Überweisung zum Psychotherapeuten anzuregen, obwohl häufig nur im Rahmen einer psychotherapeutischen Behandlung dysfunktionale Verhaltensmuster erkannt und, das ist der schwierige Schritt, verändert werden können.

- Der Schritt von der Erkenntnis zur Verhaltensänderung ist schwierig, denken Sie an eigene Silvestervorsätze.

D 3.2 Phobischer Schwankschwindel

Synonyme, ICD-10
Die Begriffe phobischer Schwankschwindel, phobischer Attackenschwindel oder phobischer Attacken-Schwankschwindel werden synonym gebraucht. In der ICD-10 sollte das Krankheitsbild unter den sonstigen somatoformen Störungen (F45.8) verschlüsselt werden, da die körperliche Beschwerdesymptomatik und nicht die Angst im Vordergrund steht.

Definition
Benommenheit und Schwankschwindel mit situativer Auslösung.

● FALLBEISPIEL
25-jährige ledige Jurastudentin mit seit 2 Monaten bestehendem Schwankschwindel in Bus, Bahn, Kaufhäusern. Als Auslöser lässt sich die Trennung vom Freund vor 2 Monaten eruieren, die die Patientin völlig unvorbereitet traf. Die Patientin hatte erstmals in ihrem Leben das Gefühl nicht alles im Griff zu haben („es war, als wenn mir der Boden unter den Füßen weggezogen würde"). Die weitere Anamnese zeigt eine extrem hohe Leistungsorientierung und Perfektionismus. Im Elternhaus wurde nicht über Gefühle gesprochen, so ist die Patientin zunächst völlig überrascht, als die Rede von Angst und Kontrollverlust ist. Nach ausführlichem Gespräch über die psychosomatische Genese der Störung bittet die Patientin selbst um eine Überweisung zu einem Psychotherapeuten, nach einer 25-stündigen ambulanten Verhaltenstherapie ist sie beschwerdefrei.

Epidemiologie
Dieses Krankheitsbild ist die dritthäufigste Ursache von Schwindelattacken, nach dem paroxysmalen Lagerungsschwindel und der Neuronitis vestibularis. Von 100 Patienten in einer Spezialambulanz für Schwindel leiden etwa 15 unter phobischem Schwankschwindel. Er manifestiert sich am häufigsten zwischen dem 20. und 50. Lebensjahr ohne Geschlechterpräferenz.

● Häufiges ist häufig. Denken Sie bei der Schwindeldiagnostik an eine psychogene Verursachung.

Ätiologie, Pathophysiologie
Schwindel kann als Affektäquivalent für Angst verstanden werden. Die Nähe dieses Gefühls zum körperlichen Symptom kommt in sprachlichen Äußerungen wie „ich verliere den Boden unter den Füßen" zum Ausdruck. Pathophysiologisch kann der Schwindel durch zwei verschiedene Mechanismen erklärt werden:
1. Durch eine während der Angst auftretende Hyperventilation kommt es zu einer respiratorischen Alkalose mit Verschwommensehen und Schwindel.
2. Bei einer ängstlichen Kontrolle des Gleichgewichts kommt es zu einer Fehlabstimmung zwischen motorischer Efferenz und Efferenzkopie, mit der Folge, dass aktive Kopf- und Körperbewegungen als passive Beschleunigungen oder Scheinbewegungen erlebt werden.

● Hyperventilieren Sie jetzt einmal für 2 Minuten und achten Sie darauf, wie Ihr Körper reagiert.

Anamnese, Symptome
Patienten klagen über Schwankschwindel, teilweise beschrieben als Benommenheit, verbunden mit subjektiver Stand-/Gangunsicherheit und attackenartiger Fallangst ohne wirkliche Stürze; Attacken treten in typischen Situationen auf, die auch oft Auslöser von spezifischen Phobien (z. B. Agoraphobie) sind (alleine Auto fahren, große Menschenansammlungen in Kaufhäusern, Brücken); typischerweise im Verlauf Meidung auslösender Reize; auf Nachfragen geben die Patienten in Verbindung mit Schwindelattacken auch Angst und entsprechende vegetative Begleitsymptome an. Auslöser der Erkrankung sind häufig eine organische vestibuläre Erkrankung (z. B. Neuronitis vestibularis) und psychische Belastungssituationen. Die Betroffenen sind oft sehr zwanghaft-perfektionistische und leistungsorientierte Menschen.

● Kennen Sie solche Menschen aus Ihrer Umgebung? Wie wichtig ist Kontrolle für diese Menschen?

Diagnostik
Subjektive Beschwerden über Stand-/Gangunsicherheit, bei unauffälligem neurologischem Befund, insbesondere unauffälligen Gleichgewichtstests. Zudem charakteristischer Auslöser und Persönlichkeitsstruktur (s. oben).

Praktisches Vorgehen
Klinische neurologische Untersuchung einschließlich Elektronystagmografie mit kalorischer Spülung und statischer Posturografie. In Einzelfällen zusätzlich Kernspintomografie des Schädels.

Differenzialdiagnose
- Panikstörung: Hier steht Angst/Panik im Vordergrund, nicht das Schwindelsymptom
- Depression: Antrieb reduziert, Stimmung gedrückt etc.
- Orthostatische Dysregulation: nach dem Aufstehen, langes Stehen. RR, Schellong-Test
- Bilaterale Vestibulopathie: neurologische Untersuchung, vestibulo-okulärer Reflex, Romberg-Versuch.

Therapie
Psychoedukation: Dem Patienten wird der Zusammenhang zwischen Angst und Schwindelsymptom erklärt, um die Angst vor körperlicher Erkrankung zu nehmen. Wichtig: Glaubhaftigkeit der Beschwerden betonen, da psychische Ursache häufig als gleichbedeutend mit simuliert, nicht vorhanden erlebt wird. Erläuterung, dass der Patient die Konfrontation mit Angst- bzw. Schwindel-auslösenden Situationen suchen muss, um die Symptomatik loszuwerden (Desensibilisierung durch Exposition). Ziel ist a) den Zusammenhang zwischen Angst und Schwindel zu erleben (nicht keinen Schwindel oder Angst zu haben!) und b) sich davon zu überzeugen, dass der Schwindel bzw. die Angst bewältigt werden kann. Dazu Erläuterung, dass nicht die Gefahr eines realen Sturzes besteht, da körperliche Schutzmechanismen funktionieren.

● Zeigen Sie Verständnis für den Wunsch des Patienten zu vermeiden, aber überzeugen Sie ihn, dass nur Konfrontation hilft.

Bei Fortbestehen der Symptomatik trotz oben genannter Maßnahmen nach 4 Wochen Empfehlung einer Verhaltenstherapie (hier wird dann im Wesentlichen eine begleitete Expositionsbehandlung durchgeführt). Zusätzlich kann eine antidepressive Therapie hilfreich sein (z. B. 20–40 mg Paroxetin, 20–40 mg Citalopram).

MERKE

Patienten zeigen hohen Leidensdruck, darum sollte der psychosomatische Zusammenhang angesprochen und schnell eine Therapie eingeleitet werden. Jede Chronifizierung ist kontraproduktiv. Vorsicht vor dem Gebrauch von Benzodiazepinen (z. B. Lorazepam, Diazepam). Eine kurzfristige Besserung ist langfristig mit Abhängigkeit verbunden.

● Vielleicht üben Sie einmal im Rollenspiel mit Mitstudenten, den psychischen Zusammenhang zu erklären.

Verlauf und Prognose

Etwa 72 von 100 behandelten Patienten zeigen eine gute Besserung der Beschwerden oder eine Heilung [Brandt 1996].

D 3.3 Psychogene Lähmung

Synonyme, ICD-10

Psychogene Bewegungsstörung, Konversionsstörung, dissoziative Bewegungsstörung, hysterische Lähmung (ICD-10 F 44.4).

● Das Krankheitsbild hat viele Schriftsteller fasziniert. Das Drama „Broken Glass" von Arthur Miller handelt von einer psychogenen Lähmung.

Definition

Vollständiger oder teilweiser Verlust der Bewegungsfähigkeit eines oder mehrerer Körperglieder. Unterschiedliche Formen und Grade mangelnder Koordination (Ataxie) können besonders in den Beinen vorkommen, sodass es zu Gangauffälligkeiten bzw. der Unfähigkeit zu Stehen kommen kann (Astasie, Abasie).

● FALLBEISPIEL

Eine 28-jährige Sekretärin stellt sich in der Ambulanz mit einer plötzlichen Lähmung der linken Seite vor. Die Lähmung trat auf, als die Patientin einen geschäftlichen Brief für ihren Stiefvater tippen sollte. Im Verlauf der weiteren Exploration stellt sich heraus, dass die Patientin von eben diesem Stiefvater sexuell missbraucht wurde. Die Patientin wird aus der neurologischen Ambulanz in eine tiefenpsychologische Psychotherapie überwiesen, die Symptomatik bessert sich deutlich im Verlauf von 3 Monaten (nachdem u. a. die Aufgabe, Geschäftsbriefe für den Stiefvater zu schreiben, wegfiel), die ambulante Psychotherapie zur Bearbeitung der Missbrauchssymptomatik dauerte weitere 2 Jahre.

Epidemiologie

Etwa zwei stationäre Patienten von 100 in neurologischen Kliniken leiden unter einer psychogenen Lähmung [Egle & Ecker-Egle 1998]. Es gibt zwei Altersgipfel der Erkrankung, zwischen dem 15. und 25. und dem 45. und 55. Lebensjahr, Frauen sind etwa zwei- bis dreimal so häufig betroffen wie Männer. Eher Personen aus sozial niedrigeren Schichten sind betroffen.

Pathophysiologie

Sigmund Freud (1895) verstand unter Konversion die Umwandlung eines „Affektbetrages" in eine motorische Innervation bei gleichzeitiger Verdrängung der dazugehörigen konflikthaften Vorstellungsinhalte. Nach dieser Vorstellung wird also ein seelischer Konflikt in einem körperlichen Symptom ausgedrückt.

Neuere bildgebende Verfahren (SPECT) zeigen bei halbseitiger Lähmung eine kontralateral verminderte Durchblutung in den Basalganglien und im Thalamus, die sich nach Lähmungsrückbildung normalisiert [Vuilleumier et al. 2001]. Konkretere pathophysiologische Erklärungsmodelle fehlen bislang.

- Für Freud war dieses Störungsbild zentral für die Entwicklung der Psychoanalyse.

Klinik und Diagnostik

Am häufigsten Hemiparesen und Paraparesen der Beine, oft begleitet von Hypästhesien, Hypalgesien und Dysästhesien in der betroffenen Region. Zumeist schlaffe unvollständige Lähmungen, demonstratives und übertriebenes Auftreten der Erkrankten (z. B. theatralisches Hinken). Anamnese zeigt oft ähnliche Symptomatik (organisch oder psychisch bedingt) bei Angehörigen (Imitation von Vorbildern); auffällige Diskrepanz zwischen schwerer körperlicher Einschränkung und geringem Leidensdruck (die Haltung wird als „belle indifference" wörtl. „schöne Gleichgültigkeit" beschrieben). Die Exploration zeigt so gut wie immer aktuelle Auslöser (z. B. Trennung, Arbeitsplatzverlust usw.). Diagnose durch neurologischen Befund (Reflexe, Muskeltonus normal). Zur Diagnosesicherung kann die transkranielle Magnetstimulation eingesetzt werden, daneben können motorisch evozierte Potenziale und EMG hilfreich sein.

- Explorieren Sie sorgfältig; versuchen Sie den unlösbaren Konflikt des Patienten zu verstehen.

Differenzialdiagnose

- Organisch verursachte Lähmungen: neurologischer Befund, apparative Untersuchungen.
- Simulation: Unterschied nur im bewussten Erleben des Patienten, der psychogen Gelähmte erlebt seine Störung bewusst aufrichtig, der simulierende Patient täuscht sie bewusst vor.

Therapie

Sofern die Bewegungsstörung dies erlaubt, ist eine ambulante Therapie vorzuziehen.

1. Psychoedukation: Symptome sind zwar erheblich und verursachen dem Patienten Leid, sind aber nicht gefährlich und können schnell geheilt werden. Es liegt keine Organschädigung vor (Erläuterung der Befunde), sondern eine stressbedingte funktionelle Störung. Zunächst Verordnung krankengymnastischer Übungsbehandlung und autogenes Training (Ziel: Muskelentspannung), keine Pharmakotherapie (Fixierung des somatischen Krankheitsmodells). Wöchentliche Wiedereinbestellung.
2. Bei nicht erfolgter Besserung im Verlauf von 2 Wochen Überweisung zur (ambulanten) tiefenpsychologischen Psychotherapie.

- Haben Sie Verständnis für die Frustration des Patienten, dass kein organischer Befund vorliegt.

Nach 2–5 Jahren sind von 30 Patienten 27 symptomfrei bis deutlich gebessert, schlechterer Verlauf bei begleitender Persönlichkeitsstörung [Binzer & Kullgren 1998].

D 3.4 Psychogene Anfälle

Synonyme, ICD-10
Psychogene nichtepileptische Anfälle, dissoziative Krampfanfälle (ICD-10 F44.5).

● Bei allen Krampfanfällen sollten Sie dieses Krankheitsbild immer differenzialdiagnostisch erwägen.

Definition
Krampfanfälle, die in ihrer Symptomatik epileptische Anfälle sehr stark nachahmen können, jedoch nicht durch eine organische Hirnfunktionsstörung verursacht sind.

● **FALLBEISPIEL**

21-jährige Frau mit einer langjährigen Geschichte von psychiatrischen Aufenthalten (u. a. Selbstverletzungen, Suizidversuche bei emotional instabiler Persönlichkeit vom Borderline-Typ) stellt sich in der Epileptologie zu Abklärung bei V. a. therapierefraktäre Epilepsie vor. Die Anfälle dauern oft 1–2 Stunden. Mithilfe von Video-EEG lässt sich ein psychogener Anfall diagnostizieren. Der hinzugezogene psychosomatische Konsiliararzt empfiehlt eine Verlegung in die psychosomatische Klinik. Kurz vor der geplanten Verlegung verlässt die Patientin die Klinik gegen ärztlichen Rat. Bei einer Wiedervorstellung in der chirurgischen Abteilung des gleichen Krankenhauses 2 Jahre später bietet sich hinsichtlich der Anfälle ein unverändertes Bild.

Epidemiologie
Seltene Erkrankung. Die Prävalenz wird mit 2–33/100 000 Einwohner angegeben. Allerdings tritt dieses Krankheitsbild häufiger in epileptischen Spezialabteilungen auf, so bei etwa 20 von 100 Patienten, die zu einer epilepsiechirurgischen Evaluation überwiesen werden und bei der Hälfte der Patienten mit einem therapierefraktären Anfallsstatus. Erkrankungsmanifestation meist zwischen dem 20. und 30. Lebensjahr, 75 % der Erkrankten sind Frauen [Reuber & Bauer 2003].

Pathophysiologie
Vgl. Grundlagen der Konversion nach Freud; neuere bildgebende Verfahren (SPECT) zeigen keine Veränderung der Hirndurchblutung während psychogener Anfälle (im Gegensatz zur Epilepsie) [Grunwald et al. 1988]. Bislang fehlen konkretere pathophysiologische Modelle.

Klinik
Zumeist Anfälle mit Sturz, Versteifen des Rumpfes, ausschlagenden Bewegungen der Extremitäten. Es gibt kein Symptom, dass spezifisch einen psychogenen Anfall erkennen lässt. Sorgfältige Anamnese bzw. Fremdanamnese. Areaktives Verharren, Dauer von mehr als 10 Min. Länge, irreguläre Extremitätenbewegungen, geschlossene Augen, erhaltener Pupillenlichtreflex sind Hinweise auf psychogenen Anfall. Darüber hinaus kann die Bestimmung von Prolaktin und Cortisol einen epileptischen Anfall beweisen (Blutabnahme 20 Min. nach Anfall, 3–5-fach erhöhter Wert, allerdings nur bei einem Drittel epileptischer Anfälle erhöht). Diagnosesicherung mit Video-EEG. In der Anamnese häufig akute

● Die Diagnose ist schwierig zu stellen. Schreiben Sie die hinweisenden Symptome und Befunde noch einmal auf.

● Oft entsteht beim Arzt der Wunsch diese Patienten als „nicht wirklich krank" zu überführen. Psychogene Anfälle sind aber ein schweres Leiden.

psychische Konfliktsituationen und Vorgeschichte mit psychiatrischen Behandlungen; die biographische Anamnese zeigt oft schwerste Traumatisierungen.

Differenzialdiagnose
Epilepsie, Synkope (Anamnese, Synkopenabklärung)

Therapie und Verlauf
Psychoedukation: Aufklärung des Patienten und der mitbehandelnden Ärzte über die psychosomatische Genese der Anfälle. Im stationären Bereich Hinzuziehen des psychosomatischen Konsiliararztes. Anschließend stationäre psychosomatische Über- bzw. Aufnahme bzw. Überweisung zur tiefenpsychologischen Psychotherapie. Eventuell begleitend antidepressive Psychopharmakatherapie.

Keine antikonvulsive Therapie (Fixierung eines organischen Krankheitsverständnisses, iatrogene Schädigung). Frühe Diagnose für Verlauf entscheidend. Tendenziell eher schlechte Prognose; 4 Jahre nach Diagnose immer noch 72 % nicht anfallsfrei [Reuber et al. 2003].

- Viele Patienten werden zu spät richtig diagnostiziert und als Epilepsien behandelt.

Weiterführende Literatur

Binzer M, Kullgren G (1998) Motor conversion disorder. A prospective 2-to 5-year Follow-up Study. Psychosomatics 39, 519–527
Brandt T (1996) Phobic postural vertigo. Neurology 46, 1515–1519
Diener HC, Hacke W (Hrsg.) (2002) Leitlinie episodischer und chronischer Spannungskopfschmerz in Leitlinien für Diagnostik und Therapie in der Neurologie. Thieme Verlag Stuttgart, S. 260–264
Egle UT, Ecker-Egle ML (1998) Psychogene Störungen in der Neurologie. Psychother 43, 247–261
Freud S (1991) Vorlesungen zur Einführung in die Psychoanalyse (14. Aufl.). Fischer TB Verlag, Frankfurt
Grunwald F, Durwen H, Bulau P, Bockisch A, Elger CE et al. (1988) HMPAO-SPECT in cerebral seizures. Nuklearmedizin 27(6), 248–251
Holroyd KA, O'Donnel FJ, Stensland M, Lipchik GL, Carlson BW (2001) Management of chronic tension-type headache with tricyclic antidepressant medication, stress management therapy and their combination. JAMA 285, 2208–2215
Reuber M, Bauer J (2003) Psychogene nichtepileptische Anfälle. Deutsches Ärzteblatt 100 (30), 2013–2018
Reuber M, Pukrop R, Bauer J, Helmstaedter C, Tessendorf N, Elger CE (2003) Outcome in psychogenic nonepileptic seizures: 1 to 10-year follow-up in 164 patients. Ann Neurol 53(3), 285–286
Vuilleumier P, Chicherio C, Assal F, Schwartz S, Slosman D, Landis T (2001) Functional neuroanatomical correlates of hysterical sensorimotor loss. Brain 124, 1077–1090

Internetadressen

www.leitlinien.net (Bei *Stichwort-Suche* „Schwindel" eingeben) Leitlinie „Schwindel" der Deutschen Gesellschaft für Neurologie
www.leitlinien.net (Bei *Stichwort-Suche* „Konversionsstörung" eingeben) Leitlinie „Dissoziative Störung" der Deutschen Gesellschaft für Psychotherapeutische Medizin

Wiederholungsfragen

1. Wie ist der episodische Spannungskopfschmerz definiert? Wie kann man sich das Auftreten pathophysiologisch erklären?

2. Wie sieht die Behandlung eines chronischen Spannungskopfschmerzes aus? Was ist die Gefahr bei Analgetikabusus?

3. Etwa wie viele Patienten in einer Spezialambulanz Schwindel haben einen phobischen Schwankschwindel? Was steckt pathophysiologisch dahinter? Was sollte dem Patienten bezüglich der Symptomatik erklärt werden? Was ist die Gefahr bei der Verordnung von Benzodiazepinen?

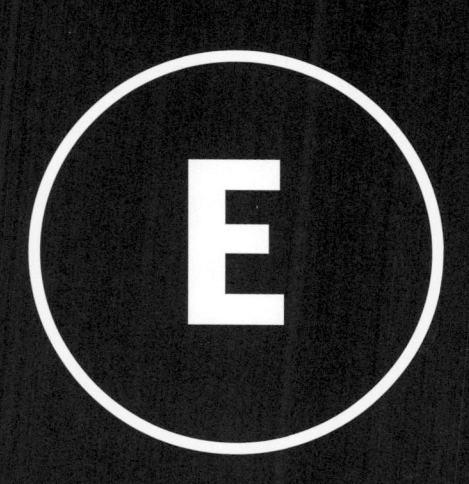

E Anhang

A Klinisch untersuchen

B Diagnostische Verfahren

C Neurologische Erkrankungen

D Rehabilitation, Psychiatrische Syndrome, Psychosomatik

E **Anhang**

Häufig eingesetzte klinische Skalen zur Evaluation neurologischer Erkrankungen

Multiple Sklerose

Expanded Disability Status Scale (EDSS)

Kurtzke JF (1983) Rating neurologic impairment in multiple sclerosis: an expanded disability status scale. Neurology 33, 1444–1452

Einfaches Formblatt zur Dokumentation des EDSS nach Kurtzke bei Multiple Sklerose-Patienten*

(*nach Urmann A, Kolleger H und Vass K)

Anleitung zur Benutzung des Formblattes:

Teil 1 beschreibt den Behinderungsgrad in den einzelnen funktionellen Systemen in Stufen von 0 bis 9 (in Spalten I–IX).

In den horizontalen Reihen finden sich die einzelnen funktionellen Systeme mit den entsprechenden Symptomen.

Markieren Sie, welche Symptome im jeweiligen funktionellen System auftreten. Zählen Sie dann die Anzahl der markierten Felder pro Spalte zusammen und tragen Sie diese in „Anzahl der FS pro Behinderungsgrad" ein.

Teil 2 dient zur Berechnung des EDSS-Scores. Die Spalten (0–V oder höher) entsprechen wiederum den Behinderungsgraden. In den einzelnen Feldern befindet sich die Anzahl der betroffenen funktionellen Systeme („FS").

Das Feld, in dem Sie unter Teil 1 die ermittelte Anzahl von betroffenen FS finden, verfolgen Sie nach rechts und finden so den entsprechenden EDSS-Score („EDSS"). Bei Kombinationen unterschiedlich schwerer Behinderungsgrade orientieren Sie sich an dem Feld, in dem der höchste von Ihnen ermittelte Behinderungsgrad erscheint.

Unter „Klinik" finden sich Befunde, die sich vorwiegend an der Gehfähigkeit des Patienten orientieren. Höhere EDSS-Scores ($\geq$ 4,5) werden durch die maximal mögliche Gehstrecke festgelegt. Die Behinderungen in den einzelnen funktionellen Systemen dienen in diesem Fall lediglich zur genaueren Information über die neurologischen Ausfälle des Patienten. Die „maximal mögliche Gehstrecke" ist jene Strecke, die der Patient ohne Ruhepause zurücklegen kann.

Teil 1: Behinderung Funktioneller Systeme (FS)

Behinderungs-grad	0	1	2	3	4	5	6	IX
Pyramidenbahn	Normal	Abnorm ohne Behinderung	Minimale Behinderung (KG 4)	Leichte/mäßige Para-/Hemiparese (KG 3–4) Schwere Monoparese (KG ≥ 2)	Ausgeprägte Para-/Hemiparese (KG ≥ 2) Mäßige Tetraparese (KG 3) Monoplegie (KG 0)	Para-/Hemiparese (KG 0–1) Ausgeprägte Tetraparese (KG ≥ 2)	Tetraplegie	Unbekannt
Kleinhirn	Normal	Abnorm ohne Behinderung	Leichte Ataxie (bei Zehen-/Fersengang) Erkennbarer Tremor	Mäßige Ataxie (bei norm. Gang) Funktionseinschränkung durch ungeschickte Bewegung, Tremor	Schwere Ataxie (unfähig zu gehen oder nur mit Hilfsmittel)	Unfähig zu koordinierten Bewegungen infolge Ataxie		Unbekannt
Hirnstamm	Normal	Abnorme Untersuchungsbefunde	Mäßiger Nystagmus (in 30° horizontaler/vertikaler Blickrichtung) Andere leichte Behinderung (Gefühlstaubheit, Gesichtsmuskelschwächen, Dysarthrie, andere HN-Defizite)	Ausgeprägter Nystagmus (in Normalstellung mit Beeinträchtigung des Visus; komplette INO m. Nystag. d. abduz. Auges; Oszillopsie) Mäßige Behinderung (Diplopie ohne totale Augenmuskelparese; V-Hypästhesie in 1 oder 2 Ästen; V-Neuralgie, Lidschlussschwäche, auffällige Dysarthrie)	Ausgeprägte Dysarthrie (Beeinträchtigung der Verständlichkeit) Andere ausgeprägte Funktionsstörungen (vollst. Verlust der Augenbewegung in eine Richtung; uni-/bilaterale VII-Parese mit Lagophthalmus; Schluckbeschwerden)	Unfähig zu schlucken oder zu sprechen		Unbekannt

Übertrag Teil 1

Behinderungs-grad	0	1	2	3	4	5	6	IX
Sensorium	Normal	Abschwächung des Vibrationssinnes (Stimmgabel 5–7/8) oder Abschwächung des Zahlenerkennens an 1–2 Extremitäten	Leichte Verminderung von Berührung, Schmerz, Lageempf. (Spitz/Stumpf-Unterscheidung intakt) und/oder Abschwächung des Vibrationsinnes an 1–2 Extremitäten (Stimmgabel 1–4/8 und/oder leichte Störung des Lagesinnes) oder Abschwächung des Zahlenerkennens an 3–4 Extremitäten	Mäßige Verminderung v. Berührung, Schmerz, Lageempf. (Spitz/Stumpf-Unterscheidung beeinträchtigt) und/oder Verlust von Vibrationsempfindung an 1–2 Extremitäten oder Leichte Verminderung von Berührung, Schmerz und/oder mäßige Verminderung in allen propriozeptiven Tests in 3–4 Extremitäten (Stimmgabel 1–4/8 und/oder leichte Störung des Lagesinnes)	Deutliche Verminderung v. Berührung, Schmerzempf. (Spitz/Stumpf-Unterscheidung verloren und/oder kein Empfinden leichter Berührung) oder Verlust der Propriozeption an 1–2 Extremitäten oder mäßige Verminderung v. Berührung oder Schmerz und/oder schwere Einschränkung d. Propriozeption (Vibrationssinn erloschen, mäßige Einschränkung des Lagesinnes) in mehr als 2 Extremitäten	Weitgehender Sensibilitätsverlust an 1–2 Extremitäten oder mäßige Verminderung von Berührungs- oder Schmerzempfindung und/oder Verlust d. Propriozeption am größten Teil des Körpers unterhalb des Kopfes	Weitgehender Sensibilitätsverlust unterhalb des Kopfes	Unbekannt
Blase, Mastdarm	Normal	Leichtes Harnverhalten bzw. Harndrang (nur geringe Auswirkung auf Lebensstil)	Mäßiges Harn- und/oder Stuhlverhalten Mäßiger imperativer Harn-/ Stuhldrang (Windeln, WC-Nähe) Seltene Harninkontinenz (max. 1×/Woche) Gelegentlich Selbstkatheterisierung, manuelle Blasen-/ Mastdarmentleerung	Häufige Harninkontinenz (mind. 1×/Tag)	Beinahe konstante Katheterisierung und konstante Verwendung von Hilfsmitteln zur Stuhlentleerung	Verlust der Blasenfunktion	Verlust der Blasen- und Darmfunktion	Unbekannt

Übertrag Teil 1

Behinderungs-grad	0	1	2	3	4	5	6	IX
Sehfunktionen	Normal	Skotom und/oder Visus (korr.) > 0,67	Schwächeres Auge mit Skotom und max. Visus (korr) 0,67–0,34	Schwächeres Auge mit Skotom oder mäßiger Gesichtsfeldeinschränkung (keine komplette Hemianopsie) mit max. Visus (korr) 0,33–0,2	Schwächeres Auge mit kompletter homonymer Hemianopsie und Visus (korr) 0,1–0,2 oder Grad III und Visus d. besseren Auges ≤ 0,3	Schwächeres Auge mit Visus (korr) < 0,1 oder Grad IV und Visus des besseren Auges ≤ 0,3	Grad V und Visus des besseren Auges ≤ 0,3	Unbekannt
Zerebrale Funktionen	Normal	Stimmungsschwankungen	Leichtes OPS (Aufmerksamkeit, Antrieb u. Stresstoleranz vermindert, Vergesslichkeit)	Mäßiges OPS (mentaler Status eindeutig abnorm; zeitl./örtl./pers. noch orientiert)	Ausgeprägtes OPS (1–2 der zeitl./örtl./pers. Orientierung gestört)	Demenz (Verwirrtheit, Desorientierung)		Unbekannt
Andere Funktionen	Keine Befunde	Andere neurologische Befunde, die auf MS zurückzuführen sind						Unbekannt

Teil 2: Behinderungsgrade/Anzahl der betroffenen funktionellen Systeme (FS)

0	I	II	III	IV	V oder höher	Klinik	EDSS
In allen FS						Normale neurologische Befunde	0,0
	In 1 FS					Keine Behinderung	1,0
	In > 1 FS					Keine Behinderung	1,5
		In 1 FS				Minimale Behinderung	2,0
		In 2 FS				Minimale Behinderung	2,5
		In 3–4 FS				Uneingeschränkt gehfähig, leichte bis mäßige Behinderung	3,0
		In 5 FS	In 1 FS und Grad 2 In 1–2 FS oder Grad 3 in 2 FS			Uneingeschränkt gehfähig, mäßige Behinderung	3,5
				In 1 FS		Gehfähig für mindestens 500 m	4,0
				In 1 FS		Gehfähig für mindestens 300 m, ganztägig arbeitsfähig, benötigt minimale Hilfe	4,5
					In 1 FS	Gehfähig für mindestens 200 m, Behinderung schwer genug, um tägliche Aktivität zu beeinträchtigen	5,0
					In 1 FS	Gehfähig für 100 m, normale tägliche Aktivität unmöglich	5,5
			In > 2 FS			Nur mit einseitiger Unterstützung 100 m gehfähig, oder > 100 m mit beidseitiger Unterstützung	6,0
			In > 2 FS			Benötigt beidseits Hilfsmittel, um 20 m zu gehen, oder > 10 m und < 100 m mit beidseitiger Unterstützung, oder ≤ 50 m mit einseitiger Hilfe	6,5
				In > 1 FS	In Pyramidenbahn	Unfähig mehr als 5 m zu gehen, rollstuhlpflichtig, bewegt Rollstuhl selbst, transferiert ohne Hilfe	7,0
				In > 1 FS	In Pyramidenbahn	Unfähig mehr als ein paar Schritte zu gehen. An der Rollstuhl gebunden. Benötigt Hilfe zum Transfer. Bewegt Rollstuhl selbst	7,5

Übertrag Teil 2

0	I	II	III	IV	V oder höher	Klinik	EDSS
				In mehreren FS		Weitgehend an Bett oder Rollstuhl gebunden; pflegt sich weitgehend selbstständig, nützlicher Gebrauch der Arme	8,0
				In mehreren FS		Weitgehend ans Bett gebunden, auch während des Tages. Einiger nützlicher Gebrauch der Arme, einige Selbstpflege	8,5
				In mehreren FS		Hilflos, kann essen und kommunizieren	9,0
				In mehreren FS		Gänzlich hilflos	9,5
						Tod infolge MS	10,0

Name _____ Datum _____

Schlaganfall

NIH-Stroke Scale

Brott T, Adams HP, Olinger CP et al. (1989). Measurements of acute cerebral infarction: a clinical examination scale. Stroke 20, 864–870

Bewusstseinslage	0 = wach 1 = somnolent (Reaktion auf geringe Stimuli) 2 = stuporös (Reaktion auf wiederholte/starke Stimuli) 3 = komatös
Orientierung Alter? Monat?	0 = beide Antworten richtig 1 = eine Antwort richtig 2 = keine Antwort richtig
Aufforderungen Augen öffnen und schließen	0 = beide Aufforderungen korrekt befolgt 1 = eine Aufforderung korrekt befolgt 2 = keine Aufforderung korrekt befolgt
Blickwendung	0 = normal 1 = partielle Parese 2 = forcierte Deviation
Gesichtsfeld	0 = normal 1 = partielle Hemianopsie 2 = komplette Hemianopsie 3 = bilaterale Hemianopsie oder Blindheit
Mimik	0 = normal 1 = geringe Asymmetrie 2 = partielle faziale Parese 3 = komplette faziale Parese
Armmotorik (für beide Arme getrennt)	0 = kein Absinken 1 = Absinken in 10 Sekunden 2 = sinkt auf Unterlage, Anheben möglich 3 = kein Anheben gegen Schwerkraft 4 = Plegie
Beinmotorik (für beide Beine getrennt)	0 = kein Absinken 1 = Absinken in 5 Sekunden 2 = sinkt auf Unterlage, Anheben möglich 3 = kein Anheben gegen Schwerkraft 4 = Plegie
Ataxie	0 = normal oder wegen Paresen nicht zu beurteilen 1 = in einer Extremität 2 = in zwei oder mehr Extremitäten
Sensibilität	0 = normal 1 = partieller Sensibilitätsverlust 2 = schwerer bis vollständiger Sensibilitätsverlust
Sprache	0 = keine Aphasie 1 = Einschränkung von Wortflüssigkeit/Verständnis 2 = schwere Aphasie, fragmentierter Ausdruck 3 = globale Aphasie oder stumm
Sprechen	0 = normal 1 = verwaschen, aber verständlich 2 = unverständlich oder stumm
Neglect	0 = normal 1 = partieller halbseitiger Neglect (unimodal) 2 = kompletter halbseitiger Neglect (multimodal)
Gesamt:	

NIH, National Institute of Health, übersetzt und modifiziert. Max. 42 Punkte.

Barthel-Index

Mahoney FI, Barthel DW (1965) Functional Evaluation: The Barthel Index. Maryland State Medical Journal 21, 61–65

1. Essen	○ unabhängig	10
	○ braucht Hilfe	5
	○ muss gefüttert werden	0
2. Waschen	○ ohne Hilfe	5
	○ nur mit Hilfe	0
3. Körperpflege (Zähne putzen, kämmen, etc.)	○ ohne Hilfe	5
	○ nur mit Hilfe	0
4. Anziehen	○ unabhängig	10
	○ nur mit Hilfe	5
	○ völlig abhängig	0
5. Mastdarmkontrolle	○ mit Hilfsmitteln/unabhängig	10
	○ gelegentlich unfreiwilliger Abgang, Hilfe nötig	5
	○ Inkontinenz	0
6. Blasenkontrolle	○ unabhängig	10
	○ gelegentlicher Urinabgang, Hilfe nötig	5
	○ Inkontinenz, Dauerkatheter	0
7. Toilettenbenutzung	○ unabhängig	10
	○ mit Hilfe	5
	○ bettlägerig, völlig abhängig	0
8. Rollstuhl-Bett-Transfer	○ unabhängig (ggf. unter Benutzung eines Rollstuhls)	15
	○ minimale Unterstützung erforderlich	10
	○ kann sitzen, braucht aber massive Unterstützung	5
	○ bettlägerig	0
9. Bewegungsfähigkeit	○ selbstständig (ggf. mit Gehhilfe, kein Gehwagen)	15
	○ mit Unterstützung (Begleitperson, Gehwagen)	10
	○ selbstständig mit Rollstuhl inkl. Wenden (nur bei Gehunfähigkeit)	5
	○ immobil im Rollstuhl	0
10. Treppensteigen	○ unabhängig (ggf. mit Hilfsmitteln)	10
	○ mit Hilfe möglich (Begleitperson)	5
	○ unmöglich	0
Gesamt		

Bewertung: 70–100 Punkte selbstständig; 60–70 Punkte pflegeunabhängig; Grenzwert: < 60 Punkte: sicher pflegeabhängig

Beurteilung: < 70 Punkte: wahrscheinlich ADL-Funktionsstörung mit Pflegebedarf

Modifizierte Rankin-Scale

Van Swieten JC, Koudstaal PJ, Visser MC, Schouten HJA, van Gijn J (1988) Interobserver agreement for the assessment of handicap in stroke patients. Stroke 19, 604–607

0	Keine Symptome
1	Konnte alle gewohnten Aufgaben und Aktivitäten verrichten
2	Unfähig, alle früheren Aktivitäten zu verrichten, konnte aber die eigenen Angelegenheiten ohne Hilfe erledigen
3	Bedurfte einiger Unterstützung, war aber in der Lage, ohne Hilfe zu gehen
4	Unfähig, ohne Hilfe zu gehen, und unfähig, ohne Hilfe für die eigenen Bedürfnisse zu sorgen
5	Bettlägerig, inkontinent, bedurfte ständiger Pflege und Aufmerksamkeit
6	Tod

Schweregradeinteilung der Subarachnoidalblutung nach Hunt und Hess

Hunt WE, Hess RM (1968) Surgical risk as related to time of intervention in the repair of intracranial aneurysms. J Neurosurg 28, 14–20

Stadium	Bewusstsein	Klinisches Bild
Grad 0	Wach	Asymptomatisch/inzidentell
Grad 1	Wach	Asymptomatisch oder geringe Kopfschmerzen, diskrete Nackensteifigkeit
Grad 1a	Wach	Keine meningeale Reaktion, aber mit festem neurologischem Defizit
Grad 2	Wach	Mäßige bis schwere Kopfschmerzen, Nackensteifigkeit, kein neurologisches Defizit mit Ausnahme von Hirnnervenparesen
Grad 3	Somnolent	Verwirrtheit oder mildes fokales neurologisches Defizit
Grad 4	Soporös	Mäßige bis schwere Hemiparese, beginnende Dezerebrationssymptomatik, vegetative Störungen
Grad 5	Tiefes Koma	Dezerebrationszeichen, Streckkrämpfe, moribundes Erscheinungsbild

Glasgow-Koma-Skala

Teasdale G, Jennett B (1974) Assessment of coma and impaired consciousness. A practical scale. Lancet 2, 81–83
Bewertung: Je geringer der Gesamtpunktwert, desto tiefer das Koma.

Augenöffnung	Wert
Spontan	4
Auf Ansprechen	3
Auf Schmerzreiz	2
Keine	1
Beste motorische Reaktion	
Gezielt nach Aufforderung	6
Gezielt nach Schmerzreiz	5
Ungezielt nach Schmerzreiz	4
Beugesynergien	3
Strecksynergien	2
Fehlend	1
Beste verbale Reaktion	
Orientiert	5
Verwirrt	4
Unangemessen	3
Unverständlich	2
Keine	1

Morbus Parkinson

Hoehn und Yahr-Skala

Hoehn MM, Yahr MD (1967). Parkinsonism: onset, progression, mortality. Neurology 17, 427–442

Stadium I	Unilateraler Befall, meist mit geringer oder keiner funktioneller Beeinträchtigung
Stadium II	Bilaterale oder Mittellinienbeteiligung ohne Störung des Gleichgewichts
Stadium III	Störung der Halte- und Stellreflexe. Milde bis mittelgradige Funktionseinschränkung
Stadium IV	Vollbild der Erkrankung. Der Patient kann selbst gehen und stehen, ist aber schwer beeinträchtigt
Stadium V	Hilfsbedürftigkeit für Aufstehen aus Bett oder Rollstuhl

Unified Parkinson's Disease Rating Scale (UPDRS)

Fahn S, Elton RL, Members of the UPDRS Development Committee (1987). Unified Parkinson's disease rating scale. In: Fahn S, Marsden CD, Goldstein M (eds). Recent developments in Parkinson's disease. New York, Macmillan, 153–163

Die Skala ist unterteilt in vier Bereiche: kognitive Funktionen, Verhalten, Stimmung (I; 16 Punkte), Aktivitäten des täglichen Lebens (II; 52 Punkte on/off), motorische Untersuchung (III; 56 Punkte), Komplikationen der Behandlung (IV; 23 Punkte).

Insgesamt sind 199 Punkte möglich, wobei eine höhere Punktzahl eine schwerere Krankheitsausprägung anzeigt.

I. Kognitive Funktionen, Verhalten und Stimmung	
1. Intellektuelle Einschränkung	0 – Keine. 1 – Leicht. Vergesslichkeit mit teilweiser Erinnerung an Ereignisse und keine anderweitigen Schwierigkeiten. 2 – Mäßiger Gedächtnisverlust mit Desorientierung und mäßigen Schwierigkeiten beim Meistern komplexer Probleme. Leichte, aber definitive Einschränkung zu Hause mit der Notwendigkeit einer gelegentlichen Hilfe. 3 – Schwerer Gedächtnisverlust mit zeitlicher und häufig örtlicher Desorientierung. Schwere Einschränkung bei der Bewältigung von Problemen. 4 – Schwerer Gedächtnisverlust, Orientierung nur zur Person erhalten. Kann keine Urteile fällen und keine Probleme lösen. Benötigt bei der persönlichen Pflege viel Hilfe. Kann nicht mehr alleine gelassen werden.
2. Denkstörungen (als Folge von Demenz oder Medikamenten-Intoxikationen)	0 – Keine. 1 – Lebhafte Träume. 2 – „Gutartige" Halluzinationen mit erhaltener Einsicht. 3 – Gelegentliche bis häufige Halluzinationen und Wahnvorstellungen; keine Einsicht; könnte sich störend auf die täglichen Aktivitäten auswirken. 4 – Persistierende Halluzinationen, Wahnvorstellungen oder floride Psychose. Kann sich nicht selbst versorgen.
3. Depression	0 – Nicht vorhanden. 1 – Zeitweise Traurigkeit oder Schuldgefühl stärker als normal, niemals Tage oder Wochen anhaltend. 2 – Anhaltende Depression (1 Woche oder länger). 3 – Anhaltende Depression mit vegetativen Symptomen (Schlaflosigkeit, Appetitlosigkeit, Gewichtsabnahme, Verlust des Interesses). 4 – Anhaltende Depression mit vegetativen Symptomen und Selbstmordgedanken oder -absichten.
4. Motivation/Initiative	0 – Normal. 1 – Weniger energisch als sonst; stärker passiv. 2 – Fehlende Initiative oder Desinteresse an nicht routinemäßigen Aktivitäten. 3 – Fehlende Initiative oder Desinteresse an täglichen (routinemäßigen) Aktivitäten. 4 – In sich gekehrt, völliges Fehlen von Motivation.

II. Aktivitäten des täglichen Lebens (jeweils getrennt in On/Off-Perioden ermitteln)

5. Sprache
0 – Normal.
1 – Leicht beeinträchtigt. Keine Verständigungsschwierigkeiten.
2 – Mäßig beeinträchtigt. Wird bisweilen gebeten, etwas zu wiederholen.
3 – Stark beeinträchtigt. Wird häufig gebeten, etwas zu wiederholen.
4 – Meistens unverständlich.

6. Speichelsekretion
0 – Normal.
1 – Gering, aber eindeutig vermehrter Speichel im Mund; nachts gelegentlich Speichelaustritt.
2 – Mäßig vermehrte Speichelsekretion; eventuell minimaler Speichelaustritt.
3 – Deutlich vermehrte Speichelsekretion mit leichtem Speichelaustritt.
4 – Ausgeprägter Speichelaustritt, muss ständig Papiertuch oder Taschentuch benutzen.

7. Schlucken
0 – Normal.
1 – Seltenes Würgen/Verschlucken.
2 – Gelegentliches Würgen/Verschlucken.
3 – Weiche Nahrung erforderlich.
4 – Ernährung über Magensonde oder Gastrostomie erforderlich.

8. Handschrift
0 – Normal.
1 – Etwas langsam oder klein.
2 – Mäßig langsam oder klein; sämtliche Wörter leserlich.
3 – Stark beeinträchtigt; nicht alle Wörter leserlich.
4 – Die Mehrzahl der Wörter ist unleserlich.

9. Speisen schneiden und mit Utensilien umgehen
0 – Normal.
1 – Etwas langsam und unbeholfen, aber keine Hilfe erforderlich.
2 – Kann die meisten Speisen schneiden, jedoch unbeholfen und langsam; etwas Hilfe erforderlich.
3 – Speisen müssen von jemandem geschnitten werden, kann aber noch langsam essen.
4 – Muss gefüttert werden.

10. Anziehen
0 – Normal.
1 – Etwas langsam, aber keine Hilfe erforderlich.
2 – Gelegentliche Hilfe beim Knöpfen, beim Schlüpfen in die Ärmel.
3 – Beträchtliche Hilfe erforderlich, kann aber manches alleine schaffen.
4 – Hilflos.

11. Hygiene
0 – Normal.
1 – Etwas langsam, aber keine Hilfe erforderlich.
2 – Braucht beim Duschen und Baden Hilfe; oder bei Körperpflege sehr langsam.
3 – Braucht beim Waschen, Zähne bürsten, Haare kämmen und beim Gang auf die Toilette Hilfe.
4 – Blasen-Katheter oder andere mechanische Hilfsmittel.

12. Umdrehen im Bett und Bettwäsche zurecht ziehen
0 – Normal.
1 – Etwas langsam und unbeholfen, benötigt aber keine Hilfe.
2 – Kann sich alleine, jedoch unter großen Schwierigkeiten, herumdrehen und die Bettwäsche zurecht ziehen.
3 – Beginnt, kann sich aber nicht alleine im Bett umdrehen oder die Bettwäsche zurecht ziehen.
4 – Hilflos.

II. Aktivitäten des täglichen Lebens (jeweils getrennt in On/Off-Perioden ermitteln)

13. Fallen (unabhängig von Starre)
0 – Fehlt.
1 – Seltenes Fallen.
2 – Gelegentliches Fallen, weniger als einmal pro Tag.
3 – Fällt durchschnittlich einmal pro Tag.
4 – Fällt häufiger als einmal pro Tag.

14. Erstarren beim Gehen
0 – Kein.
1 – Seltenes Erstarren beim Gehen; eventuell verzögerter Start.
2 – Gelegentliches Erstarren beim Gehen.
3 – Regelmäßiges Erstarren. Gelegentliches Fallen nach Erstarren.
4 – Häufiges Fallen nach Erstarren.

15. Laufen
0 – Normal.
1 – Leichte Schwierigkeiten. Eventuell fehlendes Mitschwingen der Arme, eventuell Neigung das Bein nachzuziehen.
2 – Mäßige Schwierigkeiten, benötigt jedoch wenig oder keine Hilfe.
3 – Schwere Gehstörung, benötigt Hilfe.
4 – Kann selbst mit Hilfe nicht mehr gehen.

16. Tremor
0 – Keiner.
1 – Leicht und selten auftretend.
2 – Mäßig; für den Patienten lästig.
3 – Stark, bei zahlreichen Aktivitäten hinderlich.
4 – Ausgeprägt; bei den meisten Aktivitäten hinderlich.

17. Sensorische Beschwerden infolge von Parkinsonismus
0 – Keine.
1 – Gelegentliches Taubheitsgefühl, Kribbeln oder leichte Schmerzen.
2 – Häufiges Taubheitsgefühl, Kribbeln oder Schmerzen, nicht störend.
3 – Häufig schmerzhafte Empfindungen.
4 – Unerträgliche Schmerzen.

III. Motorische Untersuchung

18. Sprache
0 – Normal.
1 – Leichte Abnahme von Ausdruck, Diktion und/oder Volumen.
2 – Monoton, verwaschen, aber verständlich; mäßig behindert.
3 – Deutliche Beeinträchtigung, schwer zu verstehen.
4 – Unverständlich.

19. Gesichtsausdruck
0 – Normal.
1 – Minimal veränderte Mimik, könnte ein normales „Pokergesicht" sein.
2 – Leichte, aber eindeutig abnorme Verminderung des Gesichtsausdruckes.
3 – Mäßig verminderte Mimik; Lippen zeitweise geöffnet.
4 – Maskenhaftes oder erstarrtes Gesicht mit stark oder völlig fehlendem Audruck; Lippen stehen um 7 mm auseinander.

20. Ruhetremor (jeweils für Gesicht, rechte Hand, linke Hand, rechten Fuß, linken Fuß ermitteln)
0 – Fehlt.
1 – Leicht und selten vorhanden.
2 – Geringe Amplitude persistierend; oder mäßige Amplitude, aber nur intermittierend auftretend.
3 – Mäßige Amplitude, die meiste Zeit vorhanden.
4 – Ausgeprägte Amplitude; die meiste Zeit vorhanden.

III. Motorische Untersuchung

21. Aktions- oder Haltungstremor der Hände (jeweils für rechts und links ermitteln)	0 – Fehlt. 1 – Leicht; bei Bewegung vorhanden. 2 – Mäßige Amplitude, bei Bewegung vorhanden. 3 – Mäßige Amplitude, bei Beibehaltung der Haltung und bei Bewegung vorhanden. 4 – Ausgeprägte Amplitude; beim Essen störend.
22. Rigidität (Geprüft bei passiver Bewegung der großen Gelenke am sitzenden Patienten. Zahnradphänomen kann ignoriert werden. Jeweils für Nacken, rechte obere Extremität, linke obere Extremität, rechte untere Extremität und linke untere Extremität ermitteln)	0 – Fehlt. 1 – Leicht oder nur erkennbar bei Aktivierung durch spiegelbildliche oder andere Bewegungen. 2 – Leicht bis mäßig. 3 – Ausgeprägt, jedoch voller Bewegungsumfang bleibt erreicht. 4 – Stark; Schwierigkeit beim Ausführen aller Bewegungen.
23. Fingerklopfen (Patient berührt in rascher Reihenfolge und bei größtmöglicher Amplitude und mit jeder Hand gesondert den Daumen mit dem Zeigefinger. Jeweils für rechts und links ermitteln)	0 – Normal. 1 – Leichte Verlangsamung und/oder Verringerung der Amplitude. 2 – Mäßig eingeschränkt. Eindeutige und frühzeitige Ermüdung. Bewegung kann gelegentlich unterbrochen werden. 3 – Stark eingeschränkt. Verzögerter Start der Bewegungen oder Unterbrechung fortlaufender Bewegungen. 4 – Kann die Aufgabe kaum ausführen.
24. Handbewegungen (Patient öffnet und schließt die Hände in rascher Reihenfolge bei größtmöglicher Amplitude und mit jeder Hand gesondert. Jeweils für rechts und links ermitteln)	0 – Normal. 1 – Leichte Verlangsamung und/oder Verringerung der Amplitude. 2 – Mäßig eingeschränkt. Eindeutige und frühzeitige Ermüdung. Bewegung kann gelegentlich unterbrochen werden. 3 – Stark eingeschränkt. Verzögerter Start der Bewegungen oder Unterbrechung fortlaufender Bewegungen. 4 – Kann die Aufgabe kaum ausführen.
25. Rasch wechselnde Bewegungen der Hände (Pronation-Supinationsbewegung der Hände, vertikal oder horizontal, mit größtmöglicher Amplitude, beide Hände gleichzeitig. Jeweils für rechts und links ermitteln)	0 – Normal. 1 – Leichte Verlangsamung und/oder Verringerung der Amplitude. 2 – Mäßig eingeschränkt. Eindeutige und frühzeitige Ermüdung. Bewegung kann gelegentlich unterbrochen werden. 3 – Stark eingeschränkt. Verzögerter Start der Bewegungen oder Unterbrechung fortlaufender Bewegungen. 4 – Kann die Aufgabe kaum ausführen.

III. Motorische Untersuchung

26. Agilität der Beine (Der Patient klopft in rascher Reihenfolge mit der Ferse auf den Boden und hebt dabei das ganze Bein an. Die Amplitude soll mindestens 7,5 cm betragen. Jeweils für rechts und links ermitteln)	0 – Normal. 1 – Leichte Verlangsamung und/oder Verringerung der Amplitude. 2 – Mäßig eingeschränkt. Eindeutige und frühzeitige Ermüdung. Bewegung kann gelegentlich unterbrochen werden. 3 – Stark eingeschränkt. Verzögerter Start der Bewegungen oder Unterbrechung fortlaufender Bewegungen. 4 – Kann die Aufgabe kaum ausführen.
27. Aufstehen vom Stuhl (Patient versucht mit vor der Brust verschränkten Armen von einem geradelehnigen Holz- oder Metallstuhl aufzustehen)	0 – Normal. 1 – Langsam; kann mehr als einen Versuch benötigen. 2 – Stößt sich an den Armlehnen hoch. 3 – Neigt zum Zurückfallen und muss es eventuell mehrmals versuchen, kann jedoch ohne Hilfe aufstehen. 4 – Kann ohne Hilfe nicht aufstehen.
28. Haltung	0 – Normal aufrecht. 1 – Nicht ganz aufrecht, leicht vorgebeugte Haltung; könnte bei einem älteren Menschen normal sein. 2 – Mäßig vorgebeugte Haltung; eindeutig abnorm, kann leicht zu einer Seite geneigt sein. 3 – Stark vorgebeugte Haltung mit Kyphose; kann mäßig zu einer Seite geneigt sein. 4 – Ausgeprägte Beugung mit extrem abnormer Haltung.
29. Gang	0 – Normal. 1 – Geht langsam, kann einige kurze Schritte schlurfen, jedoch keine Festination oder Propulsion. 2 – Gehen schwierig, benötigt aber wenig oder keine Hilfe; eventuell leichtes Trippeln, kurze Schritte oder Propulsion. 3 – Starke Gehstörung, benötigt Hilfe. 4 – Kann überhaupt nicht gehen, auch nicht mit Hilfe.
30. Haltungsstabilität (Reaktion auf plötzliches Verlagern nach hinten durch Ziehen an den Schultern des Patienten, der mit geöffneten Augen und leicht auseinander stehenden Füßen gerade steht. Der Patient ist darauf vorbereitet)	0 – Normal 1 – Retropulsion, gleicht aber ohne Hilfe aus. 2 – Fehlen einer Haltungsreaktion; würde fallen, wenn er nicht vom Untersucher aufgefangen würde. 3 – Sehr instabil; neigt dazu, spontan das Gleichgewicht zu verlieren. 4 – Kann nicht ohne Unterstützung stehen.

III. Motorische Untersuchung

31. Bradykinesie und Hypokinesie des Körpers (Kombination aus Langsamkeit, Zögern, verminderten Mitbewegungen der Arme, geringe Bewegungsamplitude und allgemeine Bewegungsarmut)	0 – Keine. 1 – Minimale Verlangsamung, Bewegung wirkt beabsichtigt; könnte bei manchen Menschen normal sein. Möglicherweise herabgesetzte Amplitude. 2 – Leichte Verlangsamung und Bewegungsarmut, die eindeutig abnorm sind. Alternativ auch herabgesetzte Amplitude. 3 – Mäßige Verlangsamung und Bewegungsarmut oder Herabsetzung der Amplitude. 4 – Ausgeprägte Verlangsamung, Bewegungsarmut oder Herabsetzung der Amplitude.

IV. Komplikationen der Behandlung (in der vergangenen Woche)

A Dyskinesien

32. Dauer: Zu welcher Tageszeit treten die Dyskinesien auf? (anamnestische Angaben)	0 – Keine. 1 – 1–25 % des Tages. 2 – 26–50 % des Tages. 3 – 51–75 % des Tages. 4 – 76–100 % des Tages.
33. Behinderung: Wie hinderlich sind die Dyskinesien? (anamnestische Angaben; können durch Untersuchung in der Sprechstunde modifiziert werden)	0 – Keine Behinderung. 1 – Leichte Behinderung. 2 – Mäßige Behinderung. 3 – Starke Behinderung. 4 – Vollständige Behinderung.
34. Schmerzhafte Dyskinesien: Wie schmerzhaft sind die Dyskinesien?	0 – Keine schmerzhaften Dyskinesien. 1 – Leicht. 2 – Mäßig. 3 – Stark. 4 – Ausgeprägt.
35. Auftreten von Dystonie am frühen Morgen (anamnestische Angaben)	0 – Nein. 1 – Ja.

B Klinische Fluktuationen

36. Lassen sich „Off"-Perioden z. B. zeitlich nach einer Medikamenteneinnahme voraussagen?	0 – Nein. 1 – Ja.
37. Gibt es zeitlich nicht vorhersagbare „Off"-Perioden?	0 – Nein. 1 – Ja.

IV. Komplikationen der Behandlung (in der vergangenen Woche)	
B Klinische Fluktuationen	
38. Treten „Off"-Perioden plötzlich auf, z. B. innerhalb von wenigen Sekunden?	0 – Nein. 1 – Ja.
39. Für welche Dauer befindet sich der Patient tagsüber durchschnittlich im „Off"-Stadium?	0 – Überhaupt nicht. 1 – 1–25 % des Tages. 2 – 26–50 % des Tages. 3 – 51–75 % des Tages. 4 – 76–100 % des Tages.
C Anderweitige Komplikationen	
40. Leidet der Patient an Appetitlosigkeit, Übelkeit oder Erbrechen?	0 – Nein. 1 – Ja.
41. Leidet der Patient an Schlafstörungen, z. B. Schlaflosigkeit oder Schläfrigkeit?	0 – Nein. 1 – Ja.
42. Hat der Patient orthostatische Symptome?	0 – Nein. 1 – Ja.

Neuropsychologie

Mini-Mental-Status-Untersuchung

Folstein MF, Folstein SE, McHugh PR (1975) Mini Mental State, a practical method for grading the cognitive state of patients fort he clinician. J Psychiatr Res 12, 189–198

Richtwerte zur Stadieneinteilung eines demenziellen Syndroms nach MMSE.

0–11 Punkte	Schwergradig demenzielles Syndrom
12–18 Punkte	Mittelgradig demenzielles Syndrom
19–23 Punkte	Leichtgradig demenzielles Syndrom

Mini-Mental-Status Test (MMST).

A: Orientierungsvermögen

Fragen Sie nach:
- Jahr
- Jahreszeit
- Datum
- Wochentag
- Monat
- Staat (Land)
- Bundesland
- Stadt/Ortschaft
- Klinik/Praxis/Altersheim
- Stockwerk

SUMME (max. 10)

B: Merkfähigkeit

Der Untersucher nennt 3 Gegenstände (z. B. Auto, Blume, Kerze) und fordert den Patienten auf, die Begriffe zu wiederholen (1 Punkt für jede richtige Antwort). Wiederholen Sie die Begriffe, bis der Patient alle gelernt hat.

SUMME (max. 3)

C: Aufmerksamkeit und Rechenfähigkeit

Beginnend mit 100, jeweils 7 subtrahieren. Falls ein Rechenfehler gemacht wird und die darauf folgenden Ergebnisse „verschoben" sind, so wird nur ein Fehler gegeben. (93–86–79–72–65–Stopp). ALTERNATIV: Das Wort „RADIO" rückwärts buchstabieren: O-I-D-A-R

SUMME (max. 5)

D: Erinnerungsfähigkeit

Der Untersucher fragt nach den drei zuvor genannten Begriffen (Auto, Blume, Kerze)

SUMME (max. 3)

E: Sprache und Verständnis

Der Untersucher zeigt 2 Gegenstände und fordert den Patienten auf, sie zu benennen (Armbanduhr, Bleistift)

SUMME (max. 2)

Der Untersucher fordert den Patienten auf, folgenden Satz nachzusprechen: „Sie leiht ihm kein Geld mehr."

SUMME (max. 1)

Folgendes Kommando soll der Patient befolgen:
a) Nehmen Sie dieses Blatt in die re. Hand.
b) Falten Sie es in der Mitte.
c) Legen Sie es auf den Boden.

SUMME (max. 3)

Der Patient soll folgende auf einem Blatt (groß) geschriebene Anweisung befolgen:
Schließen Sie die Augen!

SUMME (max. 1)

Der Untersucher fordert den Patienten auf, einen vollständigen Satz zu schreiben.

SUMME (max. 1)

Der Untersucher fordert den Patienten auf, eine vorgegebene Figur (siehe links) abzumalen.

SUMME (max. 1)

SUMME INSGESAMT (max. 30)

Bitte schließen Sie die Augen!

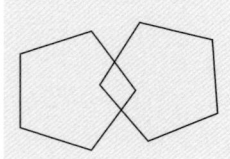

Uhrentest

Uhren-Test

Die visual-konstruktorischen Funktionen sowie abstraktes Denken und mnestische Fähigkeiten lassen sich gut mit dem Uhren-Test überprüfen.

Durchführung

Fordern Sie Ihren Patienten auf, in den vorgegebenen Kreis das Zifferblatt einer Uhr zu zeichnen, mit allen Zahlen. Die Zeiger der Uhr sollten z. B. die Zeit 2 Uhr 40 anzeigen.

Versichern Sie sich, dass der Patient Ihre Anweisungen verstanden hat und wiederholen Sie sie im Zweifelsfalle.

Anschließend bitten Sie Ihren Patienten die auf der Uhr eingezeichnete Zeit so aufzuschreiben, wie sie z. B. in einem Fahrplan stünde.

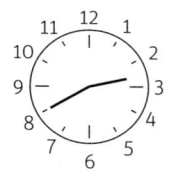

z. B.: 2 Uhr 40

Auswertung

	Ja	Nein	
Ist die Zahl „12" korrekt platziert?	2	0	☐ Punkte
Sind genau 12 Zahlen vorhanden?	1	0	☐ Punkte
Kann man zwei Zeiger unterscheiden?	2	0	☐ Punkte
Entspricht die geschriebene Zeit der gezeichneten Zeit?	2	0	☐ Punkte
			☐ Summe der Punkte

Interpretation

Punktzahl	6–7 Punkte	0–5 Punkte
Interpretationshinweise	Auf Grund des Resultats ist noch keine weitere Abklärung angezeigt. Trotzdem kann auf Grund des klinischen Urteils eine eingehende Untersuchung indiziert sein.	Eine eingehende Untersuchung ist angezeigt.

Weiterführende Literatur

Masur H (2000) Skalen und Scores in der Neurologie. Thieme Verlag Stuttgart, New York.

Autorenverzeichnis

A 1 Neurologische Untersuchung
Prof. Dr. Richard Dodel
Neurologische Klinik
Universitätsklinikum Giessen
und Marburg GmbH
Standort Marburg
Rudolf-Bultmann-Straße 8
35039 Marburg

A 2.1 bis 2.14 Vom Symptom und Syndrom zur Diagnose
Prof. Dr. Markus Weih
Psychiatrische und Psychotherapeutische Klinik
Universitätsklinikum Erlangen
Schwabachanlage 6
91054 Erlangen

A 2.15 Neuropsychologische Symptome
PD Dr. Elke Kalbe
Prof. Dr. Josef Kessler
Klinik und Poliklinik für Neurologie
der Universität zu Köln
Arbeitsgruppe Neuropsychologie
Kerpener Straße 62
50937 Köln

A 3 Augenbewegungsstörungen
Prof. Dr. Michael Strupp
Dr. Miriam Glaser
Klinik für Neurologie
Klinikum Grosshadern
Ludwig-Maximilians-Universität
Marchioninistraße 15
81377 München

B 1 Ultraschalldiagnostik der hirnversorgenden Gefäße
Dr. Andreas Becker
Neurologische Klinik
Universitätsklinikum Giessen
und Marburg GmbH
Standort Marburg
Rudolf-Bultmann-Straße 8
35039 Marburg

B 2.1 Lumbalpunktion
Dr. Berit Rosche
Prof. Dr. Bernhard Hemmer
Neurologische Klinik und Poliklinik
Klinikum rechts der Isar
Technische Universität München
Ismaninger Straße 22
81675 München

B 2.2. Liquoranalyse
Dr. Berit Rosche
Prof. Dr. Bernhard Hemmer
Neurologische Klinik und Poliklinik
Klinikum rechts der Isar
Technische Universität München
Ismaninger Straße 22
81675 München

B 2.3 Liquorzirkulationsstörungen
Dr. Friederike Vogel
Prof. Dr. Bernhard Hemmer
Neurologische Klinik und Poliklinik
Klinikum rechts der Isar
Technische Universität München
Ismaninger Straße 22
81675 München

B 3 Elektroneurografie, Elektromyografie (EMG)
PD Dr. Karsten Schepelmann
SCHLEI-Klinikum Schleswig MLK GmbH
Lutterstraße 22
24837 Schleswig

B 4 Elektroenzephalogramm (EEG), evozierte Potenziale (EP)
Dr. Karl Martin Klein
Dr. Brita Frisch
Prof. Dr. Felix Rosenow
Neurologische Klinik
Universitätsklinikum Giessen
und Marburg GmbH
Standort Marburg
Rudolf-Bultmann-Straße 8
35039 Marburg

B 5.1 Computertomografie (CT)
PD Dr. Kai Wilhelm
Dr. Susanne Greschus
Prof. Dr. Horst Urbach
Radiologische Klinik
Rheinische Friedrich-Wilhelms-
Universität Bonn
Sigmud-Freud-Straße 25
53105 Bonn

**B 5.2 Angiografie, digitale Subtraktions-
angiografie (DSA)**
PD Dr. Kai Wilhelm
Dr. Susanne Greschus
Prof. Dr. Horst Urbach
Radiologische Klinik
Rheinische Friedrich-Wilhelms-
Universität Bonn
Sigmud-Freud-Straße 25
53105 Bonn

B 5.3 Magnetresonanztomografie (MRT)
PD Dr. Kai Wilhelm
Dr. Susanne Greschus
Prof. Dr. Horst Urbach
Radiologische Klinik
Rheinische Friedrich-Wilhelms-
Universität Bonn
Sigmud-Freud-Straße 25
53105 Bonn

**B 5.4 Bildgebung bei verschiedenen
Indikationen**
PD Dr. Kai Wilhelm
Dr. Susanne Greschus
Prof. Dr. Horst Urbach
Radiologische Klinik
Rheinische Friedrich-Wilhelms-
Universität Bonn
Sigmud-Freud-Straße 25
53105 Bonn

B 5.5 PET und SPECT
Dr. Alexander Gerhard
Wolfson Molecular Imaging Centre
The University of Manchester
27 Palatine Road, Withington
Manchester, M20 RLJ
United Kingdom

C 1 Bakterielle Infektionen

C 1.1 Bakterielle Infektionen
Dr. Christian Jacobi
Dr. Francisco J. Martinez-Torres
Neurologische Universitätsklinik Heidelberg
Ruprecht-Karls-Universität
Im Neuenheimer Feld 400
69120 Heidelberg

Prof. Dr. Uta Meyding-Lamadé
Neurologische Klinik
Krankenhaus Nordwest
Steinbacher Hohl 2–26
60488 Frankfurt am Main

C 1.2 Virale Infektionen
Prof. Dr. Uta Meyding-Lamadé
Dr. Christina Koutsona
Neurologische Klinik
Krankenhaus Nordwest
Steinbacher Hohl 2–26
60488 Frankfurt am Main

Dr. Christian Jacobi
Neurologische Universitätsklinik Heidelberg
Im Neuenheimer Feld 400
69120 Heidelberg

**C 1.3 Aseptische Meningitiden, Pilzinfektionen
des ZNS, ZNS-Parasitosen**
Dr. Sanjay Menon
Prof. Dr. Uta Meyding-Lamadé
Krankenhaus Nordwest
Steinbacher Hohl 2–26
60488 Frankfurt am Main

Dr. Francisco J. Martinez-Torres
Neurologische Universitätsklinik Heidelberg
Im Neuenheimer Feld 400
69120 Heidelberg

C 1.4 Prion-Erkrankungen
Dr. med. Jan-Philipp Bach
Prof. Dr. Richard Dodel
Neurologische Klinik
Universitätsklinikum Giessen und Marburg GmbH
Standort Marburg
Rudolf-Bultmann-Straße 8
35039 Marburg

C 2 Multiple Sklerose und andere demyelinisierende Erkrankungen des ZNS
Dr. Stefan Nessler
Prof. Dr. med. Bernhard Hemmer
Neurologische Klinik und Poliklinik
Klinikum rechts der Isar
Technische Universität München
Ismaninger Straße 22
81675 München

C 3.1 Ischämischer Hirninfarkt
Prof. Dr. med. Tobias Back
Neurologische Klinik
Sächsisches Krankenhaus Arnsdorf
Hufelandstraße 15
01477 Arnsdorf

C 3.2 Venöser Hirninfarkt
Prof. Dr. med. Tobias Back
Neurologische Klinik
Sächsisches Krankenhaus Arnsdorf
Hufelandstraße 15
01477 Arnsdorf

C 3.3 Vaskuläre Sonderfälle
Prof. Dr. med. Tobias Back
Neurologische Klinik
Sächsisches Krankenhaus Arnsdorf
Hufelandstraße 15
01477 Arnsdorf

C 3.4 Spontane intrakranielle Blutungen
Prof. Dr. med. Bernhard Meyer
Klinik für Neurochirurgie
Technische Universität München
Ismaninger Straße 22
81675 München

C 4.1 Epilepsie
Prof. Dr. Felix Rosenow
Neurologische Klinik
Universitätsklinikum Giessen
und Marburg GmbH
Standort Marburg
Rudolf-Bultmann-Straße 8
35039 Marburg

C 4.2 Degenerative Erkrankungen mit Epilepsie
Prof. Dr. Felix Rosenow
Neurologische Klinik
Universitätsklinikum Giessen
und Marburg GmbH
Standort Marburg
Rudolf-Bultmann-Straße 8
35039 Marburg

Prof. Dr. Konrad Werhahn
Neurologische Klinik
Johannes-Gutenberg-Universität Mainz
Langenbeckstraße 1
55101 Mainz

C 4.3 Nicht-epileptische Anfälle
Prof. Dr. Felix Rosenow
Neurologische Klinik
Universitätsklinikum Giessen
und Marburg GmbH
Standort Marburg
Rudolf-Bultmann-Straße 8
35039 Marburg

C 4.4 Schwindelsyndrome
Prof. Dr. Michael Strupp
Dr. Miriam Glaser
Klinik für Neurologie
Klinikum Grosshadern
Ludwig-Maximilians-Universität
Marchioninistraße 15
81377 München

C 5.1 Parkinson-Syndrome
Dr. med. Jan-Philipp Bach
Prof. Dr. Richard Dodel
Prof. Dr. Wolfgang Hermann Oertel,
Neurologische Klinik
Universitätsklinikum Giessen und Marburg GmbH
Standort Marburg
Rudolf-Bultmann-Straße 8
35039 Marburg

Prof. Dr. Thomas Klockgether
Neurologische Klinik
Rheinische Friedrich-Wilhelms-Universität Bonn
Sigmud-Freud-Straße 25
53105 Bonn

C 5.2 Tremorsyndrome
C 5.3 Bewegungsstörungen
Dr. med. Jan-Philipp Bach
Prof. Dr. Wolfgang Hermann Oertel
Neurologische Klinik
Universitätsklinikum Giessen
und Marburg GmbH
Standort Marburg
Rudolf-Bultmann-Straße 8
35039 Marburg

PD Dr. Kirsten Müller-Vahl (Tics und Tourette)
Abteilung für Klinische Psychiatrie
und Psychotherapie
Medizinische Hochschule Hannover
Carl-Neuberg-Straße 1

C 5.4 Morbus Wilson
PD Dr. J. Carsten Möller
Neurologische Klinik
Universitätsklinikum Giessen
und Marburg GmbH
Standort Marburg
Rudolf-Bultmann-Straße 8
35039 Marburg

C 5.5.1–5.5.4
Prof. Dr. med. Harald Hampel
Dr. Christian Graz
Klinik und Poliklinik für Psychiatrie
und Psychotherapie
Ludwig-Maximilian-Universität München
Nussbaumstraße 7
80336 München

Prof. Dr. Stefan Teipel
Klinik und Poliklinik für Psychiatrie
und Psychotherapie
Universitätsklinikum Rostock
Gelsheimer Straße 20
18147 Rostock

C 5.5.5 Demenz vom Lewy-Körper-Typ
Dr. med. Jan-Philipp Bach
Prof. Dr. Richard Dodel
Neurologische Klinik
Universitätsklinikum Giessen
und Marburg GmbH
Standort Marburg
Rudolf-Bultmann-Straße 8
35039 Marburg

C 5.6 Ataxien
Prof. Dr. Thomas Klockgether
Neurologische Klinik
Rheinische Friedrich-Wilhelms-Universität Bonn
Sigmud-Freud-Straße 25
53105 Bonn

C 6 Motoneuronerkrankungen
Prof. Dr. med. Johannes Bufler
Klinik für Neurologie
Bezirksklinikum Gabersee
Postfach 20 83
83512 Wasserburg

C 7.1 Tumoren
PD Dr. Herwig Strik
Neurologische Universitätsklinik
Georg-August Universität Göttingen
Robert-Koch-Straße 40
37075 Göttingen

C 7.2 Paraneoplastische Erkrankungen
Dr. Annika Spottke
Neurologische Klinik
Rheinische Friedrich-Wilhelms-Universität Bonn
Sigmud-Freud-Straße 25
53105 Bonn

C 7.3 Palliative Medizin
Dr. Dagmar Kaub-Wittemer
Prof. Dr. med. Gian Domenico Borasio
Klinik für Neurologie
Klinikum Grosshadern
Ludwig-Maximilians-Universität
Marchioninistraße 15
81377 München

C 8.1 Erkrankungen des peripheren Nervensystems
PD Dr. Karsten Schepelmann
SCHLEI-Klinikum Schleswig MLK GmbH
Lutterstraße 22
24837 Schleswig

C 8.2 Polyneuropathien
Prof. Dr. med. Norbert Sommer
Neurologische Klinik Christophsbad GmbH & Co.
Fachkrankenhaus KG
Faurndauer Straße 6–28
73035 Göppingen

C 9 Schmerzsyndrome
PD Dr. Karsten Schepelmann
SCHLEI-Klinikum Schleswig MLK GmbH
Lutterstraße 22
24837 Schleswig

C 10 Myopathien und myastene Syndrome
Dr. med. Jens Reimann
Neurologische Klinik
Rheinische Friedrich-Wilhelms-
Universität Bonn
Sigmud-Freud-Straße 25
53105 Bonn

Prof. Dr. Reinhard Kiefer
Neurologische Klinik
Diakonie-Krankenhaus Rotenburg
Elise-Averdieck-Straße 27
27356 Rotenburg

C 10.2 Entzündliche Erkrankungen der Muskulatur
Prof. Dr. Reinhard Kiefer
Neurologische Klinik
Diakonie-Krankenhaus Rotenburg
Elise-Averdieck-Straße 27
27356 Rotenburg

C 11 Störungen des autonomen Nervensystems
PD Dr. med. Flachenecker
Rehabilitationszentrum Köln
Kuranlagenallee 2
75323 Bad Wildbach

C 12, C 13
Prof. Dr. Bernhard Meyer
Klinik für Neurochirurgie
Technische Universität München
Ismaninger Straße 22
81675 München

C 14 Vitamine
PD Dr. Michael Linnebank
Neurologische Klinik
Universitätsspital Zürich
Frauenklinikstraße 26
CH-8091 Zürich

C 15 Störungen des Schlaf- und Wachzyklus
PD Dr. med. Svenja Happe
Abteilung Klinische Neurophysiologie
Klinikum Bremen Ost
Züricher Straße 40
28325 Bremen

D 1 Neurologische Rehabilitation
Dr. med. Sybille Spieker
Neurologische Klinik
Städtisches Klinikum Dessau
Auenweg 38
06847 Dessau

Prof. Dr. Herrmann Ackermann
Neurologische Abteilung
Fachkliniken Hohenurach
Emanuel-Kant-Straße 33
72574 Bad Urach

D 2 Psychiatrische Syndrome bei neurologischen Erkrankungen
PD Dr. Frank Jessen
Psychiatrische Klinik
Friedrich-Wilhelms-Universität Bonn
Sigmund-Freud-Straße 25
53105 Bonn

D 3 Psychosomatik in der Neurologie
PD Dr. Rupert Conrad
Psychosomatische Klinik
Friedrich-Wilhelms-Universität Bonn
Sigmund-Freud-Straße 25
53105 Bonn

E Anhang

Prof. Dr. Richard Dodel
Neurologische Klinik
Universitätsklinikum Giessen
und Marburg GmbH
Standort Marburg
Rudolf-Bultmann-Straße 8
35039 Marburg

Sachverzeichnis

A

Abdecktest 15
Abduzensparese 16
Abetalipoproteinämie 664
Absencenepilepsie 153, 333
Abszess
–, epiduraler 205
–, spinaler epiduraler 206
Adaptation 703
ADAS-cog-Test 405 f.
affektive Störung 713
Agnosie 94
Agoraphobie 718
Agraphie 83
AIDS 241
Akalkulien 92
Akathisie 39
Akinese 353
akinetische Krise 367
Akkommodation 7 f.
Aktinomykose 220
Aktionspotenzial, motorisches 144
akustisch evozierte Potenziale 155
akute disseminierte Enzephalomyelitis 267
– nekrotisierende Myopathie 482
Albumin-Quotient 135
Alexie 83
Alien-Limb-Phänomen 372
Allodynie 556
Alpha-Wellen 152
ALS s. Lateralsklerose, amyotrophe
ALS-Parkinson-Demenz-Erkrankung 436
Alzheimer-Demenz 86, 250, 388, 396 ff.
–, Amyloid-Ablagerungen 397
–, diagnostische Kriterien 397
–, senile Plaques 397, 400
Alzheimer-Erkrankung 86, 388
Amantadin 365
Amnesie
–, anterograde 78
–, retrograde 78
–, transiente 77 ff.
Amöbiasis 242
Amyloid-Angiopathie 262
Amyloid-Precursor-Protein 399
Amyloidosen, familiäre 526
amyotrophe Lateralsklerose 436 ff.
–, Betz'sche Riesenzellen 437
–, Cu-Zn-Superoxiddismutase 437
–, primäre 441
–, progressive Bulbärparalyse 441
Anaesthesia dolorosa 549

anaplastisches
– Astrozytom 178
– Oligodendrogliom 458
Anarthrie 443
Aneurysma 176, 319
Anfälle, psychogene 733
Angiografie 286
Angiopathie, konogphile 309
Angststörung 718
Anhidrose 613
Anschlussheilbehandlung 702, 707
Anterior cerebral artery 274
Antikörperspezifitätsindex 136, 225
Anulus 637
apallisches Syndrom 54 f.
Aphasie 81 ff.
–, Broca-Aphasie 83
–, globale 82
–, Leitungs-Aphasie 83
–, primär progressive 416
–, transkortikale 83
–, Wernicke-Aphasie 83
Apnoe-Screening 677
Apolipo-Protein E 399
Apomorphintest 358
Apraxie 97 f.
–, ideatorische 97 f.
–, ideomotorische 97 f.
–, Sprechapraxie 97
Armvorhalteversuch 26
Arnold-Chiari-Malformation 345
Arteria
– angularis 117
– basilaris 118, 275
– carotis communis 117 f., 168
– carotis externa 117, 168
– carotis interna 117 f., 168
– cerebelli inferior 275
– cerebelli inferior anterior 275
– cerebelli inferior posterior 118, 275
– cerebelli superior 275
– cerebri anterior 118, 168
– cerebri media 60, 82, 118, 168
– cerebri posterior 60, 118
– communicans anterior 118
– communicans posterior 118
– facialis 117
– ophthalmica 117
– subclavia 117
– supraorbitalis 118
– supratrochlearis 117
– temporalis superficialis 117
– vertebralis 117 f., 126
Arteriitis 201
arteriovenöse Malformation 169 f., 310

Ascorbinsäure 662
aSDH s. Hämatom, akutes subdurales
ASIA-Erfassungsbogen 629
Asterixis 39, 375
Astrozytom 179, 449, 454 ff.
–, anaplastisches 178, 455 f.
–, Ependymom 459
–, Glioblastom 456 f.
–, Oligoastrozytom 458 f.
–, Oligodendrogliom 457 f.
–, pilozytisches 178, 454
Ataxie 39, 424
–, idiopathische zerebelläre 429
–, spinozerebelläre 424, 427
Ataxie-Teleangiektasie 424, 426
Athethose 39
Atmungsstörungen, schlafbezogene 683 f.
Atrophie, olivopontozerebelläre 368
atypischer Gesichtsschmerz 550
Aufmerksamkeit 402
Aufmerksamkeitsstörungen 87, 710
Aufwach-Grand-Mal-Epilepsie 334
Augenbewegungen, vestibulopositionale 14
Augenbewegungsstörungen 106
Augmentation 687
autonomes Nervensystem
–, parasympathisches 606
–, sympathisches 606
AV-Angiom 184
Axon 523
Axonotmesis 500

B

Babinski-Zeichen 46, 438
bakterielle Meningitis 135, 196 ff.
–, Listerien 198
–, Meningokokken 198
Balkangrippe 218
Ballismus 40, 353, 383
Bandscheibe 186
Bandscheibenvorfall 502 ff.
–, lumbaler 503
–, zervikaler 503
Barany'scher Zeigeversuch 36
Barthel-Index 700, 744
basale Zisterne 173
Basalganglien 351
Basilariskopfsyndrom 300
Basilarismigräne 345
Basilaristhrombose 300
Bassen-Kornzweig-Syndrom 664
β-CIT-SPECT 191

Sachverzeichnis

Becker'sche Muskeldystrophie 560
Behçet-Syndrom 261
Bell-Phänomen 19
Benedict-Syndrom 61
Benommenheit 42
Beri-Beri 651
Beta-Amyloid 407
Beta-Wellen 152
Bewegungsstörungen 39
Bewusstsein 52
Bewusstseinsstörung 42, 389, 495
Bewusstseinsveränderung 42
Biotin 656
Blasenstörung, neurogene 611
Blepharospasmus 378
Blitz-Nick-Salaam-Anfälle 325
Blutungen
–, epidurale 622 f.
–, intrakranielle 308
–, intrazerebrale 308, 314
–, intrazerebelläre 308
–, subdurale 623 f.
Botulinum-Toxin 613
Botulismus 216
bovine spongiforme Enzephalopathie 251
Brillenhämatom 621
Broca-Aphasie 83
Bronchialkarzinom 474 f.
Brown-Séquard-Syndrom 64 ff.
Brucellose 218
Brudzinski-Zeichen 197, 438
bulbäre amyotrophe Lateralsklerose 579
Bulbärhirnsyndrom 56
Bulbusdruckversuch 608
B-Vitamine 650

C

CADASIL 74, 274, 283
Calciferol 662
Catechol-O-Methyl-Transferase-Inhibitoren 365
Cauda equina 638
cavernöse Malformation 310
CCT s. Computertomografie, kraniale
CERAD-Batterie-Test 405 f.
Charcot-Marie-Tooth-Erkrankung 523 f.
Cheyne-Stokes-Atmung 46, 684
Chinone 664
Cholinesterasehemmer 409
Chorea 40, 59, 353, 375
 – Huntington 375, 360, 691
 – Sydenham 377, 381
chronische inflammatorische demyelinisierende Polyneuropathie 490, 529
 – paroxysmale Hemikranie 545

CIDP s. chronische inflammatorische demyelinisierende Polyneuropathie
CJD s. Creutzfeldt-Jakob-Erkrankung
Claude-Syndrom 61
Claudicatio 642
 – spinalis 505, 641
Clostridium botulinum 216
Cluster headache 72, 544
Clusterkopfschmerz 72, 544
Cobalamin 659
Coeruloplasmin 384
Computertomografie 162 ff., 207
–, Kontrastmittel-CT 165
–, kraniale 204, 224
–, Spiral-CT 165
COMT s. Catechol-O-Methyl-Transferase
Contusio spinalis 630
Coping 703
Corpus striatum 351
Crampi 603
C-reaktives Protein 197, 204
Creutzfeldt-Jakob-Erkrankung 74, 245 ff.
–, ataktische Form 251
–, familiäre 246
–, Heidenhain-Variante 250
–, neue Variante (nvCJD) 251 f.
–, sporadische 246
Critical-illness-Polyneuropathie 531
CRP s. C-reaktives Protein
cSDH s. Hämatom, chronisches subdurales
CT s. Computertomografie
Curschmann-Steinert 570
Cytomegalovirus-Enzephalitis 222

D

Degeneration, kortikobasale 58, 74, 372
–, striatonigrale 368
Delayed ischemic neurological deficit 317
Delir 494, 710 f.
Delta-Wellen 152
Demenz 82, 191, 249, 712
–, frontotemporale 74, 370, 413 ff.
–, Parkinson-Demenz 389
–, primäre 388
–, primär-progressive 413
–, sekundäre 388
–, semantische 413 ff.
–, vaskuläre 389
Demenz vom Lewy-Körper-Typ 58, 74, 360, 388, 418 f.
–, Cholinesterase-Inhibitoren 422
–, 1-Jahresregel 419
–, Konsens-Kriterien 420

–, Parkinson-Symptomatik 421
–, Visuokonstruktion 419
depressive Störung 714
Dermatomyositis 576
Desmin 565
Desorientiertheit 710
Devic-Syndrom 266
Diabetes mellitus 528
Diadochokinese 36
diffuse Sklerose 266
digitale Subtraktionsangiografie 166
Diphtherie 216
Diskopathien, lumbale 636
–, zervikale 643 f.
Dissektion 169, 289
distale Myopathie 569
[^{18}F]Dopa 189
L-Dopa 361
–, Dopamimetika-induzierte Dyskinesien 367
–, Off-Phasen/wearing off/End-of-dose 367
–, Wirkungsfluktuationen 366
Dopaminagonisten 365
Dopa-PET 191
Doppelbilder 296, 594
Doppler-Effekt 116
Dopplersonografie 120, 286
–, B-Mode 121
–, CW-Doppler 120
–, PW-Doppler 120
Down-Syndrom 337
Drehschwindel 22
Drop attack 337
DSA s. Subtraktionsangiografie
Duchenne'sche Muskeldystrophie 560
Duplexsonografie 121, 127
–, farbkodierte 122
–, transkranielle 122
durale arteriovenöse Fistel 170, 310
Durchblutungsstörungen 190
Dysdiadochokinese 39
dysembryoplastische neuroepitheliale Tumoren 460
Dyskinesien 40, 362
Dysmetrie 39
Dysplasie, fibromuskuläre 288 f.
Dyspnoe 496
Dystrophie, myotone 570
Dystonie 40, 353, 377
–, generalisierte 379
Dystrophinopathie 579 f.

E

EDSS s. Expanded disabilitiy status scale
EEG s. Elektroenzephalogramm

Ehlers-Danlos-Syndrom 171, 316
Eigenreflexe 28
Einschlusskörpermyositis 445, 575, 578
Elektroenzephalogramm 150, 229, 248, 324, 677
Elektromyografie 146, 524, 572, 677
–, Oberflächen-EMG 146
–, Salven 572
Elektroneurografie 144
–, motorische Neurografie 144
–, sensible Neurografie 145
Elektrookulografie 677
Emery-Dreifuss-Muskeldystrophie 565, 568
EMG s. Elekromyografie
Empyem 204
Encephalomyelitis disseminata 646
End-of-dose-Akinese 362
Endolymphhydrops 343
Engpass-Syndrome 506
–, Hyperabduktionssyndrom 506
–, kostoklavikulärers Syndrom 506
–, Rucksacklähmung 507
–, Skalenus-Syndrom 506
Enolase, neuronenspezifische 248
entzündliche Myopathien 575
Enterovirus-Typ-71-Enzephalitis 232
Enzephalitiden 184
Enzephalitis durch 222
– Cytomegalovirus 222
– Enterovirus-Typ-71 232
– Epstein-Barr-Virus 229
– Herpes-simplex-Virus 222, 227
– Herpes-zoster-Virus 228
– Masern-Virus 223
– Röteln-Virus 223
– Varizella-Zoster-Virus 222 f.
Enzephalitis, limbische 482, 484 ff.
Enzephalomyelitis 231
–, akut disseminierte 267
Enzephalomyopathie, mitochondriale 587
Enzephalopathie 282, 660
–, hypertensive 305
Ependymom 178 f., 449, 459
–, myxopapilläres 178
epidurale Blutungen 622
Epilepsia partialis continua 325
Epilepsie 71, 191, 324, 691, 713
–, Anfälle 197, 296
–, Frontallappenepilepsie 325
–, generalisierte 333 f.
–, juvenile, myoklonische 178
–, kryptogene 324
–, Okzipitallappenepilepsie 325
–, Parietallappenepilepsie 325
–, Temporallappenepilepsie 325, 330

–, typische Potenziale 153
Epilepsiechirurgie 329
Epstein-Barr-Virus-Enzephalitis 229
Ergotherapie 705
essenzieller Tremor 360, 374
Exekutivfunktion 85, 402
Expanded disabilitiy status scale 737
Extinktion 89 f.
Extrapyramidalmotorik 48

F

familiärer Tremor 360, 374
Fasern
–, postganglionäre 606
–, präganglionäre 606
Faszikulationen 603
fatale familiäre Insomnie 253
Fazialisparese 18
[18]FDG 189
fibromuskuläre Dysplasie 288 f.
Fibulartunnelsyndrom 518
Fieberkrämpfe 325
Finger-Nase-Versuch 36
Fistel, durale arteriovenöse 170, 310
Fixationsreflex 14
Fleckfieber-Enzephalitis 217
fokale Epilepsie 330
Folsäure 657, 660
Foramen ovale 274
Fotostimulation 152
FP-CIT-Untersuchung 359, 420
Fremdreflexe 28
Frenzel-Brille 342
Friedreich-Ataxie 424
Frontalhirnsyndrom 74
Frontallappenepilepsie 325, 331
frontotemporale Demenz 74, 370, 413 ff.
Frühdyskinesien 379
Frührehabilitation 701
Frühsommer-Meningoenzephalitis 230 f.
FSHD s. Muskeldystrophie, facioscapulohumerale
FSME s. Frühsommer-Meningoenzephalitis
FTDP s. Demenz, frontotemporale
funikuläre Myelose 261, 660
F-Welle 144

G

Gammopathien 490
Gangliogliome 460
Gangliozytome 460
Gedächtnis 402
Gedächtnisstörung 389

–, Amnesien 80
–, Arbeitsgedächtnis 80
–, Kurzzeitgedächtnis 80
–, Langzeitgedächtnis 80
Gefäßanatomie 167 f.
Gefäßdisektion 274
generalisierte Epilepsien 333
Germinom 450
Gerstmann-Sträussler-Scheinker-Syndrom 252
Gesamtprotein 197
Gesichtsfeld 10
Gesichtsschmerz, atyptischer 550
Glasgow-Koma-Skala 43, 46, 617, 746
Gliedergürteldystrophien 564
Glioblastom 178, 449
Glioblastoma multiforme 179, 456
Gliomatosis cerebri 450, 460
Gliome 178, 453
Globus pallidus 351
Glossopharyngeusneuralgie 550
Glukose 134, 197, 274
Glutamatmodulatoren 410
Glykogenstoffwechsel, Störungen 583
Gowers-Manöver 560
granulomatöse Myositis 582
Grundrhythmus 152
Guillain-Barré-Syndrom 19, 69, 522 f., 527 f.

H

Halluzinose 720
Halmagyi-Curthoys-Test 37, 343
Hämangioblastome 450, 461
Hämangioperizytome 464
Hämatom
–, akutes subdurales 623 f.
–, chronisches subdurales 623 f.
hämodynamischer Infarkt 284
Hartnup-Krankheit 654
Heilverfahren 707
Hemiataxie 275
Hemicrania continua 548
Hemikranie, chronisch paroxymale 545
Hemiparese 183
Heohn- und Yahr-Skala 746
Heparin 280, 298
hepatische Porphyrie 526
Herdenzephalitis 219
hereditäre Polyneuropathie 531 ff.
– spastische Paraparese 444
Herpes-Enzephalitiden 226
Herpes-simplex-Virus-Enzephalitis 222, 227
Herpes-zoster-Virus-Enzephalitis 228

Hinterstrangsyndrom 67
Hirnabszesse 202
–, tuberkulöse 208
Hirnarterienaneurysma 169
Hirndruck 200
Hirninfarkt 201
–, ischämischer 272
Hirnleistungsstörung 387
Hirnnerven 5, 47, 197
Hirnnerventhrombose 294
Hirnödem, traumatisches 626
hirnorganisches Psychosyndrom 387
Hirnstammenzephalitis 486
Hirnstammsyndrome 61, 63
–, Benedikt-Syndrom 61
–, Claude-Syndrom 61
–, Millard-Gubler 62
–, Parinaud-Syndrom 61
–, Wallenberg-Syndrom 62, 275
–, Weber-Sydrom 61
Hirntod 170
Hirntoddiagnostik 128
Hirntumoren 178, 191
HIV 262
– Infektion 490
[99mTc]HMPAO 189
Holmes-Tremor 375
Homocystein 657, 660
Horner-Syndrom 9, 63
Hounsfield-Einheiten 162
Hunt&Hess-Grad 320
Hunt-Syndrom 550
Hydrocephalus 318
– malresorptivus 201
– occlusus 138
Hyperhidrose 613
Hyperperfusionssyndrom 306
Hypersomnie 680, 683
hypertensive Enzephalopathie 305
Hyperthermie, maligne 590
Hyperthyreose 613
Hypertonie, orthostatische 609
Hyperventilation 152
Hypnic headache 548
Hypohidrose 613
Hypophysenadenome 180 f., 470
Hypothyreose 526
3-Hz-Spike-Wave-Komplexe 151, 153

I

[123I]IBZM 189
IBZM-SPECT 359
ICB s. intrazellulare Blutung
idiopathische zerebelläre Ataxie 429
idiopathisches Parkinsonsyndrom 350 ff.
–, Depressionen 355

–, Gedächtnisstörungen 355
–, Psychosen 355
Infarkt 181
–, hämodynamischer 284
infektassoziierte Myopathien 582
INO s. internukleäre Ophthalmoplegie Insomnie 679
–, fatale familiäre 253
–, letale familiäre 691
Intermediusneuralgie 550
internukleäre Ophthalmophlegie 107 f., 259 f.
Interosseus-anterior-Syndrom 511
intrakranielle Blutungen 308
intramedulläre Tumoren 646
intrazellulare Blutung
–, infratentorielle 314
–, supratentorielle 314
Isaac's Syndrom 492

J

Janz-Syndrom 333
juvenile myoklonische Epilepsie 325

K

kalorische Testung 22
kapilläre Malformation 310
Karotisbifurkation 169
Karotisstenose 285
Karpaltunnelsyndrom 68, 512
Kayser-Fleischer-Kornealring 385
Kennedy-Syndrom 441 f.
Kernig-Zeichen 197, 438
Kipptischuntersuchung 609
Kleinhirndegeneration 488
– durch Alkohol 430
–, paraneoplastische 431 f.
–, subakute 482
Kolliquationsnekrose 275
Koma 42 f., 52 f., 176
Kompensation 703
komplexes regionales Schmerzsyndrom 555
–, Typ 1 und 2 555
kongenitale
– Muskeldystrophie 569
– myasthene Syndrome 602
– Myopathien 582
kongophile Angiopathie 309
Kontrastmittel-CT 165
Konvergenz 14
Koordination 35, 48
Kopfschmerzen 296, 538
–, medikamenteninduzierte 546 f.
Kornealreflex 17
Korsakow-Syndrom 652
kortikobasale Degeneration 58, 74, 372

Kraftgrade 25
Kraniopharyngiome 288, 472
–, Krise, akinetische 367
–, myasthene 594, 600
Krokodilstränen 20
Kryptokokken-Meningoenzephalitis 237
Kugelberg-Welander 442
Kuru 254

L

Lafora-Einschlusskörperchen-Erkrankung 336
Lageempfinden 33 f.
Lagophthalmus 19
Lähmung, psychogene 731
–, periodische 570, 575
Laktat 134, 222
lakunäre Syndrome 60
Lakune 282
Lambert-Eaton-Syndrom 482, 490, 600
Landouzy-Déjérine-Muskeldystrophie 564
Längsbündel, mediales 108
Lasègue-Zeichen 638
Lateralsklerose, amyotrophe 436 ff.
–, Betz'sche Riesenzellen 437
–, Cu-Zn-Superoxiddismutase 437
–, primäre 441
–, progressive Bulbärparalyse 441
Legionella 218
leichte kognitive Störung (LKS) 393, 395
Leitungs-Aphasie 83
Leitungszeit, periphere motorische 158
Lennox-Gastaut-Syndrom 325, 334
Lepra 210, 528
–, lepromatöse 210
–, tuberkuloide 210
Leptospirose 213
Lern- und Gedächtnisstörungen 77
letale familiäre Insomnie 691
Leukencephalopathie 183
Lewy-Body-Demenz s. Demenz
Lhermitte-Zeichen 259
Lichtreaktion 7
Lichtreflexbogen 8
limbische Enzephalitis 482, 484
Liquor 203, 213, 219, 222, 407
–, xanthochromer 318
Liquoranalyse 133
Liquordruckmessung 133
Liquorpunktion 200
Liquorunterdrucksyndrome 140
Liquoruntersuchung 524
Liquorzirkulationsstörungen 137
LKS s. leichte kognitive Störung

Lobärblutung 310
Lobärhämatom 309
Locked-in-Syndrom 55
Logopädie 705
Lues cerebrospinalis 211
lumbale Spondylopathie 641 f.
Lumbalpunktion 132, 138, 140, 318
Lymphome, primäre 467
Lyse 280

Magnetresonanztomografie 171, 187, 205 ff., 224, 248
–, Bildanalyse 173
–, Bildkontraste 173
–, Schnittbildanatomie 174
Malaria 239
Malformation
–, arteriovenöse 169 f., 310
–, cavernöse 310
–, kapilläre 310
–, venöse 310
maligne Hyperthermie 590
maligner Nervenscheidentumor 466
– Mediainfarkt 82, 302
Mammakarzinom 474 f.
Manie 715, 717
Marfan-Syndrom 171
Marklager 164
Markscheiden 523
Masern-Enzephalitis 223
Masseterreflex 17
Mediainfarkt, maligner 82, 302
medikamenteninduzierte Myopathien 588
– Kopfschmerzen 546
Medulloblastome 179 f., 186, 450, 461 f.
mediales Längsbündel 108
Meige-Syndrom 378
Melanom, malignes 476
MELAS s. mitochondriale Encephalomyopathie
meningeale Reizung 224
Meningeome 180, 288, 450, 463
–, anaplastische, 464
–, atypische, 464
–, benigne, 464
–, paraselläre 473
Meningeose 474
Meningeosis carcinomatosa 19
– neoplastica 477
Meningismus 43, 197
Meningitis 19, 184
–, Arachnoidea 196
–, bakterielle 135, 196 ff.
–, Hämophilus influenza 196
–, Neisseria meningitidis 196
–, Pia mater 196

–, Pneumokokken 196
–, Streptococcus agalactiae 196
–, Streptococcus pneumoniae 196
–, tuberkulöse 208 f.
–, virale 135, 222
Meningoenzephalitis 196, 237
Meralgia paraesthetica 520
metabolische Störungen des Muskels 583
Metastasen 451, 473
–, Bronchialkarzinom 474 f.
–, malignes Melanom 476
–, Mammakarzinom 474 f.
–, Melanom 474
–, Meningeose 474
–, Meningeosis neoplastica 477
–, spinale 477
–, unbekannter Primärtumor 476
–, urogenitale Tumoren 474
Methyl-phenyl-tetrahydro-pyridin 352
5-Methyltetrahydrofolat 657
MIBG-Szintigrafie 369
Middle cerebral artery 274
Migräne 72, 539
–, Attackenprophylaxe 542
–, Therapie 541
Mikroangiopathie 164
Mild cognitive impairment 80, 394
Millaud-Gubler-Syndrom 62
Mini-Mental-Status-Untersuchung 360, 391, 405 f, 753
Minor'scher Schweißversuch 608, 613
mitochondriale Encephalomyopathien 587 f.
–, chronisch progressive externe Ophthalmoplegie 587
–, Myoklonusepilepsie 366, 587
MAO-B s. Monoaminooxidase
Mittelhirnsyndrom 55
MMSE s. Mini-Mental-Status-Untersuchung
Moebius-Syndrom 109
Monoaminooxidase-B-Inhibitoren 365
Montage 150
–, bipolare 150
–, referenzielle 150
Morbus
– Alzheimer 74, 336
– Binswanger 282
– Menière 343
– Parkinson 58, 190, 713, 721, 746
– Pompe 584
– Refsum 526
– Whipple 220
– Wilson 59, 360, 384
Morton'sche Metatarsalgie 520

Motoneuron 57
–, 1. 436, 438
–, 2. 436
Motoneuron-Erkrankung 482
motorisch evozierte Potenziale 158, 261
motorische Unruhe 494
motorisches Aktionspotenzial 144
Moya-Moya 60, 169, 288, 310
MPNST s. Nervenscheidentumor, maligner peripherer
MPTP s. Methyl-phenyl-tetrahydropyridin
MR-Angiografie 205
MRT s. Magnetresonanztomografie
multifokale motorische Neuropathie 445, 530
Multiple Sklerose 136, 258, 345, 440, 713, 737
–, primär progrediente 258 f.
–, schubförmig remittierende 258
–, sekundär progrediente 258 f.
Multiple sleep latency test 678
Multisystematrophie 58, 368
Mundtrockenheit 497
Musculus obliquus
– inferior 14 f.
– superior 14 f.
Musculus rectus
– inferior 14 f.
– lateralis 14 f.
– medialis 14 f.
– superior 14 f.
Muskel, metabolische Störungen 583
Muskelatrophie, progressive spinale 442 f.
Muskeldystrophie 560 ff.
–, Emery-Dreifuss 565, 568 f.
–, facioscapulohumerale 564 ff.
–, kongenitale 569
–, oculopharyngeale 569
–, scapuloperoneale 564 ff.
Muskeltonus 25
Muskeltrophik 25
myasthene
– Krise 594, 600
– Syndrome 592, 602
Myasthenia gravis 71, 482, 579, 593
–, Antikörper gegen Acetylcholinrezeptoren 596
–, bulbäre Muskulatur 593
–, generalisierte Myasthenie 593
–, okuläre Myasthenie 593
Myasthenie 108
Myelopathie, zervikale spondylotische 505
Myelose, funikuläre 261, 660
myofibrilläre Myopathien 569

Myoklonien 247, 335 f., 372, 494, 497
Myoklonus 40, 353, 383
Myoklonusepilepsie 336
Myokymie 40
Myopathie 70
–, akute nekrotisierende 482
–, distale 569
–, entzündliche 575 f.
–, infektionsassoziierte 582
–, kongenitale 582
–, medikamenteninduzierte 588
–, metabolische 579
–, myofibrilläre 569
–, proximale myotonische 579
–, toxische 588
Myositis, okuläre 582
–, granulomatöse 582
Myotonien
–, dystrophe 570
–, nichtdystrophische 575
myxopapilläres Ependymom 178

N

Nackensteifigkeit 197
Nadelelektrode 146
Narkolepsie 681
Neglect 89 f.
–, auditorischer 90
–, motorischer 90
–, olfaktorischer 90
–, repräsentativer 90
–, somatosensibler 90
–, visueller 90
Nervenaustrittspunkte 17
Nervenleitgeschwindigkeit 144, 524
Nervenscheidentumor, maligner peripherer 466, 450
Nervensystem
–, parasympathisches 606
–, sympathisches 606
Nervus
– abducens 14
– accessorius 24
– axillaris 511
– cutaneus femoris lateralis 519
– facialis 18
– femoralis 517
– genitofemoralis 520
– glossopharyngeus 23
– iliohypogastricus 520
– ilioinguinalis 520
– peroanaeus 518
– interosseus posterior 516
– ischiadicus 518
– medianus 157, 510
– musculocutaneus 511
– oculomotorius 14
– olfactorius 6

– opticus 6
– radialis 515
– suprascapularis 511
– suralis 157
– throacicus longus 511
– tibialis 519
– trigeminus 17
– trochlearis 14
– ulnaris 513
– vagus 23
neuralgische Schulteramyotrophie 508
Neurapraxie 500
Neuritis vestibularis 342
Neuroakanthozytose 357
Neuroblastome 461
Neuroborreliose 212, 262
neurofibrilläre Bündel 400
Neurofibrillary tangles 400
Neurofibrillenveränderungen 397
Neurofibromatose 467
Neurofibrome 450, 466
neurogene Blasenstörungen 611
–, Blasenentleerungsstörungen 611
–, Detrusor-Hyperreflexe 611
–, Detrusor-Sphinkter-Dyssynergie 611
–, Pontines Miktionszentrum 611
Neurografie 524
neurokardiogene Synkope 609
Neurolues 210
Neuromyelitis optica 266
Neuromyotonie 482, 492, 603
neuronale Plastizität 703
neuronenspezifische Enolase 248
Neuropathie, multifokale motorische 445, 530
–, subakute, sonsorische 489 f.
neuropathisches Schmerzsyndrom 551
Neuropsychologie 705
Neurosyphilis 250
Neurotmesis 500
Neurotuberkulose 208
Neurozystizerkose 242
nichtdystrophische Myotonien 575
Niacinamid 654
NIH Stroke Scale 280, 743
Ninhydrin-Test 608
Nootropika 411
Normaldruckhydrozephalus 74, 137, 360, 388
NPP s. Nucleus-pulposus-Prolaps
Nucleus
– caudatus 351
– subthalamicus 351
Nucleus-pulposus-Prolaps 636, 644
nvCJD s. Creutzfeldt-Jakob-Erkrankung
Nystagmus 21, 106, 110

–, optokinetischer 22
–, pathologischer 110
–, physiologischer 110

O

Ocular tilt reaction 109
oculopharyngeale Muskeldystrophie 569
Ödem 164
okuläre Myositis 582
Okulomotoriusparese 16
okulovestibulärer Reflex 46
okulozephaler Reflex 47
Okzipitallappenepilepsie 325, 331
Oligo-Astrozytom 178, 449
–, oligoastrozytäre Mischgliome 458
Oligodendrogliom 178, 449, 457
oligoklonale
– Banden 136
– γ-Globuline 135
– IgG-Banden 260
olivopontozerebelläre Atrophie 368
Opisthotonus 197
Opsoklonus 111
Opsoklonus-Myoklonus-Syndrom 482, 487
Ophthalmoplegie
–, chronisch progressive externe 587
–, internukleäre 107 f., 259 f.
Opthalmoskop 12
optokinetischer Nystagmus 22
Orientierung 402
orthostatische
– Dysregulation 355
– Hypotonie 369, 609 f.
Osteochondrose 636

P

Palliativmedizin 493
Panikstörung 718
Pantothensäure 655
Papillenexkavation 14
paraneoplastische
– Erkrankungen 482
– Kleinhirndegeneration 431
– Polyneuropathie 528
– Retinopathie 488
Paraparese, hereditäre, spastische 444
paraselläre Meningeome 473
–, Chordome 473
–, Germinome 473
–, Metastasen 473
Parasomnien 688
Parenchymläsion, traumatische 625 f.

SACHVERZEICHNIS

Parese
-, schlaffe 276, 438
-, Spastik 438
Parietalhirnsyndrom 75
Parietolappenepilepsie 325, 331
Parinaud-Syndrom 61
Parkinson-Demenz 388
Parkinsonyndrom 350 ff., 691
-, atypisches 356
-, idiopathisches 350 ff.
-, symptomatisches 356 f.
Parkinson-Tremor 373
Pavor nocturnus 689
Pellagra 654
Periodic
- leg movements during sleep 685
- limb movement disorder 688
periodische
- Lähmungen 570, 575
- Sharp-wave-Komplexe 249
periphere motorische Leitungszeit 158
Perniziosa 660
persisterendes offenes Foramen ovale 274
Persönlichkeitsstörung 722
PET s. Positronen-Emissions-Tomografie
physiologischer Tremor 374
Physiotherapie 704
-, Bobath 704
-, Brunnstrom 704
-, Vojta 704
pilozytisches Astrozytom 178, 454
Pilzinfektionen 234
-, Aspergillose 236
-, Candidiasis 235
-, Histoplasmose 238
Piriformis-Syndrom 518
Pleozytose 133, 197, 203, 222, 225
Plexopathie 508
Plexus
- brachialis 505
- lumbosacralis 509
Plexussyndrome 68
PNET s. primitiv neuroektodermale Tumoren
Pneumokokkenmeningitis 197
PNP s. Polyneuropathie
Poliomyelitis 440, 444
Polymyositis 575 f.
Polyneuropathie 69, 521, 642, 660
-, chronische inflammatorische demyelinisierende 490, 529
-, Critical illness 531
-, hereditäre 531 ff.
-, paraneoplastische 528
-, toxische 533
-, vaskulitische 530
Polyradikulitis 639

Polysomnografie 677
Porphyrie, hepatische 528
Positronen-Emissions-Tomografie 188 ff., 420
-, Elektronen 188
-, Photonen 188
-, Positronen 188
Posterior cerebral artery 275
postganglionäre Fasern 606
Post-Polio-Erkrankung 444
postpunktioneller Kopfschmerz 133
posturale Instabilität 58
posturales Tachykardiesyndrom 609
PPRF 108, 260
präganglionäre Fasern 606
praktische Fähigkeiten 402
Präsenilin-1, -2 398 f.
primär progressive Aphasie 413, 416
primäre ZNS-Lymphome 467
primitiv neuroektodermale Tumoren 450, 461 ff.
-, Ästhesioneuroblastom 463
-, Pineoblastom 463
Prion 245
progressive
- multifokale Leukoenzephalopathie (PML) 222, 233, 264
- Myoklonusepilepsien 335
- Paralyse 211
- spinale Muskelatrophien 442
- supranukleäre Blickparese 58, 107, 370
Prolaps 638
-, lateraler 638
-, medianer 638
-, mediolateraler 638
PROMM 570, 579
Pronator-teres-Syndrom 511
14-3-3-Protein 248
Proteinmetabolismus 246
Pseudotumor cerebri 139
psychogene Anfälle 338
Psychosyndrom, hirnorganisches 387
Pulsatilität 119
Pupillenreaktion 606
Putamen 351
Pyridoxin 655

Q

Q-Fieber 218
Querschnittsyndrom 65

R

Rabies 231 f.
[11C]Racloprid 189
radikuläre Syndrome 67
Ramus superficialis 516
Rankin-Scale 745
Rapid Eye Movement (REM) Behavioral Disorder 356
Rasselatmung 496
Rechenvermögen 402
Reflex 28 ff., 48
-, Achillessehnen- 30
-, Anal- 30
-, Babinski- 31
-, Bauchhaut- 30
-, Bizepssehnen- 29
-, Cremaster- 30
-, Mendel-Bechterew- 31
-, okulovestibulärer 46
-, okulozephaler 47
-, Patellarsehnen- 30
-, Radiusperiost- 29
-, Rossolimo- 31
-, Trizepssehnen- 29
-, Trömner- 29
Reflexepilepsie 325, 334
Rehabilitation 698
-, Phase A, B 698
-, Phase C 701
-, Phase D, E, F 702
-, Phasenmodell 698
Reiber-Schema 136
REM-Schlaf, Verhaltensstörung 689
Restitution 703
Restless-Legs-Syndrom 685
Retinopathie
-, diabetische 13
-, hypertensive 13
-, paraneoplastische 488
Retrobulbärneuritis 268
Rezessusstenose 639, 642
Rhabdomyolyse 591
Rhythmusstörungen
-, bradykarde 610
Riboflavin 653
Rigor 58, 353
Rinne-Versuch 21
Risus sardonicus 215
Rolando-Epilepsie 153, 332
Romberg-Versuch 36
Röteln-Enzephalitis 223
Ruhetremor 58, 354 f.

S

SAB s. Subarachnoidalblutung
Sakkaden 14
Salbengesicht 355
α-Sarcoglycan 565

Sachverzeichnis

Schädelbasisfrakturen 620 f.
–, Frontobasisfraktur 621
–, geschlossene 621
–, offene 621
–, Otobasis-Frakturen 621
Schädelfrakturen
–, Felsenbeinfraktur 620
–, Frontobasis-Fraktur 620
–, Otobasisfraktur 620
–, Schädelbasisfraktur 620
–, Schädeldachfraktur 618
–, Temporobasis-Fraktur 620
Schädel-Hirn-Trauma 82, 175, 616
–, contre-coup 175
–, coup 175
Schirmer-Test 608
Schistosomiasis 244
Schlafapnoe-Syndrom obstruktives 684
–, zentrale 684
schlafbezogene Atmungsstörungen 683
Schlafentzug 152
schlaffe Parese 276
Schlafstadien 671
–, Non-REM-Schlafperioden 672
–, REM-Stadium 671
Schlaftrunkenheit 689
Schlafwandeln 689
Schlaganfall 82, 713, 743
Schmerz, territorialer neuropathischer 553
Schmerzsyndrom, komplexes regionales 555
–, neuropathisches 551
–, zentrales 552
Schulteramyotrophie, neuralgische 508
Schwankschwindel 730
–, phobischer 729
Schwannome 450, 465
Schwindel
–, benigner peripherer paroxysmaler Lagerungs- 340
–, peripherer vestibulärer 339
–, phobische Schwank- 346
–, zentral vestibulär 346
Sellaregion 469
semantische Demenz 413, 415
Sensibilität 48
Sequester 638
Sexualfunktionen 612
–, Dyspareunie 612
–, Ejakulation 612
–, erektile Dysfunktion 612
Shy-Drager-Syndrom 368, 613
Siderophagen 318
Single-Photon-Emissions-Computertomografie 188 ff.
–, Elektronen 188

–, Photonen 188
–, Positronen 188
Sinus
– rectus 168
– sagittalis 184
– sagittalis superior 168
– sigmoideus 168
– transversus 168
Sinusthrombose 170
Sinusvenenthrombose 201, 294, 310
–, aseptische 294
–, septische 205
Sjögren-Syndrom 261, 490
Skew Deviation 109
Skorbutanämie 662
somatosensibel evozierte Potenziale 156, 261
Somnolenz 42
Sopor 42
Spannungskopfschmerz 542, 726
–, Prophylaxe 543
–, Therapie 543
Spätdyskinesien 379
SPECT s. Single-Photon-Emissions-Computertomografie
Sphinkter-EMG 608
spinale
– Astrozytome 440
– Enge 504
– –, lumbale 504
– –, zervikale 504
– Infarkte 290
– Traumen 627
– Tumoren 646
Spinalis-anterior-Syndrom 291
Spinalkanalstenose 641
spinozerebelläre Ataxie 424, 427
Spiral-CT 165
Spirochäten 212
Spitz-stumpf-Diskrimination 33
Spondylolisthese 641
Spondylopathie, lumbale 641 f.
–, zervikale 645
Sprache 402
Stammganglienblutung 164
Startle-Erkrankung 40
Status epilepticus 334
– im Schlaf 691
Stauungspapille 13
Steele-Richardson-Olszewsky-Syndrom 74, 370
Stenosen 123 ff., 286
Stent 169
Stereotypien 40
Stiff-Person-Syndrom 482, 489
Störungen, affektive 713 f.
–, depressive 714
–, leichte kognitive 393, 395
Strachan-Syndrom 652

striatonigrale Degeneration 368
subakute
– Kleinhirndegeneration 482
– sensorische Neuropathie 489
Subarachnoidalblutungen 54, 133, 184, 316 ff.
–, Schweregradeinteilung nach Hunt und Hess 745
–, traumatische 625
Subarachnoidalraum 176
subdurale Blutungen 623
–, aSDH 624
–, cSDH 624
–, Hämatome 176
subkortikale arteriosklerotische Enzephalopathie 74, 282
Substantia nigra 58, 351
Subtraktionsangiografie, digitale 166, 319
Sudomotorik 612
Summenaktionspotenzial 144
SUNCT-Syndrom 547
SVT s. Sinusvenenthrombose
Swinging flashlight test 8
Syndrom, appalisches 54 f.
– der Loge de Guyon 514
–, lakunäres 60
Synkopen 337
–, neurokardiogene 609
Syringomyelie 66, 440
Syringomyelie-Komplex 646

Tabes dorsalis 211
Tachykardiesyndrom, posturales 609
Tachypnoe 496
Tarsaltunnelsyndrom 520
Tau-Protein 400, 407
Temporalhirnsyndrom 75
Temporallappen 176
Temporallappenepilepsie 325, 330
Tensilontest 597
territorialer neuropathischer Schmerz 553
Territorialinfarkt 272, 275
Tetanie 337
Tetanus 214
TGA s. transiente globale Amnesie 77 ff.
Theta-Wellen 152
Thiamin 651
Thymektomie 600
Thymushyperplasie 597
Tibialis-anterior-Syndrom 518
Tics 40, 353
Ticstörung 380
TMS s. transkranielle Magnetstimulation

Tocopherol 664
Tollwut 231 f.
Top-of-the-Basilar-Syndrom 62
Torticollis spasmodicus 377
Tourette-Syndrom 380 f.
toxische Polyneuropathie 533
–, Blei, Quecksilber, Thallium, organische Lösungsmittel 533
Toxoplasmose 184, 240
transiente
– globale Amnesie 77 ff.
– ischämische Attacke 109
transitorisch ischämische Attacke 287
transkranielle Magnetstimulation 158
Trauma, spinales 627 f.
traumatische
– Parenchymläsionen 625
– Subarachnoidalblutungen 616, 625
– Hirnödeme 626
Tremor 41, 353
–, dystoner 373
–, essenzieller 374
–, Holmes-Tremor 374
–, klassischer essenzieller 373
–, medikamentös induzierter 374
–, orthostatischer 373, 375
–, Parkinson-Tremor 373
–, periphere Neuropathien 374
–, physiologischer 373 f.
–, psychogener 374 f.
–, zerebellärer 374 f.
Tremorsyndrome 373
trigeminovaskuläres System 538
Trigeminusneuralgie 72, 548
–, mikrovaskuläre Dekompression nach Jannetta 549
Trismus 215
Trochlearisparese 16
Tumoren, intramedulläre 646
–, dysembryoplastische neuroepitheliale 460
–, primitiv neuroektodermale 461 ff.
–, spinale 646

U

Überleitungszeit 144
Uhren-Test 755
Umwelttoxine 533

Uncus-Herniation 176
Unified parkinson's disease rating scale 747
Unruhe 493
–, motorische 494
Unterberger-Tretversuch 36
Unverricht-Lundborg-Erkrankung 335
Uthoff-Phänomen 259

V

Valsalva-Manöver 608, 638
Varizella-zoster-Virus-Enzephalitis
vaskuläre Demenz 388
Vaskulitiden 528
Vaskulitis 169, 274, 289
vaskulitische Polyneuropathie 530
Vasospasmen 319
Vena jugularis interna 168
venöse Malformation 310
Ventrikulitis 207
Verhaltensstörung im REM-Schlaf 689
Verlangsamungen 152
Vestibularisparosysmie 345
Vestibulo-positionale Augenbewegungen 14
Vibrationsempfinden 33 f.
Vigilanzstörung 197
visuell evozierte Potenziale 154, 261
visuell-räumliche Verarbeitung 95 f.
–, räumlich-kognitive Störungen 96
–, räumlich-perzeptive Störungen 96
–, visuell-räumliche Orientierungsstörungen 96
visuokonstruktive
– Fähigkeiten 402
– Störungen 96
Vitamin A 650
Vitamin B_{12} 660
Vitamin-B_{12}-Mangel 526
Vitamine 650, 653
–, Biotin 656
–, Calciferol 662
–, Chinone 664
–, Cobalamin 659
–, Folsäure 657
–, L-Ascorbinsäure 662
–, Niacinamid 654

–, Pantothensäure 655
–, Pyridoxin 655
–, Riboflavin 653
–, Tocopherol 664
vorderes Tarsaltunnelsyndrom 520
Vorderhornsyndrom 67

W

Wachheit 710
Wallenberg-Syndrom 62, 275
Weber-Syndrom 61
Wartenberg'sches Zeichen 29
Weber-Versuch 20
Wegener'sche Granulomatose 261
Wernicke-Aplasie 83
Wernicke-Enzephalopathie 52, 651
Wernicke-Hoffmann-Erkrankung 442
West-Syndrom 325
WHO-Klassifikation 178
Wirbelkörperfraktur 632
Wirbelsäulenverletzungen 632
Würgereflex 24
Wurzelsyndrome 501
–, C5–C8 501
–, L2–L5 501
–, S1 501

Z

Zahlenverarbeitungsstörungen 92
Zecke 212
Zelldifferenzierung 134
Zellzahl 133
zentrale Schmerzsyndrome 552
–, Post-Stroke-Pain 553
zentralmotorische Leitungszeit 158
zerebrale Mikroangiopathie 282
zervikale
– Diskopathien 643
– Myelopathie 187, 440
– Spondylopathien 645
– spondylotische Myelopathie 505
ZNS-Lymphom 450
–, primäres 467
Zosterneuralgie 554
Zungenmotilität 24

Die Herausgeber

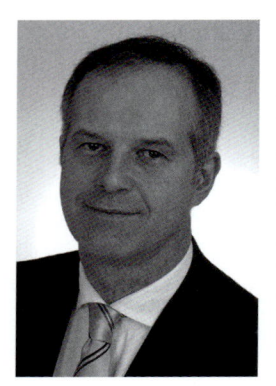

Prof. Dr. med. Richard Dodel studierte Humanmedizin an der Heinrich-Heine-Universität Düsseldorf. Er arbeitete als wissenschaftlicher Assistent an den Neurologischen Kliniken der Universität Würzburg, der Ludwig-Maximilians-Universität München und der Philipps-Universität Marburg. Nach einem Forschungsaufenthalt am Department of Pharmacology und am Indiana Alzheimer Disease Center in Indianapolis, USA habilitierte er sich im Jahr 2000 an der Neurologischen Klinik der Philipps-Universität Marburg. Von 2002–2006 war er Oberarzt an der Neurologischen Klinik der Rheinischen Friedrich-Wilhelms-Universität Bonn. Seit 2006 ist er Professor an der Neurologischen Klinik der Philipps-Universität Marburg. Seine Arbeitsschwerpunkte sind Neurodegenerative Erkrankungen mit dem Schwerpunkt Demenzen.

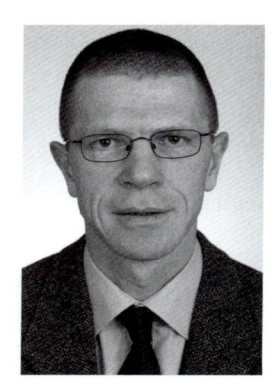

Prof. Dr. med. Thomas Klockgether studierte Humanmedizin an der Universität Göttingen. Ab 1983 war er Assistent am Max-Planck-Institut für Experimentelle Medizin in Göttingen, anschließend Assistent und ab 1991 Oberarzt an der Neurologischen Klinik des Universitätsklinikums Tübingen. 1991 habilitierte er sich zum Thema Ataxien.

Prof. Klockgether ist seit 1998 Klinischer Direktor der Neurologischen Klinik der Universität Bonn. Sein wissenschaftliches und klinisches Hauptinteresse sind Neurodegenerative Erkrankungen mit dem Schwerpunkt Ataxien.